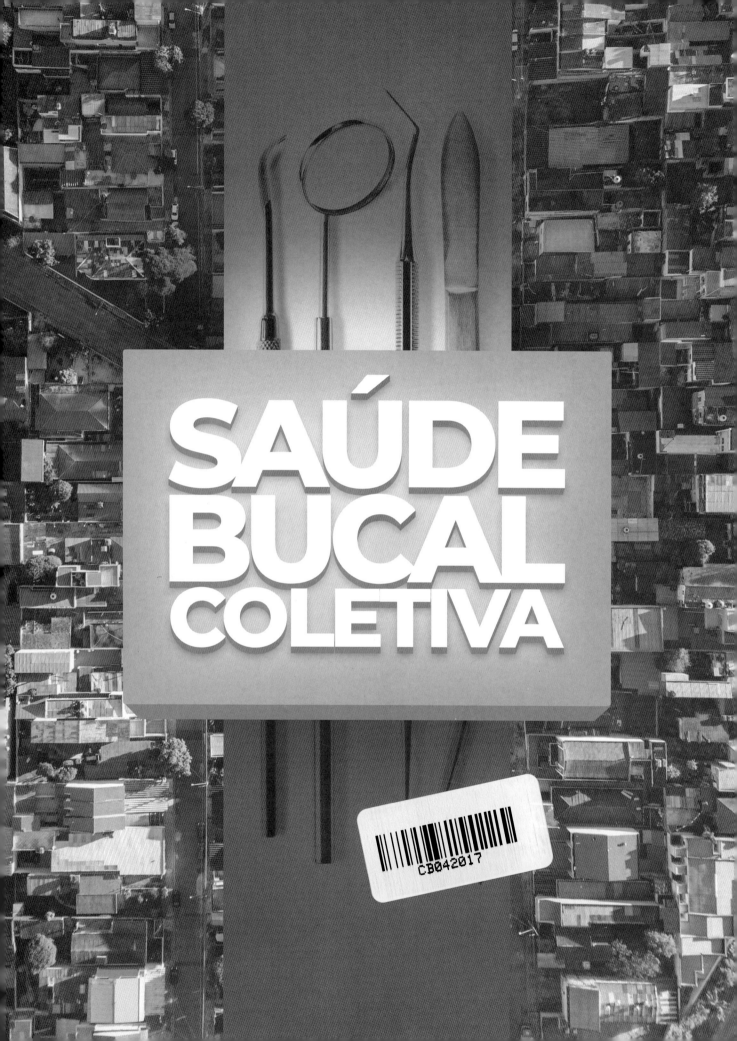

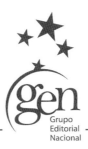

O GEN | Grupo Editorial Nacional – maior plataforma editorial brasileira no segmento científico, técnico e profissional – publica conteúdos nas áreas de ciências da saúde, exatas, humanas, jurídicas e sociais aplicadas, além de prover serviços direcionados à educação continuada e à preparação para concursos.

As editoras que integram o GEN, das mais respeitadas no mercado editorial, construíram catálogos inigualáveis, com obras decisivas para a formação acadêmica e o aperfeiçoamento de várias gerações de profissionais e estudantes, tendo se tornado sinônimo de qualidade e seriedade.

A missão do GEN e dos núcleos de conteúdo que o compõem é prover a melhor informação científica e distribuí-la de maneira flexível e conveniente, a preços justos, gerando benefícios e servindo a autores, docentes, livreiros, funcionários, colaboradores e acionistas.

Nosso comportamento ético incondicional e nossa responsabilidade social e ambiental são reforçados pela natureza educacional de nossa atividade e dão sustentabilidade ao crescimento contínuo e à rentabilidade do grupo.

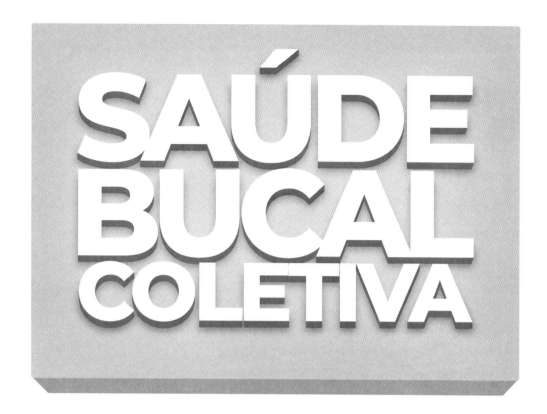

SAÚDE BUCAL COLETIVA

VITOR GOMES PINTO

Dentista pela Faculdade de Odontologia da Universidade Federal do Rio Grande do Sul (UFRGS). Doutor em Saúde Pública e Especialista em Planejamento de Saúde pela Faculdade de Saúde Pública da Universidade de São Paulo (FSP-USP). Especialista em Relações Internacionais pela Universidade de Brasília (UnB). Técnico de Planejamento do Instituto de Pesquisa Econômica Aplicada (IPEA).

7ª EDIÇÃO

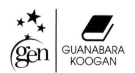

- O autor deste livro e a editora empenharam seus melhores esforços para assegurar que as informações e os procedimentos apresentados no texto estejam em acordo com os padrões aceitos à época da publicação, *e todos os dados foram atualizados pelo autor até a data da entrega dos originais à editora.* Entretanto, tendo em conta a evolução das ciências da saúde, as mudanças regulamentares governamentais e o constante fluxo de novas informações sobre terapêutica medicamentosa e reações adversas a fármacos, recomendamos enfaticamente que os leitores consultem sempre outras fontes fidedignas, de modo a se certificarem de que as informações contidas neste livro estão corretas e de que não houve alterações nas dosagens recomendadas ou na legislação regulamentadora.

- O autor e a editora se empenharam para citar adequadamente e dar o devido crédito a todos os detentores de direitos autorais de qualquer material utilizado neste livro, dispondo-se a possíveis acertos posteriores caso, inadvertida e involuntariamente, a identificação de algum deles tenha sido omitida.

- **Atendimento ao cliente: (11) 5080-0751 | faleconosco@grupogen.com.br**

- Direitos exclusivos para a língua portuguesa
Copyright © 2019 by
Editora Guanabara Koogan Ltda.
Uma editora integrante do GEN | Grupo Editorial Nacional

- Travessa do Ouvidor, 11
Rio de Janeiro – RJ – CEP 20040-040
www.grupogen.com.br

- Reservados todos os direitos. É proibida a duplicação ou reprodução deste volume, no todo ou em parte, em quaisquer formas ou por quaisquer meios (eletrônico, mecânico, gravação, fotocópia, distribuição pela Internet ou outros), sem permissão, por escrito, da Editora Guanabara Koogan Ltda.

- Capa: Bruno Sales

- Editoração eletrônica: Le1 Studio Design

- Ficha catalográfica

P732s
7. ed.

Pinto, Vitor Gomes
Saúde bucal coletiva / Vitor Gomes Pinto. - 7. ed. - [Reimpr.] - Rio de Janeiro : Guanabara Koogan, 2022.
472 p. ; 28 cm.

Inclui índice
ISBN 978-85-277-3472-1

1. Saúde bucal. 2. Odontologia. I. Título.

18-53474   CDD: 617.601
                              CDU: 616.314-084

Meri Gleice Rodrigues de Souza - Bibliotecária CRB-7/6439

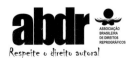

Para Nenem, por estar em todo o livro.

Colaboradores

Andrea G. Ferreira Zandoná
Dentista. Ph.D. em Dental Sciences e membro do International Caries Detection and Assessment System Committee (ICDAS). Professora-assistente e Diretora do Programa de Detecção Inicial de Cáries (Early Caries Detection Program), do Departamento de Odontologia Preventiva e Comunitária da Indiana University School of Dentistry (Indiana, EUA).

Berenice Barbachan e Silva
Dentista. Doutora em Odontologia e Patologia Bucal pela Universidade Federal do Rio Grande do Sul (UFRGS). Professora adjunta da Faculdade de Odontologia da UFRGS.

Carlos Heitor Cunha Moreira
Dentista. Mestre em Periodontia pela Universidade Luterana do Brasil (ULBRA). Doutor em Periodontia pela Universidade Federal do Rio Grande do Sul (UFRGS). Professor-associado do curso de Odontologia da Universidade Federal de Santa Maria (UFSM).

Carolina Manau Navarro
Médica estomatóloga pela Universitat de Barcelona (Espanha). Mestre em Salud Pública Dental pela Universidade de Michigan (EUA). Professora Titular de Odontologia Preventiva e Comunitária na Facultat de Odontología da Universitat de Barcelona.

Dante Bresolin (*in memoriam*)
Dentista. Mestre em Ortodontia pela Universidade Estadual de Campinas (Unicamp) e pela Universidade de Washington (EUA). Doutor em Ortodontia pela Universidade Federal do Rio de Janeiro (UFRJ). Professor adjunto responsável pela área de Ortodontia da Universidade de Brasília (UnB).

Eduardo Dickie de Castilhos
Dentista. Doutor em Epidemiologia pela Universidade Federal de Pelotas (UFPEL). Professor adjunto da Faculdade de Odontologia da UFPEL.

Fanny Jitomirski
Dentista. Especialista em Odontologia Social e Preventiva pela Universidade Federal do Paraná (UFPR). Ex-coordenadora do Programa Estadual de Prevenção e Controle do Câncer de Boca. Ex-assessora do Programa DST/Aids da Secretaria Estadual de Saúde do Paraná. Ex-professora da UFPR.

Georgios Tsakos
Professor de Dental Public Health (Saúde Pública em Odontologia) pelo Departament of Epidemiology and Public Health da University College London Medical School.

Geraldo Augusto Chiapinotto
Dentista. Mestre e Doutor em Reabilitação Bucal (Periodontia) pela Universidade de São Paulo (USP - *campus* Bauru). Professor adjunto do Departamento de Semiologia e Clínica da Faculdade de Odontologia da Universidade Federal de Pelotas (UFPEL). Professor de Periodontia da Universidade Luterana do Brasil (ULBRA).

Jennifer Oliver
Consultant in Dental Public Health - Public Health England South East (London, UK).

José Alberto de Souza Freitas
Dentista. Superintendente do Hospital de Pesquisa e Reabilitação de Lesões Labiopalatais da Universidade de São Paulo (USP - *campus* Bauru).

Luana Severo Alves
Cirurgiã-dentista. Mestre e doutoranda em Odontologia/Clínica Odontológica, com ênfase em Cariologia/Dentística, pela Universidade Federal do Rio Grande do Sul (UFRGS).

Marcos Azeredo Furquim Werneck
Cirurgião-dentista. Doutor em Odontologia Social pela Universidade Federal Fluminense (UFF). Professor-associado da Faculdade de Odontologia da Universidade Federal de Minas Gerais (UFMG).

Marisa Maltz
Dentista. Doutora em Odontologia e Cariologia pela Universidade de Gotemburgo (Suécia). Professora Titular da Faculdade de Odontologia da Universidade Federal do Rio Grande do Sul (UFRGS).

Milton Fernando de Andrade Silva
Ph.D. em Odontologia pela Universidade de Toronto (Canadá). Professor adjunto da Faculdade de Odontologia da Universidade Federal de Alagoas (UFAL). Ex-consultor do Ministério da Saúde do Brasil. Cientista Honorário Sênior da Universidade de Glasgow (Escócia).

Omar Gabriel da Silva Filho
Dentista. Ortodontista do Hospital de Pesquisa e Reabilitação de Lesões Labiopalatais da Universidade de São Paulo (USP - *campus* Bauru).

Paulo Capel Narvai
Cirurgião-dentista sanitarista. Doutor e Livre-Docente em Saúde Pública pela Universidade de São Paulo (USP). Professor Titular da Faculdade de Saúde Pública da Universidade de São Paulo (FSP-USP).

Paulo Nadanovsky
Dentista. Ph.D. em Odontologia em Saúde Pública pela Universidade de Londres. Professor do Department of Dental Public Health do London Hospital Medical College e da Universidade de Londres no período de 1993 a 1997. Professor

adjunto visitante do Departamento de Epidemiologia do Instituto de Medicina Social da Universidade do Estado do Rio de Janeiro (UERJ).

Renato César Ferreira
Cirurgião-dentista. Mestre em Saúde Coletiva pela Universidade Federal de Minas Gerais (UFMG). Professor-assistente III da Faculdade de Odontologia da Pontifícia Universidade Católica de Minas Gerais (PUC Minas).

Sílvia Helena de Carvalho Sales Peres
Dentista. Especialista em Saúde Coletiva, Mestre em Odontologia em Saúde Coletiva e Doutora em Biologia Oral pela Faculdade de Odontologia de Bauru da Universidade de São Paulo (FOB-USP). Professora-associada do Departamento de Odontopediatria, Ortodontia e Saúde Coletiva da FOB-USP.

Solon Magalhães Vianna
Dentista. Especialista em Saúde Pública (Sanitarista) pela Faculdade de Saúde Pública da Universidade de São Paulo (FSP-USP). Especialista em Planejamento de Saúde pela Escola Nacional de Saúde Pública da Fundação Oswaldo Cruz (ENSP-Fiocruz). Diplomado pela Escola Superior de Guerra. Livre-Docência pelo Instituto de Patologia Tropical e Saúde Pública da Universidade Federal de Goiás (IPTSP-UFG). Um dos fundadores e o primeiro Presidente da Associação Brasileira de Economia da Saúde (ABrES). Membro do Conselho Nacional de Saúde (1987-1989; 1995-1998; 2000-2002).

Tania Izabel Bighetti
Dentista. Doutora em Saúde Pública pela Faculdade de Saúde Pública da Universidade de São Paulo (FSP-USP). Professora-associada II na Faculdade de Odontologia da Universidade Federal de Pelotas (UFPEL).

Terumi Okada Ozawa
Dentista. Ortodontista do Hospital de Pesquisa e Reabilitação de Lesões Labiopalatais da Universidade de São Paulo (USP - *campus* Bauru).

Ticiane de Góes Mário
Dentista. Mestre e Doutora em Ciências Odontológicas pela Universidade Federal de Santa Maria (UFSM).

Apresentação

Uma obra de saúde pública chegar à sua 7ª edição em um país de poucos leitores como o Brasil é algo que, realmente, representa um grande orgulho e uma honra. A acelerada evolução da ciência e do conhecimento, tanto técnico quanto popular, ao chegarmos quase ao final da segunda década do século 21 exige de cada escritor e de cada pesquisador um elevado grau de atenção crítica e de constante conexão com a atualidade, para não ser ultrapassado pela velocidade com que a sociedade absorve as novidades.

Enfrentar tamanho desafio só se tornou possível graças à confiança e ao apoio do incrível grupo de colaboradores que vigorosamente me acompanhou, transbordante de competência e energia permanente, na construção de cada texto e na sustentação do livro em seu todo. Agradeço a cada um e a cada uma, pois muito além de se dedicarem apenas aos próprios conteúdos, foram capazes de formar um conjunto uniforme no qual nada destoa e tudo se complementa.

Este livro procura mostrar, analisar e julgar a prática da Odontologia como um ramo da saúde pública e como um elemento do todo, considerando suas interligações com a sociedade da qual faz parte, com a economia e, por que não, com a política. Deve-se avaliar uma profissão pelo alcance dos objetivos para os quais foi criada. Enquanto o objetivo primordial do trabalho de um cirurgião-dentista consiste em proporcionar uma boa saúde bucal a cada um de seus pacientes, para a Odontologia como um todo isso corresponde ao alcance de níveis ou padrões adequados de higidez para o conjunto da população de um país, de uma região ou de uma localidade. O sucesso pessoal no exercício da Odontologia não é (e não deve ser) incompatível com o alcance desses ideais. A saúde individual representa a essência de todo o trabalho, mas ela aqui é vista como um elemento componente do nível de saúde da comunidade à qual pertence.

Nas páginas a seguir, o leitor deverá encontrar as bases para que consiga atuar com eficiência junto a grupos de pessoas organizadas em comunidades, associações de interesses comuns, empresas, instituições etc. São 19 capítulos que abordam dos conceitos mais globais até os elementos que constituem esse grande universo que é a saúde bucal coletiva.

As perspectivas da área, ou seus sonhos e projetos maiores, junto aos níveis de atenção odontológica, são propositadamente inseridas no Capítulo 1, com a intenção de estimular a criatividade e a capacidade de participação de cada um. O Capítulo 2 dedica-se aos conteúdos e às técnicas de planejamento estratégico, desde logo assumindo uma postura característica de todo o livro, ao fornecer em detalhes as ferramentas necessárias para a prática de campo.

Sob a cobertura dos termos *financiamento* e *organização*, que intitulam o Capítulo 3, surge uma ampla análise das questões ligadas aos tipos de organização da prática profissional – pública ou liberal –, das especificidades que cercam a economia da saúde com suas fontes de custeio e múltiplas alternativas de remuneração de serviços e de profissionais, para, então, estudar a estrutura e os gastos em saúde e em saúde bucal no Brasil, na Europa e nos EUA. Dá-se ênfase particular ao exame teórico da área de saúde suplementar, na qual se incluem os planos de saúde geral e odontológicos.

Considerando que a Odontologia está ligada fundamentalmente ao atendimento em nível local, o Capítulo 4, depois apresentar as estratégias globais, destaca a programação direcionada a clientelas específicas, de escolares e trabalhadores a idosos e indígenas.

O instrumental exigido para o diagnóstico dos problemas de saúde bucal é abordado no Capítulo 5, que expõe a bateria de índices e indicadores à disposição do setor, incluindo o formulário utilizado pela Organização Mundial da Saúde (OMS), as análises de dieta e os pontos de interesse cada vez mais atuais, como as repercussões da saúde bucal na qualidade de vida, além das novas formulações internacionais para reconhecimento da cárie dentária. Especial destaque é dado ao Sistema Internacional de Detecção e Avaliação de Lesões Cariosas (SIDALC), que procura solucionar as dificuldades do diagnóstico e aponta para um futuro no qual o tradicional CPO-D terá cada vez menos espaço. Temas específicos que merecem a devida ênfase dizem respeito à teoria e à prática relacionadas ao desgaste dentário e à fluorose, inserindo-se aqui uma análise plena de atualidade: a interação entre obesidade e condições bucais. Não por acaso, o penúltimo tópico do capítulo está reservado à vigilância em saúde bucal, um novo caminho.

A abordagem socio-odontológica para a determinação das necessidades de tratamento é o instigante tema do Capítulo 6.

O tema crítico dos recursos humanos, do cirurgião-dentista ao prático, está exposto no Capítulo 7, que discute as atividades que mais se adaptam a cada tipo de profissional, considerada a grade de complexidade do trabalho odontológico. Entre as soluções buscadas, destaca-se a ênfase atual aos terapeutas dentais, de evidente interesse para um país com 20% dos odontólogos do mundo.

A tecnologia, cada vez mais considerada o fundamento da sociedade moderna, é o assunto do Capítulo 8, abordando sua utilização no âmbito da saúde pública. Já o papel da promoção da saúde constitui a essência do Capítulo 9. Em sequência natural, o Capítulo 10 mostra as principais possibilidades em relação à prática da educação em saúde bucal, considerada elemento-chave do novo quadro epidemiológico brasileiro.

Os fatores relacionados com a cárie, como os microbiológicos, nutricionais e socioeconômicos, ganham destaque no Capítulo 11, seguido de um estudo das razões e das implicações que o acentuado declínio dessa doença tem sobre as populações, em especial no caso brasileiro, no Capítulo 12.

Os métodos para a prevenção da cárie dentária, sejam os coletivos (p. ex., a fluoretação da água, do sal e outros veículos), sejam os de uso individual (p. ex., as aplicações tópicas e os selantes), muito atuais, compõem o Capítulo 13.

Uma discussão sobre os açúcares, com ênfase em seus elementos econômicos e de mercado, mas sem deixar de abordar os componentes técnicos nem a força real dos substitutos da sacarose, é apresentada no Capítulo 14.

À medida que a própria prática odontológica de saúde pública se desloca das crianças para os adultos, ganham cada vez mais importância os problemas relacionados com os tecidos moles, principalmente doenças periodontais, câncer e AIDS, analisados nos Capítulos 15 a 17. Inicialmente, faz-se uma abordagem detalhada a respeito das doenças periodontais, desde sua etiologia, prevalência e medidas preventivas até estratégias para combatê-las.

As conexões entre a saúde bucal e a saúde geral são analisadas nos Capítulos 16 e 17, relacionando-se dois problemas relevantes: o câncer bucal, em uma abordagem associada aos grupos de risco, às técnicas e aos métodos de controle e tratamento; e a pandemia do HIV e da AIDS, observada prioritariamente do ponto de vista do diagnóstico das lesões na cavidade bucal, de cuja precocidade e acerto podem depender inúmeras vidas. Estudam-se, ainda, os métodos de controle da infecção no ambiente clínico. Em seguida, são analisados os aspectos ligados ao câncer bucal, em uma abordagem dos seus grupos de risco, das técnicas e dos métodos de controle e tratamento. A pandemia do HIV e da AIDS é observada também considerando o quadro epidemiológico e as exigências de controle da infecção em cada consultório.

O Capítulo 18 se refere à classificação, à etiologia e aos fatores preventivos das maloclusões, ao passo que as questões ligadas ao diagnóstico e ao tratamento interdisciplinar das fissuras labiopalatais como um componente crucial do trabalho em saúde pública são especificadas no Capítulo 19, finalizando o livro de maneira a fornecer aos leitores uma gama de conhecimentos de larga amplitude com o objetivo de se transformar em uma ferramenta que se espera ser de real utilidade para o dia a dia do profissional.

Uma recordação muito especial e uma homenagem sentida cabe ao professor Aubrey Sheiham, autor do Capítulo 6 na 5ª edição e, em conjunto com Georgios Tsakos, na 6ª edição. Nascido na província sul-africana de Western Cape, tornou-se o coração e a força motriz do Departamento de Epidemiologia e Saúde Pública da Universidade de Londres. Dele se dizia que nunca parecia estar ocupado, pois sempre encontrava tempo para conversar e escrever. Responsável pela formação de uma imensa legião de profissionais de saúde pública na área odontológica mundo afora, Aubrey, que nos deixou em 2015, foi um amigo dileto ao qual esta edição é dedicada.

O Grupo Editorial Nacional | GEN, que abarca as tradicionais editoras Santos e Guanabara Koogan, desde o momento em que nos propôs esta edição, colocou suas forças e sua estrutura de primeira linha à disposição para que a ideia chegasse a bom termo. Há que se agradecer a todos, mas com maior ênfase ao grupo técnico que interagiu mais direta e pacientemente com a composição passo a passo da obra: Maria Fernanda Magro Dionysio, Tamiris Prystaj, Camila Guimarães Simas e Thiago Gregolin.

Vitor Gomes Pinto

Prefácio

O odontólogo costuma ser um homem de ação e um profissional que maneja com acerto o dom da palavra no relacionamento diário com seus pacientes. O professor de Odontologia é um homem que lê e sabe transmitir aos alunos o fruto de sua experiência pessoal na arte de atender as necessidades de cura e de reabilitação do paciente. O odontólogo sanitarista é quem representa a consciência social da profissão, e o seu trabalho, seja na comunidade, seja nas escolas, é também palavra e ação.

Encontrar uma pessoa como Vitor Gomes Pinto nos quadros da profissão é uma descoberta pouco frequente. Vitor une à sua ação como odontólogo sanitarista a facilidade de expressão verbal, transparente pela rigorosa racionalidade e ordem no discurso; mas, além disso, toma da pena para transmitir com clareza e concisão seu pensamento e sua experiência como uma pessoa comprometida com a saúde do povo, em especial daqueles homens, mulheres e crianças cuja pobreza os coloca mais perto da enfermidade e da dor.

O livro, que reflete as preocupações da Odontologia em cumprir cabalmente com suas obrigações para com a população, vem em momento oportuno preencher um espaço que o tempo alargou desde que o Dr. Mário Chaves publicou sua clássica "Odontologia Social". Agora, o Dr. Vitor Pinto nos devolve ao social e nos faz retomar o caminho certo da prevenção como razão principal do ser em saúde e como trânsito necessário para etapas superiores de bem-estar.

"Odontologia Preventiva e Social", hoje "Saúde Bucal Coletiva", é, não obstante, uma soma de valores, pois, ao arsenal teórico e à doutrina, agrega o enfoque prático e o dado preciso necessário para dar ao trabalho efetividade e eficácia no ato de prevenir ou curar.

Completa-se o livro com numerosas tabelas e quadros estatísticos que documentam suas afirmações e dão lugar sempre às indagações e à interpretação pessoal do leitor.

A bibliografia cuidadosamente selecionada acompanha uma obra cuja utilidade para o odontólogo, seja ele um clínico de consultório, um sanitarista, um professor ou um aluno de Odontologia ou de Saúde Pública, é evidente.

Por sua amplitude e profundidade merece um lugar destacado nas estantes das ciências da saúde em geral, visto que ultrapassa muito os limites dos interesses puramente odontológicos.

Foi um privilégio e um prazer recorrer às páginas manuscritas que a amizade e a camaradagem do Dr. Vitor Pinto tornaram possíveis. Só resta desejar a esta obra o cumprimento do destino que seu autor lhe deu: o de ser um instrumento eficaz em favor de uma melhor saúde bucal no continente latino-americano.

Roberto Beltrán
Odontólogo, nascido no Peru, onde se tornou diretor da
Universidade Cayetano Heredia. Após atuar longo período
como consultor da Organização Pan-Americana da Saúde, exerceu o
cargo de representante da Fundação Kellogg para a América Latina.

Sumário

1. Bases para uma Saúde Bucal de Caráter Coletivo 1
   Vitor Gomes Pinto, Paulo Capel Narvai

2. Planejamento 13
   Vitor Gomes Pinto

3. Financiamento e Organização.................................. 29
   Vitor Gomes Pinto, Solon Magalhães Viana,
   Carolina Manau Navarro

4. Programação em Saúde Bucal.................................. 83
   Vitor Gomes Pinto, Fanny Jitomirsky

5. Identificação de Problemas.................................... 111
   Vitor Gomes Pinto, Andrea G. Ferreira Zandoná,
   Sílvia Helena de Carvalho Sales Peres,
   Tania Izabel Bighetti, Eduardo Dickie de Castilhos,
   Paulo Capel Narvai, Dante Bresolin

6. Avaliação de Necessidades pela Abordagem
   Socio-odontológica..203
   Georgios Tsakos, Jennifer Oliver, Aubrey Sheiham

7. Recursos Humanos 213
   Vitor Gomes Pinto

8. Tecnologia e Saúde Bucal | Desafios da
   Incorporação Técnológica.......................................231
   Marcos Azeredo Furquim Werneck,
   Renato César Ferreira

9. Promoção da Saúde e Prevenção das
   Doenças Bucais..239
   Paulo Nadanovski

10. Educação em Saúde Bucal.....................................249
    Vitor Gomes Pinto

11. Cárie Dentária | Fatores Associados......................257
    Marisa Maltz, Berenice Barbachan e Silva,
    Luana Severo Alves

12. Declínio da Cárie...271
    Paulo Nadanovski

13. Prevenção da Cárie Dentária..................................281
    Milton Fernando de Andrade Silva,
    Vitor Gomes Pinto, Andrea G. Ferreira Zandoná

14. Açúcares | Relações Epidemiológicas e
    Econômicas com a Cárie Dentária 321
    Vitor Gomes Pinto

15. Etiologia e Prevenção das
    Doenças Periodontais..341
    Geraldo Augusto Chiapinotto,
    Carlos Heitor Cunha Moreira, Ticiane de Góes Mário

16. Câncer Bucal 353
    Fanny Jitomirski, Vitor Gomes Pinto

17. AIDS e Saúde Bucal...363
    Fanny Jitomirski

18. Controle e Prevenção da Maloclusão 375
    Dante Bresolin

19. Fissuras Labiopalatais |
    Diagnóstico e Filosofia Interdisciplinar
    de Tratamento..381
    Omar Gabriel da Silva Filho, José Alberto de
    Souza Freitas, Terumi Okada Ozawa

Apêndice 409

Anexo..417

Índice Alfabético...425

Encarte..429

1 Bases para uma Saúde Bucal de Caráter Coletivo

Vitor Gomes Pinto • Paulo Capel Narvai

INTRODUÇÃO

A ciência caminha a passos cada vez mais acelerados. Em setores de ponta da economia, em particular em áreas como a da informática, as mudanças ocorrem em tal velocidade que surpreendem até mesmo os criadores das novas tecnologias. Vive-se, portanto, um período histórico que tem sido acertadamente denominado a "era da informação". Nesse sentido, deve-se sempre criar caminhos alternativos e soluções melhores para enfrentar os novos problemas, embora o conhecimento do passado e a experiência acumulada constituam ferramentas poderosas nessa trajetória.

Na área de Odontologia, por exemplo, até mesmo o nome de uma especialidade importante mudou: antes a "Odontologia Social e Preventiva", uma variante da Odontologia de Saúde Pública, agora é "Saúde Bucal Coletiva", visto o objetivo de alcançar de fato o conjunto da população, deixando claro que toda a comunidade, não apenas os indivíduos em particular, consiste no alvo das transformações mais recentes ocorridas na profissão, com novas técnicas preventivas, produtos e formas de organização e de financiamento.

Nos últimos tempos, tem-se editado um número cada vez maior de livros sobre prevenção e promoção da saúde bucal, principalmente na Europa, alguns com tradução brasileira. No entanto, tendo em vista a situação epidemiológica vivenciada pela população e as características típicas do sistema de saúde e dos modelos de financiamento praticados no país, parece cada vez mais difícil a tentativa de replicar os modelos externos ou se contentar com sua adaptação à realidade nacional.

Há, na verdade, um vácuo entre as soluções e as tecnologias de ponta – inclusive no campo preventivo – produzidas com crescente ansiedade no mundo economicamente mais desenvolvido e o dia a dia dos cidadãos que vivem em um país como o Brasil ou na América Latina. Exemplos comuns dessas contradições podem ser encontrados com facilidade tanto ao se trabalhar com a estruturação de serviços em uma comunidade, participando de um sistema de saúde que integra uma economia em plena evolução, quanto ao se procurar compreender estratégias reais que possibilitem ajudar pacientes de risco (p. ex., em relação à cárie, à doença periodontal, ao contágio pelo HIV).

Poucos ramos de conhecimento na área da saúde coletiva podem se orgulhar como a Odontologia por seus êxitos. Após um século 20 no qual o desenvolvimento econômico, em curva ascendente, viu-se acompanhado passo a passo por uma verdadeira pandemia, na qual a principal das doenças da cavidade bucal – a cárie dentária – alcançou limites nunca antes observados, ocasionando sofrimentos e perdas financeiras graves notadamente à população do hemisfério ocidental, uma gradativa melhora epidemiológica caracterizou as últimas três décadas, tornando possível observar o futuro com otimismo.

Na Europa e nas Américas, o crescente consumo de açúcares favoreceu a expansão dos níveis de ataque pela cárie dentária, ao mesmo tempo que dificuldades de ordem econômica aliadas aos efeitos de duas grandes guerras mundiais e, em seguida, uma série interminável de conflitos localizados instalaram o hábito das extrações em série, transformando o edentulismo em um mal de elevadas proporções que atingiu até mesmo povos de nações tradicionalmente consideradas evoluídas.

É verdade que a revolução epidemiológica que possibilitou uma drástica redução dos problemas inicialmente em crianças e nos países desenvolvidos e, depois, também nas nações em desenvolvimento, pouco a pouco favorecendo os adultos (beneficiando inclusive países com políticas de saúde com base no atendimento apenas daqueles com acesso ao serviço privado), teve uma participação limitada da Odontologia como profissão organizada. Contudo, como ciência, tornou-se cada vez mais eficiente e de melhor qualidade, capaz de oferecer alternativas técnicas de crescente sofisticação e praticidade para solucionar os problemas de saúde bucal, mesmo os mais complexos, dos pacientes.

LIMITES DE PODER DA ODONTOLOGIA

A resolução dos problemas de saúde bucal depende, em parte, das ações diretamente executadas pela Odontologia, que dispõe apenas de uma parcela dos meios e do poder necessários para manter sob controle as questões de sua área de influência.

Uma multiplicidade de variáveis extraodontológicas condiciona a existência ou não das doenças e influencia no ritmo e na velocidade com que se expandem. O desenvolvimento econômico, a ideologia do Estado, a forma de organização do governo, o nível educacional da população e os padrões de cultura e tradição popular que regulam a formação de hábitos alimentares e as condutas de higiene pessoal e coletiva têm relação estreita com o processo saúde-doença. Analisando o final do século 20, Sheiham constatou que a proporção de crianças sem experiência de cárie aumentou de 7% para 50% aos 12 anos de idade e que o grupo de 16 a 24 anos com 18 ou mais dentes sadios se elevou de 44% para 83% em 20 anos. O autor, contudo, afirma que o papel dos cirurgiões-dentistas foi mínimo nas melhorias verificadas na saúde bucal da população – aos 12 anos, o tratamento odontológico foi responsável por 3% da redução de cáries enquanto fatores socioeconômicos responderam por 65% das mudanças, indicando que as doenças bucais podem ser prevenidas mesmo sem a participação dos profissionais (Sheiham, 2005).

É verdade que a Odontologia sofre menos com o impacto das influências externas do que a Medicina, principalmente porque os problemas de maior prevalência que afetam os dentes e suas estruturas de suporte podem ser controlados pelos instrumentos disponíveis, ao contrário de muitas doenças gerais (p. ex., alcoolismo, alguns cânceres, doença de Chagas e a própria desnutrição) que progridem e provocam números crescentes de vítimas mesmo diante de condições favoráveis da prática profissional.

Não obstante essa constatação, a escassa cobertura dos programas odontológicos e as dificuldades enfrentadas para dominar danos de reduzida complexidade, como a cárie dentária e as doenças periodontais, indicam claramente que a não utilização dos instrumentos de controle disponíveis tem causas que extrapolam os horizontes alcançados pela tecnologia e pelos conhecimentos específicos.

As fortes desigualdades em uma mesma nação, em particular na América Latina, promovem um agudo descompasso entre as pessoas no que diz respeito ao acesso a bens essenciais para a sobrevivência, entre os quais o acesso a serviços básicos de saúde (CEPAL, 1993; CEPAL, 2010; Bellini e Pinto, 1997; Monsueto, 2010; Pinto, 1995).

Como parte do quadro de dificuldades econômicas, a prática odontológica, fundamentada em um modelo cruel de organização, com frequência termina por concentrar a oferta de serviços junto aos grupos de média e alta renda, o que resulta no estreitamento do alcance dos avanços tecnológicos: apenas os setores economicamente mais favorecidos da população acabam se beneficiando.

A experiência tem demonstrado que o espaço de influência do setor saúde como um todo e da Odontologia em particular é menor quando de governos não democráticos nos quais o Estado se limita a interferências paliativas no campo social, impedindo que se cumpram atividades de importância fundamental, como a organização das comunidades para reivindicar e participar de uma política de saúde favorável a esse setor da população.

A dieta de cada indivíduo resulta de seu poder aquisitivo e, também, dos costumes e das tradições da comunidade em que vive. Em um país como o Brasil, de economia açucareira por excelência desde a época do descobrimento, as camadas populacionais de baixa renda consomem produtos à base de hidratos de carbono em proporções elevadas porque essa é uma fonte de energia muito mais acessível a seus salários do que alimentos não cariogênicos; enquanto as pessoas de renda elevada o fazem porque estão habituadas aos açúcares e porque têm recursos para comprar artigos mais bem elaborados e de maior apelo mercadológico.

O próprio ambiente bucal está sujeito apenas em parte às influências do tipo biológico, pois fatores como condições de vida e certos hábitos danosos à saúde escapam ao controle da profissão.

Existem, ainda, as limitações inerentes ao estágio de desenvolvimento científico da Odontologia, como em relação aos materiais de uso clínico e às técnicas de superação das condições adversas de trabalho encontradas na cavidade bucal. Nesse sentido, as constatações de Lennon et al. (1974) não surpreendem: ao compararem os padrões de perdas dentais em populações da Inglaterra do século 19 e dos anos 1970, os autores encontraram resultados similares para o grupo com 35 anos ou mais, o que os levaram a concluir que, pelo menos nesse caso, a Odontologia do século 20 não havia se mostrado efetiva. Pode-se chegar a conclusões parecidas pelo simples exame dos dados nacionais que indicam a permanência de um índice CPO-D (dentes cariados, perdidos e obturados) bastante elevado no grupo de 65 anos ou mais nos residentes em países de alto e médio desenvolvimento econômico, como o Reino Unido, o Canadá e a Islândia, que, em pleno começo do século 21, ainda apresentavam, respectivamente, 46%, 58% e 72% de edêntulos, proporções certamente inaceitáveis no mundo atual (Petersen et al., 2005; Starr e Roanna, 2010; WHO 2006).

Diante desse quadro, a ampliação dos horizontes de interesse e de atuação dos que trabalham na área odontológica torna-se essencial, levando-os a se transformar em agentes catalisadores de mudanças sociais e econômicas que favoreçam a melhora dos níveis de saúde geral e bucal das comunidades sob seus cuidados. Uma vez implementadas, medidas como a democratização do acesso à profissão e a remoção das barreiras sociais e financeiras que distanciam pacientes e prestadores de serviços odontológicos podem modificar favoravelmente a situação de desnivelamento de oportunidades que ainda domina em grande parte das sociedades atuais.

Esperar um desenvolvimento global que reduza as diferenças entre os seres humanos, atenda às necessidades básicas da maioria e solucione indiretamente os problemas de saúde geral e bucal constitui uma posição passiva, cômoda que favorece a manutenção do *status quo*, contrapondo-se à ideia central de que cada trabalhador do setor odontológico deve transformar-se em um ator realmente participante nesse processo de desenvolvimento. Identificar as verdadeiras causas que impedem a obtenção de bons níveis de saúde por parte da população e agir para sua superação são, enfim, as maiores missões da Odontologia ou da saúde bucal coletiva.

Cabe ainda lembrar que a saúde bucal representa um componente indissociável da saúde geral e que o setor de saúde como um todo constitui parte natural da vida cotidiana de cada comunidade (WHO, 1990). Agir de maneira isolada, fechando-se às relações e influências das demais ciências ou deixando de participar das lutas políticas que movem as sociedades humanas, é o caminho mais rápido para o insucesso de uma política de saúde bucal, por mais bem elaborada em termos técnicos que esta seja.

A Odontologia conseguiu avanços muito significativos tanto no diagnóstico e tratamento das doenças bucais quanto no campo da prevenção. Impõe-se, de agora em diante, o desafio de colocar esses avanços da ciência a serviço de todos ou da maioria, estruturando um sistema de atendimento adequado, aceito por pacientes e profissionais e que responda às necessidades da sociedade (WHO, 1990; WHO, 2010).

NÍVEIS DE ATENÇÃO ODONTOLÓGICA

A prestação de cuidados em Odontologia pode ser estratificada em cinco níveis distintos e interligados entre si: de atenção geral; primário; básico; especializado; e complexo. Além dos cinco níveis, inclui-se um relativo à atenção básica, incorporado à atenção primária a fim de atender às orientações da Organização Pan-Americana da Saúde (OPAS) e do Ministério da Saúde. Como é possível observar, do segundo ao quinto nível se consideram os cuidados específicos de saúde bucal, mas estes somente se tornam realmente efetivos em termos populacionais quando os problemas associados ao primeiro são equacionados de maneira correta. Originalmente, a atenção geral não era considerada em separado. O acréscimo de um nível inicial visa a deixar mais clara a ligação necessária que deve existir entre as ações específicas de Odontologia e as de caráter mais global, referentes à sociedade como um todo. A esse respeito, cabe mencionar que o Ministério da Saúde, por opção administrativa, desenvolveu suas atividades tendo como referência apenas dois níveis de atenção, denominados "Atenção Básica" e de "Média e Alta Complexidade".

Os termos "atenção primária e básica" vêm sendo empregados com conotações similares de modo bastante frequente e a distinção feita aqui tem um caráter acima de tudo didático, procurando separar funções que, de fato, representam escalas diversas tanto de comprometimento institucional quanto de gastos.

A pesquisa operacional acompanha todo o espectro de trabalho odontológico e deve ser desenvolvida, como regra, em cada um dos três níveis de atenção.

O conjunto das atividades cobertas pelos quatro níveis compõe o que se costuma chamar de atenção integral, um conceito ideal a ser perseguido em cada sociedade (Figura 1.1).

A estratégia de intervenção odontológica em relação aos problemas de saúde bucal deve ter um caráter populacional, ou seja, estar voltada para o controle dos verdadeiros determinantes gerais da incidência, procurando remover as causas sociais, econômicas e biológicas das doenças de maneira a orientar o quadro epidemiológico em uma direção favorável (Pine, 1997). São exemplos de estratégias de base populacional a fluoretação da água de abastecimento público, a prática de sexo seguro e a cessação do hábito de fumar, preferíveis à estratégia de risco, que procura identificar e proteger indivíduos mais suscetíveis a adquirir determinada doença (Sheiham, 1988). Este tema é abordado com maior profundidade no Capítulo 9, que trata da promoção da saúde e da prevenção de doenças bucais.

Em uma revisão sobre o enfoque da atenção básica, Mautsch e Dickson (1997) se recusam a encará-la dentro de uma visão parcial, a partir da qual seria apenas a porta de entrada para o sistema de saúde (o mais próximo possível de onde as pessoas vivem, trabalham ou estudam), ou ficaria resumida a cuidados materno-infantis, imunização, controle de endemias, provisão de medicamentos essenciais etc. Os autores consideram que a atenção básica é um conceito amplo que envolve cinco princípios: distribuição equitativa de serviços e oportunidades; envolvimento comunitário; foco na prevenção; emprego de tecnologias apropriadas; e enfoque multissetorial. Caso realmente exista um desejo de concretizar o sonho de proporcionar saúde bucal para a maioria da população, o sistema de atenção odontológica necessita de uma revisão urgente, inclusive no sentido de inverter a ênfase na oferta de serviços clínicos e de tratamentos curativos, priorizando as questões essenciais de organização e funcionamento da sociedade, a promoção da saúde bucal e, dentro dela, a prevenção (Mautsch e Dickson, 1997).

Quando o cirurgião-dentista, o técnico em saúde bucal, o auxiliar de saúde bucal (Brasil, 2008), o agente de saúde comunitária e/ou qualquer outro componente da equipe profissional se limitam a atuar exclusivamente no campo biológico ou dentro das estreitas paredes que separam o trabalho técnico em Odontologia dos demais campos do conhecimento, reduzem de maneira drástica suas possibilidades de proporcionar saúde bucal para seus pacientes e para a sociedade.

Nas condições reais de organização dos serviços, disponibilidades financeiras e de recursos humanos no mundo em desenvolvimento, o objetivo principal consiste em atingir o maior número possível de pessoas ou a população integralmente para que tenham pleno acesso à atenção básica em Odontologia, considerada um direito de cada indivíduo, independentemente de suas condições econômicas e fatores extraepidemiológicos, como cor, etnia, credo religioso ou opinião política.

O modelo didático exposto na Figura 1.2 equaciona os níveis de atenção odontológica segundo suas esferas de abrangência, ou seja, os problemas típicos associados a eles: o primeiro dedica-se aos problemas de ordem mais ampla, extraodontológicos; o segundo engloba tanto as ações absolutamente essenciais quanto os cuidados aos grupos com prioridade dos pontos de vista social e epidemiológico; o terceiro é específico para os serviços de especialistas socialmente mais necessários; e o último fica reservado a intervenções de maior custo e complexidade.

Atenção geral

O nível de atenção geral compreende os fatores externos que condicionam ou são influenciados pelos problemas odontológicos, estando implícita a intervenção em outros campos do

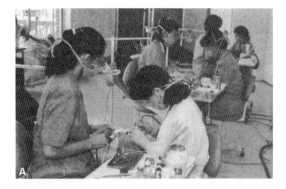
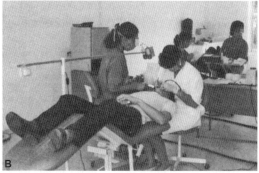

Figura 1.1 A e B. O trabalho coletivo em Odontologia tem maior rendimento e eficácia quando é desenvolvido em programas direcionados à resolução dos problemas da comunidade e sob supervisão adequada.

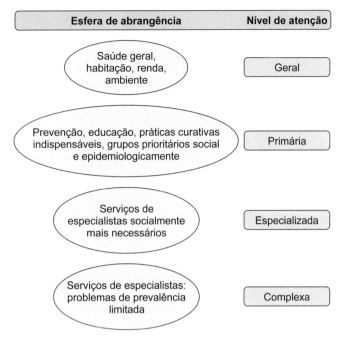

Figura 1.2 Níveis de atenção em Odontologia

conhecimento ou setores afins, buscando assegurar a existência de condições adequadas de habitação, alimentação, emprego, bem-estar geral e rendimentos que assegurem uma vida digna.

As relações entre o trabalho estritamente profissional e o ambiente social, econômico e político em que se desenvolvem nem sempre têm sido bem compreendidas por aqueles que atuam no setor, formando-se, com grande frequência, dois grupos de características bem distintas: de um lado, os que desejam trabalhar apenas em sua profissão, querem dar o melhor atendimento científico possível a seus clientes e se negam a manter atividades "não odontológicas" mais constantes (contentam-se com participações esporádicas em reuniões das entidades de classe ou de associações culturais); de outro, há os que se envolvem com forte intensidade em movimentos de caráter político, considerando-se pertencentes indiscutíveis da vanguarda da sociedade a que pertencem e que tendem a aceitar apenas as ideias e projetos com alguma base ideológica inicial compatível com suas posições. O que pertence ao primeiro grupo só aceita o que "vem de dentro" da Odontologia, e o segundo, o que "vem de fora", cada qual com óbvias dificuldades de entender e conviver com o outro.

Para praticar uma boa Odontologia, é preciso compatibilizar esses pontos de vista, atuando tecnicamente como um especialista e, ao mesmo tempo, lutando para que as condições mais amplas de vida, sem dúvida com um caráter político, evoluam de modo a tornar as condições da prática odontológica favoráveis.

Atenção primária

Por atenção primária entende-se a implementação de ações elementares nos campos da promoção da saúde, prevenção e cuidados clínicos em geral a cargo de pessoal auxiliar ou técnico, bem como à prestação dos serviços necessários para resolver problemas de maior prevalência e significado social em cada comunidade. Também pode ser definida como "o conjunto de ações orientado à identificação, prevenção e solução dos principais problemas da população afetada, a qual se produz como o fruto da participação consciente e organizada da comunidade e de sua cooperação com as instituições de saúde. Essas ações se concretizam por meio do uso de tecnologias apropriadas e recursos humanos postos ao alcance de todos os indivíduos e famílias, a um custo que a comunidade e o país possam suportar" (OPS, 1980; OPS, 1983; WHO, 1978).

Inicialmente, inclui atividades obrigatórias, como a prevenção, a educação da população em saúde e práticas curativas indispensáveis que devem ser acessíveis a todos.

A melhor alternativa para a cobertura em massa no campo da prevenção da cárie dentária consiste na fluoretação da água, complementada pelo uso regular de dentifrícios com flúor e, quando necessário (grupos não cobertos pelas medidas anteriores ou que permanecem com altos índices de doença), por programas de uso tópico de flúor, selantes etc. Quanto aos problemas periodontais, além do desenvolvimento de um programa educativo específico, nas unidades prestadoras de serviços que detenham condições técnicas adequadas está indicada a remoção mecânica da placa bacteriana dental. A prevenção do câncer bucal inclui nesse nível a identificação de lesões em pessoas que procuram a unidade e sua referência aos serviços especializados de apoio.

As práticas curativas nessa esfera são desenvolvidas por pessoal técnico, ou por agentes comunitários de saúde, constituindo-se no setor de maior amplitude populacional em cada unidade de saúde. É comum que se desenvolva, ainda, em unidades sem cirurgião-dentista instaladas em povoados, áreas rurais ou urbanas marginais.

Coincide, portanto, com as definições formuladas pela OMS de que não é possível conceber a atenção primária como um programa limitado a satisfazer, em alguma medida, às necessidades mínimas de grupos que vivem em um estado de pobreza (OPS, 1980), embora isso constitua uma prioridade lógica.

O conceito de atenção primária, utilizado internacionalmente desde a formulação dos princípios de Alma-Ata em torno do objetivo de alcançar "saúde para todos", refere-se a uma "assistência sanitária essencial fundamentada em métodos e tecnologias práticas, cientificamente fundamentados e socialmente aceitáveis, posta ao alcance de todos os indivíduos e famílias da comunidade mediante sua plena participação e a um custo que a comunidade e o país possam suportar, em todas e em cada uma das etapas de seu desenvolvimento com um espírito de autodeterminação e autorresponsabilidade" (WHO/UNICEF, 1978).

Já nas iniciativas de prevenção, educação e práticas curativas indispensáveis (que podem ser intituladas ações primárias *stricto sensu*), quando se trata da prestação de cuidados aos grupos social e epidemiologicamente prioritários, a questão principal situa-se na utilização mais racional possível do orçamento alocado ao setor odontológico e na busca de dotações adicionais mediante a justificativa da execução de um bom programa. Trata-se de obter uma cobertura crescente e significativa desses grupos.

A definição de prioridades epidemiológicas varia segundo a faixa etária de atendimento, a oferta de serviços privados ou de outras instituições e as condições particulares de cada clientela ou comunidade. Pode-se enfatizar escolares de primeiro grau (uma prioridade clássica da Odontologia agora começa gradativamente superada diante da ativa redução da prevalência da cárie dentária nesse grupo) e adolescentes, adultos jovens com especial destaque a trabalhadores, idosos ou outros grupos, como crianças de baixa idade, para prevenir e controlar o desenvolvimento dos problemas bucais desde a mais tenra infância, sempre de acordo com a política local de cobertura e de prevenção estabelecida pelas unidades do subsistema de atenção odontológica. As características programáticas aconselhadas para cada grupo ou clientela específica estão explicitadas no Capítulo 4.

Atenção especializada

A esfera de especialidades básicas, pelo menos a curto prazo, não deve exigir necessariamente novos investimentos financeiros. De início, é importante que cada país, região ou cidade se dedique a estruturar os serviços existentes, fazendo-os atuar de modo orgânico desde as unidades elementares até as especialidades, desenvolvendo atividades de maior conteúdo e interesse social. Na maior parte dos casos, isso significa integrar os ambulatórios das faculdades e os serviços de especialistas eventualmente disponíveis nos setores público e paraoficial com as unidades que prestam serviços no nível primário. Assim, os poucos especialistas que trabalham em entidades de caráter social passam a atender pacientes referenciados pela atenção básica, abandonando o isolamento em que se encontram em geral. As áreas de endodontia, periodontia e cirurgia são as mais importantes sob o aspecto dos problemas de maior ocorrência, mas algumas iniciativas no campo do controle de maloclusões, de pacientes com fissuras e da prótese podem ser consideradas caso sejam relevantes para a comunidade.

Cabe referir também a ênfase a ser dada à prestação de serviços a grupos institucionalmente confinados e a idosos. A prevenção do câncer bucal nesse nível já abarca a realização de biopsias após o treinamento específico dos profissionais (ver Capítulo 16).

A oferta de prótese, embora não prioritária diante de outros problemas, como a resolução de lesões de cárie dentária ou doença periodontal, pode ser bastante estendida (em geral limitada a próteses totais e parciais), justificando-se especialmente se não implicar novos gastos para o programa odontológico. A melhor opção, quando não houver como assumir os custos correspondentes, consiste em trabalhar a custos de produção (incluindo salários do pessoal e gastos com insumos, sem a parcela correspondente ao lucro), utilizando espaços livres na unidade de saúde, horários ociosos, simplificando as técnicas e empregando recursos humanos sem formação acadêmica para produção e manutenção de próteses na escala social necessária e remuneradas pelos usuários.

Atenção complexa

A atenção de nível complexo ou atenção terciária abrange ações que implicam conhecimentos avançados, desenvolvidas em princípio por especialistas, na área clínica e na reabilitação funcional.

Os serviços complexos, em geral terciários, referem-se a doenças de menor prevalência ou a atividades que exigem tecnologia de ponta e conhecimentos mais aprofundados. Quase sempre são proporcionados via clínica liberal ou com apoio de esquemas de seguro-saúde e, portanto, custeados pelos pacientes sem interferência do setor público. Não obstante, quando se constituírem em uma necessidade real (não cosmética) e orgânica, para grupos socialmente prioritários, o subsistema de atenção odontológica deve proporcionar ao indivíduo que tem o problema acesso aos serviços especializados exigidos. Trata-se de um encaminhamento seletivo, por exemplo, para tratamento periodontal avançado, cirurgias, tratamento endodôntico em dentes polirradiculados, reabilitação protética e ortodôntica, que depende em boa parte da estrutura e dos recursos disponíveis em cada localidade ou região de saúde.

DESAFIOS E ESTRATÉGIAS

As mudanças no quadro epidemiológico e no modelo de prestação de serviços fazem a profissão enfrentar novos desafios nesta primeira metade do novo século, tendo, ainda, de se adaptar à nova onda de desenvolvimento tecnológico que imprime uma velocidade crescente ao próprio processo de transformações. Cada vez mais, as doenças bucais se tornam um fator adicional de desigualdades entre as pessoas, atingindo com particular gravidade os mais pobres e as vítimas de desvantagens físicas, psíquicas, sociais ou mesmo decorrentes da idade, impactando negativamente sua qualidade de vida.

Em 1981, a OMS e a FDI World Dental Federation formularam macro-objetivos a serem alcançados em todo o mundo até o ano 2000 na área da saúde bucal:

- 50% das crianças de 5 a 6 anos livres de cáries dentária
- Média de no máximo três dentes CPO aos 12 anos
- 85% da população mantendo todos seus dentes aos 18 anos
- Redução de 50% na proporção de edêntulos no grupo de 35 a 44 anos
- 25% de redução na proporção de edêntulos no grupo de 65 anos ou mais.

Sem dúvida, grandes êxitos foram alcançados e hoje se considera a saúde bucal um elemento fundamental da saúde geral e do bem-estar. E, embora as doenças da cavidade bucal sejam largamente passíveis de prevenção, muitas pessoas no mundo todo sofrem desnecessariamente de dor e desconforto relacionados (Watt, 2005).

O Informe Mundial sobre Saúde Bucal de 2003 da OMS expôs um novo conjunto de objetivos, de caráter mais genérico:

- Redução do ônus das doenças bucais e da incapacidade, especialmente em populações pobres e marginalizadas
- Promoção de estilos de vida saudáveis e redução dos fatores de risco relacionados com o meio ambiente e causas econômicas, sociais e comportamentais
- Desenvolvimento de sistemas de saúde bucal que favoreçam a obtenção de resultados equitativos, respondendo às demandas das pessoas de maneira financeiramente acessível
- Construção de políticas em saúde bucal baseadas na sua integração aos programas nacionais e comunitários de saúde, além da promoção da saúde bucal como uma dimensão efetiva do desenvolvimento político da sociedade (WHO, 2003).

A Unidade de Saúde Bucal da OMS propõe cinco áreas prioritárias de ação:

- Riscos para a Saúde Bucal, considerando dieta e nutrição, fluoretos e uso do tabaco
- Grupos Focais Importantes, especificando escolares e jovens em um grupo e idosos em outro
- HIV/AIDS e Saúde Bucal
- Serviços Odontológicos
- Sistemas de Informação (WHO, 2010).

Objetivos e metas globais para 2020

Posteriormente, em um esforço para permitir o estabelecimento de metas por parte de planejadores e administradores de programas e iniciativas em todo o mundo, um grupo constituído pela OMS, pela FDI e pela International Association for Dental Research (IADR) formulou um amplo conjunto de "objetivos globais para o ano 2020 em saúde bucal", reproduzido nos Quadros 1.1 e 1.2, com a observação de que se trata de um guia geral a ser adaptado a cada situação de níveis local, regional ou nacional (Hobdell et al., 2003).

Quadro 1.1 Objetivos gerais e específicos em saúde bucal para o ano 2020.

Objetivos gerais

1. Diminuir o impacto das doenças de origem bucal e craniofacial no desenvolvimento de saúde e psicossocial, dando ênfase à promoção da saúde e à redução das doenças bucais entre populações sujeitas aos maiores riscos
2. Reduzir o impacto de manifestações bucais e craniofaciais de doenças sistêmicas em indivíduos e sociedades, utilizando-as para o seu diagnóstico precoce, prevenção e gestão efetiva

Objetivos específicos

1. Reduzir a mortalidade por doenças bucais e craniofaciais
2. Reduzir a morbidade dessas doenças e melhorar a qualidade de vida
3. Promover políticas e programas sustentáveis com base em prioridades e que tenham sido derivados de revisões sistemáticas de boas práticas (políticas baseadas em evidências)
4. Desenvolver sistemas de saúde bucal custo-efetivos para a prevenção e o controle das doenças
5. Integrar a promoção da saúde bucal e o atendimento odontológico com outros setores que influenciem a saúde, utilizando o enfoque do risco comum
6. Desenvolver programas de saúde bucal que ofereçam mais poder às pessoas para que possam controlar os determinantes de seus problemas
7. Reforçar sistemas e métodos de vigilância de processos e resultados
8. Promover a responsabilidade social e as práticas éticas dos provedores de serviços de saúde
9. Reduzir as disparidades em saúde bucal entre distintos grupos socioeconômicos dentro de cada país e entre os países
10. Aumentar o número de provedores de serviços de saúde bucal capacitados em investigação epidemiológica dos problemas odontológicos

Fonte: Hobdell *et al*. (2003).

Quadro 1.2 Metas em saúde bucal a serem alcançadas até o ano 2020 para atingir os objetivos do Quadro 1.1 a partir das condições básicas existentes, segundo o tipo de problema.*

Problema	Meta
1. Dor	1.1 Redução de X% nos episódios de dor de origem bucal e craniofacial 1.2 Redução em X% no número de dias perdidos na escola, emprego ou trabalho em decorrência de dores de origem bucal e craniofacial 1.3 Redução de X% no número de pessoas com limitações funcionais 1.4 Redução em X% na prevalência de impactos sociais moderados e graves sobre a atividade diária de problemas resultantes de dor, desvantagens e deficiências estéticas
2. Alterações funcionais	2.1 Redução de X% no número de indivíduos com dificuldades de mastigação, deglutição e fala/expressão (cobre múltiplos fatores mensuráveis relacionados com perdas dentais e fatores congênitos ou adquiridos de deformidades faciais e dentais)
3. Doenças infecciosas	3.1 Aumento em X% do número de provedores de cuidados odontológicos competentes para reconhecer e diminuir os riscos de transmissão de doenças infecciosas no ambiente odontológico
4. Câncer bucal e da faringe	4.1 Redução em X% da prevalência de câncer orofaríngeo 4.2 Aumento em X% da sobrevivência (5 anos) dos casos tratados 4.3 Aumento da referência rápida em X% 4.4 Redução da exposição a fatores de risco em X%, especialmente quanto a fumo, álcool, agentes teratogênicos e melhora da nutrição
5. Manifestações bucais da infecção pelo HIV	5.1 Redução em X% da prevalência de infecções oportunistas bucofaciais 5.2 Aumento em X% do número de profissionais de saúde capazes de diagnosticar e tratar manifestações bucais da infecção pelo HIV 5.3 Aumento em X% do número de tomadores de decisões que compreendem as implicações bucais da infecção pelo HIV
6. Noma	6.1 Aumento em X% dos dados sobre noma em populações de risco 6.2 Aumento da detecção precoce em X% 6.3 Aumento da pronta referência em X% 6.4 Redução da exposição a fatores de risco em X% com referência especial à cobertura por imunização de sarampo, além de melhorar as condições nutricionais e de saneamento 6.5 Aumento em X% do número de indivíduos afetados recebendo cuidados especializados multidisciplinares
7. Trauma	7.1 Aumento da detecção precoce em X% 7.2 Aumento da referência rápida em X% 7.3 Aumento do número de profissionais de saúde capacitados a diagnosticar e a prover cuidados emergenciais em X%
8. Anomalias craniofaciais	8.1 Redução da exposição a fatores de risco em X% com referência especial a fumo, álcool, agentes teratogênicos e melhora da nutrição 8.2 Aumento do acesso a análises genéticas e aconselhamento em X% 8.3 Aumento da detecção precoce em X% 8.4 Aumento da referência rápida em X% 8.5 Aumento em X% do número de indivíduos afetados recebendo cuidados especializados multidisciplinares 8.6 Aumento da detecção precoce de maloclusões com séria incapacitação e sua referência em X%
9. Cáries dentárias	9.1 Aumento da proporção de pessoas sem cáries aos 6 anos de idade em X% 9.2 Redução do índice CPO-D, particularmente o componente cariado na idade de 12 anos em X%, dando especial atenção a grupos de alto risco 9.3 Redução do número de dentes extraídos em decorrência de cárie dentária nas idades de 18, 35 a 44 e 65 a 74 anos em X%

(continua)

Quadro 1.2 (*Continuação*) Metas em saúde bucal a serem alcançadas até o ano 2020 para atingir os objetivos do Quadro 1.1 a partir das condições básicas existentes, segundo o tipo de problema.*

Problema	Meta
10. Desenvolvimento de anomalias dentais	10.1 Redução da prevalência de fluorose dental desfigurante em X%, medida por meios culturalmente sensíveis e com especial referência ao conteúdo de flúor de alimentos, água e suplementações alimentares inadequadas 10.2 Redução da prevalência de anomalias do desenvolvimento dental adquiridas em X% com especial referência a doenças infecciosas e medicação inapropriada 10.3 Aumento da detecção precoce em X% para anomalias adquiridas e hereditárias 10.4 Aumento da referência em X% para anomalias adquiridas e hereditárias
11. Doenças periodontais	11.1 Redução do número de dentes perdidos por doença periodontal em X% nas idades de 18, 35 a 44 e 65 a 74 anos com referência especial a fumo, má higiene bucal, estresse e doenças sistêmicas intercorrentes 11.2 Redução da prevalência de formas necrosantes de doenças periodontais em X% por meio da redução da exposição a fatores de risco, como malnutrição, estresse e imunodepressão 11.3 Redução da prevalência de infecção periodontal ativa (com ou sem perda de inserção) em todas as idades em X% 11.4 Aumento da proporção de pessoas de todas as idades com periodonto sadio (gengiva e estruturas ósseas de suporte) em X%
12. Doenças da mucosa bucal	12.1 Aumento do número de profissionais de saúde capazes de diagnosticar e prover cuidados emergenciais em X% 12.2 Aumento da detecção precoce em X% 12.3 Aumento da referência rápida em X%
13. Alterações das glândulas salivares	13.1 Aumento do número de profissionais capacitados a diagnosticar e prover cuidados emergenciais em X% 13.2 Aumento da detecção precoce em X% 13.3 Aumento da referência rápida em X%
14. Perdas dentárias	14.1 Redução do número de edêntulos em X% nas idades de 35 a 44 e 65 a 74 anos 14.2 Aumento do número de dentes naturais presentes em X% nas idades de 18, 35 a 44 e 65 a 74 anos 14.3 Aumento do número de indivíduos com dentição funcional (21 ou mais dentes naturais) em X% nas idades de 35 a 44 e 65 a 74 anos
15. Prestação de serviços de saúde	15.1 Estabelecimento de planos baseados em evidências para criar recursos humanos que possam prover atendimento apropriado ao perfil cultural, social, econômico e de morbidade de todos os grupos populacionais 15.2 Aumento da proporção de pessoas com acesso a serviços odontológicos em X%
16. Sistemas de informação sobre cuidados de saúde	16.1 Aumento da proporção de pessoas cobertas por sistemas de informação satisfatórios em X%

*O valor de "X" varia de acordo com cada realidade (condições nacionais, regionais ou locais).
CPO–D: dentes cariados, perdidos e obturados.
Fonte: Hobdell *et al.* (2003).

Estratégias para as Américas e para o Brasil
Paulo Capel Narvai

O período histórico da virada do século 20 para o 21 caracterizou-se por uma sensível melhora no quadro epidemiológico dos países da América Latina e do Caribe com ao principal problema de saúde pública no setor – a cárie dentária. Com base nas informações disponíveis para a região em 2004, para o índice CPO-D aos 12 anos de idade, é possível constatar que o grupo compatível com as metas globais, ou seja, com índice máximo de 3 em média, que era de seis países no começo dos anos 1990, passou a ser integrado por 29, incluindo o Brasil; enquanto o grupo intermediário (valores do CPO-D entre 3 e 5) diminuiu de 10 para 7; e o grupo classificado como "problemático", com índice CPO-D superior a 5, que contava com 14 nações (entre elas o Brasil), diminuiu para apenas 2: Guatemala e Santa Lúcia (Estupiñan-Day, 2005).

Apesar dessa importante conquista relacionada com a cárie em crianças, os problemas de saúde bucal persistem, exigindo intervenções de políticas públicas de enfrentamento nos países da região. Por essa razão, de acordo com o Plano Decenal de Saúde Bucal – período de 2005 a 2015 – proposto pela OPAS, "a saúde bucal continua sendo um aspecto crítico em relação às condições gerais de saúde na América Latina e no Caribe devido a seu peso no conjunto das doenças, os custos associados de tratamento e o potencial para prevenção efetiva" (PAHO, 2017). O plano desenhou uma estratégia de ação direcionada a superar três grandes desafios:

- Equidade no atendimento para assegurar um nível mínimo de acesso à atenção em saúde bucal para todas as pessoas com foco nos grupos vulneráveis (crianças, grávidas, idosos, HIV/AIDS e indígenas)
- Integração da saúde bucal nos serviços de atenção primária geral, considerada um ponto crítico para o diagnóstico precoce e a prevenção das doenças, por meio da colaboração com agências governamentais e não governamentais, o setor privado e as instituições odontológicas e médicas
- Manutenção e melhoria dos programas preventivos vigentes, investigação regular, utilização efetiva dos recursos disponíveis de saúde e transferência de informação e tecnologia.

Cada país foi analisado por suas condições sociais, culturais e econômicas; falta de programas de saúde bucal; dificuldade de transportes; deficiências de habitação; deficiências físicas; insuficiência de recursos; e baixo nível de compreensão e interesse. Os grupos populacionais considerados mais vulneráveis são: pobres de todas as faixas etárias; socialmente marginalizados; geograficamente isolados; mulheres e crianças; e portadores de HIV/AIDS.

Cinco países tornaram-se prioritários para o período até 2015: Bolívia, Haiti, Honduras, Guiana e Nicarágua. Como um segundo bloco em termos de necessidades de apoio, figuram

Equador, Guatemala e Paraguai (Estupiñan-Day, 2005). Mais recentemente, a OPAS chegou a propor em 2017 um "Plano regional em saúde bucal para as Américas", explicitando três objetivos genéricos voltados à redução de problemas em grupos vulneráveis, integração da saúde bucal na estratégia de atenção primária e fortalecimento de programas de fluoretação (Pan American Health Organization, 2017).

No início de 2006, realizou-se no Brasil o "Encontro Latino-Americano de Coordenadores Nacionais de Saúde Bucal", com o objetivo de "estreitar laços e conformar linhas de trabalho conjunto que permitam a melhoria da saúde bucal da população das Américas", conforme consta do documento final do evento, intitulado "Carta de São Paulo sobre Saúde Bucal nas Américas". Com relação aos sistemas de saúde bucal dos países, a Carta de São Paulo destacou alguns aspectos comuns:

- Necessidade de definição e estabelecimento de políticas governamentais, com ampla participação dos diferentes setores, como universidades, associações profissionais e representantes da comunidade, que promovam a saúde bucal com base em informações epidemiológicas e nas necessidades da população
- Melhora dos sistemas de vigilância sanitária e epidemiológica
- Apoio ao desenvolvimento de uma rede que possibilite o intercâmbio de ideias e a discussão sobre serviços públicos, o papel dos setores público e privado, e o desenvolvimento conjunto de materiais, produtos odontológicos, e tecnologias mais apropriados às diferentes realidades e que possam significar uma aliança entre os países da América Latina, de modo a superar a dependência no setor
- Motivação da participação popular e envolvimento de autoridades políticas, profissionais e população na construção de políticas e propostas de ações em saúde bucal
- Superação da grande debilidade quanto à formação de recursos humanos, ainda voltada para a alta excelência clínica e com uma abordagem individual, em detrimento de abordagens que possibilitem ir além dos aspectos biológicos, enfatizando a abordagem social dos problemas
- Estabelecimento de estratégias e metas regionais em saúde bucal.

Enfatizou-se a problemática que cerca a formação de pessoal odontológico nos países da América Latina e no Caribe, a tal ponto que uma seção específica da Carta de São Paulo foi dedicada ao tema, destacando expressamente, entre outros aspectos, que esta tem sido identificada como um dos principais problemas para o desenvolvimento dos sistemas de saúde da região, havendo necessidade de integrar ensino, pesquisa, extensão e serviço, para que o pessoal seja formado para os serviços de saúde dos países [no caso do Brasil, para o Sistema Único de Saúde (SUS)], reforçando-se o trabalho conjunto entre os Ministérios da Saúde e os sistemas educativos.

O encontro recomendou, além da formação de uma rede latino-americana de saúde bucal, a diversificação de cenários a fim de que os serviços oferecidos, básicos ou especializados, possam contar com a participação e o apoio de diferentes esferas de governo, conselhos, instituições de ensino superior, públicas ou particulares, fortalecendo-se os modelos de ensino-pesquisa-extensão, em que os estudantes desenvolvem atividades na comunidade e nos serviços de saúde. A implantação do programa brasileiro de Reorientação da Formação Profissional em Saúde (Pró-Saúde) tem contribuído para a implementação de novas diretrizes curriculares mais condizentes com o modelo de atenção proposto pelo SUS.

O Encontro de Coordenadores de Saúde Bucal afirmou também que:

> o perfil de saúde bucal das populações da América Latina reflete as condições de acesso ao emprego, à terra, à educação plena, ao lazer e à cultura, e não apenas a existência de serviços de saúde. O contexto econômico, político e social na América Latina, estruturado a partir de relações de desigualdades sociais, de concentração de renda e da fragilidade da participação popular na formulação de políticas públicas, são elementos que impedem o desenvolvimento de sistemas de saúde universais e integrais no continente.

Estratégia brasileira

No Brasil, o momento político caracteriza-se pelo reconhecimento do espaço da saúde bucal na saúde coletiva, seja pelo desenvolvimento teórico da área, seja pela expressão adquirida pela Política Nacional de Saúde Bucal. O anúncio de que essa política teria continuidade, após o *impeachment* da presidente Dilma Rousseff em 2016, corrobora tal reconhecimento.

Originalmente, em 1989, foi estabelecida pela então Divisão Nacional de Saúde Bucal (Brasil, 1989) uma primeira Política Nacional de Saúde Bucal, baseada em cinco princípios – universalização, participação da comunidade, descentralização, hierarquização e integração institucional –, além de traçar objetivos, prioridades e diretrizes operacionais. Em 2004, as Diretrizes da Política Nacional de Saúde Bucal (PNSB) aprovadas pelo Ministério da Saúde estabeleceram um conjunto de sete ações principais (Brasil, 2004), que conformam o que se convencionou denominar "Programa Brasil Sorridente", como a PNSB foi identificada, para a comunicação social, pelo Ministério da Saúde:

- Promoção e proteção da saúde com destaque para a fluoretação das águas, a educação em saúde, a higiene bucal supervisionada e as aplicações tópicas de flúor – nesse caso, apenas em populações expostas a água de abastecimento sem flúor ou contendo teores de até 0,54 parte por milhão ou, ainda, ingerindo-a com dosagem aceitável de flúor há menos de 5 anos, com CPO-D aos 12 anos maior que 3 e quando menos de 30% dos indivíduos estejam livres de cáries também aos 12 anos. Essa estratégia possibilitou, entre outras medidas, a inclusão de profissionais da área odontológica nos programas de saúde da família, de ampla abrangência no país
- Recuperação da saúde traduzida em diagnóstico e tratamento
- Reabilitação parcial ou total da capacidade perdida
- Ampliação da atenção básica por meio de iniciativas para prevenção e controle do câncer bucal, aumento da resolutividade em pronto-atendimento, inclusão de procedimentos mais complexos (pulpotomia, restauração de cavidades complexas, tratamento periodontal não cirúrgico)
- Reabilitação protética
- Ampliação do acesso com orientações especiais aos grupos de crianças de 0 a 5 anos (ingressos no sistema de atenção no máximo aos 6 meses) e de 6 a 18 anos, gestantes, adultos, com ênfase nos trabalhadores, e idosos
- Qualificação da atenção secundária e terciária, da qual resultou a implantação de uma rede de Centros de Especialidades Odontológicas (CEO), com os Centros de Laboratórios de Prótese Dentária (CLPD).

A PNSB-Brasil Sorridente, conforme registram Narvai e Frazão (2008), foi gestada durante muitos anos no âmbito da sociedade civil e em setores técnicos do Estado brasileiro, encontrando nos governos de Lula da Silva e Dilma Rousseff (2003 a 2016) condições institucionais favoráveis com a dotação de recursos financeiros suficientes para se consolidar e expandir. Entre as conquistas das últimas décadas nessa área, cabe destacar que a fluoretação das águas foi a principal ação da estratégia preventiva brasileira, combinada com a expansão da adição de fluoretos aos cremes dentais. A partir do final da segunda década do século 21, praticamente todos os dentifrícios comercializados no Brasil contêm fluoretos. A medida é regulada pela Agência Nacional de Vigilância Sanitária (Anvisa), e estudos científicos atestam a qualidade desses produtos no meio brasileiro.

Os investimentos feitos na ampliação da fluoretação da água possibilitaram avançar quanto à cobertura populacional, que passou de 48% em 2003 para 65% da população (122,5 milhões de pessoas) ao final de 2008. Há, contudo, significativa desigualdade no acesso à água fluoretada entre as regiões brasileiras. Segundo Antunes e Narvai (2010), apenas 7,3% dos municípios da região Norte beneficiam suas populações com essa medida preventiva, contra 70% na região Sudeste e 69% na região Sul, fazendo com que "a não universalidade no acesso à água fluoretada mantenha extenso contingente populacional à margem de benefício reconhecidamente eficaz e que apresenta expressiva relação de custo-efetividade". Embora seja compreensível que a fluoretação tenha ocorrido primeiro nos municípios de maior porte populacional, com mais recursos para a gestão dos interesses públicos, o fato de sua expansão ser tão demorada a ponto de, em pleno século 21, mais da metade dos municípios brasileiros ainda não terem adotado a medida, demanda ajustes na gestão dessa política pública (Antunes e Narvai, 2010).

Para as ações de prevenção e controle das doenças bucais, efetivou-se a distribuição de escova de dentes e pasta fluoretada, de modo programático, no âmbito da Estratégia Saúde da Família, priorizando 1.242 municípios com baixo Índice de Desenvolvimento da Educação Básica (IDEB), em quantidade proporcional ao número de alunos dos ensinos infantil, fundamental e médio, matriculados nas escolas públicas. Com essas ações, o Programa Brasil Sorridente atendeu a propostas de várias conferências nacionais de saúde e, em particular, das conferências de saúde bucal, no sentido de que o Ministério da Saúde deveria "aumentar a oferta de insumos e medicamentos da farmácia básica nas unidades de saúde, incluindo material de saúde bucal (escova, pasta e fio dental)". Segundo o Ministério da Saúde, entre 2008 e 2010 foram enviados 72,6 milhões desses *kits* à Equipes de Saúde da Família. Como resultado das ações de promoção e prevenção, cerca de 1,6 milhão de dentes deixou de ser afetado pela cárie entre 2003 e 2010, aos 12 anos de idade. Contudo, essa iniciativa, de grande relevância para a política de saúde bucal, não teve continuidade nos anos que se seguiram a 2010. A cobertura assistencial em saúde bucal ampliou-se de algo em torno de 35 milhões nos anos 1990 para cerca de 100 milhões de atendimentos na segunda década do século 21, registrando-se mais de 25 mil Equipes de Saúde Bucal em mais de 85% dos municípios.

O enfrentamento de fatores comuns de risco, relacionados com o câncer bucal, se deu de modo articulado com os demais problemas de saúde, por meio do Programa Brasileiro para Controle do Tabagismo e da Anvisa, regulamentando e implementando ações referentes à proibição de publicidade e propaganda de produtos que envolvam riscos à saúde pública.

Entre elas, destacam-se as advertências impressas nas embalagens de produtos derivados do tabaco, incluindo imagens referentes aos danos causados à boca pelo fumo e o incremento do acesso do fumante aos métodos e medicamentos eficazes para cessação da dependência química, atendendo a uma crescente demanda de usuários que buscam esse apoio. Da mesma forma, e considerando a associação de álcool e fumo como um potencial determinante para câncer e doença periodontal, a implantação de lei mais rígida no setor mostrou-se como uma política intersetorial para controle de múltiplos agravos e determinantes de riscos à saúde bucal, à saúde e à violência.

A Estratégia de Saúde da Família (ESF) possibilitou ampliar a oferta de atenção primária em saúde bucal, com retaguarda secundária e terciária proporcionada pelos CEO e pela organização e o credenciamento de uma rede de hospitalização qualificada para realizar ações odontológicas nesse nível de atenção.

Dados divulgados pelo governo brasileiro, relativos aos resultados preliminares da "Pesquisa Nacional de Saúde Bucal – 2010", indicaram que a situação da cárie dentária melhorou entre 2003 e 2010. Na idade-índice de 12 anos, a doença, que atingia 69% da população, diminuiu para 56%. Esse declínio, de 13 pontos percentuais, corresponde a uma diminuição de 19% na prevalência da enfermidade, e o número médio de dentes atacados por cárie também diminuiu nas crianças, passando de 2,8 para 2,1 – uma redução de 25%. Em adolescentes, o número de dentes poupados do ataque de cárie chegou a aproximadamente 18 milhões. As necessidades de próteses dentais por adolescentes reduziram-se em 52%. Entre os adultos, destaca-se uma importantíssima inversão de tendência: as extrações de dentes vêm cedendo espaço aos tratamentos restauradores. As necessidades de próteses reduziram-se em 70%.

A partir de 2004, o Ministério da Saúde implantou 958 CEO, metade dos quais em municípios com até 50 mil habitantes, em um esforço de descentralização da atenção secundária. Nas capitais, onde se localizam 12% dos CEO, a proporção é de 1 para 381.385 habitantes, enquanto, nos municípios do interior, de 1 para 172.159 habitantes. Quase ao final da segunda década do século 21, o país contava com cerca de 1.100 CEO.

Um setor que obteve notável expansão na primeira década do século 21 foi o da assistência pública de próteses dentárias, por meio da estruturação de uma rede de Laboratórios Regionais de Próteses Dentárias (LRPD) em apoio ao atendimento ambulatorial nessa área no SUS. Ainda restrito às próteses totais, sob protocolo em sistema de referência e contrarreferência, a expansão da oferta foi de 48% (68 mil próteses dentárias em 2002 para 101 mil em 2009).

A estratégia brasileira vem obtendo êxito sob o ponto de vista do acesso à atenção à saúde bucal. Segundo a Pesquisa Nacional por Amostra de Domicílios (PNAD), a população que nunca havia ido ao dentista reduziu-se de 18,7% em 2003 para 11,7% em 2008, o que significa que mais de 22 milhões de pessoas passaram a acessar serviços odontológicos no Brasil. A dotação de recursos financeiros para saúde bucal no SUS por parte do governo federal sofreu expressiva mudança nos últimos 8 anos da década dos anos 2000. Ainda que esse processo não tenha sido reproduzido por parte das Unidades Federadas e dos municípios, os investimentos realizados tiveram profundo impacto no padrão de financiamento público da área, saltando, no período, de U$ 31 milhões para

U$ 357 milhões. De 2003 a 2008, foi investido no setor aproximadamente U$ 1,3 bilhão.

Em síntese, pode-se afirmar que a estratégia adotada pelo Brasil é coerente com o preconizado pela OPAS em âmbito continental – e pela OMS em escala global; vem sendo apoiada com razoável aporte de recursos financeiros; encontra-se em fase de consolidação; exibe indicadores de efetividade; e deve, nos próximos anos, enfrentar o desafio da ampliação do acesso, da integralidade do cuidado e da diminuição das desigualdades, aspectos que ainda persistem fortemente no país.

Linhas de investigação

A partir da definição das grandes prioridades e linhas de ação em âmbito nacional e internacional, surge como um corolário natural a necessidade de produzir, reforçar ou aumentar os conhecimentos por meio do estímulo a estudos e pesquisas com a finalidade de remover as barreiras que possam se antepor ou impedir a concretização das medidas indicadas, removendo os fatores de risco, e aumentando a efetividade dos sistemas e programas de saúde bucal efetiva. Petersen (2005) sugere que o esforço de investigação em saúde bucal deva ser direcionado para:

- Modificação de fatores de risco comuns às doenças bucais e crônicas, com ênfase no papel da dieta, da nutrição e do fumo
- Inter-relacionamento entre saúde bucal e geral
- Implicações psicossociais da relação saúde/doença bucal e qualidade de vida
- Desigualdade em saúde bucal e o impacto de fatores de risco sociocomportamentais
- Identificação das manifestações bucais do HIV/AIDS mais representativas
- Estudos populacionais sobre lesões da mucosa bucal, incluindo os epidemiológicos dos problemas relacionados com o HIV/AIDS
- Relevância do trauma bucodental e seus fatores de risco, especialmente em países em desenvolvimento
- Evidência em atenção odontológica em clínicas privadas e na prática de saúde pública
- Produção de conhecimento na clínica pública e privada por meio de estudos operacionais relacionados com programas alternativos de saúde bucal no nível comunitário
- Reorientação dos sistemas de saúde para a produção de serviços de saúde bucal orientados para a prevenção e promoção da saúde
- Produção de dados em séries temporais no campo da vigilância da saúde.

Ainda que aplicáveis de maneira geral, as prioridades internacionais, nos países em desenvolvimento, necessitam ser acompanhadas por um elenco de estudos e pesquisas de caráter mais operacional ou voltado para a solução de problemas conjunturais definida caso a caso.

Para o Brasil, as linhas de estudo e pesquisa em saúde bucal devem, em princípio, privilegiar adicionalmente os seguintes conteúdos:

- Financiamento das ações de saúde bucal coletiva, com ênfase especial à identificação das fontes de custeio que melhor se adaptam à dinâmica e às características dos serviços municipais, estaduais e nacionais
- Modelos de planos de saúde odontológicos capazes de proporcionar um aumento significativo de cobertura populacional, identificando, por exemplo, formas adequadas de organização grupal dos profissionais para a formação de empresas prestadoras de serviços, tipos mais favoráveis (à população e aos profissionais em função de custos, preços, qualidade) de Operadoras de Planos
- Inter-relacionamento entre os setores de saúde pública e de saúde suplementar, a fim de estimular sua complementariedade e evitar a competição
- Integração ou compatibilização das atribuições e ações das áreas acadêmica e de prestação de serviços à população
- Estratégias de capacitação profissional em massa, com desenvolvimento maior de práticas de ensino a distância, para atender aos novos grupos populacionais prioritários com programas dirigidos a adultos jovens com ênfase no segmento de trabalhadores
- Desenvolvimento de projetos cultural, técnica e financeiramente apropriados para o atendimento das camadas populacionais mais marginalizadas, como os moradores de periferias das grandes cidades, da zona rural e de núcleos de mais intensa pobreza
- Construção de sistemas de informação regular sobre necessidades e atendimento efetivo da população
- Formulação de critérios, estabelecimento de grupos-alvo e de índices e indicadores, bem como da periodicidade indicada para assegurar a realização sistemática de estudos epidemiológicos que forneçam medidas de tendência de comportamento dos problemas de saúde bucal (os estudos devem especificar a condição socioeconômica dos grupos populacionais analisados e a condição de cliente do subsistema público, da saúde suplementar e de clínicas particulares)
- Consolidação de indicadores que relacionem condições de saúde bucal com estilo e qualidade de vida, bem como com a opinião das pessoas e comunidades que possibilitem a obtenção de informações regulares e que possam ser combinadas com as provenientes dos estudos clínicos
- Formas de expansão da cobertura com diagnóstico, encaminhamento e atendimento efetivo de pessoas com doenças da mucosa bucal, em particular as relacionadas com o HIV/AIDS e o câncer bucal
- Compreensão das causas da melhora do quadro epidemiológico em grupos populacionais específicos e em determinadas regiões ou localidades, incluindo estratégias de reprodução das melhores práticas ou dos fatores positivos em grupos, áreas ainda carentes ou não beneficiadas.

BIBLIOGRAFIA

Antunes JLF, Narvai PC. Políticas de saúde bucal no Brasil e seu impacto sobre as desigualdades em saúde. Rev Saúde Pública. 2010;44(2):360-5.

Bellini H, Pinto VG. Delivery of oral health care and implications for future planning in Latin America. In: Pine C, editor. Community oral health. Oxford: Wright; 1997. p. 291-7.

Brasil. Lei n. 11.889 de 24 de dezembro de 2008. Regulamenta o exercício das profissões de Técnico em Saúde Bucal e de Auxiliar em Saúde Bucal. Brasília: Ministério da Saúde; 2008. Disponível em: http://www.jusbrasil.com.br/legislacao/92607/lei-11889-08. Acesso em: 17 set. 2018.

Brasil. Ministério da Saúde. A saúde pública no Brasil: gestão 2003-2010. Brasília: Ministério da Saúde; 2010.

Brasil. Ministério da Saúde. Diretrizes da Política Nacional de Saúde Bucal. Secretaria de Atenção à Saúde, Coordenação Nacional de Saúde Bucal. Brasília: Ministério da Saúde; 2004.

Brasil. Ministério da Saúde. Encontro Latino-Americano de Coordenadores Nacionais de Saúde Bucal. Carta de São Paulo sobre Saúde Bucal nas Américas. São Paulo: Ministério da Saúde; 2006. Disponível em: http://www.saude.gov.br/bucal. Acesso em: 17 set. 2018.

Brasil. Ministério da Saúde. Política Nacional de Saúde Bucal. Princípios, objetivos, prioridades. Portaria Ministerial n. 613/GM de 13/6/1989. Divisão Nacional de Saúde Bucal, 1989, 24 p. (Série A. Documentos Técnicos DNSB, 5).

CEPAL. Panorama Social de América Latina 2010. Santiago: Comisión Económica para América Latina; 2010.

CEPAL. Panorama Social de América Latina. Santiago: Comisión Económica para América Latina; 1993.

Estupiñan-Day S. A strategy for improving general health in the Americas through critical advancements in oral health: the way forward 2005-2015. FDI Annual Meeting. Montreal, Canada, 24 a 26 August, 2005.

Frazão P, Narvai PC. Lei n. 11.889/2008: avanço ou retrocesso nas competências do Técnico em Saúde Bucal? Trab Educ Saúde. 2011;9(1):109-23.

Hobdell M, Petersen PE, Clarkson J, Johson N. Global goals for oral health 2020. Int Dental Journal. 2003;53:285-8. Disponível em: http://www.who.int/oral_health/media/en/orh_goals_2020.pdf. Acesso em: 17 set. 2018.

Lennon MA, Davies RM, Downer MC, Hull PS. Tooth loss in a 19th century British population. Arch Oral Biol. 1974;19:511-6.

Mautsch W, Dickson M. The primary health care approach. In: Pyne C, editor. Community oral health. Oxford: Wright; 1997. p. 11-9.

Monsueto SE, Braz Golgher A, Machado AF. Desigualdades de remuneração no Brasil: regressões quantílicas e decomposições das brechas. Revista CEPAL. Santiago; 2010.

Narvai PC, Frazão P. Saúde bucal no Brasil: muito além do céu da boca. Rio de Janeiro: Editora FIOCRUZ; 2008.

Organización Panamericana de la Salud. Atención primaria en salud bucal; documento elaborado por el Comité de Expertos. San José, Costa Rica: Organización Panamericana de la Salud; 1983.

Organización Panamericana de la Salud. Salud para todos en el año 2000: estrategias. Washington: Organización Panamericana de la Salud (Documento Oficial n. 173); 1980.

Pan American Health Organization (PAHO). Proposed 10-year regional plan on oral health for the Americas: final report. 160th Session of the Executive Committee. Washington, D.C.; 26 a 30 jun. 2017.

Petersen P, Bourgeois D, Ogawa H, Estupinan-Day S, Ndiaye C. The global burden of oral diseases and risks to oral health. Policy and Practice Theme Papers. Bulletin of the World Health Organization. 2005;83(9).

Petersen PE. Priorities for research for oral health in the 21st Century: the approach of the WHO Global Oral Health Programme. Community Dental Health 22; 2005. p. 71-4.

Pine C. Introduction, principles and practice of public health. In: Pine C, editor. Community oral health. Oxford: Wright; 1997. p. 1-10.

Pinto VG. Solutions to fight poverty. Paper presented to the 26th International Conference of ICSW, workshop on "economic solutions to fight poverty". Tampere, Finland: Mímeo; 1995.

Sheiham A. Integrating strategies for improving oral health and general health. World Health, 28 a 29 Oct., 1988.

Sheiham A. Strategies for oral health care. Euro Observer. 2005;7(3). Disponível em: http://www.euro.who.int/Document/obs/Euroobserver7_3.pdf. Acesso em: 17 set. 2018.

Starr JM, Roanna H. Predictors and correlates of edentulism in healthy older people. Current Opinion in Clinical Nutrition & Metabolic Care. 2010;13(1):19-23.

Watt RG. Strategies and approaches in oral disease prevention and health promotion. Public Health Reviews. Bulletin of the World Health Organization: 83 (9). Geneva, September, 2005.

WHO/UNICEF. Primary Health Care, Alma Ata 1978. "Health for All" series n. 1. Geneva: World Health Organization; 1978.

World Health Organization (WHO). Caries for 35-44-year-olds by country. Geneva: World Health Organization. WHO Noncommunicable Disease Division: Oral Health Country Profiles, Tabelas, 1998.

World Health Organization (WHO). Oral health in community health programmes. Copenhagen, World Health Organization/Regional Office for Europe; 1990.

World Health Organization (WHO). Oral health priority action areas. Geneva: World Health Organization; 2010. Disponível em: http://www.who.int/oral-health/action/en/. Acesso em: 17 set. 2018.

World Health Organization (WHO). Strategies and approaches in oral disease prevention and health promotion. Geneva: World Health Organization; 2006. Disponível em: http://www.who.int/oral_health/strategies/cont/en/print.html. Acesso em: 17 set. 2018.

World Health Organization (WHO). The World Oral Health Report 2003: continuous improvement of oral health in the 21 st century: the approach of the WHO Global Oral Health Programme. WHO/NMH/NPH/ORH/03.2. Geneva: World Health Organization; 2003.

2 Planejamento

Vitor Gomes Pinto

PLANEJAR OU IMPROVISAR

O futuro, embora desconhecido, com certeza será diferente do presente. E o reconhecimento dessa verdade aparentemente tão elementar conduz a duas atitudes possíveis: uma passiva, de espera pelo que acontecerá; e uma ativa, de antecipação e preparação lógica para enfrentar da melhor maneira possível a mudança inevitável. Essa segunda posição promove (com a curiosidade em explorar o futuro) o planejamento, que pode ser definido como o processo pelo qual se procura prever racionalmente o amanhã.

Na prática, busca-se com ele dar maior eficiência à atividade humana, opondo-se à improvisação. O planejamento forma um conjunto que inclui, entre outros aspectos (Belt, 2000; Bromley e Bustelo, 1982; Kinsella, 2002; Matus, 1993; Muñoz Amato, 1966; Uribe Rivera, 1992):

- Estudo da realidade
- Definição de objetivos
- Ordenação de recursos materiais e humanos
- Estabelecimento de medidas de tempo, quantidade e qualidade
- Identificação de pontos críticos, de apoio e de elementos de resistência à resolução dos problemas existentes
- Localização espacial de atividades
- Obtenção de recursos
- Viabilização e concretização do plano
- Correção constante de rumos pela análise regular dos resultados obtidos.

Constituindo-se uma intervenção proposital no curso de uma história, a arte de planejar supõe que há uma necessidade de mudá-la, o que se dará apenas por ação externa, e que existem meios adequados para promover isso. Nesse sentido, o planejamento não é acrítico nem neutro, agindo por meio da escolha de grupos ou setores a serem beneficiados, o que acaba por enfatizar certas formas de progresso, assumindo uma orientação nova e uma estratégia determinada com a necessária autoridade para dirimir conflitos e, efetivamente, desenvolver o plano elaborado (Carvalho, 1976).

Longe de consistir em uma etapa distinta, isolada e episódica na gestão de uma organização, o planejamento precisa – para alcançar êxito – fazer parte de seu dia a dia, integrando-se ao processo normal de tomada de decisões e de desenvolvimento do trabalho. Envolve todo um modo de pensar, com suas indagações, dúvidas e questionamentos acerca do que está e do que poderá ser feito.

Planejar é o mais elementar requisito da administração, visto que significa, resumidamente, não mais que ordenar de maneira sistemática a conduta de cada um, da empresa ou da organização, para alcançar uma nova realidade, melhor que a atual. Afinal, qual indivíduo não passa a vida fazendo planos?

PLANEJAMENTO ECONÔMICO, SOCIAL E ESTRATÉGICO

As primeiras teorias sobre o planejamento remontam aos tempos clássicos de Robert Taylor e Henry Fayol há mais de um século, por volta do ano de 1850, ou mesmo antes, nos estudos de desenvolvimento de fontes de matérias-primas e transportes de Adam Smith. A base referencial do planejamento é integralmente econômica, como bem demonstrado pelos trabalhos de Keynes, Otto Bauer e Joseph Schumpeter nesta década. Ainda hoje, o chamado "planejamento estratégico" tem larga aplicação no meio empresarial, mais recentemente reforçado pela larga difusão das ideias de Peter Drucker (1975) e de W. Edwards Deming (1990) relacionadas com o alcance de padrões elevados de qualidade nas empresas.*

No início, planejava-se por mera intuição, depois com base na lucratividade, modernizando-se com a aplicação de conceitos ligados ao retorno dos investimentos, *product life cycle e market share* ("ciclo de vida do produto" e "fatia de mercado", respectivamente), até a estruturação do planejamento estratégico, que fundamenta as ideias mais atuais nesse campo em todas as áreas.

---

* Para uma análise conceitual sobre problemas inter-relacionais em saúde e economia, consultar texto do Banco Mundial editado por Overholt e Saunders (1993) ou ler: Piola e Vianna (2002); ABrES (2017); FSP (2017); Phelps (2013); Health Economics (2017); Campos (1987); Mills e Gilson (1988); Musgrave (1984); Newbrander e Parker (1992); Over (1991); Rovira (1989), referidos na Bibliografia.

As tentativas de transposição direta dos princípios e modelos do planejamento econômico às atividades de cunho social e, em particular, à área da saúde mostraram-se inviáveis, sem conseguir prosperar diante das notórias diferenças entre esses campos de conhecimento e de prática. O setor de saúde tem sido considerado atípico em relação às leis de mercado, entre outras razões pelo fato de que os profissionais da área (médicos ou cirurgiões-dentistas) detêm o poder de criar sua própria demanda, mesmo em mercados saturados (Abel-Smith, 1976; Del Nero, 1995; Rovira, 1989).

Em Odontologia, trabalhos como os de Sheiham (1982) e Friedman (1996), entre outros, reconhecem a inadaptação da realidade do mercado específico frente ao setor econômico, seja quando se discute a prestação de serviços a quem não tem capacidade de pagar por eles, seja quando se trata de concretizar necessidades de tratamento por parte de distintos tipos de pacientes (pobres e ricos, com ou sem conhecimentos sobre prevenção e saúde bucal etc.). A interveniência de múltiplos prestadores de serviços e fontes de custeio e remuneração torna o mercado de saúde – e, nele, a saúde bucal – um "mercado imperfeito". Apesar da resistência dos defensores do livre-mercado (Christensen, 1994), que preferem o pagamento diretamente entre paciente e cirurgião-dentista, os modelos de planos e de seguro-saúde se expandem cada vez mais, com a presença de um intermediário para viabilizar o atendimento via pré-pagamento ou por formas alternativas de custeio.

Muito provavelmente, as questões relacionadas com a oferta e a demanda por serviços são a principal explicação para os dados de prevalência de cárie dentária por país, notadamente no que se refere às faixas etárias mais avançadas, nas quais, por graves dificuldades de acesso aos escassos serviços disponíveis – caso dos países de menor desenvolvimento – ou pela formação de muitos profissionais que produzem tratamento em demasia nas nações mais ricas, o índice em geral permanece exageradamente elevado (WHO, 2006).

Há que considerar, além disso, as diferenças existentes entre empresas do setor privado e do setor público ou semipúblicas (largamente financiadas por impostos e taxas e/ou que funcionam como uma instituição pública) ao compreender as possibilidades de sucesso e de insucesso do planejamento.

Quando comparada à empresa privada, a organização pública tem uma lógica muito própria que, mesmo com as vantagens e os benefícios que proporciona para o conjunto da sociedade – e não somente para si –, pode dificultar o planejamento ou fazer essa tarefa assumir algumas peculiaridades. De acordo com Eck (1994) e Motta (1979), as seguintes características distinguem uma instituição pública:

- As ações e a própria sobrevivência da organização não têm ligação com os mecanismos de mercado ou com a existência de lucro ou superávit
- Em grande parte, a remuneração global independe do preço do serviço pago pelos clientes
- Os objetivos se baseiam em interesses comunitários mais amplos, cujo alcance ultrapassa os limites da satisfação dos interesses particulares. Não tem uma estratégia de crescimento fundamentada na competição nem é administrada ou avaliada por um sistema de ganhos e perdas no sentido mercadológico
- A ação deve ser equitativa, provendo atendimento às necessidades da sociedade independentemente do poder econômico e financeiro de cada grupo ou comunidade. Assim, a lei do lucro e as decisões geralmente verticais (fundamentadas no comando do dono da empresa), que justificam quase sempre o planejamento e a programação na iniciativa privada, não encontram aplicação no setor público
- Enquanto a eficácia das empresas privadas depende de sua capacidade em responder às mudanças constantes do mercado, a organização pública não sofre o mesmo tipo de ameaça nem a busca das mesmas oportunidades, tendo dificuldade em se adaptar a mudanças repentinas, fortes ou frequentes, o que a faz procurar em primeiro lugar a continuidade, a coerência e a estabilidade.

De maneira geral, o planejamento pode encontrar resistências exatamente por alguns de seus principais méritos, como a própria capacidade de prover uma melhor organização e previsibilidade do trabalho. Ao envolver a análise de elementos externos e internos, por vezes não controláveis e perturbadores, da estabilidade, passa a ser mencionado apenas em ocasiões de crises, e não como um processo contínuo.

Uma vez que parece lidar apenas com o futuro, com frequência o planejamento é isolado da realidade, da execução efetiva das ações, perdendo a possibilidade de se retroalimentar e, por consequência, corrigir rumos. Quando se torna uma atividade esporádica, passa a funcionar como um mecanismo longínquo, de controle remoto, exercendo uma influência igualmente esporádica sobre os objetivos e o funcionamento da empresa ou instituição. Consistindo em um instrumento de crítica à realidade, por vezes é usado apenas para evitar males ou, pior ainda, como um aríete destinado a destacar pontos negativos e punir seus responsáveis. A proposta de prioridades, cortes de recursos e alocação preferencial de verbas para determinados setores pode levar a resistências, que, se não superadas ou vencidas, criam empecilhos à programação e ao êxito dos projetos elaborados.

Alguns dirigentes tratam a atividade de planejamento como um mero conjunto de técnicas destinado à elaboração de planos, projetos e programas para lhes dar credibilidade sob o manto da aparência científica quando da conquista de espaços administrativos e políticos, sendo, depois, descartado em virtude de interesses mais imediatistas.

Outro desvio comum reside na chamada visão burocrática do planejamento, pela qual ele se torna uma formalidade, um ritual a ser cumprido de tempos em tempos, produzindo a ilusão de que o comando ou a instituição em seu todo estão de fato preocupados com a antevisão do futuro.

Sem querer esgotar as possibilidades de equívocos no trato e no enfoque do planejamento – para estudar este tema mais a fundo, consultar Gomes (1994) –, chama a atenção o fato de que os que procuram utilizá-lo como um instrumento de divulgação de ideologias e mobilização política (em seus sentidos depreciativos), acabam retirando, com isto, muito de sua força de negociação e de adaptação a situações de conflito nas quais a negociação baseada no conhecimento técnico e científico deve ser a arma principal.

Cabe lembrar, ainda, que o planejamento se desenvolve em um meio resistente, sujeito a influências determinantes e potentes, as quais precisam ser identificadas e conhecidas profundamente para poder avançar no rumo correto. O principal fator de resistência (o outro, ou seja, o responsável que mantém o *status quo* a que se deseja modificar) será comentado no tópico relacionado com as fases do planejamento. Aqui, basta destacar os atores que costumam influenciar com maior ou menor energia o cenário em que se desenvolve o planejamento estratégico, principalmente quando se trata da ação de uma entidade governamental, paraoficial ou que disponha de atividades de caráter coletivo em que a comunidade ou agrupamentos de pessoas estejam envolvidas.

Conforme Eck (1994), tais influências integram um ecossistema muitas vezes complexo, composto, entre outros, pelos seguintes elementos:

- Grupos econômicos que produzem bens e serviços e buscam expandir seus negócios à custa de vendas para a instituição-alvo do processo de planejamento
- No âmbito internacional, governos de países economicamente poderosos e, também, as múltiplas agências de cooperação, que financiam projetos nem sempre de interesse interno ou de real necessidade para a população
- Agências financiadoras regionais e nacionais que, em geral, só estão dispostas a fornecer recursos para projetos com capacidade de originar fundos capazes de garantir o pagamento do principal da dívida e de seus juros
- No âmbito interno, os diversos organismos governamentais, os partidos políticos e as formas de associação não partidária da população, as instâncias do Poder Judiciário que, cada um em seus limites de poder e alcance, atuam para assegurar interesses ou ganhos próprios.

Reconhecer essas barreiras significa que as técnicas e os modos tradicionais de planejar já não são suficientes, tornando-se necessário operar com eficiência dentro do novo ambiente formado pela sociedade atual, democrática, plurivalente e que admite múltiplas forças ativas.

Já a qualificação "estratégico" adicionada ao termo "planejamento" significa que este assume necessariamente um caráter conjuntural, amplo, no qual as análises ligadas a causas, efeitos e soluções possíveis dos problemas procuram abranger o maior número de variáveis relacionadas, buscando compreender cada situação dentro de seu ambiente social, econômico e político.

Em uma definição mais ligada à realidade empresarial, Oliveira (1997) afirma que o planejamento estratégico é um processo contínuo e corresponde ao estabelecimento de um conjunto de providências a serem tomadas para a situação em que o futuro tende a ser diferente do passado, e desde que a empresa tenha condições e meios de agir e influenciar as variáveis e os fatores de mudança. De maneira mais abrangente, pode-se dizer que planejamento estratégico "é um esforço disciplinado para produzir decisões fundamentais e ações que modulam e guiam o que uma organização é, o que ela faz e porque o faz, com foco no futuro" (Alliance, 2006).

Uma conceituação estritamente comercial, de Rasmussen (1990), possibilita entender o que não é o planejamento (pelo menos na área social), que considera "a ferramenta primordial que a alta gestão de empresas tem para obter vantagens sobre os seus competidores e conseguir identificar oportunidades de maiores ganhos". Na verdade, a "vantagem" buscada por um processo de planejamento na área social e, em particular, no campo da saúde consiste no bem-estar da população. Além disso, o autor permite compreender melhor o tema ao afirmar que:

> planejamento estratégico, por definição, significa planejar o futuro perante as limitações psicológicas e físicas e os pontos fracos e fortes de uma organização, considerando as alterações do comportamento do macroambiente referentes aos segmentos econômicos, políticos, tecnológicos, sociais, ecológicos, legais, geográficos, demográficos e competitivos.

Em si, "estratégia" significa movimento rumo ao objetivo, buscando avançar com base nas próprias iniciativas e nas decisões e respostas do oponente. Nesse sentido, três conceitos fundamentais, segundo Matus (1985, 1993), merecem ser destacados:

- O planejamento, além de *estratégico*, deve ser *situacional*, opondo-se ao planejamento normativo tradicional (no qual, basicamente, um único ator, em geral o dirigente maior ou a chamada alta direção institucional, planeja e dirige, cabendo aos demais um papel acessório). Quem enfrenta uma situação é forçado a examinar e a agir em relação a todos os seus aspectos para não ser surpreendido ou derrotado em seus objetivos. Isso inclui a análise das ideias e da posição real dos responsáveis pela manutenção da situação que se objetiva transformar
- A planificação, na verdade, diz respeito ao presente, e não ao futuro, o que revela a dimensão temporal desse processo. Embora se esteja pensando o futuro, as decisões são tomadas no presente e influenciarão o amanhã. Supondo-se um projeto com o objetivo de aumentar em 20% a frequência a consultórios odontológicos em determinada localidade no prazo de 1 ano, isso só acontecerá ao começar a agir de imediato. Caso as primeiras atitudes sejam tomadas apenas na próxima semana, os resultados finais serão obtidos dentro de 1 ano e 7 dias. Essa compreensão do caráter temporal do processo faz do planejamento uma ciência, e não uma mera adivinhação do que está por vir
- Não é possível separar planificação e gerência – há uma simbiose inevitável entre a prática do planejamento estratégico e da administração estratégica, se for considerado que o plano que vale é o executado, transformando-se em realidade em vez de permanecer nas gavetas da burocracia. Nesse sentido, exige de quem o coloca em prática, administrando-o, todo um modo de pensar e agir que deve acompanhar conceitual ou estrategicamente as linhas definidas para o planejamento. Alguns autores, como Ansoff (1981), Kinsella (2002), Begun e Heatwole (1999), consideram o planejamento um componente da administração estratégica, pois, por meio dela, se concretiza a transformação da cultura e da prática de uma organização.

Convém, ainda, explicitar o significado de diversos termos muito usados nesse campo para evitar confusões de interpretação:

- Previsão: exercício, com base em registros adequados e cálculos de probabilidades, dos possíveis eventos futuros
- Projeção: situação em que o futuro tende a ser igual ao passado, mantidas as condições presentes
- Predição: nesse caso, o futuro tende a ser diferente do passado, mas a instituição ou empresa não tem controle sobre as variáveis, o que a transforma em uma profecia ou em um vaticínio
- Missão: conceito amplo relacionado com a própria razão de existência de uma organização e que inclui o estabelecimento de valores a adotar como regra inalienável e uma visão de onde chegar
- Projeto: instrumento específico de programação, limitado no tempo (embora possa abranger períodos mais ou menos amplos, em geral a duração é de 1 ano) e caracterizado por objetivos e metas quantificadas a cumprir
- Plano: documento formal que consolida as informações obtidas na etapa de diagnóstico e as ações a serem desenvolvidas

- Programa: conjunto orgânico de projetos e atividades, não necessariamente com limites rígidos de tempo de execução, que possibilita concretizar o processo de planejamento. Aplica-se a princípio no sentido de "programas de governo" envolvendo múltiplas ações e setores
- Planejamento tático: refere-se a partes do processo e à otimização de determinadas áreas de resultado, e não ao total das ações e dos problemas. A tática envolve a preparação para um combate ou para uma batalha, enquanto a estratégia faz referência à guerra como um todo.

PLANEJAMENTO E SAÚDE PARA TODOS | BRASIL E OMS

No Brasil, o Sistema Único de Saúde (SUS) foi estabelecido pela Constituição de 1988, que, em seu artigo 196, decretou que "a saúde é direito de todos e dever do Estado, garantido mediante políticas sociais e econômicas que visem à redução do risco de doenças e de outros agravos e ao acesso universal e igualitário às ações e serviços para sua promoção, proteção e recuperação". Em seguida, estabeleceu que "as ações e serviços públicos de saúde integram uma rede regionalizada e constituem um sistema único", para logo fazer constar que "a assistência à saúde é livre à iniciativa privada" (Brasil, 1999).

Pouco menos de 2 anos depois, a Lei n. 8.080 regulamentou as ações e os serviços de saúde em todo o território nacional, fazendo constar em seu 2º artigo que "a saúde é um direito fundamental do ser humanos, devendo o Estado prover as condições necessárias ao seu pleno exercício" e instituindo o SUS como o conjunto de ações e serviços prestados por órgãos federais, estaduais e municipais (Brasil, 1990).

Em uma de suas mais recentes determinações a respeito do tema, o Ministério da Saúde editou o Manual de Planejamento do SUS (Brasil, 2016), que estabelece sete princípios básicos nacionais, pelos quais o planejamento é uma atividade obrigatória e contínua, integrado à Seguridade Social e ao planejamento global governamental, respeitando as pactuações entre gestores regionais, articulado com as ações de monitoramento, avaliação e gestão do Sistema, contribuindo para sua transparência e visibilidade, e devendo ser executado de maneira ascendente e integrada a partir das necessidades de saúde da população.

Para isso, o Manual discrimina os seguintes instrumentos: Mapa da Saúde; Definição de diretrizes, objetivos e indicadores; Plano de Saúde; Programação Anual de Saúde; Relatório de Gestão e Relatório de Execução Orçamentária.

É verdade que, depois de três décadas de sua instituição, o SUS não conseguiu tornar-se único nem cobrir (ou ser de fato aceito por) toda a população brasileira. Em um texto ainda atual sobre o tema, Giedion (2013) concluiu que o SUS brasileiro é "uma combinação entre um sistema único nominal e um amplo e ativo sistema privado". Contudo, autores como Coutolenc e Dmytraczenco (2013) afirmam que a cobertura universal permanece no centro do desenho e dos valores do SUS, sendo uma aspiração fundamental da reforma da saúde nos anos 1980, mas que hoje mais de 25% da população é coberta por planos de saúde privados e entre 10 e 15% continua pagando as despesas com atendimentos particulares em saúde.

Globalmente, a principal referência para o setor de saúde pública consta na Declaração de Alma-Ata, capital do Cazaquistão, a partir da Conferência Internacional em Atenção Primária em 1978. Seus itens V e VI sintetizam seu espírito:

> Os governos têm pela saúde de seus povos uma responsabilidade que só pode ser realizada mediante adequadas medidas sanitárias e sociais. Uma das principais metas sociais dos governos, das organizações internacionais e de toda a comunidade mundial na próxima década deve ser a de que todos os povos do mundo, até o ano 2000, atinjam um nível de saúde que lhes permita levar uma vida social e economicamente produtiva. Os cuidados primários de saúde constituem a chave para que essa meta seja atingida, como parte do desenvolvimento, no espírito da justiça social.
>
> Os cuidados primários de saúde são cuidados essenciais de saúde baseados em métodos e tecnologias práticas, cientificamente bem fundamentadas e socialmente aceitáveis, colocadas ao alcance universal de indivíduos e famílias da comunidade, mediante sua plena participação e a um custo que a comunidade e o país possam manter em cada fase de seu desenvolvimento, no espírito de autoconfiança e automedicação. Fazem parte integrante tanto do sistema de saúde do país, do qual constituem a função central e o foco principal, quanto do desenvolvimento social e econômico global da comunidade. Representam o primeiro nível de contato dos indivíduos, da família e da comunidade com o sistema nacional de saúde, pelo qual os cuidados de saúde são levados o mais proximamente possível aos lugares onde pessoas vivem e trabalham, e constituem o primeiro elemento de um continuado processo de assistência à saúde (WHO, 1978).

Com base no lema "Saúde para Todos", os países passaram a estruturar seus sistemas de cuidados à população; contudo, especialmente aqueles em desenvolvimento chegam à terceira década do século 21, apesar dos muitos progressos alcançados, com muitos obstáculos para alcançar os objetivos traçados por Alma-Ata.

A Organização Mundial da Saúde (OMS), especialmente a partir do seu Relatório Mundial 2010, passou a buscar novos rumos ao lançar como grande objetivo global a Universal Health Coverage (UHC) [Cobertura Populacional – ou Universal – em Saúde], para que "todas as pessoas e comunidades possam utilizar os serviços de saúde para promoção, prevenção, cura, reabilitação ou paliativos de que necessitem, com qualidade suficiente para que sejam efetivos, assegurando-se que não os exponham a dificuldades financeiras". A definição da UHC envolve três objetivos:

- Equidade no acesso aos serviços de saúde
- Qualidade dos serviços boa o suficiente para melhorar efetivamente a saúde dos pacientes
- Proteção das pessoas contra riscos econômicos, assegurando-se de que sua utilização não as coloque em situação de catástrofe financeira (WHO, 2017).

Diversos estudos e análises nacionais associados aos esforços para implantação da UHC têm sido desenvolvidos especialmente em países da Ásia e da África (Stenberg, 2017; WHO, 2017), de maneira mais eventual sobre a América Latina (Titelman et al., 2015) e, no caso do Brasil, sobre o papel do SUS (Coutolenc e Dmytracenko, 2013).

Embora previamente definida como "o mais poderoso instrumento de saúde pública que é possível oferecer" (OMS, 2010), logo ficou evidente que a UHC não é a Alma-Ata, mesmo porque os tempos são outros e o contexto difere. Os modelos de financiamento para a universalização do setor saúde sugeridos em especial pela OMS e por seu principal parceiro nessa iniciativa, o Banco Mundial, não dão mais suporte a sistemas nacionais de saúde centrados no setor público, como os do Reino Unido, da Espanha, de Portugal e do Brasil, pois "o movimento de UHC não prefere qualquer mecanismo de captação de recursos, desde que forneça dinheiro suficiente" (Giedion, 2013; Rodin e Deferranti, 2012), fórmula que, na prática, tem aberto o caminho mundo afora para sistemas mistos ou mesmo inteiramente privados baseados em esquemas de seguro-saúde (Pinto, 2014).

INSTÂNCIAS OU FASES DO PLANEJAMENTO

O planejamento deve ser compreendido como um processo contínuo, e não como um somatório de etapas estanques e sucessivas. Nesse sentido, o conceito de instância parece ser mais apropriado do que o de fase ou etapa para explicar adequadamente os diversos passos que compõem o planejamento. Além de significar momento ou qualidade do que instante, instância é um termo usual na área jurídica, traduzindo a série de atos de um processo, desde sua apresentação a um juiz ou tribunal até a sentença decisória.

Na realidade, o planejador trabalha em pelo menos quatro espaços temporais estreitamente dependentes e articulados: o conjuntural, procurando compatibilizar as atitudes tomadas a cada dia com as orientações de larga duração; o plano anual de ação; o plano de médio prazo, que em geral coincide com o período de governo; e o plano a longo prazo, que tem as funções de especificar a nova situação que se espera atingir e orientar os procedimentos dos momentos anteriores.

Referindo-se ao caráter de espiral e de ação permanente do planejamento situacional ou estratégico, Matus (1985, 1993) sugere quatro momentos básicos em vez das clássicas etapas utilizadas pelo planejamento tradicional:

- Explicativo: equivalente ao diagnóstico
- Normativo: no qual se fazem o desenho ou a proposta de nova realidade
- Estratégico: composto por procedimentos necessários à superação dos obstáculos (políticos, legais, econômicos, financeiros, organizacionais, comportamentais etc.) que poderão impedir a concretização das normas
- Tático-operacional: inclui a apreciação da situação presente, uma pré-avaliação das decisões possíveis, a tomada final de decisões e a avaliação ou análise da nova situação, o que possibilita corrigir eventuais falhas e reorientar permanentemente todo o processo de planejamento.

Em uma tentativa de ampliar o uso da metodologia do planejamento de modo local, a CEPAL (1993) descreve uma técnica de *microplanejamento* estruturada em quatro etapas:

- Identificação dos problemas
- Desenvolvimento de estratégias gerais
- Definição de um programa
- Planejamento colocado em prática.

Nessa mesma linha, mas procurando uma adaptação do método, inclusive para comunidades isoladas ou em fase inicial de organização, Di Villarosa (1993) propõe uma interessante técnica de atuação – a "estimativa rápida" –, que torna possível a organização gradativa do programa em conjunto com a população-alvo.

Ao tratar da melhoria da qualidade do trabalho nas empresas, nas instituições e nos países, autores como Deming (1990) costumam adotar um esquema conhecido pelas iniciais PACD – *Plan* (Plano), *Action* (Ação), *Check* (Controle, avaliação), *Do* (Fazer) –, todas interligadas, em uma rotação contínua que os obriga a interagir em razão da realidade que vivenciam e procuram redirecionar. Ao planejar (P), procura-se definir objetivos e metas, estabelecer os métodos de execução; a etapa da ação (A) refere-se à interferência no processo, de execução dos planos; ao checar (C), verificam-se os efeitos do trabalho executado, pela análise feita; e, na etapa D, procura-se corrigir os defeitos, educar e fazer um novo treinamento do pessoal, executar novamente e melhorar o trabalho, com o que se retorna ao momento do "P", dando novo e permanente início ao ciclo.

Visando a uma melhor compreensão do método de planejamento, apresenta-se a seguir uma estratificação em quatro instâncias ou fases, adaptada a partir de diversos autores contemporâneos, como Muñoz Amato (1966), Carvalho (1976), Bromley e Bustelo (1982), Matus (1993), Testa (1981, 1992), Oliveira (1997), Uribe Rivera (1992) e Kinsella (2002), e, ainda, de publicações específicas de CEPAL (1993), Northwestern Health Sciences University (2006) e OMS (1989).

Essas instâncias constituem uma organização didática do método de planejamento e de nenhuma forma devem ser vistas como uma sequência rígida e forçada de passos a serem dados, uma vez que a realidade não é estática e, com frequência, exige que o planejador execute ações referentes a mais de uma instância ao mesmo tempo ou que opine e defina questões típicas de momentos avançados do processo sem que os problemas iniciais estejam resolvidos. As quatro instâncias são:

- Compreensão da realidade
- Hierarquização dos problemas e definição de diretrizes
- Elaboração e execução da programação
- Acompanhamento e avaliação.

Procura-se, a seguir, analisar o conteúdo de cada fase ou instância de um ponto de vista da prática em saúde bucal.*

Compreensão da realidade

O início de tudo reside na obtenção de informações quantitativas e qualitativas adequadas que possibilitem a correta compreensão da realidade, estando implícita a determinação de prosseguir ordenadamente pelos demais degraus da escada, o que evita a coleta de dados como um fim em si mesma. Os dados e as informações a serem obtidos variam de importância, volume e significado, não somente quanto ao âmbito a que se destinam – nacional, regional, local –, como também a melhor ou pior estruturação e disponibilidade das respectivas fontes.

Essencialmente, a instância do diagnóstico consiste em esmiuçar a realidade em seus componentes mais significativos, com determinado propósito ou finalidade, o que introduz um viés a que se pode chamar natural (por ser inevitável) à análise da situação e às categorias de informação a serem processadas.

No caso da saúde, há um diagnóstico de caráter administrativo completado apenas quando a ele se adicionar uma visão política das causas dos problemas com seus condicionantes sociais. Pode-se dizer, em acordo com Testa (1992), que, no diagnóstico administrativo, a categoria básica de análise é a produtividade, o que exige a introdução de outra categoria ligada ao poder de mudar, de fazer com que as novas ideias de fato se imponham.

---

* Originalmente, nas três primeiras edições, propôs-se uma divisão didática em seis fases: a) compreensão da realidade; b) hierarquização dos problemas; c) determinação dos objetivos e definição de diretrizes; d) elaboração da programação; e) execução; e f) acompanhamento e avaliação. Agora, buscando facilitar ainda mais a compreensão do processo, visto ser apresentado em quatro momentos, unificam-se "b" e "c" como uma segunda instância e "d" e "e" como uma terceira instância.

É preciso, acima de tudo, saber que as razões que explicam a existência de problemas de saúde nos âmbitos organizacional e econômico, assim como a causalidade das doenças da cavidade bucal e estruturas correlatas, não podem ser investigadas e encontradas apenas dentro dos estreitos limites do setor saúde. Com cada vez mais frequência, as verdadeiras causas das deficiências encontradas no campo específico da saúde bucal situam-se na estrutura de desigualdades que caracteriza a sociedade e que torna as oportunidades de acesso aos meios de manutenção da higidez ou aos serviços de atenção odontológica um exercício com marcadas e profundas diferenças para os diversos estratos sociais. Há uma epidemiologia de base social que transcende os conceitos primeiros de mera relação entre hóspede e vetor ou de relacionamento entre esses fatores com o meio ambiente que os cerca.

Quanto aos dados e informações necessários, a listagem a seguir procura cobrir as exigências mais significativas e comuns dos programas odontológicos. Cabe a cada um eliminar os tópicos não úteis ou sem aproveitamento posterior, assim como acrescentar pontos de análise que considere localmente necessários.

Informações gerais

- População: especificando-se divisões em urbano/periurbano/rural, por idades (seguir a divisão etária clássica usada em demografia: 0 a 4 anos, 5 a 9, 10 a 14, 15 a 19, 20 a 24, 25 a 29, 30 a 34, 35 a 39, e assim por diante), destacando, sempre que necessário, grupos específicos significativos, como indígenas, nômades, comunidades religiosas ou de base racial etc.
- Renda *per capita* anual e mensal estimada: ou informação qualitativa acerca da distribuição aproximada da população em grupos de renda baixa, média e alta. Acrescentar, sempre que viável, informações sobre acesso a serviços sociais básicos, como água, luz e moradia, buscando identificar a posição socioeconômica do grupo populacional ou do conjunto de pessoas sob análise
- Dados de escolaridade: com estratificação em escolas públicas e privadas e grau de ensino
- Organização geral do sistema de saúde: incluindo grau de descentralização, autonomia do poder local e modelo de financiamento
- Oferta de pessoal médico, de enfermagem e de outras categorias
- Unidades de saúde geral existentes e tipo de serviços prestados
- Instituições formadoras de recursos humanos, com oferta de vagas e número de profissionais formados anualmente na área médica, odontológica e quanto a técnicos e pessoal auxiliar.

Epidemiologia

Prevalência da cárie dentária. O básico é o índice CPO-D aos 12 anos de idade para fornecer uma ideia sobre prevalência baixa, moderada ou alta em crianças. Sempre que possível, completá-lo com o CPO-D aos 6, 9, 15, 18, 35 a 44 e 65 a 74 anos, estratificado por seus componentes de acordo com o padrão de diagnóstico seguido pela OMS (1997). A recomendação atual internacional refere-se ao uso do Sistema Internacional de Detecção e Avaliação de Lesões de Cárie (SIDALC), conforme descrito no Capítulo 5. Em serviços mais bem estruturados, os dados provenientes dos registros de atendimento a pacientes clínicos podem ser utilizados, desde que seja possível identificar nos odontogramas o índice de ataque de cárie e levando em consideração que, nesse caso, o diagnóstico inclui apenas a população que consegue acesso ao atendimento.

Tendência do processo cárie. O conhecimento da situação epidemiológica em pelo menos dois ou três pontos no tempo constitui um apoio importante para um bom planejamento, tornando possível estabelecer qual a tendência de comportamento da doença caso não se produza nenhum fato novo que modifique os padrões seguidos no passado, além de informar sobre modificações ocorridas em determinado período em resposta a ações desenvolvidas pelo programa de saúde ou a influências de fatores externos ao programa. A tendência é uma medida que difere da clássica incidência da doença.*

Doença periodontal. O percentual de pessoas com doença periodontal, principalmente nos grupos etários de 15 a 19 anos e de 35 a 44 anos, é necessário sempre que houver possibilidade de desenvolver um programa na área. A medição é feita preferencialmente pelo Índice Periodontal Comunitário (IPC) (WHO, 1997) ou por algum dos diversos índices utilizados para medir os problemas periodontais em bases epidemiológicas, sendo válidas as observações anteriores quanto a medidas de tendência.

Indicadores de saúde. Cada vez mais, procura-se trabalhar com referenciais baseados na saúde, não somente na doença. Da bateria de indicadores positivos de saúde bucal desenvolvida, o mais elementar é o percentual de pessoas isentas de cárie a partir dos 4 anos de idade, representando aqueles que não apresentam nenhum problema nas dentições decídua e permanente em relação à cárie dentária, ou seja, com CPO + ceo = zero.

Outros problemas. A consideração de índices relacionados com outros danos, assim como a definição das idades de estudo, depende do campo de interesse do diagnóstico e da disponibilidade de serviços. Vale reforçar o princípio de que somente se deve coletar informações que realmente serão utilizadas na prática ou para investigações relevantes.

Oferta de serviços odontológicos

- Número total de profissionais
- Estimativa do número de cirurgiões-dentistas em clínica privada, horas disponíveis e cobertura populacional**
- Existência de planos de saúde, empresas de seguro-saúde, com número de profissionais envolvidos e de pessoas seguradas, com os tipos de serviço oferecidos e utilizados
- Oferta pública de serviços, com o número de cirurgiões-dentistas, técnicos, auxiliares, horas disponíveis e trabalhos realizados por mês ou no ano, inclusive das entidades de seguro social
- Estimativa de outros serviços, como de entidades paraoficiais, práticos etc., com a respectiva cobertura populacional
- Disponibilidade de serviços preventivos públicos e privados e de ações de educação em saúde com ênfase nos métodos coletivos e na oferta e consumo de dentifrícios fluoretados e de produtos destinados à prevenção

---

* Prevalência corresponde à situação encontrada no momento do exame; incidência é o que ocorreu entre dois exames realizados em datas distintas (de maneira indireta, pode ser medida por meio da diferença entre a prevalência de uma idade e outra); e tendência compreende uma indicação de comportamento da doença durante certo período, podendo ser de estabilização, melhora ou piora.

** O conceito de cobertura populacional corresponde à proporção de pessoas atendidas em relação ao total de habitantes ou, segundo o escopo do estudo, de residentes em uma área ou de matrículas em uma escola, funcionários de uma empresa etc.

- Sistema de vigilância sanitária em relação a produtos odontológicos e, se for o caso, especialmente quanto ao teor e à regularidade de flúor na água.

Informações qualitativas
- Opiniões da população em relação à quantidade e qualidade dos serviços de atenção à saúde bucal disponíveis
- Condicionantes políticos e econômicos que favoreçam ou dificultem a ação setorial, incluindo a identificação de focos de resistência e de restrição efetiva ou potencial ao desenvolvimento das ações desejadas ou previstas, núcleos de poder político, econômico, administrativo, efetivos ou capazes de influenciar na superação dos problemas existentes e na aprovação de programas alternativos.

É preciso enfatizar dois pontos: primeiro, não há uma receita pronta para atingir a compreensão de uma realidade, pois cada qual tem suas particularidades que exigem estudos detidos e que não se aplicam a outras situações; segundo, mesmo que o planejador tenha uma larga experiência acumulada na área estudada, ele precisa metodizar seu conhecimento e seu trabalho, visando a repassá-lo de maneira clara aos administradores, aos níveis de comando e aos executores. Evita-se, dessa forma, cair na armadilha representada pelo pensamento de que "esta é apenas a repetição de muitas situações idênticas que já vi e já diagnostiquei", ou "todos já sabem o que e como fazer, só faltam vontade política e salários compensadores para levar o plano à prática". Na verdade, é preciso sempre atentar-se para as peculiaridades de cada universo e de cada problema, reconhecendo as dificuldades para lidar com situações que, mesmo nitidamente incorretas ou inadequadas, vêm se mantendo imutáveis há tanto tempo que exigem um exercício de planejamento e um programa específico para que se modifiquem.

Essa fase se encerra com uma visão crítica da realidade analisada, indicando se é satisfatória ou não.

Hierarquização dos problemas e definição de prioridades

Essa segunda instância ou fase inclui o estabelecimento de objetivos, a especificação de prioridades e de diretrizes.

Os objetivos devem expressar a filosofia a ser adotada e as melhorias desejadas em relação a determinado problema e grupo populacional, podendo conter aspectos como filosofia de ação, problemas e grupos populacionais prioritários, abrangência geográfica e quantificação geral dos progressos esperados (Carvalho, 1976; WHO, 1993).

Ainda não há como estabelecer metas quantitativas precisas, mas os centros de decisão para aprovar o plano necessitam basear-se em uma ordem de grandeza que indique o que será alcançado ao final do tempo previsto de trabalho.

É preferível formular um só objetivo geral e consequentemente traçar quantos objetivos específicos se façam necessários. Um exemplo de objetivo geral para uma comunidade composta por crianças e adolescentes de 0 a 19 anos pode ser: "aumentar a cobertura populacional com serviços odontológicos e reduzir a ocorrência de cáries dentárias e problemas periodontais no prazo de 2 anos", especificando, em seguida, quais crescimento de cobertura e índices de cárie dentária e de doenças periodontais esperados. Obviamente, cada país deve formular objetivos e metas nacionais compatíveis com suas possibilidades, conceito que pode ser estendido a cada programa desde que tenha especificidades que justifiquem a individualização de seus objetivos.

A consequência imediata da opinião crítica sobre a realidade consiste na hierarquização dos problemas encontrados, ou seja, a determinação inicial de prioridades para uma futura solução.

Prioridade não significa exclusividade, e sim ênfase, pressupondo que o grupo ou dano que ficou em posição secundária será contemplado com um menor volume de recursos ou de tempo e não será esquecido.

As prioridades são escolhidas pela incorporação balanceada dos enfoques epidemiológico, sociopolítico, administrativo e econômico, combinando o quadro de morbidade, a opinião dos consumidores, a factibilidade das ações pela máquina burocrática e os custos financeiros. Esse conjunto de fatores, uma vez articulado de modo conveniente, poderá criar as condições necessárias para enfraquecer os pilares de sustentação da situação vigente e substituí-la por uma nova e melhor.

Em Odontologia, estabelecem-se *prioridades* principalmente quanto a:

- Danos
- Grupos populacionais por faixa etária e situação econômica
- Tipo de serviço.

Quanto aos *danos*, são clássicos os conceitos de Sinai, que caracteriza um problema de saúde pública quando este:

- Constitui causa comum de morbidade ou mortalidade
- Existem métodos eficazes de prevenção e controle
- Tais métodos não estão sendo utilizados de modo adequado.

Com base nesses princípios, tem-se utilizado comumente os seguintes critérios para estabelecer prioridades em Odontologia: número de pessoas atingidas; seriedade do dano; possibilidade de atuação eficiente; custo *per capita*; e grau de interesse da comunidade.

Partindo da mesma base, Morley (1978), ao tratar de problemas de saúde infantil, estabeleceu uma escala para determinar prioridades com quatro elementos:

- Conhecimento (C) da comunidade: atitudes, sentimentos, grau de urgência reconhecida, preocupação com o problema
- Prevalência (P): frequência com que ocorre o problema em determinado momento
- Gravidade (G): efeitos danosos ou destrutivos sobre os indivíduos e a comunidade
- Suscetibilidade (S) ou resposta ao tratamento: disponibilidade de métodos de controle, assim como sua eficácia, o custo e as dificuldades de aplicação.

De maneira bastante simples, o autor sugeriu uma gradação de 1 a 4 para cada elemento. O grau de prioridade é obtido por meio da nota final, após efetuar uma multiplicação sequencial e direta de todos os quatro componentes. Dois exemplos dessa metodologia são mostrados nos Quadros 2.1 e 2.2. No primeiro caso, conforme apreciação do próprio autor do método, os problemas dentários apresentam uma baixa prioridade diante de doenças consideradas de maior relevância social. No segundo, construído exclusivamente com problemas de saúde bucal (portanto sem comparações com danos à saúde geral), na comunidade analisada a cárie dentária foi considerada o dano a merecer maior prioridade por sua prevalência combinada com o conhecimento que as pessoas em geral têm a seu respeito e que as leva a procurar atendimento, somados à possibilidade de prover tratamento adequado a custos razoáveis. O câncer bucal ganhou o segundo grau de prioridade com 24 pontos (2 × 4 × 3) por sua extrema gravidade, urgência reconhecida (mas apenas depois de constatada a existência do problema) e suscetibilidade ao tratamento quando em lesões identificadas precocemente. Chama-se a atenção para o fato de que essa gradação varia para cada comunidade ou agrupamento de indivíduos, devendo ser adaptada às suas características próprias.

Classicamente, o problema maior é a cárie dentária, por sua elevada prevalência global. Em seguida, costumam ser referidos, em ordem, as doenças periodontais, as maloclusões, o câncer bucal, a fluorose, o lábio leporino e as fendas palatinas. Contudo, essa sequência pode ser modificada, até mesmo de maneira radical, ao serem considerados outras faixas etárias ou agrupamentos humanos com características distintas.

Crianças submetidas a adequados regimes preventivos em relação à cárie dentária e que conseguem eliminar a incidência desse problema podem se tornar um grupo de risco em relação à fluorose caso estejam ingerindo doses altas de fluoretos ou apresentar elevada prevalência de problemas de oclusão.

Adultos, em especial os de meia-idade ou idosos, enfrentam o ataque preponderante das doenças periodontais.

Quanto aos grupos populacionais por faixa etária, já não se justifica a velha tradição – indiscutível até quase o final do último século – de estabelecer uma ordem que começava pelas crianças de 6 a 14 anos, seguidas pelos adolescentes (15 a 19 anos) e pelas crianças de baixa idade (0 a 5 anos). A ênfase se justificava pelo aparecimento dos dentes permanentes e pela alta incidência de cáries logo após a erupção dentária, pela facilidade de acesso e de atendimento oferecida pelas escolas de ensino fundamental e pela reconhecida eficácia de diversas medidas preventivas e educativas quando aplicadas a essa faixa etária. É também verdade que em praticamente todos os países que conseguiram bons resultados tanto em termos preventivos quanto à organização coletiva de serviços odontológicos para a população, essa escala de prioridades foi obedecida, como Nova Zelândia, Austrália, Holanda, Reino Unido, Suécia, Finlândia e Cuba.

Ao discorrer sobre as principais áreas de ação em saúde bucal, a OMS (2010) lembra que a distribuição etária da população está mudando, com um pronunciado aumento na expectativa de vida e uma crescente presença do grupo de idosos. No caso do Brasil, estima-se que no ano de 2040 a proporção de pessoas com 60 anos ou mais ultrapasse a do grupo de 0 a 14 anos, em uma drástica inversão da pirâmide etária, como se pode observar na Figura 2.1.

Em consequência, a organização específica apenas dois estratos populacionais como grupos focais da ação odontológica em saúde pública: de um lado, crianças e jovens (considerando

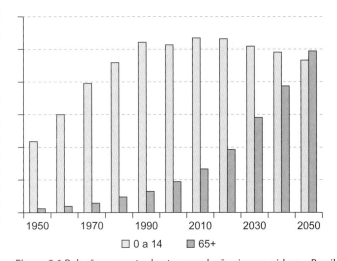

Figura 2.1 Relação percentual entre populações jovem e idosa – Brasil, 1950 a 2050. Fonte: IBGE (2008).

Quadro 2.1 Determinação de prioridades em saúde com base em quatro fatores de influência.

Problema	C	P	G	S	TOTAL
Desnutrição	+ +	+ + +	+ + + +	+ + +	72
Pneumonia	+ + +	+ +	+ + + +	+ + +	72
Miopia	+ +	+ + +	+	+ + +	18
Tuberculose	+ +	+	+ + + +	+ + +	24
Problemas dentários	+ +	+ + + +	+	+	8
Catarro comum	+	+	+	+	1

Fonte: Morley (1978).

Quadro 2.2 Determinação de prioridades em Odontologia com base em quatro fatores de influência.

Problema	C	P	G	S	TOTAL
Cárie dentária	+ + +	+ + +	+ +	+ + +	54
Gengivite	+ +	+ +	+	+ + +	12
Tártaro	+	+ +	+	+ + +	6
Câncer bucal	+ +	+	+ + + +	+ + +	24
Fluorose	+	+	+	+	1

Adaptado de Morley (1978).

que problemas não tratados ou insuficientemente resolvidos na infância alcançam um patamar de maior gravidade e estimulam a busca de atenção clínica por parte dos adolescentes); e, de outro, os idosos (65 anos ou mais). A ênfase nos idosos se justifica não somente pelo peso demográfico dessa faixa no conjunto da população, como também pelo potencial da Odontologia em proporcionar-lhe uma superior qualidade de vida, buscando assegurar uma eficiente capacidade mastigatória, uma nutrição adequada e a saúde dos tecidos moles (e do periodonto nos dêntulos), com cuidados especiais relacionados com as lesões capazes de maximizar o risco de câncer bucal ou problemas correlatos.

No Brasil, com o controle e a forte redução dos níveis de ataque pela cárie dentária em crianças, a prioridade deslocou-se para o grupo dos adultos jovens, composto por trabalhadores e população geral em uma faixa de idade que inicialmente abarca entre 18 e 29 anos, mas que pode se estender segundo a situação epidemiológica e econômica de cada região ou localidade. Uma vez mais, são a promoção de saúde e os programas preventivos a que se deve privilegiar, incluindo-se a meta de redução drástica das extrações dentárias e do edentulismo.

Além dos trabalhadores, que conforme a condição econômica do país ou de cada empresa, podem contar com programas específicos de tratamento odontológico, certos grupos, como o das gestantes, pessoas confinadas ou com deficiências físicas/mentais, costumam ser destacados da população geral para receber atenção clínica ou preventiva em saúde bucal. Nos últimos anos, cada vez mais têm se consolidado programas de atenção precoce a crianças de baixa idade, obtendo-se bons resultados por meio de ações educativas e preventivas, coletivas e individuais, desde o nascimento. O êxito alcançado pelas chamadas "clínicas do bebê", incluindo uma virtual e prolongada ausência de cáries em crianças que recebem cuidados desde os primeiros meses de vida, sugere ser este um grupo relevante no trabalho de saúde pública.

Em relação à situação econômica, as pessoas de baixa renda são, para o setor público, nitidamente prioritárias em comparação às de média e alta renda, considerando que:

- Estes últimos têm condições de custear com seus próprios meios os cuidados de que necessitam
- A oferta predominante de atenção odontológica, nas áreas sob economia de mercado, é privada e de elevado custo.

Finalmente, quanto ao tipo de serviço, igualmente tem sido contestada a ordem em geral aceita, que dá destaque à área curativa, colocando as emergências e as urgências em primeiro lugar, seguidas pelas extrações inevitáveis, pelas restaurações, pelos cuidados periodontais e pelos demais com ordem de prioridade sujeita às características de cada grupo populacional e de cada sistema de atenção odontológica. As ações de promoção da saúde, englobando em sentido estrito a educação e a prevenção em saúde bucal, vêm conquistando cada vez mais espaço. Por exemplo, em escolares do ensino fundamental e médio com reduzidos índices de cárie, a atenção clínica e a prevenção de problemas periodontais e ortodônticos podem significar uma prioridade significativa; já em grupos de fumantes, o diagnóstico e os cuidados precoces e casos de câncer bucal ganham relevância.

Até mesmo o enfoque de intervenção precoce (por meio de restauração) tão logo uma lesão inicial de cárie é detectada viu-se superado pela orientação de diagnosticar qualquer mudança na estrutura do esmalte dentário o mais cedo possível para, então, procurar evitar que se transforme em uma cárie. Foi exatamente esse princípio que favoreceu a rápida melhora nas estatísticas epidemiológicas internacionais, ao passar a considerar cárie apenas as lesões que atingem a dentina (ver Capítulo 5).

A atenção odontológica primária (constando pelo menos de educação em saúde, prevenção, profilaxia, restaurações, extrações e cuidados de urgência) deve ser prestada em todos os casos à população, sem distinções econômicas, sociais, étnicas ou religiosas.

A segunda instância ou fase do planejamento encerra com a tomada de decisão – embora se dê em cada momento do processo de planejamento, aqui se trata em especial da decisão política de implementar um conjunto integral de ações.

O acúmulo de informações promovidas nas instâncias precedentes conduz a uma série de alternativas de solução para os problemas detectados, com diferentes riscos, períodos de realização, custos e capacidade de influência. Compete ao nível técnico oferecer alternativas adequadas, que de fato melhorem a situação-problema detectada, instrumentando o nível decisório. Este não é um procedimento isolado, mas sim uma troca de informações e pontos de vista de quem lida com os fatos em patamares distintos. Nesse momento, a decisão básica deve ser tomada, apoiando o plano que, além de ter possibilidades de êxito, é considerado factível dentro das condições econômicas e políticas existentes e previstas.

Elaboração e execução da programação

A partir da tomada inicial de decisão sobre o plano global, estabelecidos os objetivos e as diretrizes estratégicas a seguir e considerada a melhor alternativa prática de trabalho, é preciso elaborar os programas de trabalho.

Um plano que vise à melhora das condições de saúde bucal da população pode comportar mais de um programa, e cada um deles deve ser detalhado em termos de projetos específicos por atividade, local etc.

Um modelo de elaboração de projeto é apresentado no Quadro 2.3, que exemplifica os campos normalmente preenchidos e o conteúdo de cada tópico.*

Os objetivos e as diretrizes correspondem aos do plano geral, mas agora se referem ao âmbito real de trabalho, enquanto as metas físicas diferenciam-se da quantificação preliminar de objetivos referidas quando do estudo da segunda instância por serem muito mais precisas e concretas, assumindo já um caráter de compromisso direto com a comunidade envolvida.

O projeto pode referir-se à reorientação das atividades em execução, à expansão ou, ainda, à criação de novas linhas de trabalho.

Nessa instância, deve-se agir em relação aos mais notáveis nós críticos apontados pelo diagnóstico, os quais significam que determinado problema tem elevada importância específica, de modo que, ao ser enfrentado e solucionado convenientemente, possibilitará uma modificação real e favorável na situação em estudo. Supõe-se um país com superoferta de cirurgiões-dentistas, no qual foram identificados dois nós críticos fundamentais: em primeiro lugar, a posição pró-

---

* Para aprofundar o estudo sobre elaboração de projetos com formulários mais detalhados, ver *A Odontologia no Município* (Pinto, 1996). Há vários modelos disponíveis, como os utilizados pela FINEP (2010) para projetos de cooperação internacional e pelo governo de São Paulo (São Paulo, 2005) ou, na área acadêmica de saúde, pela UNITAU (2008).

Quadro 2.3 Roteiro para elaboração de projeto.

CAMPO 1	IDENTIFICAÇÃO DO PROJETO E DO PROPONENTE
Título: identificar o projeto a ser desenvolvido	
Localização geográfica/Instituições responsáveis e associadas/Coordenadores/Custo previsto	
Objetivo geral: enunciar de maneira abrangente o que se pretende em determinado espaço de tempo	
Objetivos específicos: detalhar de maneira clara o objetivo geral, definindo operacionalmente os tipos de resultados que se espera alcançar	
CAMPO 2	**SITUAÇÃO ATUAL**
Elaborar um diagnóstico sucinto, com ênfase nos problemas das áreas em que ocorrerão investimentos ou mudanças na situação epidemiológica. Identificar os principais pontos de estrangulamento técnico, administrativo, gerencial e financeiro	
CAMPO 3	**METAS E CUSTOS**
Metas: descrever e quantificar as metas em detalhes, especificando os objetivos traçados. Devem ser explicitadas quantas metas forem necessárias para atingir a situação esperada. Quando se tratar de aquisição de equipamentos e materiais permanentes, anexar a relação item por item. Agrupar as metas metodicamente de acordo com a sequência do processo de produção	
Custos: calcular o custo de cada meta, desmembrando seu valor por elemento de despesa, além de especificar as respectivas fontes de financiamento	
CAMPO 4	**CRONOGRAMA FÍSICO (DE EXECUÇÃO)**
Representar graficamente a distribuição, no tempo, das metas a serem realizadas, de acordo com a previsão para sua execução. Em geral, o projeto é de 1 ano de duração, devendo o cronograma assinalar mês a mês as ações a serem desenvolvidas	
CAMPO 5	**ESTRATÉGIAS OPERACIONAIS**
Assinalar os meios e métodos a serem empregados na execução das ações, tendo em vista o alcance dos objetivos propostos. Deve conter os aspectos necessários à execução das metas, esclarecendo a forma de sua implementação, a integração com outras instituições, as táticas a serem utilizadas, a ordem de prioridades na aplicação dos recursos e na escolha dos grupos populacionais a atender, além do tipo e da quantidade de pessoal a ser utilizado	
CAMPO 6	**SITUAÇÃO ESPERADA**
Referir os resultados a serem obtidos ao final do tempo de vigência do projeto. Significa basicamente a proposta de mudança, firmando o compromisso de dar solução efetiva a problemas detectados no diagnóstico, a partir da correta aplicação dos recursos solicitados	
CAMPO 7	**ORÇAMENTO CONSOLIDADO**
Apresentar a estrutura orçamentária do projeto, incluindo as fontes de custeio e os elementos de despesa classificados em: Pessoal e Respectivos Encargos; Material de Consumo; Serviços de Terceiros; Diárias e Passagens; Obras e Instalações; Equipamento e Material Permanente. Este campo deve conter dados compatíveis com as especificações de gastos e fontes contidas no Campo 3	

expansão da oferta de vagas nas faculdades do Ministério da Educação, por considerá-la uma questão que deve ser livremente resolvida pelo mercado; em segundo, a atitude passiva das entidades representativas da classe odontológica, que se preocupam em defender o mercado atual de trabalho sem se importar com as consequências futuras da hiperformação atual de profissionais. Um plano correto de atuação precisará conferir prioridade ao trabalho de convencimento desses dois atores principais (o Ministério e as entidades de classe), pois a reversão de opiniões e de atitudes poderá provocar uma mudança efetiva na política de formação de recursos humanos desse setor.

A capacidade de resolução dos problemas e a viabilidade final dos programas dependem muito do tipo de ações propostas e dos recursos físicos, humanos e financeiros que lhe são alocados, mas não se pode esquecer que a situação-problema só será modificada quando as forças de mudança forem superiores às conservadoras.

A viabilidade deve ser alcançada nos campos político, econômico e organizacional ou administrativo. Para tanto, há que analisar com a profundidade requerida a estrutura de sustentação existente, que possibilita a manutenção e apoia a continuidade das ações que se deseja modificar. No momento em que se propõe uma mudança, de imediato surgem as defesas do *status quo*, representadas pelos que acreditam que tudo está correto ou pelos que estão obtendo algum tipo de vantagem e, portanto, são contrários a novos projetos. Uma proposta de mudança curricular em uma faculdade, objetivando tornar os conteúdos mais preventivos e menos curativos, pode enfrentar muita resistência dos professores de algumas das disciplinas clínicas, que vislumbram no horizonte ameaças ao seu tradicional domínio sobre as decisões, ou ainda temem a perda de espaços dentro da instituição.

Em uma situação como essa é preciso formular estratégias que possibilitem um gradativo aumento das próprias forças até provocar um desequilíbrio favorável na balança. A estratégia poderá ser de três tipos: cooperação com os outros atores sociais; cooptação para as próprias ideias; ou de conflito, formando um triângulo de atitudes cujos vértices não são excludentes entre si. No exemplo anterior, a discussão com os professores mais resistentes à mudança pode conter elementos de franca cooperação ao mesmo tempo que pontos de discórdia se mantêm à espera de um melhor equacionamento futuro.

Não existe planejamento sem a execução do plano. Embora pareça uma afirmativa óbvia, os incontáveis planos existentes nas gavetas da burocracia estatal e que não são implementados, apesar de factíveis técnica e financeiramente, demonstram ser necessário realçá-la.

As diferenças entre o planejamento tradicional e o situacional ou estratégico podem ser observadas nitidamente, uma vez que este não se contenta com o desenho da proposta de modificação da realidade, avançando na identificação das principais barreiras à sua execução e das ações necessárias para superá-las. Não são levados em consideração os planos simplesmente pensados ou desenhados, e sim aqueles que, por meio de intervenções concretas sobre o presente, conseguem modificar o futuro.

Considerando que o planejamento se desenvolve em um meio resistente e que, na prática, a consecução de um plano significa a falha dos planos de outros, compreende-se a importância de estar presente junto aos executores, inclusive para revisar e adaptar o que foi previsto em razão das exigências do dia a dia. Isso não significa que um plano deva ser constantemente modificado diante da realidade, e sim que a compreensão das resistências e das linhas de sua superação constitui um componente essencial para o sucesso.

Acompanhamento e avaliação

Toda ação deve ser:

- Acompanhada de modo crítico para que as correções necessárias se procedam no momento oportuno
- Avaliada para saber se os objetivos e metas foram atingidos.

O acompanhamento e a avaliação constituem fases essenciais do planejamento não só porque possibilitam saber se o que foi previsto está sendo corretamente realizado, mas também por permitirem a introdução de ajustes e correções de rumo em planos que sofreram acidentes de percurso, além de contribuírem para a formulação de planos futuros mais perfeitos. Já devem estar previstos desde a segunda fase, tendo como pilar de sustentação os conceitos expressos pela comunidade, a qual encontra exatamente aqui condições ideais para participar de maneira ativa do trabalho de uma unidade de saúde, analisando seus resultados e propondo alternativas de ação.

Avaliação em saúde pode ser definida como "o procedimento pelo qual se determina o grau de êxito alcançado na execução de objetivos predeterminados" (Oliveira, 1997) ou como "uma investigação sobre a performance de um programa em termos de seu sucesso ou insucesso no alcance de objetivos preestabelecidos" (Blinkhorn, 1993).

Pré-requisitos de uma boa avaliação

A avaliação interna, feita pelo próprio programa e pelo pessoal que nele atua, como uma forma de reflexão e autocrítica, proporciona os melhores resultados. A externa, procedida em geral por instituições financiadoras com o objetivo de verificar se os recursos estão sendo bem aplicados, apenas ajuda o programa quando feita por profissionais independentes que conheçam a área e que possam contribuir para a solução de eventuais problemas. A simples verificação da adequação de gastos não é sinônimo de avaliação, correspondendo mais ao conceito de controle e podendo ser exercida por pessoal administrativo. Do mesmo modo, pode-se considerar que a avaliação contínua, realizada paralelamente ao desenvolvimento do programa, com o acompanhamento, é superior e mais útil que a periódica ou apenas no final (Werner e Bower, 1984).

Diversos autores (Beaglehole et al., 1996; Blinkhorn, 1993; Downer, 1993; Koepsel et al., 1996; Nutbeam et al., 1996; Scotney, 1981) enfatizam a importância dos seguintes aspectos fundamentais envolvidos particularmente na avaliação de programas:

- É essencial dedicar-lhe tempo e recursos definidos, sem considerá-la uma atividade marginal ou eventual
- Deve ser pertinente com os objetivos do programa, dando respostas relacionadas com o que foi previsto
- Em saúde, a avaliação não é um processo exato e os números, em geral, só refletem parte da realidade. Os efeitos reais do trabalho comunitário de uma equipe de saúde, como uma mudança de hábitos, só podem ser constatados posteriormente
- Uma vez que a comunidade e as pessoas que a compõem são o alvo de toda a política de saúde, cabe-lhes um papel avaliador fundamental e decisivo
- Não é possível avaliar integralmente um programa, mas é importante captar as mudanças mais representativas
- Quando não planejada com antecedência ou empregada com sentido negativo (p. ex., enfatizando a fiscalização), pode tornar-se uma ameaça e fracassar.

Registros adequados

Realizar uma boa avaliação é bem mais fácil que parece (p. ex., neste mesmo instante, o leitor está avaliando a clareza e o valor deste texto), mas depende de registros corretos e funcionais. Mapas de produção diária, fichas clínicas e relatórios mensais ou anuais devem ser experimentados e discutidos cuidadosamente antes de se transformarem em impressão definitiva. A experiência mostra que, muitas vezes, esse material é preparado por pessoas não envolvidas com a produção de serviços, terminando por conter itens inadequados ou em excesso. Quando os dados colocados nos formulários não retornam na forma de indicadores que ajudem a avaliação do desempenho da unidade, têm o efeito contrário de aborrecer as pessoas que passam a preenchê-los como uma obrigação apenas, conduzindo a imprecisões e à desvalorização da informação.

Usar poucos formulários, montar relatórios com itens similares aos dos mapas de produção, captar somente dados de produção final (evitar a inclusão de passos intermediários como forramento, preparo cavitário etc.) e perguntar aos usuários se estão satisfeitos com o processo em desenvolvimento são orientações que, ao serem seguidas, costumam evitar problemas posteriores.

Um bom exemplo pode ser dado pelo uso de um mapa de produção contendo as seguintes informações mínimas: pacientes novos – pacientes subsequentes – dentes restaurados em amálgama e resina – exodontias – profilaxias – aplicações tópicas de flúor – aplicações de selantes – orientações em higiene oral.

A partir dessa base aparentemente elementar, pode-se listar um abrangente conjunto de indicadores que, certamente, possibilita uma adequada avaliação operativa do trabalho:

- Médias por clínica e por profissional, por dia, mês ou ano, de dentes restaurados, exodontias, profilaxias, pacientes novos, pacientes regulares, pacientes com atenção preventiva
- Porcentagem de pacientes novos comparados aos que estão em manutenção
- Porcentagem de restaurações em amálgama cotejado com o percentual de restaurações em resina
- Restaurações *versus* exodontias
- Aplicações tópicas de flúor *versus* selantes
- Porcentagem de pessoas com atenção preventiva em relação ao total de pessoas atendidas, além de vários outros que podem ser livremente criados segundo os interesses de cada serviço de saúde bucal.

Prática da avaliação

Duas tarefas são imprescindíveis em toda e qualquer avaliação: estabelecer com clareza os resultados obtidos e compreender o processo de mudança ocorrido.

No primeiro caso, de uso principalmente acadêmico, procura-se determinar se foram cumpridos os objetivos e metas de começo estabelecidos, podendo já incluir o estudo das variáveis que mais influenciaram o processo de modificação da realidade. Os indicadores usados são do tipo direto ou básico, prestando-se mais a análises técnicas ou científicas. Quando se tornam muito herméticos (compreendidos apenas por especialistas e entendidos), costumam ser pouco aproveitados por parte dos políticos e de profissionais das áreas financeira e administrativa.

No segundo caso, de avaliação do processo, procura-se valorizar a forma como o programa foi executado, o grau de aceitação pela comunidade, as causas globais da mudança e as implicações políticas, econômicas e sociais, concluindo com as possibilidades de reprodução e ampliação do arsenal de ações implementado (Matus, 1993; Nutbeam et al., 1996).

Downer (1993) sugere aos mais apressados o emprego de um método prático conhecido em inglês pelas iniciais "SWOT" (*Strengths* – vantagens ou força ou poder do método; *Weakeness* – desvantagens ou fraquezas ou debilidades; *Opportunities* – possibilidades ou chances; *Threats* – ameaças ou perigos), um criativo jogo de letras que se assemelha à famosa série de televisão em que a SWAT era a divisão militar encarregada de solucionar problemas com rapidez.

Ao avaliar um programa ou projeto pelo método "SWOT", verifica-se o balanço entre seus aspectos favoráveis (S/O) e desfavoráveis (W/T), concluindo-se pela busca de alternativas para superar as resistências e desvantagens ou, quando isso não for possível, tratando de adotar um método mais compatível com a realidade local, regional ou nacional. O Quadro 2.4 fornece um exemplo de aplicação prática do "SWOT".

Quando o nível de saúde da população está melhorando e esta se diz satisfeita com o atendimento e os serviços odontológicos recebidos, com certeza qualquer outro indicador de desempenho ou de medição da produção resultará positivo. Para tanto, é necessário contar com um sistema de vigilância epidemiológica capaz de medir regularmente as mudanças nos índices de saúde (p. ex., índices CPO-D, IPC) e realizar pesquisas de opinião com suficiente representatividade coletiva.

Quanto à avaliação direta de programas odontológicos, utilizam-se quase sempre indicadores que medem cinco características: *esforço*; *eficácia*; *rendimento*; *cobertura ou adequação*; e *qualidade*.

A avaliação do *esforço* despendido é a mais fácil e primária de todas as medidas (e, por essa razão, a mais praticada), indicando o número de unidades, equipamentos, recursos humanos e financeiros alocados ou existentes, sem incluir os resultados alcançados (p. ex., número de equipos odontológicos adquiridos, número de odontólogos contratados e treinados, volume de recursos gastos, quantidade de pessoas atendidas e de consultas realizadas etc.).

A *eficácia* consiste na relação entre as realizações do programa e as atividades inicialmente previstas. Em geral, refere-se a três variáveis: recursos, atividades e objetivos, comparando o realizado com o planejado. Por exemplo: 880 h/ano de trabalho planejadas por profissional, mas só 704 h realmente trabalhadas. A eficácia é de 80%, ou seja, $704 \times 100 \div 880$.

O *rendimento* ou *eficiência* expressa os efeitos alcançados em relação aos recursos despendidos e às atividades realizadas. Quase sempre se baseia em medidas-padrão, comparadas aos resultados concretos do programa (p. ex., consultas por tratamento completado; custo por restauração; tempo em minutos por consulta).

Trata-se de uma medida muito empregada para as relações de custos, que abrangem três componentes principais – matéria-prima, mão de obra e gastos gerais –, podendo ser divididos em diretos (material de consumo, salários, aquisição de equipamentos e material permanente) e indiretos (luz, água, telefone, manutenção do prédio e do consultório) e, também, em fixos e variáveis.

Uma classificação combinada que pode ser aplicada à avaliação de custos em uma clínica ou um programa de Odontologia, com base em Rosa (1984) e em Rosa e Cauduro Neto (1985), está resumida no Quadro 2.5.

Quadro 2.4 Avaliação simplificada pelo método "SWOT" de uma política de fluoretação da água de abastecimento público.

S (vantagens/força)	W (desvantagens/fraqueza)	O (oportunidades)	T (ameaças, perigos)
Efetivo e seguro	Possíveis dificuldades técnicas	Melhora da saúde bucal da população	Grupos antifluoretação
Eficiente e barato/Apoio da população	Dificuldades políticas de tratamento	Redução dos custos	Percepções de alguns cirurgiões-dentistas
Benefícios redundantes (reduz dor, exodontias)	Com índices muito baixos de cárie pode não ser financeiramente justificável	Melhor aparência/mastigação	Responsáveis pelo abastecimento de água pois o custo de tratamento fica mais alto

Fonte: Downer (1993).

Quadro 2.5 Análise de dispêndios de um programa odontológico, segundo o tipo de custo e elemento de despesa.

Direto fixo	Direto variável	Indireto fixo	Indireto variável
Material de consumo equipamentos e material permanente	Pessoal temporário	Salários de pessoal de escritório, limpeza e material utilizado – luz, água (% usado na Odontologia)	Material de escritório, limpeza etc., não diretamente ligado à produção de serviços
Salários de profissionais permanentes	Reposição e conserto de equipamentos	Gastos de transporte, alimentação	Insumos utilizados em campanhas e ações esporádicas

Fonte: Rosa e Cauduro Neto (1985).

A *adequação* de um programa costuma ser dimensionada em razão da *cobertura* populacional proporcionada, o que leva à utilização desses dois termos como sinônimos no caso apresentado. Há necessidade de estabelecer qual a população-alvo e a que se propõe o programa para que o indicador de cobertura tenha um significado concreto. Existem variações importantes nesse campo, desde a previsão elementar de ofertar uma consulta/habitante/ano sem preocupação com uma possível melhora no nível de saúde ou com o que é feito em cada consulta até a meta de concessão de alta odontológica para um número determinado de alunos matriculados em escolas primárias. No primeiro caso, a cobertura será expressa em percentual sobre a população total, mas significa apenas acesso mínimo aos serviços disponíveis, enquanto, no segundo, o percentual refere-se apenas a crianças e jovens que estudam, mas consiste na obtenção de condições adequadas de saúde bucal. Essas definições dependem dos objetivos de cada instituição ou programa e dos recursos disponíveis, cabendo observar que, em situações nas quais as verbas orçamentárias são muito escassas, a hipótese de ofertar uma consulta por pessoa pode ser a melhor e mais apropriada atitude a tomar.

A avaliação da qualidade possibilita identificar não apenas o grau de desempenho substantivo do trabalho odontológico, como também a satisfação ou não da clientela com os serviços prestados. O exame de pacientes tirados ao acaso de um conjunto de fichas clínicas na unidade de saúde bucal tem a vantagem de propiciar uma discussão imediata de resultados entre supervisor e profissionais de campo. Estudos epidemiológicos amostrais evitam o exame direto em consultório, pois estes exigem tempo e recursos nem sempre disponíveis, fornecendo uma noção geral da qualidade do trabalho. Questionários ou entrevistas com pacientes ou de forma aberta com a população adscrita à unidade de saúde bucal são de inestimável valor prático, pois aproximam mais os dois lados do processo e aumentam a confiança na atuação da unidade de saúde que, afinal, precisa e deseja saber se seu trabalho foi bem feito e se é reconhecido pela população para qual presta serviços.

Ao estabelecer os objetivos e as metas a serem atingidas até o ano 2020, o grupo constituído por OMS, FDI e IADR (Hobdell *et al.*, 2003) decidiu acrescentar um anexo de orientação para os planejadores em saúde bucal, reproduzido no Quadro 2.6, que explicita um conjunto de questionamentos prévios a respeito de possíveis dúvidas ou esclarecimentos necessários sobre financiamento, recursos humanos, equipamento e instrumental, e a infraestrutura que, posteriormente, permitirão viabilizar o plano formulado.

Enfim, por que planejar? Uma boa razão foi dada, há muito, por Peter Drucker ao lembrar que o planejamento não diz respeito a decisões futuras, mas às implicações futuras de decisões presentes. Em um macroambiente turbulento, em que uma série de variáveis se altera muitas vezes sem aviso e a curto prazo, a aplicação dos métodos do planejamento estratégico pode se constituir na sua salvação, como uma eficiente ferramenta de trabalho e de intervenção sobre a realidade.

Quadro 2.6 Questionário para a definição de recursos.

Antes de planejar uma intervenção específica, procure responder as seguintes questões:			
Financiamento	Sim	Não	Não sei
1. Existe um orçamento público central para saúde bucal?			
2. Existem recursos (de capital) suficientes para investimentos?			
3. Existem recursos suficientes para salários e material de consumo?			
4. Existem recursos suficientes alocados para prevenção e promoção da saúde bucal?			
Pessoal			
5. O pessoal apropriadamente capacitado é suficiente?			
6. Há pessoal suficiente para gerir, monitorar e avaliar a intervenção?			
Equipamento e instrumentos			
7. O equipamento disponível é apropriado?			
Infraestrutura			
8. Está sendo feito um levantamento das necessidades em suficiente detalhe para selecionar a intervenção?			
9. As linhas de comunicação com a comunidade estão claras?			
10. Há uma estratégia sólida para a obtenção de recursos?			
11. Existe uma linha funcional de informação estabelecida?			
12. Caso seja necessário fazer uso de meios de transporte para pessoas e materiais, está disponível?			
Interpretação:			
• Até 5 questões respondidas "Sim" = baixa disponibilidade de recursos • 6 a 9 questões respondidas "Sim" = disponibilidade moderada de recursos • 10 ou mais questões respondidas "Sim" = alta disponibilidade de recursos			

Fonte: Hobdell *et al.* (2003).

BIBLIOGRAFIA

Abel-Smith B. Value for money in health services. London: Heinemann; 1976.

ABrES (Associação Brasileira de Economia da Saúde). Disponível em: www.abresbrasil.org.brabres.html/. Acesso em: 9 out. 2017.

Alliance. Strategic planning. Alliance for Nonprofit Management; 2006. Disponível em: http://www.allianceonline.org/FAQ/strategic_planning. Acesso em: 9 out. 2017.

Ansoff HI, Declerck RP, Hayes RL. Do planejamento estratégico à administração estratégica. São Paulo: Atlas; 1981.

Beaglehole R, Bonita R, Kjellström T. Epidemiologia básica. São Paulo: Santos; 1996.

Begun J, Heatwole KB. Strategic cycling: shaking complacency in healthcare strategic planning. Journal of Healthcare Management. 1999;44(5):339-51.

Belt JE, Bashore E. Managed care strategic planning: the reality of uncertainty. Healthcare Financial Management. 2000:38-42.

Blinkhorn AS. Evaluating and planning of oral health promotion programmes. In: Schou L, Blinkhorn A. Oral health promotion. Oxford: Oxford Un. Press; 1993. p. 249-70.

Brasil. Lei n. 8.080, de 19 de setembro de 1990. Lei Orgânica da Saúde. Brasília; 1990.

Brasil. Ministério da Saúde. Manual de Planejamento no SUS. Ministério da Saúde, Fundação Oswaldo Cruz. Brasília; 2016. 138 p.

Brasil. Senado Federal. Constituições brasileiras: 1988/Caio Tácito, Senado Federal e Ministério da Ciência e Tecnologia, Centro de Estudos Estratégicos. Coleção, Constituições Brasileiras, v. 7. Brasília; 1999. 366 p.

Bromley R, Bustelo E. Política X técnica no planejamento; perspectivas críticas. São Paulo: Brasiliense/UNICEF; 1982.

Campos AC, Pereira JA, editores. Sociedade, saúde e economia. Lisboa: ENSP; 1987.

Carvalho HM. Introdução à teoria do planejamento. São Paulo: Brasiliense; 1976.

CEPAL. La microplanificación: un método de planificación local con participación comunitaria. Comisión Económica para América Latina y Caribe, Santiago de Chile: LC/R. 1272; 1993.

Christensen GJ. How should dental bills be paid? JADA. 1994;125:1013-4.

Coutolenc B, Dmytraczenko T. Brazil primary care strategy. The World Bank. Washington, D.C.; 2013. Disponível em: www.wds.worldbank.org/external/default/WDSC. Acesso em: 9 out. 2017.

Del Nero CR. O que é economia da saúde. In: Piola SF, Vianna SM. Economia da Saúde, conceito e contribuição para a gestão da saúde. Brasília: IPEA; 1995. p. 5-21.

Deming WE. Qualidade, a revolução da administração. São Paulo: Marques-Saraiva; 1990.

Di Villarosa FN. A estimativa rápida e a divisão do território no distrito sanitário: manual de instruções. Brasília: OPAS; 1993. 54 p. (Série Desenvolvimento de Serviços de Saúde.)

Downer M. The role of oral health promotion in oral health policy. In: Schou L, Blinkhorn A. Oral health promotion. Oxford: Oxford Un. Press; 1993. p. 121-43.

Drucker P. Administração; tarefas, responsabilidades e práticas. São Paulo: Pioneira; 1975.

Eck J. Planejamento e administração estratégicos. Cadernos ENAP, Planejamento e Orçamento. 1994;2(3):17-31.

Faculdade de Saúde Pública (FSP). O que é a Economia da Saúde. Faculdade de Saúde Pública/USP; 2017. Disponível em: www.fsp.usp.br/ecosaude/index.html. Acesso em: 9 out. 2017.

FINEP. Elaboração de Projeto Iberoeka. (Formulários, 2010.) Financiadora de Estudos e Projetos; Ministério da Ciência e Tecnologia. Brasília; 2010. Disponível em: http://www.finep.org.br/cooperacao_internacional/iberoeka/formularios_asp?codSessao=8. Acesso em: 9 out. 2017.

Friedman JW. Capitation in dentistry and appropriate dental care. J Pub Health Dent. 1996;56(6):306-8.

Giedion U, Alfonso EA, Díaz Y. The impact of Universal Health Schemes in the developing world: a review of the existing evidence. The World Bank. Working Paper. UNICO Study Series 25. Washington, D.C.; Jan 2013.

Giedion U, Villar M, Ávila A. Los sistemas de salud en Latinoamérica y el papel del Seguro Privado. Madrid: Fundación MAPFRE; 2010.

Gomes JRP. Planejamento; objetivos, equívocos, dimensões. Cadernos ENAP, Planejamento e Orçamento. 1994;2(3):65-74.

Health Economics. Vários números. Jones A et al. (eds.). 2017. Disponível em: www.online.wiley.com/journal/101002/(ISSN). Acesso em: 9 out. 2017.

Hobdell M, Petersen P, Clarkson J, Johnson N. Global goals for oral health 2020. London: FDI World Dental Press; 2003.

IBGE. Diretoria de Pesquisas. Coordenação de População e Indicadores Sociais – Projeção da população do Brasil por sexo e idade para o período 1980-2050: revisão 2008. Disponível em: http://www.ibge.gov.br/home/presidencia/noticias/noticias_impressao_php?id_noticia21272. Acesso em: 9 out. 2017.

Kinsella A. Strategic planning. 2002. Disponível em: http://www.case.edu/med/epidbio/mphp439/Strategic_Planning.htm. Acesso em: 9 out. 2017.

Koepsel TD, Wagner EH, Cheadle AC, Patrick DL, Martin DC, Diehr PH et al. Algunos aspectos metodológicos de la evaluación de los programas de promoción de la salud y prevención de las enfermedades basados en la comunidad. In: OPS. Promoción de la salud: una antología. Organización Panamericana de la Salud, Washington, Publicación Científica. 1996;557:209-31.

Matus C. Planificación, libertad y conflicto. Caracas, Cuadernos de IVEPLAN. 1985;(1):80.

Matus C. Política, planejamento & governo. Tomos I e II. Brasília: Instituto de Pesquisa Econômica Aplicada (IPEA); 1993. 591 p.

Mills A, Gilson L. Health economics for developing countries: a survival kit. London: London School of Hygiene and Tropical Medicine; Evaluation and Planning Centre for Health Care; 1988.

Morley D. Paediatric priorities in the developing world. London: Butterworth & Co.; 1978.

Motta PR. Planejamento estratégico em organizações sem fins lucrativos: considerações sobre dificuldades gerenciais. Revista de Administração Pública, Rio de Janeiro. 1979.

Muñoz Amato P. Planejamento. Fundação Getúlio Vargas, Cadernos de Administração Pública. Rio de Janeiro. 1966;33:66.

Musgrave P. Indicadores de bienestar y salud, selección y empleo de indicadores socioeconómicos para monitoría y evaluación. Boletín de la Oficina Pan Americana de la Salud. 1984;96(5).

Newbrander W, Parker D. The public and private sectors in health, economic issues. International Journal of Health Planning and Management. 1992;7.

Northwestern Health Sciences Health University. Introduction to strategic planning. Bloomington, Minneapolis, 2006. Disponível em: http://www.nwhealth.edu/planning/planning.html. Acesso em: 9 out. 2017.

Nutbeam D, Smith C, Catford J. La evaluación en la educación para la salud; una revisión de sus progresos, posibilidades y problemas. In: OPS – Promoción de la salud: una antología. Organización Panamericana de la Salud, Washington, Publicación Científica. 1996;557:183-95.

Oliveira DR. Planejamento estratégico – conceitos, metodologia, práticas. São Paulo: Atlas; 1997.

OMS. Relatório Mundial da Saúde 2010: financiamento dos Sistemas de Saúde, o caminho para a cobertura universal. Organização Mundial da Saúde. Genebra; 2010. 117 p.

OPS. Redes integradas de servicios de salud. Organización Panamericana de la Salud. n. 4. Washington D.C.; 2010.

Over M, editor. Economics for health sector analysis: concepts and cases. Washington: The World Bank, Economic Development Institute; 1991.

Overholt CA, Saunders MK, editors. Policy choices and practical problems in health economics: cases from Latin America and the Caribbean. Washington: The World Bank, EDI Learning Resources Series; 1993.

Phelps CE. Health economics. 5. ed. Pearson; 2013.

Pinto VG. A odontologia no município; guia para organização de serviços e treinamento de profissionais em nível local. Porto Alegre: RGO; 1996.

Pinto VG. O que há de novo na saúde pública. Mundo Século XXI, Brasília; 2014. Disponível em: www.mundoseculoxxi.com.br/2014/02/12/o-que-ha-de-novo-na-saude-publica-2/. Acesso em: 9 out. 2017.

Piola SF, Vianna SM, organizadores. Economia da saúde: conceito e contribuição para a gestão da saúde. 3. ed. Brasília: IPEA; 2002.

Rasmussen UW. Manual da metodologia do planejamento estratégico. São Paulo: Aduaneiras; 1990.

Rodin J, Deferranti D. Universal health coverage: the third global health care transition? The Lancet. 2012;380:861-2.

Rosa AGF, Cauduro Neto R. Custos em odontologia: análise dos custos de um serviço odontológico do setor público. Porto Alegre: 1985;33(3):242-43.

Rosa AGF. Custos no setor saúde: odontologia. São Paulo: USP/Fac. Saúde Pública; 1984.

Rovira J. Incentives for healthy on consumer behaviour and intersectoral measures for health targets. Proc. 1st European Conference on Healths Economics. Barcelona; 1989.

São Paulo. Governo do ESTADO. Manual para elaboração, administração e avaliação de projetos socioambientais. Secretaria do Meio Ambiente, São Paulo, 2005. Disponível em: http://www.ecoar.org.br/website/download/publicacoes/Manual-para-elaboracao-administracao-e-avaliacao-de-projetos-socioambientais. Acesso em: 9 out. 2017.

Scotney N. Educação para a saúde; manual para pessoal de saúde da zona rural. 2. ed. São Paulo: Paulinas (Coleção Saúde e Comunidade); 1981.

Sheiham A, Maizels JE, Cushing AM. The concept of need in dental care. Int Dent J. 1982;32(3):265-70.

Stenberg, K, Hanssen O, Edejer TT, Bertram M, Brindley C, Meshreky A, et al. Financing transformation health systems towards achievement of the Health Sustainable Development Goals: a model for projected resource needs in 67 low income and middle-income countries. The Lancet Glob Health. 2017;5(9):e875-e887.

Testa M. La planificación estratégica en el sector salud. Santiago de Chile: Cendes/UCV – Mímeo; 1981.

Testa M. Pensamento estratégico em saúde. In: Uribe Rivera, FJ. Planejamento e programação em saúde: um enfoque estratégico. 2. ed. São Paulo: Cortez, Coleção Pensamento Social e Saúde. 1992;2:59-104.

Titelman D, Cetrángolo O, Acosta OL. Universal Health Coverage in Latin American countries: how to improve solidarity-based schemes. The Lancet. 2015;385(9975):1359-63.

Unitau. Normas para elaboração de projetos de pesquisa, grande área da saúde. Universidade de Taubaté, Pró-Reitoria de Pesquisa e Pós-Graduação. Taubaté, 2008. http://www.unitau.br/cursos/pos-graduacao/mestrado/odontologia/arquivos/NORMAS. Acesso em: 9 out. 2017.

Uribe Rivera FJ. Planejamento e programação em saúde: um enfoque estratégico. 2. ed. São Paulo: Cortez (Coleção Pensamento Social e Saúde, v.2); 1992.

Werner D, Bower B. Aprendendo e ensinando a cuidar da saúde: manual de métodos, ferramentas e ideias para um trabalho comunitário. 2. ed. São Paulo: Paulinas (Coleção Saúde e Comunidade 10); 1984.

WHO. Alma-Ata Declaration. International Conference on Primary Health Care, Alma-Ata, Cazakistan; 1978.

WHO. Health financing for universal coverage: Aligning public financial management and health financing systems, a process guide for identifying issues and fostering dialogue. Washington D.C.; 2017. 87 p.

WHO. Health trough oral health; guidelines for planning and monitoring for oral health care. London: Quintessence Pub. for World Health Organization; 1989.

WHO. Oral health global indicator for 2000: dental caries at 12 years and in adults aged 35-44 years. Geneva: World Health Organization, WHO/ORH Caries; 2006.

WHO. Oral health surveys – basic methods. 4. ed. Geneva: World Health Organization; 1997.

WHO. What is universal coverage? World Health Organization, 2017. Disponível em: www.who.int/health_financing/universal_coverage_definition/en/. Acesso em: 9 out. 2017.

WHO. World Health Report 2010 – Health systems financing: the path to universal coverage. Disponível em: www.who.int/whr/2010/en/. Acesso em: 9 out. 2017.

World Bank. Universal Health Coverage. The World Bank. Washington D.C.; 2017. Disponível em: www.worldbank.org/en/topic/universalhealthcoverage. Acesso em: 9 out. 2017.

3 Financiamento e Organização

Vitor Gomes Pinto • Solon Magalhães Vianna • Carolina Manau Navarro

INTRODUÇÃO

Em sentido estrito, "financiamento" consiste no ato de prover as despesas de uma atividade ou de um setor. No campo da saúde, o termo é frequentemente utilizado em um sentido mais abrangente, o que inclui desde a análise das fontes de custeio e das modalidades de remuneração das pessoas e entidades que atuam no setor até a maneira como os serviços de atendimento à população estão estruturados. Isso porque as questões econômico-financeiras ganharam tal dimensão no mundo moderno que, na prática, são as que definem os padrões de organização dos sistemas de saúde e de saúde bucal, suplantando os aspectos meramente organizacionais e administrativos (Gift et al., 1996).

Esses temas são abordados neste capítulo em seções dedicadas aos tipos de organização e conceitos básicos de economia relacionados com saúde, custeio, remuneração, seguros e planos de saúde, e sistemas de saúde bucal no Brasil, na Europa e nos EUA, escolhidos com a intenção de englobar alguns dos sistemas de saúde de maior representatividade no mundo atual, a fim de orientar melhor os leitores em seus estudos.

FORMAS DE ORGANIZAÇÃO

Há dois grandes segmentos básicos de organização das atividades odontológica, médica e das demais profissões que compõem o setor saúde: privado e público, que pode ser direto ou indireto (*privatizado*).

Prática privada e suas particularidades

Na prática liberal ou privada pura, profissional e paciente definem – sem intermediários – o tratamento a ser feito, o preço a cobrar e a modalidade de pagamento. Há, ainda, uma clientela própria que escolhe livremente o profissional, o qual dispõe dos instrumentos de trabalho e exerce a profissão com plena liberdade terapêutica em um consultório isolado ou em parceria com outro(s) colega(s).

Quando da ausência de qualquer uma dessas características, a prática profissional, embora permaneça privada, deixa de ser liberal no entendimento mais ortodoxo da expressão – por exemplo, um terceiro ator, governo ou organização privada intermedia a relação profissional/paciente, assumindo responsabilidades administrativas e riscos financeiros, captando recursos e remunerando serviços.

O exemplo mais típico dessa intermediação refere-se às modalidades de pré-pagamento (p. ex., seguro e *planos de saúde*), os quais, mediante contribuição mensal do usuário, oferecem atendimento conforme regras estabelecidas em contrato. Quanto à organização do trabalho em si, assemelha-se, em parte, à liberal (posse dos instrumentos do trabalho, ausência de vínculo empregatício), embora esteja limitada aos tipos de serviços e preços previamente contratados com o terceiro interveniente.

Pessoas de renda média e alta que podem arcar com serviços a preços de mercado reconhecem a forma liberal pura como a mais satisfatória. Contudo, não há como estender essa modalidade a todos, pois a parcela majoritária da população não consegue financiar os cuidados de saúde de que necessita com seus próprios recursos. A experiência norte-americana, descrita ao final deste capítulo, demonstra que uma cobertura universal em saúde não pode ser alcançada apenas pelo livre mercado (Hsiao, 1995).

A prática liberal pura também é largamente preferida pelos médicos e cirurgiões-dentistas, pois compreende a única que lhes permite ampla liberdade de exercício da profissão (possibilidade de escolher o tratamento a ser feito e em que tempo, os recursos a serem utilizados, os preços a serem cobrados etc.). Com base nessas vantagens, os cirurgiões-dentistas costumam argumentar que o exercício liberal da profissão confere a eles condições ideais de trabalho e de remuneração, fatores que reverteriam naturalmente em benefício dos pacientes, os quais receberiam um atendimento de melhor qualidade. Mas, embora isso seja verdade em muitos casos, em outros pode estimular a produção de serviços desnecessários ou impedir o exercício de controles externos sobre a prática de consultório.

Organização pública estatal | Provisão direta

O modelo direto tem como características a prestação de cuidados odontológicos em estabelecimentos pertencentes ao setor público, para a população como um todo ou, pelo menos, para as pessoas de renda mais baixa e para grupos considerados prioritários do ponto de vista epidemiológico. Em geral, é financiado por impostos, portanto não onera diretamente o beneficiário, mas há países em que a contribuição das empresas (p. ex., taxação sobre a folha de salários) e dos trabalhadores torna-se uma fonte de custeio importante ou mesmo hegemônica. Foi assim no Brasil quando a assistência médico-odontológica e hospitalar era uma prestação previdenciária.

O sistema público, quando bem gerido, é o que melhor possibilita a prestação de serviços integrais (educativos/preventivos/curativos) à população, de maneira equitativa, melhorando suas condições de saúde bucal, mediante não somente o desenvolvimento de um plano de trabalho, como também seu monitoramento e avaliação, requisitos de difícil implementação no regime liberal, o qual tem como um de seus princípios a não intervenção no trabalho do profissional.

Organização pública indireta | Público não estatal

A prestação indireta de serviços públicos de saúde, também chamada privatização, resulta, em última análise, da abdicação do Poder Público em atender a população com serviços próprios – estatais –, delegando (terceirizando) total ou parcialmente essa função para pessoas físicas ou jurídicas de direito privado com ou sem finalidade de lucro.

A participação privada (complementar) no Sistema Único de Saúde (SUS) está prevista na Constituição Federal (art. 199, §1º) e se efetiva "mediante contrato de direito público ou convênio, tendo preferência as entidades filantrópicas e sem fins lucrativos". Nesse caso, cumprem ao Estado o financiamento e a regulação. Em alguns países, como o Brasil, esse tipo de privatização é parcial, pois União, estados e municípios operam diretamente grande parte das unidades que compõem o SUS.

A questão é uma das mais polêmicas do processo de construção do SUS desde a institucionalização desse sistema pela Lei n. 8.080/1990, e por sua regulamentação por meio do Decreto n. 7.508/2011 (Brasil, 2011), sem que se vislumbrem sinais de consenso quanto a um ou outro modelo (público direto ou indireto, também chamado público não estatal) ou mesmo da convivência harmônica entre ambos de acordo com as peculiaridades de cada rede regional de saúde.

A privatização na saúde não é um fenômeno recente. Nos serviços finalísticos, como os médico-hospitalares, representou o cerne da atenção médica oferecida no passado pela previdência social, já que a rede própria era insuficiente e fortemente concentrada no Rio de Janeiro e em algumas capitais de maior porte. Em outros serviços, como os de apoio (segurança, cozinha, limpeza), parece ser uma tendência natural e menos questionada.

São três as objeções à privatização:

- Puramente ideológica: no limite tendendo a rejeitar até mesmo a parceria do SUS com entidades filantrópicas e sem finalidade de lucro
- Corporativa: decorrente da preferência predominante entre os servidores pelo regime jurídico do setor público, que lhes assegura maior estabilidade no emprego
- Rotineira: alimentada pelos antecedentes de fraudes e outras distorções propiciadas pela relação promíscua público/privada prevalecente na medicina previdenciária no passado.

Contudo, a crítica mais importante à privatização parece decorrer da existência de *dupla porta* de acesso em unidades privadas e até mesmo públicas, que atendem pacientes do SUS e privados (planos de saúde e *particulares*). Nos serviços operados diretamente pelo Estado, o acesso, em tese, ocorre sem discriminação, já que a fila – presente em todos os países que adotam sistemas universais de saúde – é uma só para todos. Já as unidades públicas (estatais) e privadas que, além da demanda do SUS, recebem pacientes *particulares* (pagamento direto, *out of pocket*) e de convênios (planos e seguros de saúde) desenvolvem um meio de cultura favorável à desigualdade e à discriminação. Como a receita originária do SUS é insuficiente para atender às despesas operacionais e as expectativas de ganho dos profissionais, abrem-se – pragmaticamente – outra(s) *porta*(s) de acesso para aqueles que melhor remuneram os serviços e que, por isso, esperam receber um atendimento diferenciado pelo menos quanto a um tempo de espera menor.

Em contraposição, inúmeros formadores de opinião justificam algum grau de participação privada no sistema público de saúde. Em primeiro lugar, porque a rede estatal, embora venha crescendo, ainda é insuficiente, enquanto a privada não se sustenta apenas com a receita oriunda do SUS, que remunera a maioria dos procedimentos em valores abaixo do custo real. Segundo, porque entre as funções essenciais de um sistema de saúde universal – financiamento, regulação e provisão – somente as duas primeiras, a rigor, seriam exclusivas do Estado de modo a garantir a equidade sem perda de eficiência e qualidade. A provisão pode ser compartilhada com o setor privado, sobretudo o subsetor não lucrativo, como, de resto, prevê a Constituição brasileira.

Em terceiro lugar, porque a receita decorrente dos serviços vendidos a pacientes privados, em alguma medida, beneficia também a clientela do SUS, já que é essencial para mantê-lo em funcionamento. Em quarto, porque a rede estatal tem dificuldade em contratar recursos humanos, em particular em algumas especialidades médicas (como o caso dos anestesistas). Um dos entraves para contratação é a Lei de Responsabilidade Fiscal, que limita as despesas com pessoal. Um fator adicional refere-se à remuneração baixa associada a condições de trabalho insatisfatórias: equipamentos sem manutenção adequada, falta de medicamentos etc. são problemas bastante frequentes, em especial em unidades sem autonomia de gestão, que representam a maioria da oferta estatal direta. Quinto, porque a gestão privada, livre das amarras tão comuns na administração pública, pode ser – embora nem sempre – mais eficiente que a gestão pública, como parece demonstrar a experiência do estado de São Paulo com as organizações sociais, entes privados sem finalidade lucrativa que operam parte da capacidade instalada pública da Secretaria Estadual de Saúde. Por fim, porque para o paciente é irrelevante a personalidade jurídica do prestador. O que importa é a qualidade do serviço oferecido. Mesmo que a estatização plena dos serviços fosse uma aspiração da sociedade, e não há indícios que seja, sua viabilidade parece distante.

Nenhum desses argumentos, porém, é suficientemente forte para legitimar a "dupla porta" pública, expediente incompatível com um sistema de saúde como o brasileiro, ancorado na igualdade de acesso (art. 196 da Constituição brasileira). Para assegurar essa igualdade em padrões minimamente civilizatórios, não basta profissionalizar a gestão, corrigir distorções no regime de trabalho dos profissionais de saúde e conceder autonomia ao menos para as unidades de maior porte entre outras ações não menos inadiáveis. É necessário, sobretudo, um financiamento público realista que cubra o custo real dos serviços providos em particular por unidades SUS-exclusivas, estatais ou privadas, nos termos já previstos na Constituição.

SAÚDE E ECONOMIA

Não há como negar os grandes avanços no campo da saúde nas últimas décadas. O aumento na expectativa de vida (IBGE, 2008) e a diminuição na fertilidade em todo o mundo foram superiores, nos últimos 40 anos, ao verificado nos quatro séculos anteriores, quadro que resulta de padrões mais elevados de renda e educação, junto a significativas melhoras em nutrição, acesso a meios contraceptivos, condições higiênicas e de habitação, suprimento de água e medidas de saúde pública, além de tecnologias quantitativa e qualitativamente superiores de atendimento clínico (Preker e Harding, 2000), operados por recursos humanos cada vez mais diversificados. Na área odontológica, a extraordinária redução no ataque de cáries em crianças e sua gradativa repercussão em adultos representam conquistas que mudaram a história da doença e da própria profissão também no Brasil.

Em outras palavras, não somente os profissionais do setor são os responsáveis pelas condições de saúde das pessoas, mas também há outras instâncias envolvidas no processo. Na verdade, o primeiro agente de saúde é o próprio indivíduo, por meio da dieta que ingere, do tipo e da forma de trabalho que executa, da postura corporal que assume, dos exercícios que faz etc. A saúde geral também depende do grau de poluição do ar, da oferta e dos preços dos alimentos, do sistema econômico e político do país, do nível de desigualdade quanto ao acesso a bens e serviços, entre muitos outros fatores (Mooney, 1986; Henderson e Mooney, 1988). As condições de saúde bucal, por sua vez, são influenciadas por fatores específicos, como o tipo de alimento disponível, os hábitos alimentares, a presença de flúor na água, a política de saúde etc.

Demanda, oferta e mercado

Para entender melhor, do ponto de vista econômico, a diferença entre saúde e outros bens e serviços, deve-se explicitar alguns conceitos de larga utilização nesse campo, como oferta, demanda, elasticidade, estrutura monopolística etc.

A demanda ou procura pode ser definida, em termos econômicos, como "as várias quantidades que os consumidores estarão dispostos e aptos a adquirir, em função dos vários níveis de preços possíveis, em determinado período". Há, portanto, uma relação inversa entre procura e preço. Em condições normais de mercado, a demanda depende dos diferentes preços disponíveis, promovendo um comportamento-padrão segundo o qual, quanto mais baixos os preços, mais altas serão as quantidades procuradas e adquiridas (Rossetti, 1991).

A oferta, por sua vez, corresponde "às várias quantidades que os produtores estarão dispostos a oferecer no mercado, em função dos vários níveis de preços possíveis, em determinado período". Os preços costumam ser definidos pelas estruturas de custos dos produtores. Uma vez mais, considerando um mercado funcionando livremente, quanto mais altos os preços, maiores serão as quantidades ofertadas.

A Figura 3.1 mostra curvas típicas de oferta e demanda. Há um ponto de cruzamento que se situa por volta de um preço de R$ 600 com oferta e procura idênticas de 6 mil unidades, revelando que, nessa altura da curva, há um equilíbrio entre os dois fatores, com produtores e compradores satisfeitos.

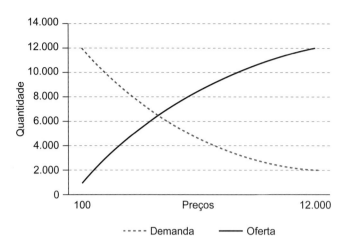

Figura 3.1 Escala de demanda e oferta em função dos preços.

Os preços podem crescer ou diminuir dentro de limites impostos pelas condições de mercado, dando origem ao conceito de elasticidade, ou de elasticidade-preço da demanda, a "relação entre as modificações percentuais observadas nas quantidades procuradas e nos preços". De maneira bastante simplificada, suponha-se uma redução de 20% no preço de um produto. Quando isso provoca um aumento de 20% na demanda, a elasticidade-preço é unitária, pois é igual a 1; quando o aumento da procura é inferior (p. ex., de 10% ou 0,5), há uma demanda inelástica em relação ao preço; finalmente, se o aumento nas quantidades procuradas é superior (p. ex., de 30% ou 1,5), diz-se que há uma demanda (ou procura) elástica em relação ao preço.

De outro modo, se uma mudança no preço provoca uma variação na direção oposta na receita total, a demanda é elástica. Se, ao contrário, provoca reação na mesma direção, a demanda é inelástica (Wonnacott et al., 1985; Troster e Mochón, 1994; Iunes, 2002; Abreu e Benevides, 2004). Considerem-se dois cirurgiões-dentistas que cobram R$ 200 a hora, ambos com apenas metade do tempo preenchido com clientes, que resolvem então abaixar o preço para R$ 180. Para o primeiro profissional, essa decisão acarretará um aumento de clientes que passam a ocupar 70% do seu tempo útil, enquanto, para o segundo, a clientela – supondo que ele estaria reduzindo também a qualidade dos serviços que presta – retira-se em parte e o tempo ocupado passa a ser de 40% do total disponível. No primeiro caso, a demanda demonstrou ser elástica; no segundo, inelástica.

Há situações em que, para um mesmo produto, a elasticidade-preço varia, podendo ser menor para preços mais altos, revelando que a população está disposta a comprar mais até determinado nível de preços, sem responder de maneira positiva quando se torna caro demais. Produtos únicos ou quase únicos no mercado (sem substitutos ou similares viáveis), assim como aqueles de reduzido consumo, como o cravo-da-índia ou o sal de cozinha, são basicamente inelásticos, isto é, respondem pouco a variações de preços (Rossetti, 1991).

Similarmente, há uma elasticidade-preço da oferta conceituada como a "relação entre as modificações percentuais observadas nas quantidades ofertadas, decorrentes de alterações percentuais verificadas nos preços". Na hipótese de aumento de 20% no preço de um produto, ocorrendo uma oferta também a mais de 20%, a elasticidade-preço da oferta é unitária (= 1); quando não se torna viável aos produtores expandir a produção na mesma proporção, contentando-se, por exemplo, com 15% (= 0,75) a mais, diz-se que a oferta é inelástica; se uma produção for 30% superior (= 1,5), a oferta é elástica.

Já a demanda se comporta inversamente aos preços, mas a oferta corre na mesma direção dos preços.

Os principais fatores que condicionam a demanda são:

- Dimensão do mercado
- Variação do poder aquisitivo
- Atitudes e preferências dos consumidores
- Expectativas em relação à evolução da oferta
- Preços dos produtos substitutos ou alternativos.

A oferta é influenciada principalmente por:

- Quantidade de empresas atuantes no mercado
- Preços dos insumos
- Mudanças tecnológicas
- Expectativas sobre a evolução da procura
- Expectativas sobre o comportamento dos preços.

Todos esses fatores, com diversos outros de caráter secundário, eventual ou sazonal, competem entre si e definem o perfil de comportamento da população e dos produtores e vendedores que interagem no mercado, o qual se organiza pelas condições de oferta e procura vigentes, segundo quatro grandes opções (Rossetti, 1991; Abreu e Benevides, 2004; Médici, 2001, 2002):

- Monopólio: posse, direito ou privilégio exclusivo. Há um só vendedor e inexistem substitutos satisfatórios
- Oligopólio: um pequeno número de vendedores domina um mercado composto de múltiplos ou infinitos compradores
- Concorrência perfeita (mercado perfeito): grande número de compradores e vendedores, todos com pleno conhecimento do que é vendido e comprado, produtos similares e homogêneos de maneira que os compradores não observam diferenças entre eles; inexistência de barreiras para entrada e saída de empresas; solidez a médio e longo prazos do mercado, sem possibilidades de alteração por atitudes isoladas. Nesse mercado, o preço regula com domínio a oferta e a procura de produtos, uma vez que não há domínio de grupos ou de qualquer um dos envolvidos
- Concorrência monopolística: forma de concorrência imperfeita, na qual existem numerosas empresas no mercado, as quais oferecem produtos similares, mas não totalmente homogêneos. Assim, cada empresa tem um pequeno monopólio em relação às características particulares de seu produto. Trata-se de uma modalidade que se situa entre a concorrência perfeita e o monopólio.

Características do mercado de saúde

Há um consenso nas áreas econômica e social de que oferta e demanda não interagem no setor de saúde de maneira convencional (McGuire *et al.*, 1988; Henderson e Mooney, 1988; The World Bank, 1987). A teoria econômica afirma que a demanda por qualquer tipo de bem depende do dinheiro de que o consumidor dispõe, do preço que está disposto a pagar e dos desejos e expectativas que espera satisfazer. A necessidade de serviços médicos e odontológicos costuma ser vista como o volume de cuidados que o profissional considera necessário para que uma pessoa se mantenha com saúde ou a recupere, enquanto a demanda por serviços de saúde compreende aquilo que cada pessoa seleciona a partir das possibilidades existentes, segundo suas percepções quanto à própria condição de saúde e de acordo com suas condições financeiras (Overholt e Saunders, 1996).

Um enfoque interessante dessa questão é dado por Mooney (1986), que estabelece três conceitos interligados – desejos, demandas e necessidades –, argumentando que os indivíduos normalmente "desejam" ter melhor saúde, mas nada fazem em relação a alguns desses desejos, enquanto outros decidem procurar um médico ou um cirurgião-dentista conforme o caso. O profissional pode não concordar com algumas dessas demandas, e sugerir e criar outras, não suspeitadas pelo indivíduo. Assim, as necessidades podem ser:

1. Demandadas e desejadas.
2. Não demandadas e desejadas.
3. Não demandadas e não desejadas.

Exemplificando, uma pessoa edêntula pode encontrar-se em uma dessas situações: desejar tratamento – uma prótese –, mas, sem considerá-la importante ou urgente, omite-se e não procura o profissional (situação 2); desejar o tratamento e procurar o cirurgião-dentista, que concorda que a necessidade é real e faz a prótese (situação 1); não desejar tratamento e não procurar ajuda profissional, pois não considera necessário (situação 3). Em outras palavras, para que possa decidir conscientemente em torno das possibilidades de tratamento, o indivíduo precisaria estar bem informado, dispondo dos conhecimentos básicos relacionados com seu problema de saúde (no caso, a ausência completa de dentes).

Aubrey Sheiham examina no Capítulo 6, com mais detalhes, a identificação de necessidades em Odontologia. Aqui, basta referir que, do ponto de vista econômico, sobre a demanda em saúde, não há dúvida de que são as percepções individuais sobre a doença que determinam em primeiro lugar a procura de serviços, mas, na prática, as relações entre os preços a pagar e os rendimentos de cada um costumam assumir um peso predominante na escolha, seguindo a teoria da elasticidade referida anteriormente. Outro fator considerado refere-se à qualidade dos serviços e à competição entre seus prestadores que, na prática, estão mascaradas e assumem importância limitada no setor.

Em saúde, muitas vezes, a demanda é induzida pelo prestador, que atua como um agente do consumidor, daí resultando um nível de consumo diferente daquele que ocorreria se um consumidor com informação suficiente conseguisse escolher livremente (McGuire *et al.*, 1988; The World Bank, 1987).

Não sem razão, Campos (1995) se refere ao "estranho mercado dos cuidados de saúde", no qual a procura não é previsível, o consumidor ignora quase tudo sobre os serviços que pode receber, o médico (ou o cirurgião-dentista) é o agente e, por fim, os interesses são, na realidade, coletivos, pois, muitas vezes, a manutenção da saúde de uma pessoa pode implicar a saúde das demais. É essa indução da procura pela oferta que, segundo Enthoven (1980), mostrou a impropriedade de ideias como reduzir gastos com saúde por meio do aumento do número de profissionais, tabelar preços e cobrar taxas moderadoras para desestimular o consumo. Trata-se de uma discussão muito atual, principalmente diante de políticas de formação de recursos humanos, como a seguida no Brasil, que estimulam a incorporação de mais profissionais, sem resposta positiva em termos de queda nos preços, melhora dos níveis de saúde nem mesmo a redução das desigualdades na distribuição espacial da oferta. Entre 1996 e 2006, por exemplo, o crescimento populacional anual estimado foi de 1,44%, enquanto o número de cirurgiões-dentistas subiu 3,24% em média (IBGE, 2008; CFO, 2006).

Essa discussão serve para ilustrar algumas das características do mercado de saúde, com suas pronunciadas diferenças em relação ao sistema de compra e venda de bens e serviços que vigora no mercado em geral (Abreu e Benevides, 2004; Iunes, 2002; Médici, 2002; Overholt e Saunders, 1996; Campos, 1995; Striffler et al., 1992; Iunes, 1995; McGuire et al., 1988; Mooney, 1986), apresentadas a seguir.

Assimetria de informação. *Gap* de conhecimentos entre paciente e profissional. O saber está concentrado nas mãos dos profissionais, a quem cabe informar ao paciente sobre a qualidade e quantidade dos tratamentos aos quais este deve submeter-se. Diante da extensa variedade de tipos de serviços e de materiais, o potencial consumidor se vê na contingência de confiar no profissional, tendendo a acreditar que os melhores tratamentos serão realizados por aqueles que cobram os preços mais altos. Na verdade, o paciente só toma a decisão inicial de procurar o cirurgião-dentista (ou o médico), a partir do qual consultará os especialistas e fará os exames que lhe forem indicados, discutindo preços apenas em razão de sua capacidade de pagar ou não o que lhe é cobrado. Mesmo nesse caso, é evidente a desvantagem que leva o paciente, já vulnerável pela doença, na negociação de preços com quem o tratará.

Indução da procura pelo prestador. A oferta e a demanda por serviços odontológicos no regime liberal são controladas apenas em parte pelos preços, visto a existência de outros fatores de peso. É o caso do aumento da procura decorrente do crescimento da oferta – fenômeno conhecido como Lei de Roemer, em homenagem ao professor da Escola de Saúde Pública John Hopkins, que mostrou que a oferta de serviços de saúde gera sua própria demanda –, e do poder do profissional para levar o paciente a consumir uma quantidade de procedimentos superior à que escolheria caso tivesse o mesmo grau de informação. A origem desse fenômeno está na relação especial que se estabelece entre o médico ou dentista e o paciente, a relação de agência: situação em que uma pessoa delega suas decisões sobre consumo a outra que passa a atuar como seu agente (Pereira, 1995). Exodontias, procedimentos cosméticos e substituição de restaurações, são, por vezes, resultantes menos da real necessidade do paciente do que dessa relação especial.

Comportamento dos preços. Enquanto a fixação de preços máximos seria ineficaz como medida de proteção do consumidor, a adoção de tabelas de preços "mínimos", prática habitual das entidades odontológicas, o desfavorece. O mínimo para a corporação ainda é inacessível para uma parcela significativa da população. Contudo, conforme o prestígio do profissional e a sensação de confiança que transmite, ele poderá impor honorários superiores aos praticados no mercado sem que haja redução importante de clientela.

Livre concorrência. Inerente ao mercado convencional, a competição entre prestadores de serviços de saúde é em parte prejudicada pelas restrições à propaganda contidas no código de ética. Por sua vez, a presença no mercado de grandes empresas de pré-pagamento tende a transformar o setor em um oligopólio, afastando as pequenas, inclusive os profissionais de prática individual.

O fato é que o mercado da saúde apresenta imperfeições e até mesmo perversidades. Além de não decidir sobre o que consumir, como já discutido, o usuário não decide quando o faz, dada a imprevisibilidade da doença. Nem vale, no mercado da saúde, o bordão "satisfação garantida ou seu dinheiro de volta" diante da incerteza quanto aos resultados do tratamento a ser realizado. Também não é possível entrar e sair livremente no mercado odontológico, pois ele está reservado aos que se formam em faculdades de Odontologia reconhecidas. Outros trabalhadores, como empíricos e terapeutas dentais, mesmo quando disponíveis, não são autorizados a competir pelos pacientes. Enfim, não há soberania do consumidor em um mercado cuja natureza excludente é determinada sobretudo pela renda. A exclusão não ocorre apenas na prática liberal pura, mas também nas modalidades de pré-pagamento. É verdade que a legislação atual veda algumas condutas lesivas aos usuários, comuns no passado, por parte das operadoras de seguros e planos de saúde, como discriminação de idosos e crônicos, cancelamento unilateral de contratos e limites à duração de internações. Contudo, mensalidades reajustadas por mudança de faixa etária, embora previstas na regulamentação vigente, são hoje menos abusivas do que no passado. Mesmo assim, tendem a se tornar proibitivas nas idades mais avançadas, justo quando a renda costuma ser menor e o acesso aos serviços de saúde, mais necessário.

FONTES DE CUSTEIO DOS SERVIÇOS DE SAÚDE

Os recursos para o financiamento da saúde são gerados, basicamente, por dois grupos de agentes econômicos: as famílias e as empresas; o Estado não gera recursos (salvo quando exerce alguma atividade produtiva), mas os arrecada para distribuí-los custeando ações e serviços públicos (Ribeiro et al., 2005).

Examinam-se, a seguir, as quatro possibilidades básicas de custeio de serviços de saúde: pagamento direto; tributos; pagamento indireto por intermediários ou "terceiro interveniente"; e copagamento.

Outras fontes, como doações a instituições ou aporte externo de recursos, são pouco frequentes ou não têm relevância em países com o porte do Brasil. Em essência, as fontes de custeio das atividades odontológicas não se distinguem das do sistema de saúde em geral, mas suas particularidades serão destacadas quando necessário.

Pagamento direto

Fonte mais tradicional de custeio dos serviços de saúde, é típica da prática liberal pura, caracterizando-se pelo relacionamento bilateral, sem intermediários, entre profissional e paciente, baseado na livre escolha e no pagamento direto (*out of pocket*) do serviço prestado em valor e outras condições ajustados entre as partes.

O pagamento direto é preferido por aqueles que podem pagar pelo serviço do próprio bolso, escolhendo o profissional de sua preferência e o momento mais conveniente para consultá-lo, e com ele ajustando o valor e a forma de remuneração. Como tradição, tem-se constituído uma forma usual de obtenção de cuidados odontológicos para grupos populacionais de renda mais alta.

Com a desvantagem de seu custo, o pagamento direto é usado, ainda que eventualmente, por outros estratos de renda e, até mesmo, por quem conta com algum plano de pré-pagamento; seja porque, muitas vezes, o profissional de primeira escolha não é conveniado, seja porque, quando o pagamento é direto, não há fila de espera ou, quando existe, flui muito mais rapidamente que no SUS ou mesmo no sistema de saúde suplementar (seguro/plano de saúde). Isso para não mencionar a suposta garantia de um atendimento personalizado e a falta de outra opção diante da carência na oferta de serviços públicos, notória e historicamente muito mais acentuada no campo odontológico que no médico.

Três outros fatores contribuem para a manutenção do pagamento direto como opção preferencial, tanto para os profissionais quanto para os pacientes que podem e querem pagar pelos serviços de saúde:

- Ausência de procedimentos administrativos, os quais, em nome da necessidade de controle, muitas vezes penalizam prestadores (retardando o pagamento) e usuários (dificultando o acesso)
- Incentivos fiscais para as despesas com saúde
- Adequação dessa modalidade à cultura de médicos e dentistas que, desde a graduação, são preparados para pensar e agir como profissionais liberais.

Tributos

Nessa modalidade, as ações de saúde são custeadas por meio do sistema geral de arrecadação de impostos, contribuições e taxas de cada país, construído por três bases: renda, patrimônio e consumo. Em princípio, esse tripé deveria assegurar a cada nação o sistema de saúde compatível com a dimensão de sua economia, pois uma parcela do produto nacional seria utilizada para custeá-lo em uma justa repartição com os demais setores da sociedade.

Lamentavelmente, não é isso o que acontece em muitos países, nos quais o setor público de saúde não revela força política suficiente para competir com as demais áreas na disputa por recursos (escassos por definição), obtendo, ao fim e ao cabo, um financiamento muito aquém das necessidades de um sistema de saúde de acesso universal. No caso brasileiro, falhas de gestão, políticas alocativas equivocadas, corrupção e escassa prioridade do SUS em relação a outras políticas de governo parecem estar na raiz do problema e podem explicar o motivo pelo qual um país de carga tributária tão alta e ascendente não consegue oferecer serviços públicos minimamente satisfatórios, com raras exceções.

A carga tributária média em países de nível econômico próximo ao do Brasil é de 27,4%; no país, após atingir um máximo de 34% em 2008, contentou-se com 33% em 2016. Como se pode observar na Tabela 3.1, após grandes saltos ao longo da história recente, no século 21 a carga tributária bruta brasileira cresceu regularmente, fruto de um sistema econômico perverso e regressivo (penalizando os mais pobres) que transfere sua ineficiência para a população (Brasil, 2017a, 2017c; IBPT, 2011; IBGE, 2011, 2015, 2017; Brasil, Ministério da Fazenda, 2009; OECD, 2008). Durante a grave crise econômica brasileira nos anos 2010, a estrutura de cobrança e recolhimento de impostos não foi modificada (pelo menos até 2017). Assim, as variações na relação entre carga tributária bruta e Produto Interno Bruto (PIB) podem ser atribuídas às quedas do PIB e a períodos de menor arrecadação de impostos diante das dificuldades financeiras das empresas e da população.

Na prática, os serviços públicos brasileiros são custeados por um coquetel de fontes de recursos, incluindo impostos, taxas e contribuições de várias origens, diretas e indiretas.

As contribuições sociais (federais) incluem a antiga taxação sobre a folha de salários e outras relativamente mais recentes, como a CPMF (Contribuição sobre a Movimentação Financeira, hoje extinta) e a Cofins (Contribuição para o Financiamento da Seguridade Social), que incide sobre o faturamento das empresas.

É interessante observar que, tomando como exemplo o ano de 2004, os recursos provenientes de impostos gerais representam apenas 7,1% de todos os gastos efetuados pelo Ministério da Saúde, enquanto as contribuições sociais (sobre lucro de pessoa jurídica, para financiamento da Seguridade Social e sobre movimentação financeira) cobrem 87,2% do total; os 5,7% restantes se originam de outras fontes (Brasil, 2006a; Ribeiro et al., 2005).

As contribuições sociais, particularmente as vinculadas à Seguridade Social (saúde, previdência e assistência social), têm sido uma fonte bastante atraente para a União, em comparação a outros tributos, por quatro razões básicas:

- Sua magnitude, já que correspondem a mais da metade da receita tributária federal
- Não estão sujeitas à obrigatoriedade constitucional de partilha automática com outros níveis de governo
- Podem ser cobradas 90 dias depois de sua criação ou modificação (Constituição Federal, art. 195, §6º); os impostos, submetidos ao chamado princípio da anualidade, só podem ser cobrados no exercício posterior ao de sua criação ou majoração (Constituição Federal, art. 150, III, b, 2008)
- Dada sua vinculação a uma função nobre – a seguridade social –, sua criação (ou aumento de alíquota) encontra menos resistência do Congresso e dos contribuintes. Dificilmente, esses tributos, alguns regressivos e pouco transparentes, teriam sido aprovados se não estivessem legitimados por sua destinação específica.

Todas têm vantagens e desvantagens. A CPMF, por exemplo, instituída para atender à saúde, foi desvirtuada de sua finalidade e precocemente extinta (de tempos em tempos, ameaça voltar), tem baixo custo de arrecadação, ampla base, poucas isenções e imunidade quase total à sonegação; além de ser um bom instrumento de controle fiscal. Em contrapartida,

Tabela 3.1 Evolução em % da carga tributária em relação ao PIB no Brasil em anos selecionados.

Ano	Carga tributária/PIB (%)	Ano	Carga tributária/PIB (%)
1947	13,8	2008	34
1966	20,6	2010	32,5
1996	26	2012	32,7
2000	29,8	2013	32,4
2002	32,1	2014	32,4
2004	32,5	2015	32,7
2006	33,6	2016	33*

* A receita tributária foi de R$ 2,07 trilhões em 2016, com um PIB de R$ 6,27 trilhões.

Fonte: Brasil (2009, 2017c); IBGE (2015, 2017); IBPT (2011, 2017); OECD (2008); Valor Econômico (2017).

é regressiva (Ugá e Santos, 2006) e pouco transparente para o cidadão comum, e seu custo para as empresas é repassado para o consumidor. Sob forte oposição dos contribuintes, esgotados por uma carga tributária excessivamente elevada, várias tentativas posteriores feitas pelas autoridades fazendárias de recriar esta "contribuição", pelo menos até o final de 2017, fracassaram.

Reino Unido, Canadá, Suécia e Dinamarca são exemplos de sistemas de saúde financiados por impostos gerais, enquanto nos casos de França, Alemanha, Bélgica e Holanda há uma mescla de recursos provenientes de contribuições sociais e impostos gerais (Skidelski, 1998).

Os impostos podem ser diretos e indiretos. E, no Brasil, originários do Governo Federal (cerca de dois terços), dos Estados (28%) e dos municípios (6%).

Impostos diretos

As bases diretas de tributação (p. ex., impostos sobre a renda, heranças e transmissão de bens imóveis) são as que melhor se compatibilizam com a filosofia e o conteúdo das ações de saúde, por serem mais progressivas (penalizam mais os ganhos mais altos das pessoas e das empresas) e menos inflacionárias, dada a maior dificuldade em repassá-las aos preços dos produtos.

No Brasil, uma política governamental antiga e bastante polêmica concede incentivos à utilização de serviços privados de saúde – as despesas privadas (famílias e empresas) com saúde (basicamente médicos, dentistas, nutricionistas, hospitais, clínicas de exames complementares) são dedutíveis do Imposto de Renda.* Trata-se, na verdade, de um subsídio que beneficia fundamentalmente os estratos de renda média e alta, embora os mais pobres sejam o segmento que, em valores relativos, mais compromete a renda familiar com saúde. Nos EUA, os prêmios de seguro-saúde pagos pelos empregadores, em nome de seus funcionários, não estão sujeitos ao imposto de renda, estimando-se que a cada ano pelo menos US$ 43 bilhões deixam de ser recolhidos pelo tesouro em razão dessa isenção (Dunlop e Martins, 1995).

Impostos indiretos

A tributação indireta é a que incide sobre o consumo, penalizando, portanto, o cidadão contribuinte, visto que o imposto já está embutido nos preços. Trata-se de impostos sobre a produção, a circulação e o consumo de mercadorias (no Brasil, o ICMS e o IPI), considerados regressivos porque, ao incidirem igualmente sobre tudo o que é produzido e vendido, afetam mais os que ganham menos; são também inflacionários dada a facilidade com que são repassados aos preços.

Custeio em regimes de previdência e seguro

Essa modalidade introduz um terceiro elemento – uma instituição, associação ou empresa – que reúne ou seleciona os clientes, aloca recursos, assume os riscos e paga os prestadores. É o chamado modelo tripartite, no qual um terceiro interveniente obtém recursos a partir de impostos, taxas, contribuições compulsórias e descontos sobre salários (no caso de uma instituição governamental) ou recolhe prêmios pagos por indivíduos ou grupos de indivíduos (caso de uma entidade privada).

Seu grande crescimento observado nos países sob economia de mercado tem dupla motivação:

- Impossibilidade de a grande maioria das pessoas custear, com os próprios recursos, os serviços de saúde de que necessita, principalmente os de uso frequente ou de custo mais alto
- Ausência do Estado na escala adequada.

Esses regimes comportam três tipos ou subsistemas de pagamento indireto para custear ações de saúde: público ou previdenciário; concessão pública; seguro ou plano privado (Musgrove, 2004; Preker e Harding, 2000; Dunlop e Martins, 1995; Oxley e MacFarlan, 1994).

Modelo previdenciário

Sistema de previdência social clássico, de base governamental, em geral restrito aos trabalhadores do setor formal da economia e seus dependentes. De acordo com Mesa-Lago (1985), esse modelo se sustenta em cinco pilares:

- Contribuição tripartite dividida entre empregadores, empregados e Estado, ou bipartite envolvendo apenas os dois primeiros
- Cobertura da força de trabalho assalariada, essencialmente urbana
- Programas separados para atender a distintos riscos sociais, como aposentadorias e pensões, acidentes do trabalho, saúde (incluindo cuidados médicos e odontológicos, atenção à maternidade, hospitalização)
- Gastos limitados pela receita
- Regime atuarial fundamentado na capitalização da receita.

Esses preceitos não têm sido seguidos à risca no caso brasileiro. Aqui, entre outros pontos, a saúde perdeu a contribuição patronal e dos trabalhadores, pois o SUS, ao universalizar o atendimento, rompeu a ligação entre contribuição e direito a serviços de saúde. Também nunca se obedeceu a um regime atuarial definido, inclusive aplicando em outros projetos governamentais os recursos resultantes de eventuais excessos de arrecadação e aumentando o valor das contribuições ou tentando funcionar apenas com base nos fluxos de caixa (gastar não mais que o dinheiro arrecadado mês a mês, desconsiderando qualquer capitalização anterior) em períodos de crise.

No mundo em desenvolvimento, o mais notório problema relacionado com o uso da folha salarial como fonte de custeio da atenção à saúde refere-se ao fato de que salários baixos promovem, necessariamente, receitas reduzidas. Crise de emprego, por sua vez, pode ser ainda mais grave; além de a taxação da folha ser reconhecida como um fator importante de inibição à criação de empregos.

Outra dificuldade está na precedência dos benefícios previdenciários, como aposentadorias e pensões, sobre os gastos com assistência à saúde, fazendo estes sofrerem os maiores cortes quando há déficit; ainda que esse problema seja possível mesmo quando as duas políticas são separadas. A CPMF criada para fortalecer o financiamento da saúde não cumpriu integralmente com esse objetivo, já que a receita gerada acabou destinada em parte para outros fins, como o próprio custeio da previdência, em boa medida porque o pagamento de benefícios previdenciários é um compromisso que nenhum governo se permite descumprir. Já os serviços de saúde podem ser "racionados" e perder qualidade. Além disso, essa estratégia parece politicamente mais conveniente que aumentar a alíquota de contribuição, decisão com efeitos mais facilmente percebidos pelo contribuinte/eleitor.

---

* Gastos com medicamentos não são dedutíveis, salvo se estiverem especificados na despesa com internação hospitalar.

Modelo de concessão pública

Consiste na escolha, por licitação, de empresas privadas para desenvolver, mediante contrato, determinadas ações ou políticas públicas de responsabilidade do Estado, como o transporte coletivo. Cabe ao governo regular essa prestação estabelecendo regras e limites tanto para os serviços cobertos quanto a preços e eventuais isenções. Nesse modelo, aplicado ao setor de saúde, todas as pessoas, ou pelo menos aquelas que estão no mercado formal de trabalho, são obrigadas a vincular-se a um fundo de saúde escolhido pelo usuário entre as companhias ou instituições prestadoras de serviços detentoras da concessão.

Em geral, patrões e funcionários contribuem em um regime mutualista que tem sido utilizado com relativo sucesso em países como Japão, Coreia do Sul, Alemanha, França e, até recentemente, a Holanda. Há casos em que a contribuição é exclusiva do empregado, como ocorre no Chile, em que as Instituciones de Salud Previsional (Isaspres) são financiadas pelo desconto de 7% sobre os salários.

Seguros e planos privados de saúde

No modelo privado de seguro ou plano de saúde, um indivíduo ou grupo de indivíduos contrata uma empresa (operadora), remunerando-a para administrar a prestação de serviços odontológicos, médicos, hospitalares, de complementação diagnóstica etc., estabelecidos em contrato. As contribuições, denominadas "prêmios", costumam ser mensais e constituem a base de financiamento desse modelo, que será analisado com maior profundidade mais adiante.

O prêmio pode ser:

- Assumido por completo pelo empregador, quando considerado parte do salário ou um benefício adicional
- Dividido com o funcionário mediante percentuais de participação variáveis por empresa e, dentro de cada uma, segundo a posição de cada um e/ou segundo o tipo de problema coberto (participações baixas para cirurgias inevitáveis e mais altas para as eletivas), sendo comum a construção de tabelas que combinam esses dois fatores
- Pago só pelo beneficiário, como por vezes ocorre em planos privados contratados individualmente ou em planos coletivos nos quais a única vantagem concedida é o acesso a redes de profissionais que se comprometem a dar descontos em relação aos preços de mercado.

Copagamento*

Também conhecido como taxa moderadora, participação no custeio (*cost-sharing*), ou, ainda, recuperação de custos (*cost recovering*), o copagamento nada mais é que um mecanismo de financiamento adotado por muitos sistemas de saúde, públicos e privados, de pré ou pós-pagamento, no qual o paciente arca com parte dos custos do tratamento.

Ele é cogitado, quase invariavelmente, em contextos fiscais adversos, dado seu potencial ao atuar em dois extremos do problema: no aumento da receita, porque cria uma nova fonte de recursos; e na redução da despesa, porque inibiria a demanda. O efeito inibidor está associado ao conceito de risco moral (*moral hazard*) ou abuso do segurado, um comportamento racional em que os pacientes aumentam a utilização de cuidados quando não têm que arcar com o custo integral do tratamento. Na prática, seu efeito mais concreto e objetivo parece estar na redução da procura, como ficou evidenciado quando o copagamento foi adotado em Brasília, e abandonado depois de alguns meses no final da década de 1960.

A participação no custeio só voltou a ser implementada no setor público brasileiro em 2003, no Programa Farmácia Popular, apesar de a Lei n. 8.080/1990 (art. 43) do SUS assegurar a gratuidade dos serviços públicos de saúde. No setor privado, consta no cardápio das operadoras de planos de saúde como uma opção atrativa para o usuário, visto ter um custo mensal menor que outra opção de plano que oferece os mesmos benefícios, mas não exige participação.

Segundo seus defensores, a participação no financiamento fortaleceria o controle social ao fazer seus usuários dar mais importância aos serviços recebidos, assumindo que tenderiam a não valorizar na devida proporção o que recebem "gratuitamente". Contudo, taxar os mais afluentes pelo uso dos serviços corrigiria, pelo menos em parte, a conhecida regressividade das fontes de financiamento do sistema público de saúde.

Em contraposição, o copagamento seria regressivo diante de seu pouco efeito sobre os mais ricos, tendendo, na prática, a alcançar apenas os mais pobres. Também é questionável superestimar a magnitude da demanda supérflua. Tudo indica que a procura aos serviços, por exemplo, de emergência ou de complementação diagnóstica, tida como exagerada, não decorra de um comportamento irresponsável do paciente. No primeiro caso, porque grande parte da sobrecarga nos atendimentos de urgência/emergência acontece, sobretudo, em virtude de carências e falhas na atenção primária, quando não no descrédito da população nesse nível de cuidados. No segundo, porque o uso de serviços laboratoriais ou de imagem não se dá por iniciativa do paciente, mas por decisão do profissional, que pode estar influenciada pela tendência de substituir a anamnese e o exame clínico mais acurado pelo uso de tecnologias acessórias, aparentemente como expediente para abreviar a duração da consulta.

Vale dizer que a participação no financiamento traz alguns riscos, sobretudo por sua efetiva capacidade em moderar a demanda, já que, em muitos casos, esta deveria ser estimulada. A atenção odontológica em geral ou determinados exames são bons exemplos de uma demanda reprimida. Outro risco estaria no custo do sistema de arrecadação e controle que poderia ser até mesmo superior ao da receita gerada.

A questão, portanto, é polêmica, mas não necessariamente ideológica. O copagamento foi adotado tanto na China, em pleno regime maoísta, quanto em países da Europa Ocidental. No Reino Unido, por exemplo, em plena era Thatcher, a taxação atingiu os medicamentos até então gratuitos no National Health Service (NHS), mas acabou sendo abolida por pressão dos altos custos administrativos do sistema de controle.

ORGANIZAÇÃO E FINANCIAMENTO DO SETOR SAÚDE NO BRASIL

Setor público

No Brasil, as ações de saúde públicas e privadas, do ponto de vista organizacional, apresentavam, até a criação do SUS, em 1990 (Leis n. 8.080/1990 e 8.142/1990), o clássico formato de um "não sistema", no qual múltiplos prestadores de serviços atuavam de maneira independente, superposta, desarticulada e sem obedecer a nenhum esquema de coordenação geral. Esse quadro, ainda que não integralmente revertido, apresenta hoje inegáveis avanços construídos nos últimos 20 anos.

---
* Item baseado em Vianna *et al.* (1998).

Ao descreverem as características gerais do sistema de saúde do Brasil, Barros e Piola (2016) referem que a Constituição de 1988 criou um sistema de acesso universal baseado no financiamento público, embora tenha sido mantida a liberdade de organização da iniciativa privada e não tenham sido desativados os serviços para servidores públicos, do Executivo, Legislativo e Judiciário custeados, em boa parte, com recursos públicos.

O subsetor público de saúde é composto de instituições federais, estaduais e municipais, da administração direta e indireta, às quais se soma uma expressiva rede privada formada principalmente por hospitais empresariais, filantrópicos e beneficentes. Esse complexo institucional forma o SUS (Brasil, 1988; Brasil, 1990, IBGE, 2005a; 2005b) destinado a oferecer serviços de atenção à saúde, inclusive odontológicos, de acesso universal. Também integram o subsetor público, mas não necessariamente o SUS, serviços de saúde destinados a servidores públicos, civis e militares, e seus familiares, nos três níveis de governo e nos três poderes. Paralelamente ao SUS, atuam ainda entidades paraoficiais, de direito privado, destacando-se o Serviço Social da Indústria (Sesi), o Serviço Social do Comércio (Sesc) e o Serviço Social da Construção Civil (Seconci).

O subsetor privado, por sua vez, além das entidades vinculadas ao SUS mediante contrato ou convênio, conta com uma expressiva rede composta de hospitais, clínicas e outros estabelecimentos, com e sem fins lucrativos, que atuam no mercado de pré e pós-pagamento, e profissionais que atuam isoladamente.

Ao definir saúde como direito de todos e dever do Estado e criar as bases doutrinárias para a instituição do SUS, a Constituição Federal tornou o acesso aos serviços de saúde universal e igualitário. Com isso, fugiu da tentação de criar um serviço público para pobres e deixar os mais abonados entregues ao mercado. Superar essa dicotomia, tendência natural em uma sociedade desigual como a brasileira, tem sido um dos principais desafios da política de saúde desde então.

A partir do SUS, a antiga medicina previdenciária deixou de existir, e suas responsabilidades foram assumidas pelo novo sistema. Recursos humanos e materiais até então federais, com exceção dos grandes hospitais do Ministério da Saúde (Rede Sarah, Grupo Conceição, em Porto Alegre, e a rede do Rio de Janeiro), passaram, gradativamente, para a órbita dos estados e sobretudo dos municípios, experimentando um grande crescimento relativo dentro do sistema público de saúde do país.

Algumas instituições do setor público – principalmente as dotadas de algum grau de autonomia de gestão e que atuam em áreas de alta densidade tecnológica –, pressionadas pela exigência crescente de recursos para investimentos e manutenção não satisfeita pelas fontes oficiais, optaram por um *mix* público/privado de financiamento. Entre elas, estão, por exemplo, o Instituto do Coração (Incor), em São Paulo, e o Hospital de Clínicas de Porto Alegre; o primeiro uma instituição do governo federal, e o segundo uma empresa pública vinculada ao Ministério da Educação (UFRGS).

Pelas mesmas razões, outras entidades também sem fins lucrativos, como as Santas Casas, se tornaram cada vez mais dependentes das receitas geradas, seja por pacientes encaminhados por seguradoras e operadoras de planos de saúde, seja aqueles que podem pagar diretamente pelos serviços de que necessitam.

Entretanto, esse modelo de financiamento misto, se, por um lado, viabiliza a instituição provedora e é satisfatório para médicos e dentistas, por outro, faz crescerem as possibilidades de conflitos de interesses, pois fatores econômico-financeiros podem se sobrepor a critérios clínicos e epidemiológicos (Andreazzi, 1990), afetando o acesso igualitário. Em outras palavras, o *apartheid* assistencial – supostamente extinto quando a Constituição Federal (Brasil, 1998) assegurou acesso universal e igualitário a ações e serviços de saúde – certamente diminuiu, mas não deixou de existir. Na prática, apenas assumiu outra forma, mantendo, por conseguinte, as mesmas iniquidades no acesso. As categorias anteriores (pré-SUS) – indigentes, previdenciários rurais, previdenciários urbanos, pacientes privados com planos de saúde e pacientes privados pagantes – agora seguem outra hierarquia: pacientes do SUS, pacientes com planos de saúde e os chamados pacientes particulares (pagamento direto).

Unidades de saúde SUS-exclusivas, geralmente estatais, estão imunes a esse tipo de distorção. Ainda que possam estar sujeitas a um ou outro episódio de clientelismo, com certeza, no quesito desigualdade de acesso, não alcançam o nível prevalecente nos estabelecimentos do SUS que adotam o *mix* público/privado de financiamento. Entretanto, ainda que mais igualitárias no atendimento, entidades SUS-exclusivas, são, de modo geral, subfinanciadas. Nesse quesito (subfinanciamento), o Grupo Conceição, em Porto Alegre (quatro hospitais e 12 Postos de Saúde da Família), e a Rede Sarah (unidades em Brasília e algumas outras capitais), ambos vinculados ao Ministério da Saúde, costumam ser incluídos entre as poucas exceções.

O chamado Pacto pela Saúde (Brasil, Ministério da Saúde, 2006) institucionalizou um sistema de financiamento para o SUS composto por cinco blocos de custeio: atenção básica; atenção de média e alta complexidade; vigilância em saúde; assistência farmacêutica; e gestão.

No primeiro, estão o Piso de Atenção Básica (PAB), com recursos transferidos mensalmente pelo Ministério da Saúde aos estados e municípios regular e automaticamente, e o PAB Variável, para custeio de estratégias específicas, como a saúde bucal (além de saúde da família, agentes comunitários de saúde, especificidades regionais, saúde indígena e incentivo à atenção a saúde no sistema penitenciário).

O PAB deve cobrir, por exemplo, consultas médicas, pequenas cirurgias ambulatoriais, vacinação, visitas domiciliares, assistência ao parto por parteira e pessoal de enfermagem, educação em saúde em grupo e atendimentos por pessoal de nível médio. Em Odontologia, financia exames clínicos, procedimentos preventivos, educação em saúde bucal, restaurações e extrações (Scotti, 1997; Brasil, Ministério da Saúde, 2006). São financiados à parte pelo Ministério da Saúde: incentivos para criação de centros de especialidades odontológicas; aquisição de equipamentos; atenção a deformidades craniofaciais, ortodontia e prótese dentária; e apoio à fluoretação da água.

A mudança no modelo governamental de custeio das ações básicas municipais (de pagamento por ato para *per capita* dentro dos princípios da proposta de orçamentos globais) mostrou-se adequada para o SUS como um todo e para a Odontologia em particular, superando, pelo menos em parte, os inconvenientes da forma de financiamento anterior, mas ainda distante da solução de duas questões centrais: os problemas de gestão e o subfinanciamento.

Uma importante alteração no modelo de financiamento do setor público de saúde brasileiro se deu com a aprovação da Emenda Constitucional n. 29, em agosto de 2000 (Brasil, 2000), estabelecendo a vinculação de recursos orçamentários da União, estados e municípios para despesas com saúde.

Para estados e municípios, a emenda definiu um patamar inicial de 7% das respectivas receitas de impostos indicando que deveriam atingir em 4 anos, respectivamente, 12% e 15%. No caso da União, após estabelecer um acréscimo orçamentário para o primeiro ano de 5%, vinculou novos aumentos daí em diante à variação do PIB. Autores como Dain (2001) demonstram preocupação com a possibilidade de que a estagnação econômica, resultando em reduzido crescimento do PIB, neutralize o objetivo da EC. Mas, de maneira geral, a medida propiciou uma expansão nos recursos do setor e estabilizou a sua receita, concedendo-lhe alguma vantagem em relação a outros campos de atividade governamental não favorecidos por garantias semelhantes.

A vinculação de impostos diretos a ações ou setores específicos – um percentual para a saúde, outro para a educação ou para proteção do meio ambiente etc. –, de acordo com as análises de Médici (2002, 1995) e de Musgrove (2004), encontra resistência das autoridades econômicas, que preferem manter a flexibilidade de uso dos recursos.

A participação das três esferas de governo no financiamento do SUS vem sofrendo modificações significativas. A fatia do gasto público em saúde correspondente aos níveis subnacionais cresceu: Estados e municípios em conjunto aumentaram sua parcela no gasto público com saúde de 37,1% do total em 1995 para 49,3% em 2003, e para mais de 50% no ano seguinte (Brasil, 2006d; Ribeiro *et al.*, 2005), diminuindo, consequentemente, em valores relativos à contribuição do Ministério da Saúde ao financiamento do SUS.

Estimativas da OMS (2005) apontam um gasto total com saúde no Brasil equivalente a 7,9% do PIB. Parece alto, já que está próximo do observado em alguns países desenvolvidos (com exceção dos EUA), mas, de fato, é muito baixo. Em primeiro lugar, porque, em valores *per capita* (US$ 755), corresponde a apenas 25% da média de Canadá e Inglaterra, países com sistemas de saúde de concepção similar ao brasileiro. Segundo, porque, do gasto total com saúde no Brasil, apenas 44% provêm do setor público. Nos dois países mencionados, como se vê na Tabela 3.2, os percentuais são, respectivamente, 70,3% e 87,1%.

Entre 2000 e 2015, o gasto do SUS como percentual do PIB foi sempre superior a 3%, alcançando um máximo de 4% em 2009 (graças, em parte, à redução do PIB brasileiro nesse ano), como mostra a Tabela 3.3. Em que pese essa tendência, o gasto público com saúde tem sido, a cada ano, menor que o gasto privado, uma lamentável peculiaridade nacional que não encontra precedente em países com sistemas de saúde universais já consolidados. Observa-se uma gradativa redução na participação federal sobre os gastos totais do setor, saltando nos anos extremos do período de 59,7% para 43,2%, compensada pelos avanços efetuados pelos estados (de 18,5% para 25,9%) e os municípios (de 21,8% para 30,9%). Em 2009, os gastos públicos com saúde alcançaram o total de 65,3 bilhões de dólares, quase o dobro do ano 2000, graças às respostas à pressão setorial por mais recursos notadamente nos últimos 3 anos da série.

Em meio a uma das maiores crises econômicas modernas brasileiras, o controle dos gastos públicos tornou-se inevitável e, em dezembro de 2016, atendendo à proposta do governo, o Congresso Nacional sancionou a Emenda Constitucional n. 95 alterando a Carta Magna para instituir um novo regime fiscal que limita o crescimento das despesas do governo brasileiro durante 20 anos (Brasil, 2016).

A medida é aplicável aos três poderes e, ainda, ao Ministério Público e à Defensoria Pública da União. Chamada de PEC do Teto dos Gastos Públicos, abriu uma exceção para algumas áreas, entre as quais a saúde, que manteve em 2017 a regra recente de aplicação pela União de 15% da receita corrente líquida. A partir de 2018, o orçamento da saúde deve basear-se no gasto do ano anterior corrigido pela inflação medida por meio do Índice de Preços ao Consumidor Amplo (IPCA).

As camadas populacionais de mais baixa renda, vale dizer, a maioria da população quase exclusivamente dependente dos serviços públicos de saúde, não demonstram poder de pressão para reverter o quadro de subfinanciamento. Esse segmento, ainda não mobilizado para defender um sistema de saúde igual para todos, parece sonhar em ter um plano de saúde privado. Por seu turno, os grupos profissionais – sobretudo médicos e dentistas que preferem a prática liberal e as formas de organização que os remunerem melhor – acabam favorecendo a manutenção desse cenário.

Tabela 3.2 Gasto total público e privado em saúde como percentual do PIB, gasto *per capita* total em dólares (PPC int.), e participação em % do gasto público no gasto total, em 2014.

Países	% do PIB	PIB per capita (em PPC int. US$)	% do gasto público/gasto total
Alemanha	11,3	3.250	77,9
Austrália	9,4	3.001	67,0
Bélgica	10,0	3.071	77,9
Brasil	8,3	755	46,0
Canadá	10,5	3.419	70,9
Espanha	9,0	2.242	70,9
EUA	17,1	6.350	48,3
Inglaterra	9,1	2.597	83,1

PPC: paridade de poder de compra (PPP: *purchasing power parity*); traduz a capacidade de uma moeda em adquirir bens e serviços no mercado internacional.
Fonte: WHO (2017b).

Tabela 3.3 Despesa do setor público com ações de saúde segundo a instância responsável, % de participação e % em relação ao PIB, Brasil, de 2000 a 2016 (em R$ bilhões).

Ano	Federal R$	Federal %	Federal % do PIB	Estadual R$	Estadual %	Estadual % do PIB	Municipal R$	Municipal %	Municipal % do PIB	Total Brasil R$	Total Brasil % do PIB**
2000	20,3	59,7	1,85	6,3	18,5	0,57	7,4	21,8	0,67	34,0	3,00
2001	22,4	61,1	1,87	8,3	20,8	0,69	9,2	23,1	0,77	39,9	3,34
2002	24,7	52,1	1,66	10,8	22,6	0,72	12,0	25,3	0,81	47,5	3,19
2003	27,2	50,1	1,58	13,3	24,5	0,78	13,8	25,4	0,80	54,3	3,16
2004	32,7	49,3	1,67	17,3	26,0	0,88	16,4	24,7	0,84	66,4	3,39
2005	37,1	48,2	1,71	19,7	25,5	0,91	20,3	26,3	0,93	77,1	3,55
2006	40,7	46,7	1,69	23,0	26,3	0,95	23,6	27,0	0,98	87,3	3,62
2007	44,3	45,8	1,63	26,0	26,9	0,95	26,4	27,3	0,97	96,7	3,55
2008	48,7	43,4	1,57	31,0	27,6	1,00	32,5	29,0	1,04	112,1	3,61
2009	58,2	46,6	1,75	32,3	25,8	0,97	34,5	27,6	1,04	125,0	3,76
2010	62,0	44,7	1,59	37,2	26,9	0,96	39,3	28,4	1,01	138,5	3,56
2011	72,3	45,3	1,65	41,5	26,0	0,95	46,0	28,8	1,05	159,8	3,65
2012	80,1	44,9	1,66	46,0	25,9	0,96	52,0	29,2	1,08	178,1	3,70
2013	83,1	42,5	1,56	52,4	26,8	0,98	59,9	30,7	1,12	195,4	3,67
2014	91,9	42,4	1,59	57,5	26,5	1,00	67,4	31,1	1,16	216,8	3,75
2015	100,5	43,1	1,67	60,5	26,0	1,01	72,2	31,0	1,20	233,2	3,88
2016	106,7	43,1	1,70	63,3	25,5	1,01	77,7	31,4	1,24	247,7	3,95

* Para transformar os valores de reais (R$) em dólares (US$), conforme a taxa de câmbio oficial em 30/06 de cada ano, dividir pelas seguintes cotações de 2000 a 2016, respectivamente: 0,5537 (2000) – 0,4327 (01) – 0,3539 (02) – 0,3369 (03) – 0,3216 (04) – 0,4245 (05) – 0,4510 (06) – 0,5148 (07) – 0,6215 (08) – 0.5132 (09) – 0,5564 (10) – 0,6375 (11) – 0,4806 (12) – 0,4472 (13) – 0,4536 (14) – 0,3166 (15) – 0,3043 (2016).
Fonte: IPEA (2017); Piola e Vianna (2008); Brasil, Ministério da Saúde, SIOPS (2010, 2017); Brasil (2017a); Mendes e Funcia (2016); OANDA (2017).

Nesse contexto, o subsistema de saúde bucal reúne desvantagens adicionais específicas, pois tem reduzida prioridade no confronto com as especialidades médicas; em parte, talvez porque seus principais problemas (a cárie e as doenças periodontais) não pesem na estrutura de mortalidade; e, de outra, porque a própria corporação odontológica privilegia a linha liberal de trabalho.

Participação da população no custeio da saúde

Os principais itens de despesa das famílias brasileiras correspondem, por ordem, a habitação, alimentação e transporte, com a área da saúde em seguida com cerca de 7% do total. Os residentes na zona urbana gastam com saúde 2,1 vezes mais que os da zona rural, mas essa relação é bem mais elevada na área odontológica, chegando a 2,9 vezes (IBGE, 2010).

Os dados relacionados com os gastos pessoais em saúde provêm de três fontes principais: a Pesquisa de Orçamentos Familiares (POF), do IBGE; a Conta Satélite de Saúde, também do IBGE; e, para o caso dos Planos de Saúde, a Agência Nacional de Saúde Suplementar do Ministério da Saúde (IBGE, 2010, 2012; ANS, 2011). Para compatibilizar gastos públicos e privados em uma mesma base temporal de dados, as análises e tabelas aqui apresentadas tomam o ano de 2009 como referência, embora informações atualizadas sobre gastos do setor público estejam disponíveis. Por dificuldades internas, o IBGE demorou pelo menos 9 anos para iniciar uma nova coleta de dados a fim de atualizar a POF (EBC, 2017). Com isso, os números obtidos a partir do 2º semestre de 2017 estarão disponíveis para os estudiosos e pesquisadores brasileiros ou do exterior, em princípio, somente a partir de 2019, com um lamentável intervalo de 10 anos em relação à POF precedente.

De acordo com a POF 2009, na despesa familiar com saúde, o item mais importante é a compra de medicamentos, seguido de planos de saúde e tratamento odontológico. Essa ordem mostra o que, talvez, sejam algumas das vulnerabilidades do SUS. No primeiro (medicamentos), porque a assistência farmacêutica pública tem sido o elo mais fraco da cadeia de oferta pública de serviços desde os tempos da medicina previdenciária, o que levou à hegemonia do mercado nesse quesito. Os planos porque, despontando como aspiração dos mais pobres, tornaram-se o refúgio da classe média insatisfeita com a qualidade do cuidado médico-hospitalar público, particularmente quanto à falta de profissionais e equipamentos e à despersonalização do atendimento, salvo em algumas poucas ilhas de excelência. A saúde bucal, de rara presença nas políticas nacionais de saúde, somente a partir de 2003 passou a ser apontada como prioridade de governo, o que é, no mínimo, promissor. Parece cedo, contudo, fazer uma avaliação definitiva ou mesmo para saber se melhorias na atenção à saúde bucal já são percebidas pela população.

Uma estimativa para o ano de 2009 (Tabela 3.4) mostra um total de despesas pessoais com saúde da ordem de R$

140 bilhões, equivalendo a R$ 740,72 por pessoa. Na área odontológica, o gasto da população alcançou a soma de cerca de R$ 6,35 bilhões, correspondendo a R$ 33,60 por pessoa.

Quando se considera a contabilização de receita com Planos de Saúde feita pela Agência Nacional de Saúde Complementar (ANS), esse item predomina, seguido dos medicamentos, como observado na Figura 3.2. Os gastos pessoais com saúde bucal consomem aproximadamente 4,5% dos gastos com saúde e 0,34% de todas as despesas de cada brasileiro.

No conjunto dos setores público e privado, a saúde no Brasil respondeu em 2009 por um gasto global de R$ 269 bilhões (Tabela 3.5).

Gastos com saúde bucal

A partir da década de 1990, houve uma redução na ocorrência de cárie dentária em crianças de diversas cidades em virtude do uso generalizado de dentifrícios fluoretados, da manutenção de sistemas com água fluoretada para mais de 60 milhões de habitantes e de aplicações tópicas de flúor em clínicas privadas e em alguns programas oficiais. Na população adulta, a situação epidemiológica, embora tenha experimentado alguma melhora, permanecia bastante insatisfatória no começo do século 21, com altos percentuais de edentulismo, boa parte por conta de razões econômicas e sociais, práticas profissionais iatrogênicas, disputas de mercado por um número cada vez maior de cirurgiões-dentistas (FDI, 2009; Brasil, 2004,

Tabela 3.4 Gastos pessoais com saúde e totais no Brasil segundo o tipo (em R$).

Despesa	Brasil Por pessoa/ano (R$ 1)	Brasil (R$ milhões)	%
Medicamentos	271,79	51.369	36,69
Plano/seguro-saúde*	341,00	64.449	46,04
Consulta e tratamento odontológico*	33,60	6.351	4,54
Consulta médica	21,60	4.083	2,92
Hospitalização e serviços de cirurgia	19,42	3.670	2,62
Exames	16,47	3.113	2,22
Outros**	36,84	6.962	4,97
Total de despesas com saúde	740,72	139.997	100

Notas: para obter os valores em dólares, multiplicar por 0,5132, equivalente ao câmbio em 30/6/2009; a Pesquisa de Orçamentos Familiares (POF) fornece estimativas por família, termo que indica a "unidade de consumo" ou domicílio. Considerou-se média de 3,3 pessoas por domicílio e população brasileira em 2009 de 191,48 milhões de habitantes, sendo 161,42 milhões na zona urbana (84,3%) e 30,06 milhões na zona rural (IBGE, 2013).
* Os números para os itens Plano/seguro-saúde e Consulta/tratamento odontológico são os fornecidos pela Agência Nacional de Saúde Suplementar, sendo respectivamente 104% e 26,8% superiores aos informados pela POF.
*** Despesas com "Outros" incluem, também, tratamento ambulatorial e material de tratamento.
Fonte: IBGE (2010); ANS (2011); IBGE (2012), OANDA (2017).

Tabela 3.5 Gastos públicos e privados com saúde geral e saúde bucal no Brasil (em R$ milhões).

Tipo	Saúde bucal R$	%	Saúde geral (área médica) R$	%	Total R$	%
Gasto pessoal geral	5.010	58,9	69.197	26,6	74.207	27,6
Planos de Saúde	1.341	15,8	64.449	24,7	65.790	24,4
Subtotal gasto privado	**6.351**	**74,7**	**133.646**	**51,7**	**139.997**	**52,4**
Ministério da Saúde	988	11,6	58.200	22,5	59.188	22,1
Estados	547	6,5	32.300	12,5	32.847	12,3
Municípios	585	6,9	34.500	13,3	35.085	13,1
Subtotal gasto público	**2.120**	**25,0**	**125.000**	**48,3**	**127.120**	**47,6**
TOTAL	**8.471**	**100**	**258.646**	**100**	**267.117**	**100**

Nota: em Saúde Bucal, Gastos pessoais segundo IBGE: POF 2009. Ministério da Saúde: 10% dos repasses aos estados e municípios nas rubricas de Piso de Ação Básica, Saúde da Família e Medicamentos básicos, mais gastos específicos com saúde bucal (US$ 66.803 milhões), conforme execução orçamentária de 2009. Considerou-se que os gastos das Secretarias de Saúde de estados e municípios (totais de R$ 32,3 e 34,5 bilhões, respectivamente, conforme Tabela 3.3) mantiveram em relação à saúde bucal a mesma proporcionalidade verificada na execução orçamentária do Ministério da Saúde (1,695% de todos os gastos). Planos de Saúde conforme dados da ANS. Para conversão dos valores em dólares, multiplicar pelo fator 0,5132.
Fonte: Ministério da Saúde (2011); Brasil, Ministério da Saúde (2010); IBGE (2010); ANS (2011).

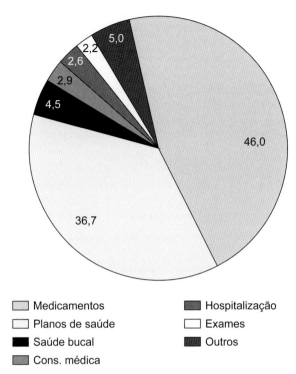

Figura 3.2 Gastos pessoais com saúde no Brasil, por tipo – 2009.
Fonte: IBGE, (2010).

2005; Pinto e Lima, 2006; Pinto, 1997), e escassa presença do Estado na oferta de serviços odontológicos.

As informações referentes a gastos são publicadas nesta edição em dólares com o objetivo de facilitar comparações internacionais e a compreensão da variação dos valores ano a ano sem a necessidade de recorrer a fatores de correção da moeda brasileira em virtude de diferentes períodos inflacionários.

Dados fornecidos pela Pesquisa de Orçamentos Familiares do IBGE (2010) mostram um aumento no volume das despesas pessoais com "consulta e tratamento dentário" em comparação a estudos similares anteriores, mas uma significativa redução na participação dos gastos em saúde bucal que, em relação a todos os gastos com saúde, passou de 10,1% em 2003 (IBGE, 2005c) para 4,74% em 2009. A despesa com esse aspecto alcançou a importância de US$ 2,6 bilhões para o conjunto da população, correspondendo a 0,28% de todas as despesas familiares, como se observa na Tabela 3.4 e na Figura 3.2.

A Tabela 3.5 mostra, em uma estimativa para o ano de 2009, que o Brasil (setores público e privado, incluindo gastos pessoais) despendeu com atenção odontológica um total de 8,47 bilhões de reais ou US$ 4,35 bilhões, equivalentes a aproximadamente 0,27% do PIB nacional (era 0,45% em 2003).* Desse total, 75% são gastos privados, ou seja, pessoais e familiares, enquanto os restantes 25% correspondem a gastos públicos provenientes dos orçamentos federal (Ministério da Saúde com 11,6%), estaduais e municipais (em conjunto 13,4%).

Cabe observar que os dados referentes aos gastos pessoais (IBGE, 2010) com Planos de Saúde Odontológicos (ANS, 2011) e públicos federais (Brasil, Ministério da Saúde, 2011) são mais precisos. Os valores dos gastos com saúde bucal de estados e municípios seguem o pressuposto de que representam percentuais similares, em relação a todos os gastos institucionais, àqueles feitos pelo Ministério da Saúde.**

Com a vinculação orçamentária dos recursos para a saúde, o setor público ganhou algum fôlego, mas o total de gastos com saúde bucal no país permaneceu reduzido. Contudo, o programa "Brasil Sorridente" criado pelo Ministério da Saúde, ao promover a implantação de centros de especialidades odontológicas e de prótese dentária em diversos municípios, aumentou os recursos federais específicos para a saúde bucal (Brasil, Ministério da Saúde, 2004a, 2004b, 2005, 2006b, 2011).

Há nítidas diferenças na distribuição dos gastos públicos e privados em saúde geral e bucal, com um equilíbrio bem maior no primeiro caso. No tocante aos gastos da nação com saúde geral, o setor público teve uma participação estimada em 48,4% (Carvalho, 2010; IBGE, 2012). Como informa a Tabela 3.5, no campo da saúde bucal, a contribuição pública se limita a 25%. Vale dizer, mesmo com base nas informações ainda pouco precisas disponíveis, que na área privada de cada 1.000 reais gastos em saúde, 45,38 se referem à saúde bucal, mas no setor público essa relação diminui para apenas 16,68 em cada 1.000. O gasto *per capita* nacional no ano de 2009 alcançou um montante estimado de 22,70 dólares (R$ 44,24), dos quais US$ 17,02 (R$ 33,17) foram provenientes das famílias e das empresas e instituições particulares e US$ 5,68 (R$11,07) dos orçamentos governamentais, o que demonstra o alto grau de privatização da atenção odontológica no Brasil.

A questão dos gastos crescentes em saúde

Na maioria dos países, três grandes questões no campo das políticas de saúde precisam ser equacionadas:

- Como mobilizar fundos suficientes para custear os serviços de saúde
- Como alocar esses fundos e organizar o sistema de atendimento para produzir os melhores benefícios de saúde para o maior número possível de pessoas
- Como controlar os custos crescentes de todo esse conjunto de ações (Hsiao, 1995) sem perdas na qualidade dos serviços.

O aumento continuado dos gastos com saúde, tanto familiares quanto governamentais, afeta em padrões e em volumes distintos praticamente todos os países no mundo ocidental e, também, as novas economias pós-socialistas. Esse fenômeno não tem uma só causa; na verdade, um amplo elenco de fatores pode ser considerado responsável pela explosão de gastos (Quadro 3.1).

A esse conjunto de problemas, diversos autores têm contraposto um rol de soluções alternativas para adaptação às condições de cada país, região ou clientela (Dunlop e Martins, 1995; Hsiao, 1995; Médici, 1995; Oxley e MacFarlan, 1994; WHO, 1993; Enthoven, 1980). As alternativas mais próximas do caso brasileiro e do atendimento odontológico (nível ambulatorial) estão listadas no Quadro 3.2.

MODALIDADES DE REMUNERAÇÃO

Toda organização adota determinado sistema de remuneração para retribuir ou compensar o trabalho de pessoas ou de equipes a seu serviço, atribuindo um juízo de valor às

---

* O Produto Interno Bruto (PIB) do Brasil foi de R$ 3,14 trilhões em 2009 e de R$ 1,55 trilhão em 2003, ou seja, respectivamente R$ 16.650,20 e R$ 8.841,51 *per capita*.

** Não estão incluídos dispêndios de organizações sociais, militares e policiais (Sesi, Sesc, Seconci, Forças Armadas, Polícia civil/militar e outras) que, em conjunto, poderiam acrescentar algo entre R$ 140 e R$ 180 milhões ao total da Tabela 3.5.

Quadro 3.1 Razões para a expansão de gastos em saúde.

Modificações na estrutura etária da população com expansão da faixa de adultos e idosos, os quais demandam serviços em maior quantidade e de maior custo
Modificações na legislação, favorecendo a tendência à universalização da cobertura, como no caso da Constituição brasileira de 1988, e a criação do Sistema Único de Saúde
Facilidades tributárias, por meio da possibilidade do desconto no imposto de renda de inversões em saúde por parte de empresas e dos indivíduos, estimulando um maior consumo de serviços
Modificações no perfil de morbidade da população tanto na área médica, em que problemas mais complexos substituíram gradativamente as doenças mais simples e menos dispendiosas, quanto na área odontológica, em que a prevenção promoveu uma ativa redução da cárie dentária em crianças e direcionou o atendimento nos consultórios para tratamentos mais custosos
Incentivos ao consumo de mais serviços, embutidos no modelo de remuneração por ato ou por serviço prestado
Expansão da presença de intermediários e da cobertura por planos de saúde e empresas de seguro-saúde, produzindo maior consumo de consultas e de atos médicos e odontológicos
Aumento na quantidade de faculdades de Odontologia e de vagas de ingresso, concentrado em instituições particulares
Aumento no número de profissionais, os quais têm o poder de criar a própria demanda, fazendo verdadeiro o axioma de que "quanto mais cirurgiões-dentistas, mais atendimentos em Odontologia"
Difusão de modernas tecnologias, de alto custo, produzindo meios de diagnóstico e possibilidades de tratamento cada vez mais atraentes
Impacto do *marketing* não frontal, pois os códigos de ética vedam a possibilidade de propaganda direta de serviços, criando necessidades não suspeitadas ou artificiais de consumo na população
Reduzido conhecimento dos consumidores quanto a qualidade, tipos e quantidade de serviços oferecidos pelos profissionais, aliado ao fato de que há uma ilusão bastante difundida de que mais exames, radiografias e tratamentos são sinônimos de melhor atendimento e de mais saúde
Modificações na estrutura de renda com aumento do poder aquisitivo de estratos da classe média, tornando-os consumidores potenciais de serviços privados e de maior preço

competências necessárias ou exigidas para cada posto (Dal Poz e Varella, 2000).

A Organização Internacional do Trabalho (OIT, 1985) reconhece dois grandes sistemas de remuneração: por tempo e por rendimento (ou resultado). No primeiro caso, o pagamento pelo trabalho se dá em razão do tempo que o trabalhador coloca à disposição do empregador, assegurando, dessa forma, sua remuneração, que, em geral, ocorre ao final de cada mês. Nessa modalidade, teoricamente, nem o volume nem a qualidade da produção interferem no ganho de cada empregado.

Já no sistema de remuneração por rendimento, há uma variação nos ganhos do trabalhador, que costuma ser determinada ao final e depende do resultado obtido. É um regime no qual os ganhos variam segundo o tipo, a quantidade e a qualidade dos serviços produzidos. Fundamenta-se na noção da motivação, visto que oferece um pagamento mais elevado para retribuir o maior esforço. Vale dizer que o incentivo tem caráter remuneratório, buscando reduzir ou eliminar a necessidade de supervisão direta do funcionário, tendo em vista que este é o regulador de seu próprio ritmo produtivo. Em contrapartida, exige que a empresa aprimore seus mecanismos de controle de qualidade do produto. O trabalhador vê nesse regime uma oportunidade de aumentar seus ganhos e aprecia o fato de ter maior autonomia, mesmo que fique sujeito a níveis superiores de estresse, inclusive pelo aumento da competitividade e por uma eventual diminuição da solidariedade no ambiente laboral (Cherchiglia, 2002; Armour *et al.*, 2001; Gosden *et al.*, 2001).

Pode-se considerar, no campo da saúde, quatro maneiras principais de remuneração de profissionais:

- Por ato ou unidade de serviço (*fee-for-service*)
- *Per capita* ou capitação
- Salário ou remuneração funcional (Quadro 3.3)
- Remuneração por resultados (RPR).

A esses métodos clássicos, cabe acrescentar as seguintes variantes ou alternativas:

- Pagamento por procedimento ou pagamento por caso – *case payment*
- Reembolso direto (*direct reimbursement*)
- Hora clínica
- Pagamento de um bônus (*flat rate* ou *bonus payment*)
- Remuneração por habilidades
- Remuneração por *performance* – Reper (WHO 1993; Christensen, 1994; Médici, 1995; Wood Jr e Picarelli, 1996; Pinto, 1996; Chen e Feldman, 2000).

Essas dez possibilidades serão descritas a seguir, observando-se que as quatro últimas se enquadram na categoria denominada remuneração variável.

Um profissional pode conviver com distintas formas de remuneração, por exemplo, ser assalariado ao trabalhar para uma instituição em tempo parcial e receber *per capita* de um grupo de pacientes e *fee for service* de plano(s) de saúde. Ou de acordo com o tipo de serviço prestado (p. ex., por capitação no caso de ações de manutenção e/ou monitoramento, e, por ato, em atendimentos isolados ou de emergência). Por tipo de serviço (atividade liberal pura), por ato (planos de saúde) e com salário (setor público) são as formas mais utilizadas, com frequência em combinação.

Os valores podem ser negociados livremente entre paciente e profissional, seguir um padrão predeterminado ou ser estabelecidos por uma entidade administradora, como no caso de operadoras de seguro e planos de saúde. Na prestação de serviços privados, os preços deveriam estar diretamente relacionados com os custos e a complexidade do tratamento, com uma margem de "lucro" estabelecida, mas é comum a adoção de valores associados ao padrão adotado por outros profissionais da localidade, às expectativas de ganho ou à qualificação

Quadro 3.2 Medidas para redução de custos com serviços de saúde e de saúde bucal.

Prestação de serviços com caráter resolutivo e de boa qualidade. A opção oposta ocasiona retrabalho e mais despesas
Centralização orçamentária, fazendo boa parte dos recursos fluir a partir de um só canal, o que permite um controle que, em geral, se traduz na determinação de tetos. Esta é uma das razões (além do desejo de conservar o poder político advindo da faculdade de arrecadar o dinheiro e manejar o caixa) que tem justificado a não descentralização financeira do Sistema Único de Saúde no Brasil, mantendo os recursos e o direito predominante de determinar os preços (por ato ou *per capita* como no caso do PAB). O prestador só recebe, a cada mês, até o limite do teto. Caso um paciente do SUS (ou da previdência social nos países que mantêm atendimento à saúde por este regime), seguro ou plano de saúde, realmente necessite de mais atendimento e não possa pagar do próprio bolso, este será negado ou terá de ser lançado como despesa para o mês seguinte
Controle sobre o número de radiografias e exames complementares solicitados pelos profissionais com base em critérios técnicos que permitem "glosar" (não pagar a conta apresentada, submetendo-a à investigação) pedidos de pagamento considerados injustificados
Controle sobre o uso de medicamentos, diminuindo o leque de produtos similares com base em produtos "genéricos", uso de embalagens menos sofisticadas e de menor custo
Cobrança de franquias, nas quais determinado montante de dinheiro é assumido pelo paciente que dispõe de uma apólice de seguro-saúde ou participa de algum plano de saúde, toda vez que procura atendimento. Pode ser uma quantia fixa por evento (p. ex., R$ 10 por consulta) ou por ano em relação ao prêmio total, como ocorre no caso de alguns seguros de automóvel
Copagamento, considerado uma taxa moderadora de consumo de serviços odontológicos. O paciente paga, em geral, direto ao profissional, uma complementação ao que é de responsabilidade da empresa seguradora, condição que deve constar do contrato. Havendo uma tabela de preços, pode ser um percentual variável segundo o tipo de serviço e a categoria do plano contratado. Ao analisar planos de capitação, Friedman (1996) e Hazelkorn *et al.* (1997) criticam os que se baseiam em altos copagamentos ou reduzem a um mínimo os tratamentos cobertos pela mensalidade, pois terminam se constituindo em planos ilusórios, nos quais o paciente sempre ou quase sempre é obrigado a pagar algo do próprio bolso. Essa prática costuma transformar-se em uma forma disfarçada de aumento dos honorários profissionais e de cobrança adicional que desmoraliza a tabela ao considerá-la insuficiente. Copagamento não é sinônimo do "pagamento por fora", formalmente coibido tanto nos serviços públicos diretos quanto nos regimes em que uma empresa privada ou uma instituição pública intermedia a prestação de serviços odontológicos
Limitação de cobertura quanto a serviços, ou seja, o plano de saúde ou seguro se compromete a pagar integralmente apenas, por exemplo, quatro consultas ou quatro restaurações durante o período de contrato que em geral é de 1 ano; para a quinta em diante, o paciente deve participar com certo percentual do custo, o que desestimula o consumo excessivo, mas penaliza os tratamentos extensos de fato necessários
Limitação do atendimento a uma lista de profissionais, eliminando as possibilidades de livre escolha e, com isso, mantendo os preços e os pagamentos dentro de um raio de alcance predeterminado
Estímulo à prevenção, com base no fato de que esta tem custo mais reduzido que o tratamento e impede o surgimento de problemas futuros. Em geral, funciona com pacientes considerados "odontologicamente aptos", ou seja, sem necessidades acumuladas de tratamento sendo estas cobradas por ato. Um dos primeiros países a empregar esse sistema foi a Holanda, introduzindo "cartões de aptidão" cujos portadores eram sadios e tinham acesso automático e livre a serviços preventivos periódicos (Pinto, 1990; Bradnock e Pine, 1997)
Adoção de orçamentos globais (*global budgets*), que consistem na alocação de um montante fixo e preestabelecido de dinheiro por mês ou por ano para que uma clínica se encarregue de prestar cuidados odontológicos a determinada população. A ideia consiste em economizar recursos pela simplificação de procedimentos administrativos, uma vez que desapareçam os controles típicos dos modelos baseados em tabelas de preços e pagamento por ato. Permite maior autonomia do prestador de serviços, o qual pode definir a melhor maneira de atender a comunidade a seu cargo. Controles de base epidemiológica, baseados na melhora dos níveis de saúde bucal, são favorecidos nesse modelo, implementado no bojo da reforma do sistema de saúde inglês no começo da década de 1990 e, em 1998, no Brasil para ações remuneradas no Piso Ambulatorial Básico que inclui atenção odontológica. Uma variação dessa proposta, experimentada inicialmente nos EUA e no novo sistema de remuneração de serviços da Holanda, refere-se à atribuição de um *voucher* pessoal e intransferível para componentes de um grupo prioritário ou para toda uma comunidade, para livre compra dos serviços de saúde geral e bucal que se fizerem necessários (Médici, 1995)

Quadro 3.3 Múltiplas formas para utilização de mão de obra no setor público brasileiro.

- Regime Jurídico Único (RJU): específico para servidores públicos estatutários. Esse regime de trabalho, regulamentado pela Lei n. 8.112/1990, garante estabilidade ao funcionalismo
- Regime celetista: com contratos de trabalho, regidos pela Consolidação das Leis do Trabalho (CLT), registrados em carteira e com garantia de direitos trabalhistas e previdenciários. Tanto no RJU quanto na CLT, a admissão no setor público (administração direta e indireta) requer aprovação em concurso público
- "Contratação" comissionada: para admissão de pessoal para cargos de direção ou assessoramento. Essa modalidade tem sido bastante criticada. Seu uso excessivo, como tem ocorrido no Brasil em todos os níveis de governo, incha a máquina pública, possibilita admissões por mera indicação política e desestimula os quadros de carreira
- Terceirização: uma alternativa ao uso de pessoal do quadro próprio, é, em geral, utilizada em atividades ou tarefas específicas e delegadas, principalmente as de apoio (não finalísticas). Em hospitais, por exemplo, os serviços de limpeza, segurança e alimentação são frequentemente terceirizados, o que possibilitaria que a gestão ficasse mais focada nos serviços finalísticos. A terceirização no setor público tem sido bastante utilizada como um recurso para contornar a Lei de Responsabilidade Fiscal que estabelece um limite para despesas com pessoal, facilitar a reposição de mão de obra evitando o concurso público, gastos com encargos sociais e compromissos com direitos trabalhistas. Em hospitais privados, tem crescido como ferramenta para oferecer serviços médicos, como os de anestesiologia e de complementação diagnóstica
- Credenciamento: destinado ao relacionamento com profissionais autônomos que prestam serviços em seus próprios consultórios mediante pagamento com base em tabela de atos e procedimentos. Muito utilizado no passado pela assistência médica previdenciária. No campo da saúde suplementar, trata-se de uma forma usual de contrato entre operadoras e prestadores de serviços
- Bolsa de trabalho: destinada a estudantes em regime de estágio remunerado

Fonte: Dal Poz e Varella (2000); Brasil (1990); Brasil (1943).

(especialista, cursos no exterior, pós-graduação, fama adquirida) do prestador. Por vezes, há um direcionamento por parte da política de saúde, pública ou privada (plano de saúde) no sentido de privilegiar alguns atos e desencorajar o uso de outros, pagando relativamente mais pelos primeiros (p. ex., ações preventivas) e menos pelos últimos (p. ex., extrações, serviços cosméticos).

A questão central, sob o enfoque econômico, consiste em saber se o sistema de remuneração proporciona os incentivos corretos para promover nos prestadores de serviços um comportamento positivo e socialmente desejável ou se, ao contrário, desencoraja-o fazendo o produto final ser insatisfatório (McGuire et al., 1988; Gosden et al., 2001). O produto final, do ponto de vista social, deve ser visto em termos de qualidade de vida, incluindo melhores condições de saúde e a satisfação da comunidade.

Pagamento por ato

Nesse modelo, o cirurgião-dentista (ou o médico) recebe *a posteriori* determinada quantia para cada tipo de serviço ou para cada procedimento que realiza, do próprio cliente ou de um terceiro interveniente. É conhecido, ainda, como pagamento por unidade de serviço – US (*fee for service*).

Historicamente, o pagamento por ato pelo próprio paciente tem predominado nos países onde a prática liberal é hegemônica, embora cada vez mais restrita a grupos populacionais de renda mais alta.

As relações entre paciente e profissional são nitidamente desiguais, favorecendo o prestador de serviços, dada a assimetria de informações entre as partes envolvidas. Nos grupos mais afluentes, tal desvantagem pode ser, em parte, compensada por um poder maior de escolha proporcionado pelo nível educacional supostamente mais elevado desse segmento ou, mais raramente, pelo conhecimento resultante de uma eventual convivência social com profissionais de saúde. Nos demais grupos da sociedade, a flexibilização de preços depende, em grande medida, do nicho de mercado em que o profissional se insere ou de sua generosidade, fatores que podem levá-lo a reduzir suas expectativas de ganho, favorecendo, assim, os clientes com menores condições financeiras.

Quando não é o próprio profissional que determina o preço em razão de critérios próprios ou de acordo com os padrões vigentes no mercado odontológico local – honorários *customary, prevailing and reasonable* [usuais, costumeiros e razoáveis (UCR)], como são conhecidos na prática norte-americana –, a remuneração costuma ser estabelecida pelo agente pagador. Em geral, os valores são bem mais baixos que os vigentes na prática liberal clássica. Assim ocorre no Brasil, tanto nas tabelas de preços e serviços dos planos de saúde quanto no âmbito do SUS.

O pagamento por ato traz implícito um incentivo à prestação de mais unidades de serviço, independentemente de sua real necessidade (Enthoven, 1980; Oxley e MacFarlan, 1994; Dal Poz e Varella, 2000; Chen e Feldman, 2000) e a realização de procedimentos mais complexos em detrimento dos mais simples, pois remunera comparativamente melhor aqueles do que estes, sendo, portanto, um fator importante para o aumento do gasto com saúde.

Além disso, em parte pela independência de que desfrutam os profissionais em suas clínicas, é duvidosa a eficácia dos controles sobre a qualidade e a quantidade dos atos odontológicos realmente produzidos, a despeito do aperfeiçoamento dos sistemas de informação nos últimos anos. Para a categoria médica ou odontológica, o pagamento por ato traz ainda o risco de induzir a deslizes éticos, sobretudo quando houver a figura do "terceiro pagador".

Ainda, na prática privada liberal e mesmo no sistema de seguros e planos de saúde, essa é a forma de relacionamento econômico com a clientela da preferência de profissionais como médicos e dentistas em praticamente todo o mundo. Ainda que no campo da saúde suplementar brasileira e do SUS haja uma permanente insatisfação dos profissionais conveniados com a remuneração e a burocracia dos controles impostos pelas operadoras, também é a que proporciona maior liberdade de exercício profissional, permitindo ao profissional "fazer o melhor possível pelo seu paciente" (embora o julgamento do que é melhor e de quantos atos devem ser cobrados seja, em essência, exclusivo do profissional), dentro dos limites impostos pelo código de ética (McGuire et al., 1988).

O pagamento por procedimento pelo próprio paciente é, historicamente, a modalidade predominante nos países de economia de mercado, sendo bem aceita pelos grupos populacionais com capacidade de pagar diretamente os serviços de que necessitam.

Capitação

Trata-se de um método de pagamento de serviços odontológicos e médicos com base no número de pessoas protegidas (valor *per capita*), e não na quantidade e/ou complexidade dos procedimentos realizados (*fee for service*). O profissional recebe uma quantia fixa mensal para cada pessoa inscrita na sua lista de pacientes, comprometendo-se a atendê-la independentemente do volume de serviços necessários e segundo o estabelecido em contrato quanto ao período de validade e aos problemas cobertos.

O contrato costuma ter validade de 1 ano, sendo renovável por mútua vontade dos envolvidos. Evita-se assim, pelo menos em parte, a "seleção adversa", na qual só se inscrevem pacientes com grande número de necessidades acumuladas e que tendem a abandonar o plano tão logo o tratamento seja concluído. O valor *per capita* é pago durante o período do contrato, mesmo que o cliente não compareça ao consultório (McGuire et al., 1988).

Os serviços cobertos podem estar limitados a cuidados básicos (exames, profilaxias, extrações, restaurações, prevenção), mas incluir ações de maior complexidade e custo, como tratamentos cirúrgicos (cirurgia oral maior), endodônticos, prótese e ortodontia. No primeiro caso, os riscos assumidos pelo profissional são menores – as eventuais perdas financeiras podem ser compensadas pela realização de atos não previstos no contrato e a serem pagos diretamente pelo paciente segundo o padrão normal de honorários (Striffler et al., 1992). Pressupõem-se certa organização do mercado e um conhecimento aproximado das condições epidemiológicas do conjunto de pacientes a ser atendido; obviamente, se o custo do tratamento realizado for superior ao valor mensal definido no contrato, o profissional perde.

Há um incentivo implícito no sentido de atender ao menor número possível de clientes, uma vez que o montante a ser recebido no final de cada mês já está assegurado e é invariável. Quando há uma empresa seguradora intermediária, esta pode criar obstáculos burocráticos ao consumo de serviços por parte dos clientes, pois assim terá menos despesas com o pagamento aos prestadores e aumentará seu lucro.

Outra distorção observada nesse modelo diz respeito ao uso excessivo de serviços de referência: com os problemas básicos já cobertos pela contribuição mensal, surge a possibilidade de encaminhamentos, nem sempre necessários, dos pacientes para especialistas encarregados dos tratamentos não previstos no contrato de capitação (Oxley e MacFarlan, 1994; Médici, 1995).

Em alguns casos, os contratos de capitação preveem preços diferenciados por sexo e idade, mas isso não é comum na área odontológica.* O copagamento é menos comum, mas também pode existir, sendo frequente a combinação entre o regime de capitação para ações básicas e o pagamento por ato para custeio de serviços não incluídos, com descontos sobre os preços de mercado frequentemente cobrados pelo profissional.

Da mesma forma que no caso do pagamento por ato, há distorções inerentes a esse modelo. Uma vez com um plano de atenção odontológica, os pacientes são naturalmente estimulados a consumir mais serviços do que aqueles que não têm nenhuma proteção. Sabendo que essa modalidade induz à produção de serviços em menor quantidade ou com menos qualidade e a um maior encaminhamento para especialistas, os consumidores podem chegar à conclusão de que isso está acontecendo com eles, abandonando em consequência o convênio ou não renovando o contrato, o que resultará em redução nos ganhos dos profissionais (Beazoglou et al., 1988).

Para prevenir eventuais conflitos entre os próprios interesses e os dos clientes, o cirurgião-dentista deve procurar estabelecer com a maior precisão possível os serviços cobertos, fundamentar seu trabalho no conhecimento epidemiológico adequado sobre a situação de saúde bucal da população sob seus cuidados e conferir toda a transparência possível a seu trabalho, informando às pessoas sobre suas necessidades e os procedimentos clínicos e preventivos a serem realizados (Marcus et al., 1995; Friedman, 1996).

A adoção do modelo de capitação, substituindo em parte o regime de pagamento por ato, tem sido considerada positiva no Reino Unido (Holloway et al., 1997; Bradnock e Pine, 1997). Áustria, Dinamarca, Irlanda, Holanda e Suécia (Oxley e MacFarlan, 1994) também passaram recentemente a empregá-lo de forma preferencial.

Tendo em vista as críticas à política de privatização dos cuidados de saúde seguida no passado pela previdência social no Brasil, ancorada no pagamento por ato médico, experimentou-se, também sem êxito, um regime de financiamento por conjunto de procedimentos ou *case payment* (vide descrição adiante neste tópico). Mais recentemente, já no bojo do processo de implementação do SUS, a Norma Operacional Básica 01/96 (NOB-SUS 01) introduziu o financiamento por capitação que previa a remuneração de atos médicos e odontológicos básicos segundo um valor fixo mensal *per capita* para cada município, de acordo com o tamanho da população local (Brasil, 1996, 2006b).

Ao colocar esse sistema em prática, o Ministério da Saúde estabeleceu em 1998 um Piso Ambulatorial Básico (PAB), para que o município se encarregasse de prestar alguns serviços em princípio universais. Outros serviços de referência, maior complexidade e hospitalização continuaram sendo pagos por ato. Na prática, o PAB foi apropriado pelo município, enquanto os profissionais que prestam os serviços, continuaram a ser remunerados por salários, se funcionários públicos, ou por procedimento, se provedores privados.

Outro exemplo: o Programa de Assistência à Saúde (PAS), aplicado pela Prefeitura Municipal de São Paulo a partir de 1996 (gestão de Paulo Maluf), transferiu em regime de comodato as instalações pertencentes ao poder público para cooperativas privadas que ganharam a concessão dos serviços médicos, odontológicos, hospitalares, de complementação e auxílio diagnóstico etc., em troca de um valor total *per capita* de R$ 10 ao mês, sem cobrança direta de valores adicionais dos clientes, ou seja, sem copagamento (Cooperativas, 1995; Bastos, 1996).

A experiência se deu de modo muito dependente de injunções políticas, sofrendo severas críticas não só dos partidos de oposição, como também de sanitaristas e gestores ligados ao SUS. Seguindo o padrão dos sistemas fundamentados na capitação no sentido de que "quanto menos serviços prestados, melhor", as cooperativas alardeavam a redução de grande número de atos desnecessários graças a análises mais criteriosas, caso a caso, visando a maximizar seus lucros. Contudo, a administração municipal passou a enfrentar dificuldades de caixa para manter em dia o financiamento da rede terceirizada (O Estado de São Paulo, 1995, 1996) e o programa foi definitivamente suspenso na gestão seguinte.

Algumas clínicas privadas brasileiras de prevenção e de promoção da saúde bucal têm lançado mão do regime de capitação com relativo êxito, principalmente quando recebem clientes sem necessidades acumuladas – odontologicamente aptos – e que se comprometem a manter-se em condições de higidez ou a tratar eventuais problemas.

O modelo é financiado mediante uma remuneração *per capita* mensal fixada em contratos de 1 ano, renováveis por mútuo consentimento. Nesse caso, o interesse de prestar menos serviços vale somente para as práticas curativas de maior custo. As ações preventivas e educativas, ao contrário, são estimuladas inclusive em contratos que preveem consultas regulares com intervalos mensais, quadrimestrais ou semestrais, de acordo com o nível de risco de cada paciente, para receber aconselhamento de autocuidados e serviços profiláticos. Caso o cliente se apresente com necessidades acumuladas, o tratamento costuma ser feito mediante pagamento por ato, até deixá-lo apto a participar do plano por capitação. A maioria dos planos de promoção da saúde bucal, a exemplo de todos os demais que trabalham por capitação, prefere firmar contratos coletivos com empresas, associações de moradores ou membros de alguma categoria para reduzir riscos de perdas financeiras.

Cabe observar que nem sempre o regime de custeio pelos clientes corresponde ao regime de pagamento do profissional. Em muitos casos, a contribuição é feita *per capita* a um terceiro, mas este assalaria os cirurgiões-dentistas ou os paga por unidade de serviço.

Assalariamento

Nessa modalidade, os cirurgiões-dentistas e os demais recursos humanos trabalham como empregados ou funcionários e recebem determinada quantia, geralmente mensal, para ceder uma parte do seu tempo e realizar um conjunto de atividades de acordo com sua formação profissional e as normas do contratante (McGuire et al., 1988).

Trata-se do regime típico das unidades de saúde pública e serviços oficiais em geral, sendo também comum entre empresas privadas. Para o profissional, mesmo que a remuneração não seja das mais compensadoras, há notórios atrativos na opção por um salário: a certeza de um ganho fixo; férias

---

* A cobrança de um *plus* por idade faz os planos de saúde, bem mais baratos para o governo, ficarem proibitivos na velhice, justo quando a pessoa mais necessita de cuidados médicos.

remuneradas; benefícios da previdência social; possibilidade de progressão funcional por mérito ou por antiguidade; e oportunidades de capacitação. Para servidores públicos, desde que sujeitos ao chamado regime estatutário, há também a manutenção da remuneração integral no caso de enfermidade e, principalmente, a garantia de estabilidade.

Ao retirar da agenda de preocupações a questão da falta de clientes e a consequente irregularidade na remuneração, o assalariamento reduz ou elimina situações de conflitos de interesse, propiciando o exercício profissional em bases eticamente mais seguras, centralizado nas condições epidemiológicas da comunidade e na situação de saúde e doença de cada paciente. Também parece ser a mais bem-sucedida quando utilizada em serviços submetidos a boas práticas de gestão que incluem necessariamente plano de trabalho, protocolos clínicos, supervisão, avaliação e capacitação permanentes.

O problema mais frequente no assalariamento reside nos valores da remuneração em geral baixos. No Brasil, esse problema, sobretudo quando combinado com uma gestão leniente – fenômeno não raro no setor público –, estimula deslizes, como absenteísmo, descumprimento do horário de trabalho e atendimento negligente. Um segundo tipo de problema, relacionado com os anteriores, consiste na ausência de incentivos, financeiros ou de outra ordem, na produtividade e no aumento de cobertura. Uma vez assegurada a remuneração, tende-se a trabalhar o menos possível. Aspectos potencialmente negativos relacionados com o trabalho assalariado estão listados no Quadro 3.4.

Algumas dessas distorções não são exclusivas do assalariamento, observando-se que há um bom número de exemplos positivos de gestão democrática e produtiva, com bons resultados em termos de nível de saúde da comunidade, com pessoal empregado sob essa modalidade de remuneração. Além disso, há uma pronunciada tendência, pelo menos no setor empresarial brasileiro, a cada vez mais substituí-la por modelos de "remuneração estratégica", variável, e com base na habilidade, em resultados ou no desempenho, como se refere adiante.

Remuneração por resultados

Também conhecida como prêmio de produtividade ou pagamento por peça, nos empregos do setor saúde, costuma estar associada ao regime de assalariamento, possibilitando o ganho de um *plus,* caso determinado limite de produção seja suplantado (p. ex., vínculo do *plus* ao número de consultas ou de restaurações).

Historicamente, a adoção do pagamento por peça coincidiu com a implantação das linhas de montagem industrial no início do século 20, visando a obter o máximo rendimento da mão de obra disponível, em um processo que depois originou os estudos de tempo/movimento e as áreas burocráticas de organização e métodos.

Ao longo do tempo, a remuneração por resultados acumulou insucessos e críticas, notadamente por direcionar a energia de trabalho para a tarefa e reforçar a cultura individualista e a prática de controles prioritariamente administrativos, ligados à produção, e não aos resultados (Wood Jr e Picarelli, 1996).

Diante da contínua perda de poder aquisitivo dos salários e vencimentos, muitas vezes a ideia dos prêmios de produtividade tem sido posta em prática no Brasil apenas como um mecanismo de compensação monetária, sem interesse mais concreto sobre eventuais aumentos da produção. Nesses casos, os limites mínimos de produção – acima dos quais o prêmio é pago – são propositadamente subdimensionados a fim de possibilitar que praticamente todos sejam beneficiados, embora não configure um aumento permanente, visto que, por não ser incorporado ao salário, pode ser retirado a qualquer momento.

Pagamento por caso (*case payment*)

Alternativa ao pagamento por ato (US), é mais comum na área médico-hospitalar, embora tenha sido oficialmente adotado também em Odontologia quando o ex-Inamps implantou esse método no país. Paga-se por um pacote de serviços ou por um episódio clínico independentemente da quantidade de atos (procedimentos) realizados no paciente ou do tempo de permanência na clínica (WHO, 1993). Um exemplo clássico refere-se ao de uma cirurgia cardíaca, para a qual se estabelece um preço global evitando seu fracionamento em múltiplos componentes ou atos.

A vantagem do método situa-se na simplificação dos controles, na diminuição de serviços desnecessários e na redução potencial dos custos. Seus efeitos foram mínimos no caso brasileiro, pois, na prática, a manutenção de uma "tabela de procedimentos" muito extensa e detalhada retirou-lhe a eficácia, deixando-a muito parecida com o pagamento por US.

Em Odontologia, o modelo de *case payment* tem tido aplicação restrita, embora possa ser positivo ao eliminar passos intermediários, como preparação cavitária, anestesia e sutura, e apenas considerar o produto final, por exemplo, a restauração, a exodontia, a cirurgia ou mesmo a alta (tratamento concluído).

Pagamento por hora clínica

Trata-se de uma modalidade muito usada por parte dos consultórios privados que praticam a odontologia liberal pura (comum, também, no caso de psiquiatras e analistas), constituindo-se na cobrança de uma importância preestabelecida em razão do tempo de permanência do paciente no consultório. Para o cálculo do valor da hora, é preciso conhecer os custos de produção e adicionar a expectativa de ganho líquido do profissional. O Quadro 3.5 apresenta uma estimativa básica para o mercado brasileiro, a qual deve ser adaptada à realidade local por cada cirurgião-dentista.

Quadro 3.4 Problemas relacionados com a remuneração funcional.

Redução no número de pessoas atendidas e de serviços realizados
Descumprimento de horários de trabalho
Tempo ocioso nas unidades de atendimento ao público
Atendimento despersonalizado
Reduzida confiança do paciente nos cuidados e nas prescrições recebidas
Baixa fidelidade do profissional ao paciente e vice-versa
Inibição da criatividade e do espírito empreendedor
Estilo burocrático de gestão
Trabalho orientado para satisfazer o superior hierárquico e as normas, e não a clientela e seus problemas
Incentivo à luta por promoções e ao carreirismo
Sistema de decisões pouco democrático, centralizado nas chefias

No exemplo, para obter um ganho líquido no mês de US$ 2.358, o cirurgião-dentista deverá ter clientes durante as 8 horas diárias de trabalho durante 22 dias, cobrando US$ 22,35 por hora. Estimando-se uma ociosidade de 20% do tempo total, o valor da hora clínica sobe para US$ 27,94.

Reembolso direto (direct reimbursement)

Originária dos EUA, onde existem diversos *Direct Reimbursement Benefit Plans*, essa modalidade tem crescido em boa parte pela pressão de entidades organizadas de cirurgiões-dentistas, como a American Dental Association (ADA; que fornece aconselhamento e apoio técnico aos interessados por meio de seu *Purchaser Information Service*, interessada em manter tarifas UCR – usuais, costumeiras e razoáveis – dentro dos princípios do livre mercado para os serviços prestados por seus associados).

Uma conta bancária é aberta no nome do empregador e distribuem-se as informações sobre o plano aos empregados. Os fundos acumulados e os eventuais juros permanecem na conta. O empregador deposita uma importância em dinheiro, mensalmente, para seus empregados, que, por sua vez, pagam do próprio bolso suas despesas odontológicas, sendo automaticamente reembolsados pela conta bancária por meio da apresentação de um comprovante. Os serviços odontológicos são de livre escolha do empregado, podendo incluir ortodontia, serviços cosméticos, próteses etc., mas o reembolso é feito dentro dos limites do plano. Caso a despesa ultrapasse o montante disponível, a diferença deve ser coberta na forma de copagamento, ou seja, por conta do beneficiário (Christensen, 1994).

As vantagens dessa modalidade dizem respeito à inexistência de gastos com administração e lucros de intermediários (operadoras de seguros e planos de saúde), bem como à manutenção de preços de mercado pelos profissionais. Evidentemente, o reembolso direto só se aplica a empresas dispostas a fazer depósitos significativos para seus empregados, considerando-os um benefício adicional em relação aos salários.

Daqui em diante, examinam-se formas de remuneração variável.

Pagamento de bônus (flat rate ou bonus payment)

Sob essa denominação genérica, enquadram-se diversos tipos de pagamento variável a empregados ou funcionários, em oposição aos salários fixos. De modo geral, perseguem-se três objetivos com a decisão de implantar a remuneração variável:

- Estabelecer um vínculo entre o desempenho e a recompensa, incentivando o alcance de resultados cada vez melhores
- Responsabilizar a força de trabalho com os dirigentes e coordenadores pelo alcance de resultados bons/ruins pela empresa ou instituição
- Transformar custos fixos em variáveis, de modo a resistir a eventuais períodos de dificuldades de custeio.

Essa modalidade inclui a concessão de salário indireto na forma de benefícios (carro, gasolina, custeio de estudo, plano de saúde, *ticket* alimentação, vale transporte etc.), participação nos lucros, pagamento de um bônus e remuneração por resultados, habilidade e desempenho. Os quatro últimos modelos são analisados a seguir.

A modalidade de *bônus* (flat rate ou bonus payment) significa o pagamento direto de um montante preestabelecido e global, sem flutuação durante o período do contrato ou convênio, a fim de realizar um conjunto de serviços para determinado número de pessoas (WHO, 1993). Faz-se um orçamento global para custear a atividade, repassando esse montante

Quadro 3.5 Orientação para o cálculo do valor e da hora clínica.

Custos de produção	Base de cálculo	Valor (em US$ 1,00)*
Aluguel	Valor médio no país	417,00
Condomínio	Valor médio no país	72,00
Impostos e taxas	Exceto imposto de renda	52,00
Entidades de classe	Anuidade ÷ 12	52,00
Luz/telefone	Valor médio no país	104,00
Salário secretária	Piso salarial + encargos	208,00
Encargos profissionais	INSS, Previdência privada	66,00
Limpeza	Semanal + material	93,00
Capacitação	Cursos, livros, congressos	104,00
Contador	Valor médio no país	112,00
Manutenção de equipamento	Valor médio no país	104,00
Material consumo	Diversos, em Odontologia	104,00
Subtotal 1 – Despesas gerais		1.488,00
Consultório e instalações (depreciação)	Preço básico U$ 10.420.00 e 10 anos de duração	86,00
Remuneração profissional	Estimativa do Dieese (inclui insalubridade e imprevistos)	2.358,00
Total		3.934,00
Custo mínimo da hora clínica	Total ÷ 22 dias ÷ 8 h	22,35

* Conversão monetária com valor médio em 06/97 de US$ 1,00 = R$ 1,0748 conforme OANDA (2011).
Fonte: Garcia (1997); Oanda (2011).

ao profissional ou à equipe encarregada de sua execução. Por exemplo, em um programa de atendimento preventivo a 20 mil crianças de uma cidade de porte médio, o valor dos insumos foi estimado em R$ 12.000 no total, ao qual houve o acréscimo de R$ 4.000 para remunerar a parcela de tempo despendida (4 dias em cada mês no qual o trabalho era realizado) pela equipe, chegando a um bônus no valor de R$ 0,80 por criança.

Assemelha-se ao pagamento por empreitada, no qual o trabalhador recebe uma quantia para realizar o serviço combinado. A remuneração por desempenho (Reper) vista a seguir compreende uma alternativa bem estruturada de *bonus payment*.

Em Odontologia, a modalidade presta-se bem para remunerar ações preventivas para grupos de pessoas, como no caso de aplicações tópicas de flúor ou de ações de educação em saúde, possibilitando que a supervisão e o controle sejam exercidos em razão dos resultados alcançados em termos de redução de doença ou assimilação de conhecimentos e práticas saudáveis pelo grupo coberto. Do mesmo modo, é aplicável na realização em casos de vacinação em massa, em levantamentos epidemiológicos e em todo tipo de ação preventiva/educativa que possa ser concretizada coletivamente.

Remuneração por habilidade

Os sistemas de remuneração por habilidade (SRH) ou por conhecimento objetivam premiar os funcionários, técnicos e profissionais que demonstrem poder de adaptação a novas realidades, aplicação de novas tecnologias, manipulação de novos produtos, mudanças de comportamento da sociedade e da clientela, em um mundo que está em contínua e cada vez mais acelerada transformação.

No SRH, o profissional é remunerado em razão das habilidades certificadas que consegue alcançar. Há requisitos para conseguir a certificação para uma nova habilidade, então é preciso demonstrar capacitação prática e domínio do conhecimento. Em Odontologia poderia ser, por exemplo, a transição da clínica geral para um trabalho mais especializado, como realização de cirurgias, tratamento endodôntico ou atendimento de pessoas com algum grau de deficiência, ou mesmo maior envolvimento com a comunidade (saúde da família).

Não se trata, portanto, do mecanismo tradicional de conferir aumentos ou gratificações para quem, por exemplo, conclui um curso de pós-graduação *strictu sensu* (mestrado ou doutorado) ou *lato sensu* (residência, especialização), como típico na área acadêmica e tem se tornando comum em algumas instituições públicas de saúde. A certificação consiste em um processo interno que pode ser favorecido pela obtenção de um título acadêmico, mas esse não é o fator determinante. O tempo de serviço também é um elemento secundário para a progressão funcional e financeira, cedendo espaço para a capacidade demonstrada no desempenho de novas funções.

Ainda pouco utilizado no campo da saúde e em toda a área social, a experiência nos chamados setores de ponta da economia tem mostrado que o SRH encontra dificuldades e pode acumular problemas ao ser implantado onde existe uma larga tradição de remuneração funcional. Muitas pessoas gostam de desempenhar as mesmas funções para as quais sabem que estão de fato capacitadas e, com frequência, resistem a inovações. Embora demonstrem dificuldade de adaptação a mudanças, são eficientes no que fazem. Em um ambiente muito competitivo, ficam em desvantagem e passam a trabalhar contra o novo modelo, reduzindo o *sprit-de-corps* na instituição e, ao final, o nível de produção.

Remuneração por desempenho

O modelo de remuneração por desempenho, ao contrário do anterior, apresenta características mais próximas da realidade vivida nos setores sociais em geral e nas profissões de saúde em particular. Caracteriza-se pela contratação de pessoal vinculada à apresentação de um projeto com metas definidas a serem cumpridas em determinado período, premiando o desempenho, ou seja, o cumprimento dos compromissos assumidos. Pode ser considerada uma variante moderna do *flat rate* ou pagamento de bônus, como já exposto.

O projeto pode ser individual, mas em geral se refere a uma equipe. Por exemplo, uma equipe composta de dois cirurgiões-dentistas, três técnicos de higiene dental e um atendente de consultório dentário se propõe a reduzir em 30 a 40% a incidência de cáries em dentes permanentes e decíduos de 15 mil crianças de 4 a 12 anos de idade, por meio de aplicações tópicas de flúor, educação em saúde bucal, escovação orientada, controle da dieta, cuidados clínicos a lesões preexistentes, visitas domiciliares a casos críticos (alto risco de cárie), acompanhados de exames periódicos de base epidemiológica no início, meio e fim do período de 2 anos de contrato. O orçamento total é de R$ 259.200 ou R$ 10.800 ao mês, sem encargos sociais, representando um custo médio total de R$ 17,28 por criança. Estima-se que o êxito do projeto evitará o aparecimento de cerca de 24 mil novos dentes cariados e um gasto em volta de R$ 480 mil, proporcionando, por conseguinte, uma economia de pouco mais de R$ 220 mil, ou R$ 0,85 para cada real aplicado. A metade do orçamento dedicado a pessoal é pago regularmente em 24 parcelas mensais e a outra depende do cumprimento das metas de acordo com indicadores de produção e resultados.

Essa sistemática pode ser aplicada para o pessoal já contratado ou para novas contratações, tornando-se compatível com o exercício de funções de apoio, administração, produção e direção. A manutenção de um piso salarial como componente da remuneração total tem a vantagem de evitar problemas de ordem trabalhista, mas é viável condicionar toda a remuneração aos objetivos e às metas do projeto.

Os problemas clássicos do método de remuneração funcional podem ser superados com a adoção da remuneração por desempenho. Suas principais vantagens são: foco nos resultados e na melhora das condições de saúde ou de acesso aos serviços por parte da população; diminuição de etapas burocráticas; relacionamento entre profissional e supervisor centrado nos objetivos do projeto, e não no cumprimento de horários e de normas administrativas; maior cumprimento espontâneo de horários; maior dedicação e interesse pela saúde da clientela.

Pode não haver sucesso em instituições pouco flexíveis, com resistência forte de grupos de empregados interessados em manter regimes tradicionais de remuneração, ou quando a remuneração por desempenho é implantada menos para obter ganhos de qualidade (em termos financeiros e de produtividade) do que para substituir a retirada de vantagens monetárias antes conquistadas. Especialmente nesse último caso, os profissionais e funcionários/empregados tendem a relacionar o novo regime com uma simples substituição pró-forma destinada a reduzir seus ganhos ou a impedir aumentos.

Síntese das modalidades de remuneração

A consolidação das dez modalidades apresentadas no Quadro 3.6 procura dar uma ideia comparativa em termos dos resultados de cada uma quanto ao número de pacientes atendidos, ao número de atos por intervenção ou consulta, às vantagens financeiras para o profissional, às vantagens gerais para a clientela (melhor acesso ou atendimento) e à redução global de gastos com saúde em um país, região ou cidade.

Nenhum método é inteiramente positivo ou negativo e a interpretação de suas vantagens/desvantagens depende, em boa parte, do ponto de vista de quem faz o julgamento. Assim, as eventuais vantagens financeiras do prestador de serviços podem não ser compatíveis com os interesses da clientela em obter mais e melhores serviços. O número de ações realizadas em cada intervenção deve depender das características clínicas do problema submetido a tratamento, e não a interferências do método de remuneração. Por fim, a diminuição de gastos não essenciais com saúde compreende um objetivo a ser atingido praticamente por todos os países, tanto os mais ricos, submetidos a custos crescentes com medicina de ponta, quanto os mais pobres, que não podem desperdiçar os poucos recursos de que dispõem.

SAÚDE SUPLEMENTAR | PLANOS E SEGUROS DE SAÚDE NO BRASIL

No Brasil, há quatro possibilidades principais de acesso a serviços de saúde, todas com alguma participação direta ou indireta (incentivo fiscal e/ou regulação) do Estado:

- A forma tradicional, via prestadores privados autônomos, com pagamento direto pelos clientes
- Pelo SUS, que oferece atendimento universal, integral e gratuito (financiado exclusivamente com recursos públicos). A única exceção refere-se ao Programa Farmácia Popular, no qual a distribuição de alguns medicamentos por farmácias privadas credenciadas requer a participação do beneficiário no custeio (copagamento)
- Por meio de planos de saúde suplementar bancado pelas empresas e pelas famílias
- Pelo subsistema de atenção aos servidores públicos civis e militares custeado com recursos públicos e contribuições dos servidores.

Iniciado timidamente com as primeiras empresas de medicina de grupo no começo dos anos 1960, o chamado "subsistema de saúde suplementar" (Conferência, 1997) ganhou fôlego e expandiu-se de maneira acelerada no final da década de 1980 e nos anos 1990 (Buss, 1995; Brasil, 1990; Link, 1997). Isso aconteceu justo quando eram dados os primeiros passos mais efetivos na construção do SUS e pode-se atribuir a combinação dos seguintes fatores:

- Notórias dificuldades de acesso ao serviço público de saúde. O SUS, embora seja democrático por concepção, só tem conseguido ser universal e igualitário, de fato, nos dois extremos da escala de serviços oferecidos:
  - Nas prestações mais simples e baratas, como as imunizações, e nas prestadas coletivamente (p. ex., vigilância sanitária)
  - Nas mais complexas e caras, como nos transplantes não cobertos pela medicina suplementar, nas hemodiálises e nos medicamentos de alto custo, os quais são inacessíveis até mesmo para a população habitualmente usuária da medicina liberal pura (pagamento direto)
- Sentimento predominante na sociedade como um todo quanto a uma gradativa deterioração dos serviços públicos de saúde; essa percepção decorre tanto de experiências vividas e da influência das frequentes mazelas divulgadas pela mídia, como de preconceito, elitismo ou simples descrença no sistema público
- Sensação de segurança proporcionada pela posse de um plano ou seguro de saúde, que, supostamente, garantiria, sempre que necessário, um atendimento pronto, eficaz e de qualidade superior ao proporcionado pelo SUS
- Impossibilidade para a maioria das pessoas de arcar, salvo ocasionalmente, com os altos custos da medicina liberal.

Nesse contexto, a medicina supletiva se tornou uma alternativa importante às opções convencionais do passado representadas pelo atendimento público sem custo direto para o usuário e pela prática liberal.

Quadro 3.6 Incentivos proporcionados por dez métodos de remuneração a profissionais de saúde bucal.

Método	Nº de pacientes	Nº atos por consulta	Vantagens $ para o profissional	Vantagens para a clientela	Redução global de gastos
Por ato	❖	❖	❖	■	■
Capitação	❖	■	❖	❖	■
Salário	■	■	■	●	❖
Por caso	×	■	■	●	■
Hora clínica	❖	■	❖	■	■
Reembolso	❖	❖	❖	■	■
Bônus	●	■	■	❖	❖
Resultado	❖	❖	❖	■	■
Habilidade	×	●	●	●	❖
Desempenho	●	●	❖	❖	❖

❖ Incentivo para produzir mais ou auferir benefícios ou reduzir gastos globais.
■ Incentivo para produzir menos ou ter desvantagens ou aumentar gastos globais.
● Situação neutra, sem incentivos para um ou outro lado.
× Indica que não é relevante nessa modalidade ou os efeitos não são conhecidos.
Fonte: WHO (1993); Coopers e Lybrand (1996); Médici (1995); McGuire et al. (1988); Dal Poz e Varella (2000); Gosden et al. (2001); Cherchiglia (2002).

A importância econômica e social desse nicho relativamente novo do mercado formado por planos e seguros de saúde se expressa em dois aspectos de sua evolução. Primeiro, o crescimento constante da quantidade de pessoas cobertas. Segundo, o expressivo número de vínculos de profissionais (principalmente os mais jovens e/ou de menos renome) e de hospitais e outros estabelecimentos médicos (inclusive os mais afamados) e odontológicos com as operadoras de planos e seguros de saúde.

A cobertura total estimada para o subsistema de saúde suplementar na área médica era da ordem de 31 milhões de beneficiários em 1991 e não parou de crescer desde então, superando em 2008 o patamar de 40 milhões. Em dezembro de 2010 (Tabela 3.6), a cobertura ultrapassou a 45 milhões de pessoas, das quais 44% correspondiam a titulares dos planos (o restante compunha-se de dependentes). Em valores percentuais, os planos médicos que em 2003 atendiam 18% da população passaram a cobrir 24% em 2010 (ANS, 2011).

Tabela 3.6 Número de beneficiários com Planos de Saúde Suplementar médicos e odontológicos no Brasil segundo a modalidade de operadora, 2000 e 2008 a 2017.*

Ano e área de assistência		Autogestão	Cooperativa médica	Filantrópica	Medicina de grupo	Seguradora	Cooperativa odontológica	Odontologia de grupo	Total
2000	Méd.**	5.256	7.805	1.108	11.920	4.603	—	—	30.692
	Odont.**	57	7	—	103	243	634	1.713	2.758
	Total	5.313	7.812	1.108	12.023	4.846	634	1.713	33.450
2008	Méd.	5.202	13.961	1.355	15.517	4.861	—	—	40.898
	Odont.	55	98	14	1.083	1.185	2.039	6.513	10.988
	Total	5.237	14.059	1.369	16.600	6.046	2.039	6.513	51.886
2009	Méd.	5.142	14.730	1.358	15.775	4.918	—	—	41.923
	Odont.	55	120	13	1.317	1.441	2.367	7.274	12.689
	Total	5.197	14.250	1.371	17.172	6.359	2.367	7.274	54.612
2010	Méd.	5.589	16.011	1.476	17.147	5.346	—	—	45.570
	Odont.	64	137	15	1.628	1.655	2.719	8.355	14.573
	Total	5.653	16.148	1.491	18.755	7.001	2.719	8.355	54.613
2011	Méd.	5.011	17.187	1.425	16.502	5.900	—	—	46.026
	Odont.	54	295	131	2.152	432	2.754	10.852	16.670
	Total	5.065	17.482	1.556	18.654	6.332	2.754	10.852	62.695
2012	Méd.	5.175	17.881	1.423	16.810	6.522	—	—	47.811
	Odont.	54	341	130	2.917	487	2.835	11.775	18.539
	Total	5.229	18.222	1.553	19.727	7.009	2.835	11.775	66.350
2013	Méd.	5.085	18.587	1.391	17.283	7.044	—	—	49.390
	Odont.	57	398	126	3.602	587	3.101	11.671	19.542
	Total	5.142	18.985	1.517	20.885	7.631	3.101	11.671	68.932
2014	Méd.	5.237	19.281	1.105	17.288	7.412	—	—	50.323
	Odont.	57	419	109	3.843	735	3.157	11.990	20.310
	Total	5.294	19.700	1.214	21.131	8.147	3.157	11.990	70.633
2015	Méd.	5.127	18.841	1.091	17.203	6.900	—	—	49.162
	Odont.	89	395	108	4.031	810	3.168	12.480	21.081
	Total	5.216	19.236	1.199	21.234	7.710	3.168	12480	70.243
2016	Méd.	4.866	17.820	1.040	17.385	6.544	—	—	47.655
	Odont.	87	407	103	5.387	914	3.189	11.732	21.819
	Total	4.953	18.227	1.143	22.772	7.458	3.189	11.732	69.474
2017	Méd.	4.791	17.600	979	17.682	6.331	—	—	47.383
	Odont.	84	433	104	6.025	998	3.250	11.775	22.669
	Total	4.875	18.033	1.083	23.707	7.329	3.250	11.775	70.052

* Os beneficiários correspondem ao número de vínculos ou contratos.
** Méd. corresponde a planos médicos; Odont. a planos odontológicos.
Fonte: ANS (2011, 2017).

A superação da marca dos 60 milhões de "vidas" depende a médio ou longo prazo da conjugação dos seguintes fatores:

- Manutenção (ou mesmo agravamento) dos padrões insatisfatórios de acesso e qualidade dos serviços do SUS
- Crescimento sustentável da economia agregando mais pessoas com poder de consumo à sociedade
- Redução de custos por parte das operadoras, com melhora substancial da competitividade dentro do setor
- Aumento da participação estatal no custeio de planos privados; essa hipótese é, seguramente, a menos conveniente das quatro, já que recursos notoriamente insuficientes para atender às necessidades do sistema público de saúde teriam de ser transportados para a saúde supletiva, fragilizando ainda mais o SUS.

Pode-se vislumbrar a dimensão econômica do setor supletivo pelo peso das despesas com planos e seguros de saúde sobre a folha de salários dos empregadores. Pesquisas de empresas de consultoria junto ao setor empresarial de médio e grande portes indicaram um forte aumento no valor médio das despesas com assistência à saúde (incluindo assistência médica, odontológica e farmacêutica), multiplicadas por três em relação à folha de pagamento das empresas participantes (Mercer, 1996, 1997, 2005, 2006; Towers Perrin, 1996, 2003, 2005, 2006).

As políticas empresariais de atenção à saúde para os funcionários estão mais presentes nas empresas de médio e grande portes, as quais, de maneira geral, concentram-se nas áreas mais desenvolvidas do país. Nos últimos anos, entretanto, tem aumentado o número de empregadoras de menor porte, em uma resposta atribuída, em parte, a estratégias de expansão das operadoras de planos de saúde que inclui um relativo desinteresse por planos individuais.* Mesmo assim, a maioria das empresas menores e praticamente a totalidade dos trabalhadores do setor informal e seus familiares permanecem dependentes do SUS, embora recorram, quando podem, a profissionais liberais, sobretudo nas chamadas "clínicas populares", em especial no caso de procedimentos eletivos de baixo custo.

Organização do subsistema supletivo de saúde

A Lei n. 9.656 que regulamenta os "planos e seguros privados de assistência à saúde", aprovada em outubro de 1998, alcança todas as pessoas jurídicas que operam nesse setor. Além de instituir um plano de referência obrigatório e estabelecer regras para coberturas de âmbito ambulatorial, hospitalar, obstétrico e odontológico, a lei – atualizada por sucessivas Medidas Provisórias (Brasil, 2006b) – veda a exclusão de cobertura a pessoas com doenças e lesões preexistentes (Brasil, 1998, 2006b).

O mesmo ato define o Plano Privado de Assistência à Saúde como a

> prestação continuada de serviços ou cobertura de custos assistenciais a preço pré ou pós-estabelecido, por prazo indeterminado, com a finalidade de garantir, sem limite financeiro, a assistência à saúde, pela faculdade de acesso e atendimento por profissional ou serviços de saúde, livremente escolhidos, integrantes ou não de rede credenciada, contratada ou referenciada, visando a assistência médica, hospitalar e odontológica, a ser paga integral ou parcialmente às expensas da operadora contratada, mediante reembolso ou pagamento direto ao prestador, por conta e ordem do consumidor.

Modelos organizacionais | Tipos e características

Existem basicamente seis tipos de operadoras no subsistema supletivo de saúde em funcionamento no mercado brasileiro, descritos a seguir.** Há, ainda, a possibilidade de um condomínio ou associação de empresas para operar e/ou ofertar planos de saúde.

Autogestão em entes públicos, com serviços próprios ou compra de serviços. Trata-se de um modelo de administração interna da própria empresa destinado à proteção exclusiva dos seus funcionários/empregados e dependentes. Como não tem custos com publicidade nem visa lucro, pode, em princípio, prosperar com custos inferiores aos das demais modalidades privadas geralmente empresariais. Opera com uma rede credenciada de profissionais, clínicas, hospitais ou por meio de serviços próprios com pessoal assalariado, podendo realizar, segundo uma tabela de preços, o reembolso de despesas feitas pelo beneficiário fora da rede. Faz parte do Comitê de Integração de Entidades Fechadas de Assistência à Saúde (CIEFAS), que congrega cerca de 120 empresas; a maioria é ligada direta ou indiretamente ao governo (Banco do Brasil, Vale do Rio Doce, Banco Central, Petrobrás, GEAP ou ex-Patronal, Ministérios etc.); concentra a maior parte de seus esforços na negociação de tabelas de preços com as entidades de representação dos profissionais, dos hospitais, do setor de medicamentos e outras. A gestão dentro de cada instituição é feita por uma "Caixa de Assistência à Saúde", "Caixa de Previdência", Fundação específica para gerir benefícios, Associação de funcionários ou fica a cargo do Departamento de Recursos Humanos ou de Benefícios (CIEFAS, 1997).

Autogestão no setor privado. Similar ao descrito para o setor público, caracteriza-se pela ausência de intermediação lucrativa, definição do plano de saúde como um benefício oferecido pela empresa (não há venda do plano aos empregados), coberturas e abrangência definidas segundo as possibilidades e as condições da empresa no mercado. Opera com pré-pagamento ou com pós-pagamento; nesse último caso, em geral, o plano se resume a uma mera intermediação para ofertar serviços a preços inferiores aos cobrados no mercado. Os valores estabelecidos são pagos pelo empregado posteriormente, mediante descontos na folha de salários. Pode ser multipatrocinada, quando duas ou mais empresas ou organizações se unem, sem visar ao lucro, formando um condomínio ou uma associação a fim de gerir um plano de saúde para seus empregados ou funcionários. O segmento é representado pela União Nacional das Instituições de Autogestão em Saúde (Unidas).

Cooperativas médicas. Trata-se de organizações constituídas por médicos que, além de coproprietários ou cooperados, prestam serviços e são remunerados na proporção dos atos que realizam. Além dessa remuneração, participam dos resultados contabilizados ao final de cada ano, quando a assembleia geral dos cooperados decide sobre a destinação das sobras que podem ser investidas no mercado de capitais, alimentar a pró-

---

* Tramita no Congresso Nacional (julho, 2011) uma proposta para que o empregador doméstico deduza de seu imposto de renda anual a despesa com Plano de Saúde (inclusive odontológico) concedido a seu empregado doméstico. Segundo a Federação Nacional de Trabalhadores Domésticos, o número desses trabalhadores seria superior a 9 milhões de pessoas, das quais 94% mulheres (Redenotícias, 2011).

** Operadora é a pessoa jurídica constituída sob a modalidade de sociedade civil ou comercial, cooperativa ou entidade de autogestão, que opere produto, serviço ou contrato relacionado com a área (Brasil, 1998; Brasil, 2001).

pria organização ou ser distribuídas como pagamento adicional, de acordo com o trabalho de cada um. Operam habitualmente por meio de direcionamento de clientela para a rede credenciada ou por livre escolha, mas, buscando reduzir cada vez mais os custos, têm lançado mão de unidades hospitalares e de pronto-atendimento próprias. Por vezes, trabalham no regime de custo operacional, cobrindo despesas médicas e hospitalares realmente pagas, acrescidas de uma taxa de administração. Não utilizam a alternativa de livre escolha com reembolso. A Confederação Nacional das Unimeds reúne as Federações estaduais, que, por sua vez, nucleiam as "Unimeds Singulares" ou "de Primeiro Grau", as quais, em 1997, chegavam a cerca de 320 em todo o país. Outras cooperativas formadas por médicos, sem fazer parte das Unimeds, são menos representativas. No campo da Odontologia, seguem esse regime as Cooperativas de Trabalho Odontológico – Uniodonto (Dalla Coletta et al., 1988).

Medicina de grupo. Modalidade que corresponde, no Brasil, às Health Maintenance Organization (HMO) norte-americanas, tendo sido pioneira no campo da assistência médica alternativa ao implantar a primeira empresa, em 1956, com a Policlínica Central na região do ABC paulista (Checchia, 1996; Abramge, 1977). Admite uma variedade de planos, mas, em geral, opera convênios grupais de pré-pagamento com rede credenciada. Para satisfazer às fatias de mercado compostas de executivos de renda mais alta, as empresas de medicina de grupo (EMG), que, em 1997, somavam mais de 550 no país, passaram a implementar o atendimento com livre escolha total, embora na maioria dos contratos haja direcionamento da clientela para a rede credenciada ou própria. Algumas dispõem de estrutura própria, com médicos assalariados (p. ex., Interclínicas, Amico), e outras atuam por intermédio de rede credenciada, como Amil e Blue Life. Parte das empresas atua de forma independente e parte está representada pela Associação Brasileira de Medicina de Grupo (Abramge). No conjunto, esta é a modalidade que detém o maior número de clientes, com forte concentração em São Paulo.

Seguro saúde. A livre escolha total é condição inerente às apólices de seguro de saúde. Quando começaram a atuar no Brasil, em 1976, as operadoras desse ramo estavam restritas a planos de reembolso de despesas assumidas com base na livre escolha total do cliente, cobrindo o grande risco (p. ex., seguradora Generalli); com o tempo, passaram a trabalhar também com pequeno e médio riscos, utilizando redes credenciadas (p. ex., Bradesco, Sul América, Cigna). As seguradoras são representadas pela Federação Nacional das Empresas de Seguros Privados e de Capitalização (Fenaseg). No mercado global de seguros, o ramo "saúde" é o que apresentou maior crescimento, passando de 3% do total de prêmios arrecadados em 1985 para 15,3% em 1995 (Checchia, 1996).

Planos de administração. A diferença com os planos de autogestão reside no fato de que, nos planos de administração, a gestão é feita por uma terceira empresa, especificamente contratada para esse fim. Esta pode ser paga pela organização contratante ou patrocinadora segundo um valor *per capita* ou por um percentual incidente sobre as faturas emitidas.

Modalidades assistenciais

De acordo com Checchia (1996), podem ser de livre escolha total, livre escolha dirigida, direcionada e referenciada.

- Na livre escolha total, o cliente vai ao profissional ou à clínica/instituição assistencial/hospitalar, efetua o pagamento direto e, depois, é reembolsado mediante apresentação do respectivo recibo/nota fiscal
- Na livre escolha dirigida, há uma rede à disposição do paciente, obviamente cobrando custos inferiores aos praticados pela linha top de mercado, com idêntico mecanismo de reembolso
- Na forma direcionada, o cliente deve deslocar-se até a sede ou o ponto de atendimento da operadora para receber uma guia ou senha a ser apresentada ao prestador de serviço, o que funciona como mecanismo de redução de custo, mas desagrada pelo componente burocrático que encerra. Não há pagamento direto, pois o prestador recebe do plano de saúde mediante apresentação de fatura ou de formulário apropriado. Procedimentos complexos ou de custo mais alto costumam requerer autorizações adicionais específicas
- Por último, o referenciamento que se fundamenta em uma tabela de preços com valores mais reduzidos que os praticados no mercado e até menores que os da ABO e AMB; o participante paga diretamente ao prestador. Na verdade, o referenciamento só funciona bem no acesso aos serviços de menor complexidade e baixo preço, sendo proibitivo em virtude do custo para casos que exijam alta tecnologia, hospitalização prolongada ou unidade de terapia intensiva (UTI).

Em geral, ao definir a cobertura em saúde para seus funcionários, as empresas optam entre:

- Planos sem livre escolha, que podem ser contratados com seguradora ou medicina de grupo com base em uma lista de profissionais credenciados ou ser planos próprios autossegurados, administrados pela própria empresa ou por terceiros, funcionando com credenciados e, às vezes, com rede própria
- Planos de livre escolha, com opção para reembolso sem nenhuma restrição, contratação com seguradora ou medicina de grupo e os planos próprios autossegurados igualmente podendo ser administrados pela empresa ou por terceiros
- Planos mistos, com possibilidade de optar por serviços de livre preferência do cliente mediante reembolso (em alguns casos calculado sobre uma tabela de valores) ou por uma relação de credenciados passível de utilização sem desembolso inicial direto ao prestador. Da mesma forma, é possível contratar ou ter planos próprios.

Modelos de custeio

Quando a instituição médica, o prestador de serviço ou a seguradora assumem o risco, diz-se que o financiamento é do tipo "segurado", tornando-se "autossegurado" quando o risco cabe à empresa ou à pessoa contratante dos serviços.

Para o financiamento dos planos coletivos de saúde, típicos das empresas de médio e grande portes, há três possibilidades ou modelos de custeio:

- Contributivo, quando os funcionários ou empregados assumem todas as despesas
- Não contributivo, no caso de o custeio caber somente aos empresários
- Participativo, sempre que o valor dos prêmios ou das despesas de tratamento seja dividido entre patrões e empregados.

Dois outros aspectos em particular merecem ser ressaltados. O primeiro se refere ao repasse para a sociedade como um todo dos custos das empresas com os planos e seguros de saúde oferecidos como *fringe benefits* para seus quadros. Essa transferência corre em duas vertentes:

- Pelo aumento dos preços nos bens e serviços, quando os gastos com saúde são considerados um componente operacional, embutidos na estrutura de custos de cada produto
- Abatimento no imposto de renda devido. Quando uma parcela das despesas, em geral referente à área administrativa, não pode ser repassada, então precisa ser assumida pela empresa para que o sistema continue a funcionar (Médici, 1991; Checchia, 1996; Andreazzi, 1990).

O segundo aspecto refere-se à insatisfação de prestadores e usuários.

Aos profissionais conveniados, causam aborrecimento a burocracia decorrente dos procedimentos de controle adotados pelas operadoras e a demora destas em creditar os honorários devidos. Mas é o valor pago pelos procedimentos, com poucas exceções considerado baixo, o principal fator de descontentamento. Tudo isso explica a alta rotatividade do elenco de prestadores no catálogo das operadoras; os médicos que geralmente começam sua vida profissional vinculando-se a várias delas ao longo do tempo vão gradualmente descartando-as, à medida que se sentem mais seguros e mais bem recompensados no exercício exclusivo da medicina liberal pura. Até alcançar esse novo estágio na carreira, resta ao profissional obter ganhos de escala, aceitando mais pacientes, o que pode ser desgastante ou comprometer a qualidade do atendimento pela diminuição do tempo dedicado a cada um.

O usuário, por sua vez, acaba sendo a principal vítima do conflito entre operadoras e prestadores. O descredenciamento do médico, um dos efeitos desse conflito, talvez seja pouco percebido pelo paciente ocasional, mas para o crônico, que necessita de acompanhamento permanente, trocar de médico é sempre um contratempo maior. O paciente também sofre com as exigências burocráticas, seja para obter autorização prévia para realizar determinados procedimentos (geralmente os mais caros), seja na demora para o reembolso de algum tratamento realizado fora da rede de referência (serviços credenciados por cada operadora); mas, sobretudo, pelo valor ressarcido que, na maioria das vezes, fica muito aquém do realmente pago.

Nem sempre a opção por um plano de saúde para fugir da fila do SUS é uma decisão totalmente bem-sucedida. Também na medicina suplementar há lista de espera, ainda que bem menos lenta e desconfortável que no setor público, pois consultas e exames podem ser agendados por telefone, possibilidade não disponível para a clientela do SUS. De qualquer forma, o atendimento pode demorar a ocorrer. Por isso, a ANS dispôs recentemente norma específica definindo prazos máximos para atendimento que variam conforme a especialidade procurada.

Modelos alternativos de atenção

A intensa crise que se abateu sobre a economia brasileira na segunda década do século 21 estimulou o surgimento de modelos alternativos de atenção médica e odontológica, aproveitando-se, por um lado, das limitações do SUS e de sua pouca aceitação pela população, e, por outro, pelas altas taxas de desemprego combinadas com os preços (proibitivos para a maioria das pessoas) praticados pelo subsistema de saúde suplementar monitorado pela ANS.

Dois esquemas surgiram ou foram expandidos nesse período. O primeiro, patrocinado pelo governo, envolveu várias tentativas de oferta de planos de saúde relativamente mais baratos com oferta restrita de benefícios ou serviços. Em 2013, a presidente Dilma Rousseff em reuniões com os proprietários das quatro maiores redes de planos de saúde discutiu a implantação de esquemas com mensalidades reduzidas mediante subsídios federais (para expansão de redes) e diminuição da carga de impostos. Em paralelo, assinou a Lei n. 13.097, em janeiro de 2015, abrindo o setor saúde para o capital estrangeiro. Mais tarde, já no governo de Michel Temer, o Ministro da Saúde defendeu de forma explícita a implementação de planos financeiramente considerados "acessíveis" à população de baixa e média renda, também com benefícios limitados a serem oferecidos pelas mesmas empresas que atuam no mercado brasileiro de saúde suplementar. Embora essas propostas não tenham se efetivado (exceto a lei que passou a vigorar de imediato), tiveram – junto a crescentes restrições no financiamento do SUS – efeito devastador sobre o sistema público de atenção à saúde originado da Constituição de 1988.

O segundo esquema teve como palco concreto o mercado privado que assistiu a um *boom* no aparecimento de clínicas populares, anunciadas como uma opção para quem não tem convênio e quer evitar o SUS. Como visto na Tabela 3.6, a crise provocou a perda de 2,7 milhões de clientes pelos planos médicos nos anos de 2015 e 2016 (fenômeno em parte compensado pelo aumento de 1,5 milhão pelos planos odontológicos).

Clínicas populares são velhas conhecidas dos brasileiros nas grandes cidades do país, mas agora a diferença está na constituição de redes mais estruturadas e voltadas para um padrão de cobertura populacional ampla, comercializadas abertamente em um claro desafio aos serviços privados tradicionais. Além dos preços mais baixos (em torno de R$ 50 a R$ 80 – ou 15 a 24 dólares – a consulta nas redes Dr. Consulta, Dr. Agora, Dr. Família, GlobalMed, Doctor's, Odonto Company, Sorridents, entre outras), anunciam-se como serviços de atendimento rápido e resolutivo. Prestando cuidados básicos, não oferecem encaminhamento a especialistas nem cobrem cirurgias, internações hospitalares e exames laboratoriais, serviços para os quais o paciente terá de utilizar o SUS ou um plano de saúde tradicional. Os profissionais que prestam as consultas, embora sub-remunerados, justificam seu envolvimento no ramo com a necessidade de ter uma clientela que, cada vez mais, não frequenta os consultórios tradicionais, cuja manutenção tornou-se inviável por seu custo.

Crescendo de maneira acelerada diante da falta de opções de quem necessita de atendimento para minimamente resolver seus problemas, essas clínicas alternativas, em geral, não estão sujeitas a padrões de qualidade nem a controles pelo sistema oficial de saúde, inclusive por atuarem desconectadas das redes de atenção pertencentes ao SUS ou comprometidas com a área supletiva. No desorganizado e vasto universo de instituições, empresas e profissionais que compõem o que se pode denominar o não sistema brasileiro de prestação de cuidados de saúde à população, as clínicas populares inicialmente não sofrem a rejeição que faz do conjunto dos planos de saúde o principal motivo de queixas aos órgãos de defesa do consumidor (o que lhes dá repercussão favorável na grande mídia). Com o sucesso obtido no mercado, algumas redes de clínicas populares começaram a chamar a atenção de gestores municipais que desejam responder à pressão popular pela oferta de mais atendimento médico e odontológico com baixo custo, o que torna nebuloso o futuro em relação ao papel que poderão exercer no país como um elemento (isolado ou não) do todo.

Planos de saúde suplementar em Odontologia

Embora a prática liberal de consultório isolado persista como a principal forma de atendimento odontológico, não só no Brasil, mas praticamente em todo o mundo, cada vez mais se observa uma rápida expansão das modalidades alternativas, baseadas na presença de um terceiro elemento entre o profissional e o paciente, público (governo) ou privado (operadoras de seguro e de planos de saúde).

Reconhecido como uma categoria específica no universo da saúde suplementar, o segmento de planos de saúde odontológicos no Brasil – já na segunda metade dos anos 1990 – era considerado um dos mais promissores desse mercado. Entre dezembro de 2000 e março de 2006, sua clientela aumentou 27,7% ao ano, uma média muito superior à alcançada pelos planos médicos cujo crescimento anual ficou em 2,4% no mesmo período (ANS, 2006).

A Tabela 3.6 fornece os números referentes a "beneficiários" (número de vínculos ou contratos) por ano entre 2000 e 2010, por tipo de operadora e modalidade de assistência, mostrando que a área de saúde bucal, nesse curto período, mais do que triplicou sua participação no mercado, saltando de 8,24% para 26,68% em relação ao total de contratos médicos e odontológicos.

Contudo, os planos de saúde, diante dos preços médios mensais praticados no mercado, continuam acessíveis apenas a uma parcela limitada da população. A expansão dos planos de saúde odontológicos nesse mercado tem sido extraordinária (mais de oito vezes em 17 anos a partir de 2000) atingindo uma cobertura de quase 11% da população em junho de 2017, frente a 22,8% dos planos médicos. Ambos os casos refletem a incapacidade financeira da maior parte dos brasileiros, principalmente os idosos de baixa e média renda, que não têm como suportar preços que sobem segundo a faixa etária. Por sua vez, há dificuldades do setor em produzir soluções com boa qualidade e custos acessíveis para a grande massa de clientes potenciais.

Passados 11 anos em relação à realidade mostrada no Figura 3.3 (2017 comparado a 2006), observa-se uma tendência ao envelhecimento da clientela dos planos de saúde suplementar em Odontologia. Assim, agora o grupo de 60 anos dobrou, correspondendo a 6,7% da clientela; e, de maneira geral, os adultos (20 anos e mais) respondem por dois terços dos pacientes atendidos (ANS, 2017; Towers Perrin, 2006; Mercer, 2005).

Um "rol de procedimentos odontológicos" serve de referência mínima de cobertura para toda e qualquer operadora de planos de assistência odontológica (ANS, 1998; ANS, 2002). O catálogo inclui serviços de: diagnóstico; urgência/emergência; radiologia (periapical, *bite-wing* e oclusal); prevenção (orientação de higiene bucal, evidenciação de placa bacteriana, aplicação tópica de flúor e de selante, polimento coronário); dentística (incluindo restauração de quatro faces, de ângulo, a pino e de superfície radicular); periodontia (com raspagem gengival, curetagem de bolsa e imobilização dentária temporária); endodontia (de um a quatro ou mais condutos em dentes permanentes e temporários); cirurgia (incluindo apicetomias, biopsia, exodontia a retalho e múltipla, e frenectomia, entre outras).

Segundo a regulamentação da ANS (2000), há oito tipos de operadoras com atuação na área de saúde bucal:

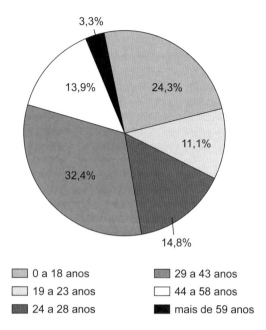

Figura 3.3 Cobertura populacional com planos odontológicos de saúde suplementar segundo o grupo etário – Brasil, 2006. Fonte: ANS (2006).

- Empresas de Odontologia de grupo
- Cooperativas odontológicas
- Seguradoras
- Administradoras
- Medicina de grupo
- Cooperativas médicas
- Autogestões
- Entidades filantrópicas.

As quatro primeiras serão examinadas em relação a suas especificidades para a área de saúde bucal. As quatro últimas consistem em organizações que operam no mercado médico e hospitalar, mas que têm carteiras oferecendo atenção odontológica. Dados sobre beneficiários (exceto para as administradoras que não contam com rede própria) estão na Tabela 3.6.

Empresas de Odontologia de grupo. Segmento constituído de empresas ou organizações de direito privado, com ou sem fins lucrativos, que oferecem serviços com base em rede própria com rede de consultórios credenciados, operando fundamentalmente em regime de pré-pagamento, ou seja, recebendo um prêmio mensal de valor fixo preestabelecido para prestar todo e qualquer tratamento que o beneficiário demandar, desde que previsto na cobertura oferecida pelo plano adquirido. A rede própria conta com consultórios e clínicas de propriedade da operadora, contratando cirurgiões-dentistas remunerados mediante salários, unidades de serviço, capitação ou por tempo de trabalho. A rede credenciada compõe-se de profissionais que trabalham em seus próprios consultórios e são remunerados com base em uma tabela de procedimentos e respectivos valores.

Cooperativas odontológicas. Sociedades sem fins lucrativos compostas por cirurgiões-dentistas sujeitas às normas da lei nacional do cooperativismo (Lei n. 5.764, de dezembro de 1971) e da ANS. As decisões são tomadas em assembleias de cooperados e os preços costumam ser padronizados em cada cooperativa. Embora a regra seja o pré-pagamento, há casos de pós-pagamento em que o usuário paga uma anuidade à cooperativa o que lhe dá o direito de ser atendido pela tabela básica (Dalla Coletta et al., 1988; Covre e Alves, 2002).

Seguradoras (odontológicas). Empresas que atuam no regime de oferta de serviços por reembolso (até determinado valor) de despesas com livre escolha e/ou com garantia de determinada cobertura junto a profissionais credenciados, estando reguladas pela ANS desde 2001 (Lei n. 10.185, fevereiro/2001).

Administradoras de serviços. Empresas que, financiadas por operadoras, não assumem riscos relativos aos planos de saúde, não dispondo de rede própria, credenciada ou referenciada de serviços odontológicos (ou médico-hospitalares), sendo conhecidas como redes de comercialização de "cartões de desconto", em geral, mediante pagamento pelo associado de uma anuidade, a fim de ter acesso a abatimentos de preços nos consultórios dos profissionais credenciados pelas operadoras envolvidas no sistema. O pagamento do preço com o desconto é feito diretamente ao cirurgião-dentista, sem participação da administradora, e o risco da operação é assumido pelo cirurgião-dentista. Em princípio, não há nenhuma restrição de cobertura quanto a tratamentos, pois sua efetivação depende apenas da capacidade de pagamento do proprietário do cartão. Entidades de classe odontológicas com frequência abominam essa modalidade, tendo em vista que pratica preços bem inferiores aos de suas tabelas.

É comum a adoção de planos que apenas dão direito de acesso a serviços por uma tabela de preços reduzidos, correspondendo à "modalidade assistencial referenciada" (Checchia, 1996). Nessa situação, faz-se o pagamento no ato ou posteriormente com ou sem de prazo ou parcelamento. Inexistindo poupança prévia, ou seja, um pré-pagamento, serviços mais complexos se tornam proibitivos ou são menos utilizados por parte de quem ganha salários baixos ou médios.

Embora os planos individuais sejam aceitos (com preços mais elevados), contratos coletivos envolvendo o conjunto dos trabalhadores, funcionários ou executivos de uma empresa ou instituição, constituem a regra geral. A empresa contratante dos serviços paga à empresa odontológica por serviço prestado, *per capita* com pré-pagamento, ou em regime de pós-pagamento, seguindo uma tabela que quase sempre inclui os custos de administração. Na prática, as operadoras têm procurado cada vez mais evitar planos individuais, os quais caíram de quase 20% do total de planos odontológicos em 2000 para 14% em 2010. Segundo Covre e Alves (2002), isso acontece porque, no caso de atendimentos odontológicos, os procedimentos costumam ser de baixo valor unitário, elevada frequência e de utilização imediata diante da predisposição do adquirente do plano a procurar os serviços o quanto antes, e de sua tendência a abandonar o plano tão logo conclua o tratamento.

A adoção de planos de saúde com ênfase preventiva, inclusive como estratégia de *marketing*, de vendas de serviços, tem sido costumeira no setor como refere Antunes (2000). O desenvolvimento de planos odontológicos voltados para a promoção da saúde e para a prevenção começou a prosperar no Brasil na última década do século 20, com a estruturação de clínicas voltadas para a manutenção da saúde bucal nas principais capitais. O objetivo é evitar o aparecimento de problemas, principalmente cáries e doenças periodontais, por meio da aplicação de um conjunto de medidas preventivas, com periodicidade que se adapte às necessidades do paciente e às características etiológicas e de evolução dos problemas. De acordo com o autor, o emprego de pessoal de nível técnico em larga escala e a ênfase em autocuidados de saúde por parte de cada cliente possibilitam uma redução de custos de produção de tal monta que viabiliza a inclusão de procedimentos curativos básicos ou de média complexidade (ampliação das coberturas) a preços competitivos, notadamente, para contratos coletivos.

A obrigatoriedade, estabelecida pela ANS, em relação à oferta de um conjunto mínimo de procedimentos em todo e qualquer plano odontológico, pode ter facilitado a opção por estratégias preventivas nas clínicas prestadoras de serviços, que se baseiam na eliminação das necessidades acumuladas de tratamento, em geral com cobrança por ato ou por abrangência de cobertura básica, e desenvolvimento de ações preventivas programadas remuneradas por capitação. Esse é o fundamento de sistemas nacionais, como os adotados primeiro na Holanda e, logo, no Reino Unido, bem como em diversos países europeus, nos quais pessoas odontologicamente sadias têm o direito de comparecer com regularidade ao consultório para receber os cuidados necessários financiados pelo sistema de previdência social ou por planos e seguros privados.

O Cartão de Saúde Bucal sugerido no Capítulo 4 (relativo à atenção de crianças e adolescentes) tem sido utilizado por parte de serviços públicos e privados com sucesso, por exemplo, na Holanda. Pode também ser firmado um *contrato de plano de prevenção odontológica programada*, pelo qual o paciente se compromete a comparecer ao consultório em intervalos estabelecidos segundo seu grau de risco para receber instruções de caráter educativo, cuidados preventivos e, se necessário, atenção curativa básica.* O pagamento previsto nesses contratos é o de um *per capita* mensal; a duração quase sempre é de 1 ano com renovações ou prorrogações automáticas desde que nenhuma das partes se manifeste em contrário. Os retornos podem variar de dois por ano, para pacientes de baixo risco, até quatro a seis para os de alto risco. Para a clínica odontológica, está implícito o interesse nos retornos, dentro do princípio de que representam economias de gastos com tratamento clínico.

ASSISTÊNCIA ODONTOLÓGICA NA EUROPA
Carolina Manau Navarro e Vitor Gomes Pinto (7ª ed.)

Um sistema de assistência odontológica compreende um conjunto de elementos integrados por recursos humanos e financeiros que atuam dentro de uma organização estruturada, regulada pelo esquema de política sanitária de um país, com o objetivo de atender às necessidades de tratamento odontológico da população e com a finalidade última de promover a saúde e prevenir a enfermidade bucal da comunidade a que pertence. Nesse contexto, visa a melhorar a qualidade de vida da população por meio de pesquisa, orientação, fornecimento de serviços, promoção da saúde e ações e ações preventivas.

Para obter uma visão global sobre os sistemas de saúde nos 27 países que compõem a União Europeia, com discriminação dos principais indicadores de cada país, ver o documento sobre os sistemas sanitários europeus elaborado pelo Ministerio de Sanidad espanhol (Espanha, 2013).

É evidente que a definição de sistema de assistência odontológica que se tem utilizado responde a um ideal do que ele deveria ser. Entretanto, nem todos os países têm os objetivos de saúde bucal nitidamente definidos, ou um sistema

---
* Os contratos podem ser coletivos, definindo o risco para cada indivíduo a partir do exame inicial – porta de entrada – ou para todo o grupo, quando houver informações epidemiológicas confiáveis disponíveis.

odontológico organizado, e, quando os têm, não existe uma correspondência entre eles. Os objetivos de saúde bucal têm evoluído nas sociedades desenvolvidas, desde o simples alívio da dor até a reposição dos dentes perdidos, a conservação dos dentes mediante procedimentos restauradores e reabilitadores e a prevenção das enfermidades bucais. Atualmente, a ênfase se encontra em não separar a saúde bucal da saúde geral do indivíduo, considerando a grande importância que a saúde bucal tem na qualidade de vida dos seres humanos. Não obstante, e apesar dos avanços observados, a maioria dos sistemas de assistência odontológica continua apresentando um enfoque predominantemente curativo e tecnológico, que responde de modo muito parcial às necessidades reais da população (Gift *et al.*, 1997; OECD, 2017).

Em um sentido mais amplo, a organização do sistema de assistência não se limita à prática pura do tratamento odontológico e à sua regulamentação, mas também inclui iniciativas em nível comunitário, como a implementação de atividades relacionadas com a propaganda e o consumo de produtos açucarados, a normatização do uso do tabaco, a rotulagem dos alimentos, a introdução e o controle dos produtos farmacêuticos associados à prevenção das enfermidades bucais, a política de educação para a saúde nas escolas, o enfoque do currículo das faculdades de Odontologia, a fluoretação da água de abastecimento etc. Médicos, nutricionistas, professores de escola primária, profissionais ligados ao ambientalismo, professores universitários, farmacêuticos e outros fariam parte do sistema de assistência odontológica, além, é claro, dos profissionais da Odontologia e dos administradores dos sistemas de atendimento odontológico (Gift *et al.*, 1997). O papel que todos os profissionais mencionados podem desenvolver na promoção da saúde bucal da população, pelas atividades próprias de seu campo de atuação, é evidente e, possivelmente, maior em seu conjunto que a influência estrita da provisão do tratamento das enfermidades. Neste capítulo, serão abordados concretamente os objetivos, a organização e os recursos relacionados com a prestação de cuidados odontológicos.

Objetivos dos sistemas assistenciais em odontologia

Esses objetivos variam muito de uma sociedade para outra, podendo oscilar desde a prevenção da enfermidade futura até o tratamento da enfermidade existente ou o controle da dor e das urgências odontológicas. Sua amplitude se dá pela responsabilidade que o setor público assume sobre a saúde bucal da população.

A responsabilidade do setor público, por sua vez, depende de vários fatores. Por exemplo, sociedades como a norte-americana apresentam características culturais de individualismo e independência que fazem a interferência do setor público não ser apreciada. No caso dos países socializados, pelo contrário, a saúde bucal é considerada um direito do indivíduo, a ser garantido pelo Estado. Outro fator de indubitável influência refere-se à economia de cada país, que determinará o grau de alcance dos objetivos. A cultura e a percepção no tocante à importância da saúde bucal também são determinantes, uma vez que, em muitos casos, os objetivos dos governos se baseiam nas demandas dos cidadãos. Se a saúde bucal é um assunto de baixa prioridade para a população, dificilmente o setor público estabelecerá objetivos amplos e custosos em termos de financiamento e provisão de recursos para o tratamento odontológico.

Os objetivos de um país para a política sanitária em geral, e para a saúde bucal em particular, determinam quais serão os grupos prioritários, que tipos de tratamento serão efetuados, quem administrará os tratamentos e onde serão administrados. Em geral, quando o objetivo é a prevenção da enfermidade, o grupo prioritário costuma ser o das crianças. Se o objetivo é tratar a enfermidade existente, os tratamentos primordiais serão os conservadores e reabilitadores. Nos países em desenvolvimento, o objetivo pode ser simplesmente o alívio da dor, podendo-se treinar pessoal com formação odontológica de nível médio para realizar exodontias nas zonas rurais. Os países de regime comunista, nos quais a odontologia privada quase não existe e a provisão do tratamento está a cargo do Estado, habilitarão clínicas estatais, distribuídas equitativamente, nas quais o tratamento odontológico será administrado à população. Todos esses são exemplos de como a política e os objetivos sanitários nacionais influenciam a organização e os recursos destinados aos sistemas de atendimento odontológico.

Organização dos sistemas

A organização descreve o que o sistema de atendimento faz com os recursos, ou seja, a forma como os profissionais e as instalações odontológicas estão coordenados e controlados quanto ao processo da provisão do tratamento. Na organização, incluem-se elementos como a elegibilidade dos pacientes potenciais, a estrutura do sistema e o processo de interação entre os pacientes e o sistema (Andersen *et al.*, 1995; Gift *et al.*, 1997).

Entendem-se por elegibilidade as condições que o paciente deve cumprir, ou as barreiras que deve ultrapassar, para acessar o sistema. Isso tem um significado muito amplo que depende dos diferentes sistemas e inclui condições como ter ou não um seguro odontológico, dispor ou não de dinheiro para pagar, ter o tipo de necessidade de tratamento que o sistema pode cobrir, a existência de meios de transporte para chegar às instalações onde os tratamentos são administrados etc.

A estrutura dos sistemas de atendimento refere-se às características dos fornecedores, às instalações onde a assistência é prestada e ao grau de centralização da coordenação e controle daqueles. A estrutura mais comum para a provisão do tratamento odontológico é o consultório odontológico independente, com um ou mais cirurgiões-dentistas, seguida de consultórios odontológicos públicos ou comunitários. Existem também policlínicas e serviços hospitalares de especialistas ou para casos que necessitem de cuidados especiais. Os fornecedores da assistência odontológica costumam ser o odontólogo e o técnico de higiene dental, com a colaboração dos atendentes e auxiliares. Em alguns sistemas, existem os terapeutas odontológicos, autorizados a fazer determinados tratamentos.

Já o grau de controle e a coordenação estatal podem variar desde uma completa centralização da organização, com instalações próprias do Estado, pessoal assalariado e objetivos pré-fixados, até sua desestruturação, com existência unicamente de prática privada, sem coordenação estatal, existindo uma gama de variações entre esses limites. Mais frequentes são os modelos mistos, em que, por exemplo, o tratamento das crianças está organizado, enquanto o dos adultos é livre; ou clínicas odontológicas públicas em áreas pouco povoadas e de difícil acesso, enquanto o restante da população é atendido nas clínicas particulares.

Sistemas básicos de atendimento odontológico na Europa

As principais características pelas quais se definem os diferentes tipos de sistemas são os mecanismos de financiamento e provisão. A partir dessa base, classificam-se em privados, de previdência social e estatais (WHO, 1986). De fato, é mais correto falar de sistema de financiamento e provisão privados (sistemas privados), sistemas de financiamento público (previdência social ou impostos gerais), provisão majoritariamente privada e antigos sistemas de financiamento e provisão estatal (sistemas estatais).

Em geral, os sistemas se diferenciam pela existência de grupos prioritários. Outras particularidades de interesse incluem: o lugar de trabalho dos profissionais (clínicas particulares ou públicas); o modo de remuneração destes (por procedimento odontológico e preço livre, por procedimento e lista de preços preestabelecida, por salário, por pagamento mensal fixo); o pagamento direto pelo paciente ou por meio de terceiros; a participação do paciente no custo do tratamento; a livre escolha do cirurgião-dentista pelo paciente e vice-versa; e a utilização de técnicos de higiene dental (que costuma ser considerada uma manifestação do enfoque preventivo do sistema; Arnljot *et al.*, 1985, Gift *et al.*, 1997, OMS, 1986; Espanha, 2013; Better Oral Health, 2014; OECD, 2017).

Nenhum país dispõe de um sistema único de atendimento odontológico, embora habitualmente exista um modelo predominante que coexiste com outros que prevalecem em menor grau.

Antes da descrição dos modelos básicos de atenção na Europa, é preciso analisar dois pontos com maior cuidado:

- Quais são os grupos prioritários e as diferentes opções feitas em vários países, de acordo com os objetivos políticos nacionais e de saúde pública
- Quais são os fatores que determinam a utilização dos serviços odontológicos.

Grupos prioritários

A escolha de grupos prioritários como receptores de programas especiais de assistência odontológica compreende uma iniciativa de cada Estado e responde a interesses políticos, orientação geral do sistema de saúde pública, problemas urgentes de saúde bucal e ideais de igualdade.

O grupo prioritário mais frequentemente selecionado em quase todos os países é o de crianças e adolescentes, em geral pelo pressuposto de que a prevenção da enfermidade e o tratamento nas idades jovens repercutirão em níveis melhores de saúde da população no futuro. Em alguns países, a assistência odontológica para esse grupo etário está subvencionada pelo Estado, mas a decisão de utilizar os serviços depende dos pais. Entretanto, tem-se observado que, mesmo quando o atendimento é gratuito, existem diferenças consideráveis entre as crianças que pertencem a diferentes níveis socioeconômicos quanto à cobertura de necessidades de tratamento. Por isso, alguns países dispõem de um sistema escolar de assistência odontológica, em que se oferecem tratamentos preventivos e curativos a todas as crianças escolarizadas, eliminando, assim, as barreiras culturais e assegurando-se a igualdade no direito à saúde bucal para esse grupo populacional. Outro motivo para escolher as crianças como grupo prioritário em programas escolares tem sido a hipótese de que, se elas se acostumarem a ir ao cirurgião-dentista, continuarão controlando-se e cuidando-se no futuro, embora isso ainda não seja apoiado por evidências (Andersen *et al.*, 1995, Arnljot *et al.*, 1985, Gift *et al.*, 1997).

Em alguns países (p. ex., Nova Zelândia, Canadá, Austrália, Indonésia), o atendimento odontológico a crianças e adolescentes é atribuição, em grande parte, dos terapeutas dentais, que se encarregam, em geral, do tratamento preventivo até a adolescência, do tratamento conservador e exodontias na dentição decídua, e do diagnóstico e encaminhamento ao odontólogo dos problemas na dentição permanente. Esses profissionais de nível médio possibilitam o atendimento às crianças com um custo menor e, inclusive, a atuação em zonas muito distantes, onde o número de profissionais é escasso. A diminuição nos níveis de cáries em crianças nos países desenvolvidos e o aumento da quantidade de cirurgiões-dentistas tornam a necessidade dos terapeutas progressivamente menor nos países ocidentais (Burt e Ecklund, 1992).

Outros grupos prioritários respondem a uma intenção do Estado de eliminar ou diminuir possíveis barreiras de determinados grupos ao acesso ao sistema de atendimento odontológico existente, as quais podem ser econômicas, culturais, geográficas ou físicas. Há países nos quais se consideram grupo prioritário as pessoas de baixa renda, os imigrantes ou grupos raciais minoritários, os grupos populacionais que vivem em zonas de difícil acesso geográfico ou pouco habitadas, os presos, os idosos ou os deficientes mentais.

Em alguns casos, os grupos prioritários são escolhidos em virtude de objetivos políticos alheios à saúde ou ao princípio de igualdade, ou por uma tradição mantida ao longo do tempo. Nos EUA, por exemplo, os veteranos de guerra e os que vivem nas reservas têm programas especiais. Na Inglaterra, às gestantes e às mães até 2 anos depois do parto são oferecidos importantes descontos na participação do custo dos serviços odontológicos.

Sistemas privados

O sistema privado de atendimento odontológico poderia ser considerado um não sistema, já que não está estruturado nem responde a objetivos de saúde pública de caráter nacional. Os sistemas privados apresentam as seguintes características (WHO, 1986):

- Os custos do tratamento são assumidos pelo paciente em sua totalidade, quer diretamente, quer pela contratação de seguros privados, os quais, por sua vez, podem ser individuais ou de todos os trabalhadores de uma empresa, de associações profissionais etc.
- A escolha do paciente potencial está determinada pela disponibilidade econômica do indivíduo ou pelo fato de que tenha adquirido uma apólice de seguro
- A cobertura depende essencialmente da demanda. O paciente tem direito aos tratamentos que esteja disposto a pagar ou incluídos na apólice de seguro aprovada por ele
- Os profissionais trabalham, geralmente, em consultórios particulares ou em clínicas pertencentes às companhias de seguros
- A forma de remuneração mais frequente do profissional se dá por procedimento odontológico e preço de mercado. Também pode ser por salário, no caso de profissionais contratados, e por lista de preços preestabelecida, ou por pagamento mensal fixo, no caso de profissionais que trabalham com companhias seguradoras

- Pode haver ou não grupos prioritários nos sistemas particulares, mas, quando existem, costumam ser crianças e adolescentes em quase todos os casos, ou pessoas de muito baixa renda, sendo o tratamento subvencionado pelo Estado.

Tradicionalmente, a prática privada tem sido individual, embora, cada vez mais, a tendência refere-se à prática em grupo, na qual vários profissionais com idênticas ou distintas especialidades trabalham no mesmo consultório. A prática privada da odontologia constitui a forma preferida pela maioria dos profissionais, uma vez que apresenta evidentes vantagens de flexibilidade de horários, instalações de acordo com as preferências do profissional, escolha de pessoal, independência etc. Entretanto, há inconvenientes na forma de custos fixos elevados, que devem ser cobertos independentemente dos lucros, e uma concorrência cada vez maior por causa do aumento do número de profissionais.

O problema principal da prática privada da odontologia refere-se ao fato de que os honorários que o profissional necessariamente cobra por seu trabalho não estão ao alcance de todos os indivíduos da sociedade, enquanto os preços de uma odontologia de qualidade tampouco podem ser diminuídos abaixo de certo limite não atingível para toda a população. Dessa maneira, embora o tipo tradicional de prática privada independente implique a livre escolha do profissional por parte do paciente, isso somente é verdade dentro dos níveis socioeconômicos médio e alto da sociedade, mas não para os grupos de baixa renda (Burt e Ecklund, 1992).

De início, nos EUA, e atualmente na maioria dos países desenvolvidos, foram organizados sistemas para reduzir um pouco e, sobretudo, para fracionar o custo da assistência odontológica para o paciente, na forma de diferentes tipos de seguros odontológicos ou sistemas de pré-pagamento. Esses seguros existem principalmente em países com sistema particular de assistência odontológica, mas também são comuns onde vigora o regime de financiamento público, para cobrir os tratamentos não incluídos no sistema.

Os seguros odontológicos privados são um sistema de pagamento por terceiros no qual o paciente, individualmente ou em grupo, paga uma apólice que lhe dá direito a determinada categoria de tratamentos. O cirurgião-dentista, quando realiza os tratamentos contratados, é remunerado pela entidade seguradora ou por terceiros. Dessa maneira, a entidade seguradora recebe o pagamento, assume o risco financeiro, paga os tratamentos recebidos pelos pacientes e oferece um serviço administrativo (Burt e Eklund, 1992).

Existe uma diferença fundamental entre os seguros odontológicos e os demais seguros. Nestes, todos os segurados pagam uma quantidade relativamente pequena em comparação com o risco coberto, mas somente alguns poucos utilizarão o seguro, o que permite manter o custo. Já nos seguros odontológicos, a maioria dos segurados fará uso regular dos serviços, por isso, melhor que um seguro, deveria ser considerado um método de pré-pagamento ou de pagamento fracionado e periódico pelos serviços que serão recebidos (Burt e Eklund, 1992).

Fatores que determinam a utilização dos serviços

Esses fatores variam nos diferentes sistemas em virtude das necessidades percebidas pelos pacientes e das facilidades de acesso.

A necessidade de atenção odontológica costuma ser entendida como o tipo e a quantidade de tratamento que os especialistas consideram a ser consumido em um período pela população para alcançar um estado adequado de saúde bucal. Nesse contexto, verifica-se que tanto a necessidade de tratamento quanto o estado de saúde bucal são determinados profissionalmente. Além disso, pode haver amplas diferenças entre a quantidade de tratamento determinada profissionalmente e a que indivíduos ou grupos da população percebem como realmente necessária, do mesmo modo que a noção de saúde bucal não é a mesma para o profissional e para o indivíduo (Burt e Eklund, 1992).

A demanda de tratamento – a expressão do desejo do paciente ou do público de receber cuidados odontológicos, de acordo com suas percepções –, pode ser apenas potencial ou efetiva. No primeiro caso, existe um desejo de receber tratamento não satisfeito por problemas que podem ser de acesso aos serviços odontológicos (falta de clínicas odontológicas, falta de dinheiro para pagar os serviços, problemas de deslocamento do paciente) ou de aceitação dos serviços (o indivíduo tem medo, acredita que o custo dos serviços é excessivo, não dispõe de tempo para ir ao consultório). No segundo caso, a demanda se torna efetiva porque se traduz em comparecimento ao serviço de saúde bucal para receber tratamento e é expressa como a porcentagem da população que visita o cirurgião-dentista em determinado tempo, geralmente 1 ano (Burt e Eklund, 1992).

Diversos estudos têm se ocupado em determinar quais fatores influenciam na utilização de bons serviços odontológicos (Arnljot *et al.*, 1985; Burt e Eklund, 1992; Petersen e Holst, 1995). Constatou-se, por exemplo, que a percepção pelo paciente de sua necessidade de tratamento odontológico é um dos maiores determinantes da utilização dos serviços. Algumas das mais importantes conclusões obtidas estão resumidas a seguir.

Sistema de financiamento público e provisão de tratamento principalmente particular

Abrangem os países nos quais o tratamento odontológico é financiado por fundos públicos, embora a maior parte do tratamento seja realizada por cirurgiões-dentistas particulares. De qualquer maneira, nenhum país tem um sistema único, grupo no qual há uma proporção variável de tratamentos odontológicos completamente privados, pagos diretamente pelos pacientes. Nesse sistema, existem dois grandes grupos principais: os Sistemas de Previdência (Seguridade) Social nacionais e os Sistemas de Seguridade Social Obrigatória. Os primeiros são organizados pelo governo para toda a população, financiados por meio de impostos, comum à inclusão de copagamentos bem definidos por parte dos pacientes (p. ex., o modelo Nórdico e o do Reino Unido, especificados mais adiante). Quanto aos Sistemas de Seguridade Social obrigatória, financiam-se por meio de contribuições determinadas por lei, reguladas pelo governo, de empregadores e empregados, administradas por organismos independentes. Este é o modelo Bismarckiano, descrito em outro tópico.

São características gerais dos sistemas de financiamento público e provisão privada (WHO, 1986):

- Os custos do tratamento são cobertos, em sua maior parte, por fundos coletivos. Costuma haver uma participação do paciente nos custos, quando este não se aplica aos grupos prioritários. O custo dos seguros privados depende da proporção da população não segurada, do grau de participação do paciente nos custos e da faixa de tratamentos cobertos
- A elegibilidade costuma englobar toda ou quase toda a população na maior parte dos sistemas, embora, em alguns,

limite-se a empregados e seus dependentes ou não cubra os grupos de população de alta renda
- A cobertura depende dos sistemas. Em geral, o tratamento conservador está incluído em todos os sistemas, assim como cirurgias, exodontias, tratamento preventivo e periodontal. A ortodontia, a prótese removível e as próteses totais são subvencionadas na maioria, e a prótese fixa somente em alguns
- Os profissionais trabalham, geralmente, em consultórios particulares, mas em alguns sistemas há clínicas públicas para grupos especiais
- A remuneração mais frequente ao profissional se dá por procedimento odontológico segundo tabelas estabelecidas periodicamente entre os representantes da profissão e os administradores do sistema. Existem países que permitem ao cirurgião-dentista cobrar do paciente honorários livres, mas o sistema somente cobrirá os custos de acordo com uma escala de preços e o paciente paga a diferença. O profissional pode receber o pagamento de seus serviços diretamente do paciente que, a seguir, é reembolsado, ou mesmo receber do paciente sua participação no custo e o restante é pago a ele pela administração. Alguns sistemas apresentam um pagamento por procedimento odontológico para adultos e por pagamento mensal fixo para crianças. Embora a maioria da provisão seja particular em alguns casos, os profissionais são assalariados em clínicas do setor público.

Nos países que adotam esse regime, os pacientes têm ampla liberdade de escolha do profissional, uma vez que quase todos os odontólogos participam do sistema.

Em geral, observa-se uma ênfase no enfoque intervencionista da prática odontológica e um estímulo ao sobretratamento e à adoção dos procedimentos mais bem retribuídos.

Sistemas estatais

As características dos sistemas de financiamento e provisão de tratamento estatal são (WHO, 1986):

- Os custos são assumidos pelo Estado em sua totalidade ou quase, podendo existir um pequeno pagamento pelo paciente em certos tratamentos mais onerosos, como a prótese, na condição de mecanismo moderador da demanda indiscriminada
- Toda a população tem direito a receber tratamento dentro do sistema
- Todos os tratamentos estão cobertos, dentro dos limites e das restrições econômicas impostas pelo Estado
- Os profissionais são funcionários públicos assalariados, que trabalham em consultórios pertencentes ao Estado, cuja localização está planejada para garantir a disponibilidade dos serviços para todos os cidadãos. Em alguns países com sistema estatal, permite-se um pouco de prática privada
- Em geral, há grupos prioritários definidos, principalmente crianças, que recebem controles e tratamento preventivo independentemente da demanda.

Desde as mudanças políticas ocorridas nos países do centro e do leste da Europa, incluindo os novos estados independentes da antiga União Soviética, os sistemas de financiamento e provisão estatal já não existem na Europa, uma vez que os países que estão atravessando um período de transição para diferentes modelos de financiamento público da saúde, geralmente pela previdência social, com contribuições obrigatórias dos trabalhadores.

Modelos de assistência odontológica nos países europeus

Estudos recentes sobre os sistemas de assistência odontológica na Europa manifestaram o fato de que continua havendo uma grande variabilidade entre os diferentes países. Existem múltiplas combinações de pagamento direto pelo paciente, seguros privados voluntários ou obrigatórios, além de sistemas nacionais de seguridade social. Também há diferenças em relação à amplitude da intervenção dos governos no planejamento e na coordenação dos serviços assistenciais e na obtenção de dados relativos à utilização de serviços e ao custo da assistência odontológica. Nas palavras de um membro do parlamento europeu (K. Kadenbach em introdução ao texto de Patel, 2012), "as notícias sobre saúde bucal na Europa são boas e más. Temos observado um progresso incrível nas últimas décadas na prevenção da cárie dentária em crianças. As más notícias dizem que possuir dentes cariados, perdidos ou obturados ainda é a norma, e não a exceção, e as doenças bucais permanecem entre os mais importantes desafios no campo da saúde".

O trabalho de Widström e Eaton (2004) sobre os sistemas de atenção nos países que pertenciam à União Europeia ou à Área Econômica Europeia (AEE) em 2003 chegou à conclusão de que é possível identificar seis modelos de atenção odontológica: nórdico, bismarckiano, beveridgiano, do Sudeste da Europa, híbrido e do Leste Europeu (em transição). Nesse trabalho, constam alguns dados globais muito interessantes: considerados em seu conjunto, os países europeus incluídos têm cerca de 300 mil odontólogos, com uma proporção de aproximadamente 1.550 habitantes por cirurgião-dentista, e o custo de todos os serviços odontológicos alcança a soma aproximada de 120 euros anuais por habitante.

As principais características diferenciais de cada modelo, segundo a síntese elaborada por Bravo e Llodra (2005), estão expostas a seguir, servindo de base para a descrição das particularidades da maioria dos países europeus:

- Sistema nórdico (Dinamarca, Finlândia, Noruega e Suécia):
  - Significativa implicação governamental na organização, na execução e no financiamento da saúde bucal
  - Acesso universal e gratuito para a população infantil e facilidades (subsídios) para a população adulta
  - O papel dos higienistas e de outros auxiliares nas clínicas é muito importante
  - Dados sobre a saúde bucal obtidos pelo governo (análises de efetividade e custos)
- Sistema bismarckiano (Alemanha, Áustria, Bélgica, França, Holanda e Luxemburgo):
  - Pequena ou nula implicação governamental no sistema baseado na obrigatoriedade dos seguros sociais para trabalhadores e empresários
  - Pagamento dos serviços odontológicos reembolsado por seguradoras públicas ou privadas
  - Dados de saúde bucal, geralmente referidos a custos, são recolhidos e apresentados pelos fundos sociais
- Sistema beveridgiano (Reino Unido):
  - Elevada participação governamental
  - Serviços odontológicos majoritariamente proporcionados por dentistas privados mediante contratos com o governo
  - Sistema financiado diretamente pelo governo
  - Dados de saúde bucal obtidos regularmente pelo governo
- Sistema do Sudeste Europeu (Chipre, Espanha, Grécia, Itália, Malta e Portugal):

- Essencialmente privado sem praticamente nenhuma implicação governamental
- O financiamento cabe à área privada com baixa participação governamental
- Dados sobre a área de maneira periódica fornecidos pelas organizações odontológicas ou por comunidades autônomas. Não há um registro nacional com financiamento público
• Sistema híbrido (Irlanda):
  - Sistema misto entre o bismarckiano e o britânico (beveridgiano)
  - Há um subsistema de atenção privada subvencionado para a população infantil
  - Dados proporcionados pelo governo em nível nacional
• Sistema do Leste Europeu (em transição, na Eslováquia, Eslovênia, Estônia, Hungria, Letônia, Lituânia, Polônia, República Tcheca):
  - Antigamente pertencente a um sistema estatal
  - Desde as mudanças políticas iniciadas em 1989, tornaram-se sistemas privado e bismarckiano.

Características do sistema de atenção odontológica em alguns países da Europa

O Quadro 3.7 procura resumir algumas das principais características dos modelos de atenção odontológica vigentes em 24 países europeus da parte ocidental do continente, considerando o sistema adotado, as especificidades de cada país, a relação quantitativa entre profissionais e população e, ainda, a representatividade dos gastos odontológicos no PIB, sempre utilizando a informação mais recente disponível. Os dados referentes ao número de habitantes por cirurgião-dentista provêm do Atlas da FDI, enquanto o CPO-D aos 12 anos tem como referência a informação mais recente disponível no Banco de Dados em Saúde Bucal da OMS (Gavriilidou, 2015). Em seguida, faz-se um resumo das condições encontradas no lado oriental da Europa, destacando as mudanças posteriores a 1989.

Países da Europa Oriental

Nos países do Leste Europeu, imperou até 1989 um sistema estatal quase puro, com financiamento e provisão públicos. Praticamente todos os dentistas eram assalariados e toda a população tinha direito a tratamento dental gratuito. A prática privada era escassa. Grandes mudanças se produziram nesse período, a partir da destruição do muro de Berlim e da queda do comunismo na ex-URSS, em 1991. Na antiga Alemanha Oriental, o sistema aos poucos se igualou ao da Alemanha Ocidental e, em 1992, cerca de 88% dos dentistas empregados anteriormente no Estado já haviam se organizado em práticas privadas (Widström et al., 2001). Em uma análise abrangente sobre o *status quo* e as tendências dos sistemas de saúde nos países da Europa oriental e central, Goldstein et al. (1996) afirmam que nas ex-economias socialistas não houve uma ruptura com o modelo anterior, caracterizado pelo financiamento público e pela cobertura universal, durante o período de transição política e econômica. Todos os países continuaram a oferecer cuidados de saúde por meio das estruturas públicas, mas, aos poucos, pressões fiscais passaram a limitar os benefícios. De início, foram cortados serviços não essenciais, como cirurgias cosméticas e próteses, além de alguns cuidados básicos (p. ex., Croácia, Macedônia, Polônia, República Tcheca, Eslováquia), mas a permanência da crise vem induzindo mudanças mais profundas, tendendo cada vez mais à definição de pacotes de benefícios menores e conforme os escassos recursos disponíveis.

A responsabilidade pelo financiamento dos cuidados à saúde tem sido transferida do orçamento estatal para fundos de seguro saúde descentralizados e semiautônomos. O governo procura assumir um papel de agente regulador e controlador do emergente setor privado de saúde. No entanto, nessa etapa inicial, há poucas regras efetivas para reger o mercado e as profissões de saúde. Mesmo na Polônia, onde o movimento sindical impulsionado pelo "Solidariedade" mantém-se ativo desde a década de 1980, as tentativas de regulamentação não têm se mostrado efetivas, com negociações sendo conduzidas entre órgãos governamentais e associações ou câmaras que representam apenas parcelas do total de cirurgiões-dentistas, dos médicos, enfermeiros e nutricionistas em atividade (Preker e Feachem, 1995). Ao que tudo indica, muitos países estão adotando o modelo bismarckiano como sistema de seguridade social que cobre parte dos custos odontológicos (Widström et al., 2001).

O número de cirurgiões-dentistas aumentou em quase todos os países do Leste Europeu e muitos se transferiram da prática assalariada para o regime de clínicas particulares. Ao coletarem informações sobre gastos em Odontologia em relação ao PIB, Widström et al. (2001) encontraram variações entre 0,1% e 1%. Suas análises, bem como de Janushwich et al. (2010) sobre o processo de transição na Hungria, na Polônia, na República Tcheca e, em menor detalhe, na Rússia, estão expostas a seguir.

Hungria

Quase toda a população está coberta pela previdência social nacional, custeada por aportes compulsórios de trabalhadores e empregadores. Todos os atendimentos são gratuitos até os 18 anos de idade (ortodontia até os 16). A população entre 18 e 60 anos deve pagar uma parte dos tratamentos, aporte muito reduzido para militares, aposentados, grávidas e enfermos crônicos. Aproximadamente 50% dos dentistas recebem salários pela previdência social nacional, e os demais trabalham em seus consultórios de maneira totalmente privada, embora mantenham contratos com os sistemas público e a previdência social, ou ambos.

Polônia

Até 1989, na Polônia o tratamento odontológico se dava em clínicas públicas, remanescendo um pequeno setor privado que começou a crescer a partir de então. Já em 1992, cerca de 80% dos dentistas atuavam na prática privada, ao menos em tempo parcial. Os fundos de saúde surgiram 7 anos mais tarde e hoje proporcionam atenção básica, com exceção, por exemplo, das próteses fixas e da endodontia em dentes multirradiculares em adultos. Crianças e jovens recebem um cuidado especial. Os dentistas em clínicas particulares têm contratos com os fundos de saúde (*sick fund*) para administrar os tratamentos cobertos e reembolsados pelo sistema. O restante dos tratamentos deve ser pago pelos pacientes com recursos próprios.

República Tcheca

Potencialmente, todos os dentistas trabalham na área privada. Desde 1992, há um sistema de seguridade social nacional compulsório destinado a 97% das crianças e dos adolescentes até os 18 anos, aos pensionistas e a dois terços da população

Capítulo 3 • Financiamento e Organização 61

Quadro 3.7 Características do modelo de atenção odontológica em 20 países europeus.

País	Modelo	N. de habitantes por cirurgião-dentista	% dos gastos nacionais em saúde bucal em relação ao PIB	Índice CPO-D aos 12 anos de idade	Observações – características específicas
Alemanha	Bismarckiano	1.582	1,1	0,7	A assistência de saúde pública é regulada pelo Sistema Nacional de Fundos de Seguros de Enfermidade (*National Legal Sick Fund Insurance System*), que, desde 1991, se estendeu às regiões da antiga Alemanha Oriental. Todas as pessoas com emprego e renda inferior a determinado limite devem pertencer obrigatoriamente a algum seguro de saúde oficial, e os de renda mais elevada podem escolher entre pertencer a um seguro de saúde oficial ou contratar um seguro privado. Praticamente toda a população pertence aos seguros de saúde oficiais, financiados em cerca de 50% por contribuições dos empregados e em cerca de 50% por contribuições dos empresários. Com relação ao tratamento odontológico, estima-se que os pacientes desembolsem cerca de 10% do custo total. Os seguros privados são pouco frequentes A maioria dos profissionais alemães trabalha pelo sistema de prática particular e colabora com os seguros de saúde oficiais. O paciente pode escolher livremente entre eles, obtendo serviços regulamentados por lei. Os serviços completamente subvencionados são diagnóstico, tratamento restaurador simples, endodontias, tratamento periodontal, profilaxia dentária, medidas preventivas individualizadas para crianças entre 6 e 19 anos, e ortodontia até os 18 anos. A prótese é subvencionada em cerca de 50%, e, se o paciente for ao cirurgião-dentista regularmente (1 vez/ano), é subvencionado em cerca de 60%. Desde 1997, os tratamentos protéticos a pacientes nascidos a partir de 1979 não são cobertos pelos seguros de saúde oficiais. O profissional é reembolsado por procedimento odontológico pelo seguro de saúde, segundo uma tabela de preços. O paciente custeia sua parte nos tratamentos protéticos ou naqueles não subvencionados. Na Alemanha, não existem programas estruturados de assistência infantil, embora haja programas de triagem realizados por cirurgiões-dentistas comunitários assalariados para crianças de 3 a 12 anos, encaminhadas para o clínico particular para receberem tratamento conservador e preventivo. No tocante a programas de prevenção, não há fluoretação da água e o sal fluorado está disponível somente desde 1992. Existem programas escolares de escovação supervisionada, administração de flúor tópico e educação em saúde pública. Os gastos odontológicos representam 10,6% dos gastos totais com saúde
Áustria	Bismarckiano	1.744	0,52	1,4	A forma dominante de financiamento se dá via seguridade social obrigatória para todos os empregados, tendo contribuições de trabalhadores e patrões administradas por organismos independentes (fundos de saúde ou *sick funds*). Em torno de 99% da população está coberta pelo regime de previdência social obrigatória
Bélgica	Bismarckiano	1.374	0,50	0,9	A forma dominante de financiamento se dá pela previdência social obrigatória para todos os empregados, com participação dos trabalhadores, empregadores e, também, do governo. Os organismos que administram essas contribuições organizam-se de forma independente, mas cooperam entre si em nível nacional nas negociações com os profissionais, por exemplo, para fixar os valores a serem pagos aos cirurgiões-dentistas
Chipre	Sudeste europeu	1.394	0,30	0,65	A ilha, de 9,2 mil km² (a terceira maior do Mediterrâneo) no mar Egeu, que ainda é um paraíso fiscal apesar da crise de 2013, tem no turismo o seu forte. Sem cursos de formação superior, todos os seus 839 dentistas são formados em escolas internacionais (em geral, do Reino Unido e dos EUA). 80% da população da República Cipriota Grega (2/3 do território, sendo o outro 1/3 de domínio turco), incluindo alunos de escolas primárias, pessoas de baixa renda, funcionários públicos e membros da Guarda Nacional, tem direito a tratamento gratuito em clínicas do governo, mas a maioria prefere ir a dentistas particulares e pagar por seus tratamentos

(*continua*)

Quadro 3.7 (Continuação) Características do modelo de atenção odontológica em 20 países europeus.

País	Modelo	N. de habitantes por cirurgião-dentista	% dos gastos nacionais em saúde bucal em relação ao PIB	Índice CPO-D aos 12 anos de idade	Observações – características específicas
Dinamarca	Nórdico	1.226	0,33	0,7	30% dos dentistas trabalham no setor público e são assalariados. A maioria dos adultos frequenta dentistas privados e uma parte do custo lhes é reembolsada por meio do Sistema Nacional de Saúde, que, desde 1973, é financiado principalmente pelos impostos gerais. Os pagamentos realizados pelos pacientes adultos contribuem até por volta de 74% do custo do tratamento odontológico, sendo este totalmente gratuito até os 18 anos. Os seguros privados estão moderadamente desenvolvidos. Praticamente toda a assistência odontológica até os 18 anos é oferecida em um sistema público, organizado em nível municipal. As crianças até os 18 anos têm direito a todo tipo de tratamento odontológico gratuito, aos cuidados do sistema nacional de saúde dinamarquês. Os adultos são atendidos em consultórios particulares e têm subvencionado diagnóstico, profilaxia, prevenção específica e tratamento periodontal, restaurador simples e endodôntico. A prótese não é subvencionada. O paciente adulto paga uma porcentagem menor dos tratamentos preventivos que dos conservadores para estimular o uso dos primeiros. Os odontólogos que atendem à população odontológico segundo tabela de preços, recebendo parte de seus honorários do sistema e parte do próprio paciente. As profilaxias e os tratamentos preventivos específicos são muito bem remunerados ao profissional. O tratamento protético não é regulamentado pelo sistema. A água de abastecimento não é fluoretada, mas o uso de flúor tópico é generalizado e os programas públicos de educação odontológica de saúde pública estão muito desenvolvidos
Espanha	Sudeste europeu	1.414	0,40	1,1	Dispõe de um sistema nacional de saúde subvencionado em sua maior parte pelos impostos gerais, e em uma proporção inferior a 30% por meio de contribuições de empregados e empresários. O consumidor recebe toda a assistência de saúde pública sem ônus, exceto os medicamentos, quando existe uma participação do paciente no custo. O sistema de saúde pública espanhol apresenta uma ampla cobertura na saúde geral, mas em Odontologia somente fornece consulta de diagnóstico, exodontias e cirurgia bucal e maxilofacial, tudo isso gratuitamente nos consultórios do sistema nacional de saúde, e aos cuidados de profissionais assalariados. Existem alguns programas de tratamento odontológico para a população infantil, mas não de âmbito nacional. Os mais desenvolvidos ocorrem nas províncias de Vasco e Navarra, onde os escolares de 5 a 14 anos têm direito a tratamento preventivo e conservador na dentição permanente, administrado, em sua maioria, por cirurgiões-dentistas particulares que cobram por pagamento mensal fixo, embora também os cirurgiões-dentistas da rede pública atendam à população escolar. O regime de capitação para as crianças está sendo expandido a outras partes da Espanha, como Múrcia e Andaluzia. As clínicas particulares são amplamente dominantes, cabendo aos pacientes remunerar diretamente o profissional por procedimento realizado. Os seguros odontológicos privados ainda estão pouco desenvolvidos e, em geral, apenas cobrem exodontias e profilaxia, e o restante do tratamento o paciente paga baseado em preços tabelados pela companhia de seguros, que costumam estar abaixo dos preços de mercado
Finlândia	Nórdico	1.285	0,40	1,3	Em torno de 40% dos dentistas atuam no setor público como assalariados. As crianças recebem tratamento gratuito nos centros de saúde municipais e os adultos podem escolher entre os serviços públicos (50% menos dispendiosos que os particulares) e os particulares. As pessoas nascidas antes de 1956 pagam o custo total de tratamento, exceto se necessitarem de tratamento odontológico por alguma enfermidade sistêmica (nesse caso, parte do custo é reembolsada pelo sistema). Os nascidos a partir de 1956 têm seu tratamento odontológico parcialmente subvencionado, com uma ênfase especial para os tratamentos preventivos, enquanto as crianças são atendidas pelo sistema público sem qualquer ônus

(continua)

Capítulo 3 • Financiamento e Organização 63

Quadro 3.7 *(Continuação)* Características do modelo de atenção odontológica em 20 países europeus.

País	Modelo	N. de habitantes por cirurgião-dentista	% dos gastos nacionais em saúde bucal em relação ao PIB	Índice CPO-D aos 12 anos de idade	Observações – características específicas
França	Bismarckiano	1.525	0,45	1,2	Todos os empregados e seus familiares são aptos para o uso do sistema de seguro de saúde obrigatório, financiado por contribuições dos empregados e dos empresários. Praticamente a totalidade da população tem acesso ao sistema. O tratamento odontológico está sob os cuidados de clínicos particulares e não existem técnicos de higiene dental, embora alguns odontólogos trabalhem em instalações da previdência social como assalariados. O sistema subvenciona todo tipo de tratamento, exceto a maioria das próteses fixas. O paciente custeia os honorários do cirurgião-dentista e, em seguida, é reembolsado pelo sistema em cerca de 75% dos preços fixados para cada tratamento, embora alguns profissionais estejam autorizados a cobrar preços diferentes dos estabelecidos com o sistema. Existe uma pequena porcentagem da população de baixa renda que recebe tratamento totalmente gratuito. É frequente que os pacientes disponham de seguros odontológicos privados para complementar seu seguro obrigatório. Na França, não existem programas especiais de tratamento para crianças, e os tratamentos preventivos não são reembolsados pelo sistema
Grécia	Sudeste europeu	809	1,10	1,4	Sistema basicamente privado com um limitado regime de seguridade social. As duas Faculdades, em Atenas e Tessalônica, formam grandes contingentes de profissionais, mas as sucessivas crises econômicas forçaram muitos deles a emigrar para países mais ricos. Em virtude dos altos preços cobrados e do empobrecimento da população, os pacientes costumam procurar tratamento com menores custos nos países bálticos ou do leste europeu. Já para os turistas, os serviços oferecidos na Grécia têm preços vantajosos. 90% dos dentistas são formados no país. Profissionais estrangeiros vindos dos EUA e do Reino Unido podem exercer livremente a profissão, mas os formados em países como a Romênia devem prestar exames de acreditação
Holanda	Bismarckiano	1.920	0,50	0,6	A maior parte do custeio tem, desde 1995, como responsáveis os seguros privados. Até esse ano, a Holanda contava com um sistema de previdência social obrigatório para todos os trabalhadores com renda abaixo de determinado valor, abrangendo 62% da população adulta, e subvencionada com contribuições de empregados e empresários. O restante da população adulta contava com seguros privados. Os pacientes pertencentes ao seguro saúde pagavam até cerca de 32% do custo total do tratamento odontológico (50% no caso de próteses removíveis e próteses fixas não cobertas). Além disso, muitos pacientes dispunham de um seguro odontológico privado para cobertura dos tratamentos não incluídos. Para poderem ter acesso aos tratamentos cobertos pelo sistema de previdência social, os pacientes deveriam dispor de um cartão de assistência regular, que os obrigava a uma consulta a cada 6 meses. Crianças e jovens até 18 anos tinham todo o tratamento gratuito. Havia um sistema comunitário para as crianças que fornecia os mesmos tratamentos que o sistema de previdência social. Os adultos recebiam tratamento em consultórios particulares, pagando pelo procedimento odontológico, exceto aqueles das clínicas comunitárias assalariados. Desde 1995, o sistema de previdência social praticamente desapareceu cobrindo somente os tratamentos preventivos. O restante do tratamento dos adultos é feito por meio de seguros privados, que tiveram seus preços reajustados para melhorar o acesso da população a eles. As crianças e os jovens continuam tendo direito ao tratamento odontológico gratuito. Atualmente, pode-se dizer que a Holanda tem um sistema predominantemente privado, com atenção especial para os grupos prioritários

(continua)

Quadro 3.7 (*Continuação*) Características do modelo de atenção odontológica em 20 países europeus.

País	Modelo	N. de habitantes por cirurgião-dentista	% dos gastos nacionais em saúde bucal em relação ao PIB	Índice CPO-D aos 12 anos de idade	Observações – características específicas
Irlanda	Híbrido	1.671	0,60	1,1	A atenção odontológica apresenta componentes públicos e privados em proporções similares, resultando em um sistema híbrido. Desde 1992, o país dispõe de um sistema de assistência odontológica que engloba cerca de 40% da população. Esse sistema foi desenvolvido para indivíduos empregados, com uma renda mínima abaixo de determinado valor, e para seus dependentes, sendo financiado em parte por contribuições de empregados e empresários, além de uma proporção de cerca de 40% do valor total paga solidariamente pelo paciente. Todos os tratamentos são subvencionados, exceto a prótese fixa. Os cirurgiões-dentistas trabalham em consultórios particulares e cobram por procedimento odontológico. A Irlanda tem também um sistema de assistência gratuita para pessoas com poucos recursos econômicos. As crianças de 5 a 12 anos têm direito a tratamento preventivo e de emergência (incluindo restaurações) sem ônus, que é realizado nos serviços comunitários por cirurgiões-dentistas assalariados, que constituem entre 15 e 20% do total de profissionais. O restante da população recebe tratamento em clínicas privadas. Na maior parte da Irlanda, a água de abastecimento é fluoretada
Islândia	Híbrido	1.212	0,7	1,4	Dispõe de um sistema privado de assistência odontológica para a população adulta, enquanto as crianças e os maiores de 67 anos têm seu tratamento total ou parcialmente subvencionado, daí resultando um sistema híbrido, combinando o público com o privado
Itália	Sudeste europeu	1.691	0,82	1,2	O sistema é predominantemente privado. Estão disponíveis serviços de saúde bucal públicos, mas seu alcance é limitado. Crianças até os 14 anos de idade, urgências e grupos populacionais vulneráveis podem obter tratamento sem custos. Na prática, o Serviço Nacional de Saúde só oferece cuidados emergenciais. Há muita variação entre as regiões, desde as que se limitam ao essencial até as que, como em Le Marche no centro do país, dispõem de cobertura gratuita até os 18 anos, para maiores de 65 anos e pessoas com necessidades especiais
Luxemburgo	Bismarckiano	1.188	0,29	0,4	A previdência social (Caisse Nationale de Santé e Fundos de Saúde) cobre a todos os empregados e seus dependentes, sendo custeada com contribuições destes e dos empregadores. Toda a prática é privada. O paciente paga ao dentista e, depois, é reembolsado. É possível contratar um plano de saúde para cobrir reembolsos muito baixos ou para obter tratamento no exterior. Para exercer a profissão é preciso falar um dos idiomas oficiais (francês, alemão e luxemburguês, este para lidar com documentações oficiais). Não existe serviço público. Os profissionais filiam-se à Association des Médicin-Dentistes
Malta	Sudeste europeu	1.830	0,40	1,4	A prática é fundamentalmente privada. O serviço público proporciona, em clínicas no Mater Day Hospital, atenção gratuita a crianças até os 16 anos, incluindo tratamento ortodôntico (para todos) e cuidados cirúrgicos de reabilitação a crianças tidas como prioritárias, como no caso de lábio leporino e fissuras palatais. Os dentistas são os únicos profissionais que precisam pagar um imposto anual (320 euros) para exercer a profissão
Noruega	Nórdico	1.144	0,40	0,9	Segue o modelo nórdico quanto à organização de seus serviços públicos, mas a maioria dos adultos recebe tratamento de forma privada. 40% dos profissionais trabalham no setor público. O país dispõe de um sistema público que oferece tratamento a crianças e adolescentes e a vários grupos prioritários sem qualquer ônus. A população adulta pode utilizar a rede pública ou a particular, mas o tratamento odontológico não está subvencionado
Portugal	Sudeste europeu	1.163	0,40	1,2	O sistema privado está suplementado por *sick funds* não compulsórios que fornecem atendimento para todas as patologias. O Serviço Nacional de Saúde oferece tratamento sem custos a crianças, idosos, grávidas e portadores de HIV/AIDS por meio do Programa Nacional de Promoção da Saúde Oral (PNPSO). Visitantes da União Europeia, caso não tenham um seguro-saúde português, devem pagar pelos cuidados de que necessitem

(*continua*)

Quadro 3.7 (*Continuação*) Características do modelo de atenção odontológica em 20 países europeus.

País	Modelo	N. de habitantes por cirurgião-dentista	% dos gastos nacionais em saúde bucal em relação ao PIB	Índice CPO-D aos 12 anos de idade	Observações – características específicas
Reino Unido	Beveridgiano	2.411	0,50	0,7	O modelo beveridgiano inglês é único na Europa. Toda a população está coberta pelo sistema nacional de saúde, financiado em sua maior parte pelos impostos gerais e suplementado por contribuições de empregados e empresários. A contribuição dos pacientes no tratamento odontológico é estimada em cerca de 32% do custo total; os seguros odontológicos privados são escassos, mas têm aumentado. O tratamento odontológico é totalmente gratuito para crianças até os 16 anos, pessoas de baixa renda e gestantes e lactantes, mas os adultos pagam cerca de 75 a 80% da maioria dos tratamentos, até um máximo, a partir do qual a proporção de participação do paciente no custo diminui. Os tratamentos preventivos em adultos não são reembolsados pelo sistema. A maioria dos clínicos trabalha em um sistema de prática privada e tem um contrato com o sistema nacional de saúde. O profissional é reembolsado pelo procedimento odontológico pelo seguro de saúde, segundo tabela de preços. O paciente paga sua parte e o restante o profissional recebe do sistema. Em uma tentativa de estimular os cuidados preventivos, em 1990 começou um novo contrato segundo o qual o odontólogo cobra um montante mensal fixo no caso das crianças, além de uma entrada que cobre o tratamento conservador inicial. Além dos serviços odontológicos gerais, no Reino Unido existe o Serviço Odontológico Comunitário, sob os cuidados de profissionais assalariados. Esse serviço foi criado para prestar atendimento aos escolares, mas atualmente sua finalidade é atender pacientes com dificuldades de acesso ao sistema geral, como os imigrantes, as pessoas muito idosas e os deficientes mentais. Não existem programas escolares de atendimento odontológico, que se baseia na demanda para todos os grupos de população
Suécia	Nórdico	1.243	0,68	0,7	Mais de 50% dos dentistas suecos trabalham no setor público e são assalariados. Os serviços odontológicos públicos são financiados por impostos, sendo complementados por aportes dos pacientes. Desde 1974, a seguridade social pública cobre todos os adultos. No entanto, a partir do final dos anos 1980, houve uma redução considerável na proporção de gastos odontológicos reembolsada aos pacientes. As crianças estão integralmente protegidas pelo sistema, assim como alguns grupos de adultos com necessidades especiais, idosos institucionalizados e os incapacitados. Dá-se forte ênfase à prevenção em todas as etapas da atenção odontológica
Suíça	Sudeste europeu	1.186	0,70	0,9	Cuidados odontológicos são proporcionados, principalmente, por dentistas clínicos em prática individual ou de grupo. O programa público para escolas primárias e pré-escolas é definido no nível de cada um dos cantões suíços, que asseguram e custeiam pelo menos um exame anual para todos. Cerca de 40% dos dentistas que trabalham no país provêm dos países vizinhos. Proteção preventiva com o uso de flúor nos cremes dentais e no sal de cozinha é praticada desde o início dos anos 1980. Para a população adulta, os custos dos tratamentos são assumidos diretamente pela clientela, estimando-se que 89% dos gastos com saúde bucal são cobertos pelos indivíduos com recursos do próprio bolso. O uso de higienistas dentais é muito significativo

Fontes: Downer *et al.* (2006); WHO (2017a); Bravo e Llodra (2005); Widstrom e Eaton (2004); Anderson *et al.* (1998); Whitehouse e Treasure (1998); Bradnock e Pine (1997); União Europeia (1997); Biomed (1997); Truin e Bronkhorst (1997; 1990; 2009); OMS (1986); WHO (2010); Gavriilidou (2015).

adulta. Os fundos de saúde e seguros cobrem os demais adultos. Praticamente toda a odontologia básica está incluída nos sistemas de pagamento por terceiros e os pacientes somente custeiam com recursos próprios parte dos tratamentos mais sofisticados, além dos implantes em sua totalidade.

Rússia

Atualmente, a maioria da população ainda utiliza as clínicas do setor público, nas quais vários tipos de tratamentos seguem gratuitos. Apesar disso, em virtude da escassez de recursos, os pacientes precisam pagar de seu bolso se desejam ter acesso a uma atenção mais especializada ou mais rápida. Dos *Zubnoy Vrach* (Doutores Dentais), 19 mil representam quase um terço dos profissionais em atividade no país onde há 41,1 mil dentistas tradicionais, que surgiram logo após o fim da 2ª Guerra Mundial em razão extrema escassez de pessoal de saúde. Recebem uma capacitação de 3 anos em escolas politécnicas autorizadas pelos Ministérios da Saúde e da Educação, mas agora não têm permissão para clinicar em grandes cidades, como Moscou e São Petersburgo. Ao analisar a situação atual da saúde no país, Kleinert e Norton (2017) afirmam que o sistema de atenção está limitado pelos níveis de capacidade de seu grande número de profissionais abaixo do esperado, pelo fato de ainda serem insuficientemente pagos e desmotivados e de que os cuidados primários são rudimentares e, em geral, indisponíveis para a população rural.

Estudos internacionais sobre sistemas de assistência odontológica

Um dos estudos mais abrangentes realizados para estabelecer uma relação entre os sistemas de atenção em saúde bucal e a cobertura das necessidades da população foi o chamado Estudo em Colaboração Internacional sobre Sistemas de Assistência Odontológica (Arnjolt *et al.*, 1985), cujas conclusões básicas estão resumidas a seguir:

- A cobertura das necessidades de tratamento está estreitamente relacionada com a utilização dos serviços, no que diz respeito ao tratamento de cáries e à utilização de prótese. Entretanto, quanto às necessidades de tratamento periodontal, uma alta utilização dos serviços coexiste com uma quantidade considerável de necessidades de tratamento não cobertas

- Os sistemas que dispõem de serviços odontológicos estruturados para crianças são os que alcançam a maior cobertura de necessidades nesse grupo etário
- Quando os diferentes sistemas são comparados entre si, observa-se que o fato de o tratamento ser subvencionado nem sempre se traduz em uma utilização maior dos serviços, nem em maior cobertura de necessidades (p. ex., países com sistema estatal, nos quais a participação do paciente no custo é mínima, apresentam piores índices de utilização e cobertura que outros com sistema privado). Entretanto, dentro de cada sistema individualizado, quanto menor a participação do paciente no custo direto, maiores a utilização e a cobertura de necessidades
- A saúde bucal da população é medida pelo número de dentes sem história de enfermidade (tratada ou sem tratar) presentes na boca, nos diferentes grupos etários. Com base nesse parâmetro, a utilização dos serviços odontológicos não se traduz em uma melhor saúde bucal da população, e não há uma relação entre os sistemas de provisão de tratamento odontológico e a saúde bucal dos usuários, exceto naqueles sistemas com alguns objetivos preventivos bem estabelecidos e adequadamente apoiados pela estrutura do sistema

Entre 1994 e 1996, foi realizado um projeto patrocinado pela União Europeia para avaliar a eficiência de vários modelos de assistência odontológica (União Europeia, 1997). Trata-se de um estudo muito complexo, no qual foram consideradas variáveis relacionadas com as características dos países, os sistemas, os profissionais e os usuários, que serão aqui analisados resumidamente. Os países estudados são Alemanha, Dinamarca, Espanha, França, Holanda, Inglaterra e Irlanda, concentrando-se nos sistemas de financiamento público predominantes em cada um deles. Considerou-se a população adulta de 20 a 24 e 35 a 44 anos de idade, com usuários dos respectivos sistemas. O grupo de 20 a 24 anos foi escolhido para verificar o efeito do sistema de assistência odontológica a crianças e jovens de cada país sobre a saúde e a cobertura de necessidades dos adultos jovens. Os resultados são apresentados nas Tabelas 3.6 e 3.7.

Como se pôde observar, os usuários de todos os sistemas têm um número similar de dentes na boca, no grupo etário de 20 a 24 anos. As diferenças são evidentes quanto ao número de

Tabela 3.7 Dados epidemiológicos em Odontologia para sete países europeus selecionados.

Dados	Alemanha	Dinamarca	Espanha	França	Holanda*	Reino Unido	Irlanda
Índice ceo-d	1,8	1,5	1*	2,5	2	1,8	1,1
% livre de cáries/decíduos	30	61	62*	47	55	55	68
Índice CPO-D 12 anos	0,5	0,4	1,1	1,2	0,6	0,7	1,1
% livre de cáries/permanentes	20,0	48,0	32	29	55	50	43
Ano (estudo em adultos)	1991	1982	1994	—	1986-7	1988	1992
N. dentes 35 a 44 anos	24,3	23,5	26	—	21,1	25,4*	21
% edêntulos	0,6	6	0,2	—	12,9	3	4
N. dentes 65 a 74 anos	8,8	5,5*	12,5	—	4,6	14,5*	7,3
% edêntulos	29,3	60*	31,0	—	60,4	66	48

*Dados de ceo-d na Espanha para crianças de 6 a 7 anos e nos demais para 4 a 5 anos; n. de dentes em adultos na Inglaterra se referem só a pessoas dentadas; n. de dentes e % de edêntulos na Dinamarca incluem todos os maiores de 65 anos e não só o grupo de 65 a 74 anos como nos demais países.
Fonte: European Union (1997); WHO (2011).

dentes hígidos, com os usuários dinamarqueses e espanhóis mantendo uma média de 23, em comparação com os 18 dos alemães e franceses. Contudo, todos os sistemas, exceto o espanhol, têm um considerável êxito na cobertura de necessidades de tratamento conservador dos dentes cariados. Deve-se recordar que todo tratamento odontológico conservador e protético na Espanha é feito pelo sistema privado. É surpreendente a elevada porcentagem de pacientes jovens com próteses unitárias na França, na Alemanha e na Inglaterra. Visto em conjunto, seria possível dizer que o melhor sistema assistencial para crianças e jovens é o dinamarquês, uma vez que conserva um número elevado de dentes hígidos, apenas apresentando enfermidades sem tratamento.

No grupo de 35 a 44 anos de idade, os dinamarqueses são os que conservam maior número de dentes na boca, mas os espanhóis conservam o maior número de dentes hígidos, não restaurados, com uma diferença evidente sobre os demais países. Todos os sistemas, exceto o espanhol, têm considerável sucesso na cobertura de necessidades de tratamento conservador dos dentes cariados.

Os dados das Tabelas 3.7 e 3.8 se referem aos usuários dos sistemas de pagamento por terceiros que predominam em cada país. Com relação a isso, deve-se mencionar que, na Holanda, somente 62% da população adulta está coberta pelo sistema estudado, e, na Irlanda, cerca de 40%. Na Espanha, embora o serviço nacional de saúde cubra a totalidade da população, o único tratamento odontológico fornecido por ele são as exodontias. Para apreciar melhor o efeito global do sistema assistencial na saúde bucal da população, a Tabela 3.7 mostra quais são os índices de enfermidades nos diferentes grupos etários, a partir de levantamentos epidemiológicos da população e de acordo com os métodos de coleta de informações adotados pela OMS (WHO, 2013).

No único dado disponível para comparar os usuários do sistema com a população geral – o número de dentes no grupo de 35 a 44 anos de idade –, observa-se uma situação muito similar na Alemanha, na Espanha e na Inglaterra. As diferenças na Dinamarca e na Holanda podem ser atribuídas às datas do levantamento epidemiológico, 1982 e 1986, respectivamente, e o estudo da União Europeia, cujos dados foram obtidos em 1995. No caso da Irlanda, isso pode decorrer de uma diferença real entre os dois grupos.

Aparentemente, nenhum sistema assistencial consegue conservar um número de dentes adequado até idades avançadas e, nesse sentido, o sistema holandês parece especialmente ineficaz, embora dados recentes indiquem que está diminuindo a porcentagem de portadores de próteses totais, pelo menos nas idades mais jovens (Truin e Bronkhorst, 1997).

Em razão do caráter transversal dos estudos sobre sistemas assistenciais e saúde bucal da população, é inadequado tirar conclusões que impliquem uma relação de causa e efeito, mas os dados da União Europeia coincidem com as associações demonstradas pelo estudo de colaboração internacional citado anteriormente, no sentido de que os sistemas de assistência odontológica não têm uma nítida influência sobre a saúde bucal da população, embora os sistemas estruturados e que diminuem o custo direto para o paciente apresentem como resultado uma boa cobertura das necessidades de tratamento. Uma orientação preventiva dos serviços odontológicos, como o caso da Dinamarca, parece produzir o efeito desejado de manter um número elevado de dentes hígidos na boca, ao mesmo tempo que cobre as necessidades de tratamento, pelo menos na população infantil.

Duas iniciativas relevantes, uma por parte do governo inglês e outra da União Europeia, parecem destinadas a ter um significativo impacto sobre as políticas e as práticas de saúde pública no velho mundo.

Ao final de 2010, o Departamento de Saúde da Grã-Bretanha apresentou sua nova estratégia para saúde pública, denominada Healthy Lives, Healthy People, para vigorar a partir de 2012. A proposta corresponde a uma forte transferência de poder e de responsabilidades pela saúde da população para o nível local. O modelo prevalente baseado na atuação de *general practitioners* (GP) – médicos generalistas – ligados ao National Health Service (Serviço Nacional de Saúde) deve ser mantido, mas, para apoiar o desenvolvimento da nova estratégia, está sendo criado um novo organismo, o Public Health Service (Serviço de Saúde Pública), que prevê a atuação de *health visitors* (Visitadores de Saúde). Os governos e as instituições locais devem receber um estímulo ou *health premium* no caso de efetivamente conseguirem melhorar as condições de saúde e reduzir as desigualdades em suas comunidades.

Para a área de saúde bucal coletiva, a expectativa é de que "aumente seu foco na promoção e prevenção das doenças bucais e na provisão de cuidados com base em evidências e na gestão efetiva do trabalho clínico, devendo contribuir de maneira fundamental para o novo compromisso nacional com a atenção primária em saúde bucal".

Por sua vez, a União Europeia avançou com seu Projeto de Desenvolvimento de Indicadores Globais de Saúde Bucal (EGOHID, 2008).

MODELO NORTE-AMERICANO DE ATENÇÃO À SAÚDE BUCAL

Tradicionalmente, os EUA procuraram organizar seus serviços de saúde tendo como pilar de sustentação as regras de mercado e a livre escolha do profissional pelo paciente e deste pelo profissional. O modelo, que no início funcionou

Tabela 3.8 Gastos com atenção odontológica e atenção geral à saúde, total e *per capita*, nos EUA, 1990 a 2015.

Tipo de gasto	1990	1995	2000	2005	2010	2015*
Odontologia – total (US$ milhões)	31.502	44.486	61.975	87.443	124.928	167.320
Odontologia – *per capita* (US$ 1)	124,02	164,15	215,94	297,42	417,78	537,69
Saúde – todos os gastos (US$ milhões)	717.342	1.020.438	1.358.510	2.106.044	2.879.425	4.031.671
Saúde – *per capita* (US$ 1)	2.824,18	3.765,45	4.733,48	6.857,29	9.629,25	12.955,95
% da saúde bucal para a saúde geral	4,39	4,36	4,56	4,34	4,34	4,15

*Dados estimados para 2015.
Fonte: Health Guide EUA (2006; 2011); MEPS (2006; 2011); Rhode (2010).

bem e ainda hoje é defendido por boa parte dos médicos e cirurgiões-dentistas como o que mais se aproxima do "modo norte-americano de ser", apresentou suas primeiras falhas em 1929 quando, na tentativa de fazer frente à grande depressão econômica, o primeiro sistema de pré-pagamento surgiu em Dallas, no Texas (Noronha, 1995). Aos poucos, foi sendo criado um mercado de saúde do qual participavam empresas de seguro e as chamadas "empresas não lucrativas", como a Blue Cross e a Blue Shield, formando a base para o *boom* do *managed care* descrito a seguir.

Ideias relacionadas com uma "saúde para todos", embora formuladas em diversas ocasiões pelo menos desde os tempos de Theodore Roosevelt, nunca obtiveram sucesso. Em 1917, a American Medical Association chegou a defender um plano nacional de seguro de saúde, mas logo se arrependeu e nunca mais tocou no assunto, tornando-se, desde então, uma opositora ferrenha da tese de cobertura universal, sendo, nesse sentido, seguida passo a passo pela ADA. Em 1965, o governo de Lyndon Johnson, apoiado no lema de "guerra à pobreza", conseguiu do Congresso a aprovação dos programas *Medicare* e *Medicaid*, em uma época em que ainda vigorava o princípio de que mais serviços (ou seja, mais profissionais, clínicas, hospitais) forçosamente redundariam em melhores serviços de saúde (Iglehart, 1992a).

Os gastos em saúde cresceram de modo quase contínuo, colocando os Estados Unidos em uma incômoda liderança entre os países altamente industrializados e, em especial, em relação aos que, como a Suécia e o Reino Unido, haviam adotado a política do *welfare state* (bem-estar social). De todo o PIB, 7% já estava comprometido com saúde em 1970, mas a situação se tornou mais crítica depois, quando alcançou 12% do PIB em 1990, com projeções de atingir – caso não se modificasse o modelo vigente de atenção à saúde – cerca de 19% no ano 2000 (Clinton, 1993; The White House, 1993) e 29% em 2030 (Iglehart, 1992b). A partir dessa realidade, surgiu em 1993 a proposta de reformular o modelo de financiamento e proteção à saúde no governo Clinton pela esposa do presidente, Hillary Clinton. Diversas entidades do setor saúde, incluindo, com destaque, as do setor odontológico, empenharam-se com vigor nessa discussão, procurando desenhar pela primeira vez algo similar a um sistema nacional de saúde para os norte-americanos.

Os sistemas público e privado de saúde, descritos de maneira resumida a seguir, na prática interagem principalmente por meio da compra de serviços por parte do primeiro no mercado e pela sustentação e regulamentação legal do funcionamento das empresas de seguros e planos de saúde por parte do governo e do Legislativo (Iglehart, 1992a).

Sistema público

O Department of Health and Human Services (DHHS) dos EUA tem um papel que se aproxima do desempenhado no Brasil pelo Ministério da Saúde, caracterizando-se há muitos anos por manter reduzidos (ou inevitáveis) serviços próprios de atendimento à população e dar prioridade às atividades de suporte aos estados e municípios, além da prevenção, educação e pesquisa em saúde pública.

Em sua estrutura, a saúde bucal existe em nível de "atividade": Dental Disease Prevention Activity, a cargo de um *dental officer* ("Atividade de Prevenção de Doenças Bucais/Gerente de Odontologia"), hoje envolvida principalmente em ações de apoio à fluoretação da água; educação em saúde bucal nas áreas de identificação precoce; combate a lesões bucais em pacientes com AIDS/HIV ou com câncer bucal; estudos sobre políticas nacionais específicas (p. ex., sustentação aos projetos governamentais para o setor saúde); e difusão de princípios sobre controle da infecção nos consultórios.

Os seguintes programas (os três primeiros mantidos pelo DHHS) são custeados e implementados pelo governo federal norte-americano (Neenan *et al.*, 1993):

- *Community Health Centers* (CHC): em um total de 549 em 1993, prestam cuidados básicos em áreas e localidades predeterminadas e que não disponham de serviços de saúde. Cada CHC deve oferecer cuidados odontológicos preventivos, em alguns casos a critério da administração, além de atenção curativa. Crianças e adolescentes formam os grupos prioritários, mas as atividades a serem desenvolvidas são definidas localmente, com diversas interpretações do que significa a ênfase preventiva em saúde bucal, o que não possibilita a obtenção de dados mais concretos sobre sua efetividade em termos de impacto sobre a saúde oral da comunidade
- *Migrant Health Centers* (MHC): cobrem cerca de 20% da população que vive na zona rural, incluindo trabalhadores agrícolas sazonais e suas famílias, com ações similares às referidas para os CHC. Os serviços odontológicos estão presentes em cerca de 55% das unidades na condição de "serviços suplementares", uma categoria não integrante do núcleo de "serviços básicos"
- *Indian Health Service* (IHS): está presente em 33 estados cobrindo comunidades indígenas e residentes no Alasca; em muitos casos, as unidades de saúde estão a cargo e são operacionalizadas por corporações ou entidades representantes dos grupos atendidos. O número de unidades e de programas administrados por organizações tribais tem se expandido continuamente (cresceu 100% entre 1979 e 1989). É comum a utilização de equipamentos portáteis formando clínicas com 2 a 18 cadeiras ou camas clínicas odontológicas, para realizar ações de prevenção, educação e tratamento clínico, em parte contratados com prestadores do setor privado. Além de 410 cirurgiões-dentistas, conta com 833 higienistas e auxiliares, entre os quais 180 Expanded Function Dental Auxiliaries (na nomenclatura brasileira, seriam técnicos de higiene dental com funções expandidas), treinados em serviço pelo IHS, que realizam atividades de operatória e clínica básica em pacientes
- *Bureau of Prisons*: conta com 125 cirurgiões-dentistas assalariados que, a exemplo dos colegas nas unidades referidas, trabalham em regime de tempo integral realizando, nesse caso, essencialmente tratamentos curativos
- *Coast Guard* (CG): dispõe de um corpo de profissionais que presta cuidados odontológicos básicos tendo como prioridade os soldados da ativa, embora dependentes possam ser atendidos nas clínicas de menor porte sempre que houver tempo disponível para tanto. Em unidades isoladas, a CG costuma contratar serviços odontológicos no mercado privado. Dá-se ênfase a ações preventivas, que, em geral, incluem profilaxias e aplicação de selantes
- *Department of Defense* (DoD): serviços odontológicos para militares de todas as forças – marinha, exército, aeronáutica e unidades comuns ou especializadas – que têm prioridade no atendimento desde que estejam na ativa. Em segundo lugar, estão seus familiares e em terceiro, os aposentados e seus dependentes. A maioria do pessoal odontológico é assalariada, mas não é incomum a contratação de profissionais

do setor privado. Os assistentes odontológicos (equivalentes a um THD ou ACD) prestam serviços preventivos para crianças e adolescentes dependentes dos militares
- *Department of Veteran Affairs*: instituição que presta cuidados odontológicos a pessoas inabilitadas para o trabalho em razão da guerra, por meio do sistema denominado *Veteran Administration* (VA). Faz-se o atendimento em clínicas e hospitais próprios ou, quando necessário, na residência do paciente, sempre por meio de pessoal pertencente aos quadros da VA, remunerado por salários.

Dois outros grandes programas – são promovidos pelo governo:

- *Medicare*: programa gerido pelo DHHS destinado a aposentados (65 anos ou mais), seus dependentes e a portadores de doença renal terminal. Oferece dois planos: um básico e obrigatório, que exige coparticipação financeira do indivíduo; e outro complementar, de adesão voluntária, que, na verdade, é um seguro de saúde complementar custeado em 50% por recursos do orçamento federal e 50% pelos "segurados", os quais ainda devem pagar uma franquia anual de US$ 100 e 20% do valor de cada consulta (ou hospitalização, serviços complementares etc.), segundo uma tabela de preços. A cobertura odontológica é reduzida, como se explica no tópico a seguir. Os serviços são prestados por entidades administradoras de planos privados de saúde – HMO e PPO
- *Medicaid*: totalmente financiado pelo governo federal e executado pelos governos estaduais. Destina-se à população de baixa renda, precisando comprovar a condição de pobreza. Na prática, cobre pessoas indigentes do ponto de vista econômico ou médico. O atendimento odontológico foi considerado uma prestação obrigatória desde 1968, limitado a pessoas até 21 anos de idade, embora a atenção de urgência esteja disponível a todos. Como a população coberta é flutuante, constituída em boa parte por pobres e desempregados eventuais, dificilmente é possível completar um tratamento ou manter com regularidade um programa de prevenção e de cuidados clínicos básicos.

Sistema privado

Há uma variedade de organizações que operam dentro dos princípios do *Managed Care* (uma tradução aproximada pode ser "Cuidados Monitorados", que equivale a um regime privado de cuidados à saúde regulamentado e supervisionado pelo governo e pela sociedade). Na base do pré-pagamento, elas concorrem com outras duas modalidades de prestação de cuidados à saúde do mercado norte-americano: os seguros comerciais e a linha liberal.

- *Health Maintenance Organizations* (HMO): constituem a base do *Managed Care* nos EUA e oferecem planos de pré-pagamento (há pouco tempo, começaram a ser aceitas outras formas de custeio), para cobrir eventos médicos, hospitalares, odontológicos e de áreas correlatas, por meio de uma rede de prestadores credenciados. Ao ser atendido dentro da rede, o paciente conta com alguns serviços sem qualquer custo adicional, sendo submetido a limitados copagamentos ou a uma taxa por consulta de acordo com o estabelecido no plano, que é grupal. Apenas emergências e urgências podem ser reembolsadas quando o socorro se dá fora da rede de prestadores (Delta Dental, 2011)
- *Individual Practice Association* (IPA): trata-se de um tipo de HMO, que estabelece um contrato com uma entidade ou empresa, que, por sua vez, contrata cirurgiões-dentistas ou médicos formando uma rede de credenciados que prestam serviços em seus consultórios, onde também atendem pacientes particulares. A HMO reembolsa a IPA na base de capitação, mas ela paga aos profissionais por unidade de serviço. Na prática, há uma combinação entre o regime de pré-pagamento com a forma tradicional de prestação de cuidados odontológicos em consultórios privados. Caso os atendimentos excedam a disponibilidade de recursos provenientes do pagamento *per capita*, o cirurgião-dentista não recebe o excedente, com o que se espera que a demanda seja contida. Os profissionais estruturados na rede de referência devem aceitar os termos e condições do Plano de Saúde que os contrata e compartilham o risco (Behavenet, 2006)
- *Preferred Provider Organizations* (PPO) ou *Dental Provider Organizations* (DPO): oferecem, a custos reduzidos, acesso a profissionais, clínicas e instituições credenciados, incentivando sua utilização também por meio de uma isenção de custos adicionais ou de uma participação direta menor nos custos. Os profissionais credenciados concordam em reduzir seus preços em troca da indicação preferencial de pacientes e, a não ser em casos especiais previstos no plano, não cobram do paciente a diferença entre o que recebem da PPO e o preço de mercado de seus serviços. Embora a base seja uma rede fechada de prestadores, é permitido utilizar serviços fora da rede mediante planos diferenciados de pagamento que cobrem parte dos custos reais
- *Dental Preferred Plans* (DRP): equivalem ao que no Brasil se chama de cartão de descontos (no caso norte-americano, são PPO com descontos ou cartões de afinidades) operados por administradoras de serviços, que oferecem tratamentos segundo uma tabela de preços reduzidos. Os pacientes pagam todo o tratamento diretamente ao profissional que nada paga para ser incluído na rede e ter seu nome, endereço e preços divulgados, em geral pela internet ou por um *call-center* da administradora. Uma vez que os preços cobrados são realmente baixos (modalidades concorrentes acusam os DRP de aviltarem a própria profissão) – entre 20 e 50% inferiores aos cobrados no mercado – e como inexiste a burocracia de intermediação, estes tornaram-se cada vez mais populares e são os mais utilizados nos EUA (MEPS, 2004; Covre e Alves, 2002)
- *Exclusive Provider Organizations* (EPO): variante ao formato usual das HMO e PPO, caracterizam-se pela existência de uma rede exclusiva de prestadores de serviços. Tudo o que for obtido fora da rede não é coberto
- *Point-of-Service Plans* (POS): submodalidade de HMO, possibilita aos participantes optar entre provedores da rede credenciada ou de fora dela, por livre escolha. Para atendimentos dentro da rede, a maioria está coberta por inteiro, mas, para consultas no mercado aberto, há franquias e pagamento parcial dos custos, como ocorre no modelo de seguro-saúde. Um POS pode também funcionar como um complemento a uma PPO para prestação de serviços primários ou de pronto atendimento.

Para reduzir custos, as HMO e empresas similares estão cada vez mais lançando mão de *primary care physicians* (PCP) [médicos de cuidados básicos], conceito que também se aplica a cirurgiões-dentistas que se encarregam da prevenção e do tratamento clínico básico, servindo ainda como indicadores obrigatórios de atendimentos por especialistas.

Na linha dos seguros privados para saúde bucal, os planos de reembolso têm altos níveis de utilização nos EUA. Os clientes fazem um contrato com uma operadora e vão a qualquer cirurgião-dentista de sua livre escolha, pagam a este o preço que lhes é cobrado e, depois, são reembolsados pela tabela da operadora. Não há contrato entre os profissionais e a operadora, pelo que inexiste também qualquer tipo de controle, auditoria ou supervisão do que acontece nos consultórios. Uma modalidade específica é a conhecida como *direct reembursement* (reembolso direto) no qual a empresa oferece para seus empregados um valor máximo mensal ou anual para ser gasto com serviços odontológicos, e eles vão ao profissional de sua livre escolha gastando suas cotas individuais da maneira que melhor lhes convier, bastando apresentar ao empregador um recibo referente ao tratamento realizado para terem o dinheiro liberado. O único limite é o do valor monetário disponível.

O Quadro 3.8 fornece um exemplo de planos privados de saúde comercializados nos EUA, com as bases oferecidas ao público, no caso, os empregados do Departamento de Energia (Fermilab, 2011).

Quadro 3.8 Planos de saúde bucal e condições básicas de oferta ao público nos EUA.

PLANO A* – Tipo HMO		
Procedimentos selecionados cobertos pelo plano	**Custo para o paciente (em US$)**	**Serviços não cobertos**
Exame, um a cada 6 meses*	Nenhum	Tratamento iniciado e não completado em outro plano de saúde bucal
Radiografias	Nenhum	Serviços classificados como procedimentos médicos
Profilaxia, uma a cada 6 meses	Nenhum	Serviços fora de padrões normais
Tratamento com flúor, um a cada 6 meses para dependentes até 19 anos	Nenhum	Serviços hospitalares
Restauração de amálgama, 1 a 4 superfícies	Nenhum	Tratamento por motivos cosméticos
Tratamento endodôntico, 1 ou 2 canais	Nenhum	Substituição de prótese parcial, coroa, prótese total, que possam ser consertadas para uso normal
Tratamento endodôntico em molares	28,00	
Extração simples	260,00	
Extração com impacção óssea	30,00	Preços que excedam os padrões normais (padrões UCR)
Coroa de porcelana ou cerâmica	215,00	
Prótese parcial sem grampos	405,00	Procedimentos experimentais ou não aprovados pela ADA
Pôntico de porcelana	345,00	
Prótese total superior/inferior	370,00	
Consulta ortodôntica	470,00	
Terapia ortodôntica para caso normal (24 meses) criança*	1.992,00	
Terapia ortodôntica para caso normal (24 meses) adulto*	2.640,00	
Plano B – Tipo seguro		
Procedimentos selecionados sem custo direto	**Custo para o paciente (em US$)**	**Condições especiais**
Exame a cada 6 meses	Nenhum	O plano paga US$ 1.000 no máximo por ano para os tratamentos constantes na lista de procedimentos
Profilaxia a cada 6 meses	Nenhum	
Radiografia Bitewing, 1 a cada 6 meses	Nenhum	
Série completa – radiografia, 1 cada 36 meses	Nenhum	Outros procedimentos (ortodontia, endodontia 2 ou + canais etc.) o plano paga no máximo US$ 1.000 por toda a vida
Tratamento de urgência	Nenhum	
Limpeza periodontal	Nenhum	
Tratamento com flúor, 1 a cada 12 meses, para pessoas até 19 anos	Nenhum	Os outros procedimentos (não constantes da lista) estão limitados a pessoas até 19 anos, e o plano paga 50% dos preços normais (UCR)
Mantenedor de espaço fora de tratamentos ortodônticos	Nenhum	A ênfase cabe aos procedimentos preventivos e de clínica básica, os quais têm pagamento integral. Todos os demais obedecem a uma tabela de preços que deve ser consultada sempre que o segurado buscar atendimento odontológico
Limites de custeio pelo Plano		
Restauração de amálgama**	20%	
Tratamento endodôntico**	20%	
Coroas**	50%	
Prótese total**	50%	
Prótese parcial**	50%	
Implante cirúrgico**	50%	
Pôntico de prótese, em ouro	US$ 140	
Pôntico de porcelana e ouro	US$ 175	

* No regime das HMO o preço varia pelo número de canais obturados e pela complexidade do caso em tratamentos endodônticos, indo de US$ 11,00 a US$ 260,00. Em ortodontia, o período máximo de tratamento é de 24 meses, mas além do custo total, o paciente paga uma mensalidade de US$ 83,00 se for criança e US$ 110,00 se for adulto.

** Em planos tipo seguro (no caso a modalidade é PPO), o preço corresponde a um percentual sobre um preço contratado ou sobre o valor costumeiro cobrado pelo profissional. Em ortodontia há um limite máximo de custeio, de U$ 1.500,00 por dependente até 19 anos. A cláusula que estabelece um valor máximo de despesas permitida a cada segurado (no caso de US$ 2.000,00 por ano) não pode mais ser imposta a partir da lei da reforma da saúde de 2010.

Fonte: Fermilab (1998, 2011).

Em geral, as empresas que atuam na área odontológica se limitam a oferecer planos de saúde bucal tipo HMO, *point-of-service* e de seguro, por vezes com possibilidades de interação entre essas modalidades, com alguns tipos de tratamento ou procedimentos oferecidos pela rede credenciada e outros apenas por reembolso com restrições quanto a preços e com limites de cobertura financeira (United Dental Care, 1998; Fermilab, 1998, 2011). Na verdade, embora pouco populares nos EUA, ao longo das últimas décadas as HMO tornaram-se cada vez mais inevitáveis como uma alternativa superior ao regime de pagamento por ato, em um lugar onde um sistema público de atenção à saúde definitivamente não é aceito. As resistências ao modelo de um terceiro interveniente entre paciente e profissional situam-se principalmente nos dois últimos componentes do trio: de um lado, os pacientes por considerarem que as empresas de saúde se importam mais com seus lucros e com os aspectos financeiros do negócio do que com a saúde; e, de outro, os médicos/dentistas mostram-se saudosos dos tempos em que o modelo liberal, sem intermediários, reinava absoluto (Abel-Smith, 1986; Health Care in America, 1998; Christensen, 1994; Ganduglia, 2010).

Cordes e Doherty (1991) constataram que, desde 1950, a Odontologia constitui um setor em crescimento na economia norte-americana, situando-se acima da média de expansão do conjunto dos demais setores. No período analisado – 1950 a 1989 –, o número de cirurgiões-dentistas passou de 75,3 mil para 135,2 mil e os gastos *per capita* saltaram de US$ 31,60 para US$ 87,10 (Cordes e Doherty, 1991; White, 1994; Neenan *et al.*, 1993). O estudo mostrou que a elasticidade de renda da demanda para atenção odontológica é positiva, pois um aumento na renda dos consumidores está correlacionado com um aumento nos gastos com Odontologia. Por sua vez, ao reduzirem o preço aparente dos cuidados odontológicos, os planos de seguro estimulam a demanda. Um maior número de pessoas com seguros odontológicos (planos e seguros de saúde bucal) resulta em um maior volume de gastos em Odontologia.

A partir de então, um novo fenômeno passou a caracterizar o setor odontológico norte-americano: uma gradativa redução na oferta de cirurgiões-dentistas, justificando as estimativas da ADA de que, já a partir de 2014 (Collier, 2009), a retirada de profissionais do mercado passaria a superar seu ingresso, com uma queda gradativa do número de cirurgiões-dentistas por habitantes. Há uma diminuição de egressos dos cursos profissionais (de 5.800 no início da década de 1980 para 4.700 ao final de 2010), aumento acelerado da proporção de mulheres exercendo a profissão (de 3% para 45% no mesmo período), redução na quantidade de horas trabalhadas por dentista em razão da presença do contingente feminino e aumento dos especialistas com menor oferta de clínicos gerais. Acrescente-se uma menor procura de postos de trabalho na zona rural e junto a populações periféricas e de mais baixa renda, assim como a crescente participação das empresas de seguro-saúde como financiadoras do trabalho odontológico em substituição ao regime de pagamento direto por serviço prestado. Em um intervalo de 50 anos (1960 a 2010), a fatia de pagamento direto do bolso dos clientes aos dentistas caiu de 97% para 43%; o custeio pelos planos de saúde quase inexistente saltou para 50% do total, enquanto o setor público evoluiu lentamente de menos de 1% para quase 7% (Dental Economics, 2010). Esse pronunciado conjunto de mudanças fez a profissão – tradicionalmente ciosa de seu caráter liberal que privilegia o modelo de relacionamento com o paciente sem interferência ou intermediação externa – decidir apoiar o programa de reforma do setor saúde proposto pelo presidente Barack Obama, descrito no título final deste capítulo (ADA, 2011; Edelstein, 2010; Edelstein *et al.*, 2010; ADEA, 2011).

A Tabela 3.6 sintetiza informações oficiais de diversos estudos (Brown, 2004; Sommers, 2006; US Census Bureau, 2006b, 2006c; MEPS, 2004, 2006; Dental Economics, 2010; Rohde, 2011) a respeito de gastos com saúde bucal nos EUA no período de 1990 a 2015. Observa-se que a saúde bucal avançou de um gasto total de US$ 31,5 bilhões para US$ 125 bilhões em 2010, com projeção de atingir US$ 167 bilhões em 2015. No entanto, sua representatividade em relação ao total de gastos com saúde no país vem caindo desde 1960, quando teve um pico de 7,1%, chegando a 4,3% em 2010 e previsivelmente a 4,1% 5 anos mais tarde (Health Guide EUA, 2006, 2011).

Chen e Ray (2010), da Universidade de Connecticut, em uma análise baseada na relação entre custo e eficiência, destacam que o gasto *per capita* dos norte-americanos com atenção odontológica aumentou, ao longo de menos de 40 anos (1960 a 2008), em 566%, saltando, em dólares constantes, de US$ 50 para US$ 333. Casamassimo *et al.* (2009) apontaram as consequências ao longo da vida provocadas por déficits na saúde bucal de crianças de baixa idade. Ao estudar a questão do financiamento das práticas odontológicas nos EUA, Bailit e Beazoglou (2008) afirmam que, por um lado, a oferta de serviços deve crescer significativamente nas próximas duas décadas pelo aumento no número de graduados, o surgimento de novos tipos de profissionais e o uso crescente de pessoal auxiliar, mas, por outro, a expansão da demanda por atendimento compreende um fator desconhecido. A conclusões similares chegou o Departamento do Trabalho dos EUA (equivalente ao Ministério do Trabalho), considerando que as possibilidades de conseguir colocação no mercado de trabalho e de ter sucesso profissional são boas, pois os novos cirurgiões-dentistas terão de substituir o grande número de colegas em vias de aposentadoria nos próximos anos. Empregos para dentistas devem expandir-se em 16% até 2018, número bem maior que o previsto para todas as ocupações. A demanda por serviços odontológicos continuará a crescer, inclusive porque o segmento de terceira idade, cada vez mais numeroso e influente, busca serviços mais complexos e de maior custo. Já as crianças sempre necessitarão de cuidados preventivos e de atenção básica, e representarão uma clientela bem maior em razão do acesso universal previsto pela Reforma de Saúde (US Department of Labor, 2011).

Em relação ao quadro epidemiológico, um recente estudo de alcance nacional (US CDC, 2005b) informou, por exemplo, que o índice CPO-D medido para os anos 1999 a 2002 foi de 0,42 entre 6 e 11 anos de idade; 1,75 entre 12 e 15 anos; e 3,25 entre 16 e 19 anos. No período anterior, 1988 a 1994, o CPO-D foi, respectivamente, de 0,55, 2,06 e 4,12, o que significa uma redução de aproximadamente 20% em crianças e adolescentes, em um padrão confirmado por diversos outros estudiosos (Dey, 2005; US Public Health Service, 2002; May Chu, 2006; US CDC, 2005; Beltrán-Aguilar, 2005). Em uma avaliação global direcionada a apoiar a aprovação da Reforma da Saúde, a Children's Dental Health Project, uma entidade não governamental ligada à California Dental Association, afirma que, tomadas em conjunto a cárie dentária, as doenças periodontais, o trauma e o câncer bucal constituem um tremendo desafio para a população norte-americana, embora sejam todas passíveis de prevenção (Children's Dental Health, 2009; Children's Health Insurance, 2009). Entre crianças, a cárie dentária permanece como a doença crônica mais comum do país, sendo cinco vezes mais prevalente que a asma. De acordo com dados do CDC do governo norte-americano, aos 5 anos de idade a cárie em dentes temporários afeta 44% das crianças. Quanto aos jovens de 15 a 19 anos, 67% têm histórico de cárie em seus dentes permanentes. Uma vez estabelecida na infância, a cárie continua progredindo, afetando 86% das pessoas entre 20 e 34 anos, e 94% entre 35 e 49 anos. E destaca-se o fato de que os objetivos estabelecidos para 2010 pelo programa Healthy People – explicitados no Quadro 3.9 – não foram alcançados (Healthy People, 2010). Para todos os problemas de saúde bucal, negros, pobres e pessoas com educação inferior e com deficiências apresentam indicadores inferiores em relação aos demais grupos sociais (Children's Dental, 2011). Padrões similares de desigualdades também foram relatados por outras pesquisas (Dietrich et al., 2008).

Propostas de maior universalização do sistema de saúde

A primeira administração do presidente Bill Clinton produziu uma abrangente e extensa proposta denominada *The American Health Security Act*, 1993 (algo como uma lei de segurança sanitária), logo conhecida como a Reforma Hillary Clinton, pois a esposa do presidente a coordenou.

Fundamentada em seis princípios – segurança, simplicidade, economia, escolha, qualidade e responsabilidade –, propôs um pacote de serviços acessível a todos, incluindo assistência odontológica a menores de 21 anos, englobando exames diagnósticos, aplicação de flúor, restaurações, ortodontia limitada e cuidados de urgência para adultos e crianças. Em uma segunda etapa, à lista seriam acrescidos a assistência odontológica para adultos e cuidados ortodônticos mais amplos para crianças e adolescentes. Pela adoção de um cartão de saúde, os procedimentos padronizados deveriam tornar-se acessíveis a todos. A constituição de *regional health alliances* (RHA) [alianças de saúde regionais] nos estados, com subdivisões em nível local, com ligação a um Conselho Nacional de Saúde, deveria assegurar a maior participação de profissionais e de representantes da população em um modelo que se aproxima do conceito dos Conselhos de Saúde brasileiros; a oferta de pelo menos três planos a cada indivíduo ou grupo de indivíduos deveria assegurar um mínimo de escolha pelos usuários e estimular a competição entre as empresas de saúde; os relatórios anuais de desempenho produzidos pelas RHA seriam a garantia de qualidade do sistema.

No modelo geral de concorrência administrada, originalmente proposto por Enthoven (1980), estava prevista a maior participação governamental na condição de agência reguladora. Em meio a um forte contingenciamento político, a administração Clinton optou por enfatizar reforma da justiça, e sofreu uma significativa derrota tanto com a não aprovação da Reforma Hillary (da saúde) pelo Congresso quanto por uma proposta similar – a Patient's Bill of Rights ou Direitos dos Pacientes (Health Care in America, 1998) –, que apresentou mais tarde.

Em virtude desse quadro, um conjunto de 24 organizações da área odontológica criou um movimento denominado Coalition for Oral Health, que chegou a uma posição de consenso expressa no documento "Oral Health Care is Critical to Health Care Reform" ("Saúde Bucal é Crítica para a Reforma da Saúde"), no qual denuncia, entre outros fatos, que "nada menos que 95% de todos os norte-americanos são afligidos por doenças orais". Afirmando que cada dólar investido em odontologia preventiva economiza entre 8 e 50 dólares, seja em tratamento curativo específico, seja em cuidados relacionados com a saúde geral, o grupo endossou uma proposta constante de um pacote de serviços de saúde bucal que incluía diagnóstico, prevenção e tratamentos clínicos que, comprovadamente, consigam prevenir e controlar cáries dentárias, infecções periodontais, dor, patologias do tecido mole, traumas e defeitos orofaciais, que deveriam ser proporcionados a todos

Quadro 3.9 Indicadores de saúde bucal: metas para 2020 e situação no ano 2000, nos EUA.

Pessoas saudáveis (Healthy People) – Objetivos para 2020	2020 (%)	Situação em 2000 (%)
Reduzir % pessoas com cáries não tratadas		
a) Crianças de 3 a 5 anos	30	33
b) Crianças de 6 a 9 anos	49	54,4
c) Adolescentes de 13 a 15 anos	48,3	53,7
d) Adultos de 35 a 44 anos	25	27,8
e) Adultos de 65 a 74 anos	15,4	17,1
f) Adultos de 75 + anos	34,1	37,9
Reduzir % pessoas que perderam todos os dentes naturais – 65 a 74 anos	21,6	24
Aumentar % dos que usaram o sistema de saúde bucal no último ano	49	44,5
Reduzir % adultos com periodontite moderada ou grave 45 a 74 anos	40,8	47,5
Aumentar % dos que visitaram o dentista no último ano	49	44,5
Aumentar % dos que receberam selantes no 1C molar (6 a 9 anos) no último ano	28,1	25,5
Aumentar % que recebeu diagnóstico de imagem em câncer bucal no último ano	28,6	23,3
Aumentar Estados com sistema de vigilância em saúde bucal	51	32
Aumentar Estados com sistema de informação para lábio leporino e fenda palatina	39	35
Aumentar % população servida por sistemas de abastecimento de água com fluoretação em nível ótimo	79,6	72,4

Fonte: US Healthy People (2020); US CDC (2017).

os norte-americanos como parte constituinte de um programa de seguridade público ou privado, acessível tanto individual quanto comunitariamente.

Ainda que não tenha obtido aceitação no sentido de transformar-se em um programa nacional de saúde bucal, os princípios e diretrizes estabelecidos pelas entidades constituintes da coalisão permaneceram válidos como um guia para a tomada de decisões que, em grande parte, foi levado em consideração por ocasião das análises que conduziram, finalmente, à aprovação da reforma de saúde pelo governo Obama, conforme exposto na próxima seção.

Estão relacionadas, no Quadro 3.9, com as principais metas estabelecidas para o final da 2ª década do novo século, dentro do programa *Healthy People* – Pessoas Saudáveis no Ano 2020 –, em termos de saúde bucal, que se constituíram na base para o desenvolvimento de planos e programa por parte dos estados, municípios e demais instituições pelo menos durante o governo de Barack Obama (US CDC, 2017). Embora Gift *et al.* (1997) tenham chamado a atenção para as dificuldades em alcançar as metas propostas, pela persistência de graves desigualdades na sociedade norte-americana, a posição cautelosa e conservadora do Departamento de Saúde e Serviços Humanos, ao listar os 27 objetivos a serem alcançados em saúde bucal até o ano 2020, mostrou-se na verdade uma projeção conservadora e factível na prática. As metas em geral corresponderam a um aumento de 10% com base nos dados obtidos pelo NHANES em relação ao período de referência de 1999 a 2004, levando em consideração a grande diversidade de situações reais e o fato de serem objetivos a alcançar por todo o país. O sistema de monitoramento periódico feito pelas agências oficiais com apoio das organizações profissionais demonstrou que, por exemplo, na avaliação de 2013 as metas para 2020 em geral já haviam sido alcançadas e ultrapassadas. Não obstante, com a mudança no governo central em 2017 colocando no poder um grupo de orientação nitidamente pró-mercado, todo o conjunto de metas de saúde pública passou a ser ameaçado.

É evidente que tanto o quadro epidemiológico quanto a organização da saúde bucal no Brasil diferem em vários aspectos das condições mostradas para o caso dos EUA. No entanto, permanecem como questões centrais a necessidade e a importância de que cada país estabeleça, com a clareza possível, os conteúdos essenciais do que deve ser um programa de atendimento eficaz da população.

Reforma do sistema de saúde

A eleição do primeiro presidente negro em toda a história dos EUA foi o grande acontecimento político e social da primeira década do século 21. Em 4 de novembro de 2008, o senador Barack Obama do Partido Democrata, tendo o também senador Joe Biden como vice, aproveitou o intenso desprestígio da administração de George W. Bush para derrotar a dupla do Partido Republicano, John McCain, e a governadora do Alasca, Sarah Palin, após uma longa e duríssima campanha, com 53% dos votos populares e 68% de apoio do Colégio Eleitoral (nos EUA, ao votar, a população elege os delegados do seu Estado, que formarão o Colégio Eleitoral encarregado de eleger o Presidente da República). Empossado em 20 de janeiro do ano seguinte para um mandato de 4 anos, Obama de imediato lançou-se à tarefa de cumprir suas promessas de dotar o povo norte-americano de um sistema universal de saúde, algo que muitos de seus antecessores democratas – Theodore Roosevelt, Henry Truman, Richard Nixon, Jimmy Carter e Bill Clinton, entre outros –, igualmente tentaram sem sucesso.

No Congresso, havia um consenso de que a situação era efetivamente grave e de que, inevitavelmente, algo deveria ser feito, mas os desacordos quanto às melhores soluções criaram um ambiente de instabilidade e de dúvidas até o último momento. Um diagnóstico geral sobre a situação reinante no final de 2009 mostrou que os EUA eram o país que mais gastava em saúde – 2,7 trilhões de dólares ao ano (US$ 9,624 *per capita*, o dobro da média das nações altamente industrializadas) – representando em torno de 18% do PIB, com risco de contaminar ainda mais seriamente a economia, caso continuasse a crescer alcançando, como previsto, os 25% em 2025. Para o total da população, 46% tinham seguro-saúde, 36% tinham cobertura dos programas públicos e 18% ou 55 milhões de pessoas não contavam com nenhuma proteção (Kaisser.edu, 2009; Ganduglia, 2010). Mesmo os segurados estavam ameaçados de ir à falência em caso de doença grave ou crônica, calculando-se que cerca de dois terços das bancarrotas pessoais tinham como causa dívidas com seguradoras de saúde, hospitais e médicos (Médici, 2009). Em um artigo para o *Worthington Daily Globe* de Minnesota intitulado "Seu plano de saúde pode arruiná-lo", Leonard Rodberg, professor de estudos urbanos do Queens, acusou as seguradoras de fazerem propaganda enganosa (Rodberg, 2009). Márcia Angell, da organização Médicos para um Plano Nacional de Saúde, ao introduzir o tema da reforma para discussão no Congresso, afirmou: "O problema é que tratamos a saúde como uma mercadoria, e não como um serviço social. Os cuidados, em vez de serem vistos sob o prisma da necessidade médica, o são pela capacidade de pagá-los. O mercado é bom para muitas coisas, mas não para promover atenção à saúde" (Angell, 2003).

Finalmente, em 23 de março de 2010, o presidente Barack Obama assinou a lei Patient Protection and Affordable Care Protection ("Proteção ao Paciente e Acessibilidade de Cuidados"), que logo passou a ser conhecida apenas como Affordable Care Protection ou ACA, mantendo o sistema misto (público e privado) vigente e tendo três objetivos primordiais: expandir a cobertura médica rumo à universalização da atenção à saúde; controlar os custos; e melhorar a qualidade do sistema de proteção à população. Após 2014, vigorará um "mandato individual" segundo o qual cada cidadão norte-americano, e também os estrangeiros com residência legal, obrigatoriamente contará com um seguro-saúde, penalizando-se os que não o tiverem, com uma multa que subirá gradativamente de valor até alcançar 2,5% da renda anual da família (U.S. Congress, 2011; Kaisser, 2009, 2010a, 2010b).

Para tanto, em um prazo de 4 anos a partir de 2010 os seguintes pontos principais da Reforma contam com recursos suficientes para serem implementados:

- Cobertura total pelo *Medicaid* para pessoas até 65 anos de idade (os mais velhos estão protegidos pelo *Medicare*) que estejam na ou abaixo da linha de pobreza*

---

* A linha de pobreza, ou Federal Poverty Guidelines – FPG (Parâmetros Federais de Pobreza), é estabelecida anualmente pelo Department of Health and Human Services – DHHS, FPG, sendo em 2011 de US$ 10.890 anuais ou US$ 908 mensais por pessoa. Para uma família de quatro pessoas, por exemplo, a FPG é de US$ 22.350 anuais e para uma de oito pessoas é de US$ 18.815. Os valores são maiores para residentes no Alasca e no Havaí. Para efeitos da Reforma da Saúde, serão beneficiadas pessoas e famílias cujos rendimentos alcancem até 33% a mais do que a FPG. Assim, os limites são de US$ 14.484 anuais e 1.208 mensais para uma pessoa, e de US$ 29.725 anuais e US$ 2.478 mensais para família com quatro componentes. No caso de cuidados odontológicos para crianças e jovens o limite mínimo de acessibilidade equivale ao dobro da FPG (Federal Register, 2011; US Congress, 2011).

- Pagamento aos prestadores de serviços pelo *Medicaid* serão igualados aos praticados no *Medicare*
- Criação de bolsas de mercado de seguros – Health Insurance Exchange – pelos estados (nos que não as adotarem haverão bolsas federais) nas quais os indivíduos poderão comprar planos de saúde médicos, com subsídios governamentais aos mais pobres. O acesso ao sistema de Exchanges só é possível para pessoas que não têm seguro-saúde ou trabalham em pequenas e médias empresas sem ou com benefícios insuficientes
- Estabelecimento de limites máximos para o valor dos prêmios, copagamentos e serviços não cobertos às empresas seguradoras que serão proibidas de rechaçar clientes por condições médicas preexistentes e de aumentar o valor das mensalidades dos idosos acima de três vezes o que pagam os mais jovens
- Criação de pacotes mínimos e obrigatórios de benefícios, além de assegurar que jovens até os 26 anos permaneçam cobertos pelo seguro dos pais
- Estímulo geral à atenção primária em saúde (promoção, educação e prevenção), com amplo apoio a linhas de pesquisa e investigação epidemiológica, incluindo subsídios e bolsas para estudos de modelos alternativos e inovadores de atenção às populações sem acesso aos serviços de saúde. O Corpo Nacional de Serviços de Saúde – National Health Service Corps – NHSC (US HSS, 2011) – que dá emprego por um tempo limitado, em geral 4 anos em lugares longínquos e/ou junto a populações carentes, a profissionais recém formados que se candidatam por vocação ou para pagar os elevados empréstimos que assumem para custear seus estudos superiores – será reforçado.

Com essas medidas espera-se incorporar 32 milhões de pessoas ao sistema, deixando de fora cerca de 23 milhões que, em sua maioria, são considerados imigrantes ilegais. Caso a Reforma não fosse aprovada haveria 54 milhões de excluídos. O custo total estimado é de US$ 938 bilhões em dez anos, sendo este um dos motivos para a oposição dos republicanos, que não só negam as vantagens da Reforma como procuram constantemente derrubá-la, principalmente nos estados sob seu controle político, afirmando que ela aumentará o controle do setor público sobre a iniciativa privada. A oposição do Partido Republicano impediu a constituição de um subsistema público de seguro-saúde, que competiria e regularia os preços praticados pelo setor privado, oferecendo iguais serviços. A população desde o início e ainda agora permanece dividida, e as pesquisas de opinião têm indicado que quatro de cada dez a apoiam, outros quatro a rejeitam, e dois são neutros. Em geral o suporte é maior entre os jovens, as mulheres, os pobres e as minorias formadas por afro-americanos e latinos. Uma das razões para a resistência popular, notadamente da classe média, é o temor de que a elevação de impostos para custear a Reforma venha afetar significativamente seus rendimentos.

Em um esforço de síntese, é possível afirmar que as incertezas que ainda cercam o sistema de saúde dos EUA se devem a três grandes questões que evidentemente não estão resolvidas. A primeira diz respeito ao insatisfatório padrão de saúde de sua população. De acordo com a Organização Mundial de Saúde (WHO, 2011b), os EUA, embora sejam a primeira nação do mundo em gastos com saúde *per capita*, ocupam a 24ª posição em termos de esperança de vida ao nascer, 37ª quanto ao nível geral de saúde, e 72ª em termos de *performance* de seu sistema de atenção à população. A segunda é uma questão econômica, uma vez que o sistema até então vigente é nitidamente insustentável, enquanto a terceira envolve uma problemática de caráter político que sujeita o país a uma guerra ideológica sem sentido entre democratas e republicanos. Para estes, conforme rezava a plataforma do candidato à presidência nas últimas eleições, o senador John McCain (McCain, 2009), a expansão de cobertura deveria adequar-se às leis de mercado: "Pelo livre mercado em um sistema baseado nos consumidores, opondo-se a regras que forcem qualquer um a ter seguro de saúde". Por certo nos próximos anos o debate prosseguirá acirrado, tornando mais difícil tanto o alcance da universalização do sistema quanto o controle dos gastos governamentais e pessoais com a atenção à saúde.

Saúde bucal na reforma do sistema de saúde

Diante do fato de que a cobertura na área odontológica por planos de saúde privados ou públicos situava-se em um patamar muito abaixo do alcançado pelo setor médico, a inclusão da saúde bucal na reforma da saúde ganhou espaço e acabou por concretizar-se com apoio generalizado da classe, mesmo porque no âmbito específico as questões político-ideológicas não têm nem a relevância, nem a agressividade que cerca a discussão na área médica. A posição da ADA – American Dental Association (ADA, 2011) – é compatível com as conclusões de Burton Edelstein, presidente da organização Children Dental Health Project (Projeto de Saúde Bucal Infantil), para quem "As medidas de saúde bucal contidas na Reforma da Saúde evidenciam o forte interesse congressional na saúde bucal e na atenção odontológica, com ênfase em cuidados equitativos para as crianças" (Edelstein, 2010).

No programa Healthy People 2020 a saúde bucal foi contemplada como um dos doze objetivos nacionais a se atingir, o que lhe assegura apoio e o devido monitoramento sistemático. O objetivo é de "aumentar a proporção de crianças, adolescentes e adultos que utilizaram o sistema de atenção à saúde bucal no último ano".

Adultos jovens e idosos sem nenhuma cobertura odontológica, ou subsídios pelo governo, ou seguradoras privadas e proteção limitada para as crianças são constatações recorrentes praticamente em todos os 50 estados norte-americanos. No *Medicaid* ou em sua versão mais simplificada e acessível para crianças e adolescentes até 21 anos, o State Children's Health Insurance Program (CHIP), a prestação de cuidados odontológicos sempre alcançou níveis bem inferiores aos praticados na área médica. Nos dois últimos anos de sua administração, o presidente republicano George W. Busch vetou duas vezes a autorização dada pelo Congresso revalidando o CHIP, cuja vigência expirara em 2007. O Programa foi reautorizado sob a sigla CHIPRA (Children's Health Insurance Program Reauthorization Act, ou Lei de Reautorização do CHIP) pelo presidente Obama logo ao início do seu mandato (Children's Health Insurance, 2009).

Mais de 30 medidas referentes à saúde bucal foram aprovadas no contexto do Affordable Care Act, ou Reforma da Saúde, algumas com vigência já a partir de 2010 e outras, mais tardiamente, em 2014. Aquelas de maior relevância estão sintetizadas a seguir, segundo o tema a que se referem (ADA, 2011; Children's, 2011; Edelstein, 2010; What the Health, 2010; How Dental Care, 2010; U.S. Congress, 2010).

Cobertura por serviços odontológicos

Crianças e adolescentes de até 21 anos pertencentes a famílias de renda igual ou inferior ao dobro da linha de pobreza estabelecida nas Federal Poverty Guidelines (FPG) – rendimentos anuais de US$ 37.060 ou US$ 3.088 mensais no caso de famílias com três componentes – têm atendimento obrigatório pelo *Medicaid* ou por sua versão simplificada CHIP a partir de 2014. Os pertencentes a famílias de renda superior à FPG deverão ter serviços por meio do regime de seguro-saúde de seus pais. No conjunto, cerca de 16 milhões de pessoas nessa faixa etária contarão com benefícios odontológicos. Para que um *Qualified Health Benefit Plan* (Plano de Benefícios Qualificados de Saúde) possa ser oferecido pelo mecanismo de bolsas de mercado de seguros (sobre *Health Insurance Exchange* vide seção anterior), ele precisa incluir um pacote de benefícios definidos como essenciais, entre os quais está o Pediatric Dental Benefit (Benefício Odontológico Pediátrico, para pessoas até 21 anos). Permanecerão sem proteção os imigrantes ilegais, os adultos de 21 até 65 anos (os estados podem oferecer algum atendimento básico a este grupo por meio da *Medicaid*) e os idosos.

Força de trabalho

Recursos da ordem de US$ 4 milhões foram destinados a 15 *Alternative Dental Health Care Providers Demonstrative Project* (Projetos Demonstrativos para Provedores Alternativos de Cuidados em Saúde Bucal) e projetos de capacitação de novos tipos de recursos humanos para atendimento da população, como os terapeutas dentais já existentes no Alasca e em Minnesota. Outras medidas fornecem estímulos para atendimento de povos indígenas e de baixa renda em geral, financiamento para residência em atenção primária pelo National Health Service Corps (vide seção anterior) e para cursos de treinamento de dentistas e higienistas em geriatria e prestação de cuidados domiciliares. A remuneração dos profissionais que atendem pelo Medicaid e CHIP será aumentada.

Clínicas escolares

Financiamento para instalação ou melhoria de clínicas odontológicas escolares para prover cuidados amplos a crianças elegíveis por Medicaid e CHIP com ênfase em populações sem atenção médica e áreas de baixa oferta de profissionais. Isso significa uma expansão das linhas de apoio do CDC de 16 para todos os estados.

Prevenção

Programa Nacional de Prevenção com um fundo específico para apoiar a fluoretação da água de abastecimento público e a universalização da aplicação de selantes. O fundo destinou US$ 500 milhões em 2010 e crescerá ano a ano até alcançar US$ 2 bilhões em 2015.

Educação, pesquisa e gestão

Programa Nacional de Educação Preventiva com 5 anos de duração, enfatizando grupos populacionais subatendidos (sem serviços de saúde, portadores de deficiências que necessitem de atenção especial em Odontologia), idosos e crianças, além de incorporar a atenção em saúde bucal aos programas de imunização infantil. Os estudos e pesquisas estarão direcionados a ações de prevenção e atenção clínica baseadas em evidências. Entre vários mecanismos de gestão, acompanhamento e controle, destacam-se o apoio à Divisão de Saúde Bucal do CDC, o Projeto de Saúde Bucal Infantil e a criação da Comissão Nacional de Força de Trabalho em Saúde. Um Grupo Interagencial de Qualidade dos Cuidados de Saúde trabalhará pela melhoria dos serviços e da coleta de dados e informações.

Respeitadas as características do modelo de saúde adotado pelos EUA, por certo, a reforma da saúde contém significativos avanços no campo da saúde bucal, mesmo sem prever a proteção da população adulta, que continuará precisando comprar planos de saúde sem qualquer subsídio. O ACA – pacote estabelecido pelo governo Barack Obama, que concretiza uma proposta mais do que secular dos democratas para reorientar as práticas e os gastos do setor saúde – acrescenta um numeroso contingente de novos clientes para atendimento pela profissão, o que deve atrair mais candidatos aos cursos de formação, e deixa satisfeitos os prestadores de serviços a crianças e adolescentes ao proporcionar-lhes uma remuneração mais elevada. As ações de saúde pública receberam fortes estímulos com o lançamento dos programas de prevenção, de educação, de pesquisa e pela aceitação de uma força de trabalho mais diversificada, na qual os técnicos operadores, com formação mais curta, conseguem dar atenção primária, inclusive no campo curativo, a grupos com carências específicas. O vaivém das contendas políticas entre democratas e republicanos deve afetar menos o programa odontológico que o médico, incrementando as chances de que boa parte das iniciativas aprovadas se tornem perenes.

Republicanos se opõem ao Obamacare

Em novembro de 2016, o Partido Republicano recuperou o governo dos EUA graças à vitória de Donald Trump sobre a democrata Hillary Clinton. Desde o início de uma administração considerada confusa e de baixo nível, os republicanos procuraram cumprir com suas promessas de acabar com o *Obamacare*, tido por eles como um exemplo negativo de como é ou deveria ser um norte-americano (*the American Way of Life*), contrapondo os que defendem uma significativa presença do Estado na economia e os que a renegam por considerarem que cada indivíduo deve cuidar da própria vida e competir sempre pelo sucesso.

Sem apresentar um plano alternativo minimamente razoável, a proposta conhecida como "Trumpcare" foi apresentada com o objetivo de suprimir vários dos pontos mais reconhecidos do *Obamacare*, como a obrigatoriedade de as grandes empresas subsidiarem parte do seguro saúde de seus empregados, a obrigatoriedade de que todos deveriam ter um plano ou pagar uma multa, dotação de recursos para a expansão do *Medicaid*. Em consequência, as seguradoras seriam liberadas do custeio de benefícios relacionados com o aborto ou o planejamento familiar (*planned parenthood*) com o corte de verbas para fornecimento de contraceptivos, exames de câncer, testes e tratamento de doenças transmissíveis. Estimativas de várias fontes apontaram para um total de 23 milhões de pessoas que, a médio prazo, perderiam seus planos de saúde caso o projeto original republicano passasse a vigorar. Mais sérios ainda seriam os explosivos aumentos nos preços de serviços e prêmios de seguro. O periódico britânico *The Independent* calculou que uma gravidez custaria 425% a mais com o "Trumpcare", e pacientes com câncer pagariam 35 vezes a mais pelo plano de saúde graças à remoção das chamadas "condições preexistentes" das obrigações das seguradoras (Pinto, 2017; Médici, 2017; The New Yorker, 2017).

Uma maciça rejeição por parte das organizações sociais e da área da saúde, dos democratas, de muitos estados e dos portadores de seguros, fez com que as propostas de Trump fossem sucessivamente derrotadas no Congresso, apesar da maioria de 52 cadeiras contra as 48 dos democratas e independentes.

Quando, pela terceira vez, a proposta anti-ACA (*Affordable Care Act*) caiu no Congresso em 18 de julho de 2017 (já em uma versão mais leve), porque três senadores republicanos, incluindo McCain, votaram contra, o presidente entregou os pontos e, ressentido porque seus apoiadores não conseguiram impor-se, declarou que deixaria o Obamacare extinguir-se por si próprio.

Os EUA gastaram 17,4% do seu PIB em 2014 com Saúde, ou cerca de US$ 3,2 trilhões. De acordo com o Banco Mundial, na União Europeia o gasto médio foi de 10% do PIB; na Austrália e no Canadá de 9,4%; na Rússia de 7,1%; na Argentina de 4,8%; e no Brasil de 8,3%. Contraditório, Trump, ao comentar os sistemas vigentes na Austrália, na Escócia e no Canadá, mas errando na justificativa para seu próprio país, disse que "todo mundo tem sistemas de saúde melhores do que os EUA porque o *Obamacare* é muito ruim. Os EUA gastam mais do que qualquer outra nação adiantada, mas todo esse dinheiro não nos fez mais saudáveis. Simplesmente, com nosso caríssimo sistema, gastamos mais e recebemos menos". Tais declarações, que poderiam iludir a desavisados que imaginassem uma defesa do princípio de "saúde para todos", foram logo desmentidas pelo draconiano e ainda mais perdulário programa republicano (Collins, 2017). Durante a campanha, Trump prometeu o fim do *Obamacare* e a aprovação da nova Lei do Sistema de Saúde que alargaria a cobertura e a qualidade dos seguros, reduzindo os custos dos tratamentos e das mensalidades pagas às seguradoras, mas nunca explicou como o faria (Collins, 2017). Logo, o próprio Departamento de Orçamento do Congresso estimou que somente o *Skinny Repeal Bill*, um projeto mais leve de rejeição, resultaria em 15 milhões de pessoas sem seguro e em prêmios 20% mais altos.

Um eventual triunfo do "Trumpcare" – *The Patient Freedom Act* – seria um desastre também para a área odontológica, cuja realidade foi examinada por Yu e Elyasi (2017) em texto divulgado pela ADA. De acordo com Reusch (2017), nos últimos 16 anos a proporção de crianças sem seguro odontológico diminuiu pela metade e milhões de adultos passaram a ter acesso a cuidados dentários pela cobertura pública oferecida pelo *Medicaid*. Esse programa, com o CHIP (seguros odontológicos para crianças) foi o responsável pela redução na prevalência da cárie dentária e pelo declínio das visitas a clínicas de emergência dedicadas a problemas de saúde bucal. Desde o ano de 2009, quando o CHIP foi reautorizado e com a aprovação do ACA no ano seguinte – ambos reconhecendo a importância da saúde bucal –, observou-se uma diminuição nas necessidades não atendidas de tratamento odontológico nas pessoas com seguro (Burwel, 2016).

As propostas do novo governo de cortar as dotações para o *Medicaid* e bloquear sua expansão (LaRochelle, 2017; Collins, 2016) fazem o futuro da cobertura com serviços odontológicos nos EUA ser precário (Reusch, 2017) e que todo o programa fique *up in the air*, ou seja, sujeito a um cenário de incertezas (The New Yorker, 2017).

BIBLIOGRAFIA

Abel-Smith B. Financiación de la salud para todos: gracias a un sistema de seguros? Foro Mundial de la Salud. 1986;7:3-12.

Abramge. Dados e números da medicina de grupo. Associação Brasileira de Medicina de Grupo, Informe de Imprensa. São Paulo: Mímeo; 1977.

Abreu RV de, Sá e Benevides RP. Financiamento da saúde pública no Brasil: a situação atual e o impacto da vinculação constitucional de recursos (EC 29/2000). Paper. Brasília; agosto 2004.

ADA. Health Care Reform Implementation Matrix: Affordable Care Act P.L. 111-148. American Dental Association. Washington, D.C.; March, 2011. Disponível em: www.ada.org/sectional/HCR_Matrix_-_March_31_2011_(revised).doc. Acesso em: 9 out. 2017.

ADEA. Healthcare reform: dental care for all children. American Dental Education Association 2011 Annual Meeting. March, 2011. Disponível em: www.medscape.com/viewarticle/739090. Acesso em: 9 out. 2017.

Andersen R, Marcus M, Mahshigan M. A comparative systems perspective on oral health promotion and disease prevention. In: Cohen LK, Gift HC (eds.). – Disease prevention and oral health promotion. Socio-dental sciences in action. Copenhaguen: Munksgaard; 1995. p. 307-40.

Anderson R, Treasures ET, Whitehouse NH. Oral health systems in Europe Part I: Finance and entitlement to care. Community Dental Health. 1998;15:145-9.

Andreazzi MFS de. O seguro-saúde sensu-estrictu. Elaborado para a Organização Pan-Americana da Saúde. Brasília: Mímeo; 1990. 62 p. + Tabelas,.

Angell M. Dr. Marcia Angell introducing the National Health Insurance Bill. PNHP, Physicians for a National Health Program. Washington; February, 2003. Disponível em: www.pnhp.org/facts/angellintro.pdf. Acesso em: 9 out. 2017.

ANS. ANS Informação. Ministério da Saúde. Agência Nacional de Saúde Suplementar. Rio de Janeiro; 2005.

ANS. Caderno de informação da saúde suplementar: beneficiários, operadoras, planos de saúde. Ministério da Saúde, Agência Nacional de Saúde Suplementar. Brasília; março, 2011.

ANS. Caderno de informação da saúde suplementar: beneficiários, operadoras e planos. Ministério da Saúde, Agência Nacional de Saúde Suplementar. 2006

ANS. Dados e indicadores do setor. Rio de Janeiro, 2017. Disponível em: http://www.ans.gov.br/perfil-do-setor/dados-e-indicadores-do-setor. Acesso em: 9 out. 2017.

ANS. RDC 39: Dispõe sobre a definição, a segmentação e a classificação das Operadoras de Planos de Assistência à Saúde. Ministério da Saúde, Agência Nacional de Saúde Suplementar. Resolução da Diretoria Colegiada RDC/39 de 27 de outubro, 2000.

ANS. Resolução RN n. 9 de 26 de junho de 2002. Atualiza o Rol de Procedimentos Odontológicos instituído pela Resolução CONSU de 03/11/1998 e alterado pela RDC n. 21 de 12/5/2000. Ministério da Saúde, Agência Nacional de Saúde Suplementar. Brasília; 2002.

ANS. Caderno de informação de saúde suplementar: dezembro/2011. Brasília; 2011. Disponível em: http://www.and.gov.br. Acesso em: 9 out. 2017.

Antunes M. Planos e seguros em saúde bucal. In: Pinto VG. Saúde bucal coletiva 4. ed. São Paulo: Santos; 2000.

Armour BS, Pitts MM, Maclean R, Cangialose C, Kishel M, Imai H, Etchason J. The effect of explicit financial incentives on physician behavior. Arch Intern Med. 2001;16(10):1261-6.

Arnljot HA, Barmes DE, Cohen LK, Hunter PBV. Oral health care systems, an international collaborative study. London: Ship II Quintessence; 1985.

Bailit H, Beazoglou T. Financing dental care: trends in public and private expenditures for dental services. Dental Clin North Am. 2008;52(2):281-95.

Barros MAD, Piola SF. O financiamento dos serviços de saúde no Brasil. In: ABrES MS. OPAS – Sistemas de Saúde no Brasil: organização e financiamento. Brasília, 2016. p. 101-38.

Bastos CR. Justiça ao PAS. O Estado de S. Paulo, São Paulo, 16 de março, 1996.

Beazoglou TJ, Guay AH, Heffley DR. Capitation and fee-for-service dental benefit plans: economic incentives, utilization, and service-mix. J Am Dent Assoc. 1988;116:483-7.

Behavenet. Reimbursement: individual practice association (IPA). USA, 2006. Disponível em: www.behavenet.com/capsules/reimb/ipa.htm. Acesso em: 9 out. 2017.

Beltrán-Aguilar ED, Barker LK, Canto MT, Dye BA, Gooch BF, Griffin SO et al. Surveillance for dental caries, dental sealants retention, edentulism, and enamel fluorosis in the United States, 1998-1994 and 1999-2002. CDC, Center of Disease Prevention and Health Promotion: Surveillance summaries. 2005;54(03):1-44.

Better Oral Health European Platform. European oral health report card: preliminary findings. March 2014.

Bradnock G, Pine C. Delivery of oral health care and implications for future planning. In: Pine CM (ed.). Community oral health. Oxford: Wright; 1997. p. 267-77.

Brasil. Banco Central. Conversão de moedas. Brasília; 2017a. Disponível em: www.bcb.gov.br/pec/conversao/conversao.asp. Acesso em: 9 out. 2017.

Brasil. Constituição da República Federativa do Brasil. Brasília: Centro Gráfico do Senado Federal; 1988. 292 p.

Brasil. Decreto n. 7.508 de 28/6/2011. Regulamenta a Lei n. 8.080 de 19/9/1990 para dispor sobre a organização do Sistema Único de Saúde – SUS, o planejamento da saúde e a assistência à saúde e a articulação interfederativa e dá outras providências. Brasília; junho, 2011.

Brasil. Decreto-lei n. 5.432. Aprova a Consolidação das Leis do Trabalho. Brasília, Diário Oficial da União; 1943.

Brasil. Lei n. 8.080 de 19 de setembro de 1990. Lei Orgânica da Saúde. Brasília; 1990.

Brasil. Lei n. 9.656 de 3 de junho de 1998, dispõe sobre os Planos e Seguros Privados de Assistência à Saúde. Brasília; 1998.

Brasil. Lei n. 9.656 de 03 de junho de 1998. Dispõe sobre os planos e seguros privados de assistência à saúde. Brasília; 1998.

Brasil. Lei n. 8112. Brasília: Diário Oficial da União; 12 de dezembro 1990.

Brasil. Medida Provisória n. 2.177-44 de 24 de agosto de 2001. Dispõe sobre os planos e seguros privados de assistência à saúde. Brasília; 2001.

Brasil. Ministério da Fazenda. Carga tributária no Brasil 2009: análise por tributos e bases de incidência. Receita Federal. Subsecretaria de Tributação e Contencioso. Disponível em: www.receita.fazenda.gov.br/Publico/estudoTributario/estatisticas/CTB2009.pdf. Acesso em: 9 out. 2017. Brasília, 2009.

Brasil. Ministério da Fazenda – SIAFI, Sistema Integrado de Administração Financeira do Governo Federal. Tesouro Nacional. Disponível em: www.tesouro.fazenda.gov.br/siafi/index. Acesso em: 9 out. 2017. Brasília, 2006a.

Brasil. Ministério da Saúde. Brasil Sorridente. Brasília; 2004a. Disponível em: www.saude.gov.br/dab/saudebucal/brasil_sorridente.php. Acesso em: 9 out. 2017.

Brasil. Ministério da Saúde. Diretrizes da Política Nacional de Saúde Bucal. Secretaria de Atenção à Saúde, Departamento de Atenção Básica: Coordenação Nacional de Saúde Bucal. Brasília; 2004b.

Brasil. Ministério da Saúde. Norma Operacional Básica do SUS, NOB-SUS 01/96. Diário Oficial da União, 6 de novembro, 1996.

Brasil. Ministério da Saúde. Orçamento: execução 1995-2009 e LOA 2010. Subsecretaria de Planejamento e Orçamento. Brasília; 2011. Disponível em: http://portal.saude.gov.br/portal/arquivos/pdf/serie.pdf. Acesso em: 9 out. 2017.

Brasil. Ministério da Saúde. Portaria n. 1.069/GM: institui o financiamento dos Centros de Especialidades Odontológicas, CEO. Brasília; julho, 2005.

Brasil. Ministério da Saúde. Portaria n. 1.572/GM: estabelece o pagamento de próteses dentárias totais em Laboratórios Regionais de Próteses Dentárias, LRPD. Brasília; julho, 2004c.

Brasil. Ministério da Saúde. Portaria n. 399/GM: divulga o Pacto pela Saúde 2006, consolidação do SUS e aprova as diretrizes operacionais do referido pacto. Brasília; fevereiro, 2006b.

Brasil. Ministério da Saúde. Portaria n. 599/GM: define a implantação de Especialidades Odontológicas (CEOs) e de Laboratórios Regionais de Próteses Dentárias (LRPDs) e estabelece critérios, normas e requisitos para seu credenciamento. Brasília; março, 2006c.

Brasil. Ministério da Saúde. Projeto SB Brasil: condições de saúde bucal da população brasileira 2002-2003. Disponível em: www.cfo.org.br/download/pdf/relatorio_sb_brasil_2003.pdf. Acesso em: 9 out. 2017.

Brasil. Ministério da Saúde. SIOPS. Despesas com ASPS, União, Estados e Municípios: 2000 a 2009. Relatório resumido de execução orçamentária. Nota Técnica SIOPS/DESP/SEMS. Brasília; fev. 2010. Disponível em: http://datasus.gov.br/Documentacao%5CNT19-2010.pdf. Acesso em: 9 out. 2017.

Brasil. Ministério da Saúde. SIOPS, Sistema de Informações sobre Orçamentos Públicos em Saúde. Brasília; 2006d. Disponível em: www.datasus.gov.br/siops.php?esc=1. Acesso em: 9 out. 2017.

Brasil. Ministério da Saúde. SIOPS – Sistema de Informações sobre Orçamentos Públicos em Saúde. Portal da Saúde. Brasília; 2017b.

Disponível em: http://portal.saude.gov.br/portal/arquivos/pdf/serie.pdf. Acesso em: 9 out. 2017.

Brasil. Presidência da República. Emenda Constitucional n. 95 de 15.12.2016 institui o Novo Regime Fiscal e dá outras providências. Brasília; 2016.

Brasil. Senado Federal. Carga tributária brasileira: relatório de acompanhamento fiscal. Brasília; julho, 2017c.

Bravo M, Llodra JC. Modelos de provisión y financiación en odontología. La prestación de servicios odontológicos en España. In: Cuenca E, Baca P. Odontología preventiva y comunitaria. Principios, métodos y aplicaciones. 3. ed. Barcelona: Masson; 2005.

Brown E, Manski R. Dental services: use, expenses, and sources of payment, 1996-2000. AHRQ, Agency for Healthcare research and quality, United States Department of Health & Human Services: medical expenditure panel survey. Disponível em: www.meps.ahrq.gov/data_stats/, January, 2004. Acesso em: 9 out. 2017.

Burt BA, Eklund SA. Dentistry, dental practice, and the community. 4. ed. Philadelphia: Saunders; 1992. p. 11-22, 253-66, 267-92.

Buss PM. Saúde e desigualdade: o caso do Brasil. In: Buss PM, Labra ME. Sistemas de saúde, continuidade e mudanças. Rio de Janeiro: Hucitec e Fiocruz; 1995. p. 61-101.

Burwel LSM. US Dept of Health and Human Services. 2015 Annual Report on the Quality of Care for Children in Medicaid and CHIP. Disponível em: https://www.medicaid.gov/medicaid/quality-of-care/downloads/2015-child-sec-rept.pdf. Acesso em: 9 out. 2017. Published February 2016

Campos AC de. Normativismo e incentivos: contributo da economia para a administração da saúde. In: Piola SF, Vianna SM. Economia da saúde: conceito e contribuição para a gestão da saúde. Brasília: IPEA, Série IPEA, 149; 1995. p. 69-98.

Carneiro VB. Assistência médica supletiva de empresas. Belo Horizonte: número, 81 p. + Anexos; 1990.

Carvalho G. Estimativa do gasto com saúde no Brasil em 2009. Brasília; 2010. Disponível em: www.idisa.org.br/site/documento_2141_0_2010---27---532---estimativa-de-gasto-com-saude. Acesso em: 9 out. 2017.

Carvalho G. Gasto com saúde no Brasil em 2009. Disponível em: http://www.observasaude.fundap.sp.gov.br/saude2/sus/Acervo/GS_Br_2009.doc. Acesso em: 9 out. 2017.

Casamassimo PS. et al. Beyond the dmft: the human and economic cost of early childhood caries. J Am Dent Assoc. 2009;140:650-7.

CFO. Pesquisa total de profissionais por CRO. Conselho Federal de Odontologia. Rio de Janeiro; 2006. Disponível em: www.cfo.org.br/busca_dados/totais/tot_prof.cro.asp. Acesso em: 9 out. 2017.

Checchia CM de A. Assistência médica como um benefício nas empresas, um estudo em organizações de grande porte da cidade de São Paulo. Dissertação de mestrado apresentada ao Curso de Administração Hospitalar e de Sistemas de Saúde, Fundação Getúlio Vargas/EAESP, São Paulo: Mímeo; 1996. 163 p. + Anexos.

Chen GJ, Feldman SR. Economic aspects of health care systems: advantage and disadvantages incentives in different systems. Dermatol Clin Apr. 2000;18(2):211-4.

Chen L, Ray S. Cost efficiency and scale economic in general dental practices in the US: a non-parametric and parametric analysis. Univ. of Connecticut, Dep. Of Economics. Connecticut; 2010. Disponível em: http://homepages.ucom.edu/~lec02005/JORS.pd. Acesso em: 9 out. 2017.

Cherchiglia MC. Sistemas de pago y práctica médica: teoría y evidencias empíricas. Organización Panamericana de la Salud, PDRH, DDSSS. Washington; 2002. Disponível em: www.paho.org/Spanish/HSP/HSR/HSR01/sistpago_practmed.pdf. Acesso em: 9 out. 2017.

Children's Dental Health Project. Moving on the oral health provisions in Health Reform: a roading map for implementation. California; 2011. Disponível em: www.chdp.org/system/files/ACA%2ºOral%20 Health%20White paper_o.pdf. Acesso em: 9 out. 2017.

Children's Dental Health Project. Senate Health Reform. Washington, D.C.; 2009. Disponível em: www.cdhp.org/resource/senate_health_reform_toolbox. Acesso em: 9 out. 2017.

Children's Health Insurance Program Reauthorization Act 2009. Pub. L. No. 111-3, & 501(a)(1)(b)(ii). Washington, D.C.; 2009.

Christensen GJ. How should dental bills be paid? JADA. 1994;125:1013-4.

CIEFAS. O que é CIEFAS – Objetivos, custos, empresas filiadas. Comitê de Integração de Entidades Fechadas de Assistência à Saúde. Brasília: Mímeo; 1997.

Clinton W. Health Security Act of 1993. Washington: Claitors; 1993.

Coalition for Oral Health – Oral health care is critical to Health Care Reform. Washington, D.C.: Mímeo; 1993.

Collier R. United States faces dentist shortage. CMAJ. 2009;24:181(11). Disponível em: http://cmaj.ca/cgi/content/full/181/11E253. Acesso em: 9 out. 2017.

Collins S. Introduce comprehensive obamacare replacement plan [news release]. Senator Susan Collins; January 23, 2017. Disponível em: https://www.collins.senate.gov/newsroom/cassidy-collins-introduce-comprehensive-obamacare-replacement-plan. Acesso em: 9 out. 2017.

Conferência Nacional de Saúde On Line. Regulamentação dos planos de saúde: estudo técnico sobre o projeto do Legislativo. Brasília: Mímeo; 1997.

Cordes BA, Doherty NJG. Attributes of growth in the U.S. dental economy, 1950-1989. Journal of Dental Education. 1991;55(10):649-54.

Covre E, Alves SL. Regulação e Saúde: Planos odontológicos, uma abordagem econômica no contexto regulatório. Ministério da Saúde, Agência Nacional de Saúde Suplementar. Rio de Janeiro; 2002.

Dain S. O financiamento público na perspectiva da política social. Economia e Sociedade. 2001;17.

Dal Poz MR, Varella TC. Guia de metodologias para análise de sistemas de remuneração e incentivos dos recursos humanos do setor saúde. Brasília; 2000. Disponível em: www.opas.org.br/rh/publicacoes/textos/pub02 cap03.pdf. Acesso em: 9 out. 2017.

Dalla Coletta CB, Silva DN da, Raupp ET et al. Introdução ao cooperativismo odontológico. Porto Alegre: Cooperativa de Trabalho Odontológico Uniodonto de Porto Alegre; 1988. 205 p.

Damiano PC. The Iowa oral health care reform workshop. Journal of Dental Education. 1993;57(12):923-4.

Delta Dental. Types of Dental Plans: Dental PPO Plans. California; 2010. Disponível em: www.deltadentalins.com/individuals/plans/plan-types.html. Acesso em: 9 out. 2017.

Dental Economics. The future of dentistry. 2010. Disponível em: www.dentaleconomics.com/index/display/article-display/240333/articles/dental. Acesso em: 9 out. 2017.

Dental Health Magazine. How dental care will be changed by Healthcare Reform. Dental Health Magazine staff. 2010. Disponível em: http://worldental.org/dental-news/how-dental-care-will-be-changed-by-healthcare-reform. Acesso em: 9 out. 2017.

Dey AN, Bloom B. Summary health statistics for U.S. children: National Health Interview Survey, 2003. U.S. Government Printing Office, Washington, D.C.; 2005.

Dietrich TC, Culler C, Garcia RI, Henshaw MM. Racial and ethnic disparities in children's oral health: the National Survey of Children's Health. J Am Dent Assoc. 2008;139:1507-17.

Downer MC, Drugan CS, Blinkhorn AS. Salaried services in the delivery of dental care in Western industrialised countires: implications for the National Health Services in England. International Dental Journal. 2006;56:7-16.

Dunlop DW, Martins JM. An international assessment of health care financing, lessons for developing countries. The World Bank, EDI Seminar Series; 1995. p. 15-29.

EBC. Agência Brasil. IBGE inicia coleta de dados da Pesquisa de Orçamentos Familiares. Rio de Janeiro; 2017. Disponível em: www.agenciabrasil.ebc.com.br/economia/noticia/2017.06/ibge-. Acesso em: 9 out. 2017.

Edelstein B, Samad F, Mulin L, Booth M. Oral health provisions in U.S. Health Care Reform. J Am Dent Assoc. 2010;141:1471-9.

Edelstein B. The dental safety net, its workforce, and policy recommendations for its enhancement. J Pub Health Dentistry. 2010;70:S32-9.

EGOHID II. Health surveillance in Europe: European Global Oral Health Indicators Sevelopment Project. Oral health interviews and clinical surveys: guidelines. European Commission and Lyon University I. Lyon University Press. Bourgeois DM et al. (eds.). Lyion; 2008. 112 p. Disponível em: www.egohid.eu/Documents/EGOHID.pdf. Acesso em: 9 out. 2017.

Enthoven AC. Health plan, the only practical solution to the soaring cost of medical care. Massachusetts; 1980. 195 p.

Espanha. Ministerio de Sanidad, Servicios Sociales e Igualdad. Los sistemas sanitarios en los países de la Unión Europea: características e indicadores de salud. Madrid; 2013. Disponível em: www.mssi.gob.es/estad.Estudios/estudio/estadisticas/sis.Inf.SanSNS/. Acesso em: 9 out. 2017.

FDI. The Oral Health Atlas: mapping a neglected global health issue. London; 2009. Disponível em: www.healthatlas.org/uniflip/index.html. Acesso em: 9 out. 2017.

Federal Register. 2011 Federal Poverty Guidelines. The daily journal of the United States Government. FHHS: annual update of HHS Poverty Guidelines, p. 3627-3638. Washington, D.C.; 2011. Disponível em: www.federalregister.gov/articles/2011/01/20/2011-1237/annual-update-of-the-hhs-poverty-guidelines. Acesso em: 9 out. 2018.

Fédération Dentaire Internationale (FDI) – Basic facts 1990. Dentistry around the world. Londres: FDI; 1990. p. 82-3.

Fermilab. Fermilab dental plan summary comparison. U.S. Department of Energy; 2011 Disponível em: www.wrds.fnal.gov/employ/dental_plan_summary.pdf. Acesso em: 9 out. 2018.

Fermilab National Laboratory. Group Dental Plan. Connecticut: Mímeo; 1998.

Friedman JW. Capitation in dentistry and appropriate dental care. Journal of Public Health Dentistry. 1996;56(6):306-8.

Ganduglia C. La reforma del sistema de salud de los Estados Unidos de América. Medicina. 2010;70:381-6.

Garcia RN, Dadam CA, Ballod GB. Odontologia de promoção da saúde, formas de cobrança (custeio pela clientela). Joinville: Mímeo; 1997.

Gavriilidou NN. Global weighted mean DMFT value for 12-year-olds in 2015 (209 countries). Malmo; 2015. Disponível em: https://www.mah.se/CAPP/Country-Oral-Health-Profile. Acesso em: 9 out. 2017.

Gift HC, Andersen RM, Chen M. The principles of organization and models of delivery of oral health care. In: Pine CM (ed.). Community oral health. Oxford: Wright; 1997. p. 252-66.

Gift HC, Drury TF, Nowjack-Raymer RE, Selwitz RH. The state of the Nation's oral health: mid-decade assessment of Healthy People 2000. Journal of Public Health Dentistry. 1996;56(2):84-91.

Goldstein E, Preker AS, Adeyi O, Chellaraj G. Trends in health status, services, and finance: the transition in Central and Eastern Europe, I. Washington: World Bank; 1996.

Gosden T, Forland F, Kristiansen IS, Sutton M, Leese B, Giuffrida A et al. Impact of payment method on behavior of primary care physicians: a systematic review. J Health Serv Res Policy. 2001;6(1):44-5.

Hazelkorn HM, Jovanovic BD, Macek MD, Chouinard J. New assumptions concerning IPAs and cost of dental care. J Public Health Dent. 1997;57:347-51.

Health Care in America. Your money or your life. The Economist, March 7th-13th, 1998. p. 23-6.

Health Guide EUA. National care expenditures. America's Online Health Resource Guide; 2011. Disponível em: www.healthguideusa.org/health_satistics_dental_care_expenditures.htm. Acesso em: 9 out. 2017.

Health Guide EUA. National health expenditures 2000-2004 and projections through 2015. Washington, D.C.; 2006. Disponível em: www.healthguideusa.org/health_statistics. Acesso em: 9 out. 2017.

Henderson J, Mooney G. The economics of health care, an introductory text. London; 1988.

Holloway PJ, Blinkhorn AS, Hassall DC, Holloway PJ, Worthington HV. An assessment of capitation in the General Dental Service Contract. 1. The level of caries and its treatment in regularly attending children and adolescents. British Dental Journal. 1997;182(11):418-23.

Holst D. Delivery of oral health care and implications for future planning in the Nordic countries. In: Pine CM (ed.). Community oral health. Oxford: Wright; 1997. p. 283-91.

Hsiao WC. A framework for assessing health financing strategies and the role of social insurance. In: Dunlop DW, Martins JM. An international assessment of health care financing, lessons for developing countries. The World Bank, EDI Seminar Series; 1995. p. 15-29.

IBGE. Carga tributária brasileira. Series estatísticas. Rio de Janeiro; 2017. Disponível em: seriesestatisticas.ibge.gov.br/series.aspx?vcodigo=SCXN49. Acesso em: 9 out. 2017.

IBGE. Conta satélite de Saúde Brasil 2010-1013: consumo final de bens e serviços de saúde como % do PIB. Rio de Janeiro, 2015. IBGE, Diretoria de Pesquisas. Rio de Janeiro; 2015.

IBGE. Contas Nacionais: em 2010 PIB varia 7,5% e fica em R$ 3,675 trilhões. Instituto Brasileiro de Geografia e Estatística: Contas Nacionais. Brasília; 2011. Disponível em: www.ibge.gov.br/home/presidencia/noticias/noticia. Acesso em: 9 out. 2017.

IBGE. Pesquisa de Orçamentos Familiares 2008-2009. Diretoria de Pesquisas, Coordenação de Índices de Preços. Rio de Janeiro; 2010.

IBGE. Sinopse do Censo Demográfico 2010. Brasília; 2011. Disponível em: www.censo2010.ibge.gov.br/sinopse/index.php?uf=008 dados=1. Acesso em: 9 out. 2017.

IBGE. Pesquisa de Orçamentos Familiares, POF 2008-2009: despesas, rendimentos e condições de saúde. Brasília; 2010. Diretoria de Pesquisas, Coordenação e Índices de Preços. Disponível em: www.ibge.gov.br/home/estatistica/pesquisas.php. Acesso em: 9 out. 2017.

IBGE. Pesquisa de Orçamentos Familiares 2002-2003. Diretoria de Pesquisas, Coordenação de Índices de Preços. Rio de Janeiro, 2005 c.

IBGE. Pesquisa de orçamentos familiares, POF 1995-1997. Primeiros resultados. Rio de Janeiro; 1997.

IBGE. Pesquisa Nacional por Amostra de Domicílios 2003: acesso e utilização de serviços de saúde. Diretoria de Pesquisas, Coordenação de Trabalhos e Rendimento. Rio de Janeiro; 2005a.

IBGE. Pesquisa Nacional por Amostra de Domicílios 2004.

IBGE. Projeção da população do Brasil 1980-2050. Revisão 2008. Rio de Janeiro; 2008. Disponível em: www.ibge.gov.br/Populacao_Projetada_1980_2050_REV2008.GRUPOSQUINQUENAIS.xls. Acesso em: 9 out. 2017.

IBGE. Pesquisa de orçamentos familiares 1987-1988. Domicílios, famílias, instrução, despesas, recebimentos. Número 1. Rio de Janeiro, 1991.

IBPT. Aumento da carga tributária brasileira em 10 anos subtraiu R$ 1,55 trilhão da sociedade. Estudos do IBPT. Instituto Brasileiro de Planejamento e Tributação. Brasília; 2011. Disponível em: www.ibpt.com.br/home/publicacao.view.php?publicacao_id=13913&pagina=0. Acesso em: 9 out. 2017.

IBPT. Impostômetro – Como evoluiu a carga tributária do Brasil em 10 anos. Instituto Brasileiro de Planejamento e Tributação. São Paulo; 2017. Disponível em: Disponível em: http://impostometro.com.br/Noticias/Interna?idNoticia=133. Acesso em: 9 out. 2017.

Iglehart JK. The American health care system, Introduction. The New England Journal of Medicine. 1992a.;326(14):962-7.

Iglehart JK. The American health care system, Managed care. The New England Journal of Medicine. 1992b;326(14):742-7.

IPEA. DISOC – Despesas com ações e serviços públicos de saúde, Brasil, 2002-2016. Tabelas. Brasília; 2017.

Janushwich OO, Fabrikant EG, Kazakov AS. Systems for the provision of oral health care in the Black Sea countries. Part 5: the Russian Federation. OHDMBSC. 2010;IX(2).

Iunes RF. Demanda e demanda em saúde. In: Piola SF, Vianna SM. Economia da saúde: conceito e contribuição para a gestão da saúde. Brasília, IPEA, Série IPEA 149; 1995. p. 99-122.

Iunes RF. Demanda e demanda em saúde. In: Piola SF, Vianna SM (orgs.). Economia da saúde: conceito e distribuição para a gestão da saúde. Brasília: IPEA; 2002.

Kaisser Family Foundation. Focus on Health Reform: Health Reform implementation timeline, 2010a. Disponível em: www.kff.org/health/reform/8060.cfm. Acesso em: 9 out. 2017.

Kaisser Family Foundation. Focus on Health Reform: summary of new Health Reform law, 2010b. Disponível em: www.kff.org/health/reform/8061.cfm. Acesso em: 9 out. 2017.

Kleinert J, Horton R. Health of Russian people after 100 years of turbulent history. The Lancet. 2017;380(10102):1569-70.

LaRochelle R. The GOP plan to fund Medicaid through block grants will probably weaken it. Washington Post website. Disponível em: https://www.washingtonpost.com/news/monkey-cage/wp/2017/01/18/republicans-want-to-fund-medicaid-through-block-grants-thats-a-problem/?utm_term=.6c10d583a9a4. Acesso em: 9 out. 2017.

Liggett M. The Coalition for oral health's position on Health Care Reform. Journal of Dental Education. 1994;58(4):298-300.

Link Comunicação e Projetos Sociais. Projeto Expansão do Modelo Sesivida, relatório final. Brasília: Mímeo; 1997. 89 p. + Anexos.

Marcus M, Coulter ID, Freed JR, Atchison KA, Gershen JA, Spolsky VW. Managed care and dentistry: promises and problems. J Am Dent Assoc. 1995;126:439-46.

May Chu. Children dental care: periodicity of checkups and access to care, 2003. AHRQ, Agency for Healthcare research and quality, United States Department of Health & Human Services: medical expenditure panel survey. Statistical brief 113. January, 2006. Disponível em: www.meps.ahrq.gov/data_stats/Pub_ProdResults. Acesso em: 9 out. 2017.

McCain J. Proposal to expand coverage: straight talk on Health System Reform. Washington, D.C.; 2009. Disponível em: http://healthreform.hff.org/. Acesso em: 9 out. 2017.

McGuire A, Henderson J, Mooney G. The economics of health care, an introductory text. London: Routledge & Kegan Paul; 1988. p. 286.

Médici AC. A medicina de grupo no Brasil. Organização Pan-Americana da Saúde, Série Desenvolvimento de Políticas de Saúde, 1. Representação do Brasil, Brasília; 1991.

Médici AC. Aspectos teóricos e conceituais do financiamento das políticas de saúde. In: Piola SF, Vianna SM. Economia da saúde: conceito e contribuição para a gestão da saúde. Brasília: IPEA, Série IPEA, 149; 1995. p. 23-49.

Médici AC. Aspectos teóricos e conceituais do financiamento das políticas de saúde. In: Piola SF, Vianna SM (orgs.). Economia da saúde: conceito, distribuição e contribuição para o gasto da saúde. Brasília: IPEA; 2002.

Médici AC. Financiamiento y gasto público en salud en los años noventa. Banco Interamericano de Desarrollo. Washington, D.C.; 2001.

Mendes A, Funcia FR. O SUS e seu financiamento. In: Abres et al. Sistema de Saúde no Brasil – organização e financiamento. Brasília, 2016. p. 139-68.

MEPS. Dental expenditures in the 10 Larger States, 2003. Medical Expenditure Panel Survey, AHRQ, January, 2006. Disponível em: www.meps.ahrq.gov/papers/st112/stat112.pdf. Acesso em: 9 out. 2017.

MEPS. Dental services: use, expenses, and sources of payment, 1996-2000. Medical Expenditure Panel Survey, AHRQ, January, 2004. Disponível em: www.meps.ahrq.gov/data_stats/Pub_ProdResults_Details.jsp. Acesso em: 9 out. 2017.

Mercer. Pesquisa Mercer Saúde 2004. Mercer, Human Resource Consulting. São Paulo; 2005. Disponível em: www.mercerhr.com.br/pesquisasaude. Acesso em: 9 out. 2017.

Mercer. Pesquisa Mercer Saúde 2005. Mercer, Human Resource Consulting. São Paulo; 2006. Disponível em: www.mercerhr.com.br/pesquisasaude. Acesso em: 9 out. 2017.

Mercer MW. Pesquisa de planos de assistência médica e odontológica 1997. São Paulo; 1997.

Mercer MW. Pesquisa de planos de assistência médica e odontológica 1997. São Paulo; 1996.

Mesa-Lago C. El desarrollo de la seguridad social en America Latina. Santiago: CEPAL; 1985. (Estudios e Informes de la CEPAL, 43.)

Mooney GH. Economics, medicine and health care. Brighton: Weatsheaf; 1986.

Musgrove P. Public and private roles in health. Health Economics in Development, World Bank. Washington, D.C.; 2004.

Neenan ME, Paunovich E, Solomon ES, Watkins RT. The primary dental care workforce. Journal of Dental Education. 1993;57(12):863-75.

Noronha JC, Ugá MAD. O sistema de saúde nos Estados Unidos. In: Buss PM, Labra ME. Sistemas de saúde, continuidade e mudanças. Rio de Janeiro: Hucitec et Fiocruz; 1995. p. 177-218.

O Estado de S. Paulo. Conheça novo sistema de assistência médica. São Paulo; 3 de março 1997.

O Estado de S. Paulo. Cooperativas vão assumir rede municipal. São Paulo; 18 de janeiro, 1995.

O Estado de S. Paulo. Gasto da prefeitura com o PAS sobe até 63%. São Paulo, 9 de novembro, 1995.

O Estado de S. Paulo. Gastos com PAS. São Paulo: 24 de setembro, 1996.

OANDA.com. FXConverter, currency converter for 164 currencies. 2011. Disponível em: www.oanda.com/convert/classic. Acesso em: 9 out. 2017.

OECD. Health status: Dental health. OECD Stat. Disponível em: stats.oecd.org/index.aspx?DataSetCode=HEALTH_STAT, 2017. Acesso em: 9 out. 2017.

OECD. Revenue statistics 1965-2007, 2008 Edition. Organisation for Economic Cooperation and Development. October, 2008.

OIT. La remuneración por rendimiento. Organización Internacional del Trabajo. Genebra; 1985. 187 p.

Overholt CA, Saunders MK. Washington, Policy choices and practical problems in health economics. The World Bank, EDI Learning Resource Series, 1996.

Oxley H, MacFarlan M. Health care reform controlling spending and increasing efficiency. OCDE, Organization for Economic Co-operation and Development. Economics Department, Working Papers 149. p. 125, Paris; 1994.

Patel R. The state of oral health in Europe. Report commissioned by the Platform for Better Oral Health in Europe. Sept. 2012.

Pereira J. Glossário de economia da saúde. In: Piola SF, Vianna SM (orgs.). Economia da Saúde. Conceito e contribuição para a gestão da saúde. Série IPEA, n. 149, 1995.

Petersen PE, Holst D. Utilization of dental health services. In: COHEN LK, GIFT HC (eds.). Disease prevention and oral health promotion. Socio-dental sciences in action. Copenhaguen: Munksgaard; 1995. p. 341-86.

Pinto VG. A odontologia brasileira às vésperas do ano 2000, diagnóstico e caminhos a seguir. São Paulo: Santos; 1993. p. 189.

Pinto VG. A odontologia no município, guia para organização de serviços e treinamento de profissionais em nível local. Porto Alegre: RGO; 1996. p. 253.

Pinto VG. Epidemiologia das doenças bucais no Brasil. In: KRIGER L (coord.). Promoção de saúde bucal. São Paulo: Artes Médicas/Aboprev; 1997. p. 27-41.

Pinto VG. Holanda, os cartões de aptidão odontológica. In: PINTO VG. Saúde bucal: panorama internacional. Brasília: Ministério da Saúde, Divisão Nacional de Saúde Bucal; 1990. p. 137-43.

Pinto VG. Odontologia na empresa. Brasília: Mímeo, 15 p. 1997.

Pinto VG. Trump não consegue implodir sistema americano de saúde. Disponível em: www.mundoseculoxxi.com.br/2017/07/27/trump-implode-sistema-americano-de-saude/. Acesso em: 9 out. 2017.

Pinto VG, Lima MOP de. Estudo epidemiológico de saúde bucal em trabalhadores da indústria: Brasil, 2002-2003. Brasília: SESI/DN; 2006.

Piola SF, Reis CO, Riveiro JAC. Financiamento das políticas sociais nos anos 90: o caso do Ministério da Saúde. Texto para discussão n. 802. Brasília: IPEA; 2001.

Piola SF, Vianna SM. Rompendo as amarras no financiamento das políticas de saúde. Brasília; 2008.

Piola SF, Vianna SM (orgs.). Saúde no Brasil: algumas questões sobre o Sistema Único de Saúde (SUS). Convênio CEPAL/IPEA. Brasília; 2009. Disponível em: www.eclac.cl/brasil/publicaciones/sinsigla/xml/4/35734/LCBRSR200SaudenoBrasil.pdf. Acesso em: 9 out. 2017.

Preker AS, Feachem RGA. Market mechanisms and the health sector in Central and Eastern Europe. Washington: World Bank; 1995.

Preker AS, Harding A. The economics of public and private roles in health care: insights from institutional economics and organizational theory. The World Bank, HNP Discussion Paper. Washington, D.C.; 2000.

Prevent Care. Contrato de plano de prevenção odontológica programada. São Paulo: Mímeo; 1997.

Prevent Care. Formas de utilização e contratação de serviços para planos odontológicos. São Paulo: Mímeo; 1998.

Proposta de Regulamentação dos Planos e Seguros de Assistência à saúde. Grupo de trabalho interministerial, Ministérios da Saúde, Justiça e Fazenda. Versão preliminar para discussão. Brasília: Mímeo; 1997.

Rede Notícias. Governo vai regulamentar a situação dos empregados domésticos no Brasil. Brasília; julho 2011. Disponível em: www.redenoticias.com.br/noticia2009/governo-vai-regulamentar-a-situacao-dos-empregados-domesticos-no-Brasil/3740. Acesso em: 9 out. 2017.

Reusch C. The future of dental coverage: will Congress pull out the rug? Dentistry IQ, 2017. Disponível em: www.dentisatryiq.com/articles/apex360/2017. Acesso em: 9 out. 2017.

Ribeiro JA, Piola SF, Servo LM. As novas configurações de antigos problemas: financiamento e gasto com ações e serviços públicos de saúde no Brasil. Brasília: IPEA; 2005.

Rodberg L. Your company health plan may ruin you. Wortinghton Daily Globe, Minnesota; 11/7/2009. Disponível em: www.pnhp.org/news/2009/july/your-company-health-plan-may-ruin-you. Acesso em: 9 out. 2017.

Rohde F. Dental expenditures in the 10 largest states, 2007. MEPS, Medical Expenditure Panel Survey. Statistical Brief#299. January, 2011. Disponível em: www.meps.ahrq.gov/napsweb/data_files/publications/st299/stat299.pdf. Acesso em: 9 out. 2017.

Rossetti JP. Introdução à economia. 15. ed. São Paulo: Atlas; 1991.

Scotti RF. Procedimentos da atual tabela do SIA/SUS que comporão o Piso Assistencial Básico – PAB. Brasília: Mímeo; 1997. Tabelas.

Skidelski R. European welfare models in crisis. Stockholm Network. Disponível em: www.stockholm-network.org/pubs/Skydelski.pdf. Estocolmo; 1998. Acesso em: 9 out. 2017.

Sommers JP. Dental expenditures in the 10 largest states, 2003. AHRQ, Agency for Healthcare research and quality, United States Department of Health & Human Services: medical expenditure panel survey. Statistical brief #112, January 2006.

Striffler DF, Young WO, Burt BA. Dentistry, dental practice & the community. Philadelphia: Saunders; 1992.

SUSEP. Informações sobre seguros. Ministério da Fazenda, Superintendência de Seguros Privados. Brasília; 2006. Disponível em: www.susep.gov/menuatendimento/index_seguro.asp. Acesso em: 9 out. 2017.

SUSEP. Seguros em dia: prêmios pagos em 1997 segundo o ramo de seguro, no Brasil. Superintendência de Seguros Privados. Rio de Janeiro: Mímeo; 1998.

The New Yorker. Trumpcare vs Obamacare. Disponível em: www.newyorker.com/magazine/2017/03/06/. Acesso em: 9 out. 2017.

The White House Domestic Policy Council. The President's health security plan. New York: Times Book; 1993.

The World Bank. Financing health services in developing countries, an agenda for reform. Washington; 1987. 93 p.

Towers Perrin – Planos de benefícios no Brasil 2002, 21ª. pesquisa. São Paulo; 2003. Disponível em: www.towersperrin.com/hrservices/pt_BR/research/Pesquisa_Beneficios.pdf. Acesso em: 9 out. 2017.

Towers Perrin. Planos de benefícios no Brasil 2004, 23ª pesquisa. São Paulo; 2005. Disponível em: www.towersperrin.com/hrservices/pt_BR/research/Pesquisa_Beneficios.pdf. Acesso em: 9 out. 2017.

Towers Perrin. Planos de benefícios no Brasil 2005, 24ª pesquisa. São Paulo; 2006. Disponível em: www.towersperrin.com/hrservices/pt_BR/research/Pesquisa_Beneficios.pdf. Acesso em: 9 out. 2017.

Towers Perrin. XVI Pesquisa sobre planos de benefícios no Brasil, 1996. Rio de Janeiro; 1996. 92 p.

Troster RL, Mochón F. Introdução à economia. São Paulo: Makron; 1994.

Truin GJ, Bronkhorst E. Delivery of oral health care and implications for future planning in the Netherlands. In: Pine CM (ed.). Community oral health. Oxford: Wright; 1997. p. 277-82.

Ugá MAD, Santos IS. Analysis of the progressivity of Brazilian National Health System (SUS) financing. Cadernos de saúde pública/Ministério da Saúde, Fundação Oswaldo Cruz, Escola Nacional de Saúde Pública. 2006;22(8):1597-609.

União Europeia. Efficiency in oral health care. The evaluation of oral health systems in Europe. Final report. Dados não publicados. 1997.

US CDC. Fluoridation growth. Center of Disease Prevention and Health Promotion: National oral health surveillance system, USA. February, 2005a.

Disponível em: www.cdc.gov/nohss/FSGrowth_text.htm. Acesso em: 9 out. 2017.

US CDC. Surveillance for dental caries, dental sealants retention, edentulism, and enamel fluorosis in the United States, 1988-1994 and 1999-2002. Center for Disease Control and Prevention. MMVR Surveillance Summaries. 2005b;54(03);1-44.

US CDC. Healthy People2020: Oral Health objectives. Center for Disease Control and Prevention. Consulta: Outº 2017.

US CDC. 2012 Water Fluoridation Statistics website. Disponível em: www.cdc.gov/fluoridation/statistics.htm. Acesso em: 9 out. 2017.

US Census Bureau. Health Insurance. Washington, D.C.; 2006a. Disponível em: www.census.gov/hhes/www/hlthins/hlthins.html. Acesso em: 9 out. 2017.

US Census Bureau. Income, poverty, and health insurance coverage in the United States: 2005. Washington, D.C.; 2006b. Disponível em: www.census.gov/hhes/www/hlthins.html. Acesso em: 9 out. 2017.

US Congress. The Patient Protection and Affordable Act. One hundred eleventh Congress of the United States of America at the second session. Washington; 2010. Disponível em: www.frwebgate.access.gpo.gov/cgi-bin/getdoc.cgi?dbnarne=111_congr_bill&docid=f:h3590enr.txt.pdf. Acesso em: 9 out. 2017.

US DHSS Healthy People. Healthy People 2010 Midcourse Review, Chapter 21, Oral Health. Progress toward Healthy People 2010 Targets. Disponível em: www.healthypeople.gov/data/midcourse/html/focusareas/FA21 ProgressHP.htm. 2010. Acesso em: 9 out. 2017.

US DHSS Healthy People. Healthy People 2020. Department of Health and Human Services. 2017. Disponível em: www.healthypeople/2020/topics-pbjectives/topic/pral-heanth/pbjectives. Acesso em: 9 out. 2017.

US DHSS Healthy People. 2010, Progress Review, 2000 Department of Health and Human Services. www.cdc.gov/nchs/ppt/hpdata2010/focusareas/fa21.xls. Acesso em: 9 out. 2017.

US DHSS. NHANES. National Health and Nutrition Examination Survey, 1999-2000 (ICPSR 25501). Disponível em: icpsr.umich.edu/icpsweb//DSDR/Studies/. Acesso em: 9 out. 2017.

US DHSS. Progress toward improved oral health: review of objectives. Department of Health and Human Services. Washington: Mímeo; 1990. 60 p.

US department of Labor. Occupational Outlook Handbook, 2010-11 edition. Bureau of Labor Statistics. Washington, D.C.; 2011. Disponível em: www.bls.gov/oco/. Acesso em: 9 out. 2017.

US Public Health Service. Oral health in America, a report of the Surgeon General, Part Four: how is oral health promoted and maintained and how are oral diseases prevented? Executive summary. Washington, D.C.; 2000a. Disponível em: www2.musc.edu/Dentistry/Sgroh/execsum.htm. Acesso em: 9 out. 2017.

US Public Health Service. Oral health in America: a report of the Surgeon General, executive summary. Washington, D.C.; 2002b. Disponível em: www2.musc.edu/Dentistry/Sgroh/execsum.htm. Acesso em: 9 out. 2017.

United Dental Care. Our dental plans. Oklahoma City: Mímeo, 1998.

Valor Econômico. Carga tributária cai para 33% do PIB em 2016. Rio de Janeiro, 23/01/2017.

Valor Online. Desempenho global: números das companhias de seguros gerais e seguro saúde. São Paulo, 28/10/2006. Disponível em: www.valoronline.com.br/especiais/2006/valorfinanceiro/seguradoras.aspx. Acesso em: 9 out. 2017.

Vianna SM, Piola SF, Ocké-Reis CO. Gratuidade no SUS: controvérsia em torno do co-pagamento. Texto para Discussão 587, IPEA. Brasília; 1998.

What the Health Reform Bill Means for Dental Care- 16 ways dental care is affected by the Health Reform Billl. 2010. Disponível em: www.dentalheroes.com/what-the-health-reform-bill-means-for-dental-care. Acesso em: 9 out. 2017.

White AB. An overview of oral health status, resources, and care delivery. Journal of Dental Education. 1994;58(4):285-90.

Whitehouse NH, Treasure ET. Dentistry and the National Health Service in the context of Europe. British Dental Journal. 1998;185:30-2.

WHO – Financing dental care in Europe. Part I. EUR/ORH 102 s01. World Health Organization Regional Office for Europe, Genebra, 1986.

WHO. Global Health Observatory Data Repository: Dentistry personnel-data by country. Updatrwed 02/2017a. Disponível em: apps.who.int/gho/dataview_main.DENTISTRY. Acesso em: 9 out. 2017.

WHO. Total expenditure on health. Global Health Observatory data. Geneva; 2017b.

WHO. Oral health databases. Geneva; 2006. Disponível em: www.who.int/oral_health/databases/en/index.html. Acesso em: 9 out. 2017.

WHO. Oral health surveys: Basic methods. 5. ed. Disponível em: www.icd.org/content/publications-WHO-oral-Health-Surveys-Basic-Methods-5th-Edition-2013.pdf. Acesso em: 9 out. 2017.

WHO. The World Health Organization's ranking of the world's health systems. Geneva; 2011. Disponível em: www.photius.com/rankings/healthranks.html. Acesso em: 9 out. 2017.

WHO. World Health Organization Oral Health Country/Area Profile Programme, CAPP. Geneva; 2011. Disponível em: www.whocollab.od.mah.se/euro.html. Acesso em: 9 out. 2017.

WHO. World health report 2004. World Health Organization, Geneva; 2004.

WHO. Evaluation of recent changes in the financing of health services. Genebra: World Health Organization. WHO Technical Report Series. 1993;829.

Widström E, Eaton KA. Oral healthcare systems in the Extended European Union. Oral Health Preventive Dentistry. 2004;2:155-94.

Widström E, Eaton KA, Borutta A, Dybizbánska E, Broukal Z. Oral health care in Journal transition in Eastern Europe. British Dental. 2001;190:580-4.

Wonnacott P, Wonnacott R. Introdução à economia. São Paulo: McGraw-Hill; 1985.

Wood Jr T, Picarelli Filho V. Remuneração estratégica. A nova vantagem competitiva. São Paulo: Atlas; 1996.

Wood Jr T, Picarelli Filho V. Remuneração por habilidades e por competências. Preparando a Organização para a era das empresas de conhecimento intensivo. São Paulo: Atlas; 1997.

Zeviani L. As empresas privadas de assistência médico – hospitalar na atualidade. [Monografia de conclusão do curso de Economia, Faculdade de Ciências Econômicas de São Paulo.] São Paulo: Mímeo; 1993.

Yu Z, Elyasi MAM. Associations among dental insurance, dental visits, and unmet needs of US children. J Am Dent Assoc. 2017;148(2):92-9.

4 Programação em Saúde Bucal

Vitor Gomes Pinto • Fanny Jitomirski

DO NÍVEL LOCAL AO NÍVEL CENTRAL

O princípio "quanto mais centralizado um sistema de saúde, menor a sua eficácia" é plenamente aplicável à política de cobertura populacional em Odontologia. E seu resultado, ou seja, que os serviços sob administração e controle locais costumam ser superiores aos que dependem de instituições federais, é, do mesmo modo, verdadeiro, ainda que existam exceções.

Trata-se de um problema que se agrava em países mais extensos e populosos, como o Brasil, onde a tendência a uniformizar sob uma única regra situações e grupos muito distintos entre si pode criar distorções mais sérias e de consequências mais graves que as que procura corrigir.

São quatro as diretrizes básicas a seguir na estruturação do trabalho odontológico:

- Universalização: estender serviços básicos a toda a população, o que implica a definição de um elenco de atividades igualmente acessível a todas as pessoas sem restrições de caráter econômico, social, racial, religioso, político, geográfico ou de qualquer outra ordem, além da alocação dos recursos financeiros necessários para que se concretize na prática diária
- Descentralização: estabelecimento da programação, tomada de decisões – inclusive orçamentárias – e execução dos serviços o mais próximo possível da população, sob responsabilidade da unidade local, que se transforma no núcleo principal do sistema
- Integração institucional: ocorre por níveis de influência, ou seja, uma única instituição em cada um dos âmbitos (federal, estadual e local). Uma alternativa consiste na chamada integração programática, em que cada instituição mantém sua independência e orçamento, comprometendo-se a executar um programa comum estabelecido segundo as necessidades e conveniências dos grupos populacionais a atender. Quando a verdadeira integração não é possível, desenvolve-se a sua alternativa, procurando superar os inconvenientes típicos das negociações entre organismos distintos e por vezes concorrentes
- Regionalização: estratificação de ações, oferta de serviços básicos para todos e serviços especializados de maneira seletiva, além da organização do setor odontológico em unidades articuladas entre si desde as periferias urbanas e da zona rural até os centros populacionais mais densos, onde cuidados integrais à saúde devem estar acessíveis aos grupos prioritários dos pontos de vista epidemiológico, econômico e social.

Estratégias de programação em saúde bucal

Ainda que existam importantes diferenças regionais e locais, pode-se dizer que, em um sentido amplo, os sistemas de prestação de cuidados em saúde nos países em desenvolvimento buscam atingir dois grandes objetivos:

- Melhorar de maneira significativa os padrões de saúde bucal de toda a população
- Reduzir e, se possível, eliminar as desigualdades de acesso aos serviços odontológicos, o que corresponde a favorecer os grupos economicamente mais carentes e os residentes em áreas marginalizadas.

Analisando o papel de um sistema de atenção odontológica, um grupo de especialistas da Organização Mundial da Saúde (OMS) definiu, em termos amplos, duas metas a alcançar:

- Influenciar a forma de vida da população para que mantenha ou promova a saúde bucal e previna as doenças orais
- Proporcionar tratamento adequado às pessoas afetadas por doenças bucais a fim de detê-las o mais cedo possível, evitando a perda de função (OMS, 1987).

Ainda, reconheceu que a segunda meta só poderá ser alcançada quando da utilização de todos os recursos disponíveis para a promoção da saúde em sua plenitude, de modo que a atenção curativa se torne necessária em casos de fracasso na prevenção.

De acordo com esses conceitos, as seguintes orientações estratégicas – diretamente voltadas para a solução dos principais problemas e para satisfazer aos objetivos e diretrizes formulados para o programa de saúde bucal – podem ser sugeridas visando à sua adaptação a cada realidade:

- Eliminação ou redução significativa das diferenças institucionais, integrando sob comando único a programação de atividades de cada localidade, distrito ou região de saúde
- Superação da dicotomia entre atividades preventivas e curativas, executando-as em conjunto por meio dos mesmos programas
- Reestruturação de serviços tradicionalmente voltados para a atenção apenas das crianças em idade escolar de ensino fundamental, para proporcionar cuidados preventivos e curativos a adultos jovens e a idosos
- Articulação direta entre:
  - Serviços básicos e especializados, fazendo os segundos receberem pacientes encaminhados pelos primeiros e os informando sobre a evolução dos casos de modo a possibilitar posterior acompanhamento pela unidade original, em geral situada próximo ao local de residência, estudo ou trabalho da clientela
  - Unidades de saúde e a comunidade, para que seja efetiva; como mecanismo de controle social sobre o setor da saúde; na definição de prioridades e da programação; e no controle sobre o padrão e a qualidade dos serviços
  - Setores de utilização e de formação de pessoal de saúde, visando a superar a separação em geral prevalente e dotar o sistema de recursos humanos adequados à realidade de cada país ou região
- Redirecionamento do conjunto dos serviços prestados pelo sistema de saúde ou, nos casos em que as influências conservadoras não possam ser superadas, dos recursos disponíveis para sua expansão, privilegiando as atividades locais e a atenção básica
- Estímulo à produção de tecnologia apropriada e à realização de pesquisas operacionais
- Definição de recursos financeiros específicos e suficientes para permitir a execução de programas odontológicos, incluindo o equacionamento de fontes de financiamento e dos mecanismos de remuneração de pessoal em linhas corretas
- Obtenção de um alto padrão de rendimento e de qualidade no trabalho, mantendo uma produção compatível com o número e a qualificação dos recursos humanos existentes, e com o período de trabalho contratado, corrigindo situações críticas, como a de profissionais que cumpram somente limitada parcela do tempo de contrato ou de programas escolares que atendam apenas durante o período letivo.

De acordo com Vianna e Piola (1985),

> os problemas cotidianos de uma comunidade, entre os quais se incluem os de saúde, têm características eminentemente locais. Sua solução, portanto, não pode depender de decisões a distância, em geral lentas e nem sempre acertadas, porque a autoridade que a toma não tem como conhecer todos os ângulos do problema e, por estar longe, pode ter sua sensibilidade embotada, tendendo a adotar respostas burocráticas e de pouca eficácia ou a sequer levá-las em consideração.

Esse raciocínio é particularmente verdadeiro no campo da Odontologia, no qual a maioria esmagadora das ações se refere a problemas de alta prevalência cuja resolução exige tecnologias e conhecimentos de limitada complexidade. Toda a atenção básica pode ser equacionada e implementada no local sem perda de qualidade ou de eficácia e com maior eficiência.

Serviços sob responsabilidade da autoridade local (p. ex., prefeitura, entidade de classe ou de caráter comunitário), em especial nas cidades do interior, têm custo inferior ao dos operados por entidades centralizadas pelo menor grau de sofisticação e a adaptação dos salários e dos gastos aos padrões regionais, além de possibilitar um controle e uma participação muito mais constante e positiva daqueles que os utilizam diariamente. Argumentos contrários, como a escassez de recursos financeiros ou a reduzida competência técnica e administrativa do poder local, podem ser contornados por meio de uma correta política redistributiva dos recursos e do adequado treinamento do pessoal com apoio federal e estadual nas áreas de planejamento e programação (Pinto, 1996).

Em um sistema de atenção odontológica bem estruturado, ao nível federal ou central devem caber a coordenação nacional dos programas, o apoio técnico aos estados e municípios, a participação no financiamento do setor, notadamente na sustentação de ações complexas com características de referência regional, a operação de serviços próprios limitados apenas nos casos em que não houver possibilidade de sua absorção pelo nível local e na condição de núcleos de execução fiel da política nacional, o desenvolvimento de estudos de interesse geral ou para solução de problemas específicos quando a unidade local não puder realizá-los e a representação junto a entidades internacionais.

O nível estadual ou regional tem a seu cargo a programação, a coordenação e o apoio ao nível local, em seu território. Algumas das atribuições do nível federal podem ser repassadas a ele, além de operar serviços complexos ou de referência que sirvam a clientelas de diversas localidades que não tenham escala ou recursos para implementá-los.

Cada estado deve elaborar anualmente um programa e um mapa que englobem pelo menos os serviços de atenção básica desenvolvidos diretamente ou por outras entidades, especificando os recursos financeiros disponíveis, o treinamento de recursos humanos, a cobertura populacional e a localização espacial das unidades.

Competem ao nível local a operação de serviços básicos, a elaboração e avaliação da programação doméstica, a realização de levantamentos epidemiológicos e de estudos de seu interesse, a participação nas atividades de planejamento, o treinamento de pessoal e outros desenvolvidos pelos demais níveis, e que lhe digam respeito, como o financiamento total ou parcial (na dependência do regime tributário e de repartição de verbas vigentes) das ações e o entendimento com a comunidade.

No caso brasileiro, o Sistema Único de Saúde (SUS) enfatiza a municipalização. A Norma Operacional Básica 01/96 (NOB/SUS 96) foi instituída com a finalidade de "promover e consolidar o pleno exercício, por parte do poder público municipal e do Distrito Federal, da função de gestor da atenção à saúde de seus municípios" (Brasil, 1996). Além de várias medidas para aumentar a autonomia programática e financeira local, desde 1998 vem sendo repassado (os recursos permanecem nas mãos do nível central) aos municípios um valor *per capita* denominado Piso Assistencial Básico (PAB), correspondente ao total da população (Brasil, 1998).

Conforme o modo de organização do setor odontológico, a unidade local pode pertencer ao município, a entidades paraoficiais, a sindicatos ou associações comunitárias e até mesmo, em casos de pequenas comarcas que não querem ou não têm condições de operar serviços básicos de saúde, ao governo estadual ou a outras instituições com atuação nesse âmbito. Em todos os casos, o fundamental refere-se ao poder se encontrar nas mãos da unidade executora, que é local.

Ao se verificar uma excessiva centralização que impeça uma inversão rápida do processo, aconselha-se aceitar uma etapa intermediária de "desconcentração" das atividades, ou seja, o repasse de algumas funções da administração central para suas próprias representações estaduais e municipais.

Além de prover melhores serviços e possibilitar um maior controle comunitário, a concentração dos cuidados básicos por localidade visa a estimular cada unidade operativa a assumir integralmente a responsabilidade frente aos problemas de saúde da população sob seus cuidados sem esperar que as grandes instituições (secretarias, ministérios), de fora, façam aquilo que, na verdade, lhe cabe.

Em um sistema coordenado de nível nacional, cada nível dá satisfações sobre seu desempenho aos demais, tornando possíveis a correção de erros e a difusão das experiências de maior sucesso.

PROGRAMAÇÃO PARA CLIENTELAS ESPECÍFICAS

Em uma comunidade, quais grupos devem ser atendidos em Odontologia? Às vezes, a resposta é fácil, como no caso de uma clínica em um Centro de Saúde que, tendo pela frente uma clientela muitas vezes superior à sua capacidade de trabalho, simplesmente atende aos que a procurarem, sem discriminações ou preferências. De maneira mais frequente, contudo, é preciso conhecer a comunidade, identificar os principais grupos que a compõem e estimar necessidades do ponto de vista epidemiológico, para, então, saber quem deve merecer prioridade para atendimento, quais as atividades mais necessárias e como distribuir melhor o tempo e os recursos disponíveis. Nos programas de âmbito municipal, estadual ou mesmo nacional, o conhecimento das divisões internas da sociedade é essencial até mesmo para determinar a localização dos serviços e decidir se todas as pessoas devem ser atendidas em todas as unidades ou se pelo menos algumas devem dedicar-se a clientelas específicas.

Por isso foi estruturado este tópico, que procura enfocar as linhas principais de trabalho junto a um conjunto de nove grupos ou clientela específica: crianças de baixa idade; escolares; trabalhadores urbanos; idosos; confinados institucionalmente; gestantes; indígenas; residentes na zona rural; e adolescentes e adultos.

Atenção a crianças de baixa idade

A Odontologia tem se preocupado bastante com o atendimento de crianças a partir do nascimento dos primeiros dentes permanentes. Entre os muitos reflexos dessa reduzida prioridade conferida à dentição decídua, basta referir o medo ao consultório, a criação de hábitos ligados ao consumo intenso de açúcares e a elevada prevalência de cáries dentárias desde a infância. Os esforços desenvolvidos na área da odontopediatria têm se mostrado insuficientes para reverter tal situação, mesmo porque em grande parte são direcionados para o campo clínico. Em termos populacionais, os programas de prevenção e promoção da saúde bucal ainda são tímidos.

Esse não é um diagnóstico específico do Brasil ou de países em desenvolvimento, embora possa se agravar nessas regiões. A utilização de serviços odontológicos por crianças de até 4 anos tem sido desafiadoramente baixa tanto nos EUA (Inglehar e Tedesco, 1995) quanto em países europeus (Holt et al., 1990; Schou, 1993).

Dados epidemiológicos referentes ao grupo de 0 a 5 anos são escassos e apenas recentemente essa faixa etária começou a merecer estudos de base coletiva. Evidências iniciais indicaram uma prevalência de cárie muito alta (Sesi, 1996; Goiânia, 1996), em um período em que já se fazia notar uma tendência de queda nos índices de ataque para a dentição permanente. Em uma clara consequência da limitada procura de serviços clínicos, os dentes "ceo" (atacados pela cárie) apresentavam-se em sua larga maioria cariados. Em seguida, observou-se, com base no exame de 5.650 escolares de 3 a 6 anos, que programas preventivos, regulares (Sesi, 1998) mostravam-se efetivos, mas produziam resultados inferiores nos dentes temporários, quando comparados aos ganhos obtidos nos permanentes. No estudo nacional SB Brasil 2010 realizado pelo Ministério da Saúde, como resume a Tabela 4.1 mais adiante, o grupo de 5 anos apresentou um índice ceo-d igual a 2,41, pouco diferente do constatado 7 anos antes, quando era de 2,8, com o agravante de que, agora como antes, mais de 80% dos dentes necessitavam de tratamento (Brasil, Ministério da Saúde, 2010).

Um estudo desenvolvido por Mattos-Graner et al. (1996) em 332 infantes de 6 a 36 meses residentes na cidade de Piracicaba (SP) constatou que 65% dos examinados estavam livres de cáries, mas nenhuma das lesões diagnosticadas estava restaurada (ceo-s = 1,37), observando-se, ainda, que 46% dos dentes cariados se concentravam em apenas 19% das crianças no grupo de 31 a 36 meses.

A partir de estudos realizados por Walter et al. (1985, 1987), desenvolveu-se no Brasil de maneira gradativa uma promissora linha de prestação de cuidados preventivos e de educação em saúde bucal implementada desde o nascimento. Hoje, "clínicas do bebê" ganham cada vez mais espaço em um número crescente de serviços públicos odontológicos nos municípios brasileiros (Cambé, 1997; Goiânia, 1996; Garbelini e Pinto, 1996; Pinto, 1996; Nakama, 1994; Pereira, 1997), em uma tentativa de enfrentar os problemas bucais de maneira precoce e, assim, corrigir algumas das deficiências inerentes aos modelos de intervenção tardia como no "sistema incremental" clássico. Nos países mais desenvolvidos economicamente, conforme se alcançou o controle da cárie em crianças maiores (7 a 14 anos), ganharam ênfase crescente as estratégias de base populacional aplicadas aos infantes, consideradas essenciais para a construção de estilos de vida efetivamente favoráveis à manutenção de bons padrões de saúde bucal (Honkala, 1993).

As ações de proteção à saúde bucal de infantes se fundamentam em um ativo envolvimento dos pais e responsáveis, estando muito ligadas aos programas da área materno-infantil e ao trabalho em pediatria de maneira geral. Ao discutir a relevância da família para a saúde da criança, Inglehart e Tedesco (1995) destacaram o papel desempenhado no campo afetivo, relacionando-o com o medo ao dentista e o valor que merecem os cuidados dos dentes e dos demais tecidos orais; no campo cognitivo, com destaque para as crenças associadas à saúde da boca; e, no campo do comportamento, regulando a formação de hábitos saudáveis e corretos.

O "medo do dentista" – uma reação comportamental caracterizada pela ansiedade antecipada – tem origem, na maioria dos casos, na existência de dor e de experiências traumáticas acumuladas nas primeiras visitas a um profissional (Bernstein et al., 1979), estimando-se que cerca de 45 milhões de pessoas sofrem desse trauma nos EUA (Rowe e Moore, 1997), onde são comuns clínicas psicoterápicas e grupos de autoajuda que procuram encontrar soluções para o problema. Necessariamente, sua prevenção deve ser feita junto aos pais, informando-os a respeito do tipo de comportamento mais conveniente já antes da primeira visita do filho ao consultório e quais as reações mais adequadas para apoiá-lo tanto nesse momento quanto nos seguintes.

Programas coletivos voltados para cuidados da saúde dos tecidos bucais e da dentição temporária são estruturados, segundo Pereira (1997), para:

- Orientar a população para procurar assistência odontológica para crianças antes dos 3 anos
- Educar os pais e a família, motivando-os para adoção de medidas preventivas tanto para o bebê quanto para eles próprios, no sentido de promoverem uma boa saúde bucal
- Realizar tratamento preventivo clínico e caseiro – o primeiro envolvendo remoção de placa, uso de selante e aplicação de flúor tópico de acordo com o risco de cárie; o segundo, feito pelos pais ou responsáveis, incluindo controle da dieta, remoção da placa, limpeza da cavidade oral; aplicação tópica de flúor
- Prover tratamento curativo sempre que necessário, realizando restaurações com resina composta, ionômero de vidro ou adequação do meio com material provisório (óxido de zinco e eugenol)
- Disponibilizar atenção complexa (endodontia, cirurgia, periodontia) e emergencial para casos inevitáveis e com indicação precisa.

De preferência, o ingresso no programa ocorre nos primeiros 6 meses de vida, com permanência regular até os 36 meses. A partir dessa idade, a criança deve passar a frequentar um programa de atenção a pré-escolares e, em seguida, de escolares. O flúor é aplicado topicamente com soluções a 0,2% na clínica (conforme o grau de risco, com intervalos variáveis entre 3 e 12 meses), e a 0,02% diariamente em casa. Bochechos de flúor e gel tópico não são aconselhados para a faixa de 0 a 6 anos em razão da maior probabilidade de ingestão do produto, sendo preferível lançar mão de métodos mais seguros, como a aplicação tópica de soluções ou de verniz fluoretado.

Representam alto risco, em termos do trabalho em saúde pública, os infantes que não escovam os dentes, ingerem açúcares com frequência, fazem uso de mamadeira noturna e não utilizam flúor; médio risco os que higienizam sem regularidade, ingerem açúcares com frequência, mas não dormem mamando e utilizam flúor de modo eventual; baixo risco os que escovam os dentes todos os dias, têm baixo consumo de açúcares, não dormem mamando e são adequadamente expostos ao flúor (por água de abastecimento, aplicações tópicas ou métodos alternativos). Na clínica particular, a determinação do risco real ou subjetivo pode ser feita com o apoio de metodologia mais precisa e detalhada, identificando, entre outros, fatores bioquímicos, salivares e biológicos, que podem levar em consideração os aspectos ligados à transmissibilidade da cárie.*

Rodrigues et al. (1997), ao analisarem os cuidados que devem ser dados ao bebê até os 3 anos de idade, referem que, nesse período, os pais são mais receptivos e absorvem melhor conceitos referentes à saúde. Está indicada a higienização da boca logo após a mamada com solução composta de uma parte de água oxigenada a 10% e três partes de água filtrada (Walter, 1990), feita com uma gaze ou ponta da fralda ou, ainda, com dedeiras ou escovas apropriadas.

Na clínica, o atendimento pode ser feito em uma maca especialmente projetada para esse fim – Macri, descrita por Walter (1990) –, no próprio colo da mãe ou do profissional que faz parte da equipe de saúde (Medeiros, 1993).

Embora a criança já possa realizar a própria higiene bucal a partir dos 2 anos e meio de idade, não tem habilidades suficientes para remover a placa bacteriana dental, requerendo ajuda dos pais em geral até cerca dos 6 anos de idade. A escovação, com escova de cerdas macias e tamanho adequado à arcada dentária, pode ser feita pelos pais ou responsáveis na "posição de Starkey" (mais aconselhável que a posição sentada em um sofá, com a cabeça da criança no colo), na qual a criança permanece em pé, em frente e de costas para eles, que apoiam a mandíbula do filho com a mão esquerda e escovam os dentes com a direita (Rodrigues et al., 1997; Figuras 4.1 a 4.4).

Atenção a escolares e adolescentes

Inclui indivíduos de 6 a 19 anos de idade que frequentam ou não os ensinos fundamental e médio. O grupo constituído por crianças e jovens com idade entre 6 e 14 anos tem sido uma clássica prioridade em Odontologia pela ocorrência coincidente de pelo menos cinco fatores relevantes:

- Aparecimento gradativo da dentição permanente
- Menor capacidade de resistência do esmalte – em fase final de consolidação – ao ataque dos agentes causadores da cárie
- Resultados favoráveis que podem ser alcançados com a aplicação de medidas preventivas de caráter coletivo
- Presença da maioria das crianças e adolescentes nas escolas de ensino fundamental, as quais proporcionam facilidades de atendimento, e um ambiente considerado propício à

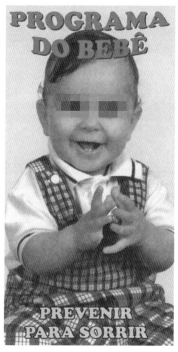

Figura 4.1 Capa de *folder* utilizado pela Secretaria Municipal de Saúde de Goiânia.

---

* Para estudar de maneira mais aprofundada fatores de risco em relação à cárie dentária, ver Araújo e Figueiredo (1997), Hausen et al. (1995) e Bratthall e Ericsson (1995). Em relação a questões imunológicas ligadas ao processo cárie, ver Edgar (1996). O tema "transmissibilidade" da cárie é examinado por Araújo e Figueiredo (1997).

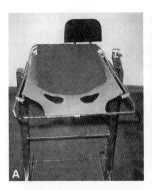
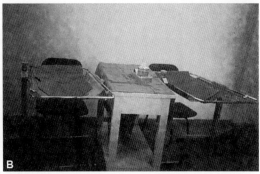

Figura 4.2 A e B. Macas apropriadas para atendimento odontológico de crianças.

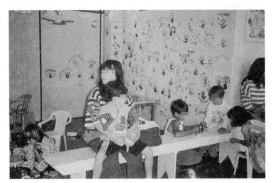

Figura 4.3 Crianças brincam enquanto aguardam atendimento na Clínica do Bebê em Londrina, Paraná.

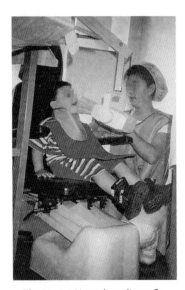

Figura 4.4 Hora da radiografia.

absorção de novos conhecimentos, entre os quais os conteúdos de educação em saúde
- Possibilidade de utilização das instalações, espaços, equipamentos e recursos humanos (disponíveis para os escolares) para o atendimento de não escolares.

Pode-se afirmar que a prioridade para a faixa etária 6 a 14 constituiu a base de sustentação programática que possibilitou o controle do processo cárie na maioria dos países onde isso ocorreu. Ações preventivas regulares e com a intensidade necessária, desenvolvidas primeiro nas escolas de ensino fundamental I, podem ser identificadas com clareza desde o início do período de efetiva redução da cárie na Inglaterra, na Holanda, na Nova Zelândia, na Austrália e em toda a Escandinávia, para citar apenas alguns exemplos.

Ao longo dos últimos anos, a situação epidemiológica mudou pela influência exercida pelo flúor (ver Capítulo 12) com a ajuda, pelo menos em crianças e adolescentes, de mudanças de critérios de julgamento do que é cárie dentária, a qual passou a ser considerada desse modo apenas quando já atingiu a dentina. Pode-se observar a mudança no quadro epidemiológico na Tabela 4.1, na qual é possível comparar o índice CPO e seus componentes em três estudos nacionais distintos: 1986, 2003 e 2010. Nos dois últimos, já vigorava o critério de "só dentina", que, no entanto, tem pouca relevância em populações adultas e nenhuma em idosos. Para o grupo mais jovem, retratado pela idade de 12 anos, e também para os adolescentes de 15 a 19, são evidentes os efeitos da prevenção coletiva, basicamente fluoretação dos cremes dentais e da água de abastecimento, na redução do índice. Cabe ressaltar o gradativo surgimento – como fator relevante na alteração da representatividade dos componentes internos do índice – do aumento das restaurações e da diminuição das extrações (Brasil, 1988, 2005, 2010; Roncalli, 2011; Pinto, 1993).

No Brasil, desde o final da década de 1950 e início dos anos 1960, houve uma forte concentração das atividades odontológicas desenvolvidas pelas instituições do setor público exatamente junto a essa faixa e de maneira mais específica em torno dos estudantes das escolas primárias oficiais.

Trazido dos EUA pela Fundação SESP do Ministério da Saúde, o Sistema Incremental* logo se firmou como a metodologia de atendimento de escolares, com sua estrutura clássica fundamentada em um programa preventivo destinado a controlar a incidência dos problemas e uma ação vertical por meio de um programa curativo, solucionando os problemas prevalentes. Em paralelo, um programa educativo deveria fornecer apoio às demais ações e proporcionar mudança de hábitos de saúde na clientela.

Desenvolvido em ciclos anuais, o Incremental expandiu-se potencialmente por todo o país funcionando como elemento de ligação conceitual e uniforme para as diversas Secretarias de Saúde estaduais e municipais e instituições paraoficiais que proporcionavam tratamento dentário a escolares. Seu principal

---

*Sistema Incremental é um método de trabalho que visa ao completo atendimento dental de uma população, eliminando suas necessidades acumuladas e, posteriormente, mantendo-se sob controle, segundo critérios de prioridades quanto a idades e problemas.

Tabela 4.1	Índice CPO em 1986, 2003 e 2010 no Brasil, segundo o grupo etário.*				
Idade	Índice	1986	2003	2010
12	CPO	6,67	2,78	2,04
	C	3,55	1,69	1,21
	P	0,54	0,18	0,12
	O	2,58	0,91	0,71
15 a 19	CPO	10,78	6,17	4,23
	C	4,31	2,79	1,71
	P	1,60	0,89	0,38
	O	4,87	2,49	2,15
35 a 44	CPO	21,77	20,13	16,72
	C	3,72	2,68	1,93
	P	14,45	13,23	7,43
	O	3,60	4,22	7,36
65 a 74	CPO	30,87	27,79	27,59
	C	0,48	1,23	0,61
	P	28,46	25,83	25,39
	O	1,93	0,73	1,59

* Em 1986, dados expandidos para toda a população urbana e cáries de esmalte incluídas. Em 2003 e 2010, dados da amostra e cáries de dentina foram incluídos.
Adaptada de Ministério da Saúde (1988, 2005, 2010); Pinto (2003); Roncalli (2011).

atrativo reside na capacidade de ordenação da cobertura populacional, centrada na lógica da detecção precoce das lesões e no tratamento oportuno, ou seja, o mais cedo possível, para impedir o agravamento, transformando cavidades iniciais em complexas.

O fluxo de crianças ao consultório, no programa curativo, se dá a partir das idades de ingresso no ensino fundamental, teoricamente possibilitando que cáries surgidas logo após a erupção dos primeiros molares, por exemplo, sejam tratadas de imediato. Ações preventivas e de educação sanitária deveriam reduzir a incidência (aparecimento de novas cáries), permitindo, a médio prazo, um domínio do quadro epidemiológico e uma redução do tempo total de trabalho exigido para tratar crianças e, em consequência, liberando tempo para abranger outros grupos, como os adolescentes e os infantes, ou para dar maior profundidade ao trabalho odontológico, por meio do tratamento de doenças periodontais, problemas endodônticos, ortodônticos e cirúrgicos.

Há um Grupo Inicial (GI), composto dos que participam pela primeira vez do programa, Compulsório, no caso das menores idades (em geral 6, 7 e 8 anos), ou Eletivo, compreendendo os alunos fora da faixa etária compulsória e na dependência de disponibilidade de tempo da equipe. O Grupo de Manutenção (GM) reúne pacientes previamente tratados. Quando há necessidades de atendimento generalizadas, a prioridade cabe ao GI compulsório, seguido do GM e, em terceiro lugar, do GI eletivo. O levantamento epidemiológico feito pelo índice CPO-D determina o volume de necessidades a serem tratadas [média de dentes cariados e com extração indicada (C + Ei), multiplicada pelo total de alunos matriculados em cada idade]. Dá-se ênfase aos dentes permanentes, embora os temporários sejam tratados para prevenir males ortodônticos, mesmo que por meio de materiais provisórios.

Na prática, a lógica do Sistema Incremental não conseguiu proporcionar os resultados que o país esperava. A organização do fluxo de escolares para o tratamento curativo predominou, as medidas de prevenção secundária e as educativas permaneceram em um patamar secundário e pouco efetivo no período – por volta de 1960 a 1990 –, em que o padrão de ataque pela cárie em crianças e adolescentes estava no auge no Brasil, fruto de uma sequência de gerações altamente consumidoras de açúcar e da limitada cobertura e inconstância com que se concretizava a fluoretação da água de consumo público, a grande medida preventiva de massa implantada em cidades de porte médio e grande de alguns estados. A isso, somava-se o reduzido acesso da população de menor renda aos serviços odontológicos, insuficientes na área pública e muito caros na área privada.

A exemplo do que se passou na Nova Zelândia e, de maneira geral, na Europa Ocidental, a prioridade conferida no Brasil para ações curativas na dentição permanente de crianças não conseguiu diminuir a prevalência de cárie. Por mais que aumentassem os números de restaurações feitas, seus efeitos não se traduziam em uma melhora do índice CPO, o qual seguia crescente ou, na melhor das hipóteses, estável em termos de população. As causas mais prováveis da recente redução do índice CPO constatada em várias cidades brasileiras, em particular na faixa de 6 a 14 anos – maior universalização do uso de dentifrícios fluoretados, consolidação da fluoretação da água na zona urbana, ampliação do uso de medidas preventivas em consultórios particulares e em serviços públicos –, não incluem o componente "tratamento restaurador".

Além disso, diversos programas escolares conseguiram êxitos inegáveis (Rosa *et al.*, 1991; Paraná, 1991; São José dos Campos, 1990; Barra, 1990; Pinto, 1993) exatamente por terem seguido os preceitos fundamentais do Sistema Incremental, ou seja, intensificando as ações preventivas e educativas como um contraponto ao trabalho curativo.

Hoje, os programas voltados para essa clientela devem adaptar-se a uma situação epidemiológica caracterizada, em muitas localidades, por índices cada vez mais baixos de cáries e por lesões que, em proporção significativa, deixam de evoluir para a cavitação. Ao mesmo tempo, principalmente na zona rural e em municípios de menor porte, nos casos em que o padrão de ataque pela cárie ainda não sofreu modificações substanciais, é preciso recorrer a enérgicos programas preventivos e, ainda, despender recursos significativos com intervenções curativas para atender à forte demanda da comunidade nesse sentido.

O Quadro 4.1 procura resumir situações comuns com as quais se defrontam administradores de programas escolares, apresentando sugestões de procedimentos ou de soluções caso a caso.

As principais alternativas de organização desses programas consideram as hipóteses, não excludentes entre si, de:

- Utilização de cartões de saúde bucal
- Adoção do enfoque de risco estrito (ver Capítulo 9)
- Adoção do enfoque do risco socioepidemiológico (ver Capítulo 6).

Tradicionalmente, a proteção aos adolescentes tem sido feita de maneira sequencial em relação aos escolares de 1º grau, ou seja, seu atendimento costumava ganhar prioridade quando havia uma cobertura satisfatória das crianças até 12 ou 14 anos de idade. Em casos como o do Reino Unido, onde a prioridade atual cabe ao grupo de 0 a 19 anos com proteção

Quadro 4.1 Situações mais comuns relacionadas com o atendimento odontológico de escolares e adolescentes e soluções indicadas.

Situação	Solução indicada
Recursos limitados de tratamento, com alta prevalência e incidência de cárie dentária	Buscar parcerias institucionais, tratar lesões iniciais e casos graves, prevenção intensa
Recursos amplos de tratamento, com alta ou baixa prevalência e incidência de cárie dentária	Programa de cobertura universal
Cárie dentária sob controle – baixa incidência	Prevenção* para manter controle, atenção a outros grupos e/ou problemas
Existência de flúor na água de consumo público	Métodos de prevenção complementar direcionados a grupos de risco
Inexistência de flúor na água de consumo público	Uso de um método alternativo para todos e de método adicional para grupos de risco
Escolas isoladas de pequeno porte na zona rural ou em periferias urbanas	Prevenção a cargo de pessoal local treinado, atendimento em unidades móveis ou removíveis ou deslocamento da clientela para clínica central
Várias escolas próximas entre si	Concentrar serviços em uma unidade e fazer prevenção com pessoal local em cada escola
Inexistência de espaço de trabalho na escola e Centro de Saúde próximo	Concentrar serviços no Centro de Saúde
Inexistência de espaço na escola e Centro de Saúde distante ou com capacidade esgotada	Atendimento em unidades móveis/removíveis ou criação de espaços alternativos; deslocar equipe
Período escolar limitado (8 ou 9 meses no ano)	Utilizar equipamentos leves e concentrar serviços em Centros de Saúde da região
Níveis elevados de evasão escolar (p. ex., no 2º semestre ou em épocas de coleta)	Concentrar esforços nos períodos de maior frequência, priorizar grupos sob maior risco de evasão, atender outras faixas etárias
Atendimento a outros grupos populacionais	Dedicar-lhes turnos e/ou espaços específicos
Cobertura a escolares do 2º grau	Incorporação gradativa via Cartão de Saúde Bucal
Atendimento a não escolares	Incorporá-los ao programa em nível de igualdade com os escolares
Indefinição da instituição responsável	A responsabilidade geral é da Secretaria de Saúde, com apoio da Secretaria de Educação

* O termo "prevenção", neste quadro, inclui atividades de educação em saúde bucal.

potencialmente universal, nem sempre foi assim. No começo, o sistema nacional de saúde abrangia apenas algumas faixas (em geral entre 6 e 12 anos de idade), incorporando de maneira gradativa indivíduos de idades superiores e inferiores a partir da disponibilidade de novos recursos e da equação dos problemas do grupo inicial de modo conveniente.

Essa lógica foi rompida diante do processo de redução e controle do processo de cárie reduzindo os níveis de prevalência e incidência a ponto de liberar recursos até então alocados com predominância para grupos de 6 a 12 anos de idade. Os jovens, com destaque para os adolescentes, constituem a nova prioridade do ponto de vista de grupos etários para a Odontologia. Contudo, é preciso considerar o fato de que, em serviços que funcionam por livre-demanda, é comum haver maior procura por parte de adolescentes buscando solucionar problemas que, por não terem sido resolvidos antes, se agravam a ponto de requerer atendimento. Outras razões, ligadas à estética e a exigências do mercado de trabalho (exames de saúde para os que obtêm um emprego), podem levar os jovens com mais assiduidade aos consultórios odontológicos.

Cartão de Saúde Bucal

A adoção de cartões de Saúde Bucal possibilita uma organização mais democrática, fácil e ampla do fluxo de pacientes, além de facilitar a progressão ordenada da cobertura e permitir que a unidade de atendimento tenha um controle e um acompanhamento bastante eficazes das atividades em desenvolvimento.

O modelo de cartão, ou *dental card* (Figura 4.5), é válido para qualquer pessoa até os 19 anos de idade, desde que não deixe de comparecer durante 2 anos seguidos a uma das clínicas ou unidades de saúde bucal que integram o programa na cidade ou região.

A regularidade anual confere automaticamente o direito a receber um pacote de atenção básica, composto de serviços preventivos, educação em saúde bucal, profilaxia, restaurações e extrações inevitáveis. O custeio nesse sistema, na área privada, é feito pelo regime de capitação, ou seja, cada participante paga uma quantia mensal que lhe dá direito aos serviços sem desembolso direto. Na área pública, dá-se por meio de impostos gerais ou contribuições previdenciárias, como acontece em alguns países europeus.

O objetivo primordial da implantação desses cartões é assegurar a manutenção da saúde a uma clientela crescente. Originalmente [*Saneringbevijs*, ou Cartões de Aptidão Odontológica adotados na Holanda (Amerongen e Verhey, 1988; Pinto, 1989)], destinavam-se a pessoas consideradas aptas do ponto de vista odontológico, ou seja, sem lesões de cárie nem dentes por extrair, nem problemas periodontais, restaurações feitas e esquema de prevenção em dia. As contribuições aos fundos de saúde, compulsórios para cada categoria profissional, mediante descontos de patrões e funcionários sobre a folha de salários, custeavam todo o sistema, bastando ao beneficiário comparecer regularmente ao seu dentista para ser atendido sem nenhum custo direto adicional.

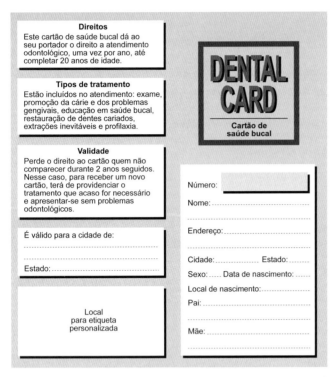
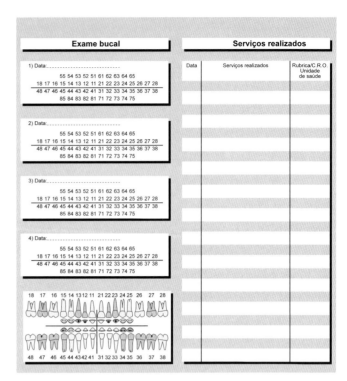

Figura 4.5 Cartão de saúde bucal – *dental card* (frente e verso).

A autoridade sanitária local ou o responsável pela clínica, ou pela proteção a determinada comunidade, distribui os cartões, o que lhe possibilita saber a proporção de pessoas sadias em relação à população total da área. Inverte-se a lógica do sistema de saúde bucal, pois, em vez de proporcionar informações estatísticas acerca do número de pacientes atendidos, restaurações, extrações, aplicações tópicas de flúor feitas, informa-se sobre os progressos obtidos em termos da clientela saudável do seu programa. Tanto os atendimentos efetivados quanto as saídas (por motivo de não comparecimento às épocas previstas) são informados ao núcleo central do sistema. Uma vez que, em cada consulta ou conjunto de consultas anuais, os problemas diagnosticados ou remanescentes são tratados, orienta-se visando à adoção de autocuidados e aplicam-se medidas preventivas; cada alta é sinônimo de ausência de problemas e de uma condição saudável, pelo menos do ponto de vista clínico.

Diversas variações podem ser admitidas a partir do esquema geral exposto. A faixa etária coberta no começo em geral é mais reduzida (p. ex., 0 a 5 anos ou 6 a 9 anos de idade), expandindo-se pouco a pouco. Também pode servir para estruturar a cobertura gradativa de populações adultas, como os funcionários de uma instituição ou de uma empresa. Os serviços proporcionados não obrigatoriamente devem comportar apenas a área básica, podendo considerar especialidades, como endodontia e periodontia, sempre de acordo com as possibilidades de cada serviço e as características epidemiológicas de cada clientela.

O tratamento das necessidades acumuladas, ou seja, dos problemas prevalentes no momento do primeiro exame, costuma ser concretizado por mecanismos próprios de custeio, como o pagamento com base em tabela de preços na clínica privada, sob responsabilidade direta do indivíduo. Contudo, há situações em que, para tanto, estão disponíveis recursos públicos ou seguros odontológicos específicos (ver Figura 4.5).

Saúde bucal para adultos

A tradição de prioridade quase exclusiva, em Odontologia, para as crianças e, em particular, para alunos de escolas de 1º grau, se a seu tempo já não justificava a ausência ou escassez de programas estruturados de saúde pública para proteger a população adulta, agora está francamente superada pela evolução dos quadros epidemiológico e demográfico – são os adultos jovens e cada vez mais os idosos as novas prioridades.

Pela forte redução do ataque de cárie em crianças, com crescente repercussão positiva nos adolescentes, o grupo de adultos jovens – inicialmente constituído de pessoas de 18 até 29 anos de idade, mas pouco a pouco incorporando a faixa etária de 30 a 39 anos – passa a constituir o foco principal de atenção por parte dos serviços odontológicos e do sistema de saúde bucal no todo, principalmente no que diz respeito à prevenção e à promoção da saúde. Ainda que persistam, no caso brasileiro, índices elevados de desemprego na juventude, é o grupo de trabalhadores que oferece as melhores oportunidades para o desenvolvimento de um programa organizado em saúde bucal.

Adultos constituem a larga maioria da população, demandam fortemente por serviços odontológicos e influenciam de maneira decisiva o comportamento de seus dependentes; além disso, têm problemas específicos de saúde bucal e particularidades epidemiológicas notáveis. É interessante observar que, na faixa etária de 35 a 44 anos, em virtude de um grande número de cirurgiões-dentistas que terminam por produzir muitos tratamentos, países altamente industrializados, como Dinamarca, Nova Zelândia e Noruega, apresentam um CPO-D praticamente similar ao brasileiro, com a importante diferença de que, nesse caso, a responsabilidade maior pela elevação do índice cabe às extrações (WHO, 2010). Desmentindo a hipótese de que as doenças periodontais seriam as grandes responsáveis pelas extrações em adultos, países que costumam apresentar alto Índice Periodontal Comunitário (IPC), como China,

Zimbábue, Nigéria, Tanzânia e Togo, repetem, na faixa de 35 a 44 anos, os baixíssimos índices CPO que caracterizam suas crianças.

Ao lado da cárie e das doenças periodontais, a prática de extrações em série conduz ao edentulismo e ao uso de próteses. Estimativas nacionais para o ano de 1989 relativas a cerca de 71 milhões de residentes na zona urbana com idades entre 15 e 79 anos revelaram que os problemas periodontais estavam presentes em 66% das pessoas, enquanto os edêntulos eram 18% do total e os sadios, apenas 16% pelo IPC (Pinto, 1993). De acordo com o estudo sobre condições de saúde bucal na população brasileira na faixa de 65 a 74 anos de idade (Brasil, Ministério da Saúde, 2004), 16% necessitavam de prótese total superior e 24%, de inferior.

Na verdade, as causas para as extrações em série e para o edentulismo endêmico são múltiplas e não dependem apenas do que acontece com a dentição na infância e na juventude.

Nos EUA, um estudo sobre as condições de saúde bucal da população trabalhadora constatou uma prevalência de edentulismo de 4,2% nas pessoas com no máximo 65 anos e de 41,1% naquelas com 65 anos ou mais; nesse estrato, havia outros 22% com apenas 1 a 15 dentes na boca (Eklund e Burt, 1994). Estimativas para o ano 2024 são de que entre 3 e 4% de todos os norte-americanos ainda serão edêntulos, apesar de todos os progressos feitos, em especial quanto à higidez da dentição dos jovens (Weintraub e Burt, 1985). Na faixa de 25 a 74 anos, nada menos que 7,4% dos que tinham dentes tornaram-se edêntulos em um curto período de 10 anos. A variável determinante para o edentulismo referiu-se ao número de dentes na boca no primeiro exame, ou seja, as primeiras extrações conduzem às derradeiras. Em outras palavras, extrações prenunciam mais extrações. Pessoas com não mais que 7 dentes no primeiro exame demonstraram uma probabilidade 20 vezes maior de se tornarem edêntulas que as que tinham 24 ou mais dentes. Outros fatores significativos foram baixos salários, nível educacional deficiente, pobre higiene oral e frequência irregular ao dentista. Idade, raça e gênero não tiveram importância estatística como causas para extrações dentárias.

Pacientes e profissionais fornecem motivos distintos para as extrações feitas: enquanto os segundos referem cáries, periodontite ou dão indicações de ordem protética e ortodôntica, aqueles falam em dor, mobilidade e estética (Reich, 1993).

Em um estudo de opinião de residentes na Flórida, EUA, com 65 anos ou mais, indicou-se o seguinte perfil para indivíduos que extraíram todos ou boa parte dos dentes: baixa frequência a consultórios de cirurgiões-dentistas; menor disponibilidade financeira para pagar por serviços odontológicos; higiene oral deficiente; história de consumo de tabaco e de diabetes; atitudes negativas em relação à ciência e à prática da Odontologia.

O impacto das desigualdades sociais, e em especial de renda monetária, foi revelado por Tsakos (2011) e por Bernabe e Mercenes (2011), com foco nas perdas dentárias predominantes entre os mais pobres.

No Brasil, é preciso computar ainda as agudas dificuldades de acesso a serviços odontológicos por parte da maioria das pessoas em virtude de seus reduzidos rendimentos e da estrutura eminentemente liberal da profissão. Motivos de ordem econômica são comuns como causa primária ou correlata de extrações, e a expansão da oferta de serviços públicos de Odontologia pelo SUS tem resultado em um decréscimo pronunciado do número de extrações em adultos (Pucca Júnior, 2011; Brasil, 2011).

Uma referência particular deve ser feita a dois subgrupos destacados, nos quais os adultos constituem uma clientela, se não exclusiva, muito predominante: os que estão institucionalmente confinados e as gestantes.

Enfermos, prisioneiros, deficientes que necessitam de ajuda e, ainda, grupos que por motivos diversos (religiosos, políticos) vivem permanentemente ou por longos períodos isolados da sociedade devem receber atenção odontológica na própria instituição em que se encontram, como uma obrigação do setor público ou da entidade que os abriga, pois, se não forem atendidas em seu ambiente de vida, muito provavelmente não terão acesso a outros serviços.

Cada unidade de saúde, ao catalogar a população sob sua responsabilidade e influência, deve identificar os membros que vivem confinados e prever a prestação de serviços contínua ou periodicamente, por livre-demanda ou com cobertura programada, de acordo com as possibilidades, as características epidemiológicas dessas comunidades e o número de pacientes a tratar ou a inserir como alvo de ações de promoção da saúde. Questões relacionadas com idosos institucionalizados serão enfatizadas em um tópico específico neste capítulo.

As gestantes não apresentam problemas odontológicos próprios em consequência de sua condição. Mesmo o fenômeno conhecido como "gengivite gravídica" não é uma fatalidade e pode ser evitado com medidas profiláticas adequadas. Entretanto, nos Centros e Postos de Saúde do setor público, constituem um estrato prioritário, com as crianças, para o subsistema médico e de enfermagem. Como parte integrante do sistema de saúde geral, a equipe de Odontologia tradicionalmente tem trabalhado questões de promoção da saúde de forma coletiva com os "grupos de gestantes", enfatizando questões preventivas e de autocuidado em relação à saúde bucal da mulher e do bebê. Não há justificativa para conferir prioridade às mulheres no período gestacional, cabendo proporcionar-lhes todo o atendimento odontológico necessário para que problemas de saúde bucal não interfiram no desenvolvimento normal da gravidez.

Dentro do possível, deve-se evitar o atendimento exclusivo por livre-demanda, mesmo nas unidades de saúde menos organizadas e naquelas nas quais há só um ou poucos profissionais para cobrir uma população numerosa. Ao limitar-se a prestar serviços aos pacientes que a procuram por sua livre vontade – abrir as portas e atender a quem está na fila –, a unidade joga um papel passivo e não consegue ter nenhuma influência duradoura sobre o nível de saúde bucal da comunidade. Em situações críticas, esta pode ser a única alternativa viável de trabalho, mas, mesmo no caso de forte pressão por parte de comunidades numerosas e com alta prevalência de problemas, é possível estabelecer critérios de prioridade relativa identificando camadas de indivíduos que, do ponto de vista epidemiológico e/ou econômico, mereçam destaque em relação aos demais. Nessas situações, algumas facilidades podem ser dadas às camadas prioritárias de modo a propiciar-lhes cuidados regulares e programados, pelo menos em parte do tempo disponível (p. ex., reservar 2 dias da semana para atendimento programado, deixando os demais para a livre demanda). Problemas graves e a atenção de urgência mantêm precedência sobre os demais.

Discute-se a seguir possibilidades para a organização de programas de saúde bucal para trabalhadores urbanos, população rural e idosos. Ao final, inclui-se um tópico relativo à proteção de comunidades indígenas.

Atenção a trabalhadores urbanos

Pode-se apontar numerosas justificativas em favor da implantação de serviços odontológicos para a população economicamente ativa urbana e, de modo especial, para o segmento dos trabalhadores (Schou, 1993):

- Prevalência muito alta de problemas relacionados com a cárie dentária e o periodonto
- Possibilidade de detecção precoce de lesões relacionadas com o câncer bucal e manifestações orais de AIDS e outras doenças de relevância vital
- Cerca de 60% do tempo de vida ativa é gasto no emprego ou local de trabalho
- Aumento das chances de desenvolver um programa participativo
- Redução potencial do absenteísmo, do número de horas perdidas na produção e dos gastos empresariais e pessoais por questões de saúde
- Aumento da produtividade e da satisfação da força de trabalho
- Posição favorável das representações sindicais e dos trabalhadores em geral, que consideram o ambiente de trabalho adequado para o desenvolvimento de ações de promoção da saúde.

Grande parte dos trabalhadores nas cidades de médio e grande porte é forçada a sair muito cedo de casa e a retornar muito tarde para que possam procurar serviços tradicionais de saúde, públicos ou privados. Empresários costumam restringir saídas e ausências por motivos de saúde, preferindo investir em soluções que possibilitem manter a produção em níveis elevados e regulares.

O absenteísmo por causas odontológicas tem se mostrado menos relevante que o de origem médica ou por outras razões (Reisine, 1984; Cartaxo, 1982; Rocha, 1981), em parte porque o exame de saúde prévio ao ingresso na empresa constitui um importante filtro seletor, sendo aceitos apenas candidatos que não tiverem problemas dentários, e porque as extrações – o único motivo aceito com normalidade como explicação para a falta ao serviço – dificilmente provocam mais que 1 dia de efetivo afastamento. A medição do impacto real do absenteísmo sobre os custos globais de produção apresenta alguns problemas metodológicos que dificultam sua obtenção e a comparação entre estudos distintos. À primeira vista, o absenteísmo estaria representado simplesmente pelos bens e serviços que deixaram de ser efetivados em razão da ausência do funcionário. Contudo, a empresa, pelo menos em parte, pode minimizar essas perdas, fazendo alguns operários trabalharem em tempo extra, redistribuindo a carga de trabalho ou contratando substitutos a custos mais baixos.

As empresas, governamentais ou privadas, têm serviços de três tipos: próprios, instalados em suas dependências e operados por pessoal em geral assalariado; contratados externos, com encaminhamento do empregado que necessitar de atendimento, quase sempre restrito a extrações e a problemas de urgência, a não ser quando apoiados em sistemas de pré-pagamento (ver Capítulo 3); e os proporcionados por instituições de caráter social, como Sesi, Sesc ou sindicatos de trabalhadores e patrões.

Quando nenhuma dessas possibilidades está disponível, o trabalhador procura as unidades do setor público ou a clínica privada, desde que tenha tempo e recursos financeiros para tanto.

Um estudo desenvolvido pelo Sesi e válido para 4,4 milhões de trabalhadores brasileiros do setor industrial, de 20 a 54 anos de idade (Pinto e Lima, 2006), mostrou um quadro ainda grave especialmente no grupo de maior idade (45 a 54 anos) em relação a cárie dentária, doenças periodontais, perda de inserção clínica, necessidade de prótese, alterações da mucosa bucal e sensibilidade dentária, como se pode observar na Tabela 4.2.

O estudo foi feito também considerando faixas de renda distintas em salários mínimos: 0 a 2,99 equivalentes em 2003 a um máximo de US$ 242,55 (o salário mínimo no Brasil era de R$ 240 ou US$ 80,85); 3 a 9,99 ou não mais de US$ 808,52; e 10 ou mais com valores acima desse limite. Não foram encontradas diferenças estatisticamente significativas em relação a ataque de cáries, lesões de mucosa e Gohai, mas sim quanto à necessidades de restauração e prótese, bem como quanto à ida ao dentista nos últimos 12 meses e percentual de sadios quanto ao IPC. Um exemplo do nível em que as informações foram analisadas consta na Figura 4.6.

Na prática, os trabalhadores não têm condições de acesso às unidades de saúde tradicionais e, se não forem atendidos em seu ambiente laboral, mais provavelmente os problemas existentes se agravarão até se transformarem em casos de urgência e em motivos de falta. Contudo, o modelo de atendimento curativo – vigente na maioria dos casos – funciona como um mero paliativo e o quadro epidemiológico geral permanece inalterado.

Tabela 4.2 Índices e indicadores de saúde bucal em trabalhadores da indústria de 20 a 54 anos segundo o grupo etário – Brasil, 2002/2003.

Indicador	20 a 24 anos	25 a 34 anos	35 a 44 anos	45 a 54 anos	Todos (20 a 54 anos)
CPO-D médio	8,41	13,33	18,52	22,56	15,19
% com necessidade de tratamento para cárie dentária	6,98	6,85	6,07	5,91	6,52
% que necessita atenção periodontal pelo IPC	53,70	63,08	70,04	77,68	65,15
% com perda de inserção clínica (mais de 3 mm)	8,61	20,67	35,16	48,52	26,04
% que necessita de prótese	43,62	67,40	81,15	81,91	69,88
% com alterações na mucosa bucal	6,55	9,25	10,07	19,80	10,48
% com sensibilidade nos dentes	47,60	42,80	49,82	48,48	50,06

Fonte: Pinto e Lima (2006).

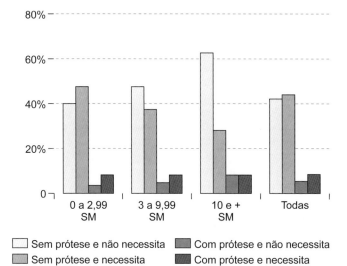

Figura 4.6 Presença e necessidades de prótese em trabalhadores da indústria de 20 a 54 anos de idade, segundo a renda em salários mínimos (SM; Brasil, 2002/2003). Fonte: Pinto e Lima (2006).

Quadro 4.2 Ações típicas de um programa de promoção da saúde bucal para trabalhadores urbanos.

Realização de exames epidemiológicos regulares
Prevenção da cárie dentária, inclusive a radicular
Prevenção e controle das doenças periodontais
Não realização de extrações desnecessárias
Combate ao tabagismo e ao alcoolismo
Controle de pacientes com diabetes e doenças com repercussões sobre os tecidos da cavidade bucal
Realização de diagnóstico oportuno de lesões bucais relacionadas com casos de câncer, AIDS e problemas de saúde geral
Substituição de alimentos cariogênicos e de práticas agressivas aos dentes e tecidos bucais, no caso de trabalhadores que lidem com produtos potencialmente danosos do ponto de vista odontológico
Cuidados específicos a pacientes com próteses, mantendo-as em condições adequadas
Educação em saúde bucal como prática regular em nível individual (a cada atendimento) e coletivo
Tratamento curativo básico

Um programa de atenção a trabalhadores urbanos que tenha como fundamento a promoção da saúde bucal compreende a solução mais apropriada, priorizando os grupos sob maior risco e estando direcionado para o combate aos danos de maior prevalência ou gravidade.

Estão em grupos de risco os trabalhadores que:

- Ganham os salários mais baixos
- Têm dentes
- Não realizam exames bucais e não visitam um cirurgião-dentista há muito tempo
- Trabalham em empresas que não dispõem de plano de saúde ou nenhuma linha de proteção à saúde bucal de seus empregados
- Submeteram-se a extrações precoces e/ou já realizaram várias extrações
- Consomem açúcares em grande quantidade
- Mostram uma higiene oral deficiente
- Trabalham em empresas que produzem ou vendem doces, chocolates e guloseimas em geral
- Têm medo de dentista ou consideram desnecessário ir regularmente a um consultório odontológico.

As principais ações que constituem a base do programa de promoção da saúde bucal para a empresa ou para o conjunto dos trabalhadores estão sintetizadas no Quadro 4.2.

De preferência, o trabalho deve ser desenvolvido dentro da empresa, inclusive o curativo, seguindo a regra primária de que as atividades de saúde devem interferir o mínimo possível na produção. Nesse sentido, um tratamento – quando necessário – em uma única ou em poucas sessões é o ideal, evitando-se a prática usual de marcar consultas de 20 ou 30 minutos, pois isso força um grande número de retornos de cada paciente, com consequentes múltiplos afastamentos do local de trabalho.

As atividades clínicas dentro da empresa podem ser realizadas em equipamentos instalados em unidades móveis ou, caso exista espaço disponível no pátio ou internamente, em unidades transportáveis. Soluções desse tipo têm sido amplamente utilizadas pelo Sesi, permitindo-lhe acumular uma significativa experiência de atendimento no ambiente de diferentes tipos de fábricas em todo o país.

Em Brasília, o Sesc chegou a instalar unidades odontológicas em áreas livres ou subutilizadas em *shopping centers* – as empresas foram contatadas previamente para facilitar a liberação de seus funcionários e o atendimento foi feito no menor número possível de consultas e transferindo-se o conjunto de equipamentos, leve e de fácil transporte, para um novo local quando esgotado determinado período de permanência ou quando cumpridas as metas de atendimento previstas (Pereira, 1981).

A experiência tem demonstrado que programas solidamente estruturados com participação concreta e ativa dos três envolvidos – o profissional, o empregador e o empregado – podem proporcionar resultados excelentes a curto e a médio prazos (Sorensen *et al.*, 1991; Petersen, 1989; Schou, 1985). Nem sempre, porém, há disponibilidade e envolvimento efetivo de todas as partes. A equipe odontológica pode enfatizar apenas as atividades curativas ou fazer-se presente de maneira inconstante na empresa; o empregador pode negar-se a liberar seu pessoal ou a ceder espaços de trabalho; e o sindicato dos trabalhadores pode estar centralizando seus esforços nas negociações salariais.

Uma vez que é exatamente nas empresas em que condições negativas existem e se consolidam por longo tempo, aumenta-se o risco de que a situação de saúde bucal dos trabalhadores se deteriore; por isso, sua identificação é um importante componente do programa de saúde bucal para esse grupo em cada localidade.

Na elaboração do mapa das empresas existentes em uma cidade ou região, devem ser obtidas informações a respeito da existência ou não de ações em Odontologia, além de padrões salariais praticados, condições de trabalho, ramo de produção etc. Com esse referencial, é possível – mesmo sem nenhum exame clínico ou questionários de opinião aos trabalhadores e empregadores – esboçar um quadro preliminar de risco e, assim, direcionar as preocupações da equipe profissional para as situações detectadas inicialmente como mais críticas.

Atenção à população rural

A única particularidade nesse caso refere-se exatamente ao isolamento geográfico, que dificulta o acesso aos cuidados de saúde mais tradicionais.

Do ponto de vista epidemiológico, em alguns países os residentes na zona rural apresentam índices inferiores de cárie dentária em relação aos da zona urbana (Barmes, 1976), mas esse não é um fenômeno universal, dependendo mais da dieta consumida que do local em que cada um vive.

O conteúdo das ações educativas e os métodos preventivos necessariamente têm de se adaptar ao meio, fazendo uso de materiais, referências e facilidades típicas da vida no campo. O pessoal técnico e auxiliar, quando provém da mesma região onde se realiza o trabalho, é preferível ao de fora. Contatos prévios com a população e com suas lideranças são em geral indispensáveis para assegurar um fluxo normal de trabalho (Pinto, 1984).

A oferta de atenção primária em postos e minipostos de saúde localizados nas sedes de vilas e povoados, como ocorre no Brasil com a rede básica coordenada pelo Ministério da Saúde, na área médica tem sido mais comum. Quanto menor a capacidade resolutiva do agente de saúde, em maior número se darão os encaminhamentos para a unidade com atenção por cirurgião-dentista mais próxima, sendo importante, nesses casos, que os serviços estejam disponíveis no dia em que normalmente as pessoas se deslocam para a localidade de referência da área rural (dias de feira aos sábados ou domingos), de modo especial em regiões de baixa renda e de economia de subsistência.

Os programas que se baseiam apenas no trabalho do cirurgião-dentista por meio de visitação periódica têm maior custo e menor eficácia, não sendo aconselhados, exceto para situações excepcionais.

Em termos institucionais, as duas opções principais são o setor público e as entidades sindicais ligadas aos trabalhadores do campo. Ambas são satisfatórias, mas a última, quando bem estruturada, tem a vantagem de prestar o atendimento em sua sede, considerada a própria casa dessa população. As demais possibilidades – clínicas pertencentes a agroindústrias, sindicatos patronais e dentistas práticos – ou são pouco representativas ou pouco recomendáveis por se dedicarem apenas a ações curativas, por serem avessas ao planejamento de seu trabalho, além de, no primeiro caso, repassarem os custos para o preço dos produtos ou, no caso de dentistas, cobrarem direto dos pacientes.

O atendimento deve ser feito no menor prazo possível, de preferência no mesmo dia. Dada a sazonalidade típica da produção agrícola, condensar a ação de saúde nos períodos de maior concentração local de camponeses, pois, nos meses intermediários entre o plantio e a coleta, por vezes há uma migração intensa em busca de trabalho em regiões distintas.

Atenção a idosos

Fanny Jitomirski

Cresce cada vez mais a importância relativa do grupo constituído por idosos na área odontológica, justificando, inclusive, o surgimento de uma nova disciplina – a Odontologia Geriátrica ou Odontogeriatria (Rosa *et al.*, 2008; CFO, 2002) –, que começou a ganhar corpo a partir da segunda metade da década de 1980, firmando-se internacionalmente na condição de especialidade profissional definida e necessária para um número crescente de pessoas.

Embora a maior parte dos danos relacionados com a saúde bucal de idosos possa ser prevenida e tratada por clínicos gerais, a Odontologia Geriátrica cada vez mais amplia seus limites de influência no campo da saúde coletiva, superando a etapa inicial de dedicação quase exclusiva à clínica particular.

O conceito de prioridade por grupo etário, que dá maior ênfase às crianças e aos jovens, na prática geral, é aplicado incorretamente de modo especial em relação a esse grupo, que depende da caridade pública prestada em asilos e lares de idosos ou deve pagar com os próprios recursos os cuidados de que necessita. Apesar de existir um grave déficit de atendimento nessa faixa, a maioria sequer busca obter as poucas consultas disponíveis nas unidades de saúde pública, desestimulada pela demora e muitas vezes pela discutível qualidade dos serviços prestados.

Os problemas de saúde bucal nessa faixa etária variam desde casos críticos de pessoas edêntulas, com xerostomia e graves deficiências mastigatórias, até alterações menores de tecidos moles, disfagia etc. Muitas pessoas cresceram acreditando que, ao ficarem idosas, os cuidados odontológicos não mais seriam necessários e as próteses totais, além de inevitáveis, uma vez colocadas, deveriam durar pelo resto de seus dias (Yellowitz, 2008). Ao contrário do que se pensava a respeito, esses problemas não são naturais da velhice. Mudanças na capacidade de deglutição, fala, paladar, bem como disfunções das glândulas salivares não estão associadas ao envelhecimento normal, mas, quando não tratadas oportunamente, podem se constituir em fatores negativos cumulativos sérios para seus portadores (Baum, 1984). Outros autores, como Turner (2007), Sreebny e Schwartz (1997), Murray e Pitts (1997), Walls (1996), Kiyak (1993), Ettinger e Beck (1983), Hofecker (1983) e Smith *et al.* (1983), chegaram a conclusões similares.

Ao examinar a questão em escala global, Petersen e Yamamoto (2005) afirmaram que a saúde bucal em pessoas idosas tem sido comumente associada a perdas dentárias, experiência intensa de cáries dentárias, alta prevalência de doenças periodontais, xerostomia e câncer ou pré-câncer bucal. O impacto negativo das condições de saúde bucal na vida diária é particularmente significativo entre pessoas edêntulas, com redução da capacidade de mastigação e da possibilidade de escolha dos alimentos. Má saúde bucal e má saúde geral estão inter-relacionadas, pois se submetem a fatores comuns de risco, como no caso da associação entre doença periodontal e diabetes melito (Shlossman *et al.*, 1990), doença coronariana isquêmica (Joshipura *et al.*, 1996) e doença respiratória crônica (Scannapieco, 1999).

Ao esclarecer a população dos EUA a respeito do papel da Odontologia em relação a pacientes de mais idade, a American Dental Association afirma que os cirurgiões-dentistas estão atravessando uma silenciosa revolução em seus consultórios na medida em que o número de pacientes idosos aumenta constantemente e seus tratamentos se concentram cada vez mais em dentes naturais. Trata-se de um grupo que está usando menos próteses e conservando seus dentes por mais tempo, e que, ao ver sua mobilidade e destreza reduzidos, tem mais dificuldades para fazer uma boa higiene oral. Além disso, condições médicas e desvantagens físicas são fatores que frequentemente precisam ser levados em consideração (ADA, 2006). Na mesma linha, o *British Dental Journal* posicionou-se em editorial ao comentar as estratégias advogadas pela Sociedade Britânica de Gerodontologia, lembrando que o gradativo e rápido envelhecimento da população é acompanhado por um percentual crescente de idosos que retêm a maioria ou todos seus dentes naturais, o que significa, também, um aumento na demanda por restaurações e por serviços de manutenção no futuro (Hancocks, 2006).

Base conceitual

Definir com precisão quem pode ser considerado pertencente ao grupo de idosos é uma tarefa difícil, mesmo porque nem todos aceitam ser colocados em tal condição. A maioria dos estudos levados a efeito internacionalmente coloca a idade de 65 anos como limite mínimo, conceituando, portanto, como idosas todas as pessoas com 65 anos ou mais. Em alguns casos, são incluídos os denominados "pré-idosos", ou seja, os que têm entre 50 e 64 anos, mas, nesse caso, se considera que a população sob análise pode tornar-se muito ampla e heterogênea (Schou, 1995).

No estudo epidemiológico levado a efeito no Brasil em 1987, considerando que a expectativa de vida ao nascer estimada à época girava em torno de 56 anos, o grupo mais velho para o qual foram obtidos dados foi o de 50 a 59 anos (Brasil, 1988). Houve uma melhora pronunciada nas condições de sobrevivência nas últimas décadas, possibilitando que a expectativa de vida calculada para 2010 chegasse a 68,9 anos na média global, para homens e mulheres (World Life Expectancy, 2011; United Nations, 2006; Unicef, 1997), enquanto, no Brasil, atingiu 73,4 anos, sendo de 77,3 anos para as mulheres e 69,7 anos para os homens (IBGE, 2010).

De acordo com as projeções populacionais para o Brasil, a população deverá parar de crescer em algum momento entre 2039 e 2040, quando o país terá cerca de 219 milhões de habitantes, mas a esperança de vida ao nascer continuará crescendo (IBGE, 2008). Conforme se pode observar pelos dados da Tabela 4.3, no ano de 2050 – quando os cirurgiões-dentistas que estão entrando no mercado se aposentarem – 23% dos brasileiros terão 65 anos ou mais de idade.

A utilização de um critério meramente cronológico apresenta-se limitada e inapropriada, tendo em vista as pronunciadas diferenças existentes entre as pessoas quanto a seu estado mental, físico e mesmo quanto às condições médicas de cada uma (Schou, 1995). Parece mais razoável considerar o estado funcional, um critério adotado pelo grupo de trabalho constituído em conjunto pela OMS e pela FDI, com a participação do autor, a fim de estudar as necessidades em saúde bucal dos idosos (Ettinger *et al.*, 1992), com base em informações obtidas para 31 países. Os idosos foram divididos em três grupos, com 60 anos e mais, assim conceituados (Rosa *et al.*, 1993):

- Funcionalmente independentes: indivíduos sadios, podendo apresentar uma ou duas doenças crônicas não graves e controladas por medicação e/ou com algum declínio sensorial associado à idade, mas que vivem sem necessitar de ajuda
- Parcialmente dependentes: pessoas com problemas físicos debilitantes crônicos, de caráter médico ou emocional, com perda de seu sistema de suporte social, tornando-os incapazes de manter independência total sem uma assistência continuada. A maioria vive na comunidade com serviços de suporte
- Totalmente dependentes: inclui aqueles cujas capacidades estão afetadas por problemas físicos debilitantes crônicos, médicos e/ou emocionais, que os impossibilitam de manter sua autonomia. Em geral, são pessoas institucionalizadas, que recebem ajuda permanente.

Tabela 4.3 População residente de 1980 a 2010 e projetada em 2020 e 2050 por grupo etário no Brasil (em mil).

Grupo etário	População				
	1980	2000	2010	2020	2050
0 a 4	16.380	17.078	15.376	12.722	8.911
5 a 9	14.734	16.496	17.100	13.542	9.396
10 a 14	14.226	17.429	16.963	15.307	10.000
15 a 19	13.540	17.921	16.405	17.031	10.825
20 a 24	11.483	15.897	17.239	16.825	11.682
25 a 29	9.417	14.314	17.625	16.201	12.227
30 a 34	7.666	13.677	15.575	16.981	12.541
35 a 39	6.336	12.867	13.967	17.311	13.300
40 a 44	5.709	10.761	13.257	15.214	14.291
45 a 49	4.642	8.656	12.338	13.515	16.425
50 a 54	4.099	6.846	10.151	12.645	15.985
55 a 59	3.133	5.423	7.974	11.527	15.023
60 a 64	2.439	4.590	6.088	9.197	15.152
65 a 69	2.024	3.423	4.581	6.904	14.570
70 a 74	1.313	2.655	3.586	4.911	11.669
75 a 79	830	1.660	2.374	3.304	8.911
80 e mais	591	1.587	2.653	4.005	13.749
TOTAL	118.562	171.280	193.253	207.143	215.287

Fonte: IBGE (1998; 2008).

Essa classificação corresponde, na prática, a considerar os indivíduos saudáveis, parcialmente incapacitados e institucionalizados (Effinger et al., 1992). Como alternativa, pode-se analisar apenas grupos específicos que tenham algum tipo de problema, como, por exemplo, dividir os idosos em *handicapped* (pessoas com algum tipo de deficiência), *institucionalized* (institucionalizados) e *homebound* (confinados em casa).

A saúde geral e, como parte dela, a saúde bucal representam um fator decisivo para a manutenção, na velhice, de uma boa qualidade de vida, que pode ser definida como a ausência de dor, mantendo um autoconceito positivo e um estado funcional saudável nos domínios físico, social e psicológico (Kiyak, 1993).

De acordo com Schou (1995), se a saúde bucal no envelhecimento significará mais qualidade de vida ou um problema adicional, dependerá do que se puder fazer no campo da promoção da saúde.

Cabe considerar ainda que o gradativo envelhecimento da população, com um consequente aumento da expectativa de vida – característica antes praticamente exclusiva dos países industrializados e ricos –, tornou-se um fenômeno irreversível tanto no Brasil quanto na maior parte dos países latino-americanos.

A população brasileira, que, em seu total, cresceu 12,8% na primeira década do século 21, deverá expandir-se a uma taxa de 7,2% até 2020 e, então, apenas 3,9% até 2050 (IBGE, 2008; IBGE, 1998; Magno de Carvalho, 2004). Além disso, o crescimento da população como um todo vai gradativamente se interrompendo – as pessoas de 65 anos de idade ou mais, que em 2000 eram pouco mais de 5 em cada 100 brasileiros, em 2050 serão quase 23 (ou 48,9 milhões de indivíduos; ver Tabela 4.2). Estima-se (IBGE, 2013) que a população do país continuará crescendo até 2042, quando deverá chegar a 228,4 milhões de pessoas. Contudo, de 2043 em diante, começará a diminuir gradualmente de modo que, em 2060, terá, segundo previsão, 218,2 milhões de habitantes. Então, com uma densidade demográfica de apenas 25,6 habitantes por km^2 (em 2017 é de 24,4), permanecerá um país com amplos espaços vazios.

Situação epidemiológica

Em termos de saúde bucal da população idosa no Brasil, pode ser classificada como muito grave, refletindo o descaso geral com que esse grupo é socialmente considerado e as dificuldades financeiras em que a maioria procura sobreviver.

Com base no clássico estudo epidemiológico nacional de 1986 (Brasil, 1988; Pinto, 1993), a prevalência de problemas e as necessidades de tratamento para o grupo de 60 anos ou mais puderam ser estimadas para o conjunto da população brasileira residente na zona urbana (Tabela 4.4). Todos os dados revelam uma situação extremamente grave, com a curiosa particularidade de que, nas quatro faixas etárias analisadas, as diferenças entre as pessoas de renda baixa, média e alta não são estatisticamente significativas, ou seja, a precariedade do quadro epidemiológico é similar para o conjunto da população.

A Tabela 4.5 procura resumir alguns dos achados do estudo realizado na cidade de São Paulo por Rosa et al. (1992), como parte integrante do estudo internacional levado a efeito pelo Grupo de Trabalho OMS/FDI relativo às necessidades de saúde bucal dos idosos (Ettinger, 1992). Além da gravidade quase extrema dos vários indicadores, observa-se que os idosos funcionalmente independentes pouco se distanciam daqueles que dependem parcial ou totalmente da ajuda de terceiros. As extrações, a exemplo do constatado em estudo de Poletto (1993), dominam de maneira ampla o CPO-D. Estudos recentes comprovaram as desvantagens inerentes à dependência funcional de pessoas com idades avançadas (Epstein et al., 2005; Shimazaki et al., 2003; Sumi et al., 2002).

Um levantamento de saúde bucal levado a efeito junto a pacientes com 65 anos ou mais de uma clínica privada, na cidade de Curitiba, por Jitomirski e Jitomirski (1998), revelou, entre outros dados, que a média de dentes naturais por pessoa é de 8,4, com os demais já extraídos; destes, 19% relataram ter "extraído" pelo menos um dente com a própria

Tabela 4.4 Indicadores odontológicos para pessoas de 60 a 79 anos de idade residentes na zona urbana – Brasil, 1987.

Grupo etário	Média O + E	Média C = Ei	Média CPO-D	% que necessitam ou usam prótese total	% de edêntulos*	% com doença periodontal*
60 a 64	28,56	0,87	29,43	83,49	58,87	96,38
65 a 69	29,98	0,56	30,54	91,25	68,48	97,74
70 a 74	30,92	0,38	31,30	96,31	76,89	98,69
75 a 79	31,57	0,22	31,79	98,83	84,56	99,13

* Segundo o Índice Periodontal Comunitário. A proporção de pessoas com doença periodontal se refere apenas àqueles que têm dentes.
Fonte: Brasil (1988); Pinto (1993).

Tabela 4.5 Indicadores de saúde bucal em pessoas com 60 anos de idade ou mais residentes na cidade de São Paulo (1989).

Grupo funcional C+ Ei	Média dentes E + O	Média dentes CPO-D	Média dentes	% de edêntulos*	% que requerem cuidados periodontais*
Dependente	1,00	27,74**	28,74	66,33	87,24
Parcialmente dependente	1,00	29,59**	30,59	80,60	93,33
Independente	1,03	29,99**	31,02	90,22	92,86

* Segundo o Índice Periodontal Comunitário. A proporção de pessoas com doença periodontal se refere apenas àqueles que têm dentes.
** Os dentes extraídos (E), em média, corresponderam respectivamente a 23,47, 29,10 e 29,97.
Fonte: Rosa et al. (1993).

mão. Analisando usuários do SUS em Belo Horizonte, Santos (1996) encontrou 32% de edêntulos totais no grupo acima de 60 anos. Mesmo entre indígenas, o quadro não se mostrou favorável, como demonstra estudo de Blanco Pose (1993), no qual o índice CPO-D em populações xavante de 45 anos ou mais atingiu a elevada marca de 19,2 dentes atacados, em média.

As extrações e sua pior consequência – o edentulismo – constituem, sem dúvida, o problema principal. Procurando compreender os motivos que justificam as extrações em pessoas com 50 anos e mais, residentes em um bairro de baixa renda de Brasília, Zago et al. (1993) obtiveram as seguintes respostas: 28% perderam os dentes por decisão própria; 29%, por falta de informação; 22%, por não ter condições econômicas para custear outro tipo de tratamento; 12%, por orientação do cirurgião-dentista; e 9%, por outros motivos. Metade dos adultos com 50 anos de idade ou mais era edêntulo.

Os dados fornecidos pelo estudo de 2010 do Ministério da Saúde (Roncalli, 2011) confirmaram o senso comum de que os idosos no Brasil são, simplesmente, edêntulos. As pronunciadas melhoras epidemiológicas verificadas entre crianças e adolescentes, e que começam a se refletir nos adultos jovens, não aconteceram na população mais velha, constituindo-se a saúde bucal em um fator a mais de deterioração da saúde como um todo nessa época da vida.

Apesar de o edentulismo persistir como grave problema de saúde pública praticamente em todos os países ocidentais, passa-se a se observar uma queda em sua prevalência em países altamente industrializados.

Truin e Bronkhorst (1997), com base em recentes pesquisas, estimaram que, na Holanda, no período de 1990 a 2020, haverá uma redução de 39% para 9% no grupo de 45 a 64 anos e de 71% para 37% no grupo de 65 anos ou mais. Os autores afirmam também que, com a queda no edentulismo, verificou-se um consequente aumento no índice CPO-D, originando gastos crescentes para o país e exigindo a formação de mais cirurgiões-dentistas para atender a uma demanda por serviços odontológicos em expansão.

Para os que conseguem conservar um número significativo de dentes naturais, as cáries radiculares podem se tornar um problema relevante (Petersen e Yamamoto, 2005; Lamster e Morthridge, 2008; Beck, 1990; Ministério da Saúde, 2005; Roncalli, 2011). Em uma revisão sobre o tema, Walls (1996) indicou uma proporção de até 68% de pessoas com uma ou mais lesões no grupo de 60 a 69 anos de idade, além de estabelecer alguns padrões de comportamento do problema: dentes molares inferiores são os mais atingidos, seguidos, em ordem, dos anterossuperiores e molares superiores (a bateral labial inferior é a região menos suscetível); a exposição da superfície radicular não necessariamente leva à ocorrência de cárie; entre os grupos mais expostos figuram doentes crônicos, idosos institucionalizados, usuários de drogas, pessoas com funções salivares alteradas em decorrência de processos mórbidos ou induzidas pelo emprego de radiação; há uma relação provável entre a experiência de cáries de coroa e de raiz, pois os que as apresentam em geral já tiveram um elevado CPO; a prévia existência de cáries de raiz é um fator de risco significativo para a aquisição de novas lesões.

Em uma revisão detalhada e atual sobre o tema do envelhecimento e da saúde bucal, a ADA (2017) destacou uma série de pontos relevantes, como a relação das morbidades potenciais com a fisiologia do envelhecimento e, em especial, o fato de que a utilização de múltiplas medicações pelos idosos pode levar a usos inapropriados, a interações entre os fármacos ou a reações adversas sobre o organismo. Medicamentos em geral consumidos por idosos incluem estatinas para hipercolesterolemia, agentes anti-hipertensivos, analgésicos, fármacos para disfunções endócrinas incluindo medicações para tireoide ou diabetes, antidepressivos, antibióticos, de combate ao refluxo gastresofágico, bem como laxativos e complexos vitamínicos. Para orientações da OMS a respeito da saúde de idosos, ver WHO (2015).

Em suas considerações a respeito da saúde bucal, o documento da ADA, depois de referir que a xerostomia afeta cerca de 40% dos pacientes com 65 anos ou mais (Ship et al., 2002; Bergdahl e Bergdahl, 2000; Thomson, 2005), observa que essa condição pode favorecer o surgimento de alterações nas mucosas, cáries, lábios rachados e fissuras linguais, para, em seguida, recomendar a pacientes com *dry mouth* que tomem mais água durante o dia, limitando o consumo de bebidas alcoólicas e daquelas com muita cafeína e açúcar. Idosos estão sob maior risco de cáries radiculares, o que exige cuidados preventivos, como o uso de escovas dentais apropriadas e de fluoretos tópicos. Dada a prevalência elevada de doenças cardiovasculares, a dosagem de epinefrina contida em anestésicos deve ser limitada a um máximo de 0,04 mg segundo o recomendado por Ouanounou e Haas (2015).

Por último, o texto da ADA faz recomendações relativas ao atendimento odontológico de pessoas com limitações cognitivas, físicas e sensoriais, perda de audição e deficiências de mobilidade etc.

Outros problemas quase sempre associados ao aumento da idade, de acordo com Pucca Júnior (1996), são atrição, abrasão, periodontopatias, hiperplasia fibrosa inflamatória e úlceras traumáticas em virtude de pressões e traumatismos produzidos por aparelhos protéticos inadequados, alterações degenerativas da mucosa e estruturas ósseas de suporte, diminuição dos mecanismos de estímulo neuromuscular, formação de dentina secundária, maior aposição de cemento e reabsorção radicular.

O Projeto SB Brasil 2010, desenvolvido pelo Ministério da Saúde, examinou as condições de saúde bucal da população em 2002/2003 e forneceu um conjunto importante de informações epidemiológicas por grupos etários que incluem a faixa de 65 a 74 anos de idade, para a qual a Tabela 4.6 especifica os achados em termos de prevalência de cárie dentária (Roncalli, 2011, Ministério da Saúde, 2011a), região por região. De maneira geral, o estudo indica uma significativa redução no número de extrações e uma melhora no acesso e nos padrões de saúde bucal, inclusive da população idosa (Pucca Júnior, 2011).

Cada brasileiro entre 65 e 74 anos de idade tem em média 3,6 dentes hígidos e 25,4 dentes perdidos, com um índice CPO de 27,6 que sofre rasas alterações regionais, revelando um persistente e altamente precário quadro epidemiológico em relação ao ataque pela cárie dentária e pela doença periodontal. No estudo anterior, de 2003, o CPO dessa faixa era de 27,1. Na prática, por questões econômicas ou de saúde, a partir da 5ª década de vida os brasileiros desistem de seus dentes e passam a extraí-los de maneira sistemática, chegando à grave situação diagnosticada no estudo do Ministério da Saúde, com graves repercussões sobre sua saúde geral. Em relação às próteses, 38% dos indivíduos necessita delas pelo menos em um maxilar, mas boa parte do restante (62%) enfrenta problemas de manutenção das peças que utilizam no dia a dia (Brasil, Ministério da Saúde, 2010).

Tabela 4.6 Índice CPO-D e componentes no grupo de 65 a 74 anos de idade – Brasil, 2010.

Regiões e país	Dentes cariados (C)	Dentes restaurados (O)*	Dentes perdidos (P)	Índice CPO
Norte	0,85	0,56	26,59	28,40
Nordeste	0,95	1,08	25,24	27,26
Sudeste	0,51	1,75	25,43	27,69
Sul	0,63	1,86	24,73	27,21
Centro-Oeste	0,79	1,04	25,64	27,47
Brasil	0,61	1,59	25,39	27,59

* Inclui dentes cariados com restauração em outra(s) face(s).
Fonte: Roncalli (2011).

Ao analisar problemas relacionados com a saúde bucal de norte-americanos com desvantagens graves (depressão, Alzheimer, artrite, distrofia muscular, retardo mental etc.), Farsal (2003) afirmou que as doenças bucais desses pacientes não diferem das de outras pessoas, mas vários fatores relacionados com a habilidade pessoal, inclusive para a escovação e para comunicar a ocorrência de dor, dificultam a prevenção e o tratamento de seus problemas odontológicos. O autor coloca entre os problemas comuns a esse grupo a presença de fraturas dentais, xerostomia, cáries de coroa e raiz, gengivite e periodontite, perdas dentais, próteses mal adaptadas ou deficientes, acúmulo de alimentos por dificuldades em mastigar ou engolir, regurgitação, halitose – sobre esta ele faz uma série de recomendações visando a uma higiene oral adequada que inclua escovação (em alguns casos com escovas adaptadas ou elétricas), uso de pasta ou gel com flúor e de fio dental se necessário com ajuda de outra pessoa, bochechos com clorexidina, aconselhamento dietético e consultas regulares.

As relações entre saúde geral e bucal em pessoas com 65 anos ou mais nos EUA têm sido estudadas pelo Centeres for Disease Control and Prevention (CDC), constatando, por exemplo, que a perda da autoestima está fortemente associada a perda dos dentes, doenças bucais não tratadas (principalmente cárie dentária e doença periodontal) e dificuldades financeiras resultantes (Vargas et al., 2000).

Interações entre saúde bucal e nutrição são consideradas mais complexas, pois há uma influência mútua, com efeitos inclusive em relação ao câncer bucal (Moynihan e Petersen, 2004; Walls et al., 2000; Petersen et al., 2004). Outros problemas, como aqueles relacionados com a perda de peso (Ritchie et al., 2000), osteoporose (Persson et al., 2002), assim como doenças respiratórias (Russell et al., 1999), pneumonia aspiratória (Sumi et al., 2002; Loesche e Lopatin, 2000), diabetes (Shlossman et al., 1990; Grossi e Genco, 1998) e lesões cancerígenas e pré-cancerígenas (Epstein et al., 2005; Thomas et al., 2003), foram analisados de maneira global (Sdubo, 2005; De Biase e Austin, 2003; Helme e Gibson, 2001; Henry e Smith, 2005; Howell et al., 2001; Ikebe et al., 2004; Locker et al., 2000, 2002; McGrath e Bedi, 2004; Nakayama et al., 2004; Shimazaki et al., 2003; Walker e Cooper, 2000) e em detalhes pelo grupo reunido pela OMS em 2005 no Japão (WHO, 2006).

Prevenção e cuidados em relação à saúde bucal de idosos

Não realizar extrações precoces, ao que tudo indica, é o melhor conselho que se pode dar a quem deseja manter-se saudável na velhice do ponto de vista odontológico. Uma vez evitado o edentulismo, as cáries de raiz podem ser prevenidas principalmente por meio do uso eficaz de fluoretos em bochechos, pastas profiláticas e géis (Walls, 1996). A aplicação de gel flúor-fosfato acidulado tem sido útil também para prevenir a sensibilidade dentinária (Ramfjord, 1987). Pacientes com contagem elevada de *Streptococcus mutans* podem beneficiar-se com a utilização de clorexidina na forma de gel (Emilson, 1994) ou em solução (Ullsfoss et al., 1994).

Traduzindo a posição da OMS, Petersen e Yamamoto (2005) afirmam que, da mesma maneira que em relação às demais idades, o uso de fluoretos em aplicações tópicas e bochechos é efetivo para a prevenção de cáries em raiz de idosos, estejam eles em plena atividade ou institucionalizados. Sugerem, ainda, que o flúor seja combinado com a clorexidina em solução para a redução de gengivites e estomatites.

O autodiagnóstico de problemas bucais representa uma preciosa possibilidade de ampliação da cobertura por parte de sistemas preventivos e de apoio à manutenção da saúde bucal na velhice. Idosos que conservaram seus dentes mostram-se capazes de aferir de modo adequado sua aparência, a capacidade mastigatória e as relações entre saúde bucal e geral, embora falhem em especificar com maior precisão suas necessidades de tratamento (Schou, 1995; Drake et al., 1990; Otchere et al., 1990). Aqueles que costumam ter mais cuidados com a aparência pessoal são os que apresentam maiores possibilidades de valorizar a saúde bucal (Kiyak, 1993).

A ênfase às informações fornecidas pelas próprias pessoas, a troca de ideias, conceitos e opiniões sobre autoestima, inter-relações, saúde bucal e qualidade de vida, provavelmente, podem desempenhar um papel mais decisivo em um programa de atenção a idosos que a simples realização de exames clínico-odontológicos regulares. Para tanto, há necessidade de intensificar as ações educativas em saúde, visando a instrumentar a população de terceira idade com os conhecimentos e técnicas de autoexame indicados. Esses pontos são discutidos no próximo tópico.

Kiyak (1993) sugere uma sistemática de acréscimo gradativo de conteúdos educativos ligados à saúde bucal ao longo de 6 semanas, partindo da discussão dos comportamentos e crenças do paciente e chegando até o ensino de técnicas de autoexame para identificação de sinais e sintomas ligados ao câncer bucal e a outros problemas. Um cartão de automonitoramento sobre práticas de escovação e higiene bucal caseiras é utilizado para estimular mudanças de comportamento. Outros autores têm sugerido esquemas de monitoramento da saúde bucal por parte do profissional (Schou, 1995; Holm-Pedersen e Löe, 1986), e orientações específicas para a prestação de cuidados e conservação da saúde em idosos podem ser encontradas em Pucca Júnior (1996).

Um brasileiro com 65 anos de idade tem, estatisticamente, uma expectativa de vida, em média, de 80 anos (Stibich, 2008; IBGE, 2010). Isso significa que, por ter conseguido superar os múltiplos riscos à sua saúde, acumulou condições objetivas para uma sobrevivência maior. Aqueles que se mantêm saudáveis valorizam essa condição e encaram positivamente a prevenção, pois pretendem continuar assim no futuro. Ainda assim, sabem que, nos anos seguintes, estarão cada vez mais sujeitos a doenças crônicas, ao uso crescente de medicamentos e a perdas cognitivas, o que potencializa, entre outros, seus riscos de enfrentar problemas com a saúde bucal. Por sua vez, os problemas bucais, mesmo que por si sós não representem risco de vida, são poderosos condicionantes de agravamento das condições físicas e mentais de caráter geral, o que inclui uma relação direta com estados de má nutrição, desidratação, doenças cardiovasculares e pneumonia (Yellowitz, 2008). O apoio da equipe odontológica e o desenvolvimento de ações preventivas e de promoção da saúde bucal nessa etapa da existência compreendem valores essenciais em termos de qualidade de vida.

Trabalho dos cuidadores de idosos

Pessoas institucionalizadas ou que, vivendo em casa, necessitam de ajuda de terceiros requerem cuidados especiais. Como parte do programa "Protegendo a Vida", da Secretaria de Saúde do Estado do Paraná, foi implementado um projeto de ação com base em um manual sobre "o que os cuidadores de idosos precisam saber sobre a saúde bucal" (Figuras 4.7 a 4.21; Jitomirski e Jitomirski, 1997).*

Procura-se obter as seguintes informações sobre o paciente: uso de próteses totais e de próteses móveis; condições de escovar os dentes sozinho; existência de problemas de locomoção; dificuldades para comer; ingestão exclusiva ou habitual apenas de alimentos moles; alterações comportamentais regulares ou eventuais (não sorrir, falar pouco); alterações na mucosa bucal; sangramento gengival; acúmulo de placa; raízes dentárias expostas; feridas ou úlceras de longa duração; candidíase (Figura 4.7); escorrimento de saliva; boca seca.

Os cuidadores de idosos são orientados a:

- Observar mudanças de comportamento ao comer, falar e sorrir, verificando a provável associação com problemas dentários ou bucais
- Prestar atenção em comentários de parentes ou amigos, pois estes podem detectar mudanças não percebidas
- Lembrar que cuidados com a boca e os dentes constituem assunto muito pessoal, mas é possível ajudar aqueles que não conseguem ser independentes
- Procurar aconselhamento do cirurgião-dentista diante de dificuldades em manejar o paciente e comunicar a ele ou a outros componentes da equipe odontológica suas observações.

Ao descrever as principais condutas que devem ser adotadas pelos cuidadores na higienização da boca, em dentes naturais e próteses de idosos, o manual enfatiza normas práticas, como a atuação no momento em que o paciente esteja receptivo e relaxado, mantendo-o em posição confortável (de frente para a pia com espelho ou com bacia e espelho de mão), o uso

---
* As fotos incluídas para ilustrar este capítulo provêm da prática de campo deste projeto, tendo sido gentilmente cedidas pela Dra. Fanny Jitomirski, que o coordena, e por Narciso José Grein.

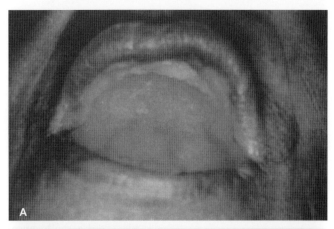
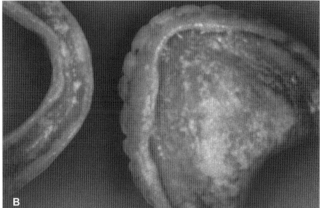

Figura 4.7 A e B. Candidíase no palato e em outras regiões da boca. A causa da candidíase é a falta de higiene das próteses totais, que apresentam depósitos de alimentos decompostos e fungos. *Ver Encarte.*

obrigatório de luvas e, ainda, especificando técnicas para escovação de dentes, gengivas, palato e língua, limpeza de próteses, emprego de pós-fixador, quando estritamente necessário (Jitomirski e Jitomirski, 1997).

Programas de saúde pública

Unidades que prestam atendimento à população em geral, como ambulatórios, centros e postos de saúde, clínicas do setor privado com atuação em nível coletivo (p. ex., empresas ou profissionais que atuam em empresas de planos e seguros de saúde, instituições paraoficiais e corporativas), podem e devem incluir entre suas atividades normais a proteção à saúde bucal de idosos.

Indivíduos com mais de 60 anos que perderam todos os dentes costumam dizer que não têm mais interesse em programas de promoção da saúde bucal, pois, na verdade, nada teriam a promover. Contudo, do ponto de vista da possível influência da saúde bucal na manutenção de uma boa qualidade de vida, exatamente esse grupo representa uma nítida prioridade para a equipe odontológica. A adoção de cuidados adequados com os tecidos moles e com as próteses, assim como uma orientação apropriada e oportuna sobre os elos cotidianos entre saúde bucal e geral, pode constituir a grande diferença que separa indivíduos saudáveis e autossatisfeitos de indivíduos enfermos e pessimistas com a vida que levam.

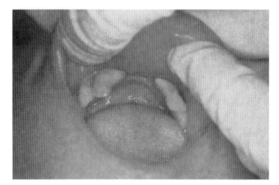

Figura 4.8 Acúmulo de cálculo nos caninos inferiores. *Ver Encarte.*

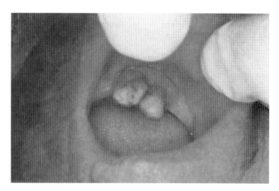

Figura 4.9 Acúmulo de cálculo de mais de 30 anos modificando a anatomia do dente e conferindo uma forma de "repolho". *Ver Encarte.*

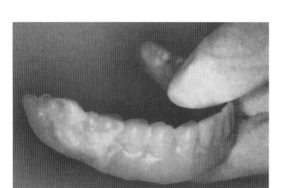

Figura 4.10 Indutos endurecidos sobre a prótese inferior evidenciando a falta de limpeza. *Ver Encarte.*

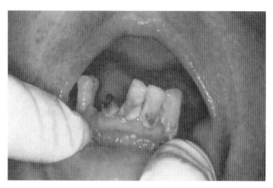

Figura 4.11 Doença periodontal avançada com os dentes apresentando extrema mobilidade, indutos e placa bacteriana abundante. *Ver Encarte.*

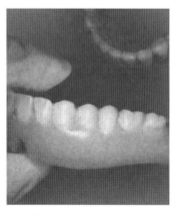

Figura 4.12 Excelente higiene das próteses em paciente de bom nível socioeconômico que havia sido abandonada no asilo pela família há 2 meses por apresentar ocasionais perdas de memória. *Ver Encarte.*

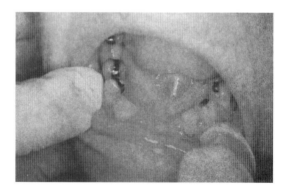

Figura 4.13 Excelente higiene bucal em paciente abandonada há 3 meses pela família após o diagnóstico de doença de Alzheimer. *Ver Encarte.*

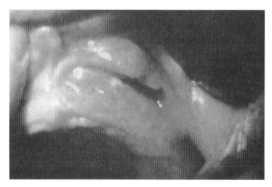

Figura 4.14 Hiperplasia causada por prótese confeccionada inadequadamente. *Ver Encarte.*

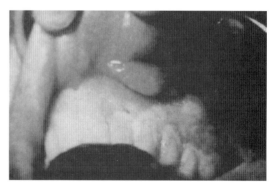

Figura 4.15 Prótese com rebordos afiados e muito extensa. Observar o "cálculo" sobre a prótese. *Ver Encarte.*

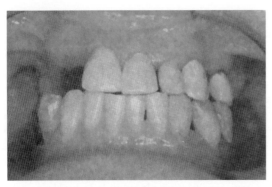

Figura 4.16 Idoso de classe média apresentando alguns dentes remanescentes, uma situação muito comum. *Ver Encarte.*

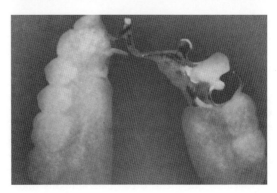

Figura 4.17 Substituição dos dentes perdidos por prótese parcial removível. *Ver Encarte.*

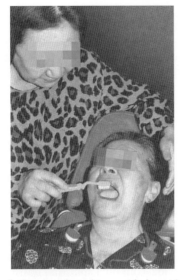

Figura 4.18 Profissional explicando ao cuidador a técnica adequada de escovação para idoso parcialmente dependente.

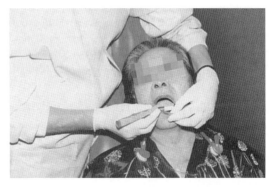

Figura 4.19 Cuidador de idoso, no caso a filha, sendo treinada para realizar a escovação.

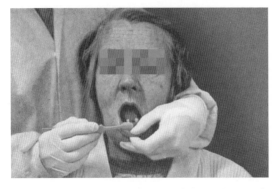

Figura 4.20 Profissional explicando ao cuidador a técnica adequada de escovação para idoso parcialmente dependente.

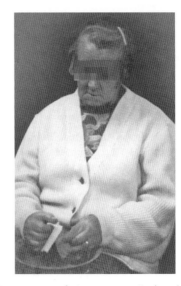

Figura 4.21 É importante enfatizar a escovação de prótese sobre a pia ou a bacia com água, pois, no caso de a prótese cair, ela não quebrará.

Já os que conservam seus dentes, notadamente os que podem sorrir e mastigar com eles, formam um estrato a princípio interessado e motivado em permanecer nessa situação. No conceito de que a idade por si só não é um fator de risco para a extração dentária, um bom programa de educação para a saúde bucal ocupa uma posição de inegável importância em cada comunidade. Resultados favoráveis alcançados por ações desenvolvidas com esses princípios foram relatadas, entre outros, por Hunt *et al.* (1988), cuja equipe conseguiu que menos de 2% dos dentes remanescentes em pessoas com 75 anos ou mais fossem extraídos ao longo de um projeto de 18 meses de duração.

Os seguintes pontos devem fazer parte de um programa de saúde bucal coletiva direcionado a pessoas de idade avançada:

- Detecção de problemas em pacientes que frequentam a unidade, examinando dentes remanescentes, tecido mole, condições periodontais, higiene bucal, necessidade de próteses, estado em que se encontram as próteses já existentes

- Extensão de cuidados na comunidade, nas residências e nas instituições específicas para idosos ou que os abrigam, acrescentando ações básicas de Odontologia ao trabalho desenvolvido por agentes comunitários de saúde, visitadores domiciliares e pessoal de enfermagem, além de subsidiar e apoiar a atuação de elementos da própria população que informalmente praticam ações de saúde
- Desenvolvimento de iniciativas regulares no campo da educação em saúde bucal (ver Capítulo 10), proporcionando orientações específicas para esse grupo etário e enfatizando a adoção de comportamentos compatíveis com uma boa saúde bucal, o que inclui o combate a alguns mitos clássicos (Kiyak, 1993; Evans, 1984), como a perda de dentes ser inevitável com a idade, problemas com dentes, gengiva e tecido de suporte não afetarem o estilo e as condições de vida do idoso, cuidados odontológicos serem desnecessários na velhice e, quando não, inacessíveis do ponto de vista financeiro
- Prestação de atendimento clínico privilegiado de acordo com o funcionamento e a dinâmica de cada unidade, evitando filas e trâmites burocráticos que impeçam o acesso. Isso pode ser feito com a inclusão de facilidades para triagem e/ou atendimento inicial, reserva de horários e dias específicos da semana, marcação de consultas sem necessidade de espera (quando das visitas à casa, por telefone, atendimento automático de pacientes cadastrados), chamada para consultas periódicas
- Prevenção primária voltada principalmente para evitar problemas ainda não vivenciados, como difusão de técnicas de autoexame, controle do tabagismo e do alcoolismo em relação ao câncer bucal
- Prevenção secundária com o uso de fluoretos (aplicação profissional ou métodos de uso pessoal) para combater a incidência de cáries radiculares, clorexidina para combater doenças periodontais, exames regulares, intervenções apropriadas para reduzir a probabilidade de abrasão
- Prevenção terciária, com a manutenção de aparelhos protéticos, e suporte necessário à conservação e revitalização das funções orais remanescentes
- Integração com outros programas e setores da sociedade que prestam serviços à terceira idade
- Adoção de indicadores próprios a essa faixa etária, como a estratificação segundo a condição funcional, a capacidade mastigatória (ver Capítulo 5), o número de dentes remanescentes (pessoas com 15 dentes ou mais, com 21 dentes ou mais, com dentes funcionais em pelo menos um lado da boca), a satisfação com as próprias condições bucais e aparência.

Em seu informe "Oral health in ageing societies: integration of oral health and general health" (em português, "Saúde bucal em sociedades que estão envelhecendo: integração entre saúde bucal e saúde geral"), a OMS atenta para o fato de que muitos fatores de risco, como práticas de higiene oral precárias, tabagismo e ingestão excessiva de álcool, são responsáveis pelo inter-relacionamento entre muitas doenças bucais e doenças não transmissíveis, observando que a ligação entre saúde bucal e geral é maior entre os idosos (WHO, 2005; Petersen e Yamamoto, 2005).

Após lembrar que a população mundial está crescendo a uma média anual de 1,2%, enquanto o grupo de 65 anos ou mais cresce a uma taxa de 2,3% – daí resultando no fato de que os atuais 600 milhões de pessoas com idade superior a 60 anos se transformem em 1,2 bilhão em 2025 e em 2 bilhões em 2050, dos quais 80% estarão vivendo em países em desenvolvimento –, o informe chegou às seguintes conclusões:

- A evidência cientificamente disponível é bastante forte ao estabelecer uma relação direta entre diabetes e doença periodontal e, também, sugestiva quanto ao controle de ambos os problemas
- A relação direta entre doença periodontal e doenças cardiovasculares e respiratórias é menos convincente, podendo, no primeiro caso, ser mais casual do que efetiva em razão de outros fatores de influência
- O impacto da xerostomia (boca seca) na saúde da cavidade bucal tem significativa plausibilidade biológica, afetando negativamente as funções orais e a qualidade de vida. Persistem problemas para distinguir entre os efeitos da medicação e os orgânicos
- Fatores biológicos e ambientais estão implicados no complexo relacionamento de duas mãos entre uma nutrição inadequada e perda de peso de um lado e um precário estado de saúde bucal de outro. Dieta e nutrição em idades avançadas são afetadas por mudanças no sistema imunológico, pela perda de dentes e pelo estado geral da cavidade bucal. Há forte evidência de que medicamentos podem provocar má absorção de vitaminas e minerais essenciais para a saúde
- Fatores psicossociais e de risco comum podem estar envolvidos na associação entre saúde mental deficiente e problemas de saúde visual com más condições de saúde bucal
- Homens e mulheres deveriam ser examinados separadamente, uma vez que as mudanças biopsicossociais podem ser específicas para cada gênero.

Quanto ao emprego de índices e formulários apropriados para medição e avaliação das relações entre saúde bucal e qualidade de vida, com uma aplicação possível à problemática típica da terceira idade, recomenda-se a leitura dos tópicos específicos incluídos nos Capítulos 5 e 6. Duas medidas-sentinela, ou seja, indicadores ao mesmo tempo mínimos e fundamentais para a compreensão das condições de saúde bucal individuais ou coletivas dos idosos, devem ser regularmente consideradas: o número de dentes remanescentes, por se constituir no melhor preditivo de extrações futuras, e o percentual de edêntulos (Lamster e Morthridge, 2008). Cada estratégia de intervenção, programa ou projeto deve estabelecer suas próprias metas a serem alcançadas em determinado período. Conforme explicitado no Quadro 1.2, no Capítulo 1, para o ano de 2020, globalmente, os seguintes objetivos requerem quantificação nos níveis nacional, regional e local (Hobdell et al., 2003) para o grupo de 65 a 74 anos:

- Redução do número de dentes extraídos em decorrência de cárie dentária em X%
- Redução do número de dentes perdidos em decorrência de doenças periodontais com especial ênfase ao uso de tabaco, à higiene bucal precária, ao estresse e às doenças sistêmicas intercorrentes
- Redução do número de edêntulos em X%
- Aumento do número de dentes naturais em X%
- Aumento do número de indivíduos com dentição funcional, o que corresponde a 20 ou mais dentes funcionais
- Redução em X% da prevalência de câncer orofaríngeo, aumento em X% da taxa de sobrevida dos casos tratados e redução da exposição a fatores de risco para o câncer bucal em X%

- Redução em X% da prevalência de infecções oportunistas bucofaciais como medida de prevenção da infecção pelo HIV/AIDS.

Além disso, é conveniente estabelecer metas relacionadas com problemas como a xerostomia e a melhora da qualidade de vida (Petersen e Yamamoto, 2005; Petersen *et al.*, 2004), assim como para outras faixas etárias antecedentes e seguintes à do grupo principal.

Exemplos da Austrália e do Chile são úteis como referência para a implantação de ações em âmbito nacional ou regional de proteção à saúde bucal de idosos. Para fundamentar a estruturação de iniciativas e programas tanto em nível coletivo quanto individual, adaptando os conceitos à realidade de cada local, ver, entre outros: Lamster e Morthridge (2008); Sreebny e Schwartz (1997); Smith (2010); Dharamsi *et al.* (2009); Harford (2009); Chalmers e Ettinger (2008); Sjögren *et al.* (2008); Nova Zelândia (2006); e OPS (2003).

O programa australiano de saúde bucal para idosos dedica especial atenção ao conhecimento das opiniões da população e dos pacientes sobre a própria saúde bucal e sobre o funcionamento dos serviços. Antes de o tratamento ser realizado, o indivíduo deve responder a um questionário e submeter-se a uma entrevista.* O questionário, de preferência preenchido sem intervenção do profissional, tem 14 questões, correspondendo à versão compacta do Perfil do Impacto da Saúde Bucal [Oral Health Impact Profile (OHIP) de Slade e Spencer, 1994]. Após 6 meses, o OHIP é reaplicado de maneira a permitir uma análise comparativa com as respostas iniciais (Austrália, 2007).

Ao equacionar o programa de saúde bucal para utilização nas unidades do sistema nacional de saúde na prestação de cuidados a idosos, o Ministério da Saúde do Chile editou um guia clínico que estabelece, entre outros, orientações práticas para a realização de exame extraoral [atenção para pescoço, tireoide, gânglios, articulação temporomandibular (ATM), funcionalidade da musculatura facial, presença de queilite angular e condições de simetria facial]; exame intraoral que inclui detalhada análise das alterações da mucosa bucal, distúrbios miofuncionais (miosites e mialgias); alterações internas da ATM; exame dentário e das estruturas de suporte. O documento técnico do programa chileno detalha, ainda, orientações para ações educativas, preventivas e curativas, níveis de evidências e esquemas farmacológicos mais frequentes de interesse para a atenção clínica. Um questionário simplificado de avaliação da satisfação do paciente com a atenção recebida e sobre a qualidade dos atendimentos completa o processo (Chile, 2007).

---

* Direcionadas a pacientes idosos do serviço público odontológico australiano, as 14 perguntas do OHIP se referem à frequência com que, durante as últimas 3 semanas (muito seguido, pouco seguido, ocasionalmente, dificilmente, nunca), as seguintes condições se relacionaram com problemas com os dentes, boca ou próteses: pronunciar qualquer palavra; piora do paladar; padecimento com dores; desconforto na alimentação; preocupação constante; tensão; insatisfação com a dieta; necessidade de interromper a refeição; dificuldade em relaxar; sentimento de embaraço (desconforto pessoal); irritabilidade com outras pessoas; dificuldade em desempenhar o próprio trabalho; vida em geral menos satisfatória; incapacidade de exercer funções habituais do dia a dia. A entrevista tem perguntas sobre: presença de dentes naturais, de prótese superior e/ou inferior; razão usual para visitar o dentista e se isso está relacionado com ocorrência de dor, há quanto tempo não vai ao dentista, intervalo médio das visitas e o que acha de ir ao dentista; se é capaz de morder, mastigar e deglutir vegetais cozidos, hambúrgueres, salada de alface, cenoura crua, carne de gado ou porco, pedaço de maçã com casca; opinião sobre a própria saúde geral; capacidade de praticar esportes, subir escadas, trabalhar; manter-se calmo, conservar a energia costumeira e não ficar deprimido por causas gerais (Austrália, 2007).

Considerar os idosos um grupo uniforme é um erro frequentemente cometido pelos programas de saúde coletiva, que se esquecem, na verdade, de que se trata de um dos grupos mais heterogêneos da sociedade. A diversidade da população idosa começa pelo fato de que, *stricto sensu*, ela pode estender-se por um período de 20 e, *lato sensu* (tomando-o a partir dos 50 anos, principalmente para efeitos de ações preventivas), por 35 anos ou mais. Há uma intensa variabilidade em relação a faixa etária, condições físicas, funcionais, mentais e cognitivas, e quanto a necessidades de saúde e expectativas em relação ao presente e ao futuro (Yellowitz, 2008). A ideia de que existe uma massa homogênea vivendo em entornos urbanos, como favelas e núcleos de habitações precárias, vem sendo cada vez mais questionada (Harpham, 2009; Borrell, 2008; Montgomery e Hewlett, 2005). Serviços de saúde públicos e privados de baixa qualidade oferecidos nas periferias urbanas contribuem decisivamente para a ampliação das desigualdades que prejudicam os mais pobres (Das e Hammer, 2007; Fay *et al.*, 2005).

As possibilidades de acesso aos serviços de saúde, especialmente dos idosos e, entre eles, os mais fragilizados, estão sujeitas a fortes variações também em consequência do *status* econômico e do local de residência, com repercussões diretas sobre as condições de saúde geral/bucal e sobre o grau de exposição a riscos.

Para lidar com o universo de questões que interligam o desenvolvimento das cidades – nas quais vivem cerca de 84% da população (IBGE, 2011) – e o setor saúde, surgiu uma disciplina que vem se impondo por sua importância e utilidade: a "saúde urbana" (Pelletier, 2011, Diez Roux, 2010; Diez Roux, 2002).

A urbanização, originalmente concebida para produzir apenas efeitos benéficos e, por isso, atraindo as grandes massas de população que viviam na zona rural, aos poucos foi sendo identificada como causadora de danos sociais, econômicos e ambientais que afetam diretamente a saúde dos indivíduos e das comunidades (Caiaffa *et al.*, 2008; Diez Roux, 2002). Mais do que as condições individuais de local de residência, é o ambiente urbano em que se vive que ocasiona problemas concretos à saúde, com efeitos negativos que se traduzem em depressão, hostilidade e potencialização dos riscos de mortalidade e morbidade (Diez Roux, 2010; Harpham, 2009; Flournoy e Yen, 2004).

Os efeitos deletérios sobre a saúde aumentam nessa população (Falkingham *et al.*, 2011), naturalmente mais vulnerável aos riscos produzidos por ambientes precários. Os mais velhos (em especial, os aposentados) e os que apresentam algum tipo de deficiência gastam mais tempo de seus dias no bairro onde residem do que as demais pessoas, ficando mais expostos às influências locais, que se transformam em fatores causais independentes de doença (Allender *et al.*, 2011; Balfour e Kaplan, 2001).

Esse quadro de inter-relações entre a vida em uma cidade e seus reflexos na saúde tem, inevitavelmente, repercussões sobre a saúde bucal e deve ser analisado como tal, ou seja, como um componente ou fator de risco específico. Um volume crescente de estudos tem comprovado que a solução de problemas tipicamente urbanos, como disponibilidade de transporte e segurança pública, produz melhoras sensíveis nos índices de saúde da comunidade envolvida, não havendo razão para dizer que isso não ocorra em relação a problemas bucais, como a incidência de problemas periodontais e lesões de mucosa. A realização de estudos e a promoção de ações voltadas para o binômio saúde urbana e saúde bucal representam um promissor e necessário campo de trabalho de agora em diante.

Os caminhos da educação em saúde bucal, da prevenção, do atendimento oportuno e da conexão/parceria com outros setores e organizações afiguram-se como os mais apropriados para trilhar por todos que desejam dedicar seus esforços à causa e ao atendimento dos idosos.

Atenção aos indígenas

O trabalho odontológico junto às comunidades indígenas fundamenta-se em quatro princípios:

- Respeito às tradições e aos costumes tribais
- Não interferência na vida da aldeia, com implantação de serviços curativos e hábitos da Odontologia ortodoxa apenas quando houver justificativa epidemiológica, ou seja, pela constatação da deterioração dental consequente ao contato com outras culturas
- Ênfase na educação do pessoal encarregado de contatar as populações indígenas, pertencentes a instituições governamentais, religiosas etc., visando à não introdução de hábitos alimentares prejudiciais à saúde bucal, especialmente o consumo de açúcar
- Utilização, em nível técnico, de mão de obra não indígena apenas em último caso, quando for inviável o aproveitamento de elementos da própria tribo.

Consideram-se população indígena os povos autóctones da América de ascendência pré-colombiana que permanecem nessa condição, assim tida por eles próprios e por estranhos (Blanco Pose, 1993; Melatti, 1987), e que, segundo definição da União das Nações Indígenas (1988), diferem da sociedade nacional pela existência de uma organização social, econômica e política igualitária, fundada no acesso universal à terra e aos recursos naturais.

No Brasil, após séculos de extermínio, restaram cerca de 220 mil indígenas reunidos em torno de 180 nações que se distribuem pela quase totalidade do país.

Os poucos estudos disponíveis relacionados com saúde bucal estão resumidos na Tabela 4.7, com base nas informações coletadas por Blanco Pose (1993) em seu trabalho de dissertação apresentado na Escola Nacional de Saúde Pública, no Rio de Janeiro. De difícil comparabilidade entre si, os estudos se distribuem em duas categorias: a primeira, relativa a pesquisas em material esqueletal e de sítios arqueológicos, procurando detectar a prevalência de problemas nos dentes remanescentes; a segunda, atual, refere-se a investigações epidemiológicas realizadas em distintas populações de indígenas brasileiros e aborda fenômenos como a ocorrência de cáries dentárias, doenças periodontais, atrição, desgaste induzido por práticas tribais (p. ex., aguçamento dos incisivos), uso de adornos labiais e relações variadas entre hábitos alimentares e culturais com a saúde bucal.

Quando em vida isolada na mata e submetidos a uma alimentação natural sem contato com o açúcar, esses povos costumam apresentar baixa prevalência de cárie e de outras doenças típicas da área odontológica, o que se reflete na não constatação, por parte de pesquisadores e elementos pertencentes a organizações que atuam nessa área, de práticas autóctones ou de pessoal envolvido com a cura de males dentários. Pereira *et al.* (1977) relatam não ter observado nenhum tratamento para combater ou remediar a dor de dente entre os ianomâmi, embora Tricerri (1985) tenha referido o emprego de infusões de plantas como a catajuba e o ambém para aliviar as odontalgias nos canamaris. De fato, embora pajés e curandeiros em geral tenham grande prestígio nas comunidades indígenas, não há notícias de seu envolvimento com práticas odontológicas.

A Tabela 4.7 apresenta o índice CPO-D em indígenas xavantes e caiabis aculturados, conforme dados de Blanco Pose (1993). É provável que o contato com a civilização brasileira ocidentalizada e com seus hábitos alimentares tenha produzido um efeito devastador sobre a dentição desses povos, resultando em padrões muito elevados de ataque pela cárie na infância e na realização de extrações múltiplas como norma em adultos.

Todos os indígenas examinados pertenciam a grupos em contato com a Fundação Nacional do Índio (Funai) desde o início da década de 1970. O grupo denominado xavante 1 é o mais tradicional de todos, mantendo seus costumes tribais relativamente intactos, sem sofrer influências missionárias. Vive nas áreas indígenas Areões e Pimentel Barbosa, em sete aldeias. O grupo xavante 2 vive praticamente como uma comunidade camponesa em missões salesianas (muitos se dizem católicos) nas áreas de São Marcos, Sangradouro e Merure, em outras sete aldeias. O grupo xavante 3, das áreas Parabubure

Tabela 4.7 Índice CPO-D médio em populações indígenas brasileiras, segundo o grupo etário e o ano do estudo.*

Faixa etária	Xavante (1991) n	CPO	Xavante (1990) n	CPO	Xavante (1987) n	CPO	Xavante (1987) n	CPO	Caiabi (1992) n	CPO
6 a 12	35	0,37	108	1,84	273	3,49	265	4,26	59	5,71
13 a 19	25	1,16	85	7,59	195	7,80	197	10,93	38	8,38
20 a 34	23	8,13	108	12,80	174	14,42	222	14,61	43**	17,90
35 a 44	10	9,10	32	17,63	70	16,19	61	17,92	24**	22,12
>45	18	13,78	19	17,95	92	19,94	116	20,28	43**	23,33

* Em 1991, um levantamento feito por equipes da ENSP e UNB; em 1990, dados de fichas de exame do cirurgião-dentista da missão de Sangradouro; em 1987, estudo feito pela Funai.
** Para os caiabis, os dados das três faixas etárias de adultos correspondem respectivamente a indígenas de 20 a 30 anos; 31 a 40 anos; e mais de 41 anos.
Fonte: Blanco Pose (1993).

e Marechal Rondon, em 28 aldeias junto ao rio das Mortes, embora mantenha costumes como dos lóbulos das orelhas furados na iniciação da juventude, abandonou o seminomadismo graças a influências dominantes de missões protestantes norte-americanas e brasileiras. Os caiabis, estudados por Detogni em 1992 como parte do Projeto Xingu, pela Faculdade Paulista de Medicina, vivem no Parque do Xingu.

Apenas no grupo menos aculturado, os xavantes 1, constata-se uma prevalência de cárie baixa na infância e média na adolescência e nos adultos. Nos demais, o padrão de ataque pela cárie é agressivo e muito destrutivo, com largo predomínio de dentes perdidos entre os adultos.

Esses dados contrastam bastante com os obtidos em comunidades indígenas similares em anos anteriores, correspondendo a períodos de escasso contato com a civilização ocidentalizada e, portanto, de reduzida aculturação. Em 1964, por exemplo, um estudo de Neel e Salzano (1967) em xavantes de Pimentel Barbosa (xavantes 1) mostrou, para as mesmas faixas de idade da Tabela 4.7, um CPO-D respectivamente de 0,21 a 0,30 a 0,71 a 2,40 e 3,60. Baixas prevalências também foram observadas por autores como Niswander (1967), Ayres e Salzano (1972), Pereira et al. (1977), Oliveira (1948) e Tricerri (1985). Dados sobre a condição dental de grupos de aimarás e quéchuas de Puno, Peru, contudo, revelam um CPO-D médio de 2,96 dos 6 aos 12 anos, um padrão moderado pelos critérios da OMS, que, no caso, já refletia um gradativo afastamento da alimentação natural em razão da presença das crianças indígenas em escolas comuns da municipalidade local (Véliz, 1984).

Também analisando a situação epidemiológica de indígenas xavantes, Arantes (2001) reportou um quadro epidemiológico grave para esse tipo de população, tanto nas crianças quanto nos adultos, ainda que nestes os padrões de dentes perdidos e cariados foram considerados muito elevados, como se observa na Tabela 4.8. Outros estudos, como o de Talamone e Stella (2004), constataram uma situação de saúde bucal melhor entre indígenas do que na população em geral do país.

No caso de aldeamentos situados no médio e baixo Xingu, Hirooka (2010) diagnosticou um CPO-D de 14,3 em adultos do sexo feminino, destacando que, no grupo de mães de 35 a 44 anos de idade, 80% do índice decorria de dentes perdidos. Em crianças de 3 a 5 anos, apenas 13,4% estavam isentas de cárie e o ceo-d médio era de 3,4. Estudando o quadro epidemiológico de índios guaranis no Rio Grande do Sul e no Rio de Janeiro, em trabalhos acadêmicos independentes, Ferreira (2012) e Alves Filho (2009), em ambos os casos, encontraram um CPO-D de 1,7 aos 12 anos de idade.

O processo de aculturação imposto aos indígenas no território nacional foi marcado, na maioria das vezes, pela violência e pela tendência a uma homogeneização forçada, resultando na perda da identidade cultural das minorias indígenas, na modificação de suas estruturas de sustentação social e na indução de mudanças biológicas com o aparecimento de enfermidades (p. ex., cárie dentária) antes desconhecidas ou muito pouco prevalentes.

A introdução do açúcar parece constituir-se em um dos primeiros fatores de rompimento de hábitos seculares sociais e alimentares. No caso de indígenas ainda pouco aculturados da área de Pimentel Barbosa, no Mato Grosso, Blanco Pose (1993) informou que "seus habitantes persistiam na realização de atividades de caça e coleta, dispondo, porém, de alimentos vindos de fora, entre eles o açúcar" e que "vão se relacionando de modo progressivo com a economia de mercado por meio do cultivo do arroz. Quando têm algum dinheiro, gastam a maior parte dele em roupas, ferramentas, cigarros, café, açúcar, balas e doces para seus filhos". Moura et al. (2010), ao estudarem agrupamentos indígenas aculturados, relatam que estes acabam se tornando dependentes do comércio local e consumindo alimentos industrializados que podem ser prejudiciais à saúde bucal e ao estado nutricional, sendo comum a prevalência de desnutrição infantil, sobrepeso e obesidade em adultos, índice de cárie elevado e doença periodontal nessas comunidades que, em casos mais críticos, terminam perdendo o próprio acesso à terra.

De maior gravidade são os resultados de serviços odontológicos trazidos por instituições como a Funai, entidades religiosas e beneficentes em geral e, por vezes, patrocinados pelo próprio Ministério da Saúde, pela Previdência Social e pelas organizações militares. Usando como justificativa a selva com suas precárias condições de sustentação de equipamentos desenhados para o trabalho urbano, a maioria dos cirurgiões-dentistas trabalha com intensidade realizando quase exclusivamente extrações dentárias. O grave estado de mutilação dental em que se encontram os povos indígenas mais aculturados depõe com nitidez contra o modelo de intervenção odontológica promovido ao longo das últimas décadas de contatos entre brancos e índios.

Tabela 4.8 Índices CPO-D e ceo-d em índios xavantes, segundo o grupo etário e o componente – Brasil, 1997.

Grupo etário	C	P	O	CPO-D	c	e	ceo*
2 a 5	0,04	—	—	0,04	3,53	—	3,53
6 a 11	0,84	—	—	0,84	3,46	0,42	3,88
12 a 14**	3,30	0,30	0,10	3,70	—	0,08	0,08
15 a 19	4,20	0,40	—	4,60	—	—	—
20 a 29	5,28	2,28	0,97	8,53	—	—	—
30 a 39	6,75	7,95	0,35	15,05	—	—	—
40 a 49	6,82	7,41	0,06	14,29	—	—	—
≥ 50	5,90	13,70	—	19,60	—	—	—

* Não foram observados dentes restaurados ("o") na dentição decídua.
** Dados referentes ao grupo de 12 e 13 anos na dentição decídua.
Fonte: Arantes et al. (2001).

Nos últimos anos, diversas iniciativas têm marcado uma aproximação maior do setor público e de instituições privadas com a população indígena brasileira, incluindo a capacitação de agentes gerais de saúde e de técnicos de higiene dental para prestarem cuidados de saúde nas aldeias (Funasa, 2006; Funasa 2005; Nunes, 2003). Em 2010 existiam 490 mil indígenas no país, reunidos em 220 grupos ou povos que falam cerca de 180 línguas (Funai, 2010). Os cuidados à saúde foram repassados, a partir de 1999, para o Ministério da Saúde. Com a aprovação da Política Nacional de Atenção à Saúde dos Povos Indígenas (Brasil, Ministério da Saúde, 2004), começaram a ser estruturados Distritos Sanitários Especiais Indígenas (DSEI), que não obedecem às mesmas divisões territoriais que caracterizam os estados brasileiros, estando localizados em terras onde existe população aldeada, com a função de prestar serviços por meio de equipes multiprofissionais de saúde indígena – compostas de médicos, odontólogos, auxiliares de enfermagem e agentes de saúde – como parte da rede do SUS. Nos mesmos espaços, situam-se Casas de Saúde do Índio, cujas funções são abrigar e cuidar dos pacientes e acompanhantes durante os períodos de tratamento fora das aldeias. A Figura 4.22 retrata a ligação entre indígenas e natureza. Na Figura 4.23, está esquematizada a organização interna de um DSEI, que dá uma noção do fluxo de atenção à saúde.

Em uma tentativa de recuperar em parte o tempo perdido no passado, o Ministério da Saúde lançou, em 2011, o programa Brasil Sorridente Indígena, prevendo recursos para a contratação de profissionais e a aquisição de consultórios portáteis, equipamentos de apoio e material de consumo. Inicialmente, prevê cobertura aos DSEI mais populosos, de Xavante (MT), Alto rio Purus (AC/AM/RO) e Alto rio Solimões (AM), nos quais vivem cerca de 70 mil indígenas, com equipes que devem observar um protocolo específico para lidar com características dessas etnias. Gradativamente, todos os DSEI devem ser atendidos (Funai, 2011; Brasil, Ministério da Saúde, 2011). O ministério propôs, preliminarmente para o ano de 2018, a realização de um "inquérito epidemiológico de saúde bucal das populações indígenas", com base em uma amostra que deve levar em consideração o conjunto dos DSEI existentes, o que em princípio atende à última das recomendações feitas a seguir. Os indígenas brasileiros, segundo esse documento, incluem 304 etnias que falam 274 línguas nativas e abrigam cerca de 748 mil pessoas (corresponde a 0,36% da população do país) vivendo em 5.361 aldeias ou em áreas urbanas (Brasil, Ministério da Saúde, 2017).

Considerando esse breve diagnóstico, um programa mínimo voltado para o atendimento de comunidades indígenas deveria atender às seguintes condições:

- Desenvolvimento de ações preventivas e educativas estritamente adaptadas aos costumes e à vida tribal. Se a prevalência de cáries dentárias e de doenças periodontais for baixa, o melhor método preventivo certamente será aquele já empregado pela comunidade. A introdução da escovação dental, por exemplo, não se justifica em grupos nos quais, mesmo na ausência de práticas de higiene oral, se constata uma saúde periodontal boa ou aceitável. O uso adequado de fluoretos, orientações para não consumir açúcares em quantidade e ocasiões prejudiciais, intervenções para impedir a extração precoce ou não necessária de dentes, na maior parte dos casos, conformam um conjunto de medidas preventivas compatíveis com as necessidades dessas populações
- Disponibilidade de serviços curativos básicos em localidades próximas às aldeias. Sempre que possível, lançar mão das unidades da rede pública de saúde pertencente às Secretarias de Saúde municipais ou estaduais, após propiciar ao pessoal de nível operacional treinamento específico sobre a epidemiologia bucal e os fatores que influenciam a problemática odontológica em indígenas. A implantação desses serviços deve ser seletiva, evitando interferir em agrupamentos nos quais os hábitos de vida e de alimentação já asseguram boas condições de saúde bucal
- Nas aldeias onde os danos odontológicos são significativos, um ou mais dos residentes deve ter conhecimentos essenciais para sua resolução ou equacionamento. Pode ser um dos membros da tribo, ou um agente comunitário de saúde, variando a amplitude de suas ações de acordo com o tipo e a quantidade de problemas em cada população. No trato com comunidades indígenas, não se justifica a imposição de qualquer restrição não técnica quanto ao uso ampliado de recursos humanos. O tratamento deve ser oferecido, segundo as necessidades, pelo pessoal disponível, o que certamente inclui os próprios indígenas, que devem ser convenientemente treinados
- Acesso pelo menos a serviços pontuais para agrupamentos isolados, prestados por equipes que se deslocam até eles periodicamente utilizando meios de locomoção compatíveis
- Realização de estudos epidemiológicos sobre as condições de saúde bucal, causas específicas que justificam incidências altas ou baixas de doenças em determinados grupos, hábitos e dietas de importância para a área odontológica, como parte das ações regulares de assistência aos indígenas.

BIBLIOGRAFIA

ADA. Aging and dental health. American Dental Association: Center for Scientific Information, ADA Science Institute. Last Update; September 12, 2017.

Allender S, Wickramasinghe K, Goldacre M, Matthews D, Katulanda P. Quantifying urbanization as a risk factor for noncommunicable disease. J Urban Health. 2011;88(5):906-18.

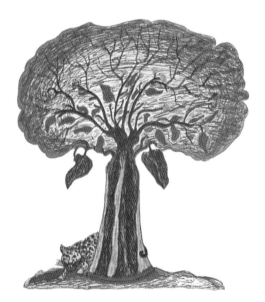

Figura 4.22 "A nação da onça pintada também pode se chamar *Tchin'wa*, seringarana. A nação da onça-vermelha, *ngéma*, está relacionada a uma árvore do mesmo nome." Fonte: Gruber (2006).

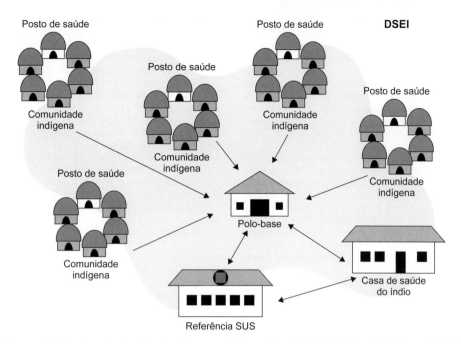

Figura 4.23 Esquema básico de organização e funcionamento de um Distrito Sanitário Especial Indígena (DSEI; Brasil, 2008).

Alves Filho P, Santos RV, Vettore MV. Saúde bucal dos índios Guarani no estado do Rio de Janeiro. Cad Saúde Pública. 2009;25(1).

Arantes R, Santos RV, Coimbra Jr CEA. Saúde bucal em população indígena Xavánte de Pimentel Barbosa, Mato Grosso, Brasil. Cad Saúde Pública. 2001;17(2).

Araújo AG. Paleontologia da ancilostomose. [Tese de doutorado, Escola Nacional de Saúde Pública.] Rio de Janeiro, 1987.

Araújo FB, Figueiredo MC. Promoção de saúde em odontopediatria. In: Kriger L (coord.). Promoção de saúde bucal. São Paulo: Artes Médicas/Aboprev; 1997. p. 283-348.

Austrália. ARCPOH. Oral health for older people: evaluation of the Australian Dental Service Project. Gary Slade (coord.). Australian Research Center for Population Oral Health. Population Oral Health Services, n.6. Adelaide, 2007.

Ayres M, Salzano FM. Health status of Brazilian Caiapó Indians. Trop Geogr Med. 1972;24:178-85.

Balfour JL, Kaplan GA. Neighborhood environment and loss of physical function in older adults: evidence from the Alameda County Study. Am J Epidemiol. 2001;155:507-15.

Barmes DE. Features of oral health care across cultures. Int Dent J. 1976;26:353-68.

Barra RP. Prevalência de cárie dentária entre dois grupos de escolares atendidos durante 4 anos por meio do sistema incremental, beneficiados ou não pela aplicação tópica de flúor. Uberlândia: Universidade Federal; 1990. 32 p.

Baruzzi GR, Iones M. Levantamento das condições de saúde das tribos indígenas do Alto Xingu; aplicação de medidas médico-profiláticas para sua preservação. Escola Paulista de Medicina; Departamento de Medicina Preventiva. São Paulo: Mímeo; 1970.

Baum BJ. The dentistry-gerontology connection. J Am Dent Assoc. 1984;109: 899-900.

Beck JD. The epidemiology of root surface caries. J Dent Res. 1990;69:1216-21.

Bergdahl M, Bergdahl J. Low unstimulated salivary flow and subjective oral dryness: association with medication, anxiety, depression, and stress. Journal of Dental Research. 2000;79:1652-8.

Bernabe E, Mercenes W. Income inequality and tooth loss in the United States. J Dent Research. 2011;90(6):724-9.

Bernstein DA, KLeinknnecht RA, Alexander LD. Fear assessment in a dental analogical setting. J Behav Assess. 1979;4:317-25.

Blanco Pose S. Avaliação das condições de saúde bucal dos índios xavantes do Brasil Central. [Dissertação de mestrado, Escola nacional de Saúde Pública.] Rio de Janeiro: Mímeo; 1993. 177 p.

Borrell LN. Social disparities in oral health and health care for older adults. In: Lamster I, Morthridge ME (eds.). Improving oral health for the elderly. New York: Springer; 2008.

Brasil. Ministério da Saúde. Conheça o DSEI. Brasília; 2008. Disponível em: http://saude.gov.br-DistritoSanitarioEspecialIndigena. Acesso em: 9 out. 2017.

Brasil. Ministério da Saúde. Divisão Nacional de Saúde Bucal – Levantamento epidemiológico em saúde bucal; Brasil, zona urbana 1986, Brasília; 1988.

Brasil. Ministério da Saúde. Inquérito nacional de saúde bucal dos povos indígenas, 2018. Departamento de Atenção à Saúde Indígena: versão para consulta pública.

Brasil. Ministério da Saúde. Inquérito nacional de saúde bucal dos povos indígenas, 2018. Dep. de Atenção à Saúde Indígena. Versão em consulta pública. Brasília; 2017.

Brasil. Ministério da Saúde. Instrução Normativa 01/98. Regulamenta a NOB/SUS 96. Brasília: Diário Oficial da União; 1998.

Brasil. Ministério da Saúde. Norma Operacional Básica NOB/SUS 96. Portaria 20.203/96. Brasília: Diário Oficial da União, Brasília; 1996.

Brasil. Ministério da Saúde. Pesquisa Nacional de Saúde Bucal: nota para a imprensa. Coordenação Nacional de Saúde Bucal. Brasília; 2010. Disponível em: http://www.SBB2010-NotaParaImprensa-28 dez2010(1).pdf. Acesso em: 9 out. 2017.

Brasil. Ministério da Saúde. Política Nacional de Atenção à Saúde dos Povos Indígenas. Decreto 505 de 19/4/2004. Departamento de Atenção Básica. Brasília; 2004.

Brasil. Ministério da Saúde. Projeto SB Brasil: condições de saúde bucal da população brasileira 2002/2003. Brasília; 2005. Disponível em: http://www.cfo.org.br/download/pdf/relatorio_sb_brasil_2003.pdf. Acesso em: 9 out. 2017.

Brasil. Ministério da Saúde. Saúde lança Brasil Sorridente Indígena. Brasília; abril, 2011b. Disponível em: http://portal.saude.gov.br/. Acesso em: 9 out. 2017.

Brasil. Ministério da Saúde. SB Brasil 2010: Pesquisa Nacional de Saúde Bucal. Coordenação Nacional de Saúde Bucal. Brasília; 2011a. Disponível em: http://www.cro.ce-org.br/resultados-sbbrasil-2010.pdf. Acesso em: 9 out. 2017.

Bratthall D, Ericsson D. Testes para determinar o risco de cárie dentária. In: Thylstrup A, Fejerskov O. Cariologia clínica. 2. ed. São Paulo: Santos; 1995. p. 333-54.

Caiaffa MT, Ferreira FR, Ferreira AD, Oliveira CDL, Camargos VP, Proietti FA. Saúde urbana: "a cidade é uma estranha senhora que hoje sorri e amanhã te devora". Ciênc Saúde Coletiva, 2008;13(6).

Cambé. Prefeitura Municipal. Bebê-clínica, saúde bucal é direito de cidadania. Secretaria Municipal de Saúde/Universidade Estadual de Londrina, Folder, 1997.

Carta de Campinas. I Congresso Latino-americano para Cidades e Comunidades Saudáveis. Campinas; 1996.

Cartaxo RMS. Absenteísmo em empresas industriais de Campina Grande, Paraíba: um estudo de suas causas. [Tese de Mestrado em Odontologia Social.] UFRN/Centro de Ciências da Saúde, Natal; 1982. 132 p.

CFO. Resolução n. 25/2002: estabelece as áreas de competência para atuação dos especialistas. Conselho Federal de Odontologia. Rio de Janeiro; maio 2002.

Chalmers JM, Ettinger RL. Public health issues in geriatric dentistry in the United States. Dental Clinics of North America. 2008;52:423-46.

Chile. MINSAL – Guía Clínica Salud Oral Integral para Adultos de 60 años. MInisterio de Salud: Serie Guías Clínicas MINSAL, n.47. Santiago; 2007. Disponível em: http://www.redsalud.gov.cl/archivos/guiasges/saludoral60.pdf. Acesso em: 9 out. 2017.

Das J, Hammer J. Money for nothing: the dire straits of medical practice. Journal of Development Economics. 2007;83:1-36.

De Biase CB, Austin SL. Oral health in older adults. Journal of Dental Hygiene. 2003;77(11):125;145.

Detogni A. De volta às origens. Rev ABO Nac. 1994;2(3):138-48.

Dharamsi S, Jivani K, Dean C, Wyatt C. Oral care for frail olders: knowledge, attitudes and practices of long-term care staff. Journal of Dental Education. 2009;71:581-8.

Diez Roux AV. Places, people and health. Am J Epidemiol. 2002;155(6):516-9.

Diez Roux AV. Neighborhoods and health. Annals of the New York Academy of Sciences. 2010;1186:125-45.

Drake CW, Beck JD, Strauss RP. The accuracy of self-perceptions in a dentate older population. Spec Care Dent. 1990;10(1):16-20.

Edgar WM. Prevention of caries: immunology and vaccination. In: Murray JJ. Prevention of oral disease. Oxford: Oxford University Press; 1996. p. 107-17.

Emilson CG. Potential efficacy of chlorexidine against mutans streptpcocci and human dental caries. J Dent Res. 1994;73:682-91.

Epstein JB, Lunn R, Le ND, Stevenson-Moore P, Gorsky M. Patients with oropharyngeal cancer: a comparison of adults living independently and patients living in log term facilities. Special Care in Dentistry. 2005;25(2):124-30.

Ettinger RL et al. Oral health needs of the elderly. Final Report, WHO/FDI Working Group 5; 1992.

Ettinger RL, Beck JD. Medical and psychosocial risk factors in dental treatment of the elderly. Int Dent J. 1983;33(3):292-300.

Evans RW. The aging dental patient: myth and reality. Gerodontology. 1984;3:271.

Falkingham JC, Chepngeno-Langat G, Kyobutungi C, Ezeh A, Evandrou M. – Does socioeconomic inequality in health persist among older people living in resource-poor urban slum? J Urban Health. Mar 23, 2011. Disponível em: http://www.unboundmedicine.com/medline/ebm/record/21434465/. Acesso em: 9 out. 2017.

Farsal P. Aging with mental retardatikon: oral health for older individuals with disabilities. UIC, University of Illinois at Chicago, Rehabilitation Research and Training Center on Aging with Developmental Disabilities. Chicago; 2003. Disponível em: http:www.uic.edu/org/rrtcamr/5000023_oralhealth.pdf. Acesso em: 9 out. 2017.

Fay M, Leipzigeer D, Wodon Q, Yepes T. Achieving child health related millenium Development Go0al: the role of infrastructure. World Development. 2005;33:1267-84.

Ferraz SI. Estratégia para adoção de cidades saudáveis no Brasil. São Paulo: Mímeo; 1993.

Ferreira AM. Perfil epidemiológico de saúde bucal da população indígena Guarani do Rio Grande do Sul. [Monografia Mestrado em epidemiologia, Fac. Medicina.] Porto Alegre: UFRGS; 2012.

Flournoy R, Yen I. The influence of community factors on health. Policy Link. Oakland, CA; 2004. [Referido em Harpham, 2009.]

Funai. Brasil Sorridente Indígena. Brasília; 2011. Disponível em http://www.funai.gov.br/ultimas/noticias/1_semestre_2011/abril/pdf/BrasilSorridenteIndígena. Acesso em: 9 out. 2017.

Funai. Os índios no Brasil. Brasília; 2010. Disponível em: http://www.funai.gov.br. Acesso em: 9 out. 2017.

Funasa. Educação profissional básica para agentes indígenas de saúde: módulo saúde da mulher, criança e saúde bucal. Ministério da Saúde. Fundação Nacional de Saúde. Brasília; 2005. 36 p.

Funasa. Índios Xacriabá concluem, em dezembro, curso de Técnico de Higiene Dental. Ministério da Saúde, Fundação Nacional de Saúde. Brasília; 2006. Disponível em: http://www.funasa.gov.br/Web%Funasa/not2006/not143.htm. Acesso em: 9 out. 2017.

Garbelini M, Pinto VG. Bebê-clínica: prevenção em saúde bucal a partir do nascimento. Revista Gaúcha de Odontologia. 1996;44(2):144-8.

Goiânia. Prefeitura Municipal – Programa odontológico do bebê. Secretaria Municipal de Saúde. Goiânia: Mímeo; 1996.

Grossi SG, Genco RJ. Periodontal disease and diabetes mellitus: a two-way relationship. Annals of Periodontology. 1998;3(1):51.

Gruber JG. O livro das árvores. São Paulo: Global; 2006.

Hancocks S. Older oral health. British Dental Journal. 2006;200(1).

Harford J. Population ageing and dental care. Community Dentistry and Oral Epidemiology. 2009;37:97-103.

Harpham T. Urban health in developing countries: what do we know and where do we go? Health Place. 2009;15(1).

Hausen H, Seppä L, Fejerskov O. A cárie dentária pode ser previsível? In: Thylstrup A, Fejerskov O. Cariologia clínica. 2. ed. São Paulo: Santos; 1995. p. 393-411.

Helme RD, Gibson SJ. The epidemiology of pain in elderly people. Clinics in Geriatric Medicini. 2001;17(3):417-31.

Henry R, Smith B. Treating patients with Alzheimer's and other late-life dementias: a guide for dental professionals. Oral Health (February). 2005;10-26.

Hirata J, Bermaschi O, Oliveira A, Lázaro A, Martins C, Bosco L et al. Estudo de prevalência de cárie em crianças indígenas do Parque Nacional do Xingu. Revista da Faculdade de Odontologia de São Paulo. 1977;15:189-98.

Hirooka LB. Condições de saúde bucal em pares mãe-filho na população indígena do médio e baixo Xingu: cárie dentária e necessidade de tratamento. [Dissertação de mestrado.] Ribeirão Preto: USP, Fac. de Medicina de Ribeirão Preto; 2010.

Hobdell M, Petersen PE, Clarkson J, Johnson N. Global goals for oral health 2020. Int Dental Journal. 2003;53:285-8. Disponível em: http://www.who.int/oral_health/media/en/orh_goals_2020.pdf. Acesso em: 9 out. 2017.

Hofecker G. The physiology and pathophysiology of ageing. Int Dent J. 1983;33(3):251.

Holm-Pedersen P, Löe H (eds.). Geriatric dentistry. Copenhagen: Munksgaard; 1986.

Holt RD. Caries in the preschool child: British trends. J Dent. 1990;8:296-9.

Honkala E. Oral health promotion with children and adolescents. In: Schou L, Blinkhorn AS (eds.). Oral health promotion. Oxford: Oxford Medical Publications; 1993. p. 169-87.

Howell TH, Ridker PM, Ajani UA, Hennekens CH, Christen WG. Periodontal disease and risk of subsequent cardiovascular disease in U.S. male physicians. Journal of American College of Cardiology. 2001;37:445-50.

Hunt RL et al. Incidence of tooth loss among elderly Yowans. Amer. J. Publ. Health. 1988;78:1330-2.

IBGE. Anuário estatístico. Instituto Brasileiro de Geografia e Estatística. Rio de Janeiro; 1998.

IBGE. Projeção da população brasileira por sexo e idade para o período 1980-2050: Revisão 2008. Instituto Brasileiro de Geografia e Estatística. Brasília; 2008. Disponível em: http://www.ibge.gov.br/home/estatistica/populacao/projecao_da_populacao/2008/default.shtm. Acesso em: 9 out. 2017.

IBGE. Resultados do Censo 2010. Instituto Brasileiro de Geografia e Estatística. Brasília; 2010. Disponível em: http://www.censo2010.ibge.gov.br/resultados_do_censo2010.php. Acesso em: 9 out. 2017.

Ikebe K, Watkins CA, Ettinger RL, Sajima H, Nokubi T. Application of short-form oral health impact profile on elderly Japanese. Gerodontology. 2004;90:1741-6.

Inglehart MR, Tedesco LR. The role of the family in preventing oral diseases. In: Cohen LK, Gift HC (eds.). Disease prevention and oral health promotion. Copenhagen: Munksgaard/FDI; 1995. p. 271-305.

Jitomirski F, Jitomirski S. Levantamento da saúde bucal de 152 pacientes acima de 65 anos realizado em clínica privada de 1995 a 1997. Curitiba: Mímeo; 1998.

Jitomirski F, Jitomirski S. O que os cuidadores de idosos precisam saber sobre saúde bucal. Paraná, Secretaria de Estado da Saúde; 1997.

Joshipura KJ, Rimm EB, Douglass CW, Trichopoulos D, Ascherio A, Willett WC. Poor oral health and coronary heart disease. J Dent Res. 1996;75:1631-6.

Kilian M, Bratthall D. Imunologia da cárie dentária. In: THYLSTRUP A, Fejerskov O. Cariologia clínica. 2. ed. São Paulo: Santos; 1995. p. 354-66.

Kiyak HA. Oral health promotion in old age. In: SCHOU L, BLINKHORN AS. Oral health promotion. Oxford: Oxford Medical Publications; 1993. p. 207-31.

Lamster I, Morthridge ME (eds.). Improving oral health for the elderly. New York: Springer; 2008.

Lima PE. Deformações tegumentares e mutilação dentária entre os índios teneteara. Boletim do Museu Nacional. 1954;16.

Locker D, Clarke M, Payne B. Self-perceived oral health status, psychological well-being, and life satisfaction in an older adult population. Journal of Dental Research. 2000;79(4):970-5.

Locker D, Matear D, Stephens M, Jokovic A. Oral health-related quality of life of a population of medically compromised elderly people. Community Dental Health. 2003;19:90-7.

Loesche WJ, Lopatin DE. Interactions between periodontal disease, medical diseases and immunity in the older individual. Periodontology. 2000;3:161-74.

Magno de Carvalho JA. Crescimento populacional e estrutura demográfica no Brasil: texto para discussão no 227, Belo Horizonte, fev. 2004. Disponível em: http://www.cedeplar.ufmg.br/pesquisas/td/TD%20 227.pdf. Acesso em: 9 out. 2017.

Mattos-Graner RO, Rontani RM, Gavião MB, Bocatto HA. Caries prevalence in 6-36-month-old Brazilian children. Community Dental Health. 1996;13(2):96-8.

McGrath C, Bedi R. A national study of the importance of oral health to life quality to inform scales of oral health related quality of life. Quality of Life Research. 2004;13:813-8.

Medeiros UV. Atenção odontológica para bebês. Rev Paul Odontol. 1993;15 (6):18-27.

Melatti JC. Índios do Brasil. São Paulo: Hucitec; 1987.

Montgomery M, Hewett P. Urban poverty and health in developing countries: household and neighborhood effects. Demography. 2005;42(3):397-425.

Moura PG, Batista LRV, Moreira EAM. População indígena: uma reflexão sobre a influência da civilização urbana no estado nutricional e na saúde bucal. Rev Nutr. 2010;23(3).

Moynihan P, Petersen PE. Diet, nutrition and the prevention of dental diseases. Public Health Nutrition. 2004;7(1A):201-26.

Moysés SJ et al. Curitiba! Cruzamento de três paradigmas: qualidade de vida, cidades saudáveis e promoção da saúde. Curitiba: Mímeo; 1995.

Moysés SJ. O conceito de promoção da saúde na construção de sistemas de atenção em saúde bucal coletiva. In: KRIGER L (coord.). Promoção de saúde bucal. São Paulo: Artes Médicas; 1997. p. 371-408.

Murray JJ, Pitts NB. Trends in oral health. In: Pyne CM (Ed.). Community oral health. Oxford: Wright; 1997. p. 133-6.

Nakama L. Educar prevenindo e prevenir educando, odontologia no primeiro ano de vida. [Dissertação de Mestrado.] Londrina: Dep. Materno-infantil e Saúde Comunitária, Universidade de Londrina; 1994. 58 p..

Nakayama Y, Washio M, Mori M. Oral health conditions in patients with Parkinson's disease. Journal of Epidemiology. 2004;14(5):143-50.

Nascimento LE, de Leu RR, Ferreira WRM. Condições de perdas dentárias e estudo sobre o uso e necessidade de prótese total e parcial removível na população residente no Paranoá, Distrito Federal com 35-44 anos e 50 anos e mais de idade. [Monografia, Curso de Especialização em Odontologia Coletiva, Universidade de Brasília.] Brasília: Mímeo; 1994. 77 p..

Neel J, Salzano FM. Further studies on the Xavante Indians; X-Some hypothesis generalizations resulting from these studies. American Journal of Human Genetics. 1967;19:554-74.

Niswander JD. Further studies on the Xavante Indians VII. The oral status of the Xavantes of Simões Lopes. American Journal of Human Genetics. 1967;19:543-53.

Nova Zelândia. Ministry of Health. Good oral health for all, for life: the strategic vision for oral health in New Zealand. Wellington; 2006.

Nunes SAC. Avanços e desafios na implantação de atenção básica em saúde bucal dos povos indígenas nos rios Tiquié Uaupés, Distrito Sanitário Especial Indígena, Alto rio Xingu, Amazonas: análise de uma experiência. [Dissertação de Mestrado.] Faculdade de Odontologia de Bauru, USP; 2003.

Oliveira HC. Sobre os dentes dos carajás de Santa Isabel. Revista do Museu Paulista. 1948;2:170-4.

OMS. Sistemas alternativos de atención bucodental; Informe de un Comité de Expertos de la OMS. Ginebra, Serie de Informes Técnicos, 750. Organización Mundial de la Salud; 1987. p. 68.

OPS. Guía clínica para atención primaria a las personas adultas mayores. Organización Panamericana de la Salud. 3. ed. Washington, D.C.; 2003.

Otchere DF, Leake JL, Locker D. Comparing older adults perceived need for dental care with a normative hierarchy of needs. Gerodontology. 1990;9:111-7.

Ouanounou A, Haas DA. Pharmacotherapy for the elderly dental patients. J Can Dent Assoc. 2015:80:f18.

Paraná. Secretaria de Estado da Saúde. Odontologia nos serviços públicos do Paraná. Departamento de Serviços de Saúde Odontológicos. Curitiba: Mímeo; 1991. p. 25.

Pelletier SG. Hopkins pilots residence program in urban health. Association of American Medical Colleges. AAMC Reporter, March, 2011. Disponível em: http://www.aamc.org/newsroom/reporter/march11. Acesso em: 9 out. 2018.

Pereira C, Chakraborty R, Rothammer F. Dental morphology and population diversity. Human Biology. 1977;49:61-70.

Pereira MBB. Programa odontológico do bebê, avaliação após 3 anos de implantação. Goiânia, Secretaria Estadual de Saúde, Departamento de Saúde Bucal. Folder; 1997.

Pereira S. Assistência odontológica: atendimento, produtividade, custos e consumo em serviços da Delegacia do Serviço Social do Comércio (SESC) da Capital Federal-DECAP de 1977 a 1980 e SESC/DR-DF em 1981. Brasília: SESC; 1981.

Pereira S. Assistência odontológica: dados relativos ao atendimento, produtividade, custos e consumo na Delegacia do Serviço Social do Comércio (SESC) na Capital Federal-DECAP- de 1977 a 1980 e SESC/DR-DF em 1981. Brasília: SESC; 1981.

Persson E, Hollender LG, Powell VL, MacEntee M, Wyatt CC, Kiyak HA, Persson GR. Assessment of periodontal conditions and systemic disease in older subjects. Journal of Clinical Periodontology. 2002;29:796-802.

Petersen PE, Kjopller M, Christensen LB, Krustrup U. Changing dentate status of adults, use of dental health services, and achievements of national dental health goals in Denmark by the year 2000. Journal of Public Health Dentistry. 2004;64:127-35.

Petersen PE, Yamamoto T. Improving the oral health of older people: the approach of the WHO Global Oral Health Programme. Community Dentistry and Oral Epidemiology. 2005;33:81-92.

Petersen PE. Evaluation of a dental preventive program for Danish chocolate workers. Community Dentistry and Oral Epidemiology. 1999;17:53-9.

Pinto VG. A odontologia brasileira às vésperas do ano 2000: diagnóstico e caminhos a seguir. São Paulo: Santos; 1993.

Pinto VG. A odontologia no município; guia para organização de serviços e treinamento de profissionais em nível local. Porto Alegre: RGO; 1996. p. 253.

Pinto VG. Saúde bucal: panorama internacional. Brasília: Ministério da Saúde; 1990. 257 p.

Pinto VG. Saúde para poucos ou para muitos, o dilema da zona rural e das pequenas localidades. Brasília: IPEA/IPLAN, Série Estudos para o Planejamento, 26; 1984.

Pinto VG, Lima MOP. Estudo epidemiológico de trabalhadores da indústria: Brasil 2002-2003. Brasília: SESI/DN; 2006.

Poletto LTA. Levantamento epidemiológico do estado de saúde bucal da população urbana da cidade de Bauru. [Tese de doutorado, Faculdade de Odontologia de Bauru/USP.] Bauru: Mímeo; 1993. 212 p.

Prefeitura Municipal de Curitiba. Secretaria Municipal de Saúde. Projeto de saúde bucal. Curitiba: Mímeo; 1995.

Prefeitura Municipal de Curitiba. Secretaria Municipal de Saúde. Planejamento de levantamento epidemiológico em saúde bucal. Curitiba: Mímeo; 1996.

Pucca Júnior GA. Avaliação do Brasil Sorridente. Jornal do CFO. 2011;99.

Pucca Júnior GA. Saúde bucal do idoso: aspectos sociais e preventivos. In: Papaléo Netto M. Gerontologia. São Paulo: Atheneu; 1996. p. 297-310.

Ramfjord SP. Maintenance care for treated periodontites patients. J Clin Perio. 1987;14:433-7.

Reisine ST. Dental disease and work loss. J Dent Res. 1984;63(6):1158-61.

Relatório Final do XI Enatespo – Brasil saúde bucal no ano 2000. Divulgação em Saúde para o Debate, 13:92-95, 1996.

Ritchie SL, Joshipura K, Silliman RA, Miller B, Douglas CW. Oral health problems and significant weight loss among community-dwelling older adults. Journal of Gerodontology Biological Sciences and Medical Sciences. 2000;55:M366-M371.

Rocha JAD. Absenteísmo ao trabalho por doença e a implicação da saúde bucal como um dos seus fatores numa indústria metalúrgica da cidade de Canoas, RS. [Tese (MS) Centro de Pesquisas em Odontologia Social.] UFRGS/Fac. De Odontologia. Porto Alegre; 1981. p. 100.

Rodrigues CRMD, Fava de Moraes F, Lascala CMM. Aspectos preventivos em odontopediatria. In: Lascala NT. Prevenção na clínica odontológica, promoção de saúde bucal. São Paulo: Artes Médicas; 1997. p. 81-102.

Roncalli A. SBBRASIL. Pesquisa nacional de saúde bucal: tabelas índice CPO. Comunicação pessoal. Brasília; julho 2011.

Rosa AGF, Castellanos RA, Pinto VG. Saúde bucal na terceira idade: um diagnóstico epidemiológico. RGO. 1993;41(2):97.

Rosa AGF, Lia Neto J, Serio HB. Avaliação da assistência odontológica no sistema local de saúde de São José dos Campos, SP. Divulgação em Saúde para Debate. 1991;6:55-61.

Rosa L, Zuccolato MCC, Bataglion C, Coronatto E. Odontogeriatria, a saúde bucal na terceira idade. RFO. 2008;13(2):82-6.

Rowe MM, Moore TA. Development of a measure of dental fear. American Journal of Health Behaviour. 1997;21(3).

Russell SL, Boylan RJ, Kaslick RS, Scannapieco FA, Katz RV. Respiratory pathogen colonization of the dental plaque of institutionalized elders. Special Care in Dentistry. 1999;19(3):128-34.

Santos R de M. Distribuição das doenças da cavidade bucal nos usuários do Sistema Único de Saúde de Belo Horizonte. [Dissertação de mestrado, Faculdade de Odontologia/UFMG.] Belo Horizonte: Mímeo; 1996. 218 p.

Santos R. Coping with change in native Amazon: a bioanthropological study of. Gavião, Suruí and Zoró, Tupi-Mondé speaking societies from Brazil. [PhD Dissertation.] Bloomington: Indiana University; 1991.

São José dos Campos. Secretaria Municipal de Saúde. Modelo assistencial em odontologia. São José dos Campos; 1990. p. 21.

Scannapieco F. Role of oral bacteria in respiratory infection. J Periodontol 1999;70:793-802.

Schou L. Active-involvement principle in dental health education. Community Dentistry and Oral Epidemiology. 1985;13:128-32.

Schou L. Oral health promotion in the workplace. In: SCHOU L, BLINKHORN AS. Oral health promotion. Oxford: Oxford Medical Publication; 1993. p. 189-206.

Schou L. Oral health, oral health care, and oral health promotion among older adults: social and behavioral dimensions. In: COHEN LK, GIFT HC (eds.). Disease prevention and oral health promotion, socio-dental sciences in action. Copenhagen: Munksgaard; 1995. p. 213-70.

Sdubo J, Samuelsson R, Risberg B, Heistein S, Nyhus C, Samuelsson M et al. Risk markers of oral cancer in clinically normal mucosa as an aid in smoking cessation counseling. J Clin Oncol. 2005;23(9):1927-33.

Sesi. Estudo epidemiológico sobre prevalência da cárie dentária em crianças de 3 a 14 anos, Brasil 1993. Brasília: Serviço Social da Indústria; 1996.

Sesi. Sinopse estatística, 1997. Brasília; 1998.

Shimazaki Y, Soh I, Koga T, Miyazaki H, Takehara T. Risk factors for toth loss in the institutionalized elderly: a six-year cohort study. Community Dental Health, 2003;20:123-7.

Ship JA, et al. Xerostomia and the geriatric patient. Journal od the American Geriatrics Society. 2002;50(3):535-43.

Shlossman M, Knowler WC, Pettitt DJ, Genco RJ. Type 2 diabetes and periodontal disease. J Am Dent Assoc. 1990;121:532-6.

Sjögren P, Nilsson E, Forsell M, Johansson O, Hoogstraate J. A systematic review of the preventive effect of oral hygiene on pneumonia and respiratory tract infection in elderly people in hospital and nursing homes. Journal of the American Geriatric Society. 2008;56:2124-30.

Smith JM, Steele LP, Sheiham A. Delivery programmes for elderly and isolated populations. Int Dent J. 1983;33(3):301-7.

Smith MB. Oral health and wellbeing of older adults in residential aged-care facilities: issues for public health policy. New Zealand Dental Journal. 2010;106(2):67-73.

Sorensen G, Rigotti N, Rosen A, Pinney J, Prible R. Effects of a worksite non-smoking policy: evidence for increased cessation. American Journal of Public Health. 1991;81:202-4.

Sreebny LM, Schwartz SS. A reference guide to drugs and dry mouth. 2. ed. Gerodontology, 1997;14(1):33-47.

Stibich M. Understanding life expectancy. 2008. Disponível em: http://longevity.about.com/od/longevity101/p/life_expect_htm. Acesso em: 9 out. 2017.

Sumi Y, Miura H, Sunakawa M, Michiwaki Y, Sakagami N. Colonization of denture plaque by respiratory pathogens in dependent elderly. Gerodontology. 2002;19(1):25-9.

Talamone R, Stella R. O sorriso dos habitantes do Xingu. Jornal da USP. 2004;XIX(707).

Thomas G, Hashibe M, Jacob BJ, Ramadas K, Mathew B, Sankaranarayanan R, Zhang ZF.Risk factors for multiple oral pre-malignant lesions. International Journal of Cancer. 2003;107:285-91.

Thomson WM. Issues in the epidemiological investigation of dry mouth. Gerodotology. 2005;22:65-76.

Tricerri FJ. Breve passagem odontológica entre os índios do Alto Solimões, Amazonas, Brasil. Revista da Fundação SESP. 1985;30:151-60.

Truin G-J, Bronkhorst E. Delivery of oral health care and implications for future planning in the Netherlands. In: Pine CE (ed.). Community oral health. Oxford: Wright; 1997. p. 277-82.

Tsakos G. Inequalities in oral health of the elderly: rising to the public health challenge? J Dent Research. 2011;90(6):689-90.

Tumang AJ, Piedade FF. Cárie dentária, doenças periodontais e higiene oral em indígenas brasileiros. Boletín de la Oficina Sanitaria Panamericana. 1968;64:103-9.

Turner MD. Dry mouth and its effects on the oral health of elderly people. J Am Dent Assoc 2007;138(1):155-203.

Ullsfoss BN, Ogaard B, Arends J, Ruben J, Rölla G, Afseth J.Effect of a combined chlohexidine and NaF mouthrinse: an in vivo human caries model study. Scand J Dent Res. 1994;102:109-12.

União das Nações Indígenas. Os povos indígenas e o direito à saúde. Saúde em Debate, 8 a 10 de janeiro, 1988.

Unicef. Situação mundial da infância. Brasília, Tabelas; 1997. p. 77-103.

United Nations. World population prospects: 2006 revision, Table A17 for 2005-2010. Geneve; 2006.

Vargas CM, Kramarow EA, Yellowitz JA. The oral health of older Americans. CDC, Center for Disease Control and Prevention, National Center for Health Statistics, USA, March, 2001.

Véliz LA. Prevalencia de caries dental en comunidades Quéchua y Aimarás del Departamento de Puno. Lima, Peru, Tabelas; 1984.

Vianna SM, Piola SF. Política de saúde: algumas questões. Brasília: IPEA/CNRH; 1985. 44 p. (CNRH. Documento de Trabalho, 21.)

Walker A, Cooper A. Adult dental health survey. Oral Health in the United Kingdom 1988. London: The Stationary Office, Office for National Statistics; 2000.

Walls A. Prevention in the ageing dentition. In: Murray JJ (ed.). Prevention of oral disease. 3. ed. Oxford; 1996. p. 173-88.

Walls AW, Steele JG, Sheiham A, Marcenes W, Moynihan PJ. Oral health and nutrition in older people. Journal of Public Health Dentistry. 2000;60(4):304-7.

Walter LRF et al. Cárie em crianças de 0 a 30 meses de idade e sua relação com hábitos alimentares. Enc Bras Odont. 1987;5(1):129-36.

Walter LRF et al. Plano de atendimento odontológico no primeiro ano de vida. Relatório de pesquisa, Projeto FINEP – Universidade Estadual de Londrina, Londrina, 1985.

Walter LRF. Odontologia aplicada ao primeiro ano de vida. Manual de orientação e procedimentos destinado para profissionais da área de odontologia. Londrina: Convênio UEL-FINEP; 1990.

WHO. Oral health country profiles: DMFT for 12-years-old. Geneva, WHO Noncommunicable Disease Division, WHO Collaborating Centre, Lund University, Sweden. Organização Mundial da Saúde, Tabelas, 2010.

WHO. Oral health in ageing societies: integration of oral health and general health. World Health Organization. Report prepared by Poul Erik Petersen e Hiroshi Ueda. Kobe, Japan, 1-3 June, 2005. Disponível em: http://www.who.int/oral_health/events/Oral%20health%20report%202.pdf. Acesso em: 9 out. 2017.

WHO. World report on ageing and health. World Health Organization. September 2015.

World Life Expectancy – World life expectancy, Map, 2011. Disponível em: http://www.worldlifeexpectancy.com/. Acesso em: 9 out. 2017.

Yellowitz JA. Access, place of residence and interdisciplinary opportunities. In: Lamster I, Morthridge ME (eds.). Improving oral health for the elderly. New York: Springer; 2008.

Zago AC, Aboud AB, Ariño Aizpurúa RI. Condições de saúde bucal da população residente na Vila Planalto, Distrito Federal com 50 anos ou mais de idade relacionada à sua situação social e econômica. [Dissertação, Curso de Especialização em Saúde Coletiva.] Universidade de Brasília, Brasília: Mímeo; 1993.

5 Identificação de Problemas

*Vitor Gomes Pinto • Andrea G. Ferreira Zandoná •
Sílvia Helena de Carvalho Sales Peres • Tania Izabel Bighetti •
Eduardo Dickie de Castilhos • Paulo Capel Narvai • Dante Bresolin*

INTRODUÇÃO

Uma das mais notáveis características das sociedades modernas é a constante mudança de parâmetros e de bases de referência, na tentativa de acompanhar o ritmo cada vez mais acelerado de inovações tecnológicas que repercutem, também, com crescente velocidade e profundidade nos costumes sociais.

Dificilmente a ciência e a prática da Odontologia poderiam ficar imunes a esse processo. Transformações impressionantes se deram ao longo dos últimos anos no quadro epidemiológico, primeiro nos países altamente industrializados e, em seguida, nas nações em desenvolvimento, incluindo-se o Brasil e boa parte da América Latina. A redução de cáries em populações de crianças e jovens afetou a distribuição dos profissionais e a oferta de serviços em especialidades clássicas, como a odontopediatria e a endodontia, cujos clientes começaram a diminuir e passou a exigir maior atenção no campo do diagnóstico.

O capítulo procura retratar, pelo menos em parte, a realidade mutante que cerca o estudo da epidemiologia e, em especial, dos múltiplos índices e indicadores que costumam ser utilizados para refletir a ocorrência dos problemas de saúde bucal e dos múltiplos riscos relacionados com ele. Trata-se de uma área que atravessa uma etapa de adaptação e reformulação de critérios que a levará a uma ampla modificação de ora em diante. Os novos caminhos apontados para a profissão, em especial no âmbito da saúde bucal coletiva, referem-se à busca e ao controle dos fatores de risco, e não mais à medição da doença (p. ex., em índices como o CPO-D e mesmo o CPI) e principalmente às ligações da saúde bucal com a saúde geral, a qualidade de vida e o bem-estar dos indivíduos. A época dos estudos epidemiológicos, em geral de maneira pontual, gradativamente deverá ser relegada ao passado, sendo substituída por um sistema de vigilância da saúde bucal, caracterizado pela obtenção de informações regulares que possibilitem compreender as tendências de comportamento de cada problema e sirvam para efetivamente alimentar os processos decisórios desde o nível local até o central e, em seguida, para analisar seus resultados.

Conceitos epidemiológicos básicos, fundamentos para a pesquisa e a estruturação de levantamentos epidemiológicos, incluindo-se aspectos ligados à amostragem, são observados no intertítulo inicial deste capítulo. O método da Organização Mundial da Saúde (OMS), de acordo com sua 4ª versão (WHO, 1997), foi mantido nesta edição, assim como as análises sobre outros índices de cárie, problemas periodontais, maloclusões e medição do consumo de açúcar, acrescentando-se textos específicos sobre problemas que cada vez ganham maior importância na prática do cotidiano da profissão: o desgaste dentário e a fluorose. O inovador sistema internacional de detecção e avaliação de lesões cariosas é apresentado em detalhes. O capítulo aborda, ao final, os temas mais relevantes na definição de indicadores compatíveis com as mudanças em curso e com a relação entre a saúde bucal e a qualidade de vida, além de descrever um sistema de vigilância.

EPIDEMIOLOGIA

O conhecimento da situação epidemiológica da população é essencial tanto para o nível de planejamento quanto para o de execução de serviços odontológicos, constituindo-se no caminho correto de equacionamento dos problemas de saúde e doença de cada comunidade.

Várias definições de *epidemiologia* estão disponíveis. O termo provém do grego *epi* = sobre; *demos* = povo; *logos* = estudo, significando o estudo ordenado das causas e efeitos biológicos e sociais das doenças em populações humanas, tendo a comunidade, e não o indivíduo, como unidade de interesse.

De acordo com Susser (1973), "epidemiologia é o estudo da distribuição e dos determinantes da saúde em populações humanas". De maneira mais abrangente, Last (1988) a conceitua como "o estudo da distribuição e dos determinantes de estados ou eventos relacionados com a saúde em populações específicas e sua aplicação no controle de problemas de saúde", o que, para Beaglehole *et al.* (1996), indica que os epidemiologistas não se preocupam só com incapacidade, doença ou morte, mas também com indicadores positivos de saúde e com maneiras de promovê-la.

Pereira (1995) diz que "epidemiologia é o ramo das ciências da saúde que estuda, na população, a ocorrência, a distribuição e os fatores determinantes dos eventos relacionados com a saúde".

Um longo trajeto foi percorrido desde os primeiros passos da epidemiologia científica até o estágio contemporâneo no qual ganham cada vez maior relevância os condicionamentos extraclínicos das doenças (fatores ambientais, sociais, econômicos, políticos). Houve uma evolução da epidemiologia a partir de equacionamentos principalmente clínicos chegando a um enfoque que hoje é principalmente social, no qual os elementos biológicos constituem uma parte importante, mas nem sempre a mais relevante, para a compreensão do todo.

Tornou-se clássico o estudo de John Snow (1855) sobre o "modo de transmissão da cólera" em Londres. Na época, a Lambeth, uma das duas companhias que forneciam água aos londrinos a partir do rio Tâmisa, mudou o local de captação abandonando a área original muito poluída. Foram mapeados os óbitos por cólera segundo o endereço de moradia, comprovando que havia uma associação direta entre a fonte da água consumida e os casos da doença. Nos bairros abastecidos pela empresa Sowthwark & Vauxhall, viviam, em 1854, 167.654 pessoas, tendo ocorrido 844 óbitos por cólera, portanto com uma taxa de 5 mortes por 1.000 habitantes. Já na área coberta pela empresa Lambeth, em um total de 19.133 habitantes os óbitos foram apenas 18, com uma taxa de 0,9/1.000. A partir dessa constatação, Snow formulou uma teoria geral sobre o modo de transmissão das doenças infecciosas, influenciando fortemente as políticas de saúde pública e as práticas de fornecimento de água, muito antes da descoberta do microrganismo causador da cólera (Beaglehole *et al.*, 1996).

Outros exemplos do emprego correto da epidemiologia são: a erradicação da varíola depois da comprovação de que a contaminação pela varíola bovina fornecia proteção contra a doença em humanos; a associação entre bócio e cretinismo com o consumo de iodo; a constatação de que a exposição ao fumo e ao asbesto proporciona grande aumento no risco de adquirir câncer de pulmão; e o controle da cárie dentária por meio do uso correto do flúor. Descrever as condições de saúde em grupos de pessoas e a história natural das doenças, investigar os seus fatores determinantes e avaliar os impactos das intervenções destinadas a modificar e melhorar a situação constituem alguns dos mais notórios campos de aplicação dessa ciência (Pereira, 1995).

Pesquisas e estudos

Ainda que não haja uma linha de separação definitiva entre os termos "estudo" e "pesquisa", aceita-se no dia a dia que o primeiro deve ser usado para análises e verificações de caráter mais genérico e operacional, enquanto o segundo se destina a investigações com maior dose de formalidade e academicismo. São exemplos um estudo sobre opiniões da população a respeito da qualidade dos serviços de saúde e uma pesquisa sobre fatores causais da ocorrência de casos de doença periodontal avançada em uma comunidade. A decisão sobre a denominação final para cada trabalho científico depende, em última análise, de suas características e das finalidades.*

Em uma tentativa de fugir de esquemas classificatórios preconcebidos, Castro (1977) afirma que, se a pergunta a que se tenta responder é importante, então a pesquisa ou o estudo é importante, tornando-se o principal salvo-conduto da pesquisa aplicada (ou dos estudos operacionais) que lida com realidades mais imediatas, enquanto a pesquisa pura em geral precisa ser cifrada e tem dificuldades em obter um *nihil obstat*

instantâneo. A partir de então, as concordâncias entre os teóricos do ramo diminuem, embora outra grande divisão – entre a investigação descritiva, que se contenta em contar o que ocorre, e a analítica, que testa hipóteses e procura explicar cada evento –, tenha uma aceitação bastante generalizada.

O Quadro 5.1 mostra uma classificação bastante utilizada para os estudos epidemiológicos, dividindo-os genericamente em dois grandes tipos: observacionais e experimentais (Beaglehole *et al.*, 1996).

Nos estudos observacionais, o pesquisador (investigador ou condutor do estudo) não intervém, deixando que a natureza siga seu curso normal.

São chamados de descritivos quando se limitam a fornecer informações sobre a distribuição de um acontecimento ou evento em uma população, constituindo-se quase sempre em um primeiro passo para análises epidemiológicas de maior profundidade. Sabe-se, por exemplo, que o conhecimento de causas relacionadas com a atual epidemia de AIDS começou com um estudo de quatro casos pouco usuais de pneumonia (Gottlieb *et al.*, 1981).

Estudos analíticos constituem, em geral, uma etapa posterior à representada pelo método descritivo, destinando-se a explicar causas e efeitos, testando hipóteses, como a possibilidade de relação entre cáries e o consumo de açúcar, entre frequência de escovação e doença periodontal, entre obesidade e diabetes. Podem ser subdivididos em:

- Transversais ou de prevalência: quando se referem à medição de problemas em determinado momento (p. ex., índice CPO-D em crianças de 6 a 12 anos em março de 1999). De fácil realização e baixo custo, possibilitam analisar variáveis como a distribuição de doenças por idade, sexo, etnia, local de residência, sendo muito úteis como base de planejamento e de determinação de necessidades coletivas de tratamento. Costumam ser empregados, também, para conhecer padrões de utilização de serviços de saúde. Os principais problemas associados a esse método dizem respeito à utilização de metodologias distintas e a diferenças entre as populações estudadas, provocando resultados pouco comparáveis entre si. Assim, levantamentos epidemiológicos feitos com base no CPO podem apresentar, em agrupamentos similares, índices bastante diversos caso o diagnóstico de cárie seja feito por uns com base em lesões de esmalte e, por outros, considerando apenas lesões de dentina
- Ecológicos: sempre que a unidade de observação é a população, e não o indivíduo, o estudo recebe essa denominação ou é identificado como de grupos, de conglomerados, estatísticos, comunitários ou de agregados (Pereira, 1995). As comparações são feitas entre grupos residentes em áreas geográficas diversas ou trabalhando em empresas diversas/estudando em escolas distintas etc., tomando dados agregados para todo o grupo e não identificando casos individuais. Conclusões tiradas para cada grupo podem não ser

Quadro 5.1 Classificação dos estudos epidemiológicos.

Modelo de estudo	
1. Observacional	2. Experimental
1.1 Ecológico	2.1 Ensaio clínico randomizado
1.2 Transversal	2.2 Ensaio de campo
1.3 Caso e controle	2.3 Ensaio comunitário
1.4 Coorte	

Fonte: Beaglehole *et al.* (1996).

---

*Para uma revisão detalhada sobre estudos e pesquisas, consultar Pereira (1995).

aplicáveis a indivíduos: um fenômeno conhecido em epidemiologia como "falácia ecológica". O Brasil apresenta coincidentemente elevados índices de cárie e de consumo de açúcar, mas isso pode não ser verdadeiro para muitas pessoas, uma vez que há outros fatores associados com a doença (como o acesso a produtos contendo flúor, a frequência com que o açúcar é ingerido etc.)
- De coorte: são conhecidos como de incidência ou longitudinais, visto que a informação obtida abrange a evolução do problema em certo período (novas cáries dentais entre 10 de março de 1999 e 9 de março do ano 2000). Um grupo de pessoas, ou seja, uma coorte, a partir de uma mesma situação inicial, passa a ser acompanhada para observar quais membros desenvolvem ou não determinada característica ou doença. As variáveis de interesse são demarcadas, observando-se se os novos casos podem ou não ser enquadrados. Pessoas sadias que ao longo do tempo desenvolvem câncer de boca podem ser analisadas segundo o hábito de fumar, o uso de fatores agressivos aos tecidos orais e o tipo de alimentação. De desenho pouco complexo, esses estudos apresentam dificuldades práticas de monta, pois exigem recursos relativamente elevados e regulares além do controle de interferências significativas em virtude de migrações
- De caso-controle: quando baseados na formação de grupos semelhantes comparados entre si após serem submetidos ou não a um método preventivo ou a determinadas condições durante um período. São estudos longitudinais a exemplo do método precedente, podendo ainda ser classificados como retrospectivos, quando se referem a informações já disponíveis (busca, no passado, de causas para uma enfermidade), ou prospectivos, quando se dedicam a examinar o que acontece no futuro. O grupo-controle necessariamente deve apresentar as mesmas características que o grupo-teste. Comparam-se os resultados entre os dois grupos por meio de uma razão de risco ou pelo *odds ratio*.*

A outra grande categoria está reservada aos estudos ditos experimentais ou de intervenção, que visam a modificar a natureza, uma situação, uma variável. Em geral, há um protocolo de pesquisa para a concretização de ensaios clínicos randomizados, de campo e comunitários, como se descreve a seguir:
- Ensaios clínicos randomizados: dois grupos são formados de maneira aleatória (randômica, ao acaso) para assegurar que tenham características semelhantes, um de estudo e outro de controle. Em seguida, atua-se em um dos grupos de maneira a poder comparar resultados com o que não foi submetido a nenhuma intervenção. Trata-se do caso típico da análise sobre a incidência de cáries dentais em pessoas que ingerem água fluoretada ao longo de alguns anos, em comparação a outras que bebem água sem flúor, desde que, por exemplo, residam em localidades com características similares e pertençam às mesmas faixas etárias. Medicamentos ou tratamentos novos são por vezes testados por esse método, cujo esquema básico de desenvolvimento está descrito na Figura 5.1
- Ensaios de campo se referem, ao contrário do método anterior, a indivíduos sadios, mas sob risco de contrair certo problema, procurando evitar que isso aconteça. Realizados junto a grupos populacionais, costumam ter custos altos pelo tempo e grande número de participantes que exigem (teste de vacina contra cárie e contra a poliomielite, são exemplos recentes)
- Ensaios comunitários têm características similares às dos estudos ecológicos, envolvendo grupos de pessoas em vez de indivíduos para o desenvolvimento de pesquisas relativas a enfermidades de larga prevalência, como é o caso das doenças cardiovasculares, da cárie dentária e das doenças periodontais. Dificuldades típicas ligadas a esse tipo de método se referem ao fato de que são poucas as comunidades passíveis de inclusão, tornando problemática uma alocação aleatória; além disso, nem sempre é possível controlar ou impedir a interferência de outras variáveis, mormente as de caráter social e econômico.

Para um estudo bem executado, é preciso evitar o aparecimento de vieses de seleção e de mensuração ou de fatores estranhos, além de calcular corretamente a amostra. Questões ligadas à amostragem serão observadas no tópico seguinte, que trata da estruturação de levantamentos epidemiológicos.

Viés de seleção é o que acontece quando os participantes do estudo são sistematicamente diferentes daqueles que não participam, como no caso de pacientes de uma clínica, pessoas que frequentam certas igrejas, assembleias de um partido político etc. No estudo epidemiológico sobre prevalência de cáries dentais em alunos de escolas de 1º grau realizado no Brasil em 1996 (Brasil, Ministério da Saúde, 1997), foram incluídos apenas aqueles matriculados em escolas que tinham no mínimo 50 indivíduos por idade, excluindo todos os demais que estudavam em unidades de ensino menores.

Viés de mensuração se refere à adoção de medidas muito específicas, genéricas ou de difícil reprodução por outros pesquisadores, envolvendo, por exemplo, a escolha de eventuais fatores sociais capazes de influenciar a incidência de doenças

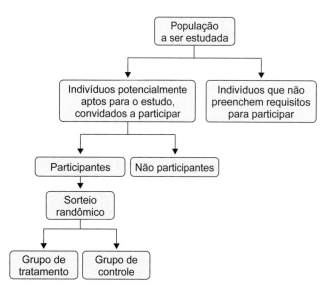

Figura 5.1 Esquema de estruturação de um ensaio clínico randomizado. Fonte: Beaglehole *et al.* (1996); Pereira (1995); Coggon *et al.* (1993).

---

* Para comparar duas taxas de prevalência ou incidência, o método mais simples é o do risco relativo (RR), pelo qual apenas se divide uma pela outra. Por exemplo: CPO 4,5/CPO 3,5 =, ou seja, o primeiro é 1,5 vez maior que o segundo. Outro método é a *odds ratio* ou razão de chances ou de probabilidades. Estudando óbitos por câncer, encontrou-se que entre fumantes 70 (a) faleceram por esta causa e 99.930 (b) não; enquanto entre não fumantes os números foram, respectivamente, de 7 (c) e 99.993 (d). A *odds ratio* é calculada pela fórmula: ad/bc = 10. A chance de um fumante ter câncer de pulmão, neste estudo, é de 70 para 99.930 ou 1:1.428, enquanto a do não fumante é 7:9.993 ou 1:14.284. A razão entre as duas chances, ou *odds ratio*, é 10 (Pereira, 1995).

(prevalência de doenças periodontais segundo o tipo de moradia), critérios de exame particulares (o estudo é de prevalência de cárie pelo CPO, mas em uma localidade se decide incluir a presença de manchas brancas ativas como um sinal concreto de doença). Nessa categoria, inclui-se o viés de memória, típico de estudos sobre dieta nos quais o indivíduo sob análise deve rememorar o que comeu em vários dias anteriores, produzindo resultados diferentes e pouco comparáveis em razão da capacidade individual de se lembrar com precisão o que fez no passado mesmo que recente.

Já o fator de confusão está ligado à existência de elementos fortes ou de influência decisiva sobre o problema pesquisado e que não são tomados em consideração. Em Odontologia, a idade representa um fator que quase nunca pode ser deixado de lado, pelo caráter cumulativo da maioria dos problemas de saúde bucal. Resultados sobre prevalência tanto de cáries quanto de câncer bucal podem ser muito distintos se apresentados para indivíduos de 15 a 65 anos ou para grupos com intervalos etários mais curtos (15 a 24; 25 a 34 anos etc.).

As prioridades internacionais (Petersen, 2005), ainda que aplicáveis de maneira geral, para os países em desenvolvimento necessitam ser acompanhadas por um elenco de investigações e análises de caráter mais operacional ou voltado para a solução de problemas conjunturais definido caso a caso.

Para o Brasil, as linhas de estudo e a pesquisa em saúde bucal devem, em princípio, enfatizar conforme as linhas de investigação especificadas ao final do Capítulo 1.

Índices e indicadores

A maneira mais fácil de medir a ocorrência de uma doença – contar o número total de indivíduos atacados – tem aplicação muito limitada em saúde de modo geral e na Odontologia em particular, restringindo-se a problemas de maior gravidade e pouco frequentes. Uma informação de que 90% dos habitantes de certa região apresenta cárie dentária ou doença periodontal não possibilita, por si só, elaborar uma programação de atendimento curativo ou preventivo, pois não fornece uma ideia da intensidade desses fenômenos nos variados grupos que compõem cada comunidade.

Um índice é o que pode estabelecer as diferenças de intensidade de ataque de uma doença ou de uma condição qualquer. De acordo com a definição clássica de Russel (Slack, 1981), índice é um valor numérico que descreve a situação relativa (de saúde) de determinada população por meio de uma escala graduada com limites superior e inferior definidos, permitindo comparações com outras populações classificadas pelos mesmos métodos e critérios. Pode medir apenas a ocorrência de um problema ou estabelecer seu grau de gravidade, como o faz o CPO.

Em geral, os índices são empregados em estudos de prevalência ou de incidência de problemas, tanto em levantamentos epidemiológicos de caráter operacional quanto em trabalhos de pesquisa. Considera-se que, de maneira ideal, um índice deve apresentar as seguintes características (Striffler *et al.*, 1983):

- Clareza, simplicidade e objetividade: o examinador deve ser capaz de memorizar suas regras e critérios de maneira a aplicá-lo com naturalidade e sem perder tempo durante o trabalho de campo
- Validez: correspondência às especificidades do problema em estudo, ou seja, deve medir exatamente aquilo que se desejava que fosse medido
- Confiabilidade: os resultados devem ser consistentes sob distintas condições de operação, significando que o índice precisa ser reproduzível por vários pesquisadores
- Sensibilidade: capacidade de detectar razoavelmente pequenas variações, em qualquer direção, do estado de saúde da população estudada
- Aceitabilidade.

O uso do índice não deve causar incômodo ou dor às pessoas examinadas. Critérios semelhantes, com variações, foram adotados pela Comissão Europeia como referido no tópico "Modelo para inquérito populacional em saúde bucal" (Nicoloyannis, 2004).

No processo de escolha de um índice, deve-se buscar a maior aproximação possível com essas características, mesmo reconhecendo que será difícil contemplá-las de modo integral, no que diz respeito ao estudo de fenômeno de conteúdo social.

Índices e indicadores são termos com significados diferentes. Enquanto os primeiros sempre se expressam por valores numéricos precisos, os indicadores de saúde têm um sentido mais amplo e podem incluir tanto alguns índices quanto informações qualitativas, como acesso a serviços de saúde, oferta de mão de obra, correspondência entre problemas de saúde bucal e as condições de vida etc.

Adota-se o sistema de dois dígitos da Federação Dentária Internacional (FDI) para notação dentária, em que o primeiro dígito corresponde ao quadrante da boca e o segundo ao dente. A dentição permanente está numerada de 11 a 48, enquanto a temporária (decídua) começa em 51 e termina em 85. A notação "11", por exemplo, corresponde ao incisivo central permanente superior direito; "18" ao terceiro molar permanente superior direito; "37" ao segundo molar permanente inferior esquerdo; e "83" ao canino temporário inferior direito.

Estruturação de levantamentos epidemiológicos

A abrangência e a profundidade de um levantamento epidemiológico condicionam sua maior ou menor complexidade. A realização de censos (exames de todas as pessoas) nacionais ou mesmo em âmbito local é mais rara em virtude das notórias dificuldades práticas e do alto custo envolvido, obrigando os pesquisadores a optarem por estudos amostrais nos quais uma parcela da população representa o todo com a máxima fidelidade estatística possível.

Há um axioma básico em relação a toda coleta de dados de inegável aplicação no campo da saúde: somente se deve coletar as informações que realmente serão de posterior utilidade. Obedecer a essa regra tanto confere credibilidade ao estudo quanto evita desperdícios de tempo e de recursos surpreendentemente comuns ainda nos dias de hoje.

A profundidade, ou seja, o número de variáveis consideradas e o grau de detalhe com que cada problema é enfocado depende do volume de recursos colocado à disposição do levantamento e das condições que o aparelho prestador de serviços dispõe para prover soluções aos danos diagnosticados. Identificar necessidades sem condições para resolvê-las pode ser contraproducente (ver Capítulo 6).

Cada novo índice e cada novo grupo populacional acrescido representa custos e tempo adicionais. Sucessivas subdivisões da população a ser estudada provocam a inclusão de quantidades geometricamente crescentes de indivíduos. Em um exemplo elementar, caso houvesse 100 indivíduos em cada categoria, a estratificação inicial por sexo produziria dois grupos e 200 indivíduos a examinar. Uma segunda divisão, agora incluindo brancos e não brancos, passaria o total de participantes para 400. Caso se desejasse examinar ainda quatro faixas etárias, com residentes nas zonas urbana e rural, seriam alcançados nada menos que 46 grupos e 4.600 participantes. Supondo que o estudo se fundamentasse em um só índice para o qual fossem exigidos 3 min por exame, o tempo total necessário seria de 13.800 min ou 60 h de trabalho de um único examinador (ou, com três examinadores, 20 h de cada). A cada índice que se quisesse adicionar, seria preciso dispor do tempo correspondente. Como se vê, gradativamente o estudo pode tornar-se inviável, forçando o estabelecimento de metas razoáveis e compatíveis com os recursos disponíveis.

Um levantamento adequado para a realidade de cada região ou país consiste na correta compatibilização entre as aspirações dos pesquisadores, que, em geral, gostariam de conhecer com detalhes a situação de saúde da comunidade sob seus cuidados, e o volume de recursos físicos, humanos e financeiros movimentados pelo setor odontológico.

Seguindo os padrões do método científico de trabalho, um levantamento epidemiológico deve ser desenvolvido em seis etapas ordenadas de maneira lógica:

- Determinação dos objetivos e desenho geral do estudo
- Seleção da amostra
- Calibração de examinadores e testes de concordância
- Preparação operacional do estudo
- Condução dos exames e aplicação dos questionários
- Análise dos dados e apresentação dos resultados.

Determinação dos objetivos e desenho geral do estudo

A primeira coisa a fazer é definir claramente os objetivos, pois todo o restante depende desse passo inicial. Os objetivos podem ser tão modestos quanto o conhecimento do comportamento global de uma doença na população, lançando mão de índices de menor precisão, mas de fácil aplicação. No extremo oposto, estão as pesquisas de novos tratamentos, que exigem o emprego de instrumentos de alta precisão, capazes de reduzir a um mínimo inevitável as chances de erro.

Um possível roteiro está descrito no Quadro 2.3 (ver Capítulo 2), considerando que a estruturação do levantamento deve, na prática, tomar a forma de um projeto com começo, meio e fim, ou seja, com objetivos e metas a serem cumpridos dentro de um prazo predeterminado. O desenho geral do estudo inclui definições ao mesmo tempo técnicas e políticas sobre questões como: abrangência e profundidade; problemas, grupos populacionais e faixas etárias a examinar; instituições participantes; tipo de recursos humanos a empregar; recursos financeiros necessários; período de duração; e resultados esperados.

Reuniões com grupos de especialistas e colegas mais experientes nas diversas áreas envolvidas ou a discussão com consultores técnicos sobre as questões mais obscuras do estudo costumam ser necessárias e têm grande utilidade nessa fase, valendo lembrar que erros no desenho inicial repercutem negativamente ao longo de todo o trabalho, sendo mais difíceis de superar que eventuais imprecisões de percurso.

Seleção da amostra

Toda vez que for impossível examinar ou tomar a opinião da totalidade da população-alvo do programa, deve-se selecionar um número limitado de pessoas como representativas do conjunto, construindo uma amostra que pode ser voluntária ou de responsabilidade do pesquisador.

As amostras voluntárias, constituídas por pessoas que, diante de algum motivo, se candidatam autonomamente a participar do estudo podem induzir erros de representatividade (viés de seleção) ao restringirem a amostra aos mais motivados.

Quase sempre cabe ao pesquisador fazer a seleção, tomando arbitrariamente pessoas ao acaso ou agindo de maneira sistemática por meio da escolha de um a cada três ou cinco a partir de uma lista, dos nascidos em determinado mês ou dia do mês etc. Chama-se de amostra aleatória aquela em que cada indivíduo pertencente à população tem uma chance conhecida de ser selecionado e fazer parte do estudo. Para isso, é comum utilizar uma Tabela de Números ao Acaso (TNA), também conhecida como Números Aleatórios, reproduzida na Tabela 5.1, e que pode ser seguida de diversas maneiras: em coluna na transversal, em linhas seguidas ou alternadas etc. Caso se decida examinar certa quantidade de crianças (no máximo 999), dá-se um número a cada uma delas e se decide o método de leitura. Se, por exemplo, em um universo de 100 pacientes for adotada a leitura em colunas, terão sido selecionados automaticamente na coluna A os números 034, 003, 052, 079 e 097, daí seguindo para a B e assim por diante até atingir o número total de exames desejados. Para grandes populações, devem-se agrupar em seis ou oito dígitos os números da Tabela 5.1 ou, como alternativa, trabalhar com programas de computador (p. ex., *softwares Excel, Epi Info*) capazes de gerar números aleatórios com qualquer quantidade de dígitos.

Tabela 5.1 Tabela de Números ao Acaso para seleção de amostra.

Ordem das linhas	Identificação das colunas																
	A	B	C	D	E	F	G	H	I	J	L	M	N	O	P	Q	R
1	034	743	738	636	964	736	614	698	637	162	332	616	804	560	111	410	955
2	977	424	676	242	811	457	204	253	323	732	270	736	075	124	517	989	736
3	167	662	276	656	502	671	073	290	797	753	135	538	585	988	975	414	103
4	125	685	992	696	966	827	310	503	729	315	571	210	142	188	264	981	766
5	555	956	356	438	548	246	223	162	430	990	061	844	325	323	830	130	309
6	162	277	943	949	544	354	821	737	932	378	873	520	964	384	263	491	640
7	844	217	533	157	245	506	887	704	744	767	217	633	502	583	921	206	766
8	630	163	785	916	955	567	199	810	507	175	128	673	580	744	395	238	798

(continua)

Tabela 5.1 (*Continuação*) Tabela de Números ao Acaso para seleção de amostra.

Ordem das linhas	A	B	C	D	E	F	G	H	I	J	L	M	N	O	P	Q	R
9	332	112	342	978	645	607	825	242	074	438	155	100	134	299	660	279	545
10	576	086	324	409	472	796	544	917	460	962	905	284	772	708	027	343	283
11	181	807	924	644	171	658	097	983	861	962	067	650	031	055	236	405	050
12	266	238	977	584	160	744	998	311	463	224	201	485	884	510	937	288	716
13	234	240	647	482	977	777	810	745	321	408	329	894	077	293	857	910	750
14	523	628	199	550	922	611	970	056	763	138	802	202	535	386	604	204	530
15	379	594	351	283	395	008	304	234	079	688	544	206	879	835	852	948	390
16	762	917	121	340	332	038	261	389	510	374	177	637	130	407	742	119	307
17	566	217	373	596	835	087	759	712	259	347	703	324	035	497	774	644	808
18	994	957	227	788	429	545	721	664	361	600	044	318	667	994	772	421	904
19	160	815	047	233	271	434	094	559	346	849	127	207	344	599	277	295	149
20	311	693	324	350	278	987	192	015	370	049	528	566	604	438	688	811	804
21	683	430	137	055	743	077	404	422	788	426	043	346	095	268	079	706	575
22	745	725	657	659	299	768	607	191	386	754	135	818	247	615	545	595	522
23	274	237	865	348	559	065	729	657	693	610	964	692	424	597	604	904	019
24	003	968	296	166	373	220	307	784	570	329	104	565	042	611	049	667	243
25	299	498	942	468	496	910	825	375	919	330	342	520	572	740	487	351	927
26	169	082	665	983	626	411	126	719	007	174	604	721	296	802	023	703	318
27	112	794	750	606	091	974	660	294	373	402	767	090	308	638	459	430	383
28	352	410	162	033	325	126	387	978	450	491	169	253	561	602	755	095	980
29	382	316	863	842	389	701	508	775	668	141	400	174	916	248	518	408	321
30	319	625	914	796	443	349	133	486	825	391	005	243	488	527	552	689	625
31	666	740	671	464	057	195	861	105	650	968	768	320	379	057	160	011	665
32	149	084	451	175	738	805	905	227	411	486	229	812	220	807	527	495	805
33	680	551	180	033	960	275	190	760	629	355	593	382	439	049	373	844	593
34	204	678	739	097	514	014	020	402	333	108	395	416	493	647	959	313	303
35	641	958	977	915	061	593	200	190	107	506	407	878	896	202	677	417	339
36	052	693	706	022	358	515	139	203	515	977	595	678	068	352	910	570	740
37	079	710	882	309	984	299	646	171	629	915	065	129	169	358	057	709	514
38	687	186	858	554	876	647	547	332	081	112	449	592	631	629	562	429	488
39	269	961	655	358	377	880	704	210	506	742	321	755	857	494	446	716	941
40	146	552	687	587	593	622	412	678	630	655	130	827	015	015	293	939	437
41	175	377	587	171	416	150	721	241	949	626	449	527	369	902	967	430	837
42	902	659	211	923	522	333	129	693	921	839	070	218	360	725	993	270	233
43	412	352	559	931	044	969	961	047	484	588	134	143	892	097	171	449	175
44	605	050	816	931	997	368	683	581	330	376	243	012	486	018	991	072	342
45	912	538	059	094	582	841	364	537	590	309	903	557	291	282	625	465	602
46	345	057	743	798	803	300	910	977	931	982	749	480	040	445	073	166	499
47	852	204	394	373	815	394	793	362	468	628	083	154	463	153	941	338	479
48	097	913	774	873	829	722	210	503	272	483	728	944	056	035	803	994	884
49	887	580	181	422	957	542	493	932	822	249	024	807	703	716	046	167	872
50	909	623	700	039	001	306	906	585	783	836	943	730	693	290	890	076	337

Fonte: Fundação SESP (1984).

O tamanho da amostra é determinado por estatística, sempre que possível mediante o apoio de um especialista no ramo e em acordo com as características dos problemas e da população a ser estudada. Amostras muito pequenas devem ser evitadas, pois não são capazes refletir o todo de modo adequado, além de estarem muito sujeitas a erros.

A seguir, apresentam-se três exemplos ou modelos para escolha simplificada de amostras em estudos da área odontológica que podem servir como um guia inicial prático para os leitores com responsabilidades nesse campo. Exigem-se conhecimentos básicos de estatística para alcançar resultados mais precisos em relação a cada realidade e para interpretar com maior profundidade os resultados de pesquisas de campo ou de laboratório. Noções sobre temas como curva normal, desvio-padrão, erro-padrão, intervalo de confiança, precisão e nível de significância podem ser encontradas em autores como Beaglehole et al. (1996), Pinto (1996), Pereira (1995), Crespo (1994), Lwanga e Lemeshow (1991) e Guedes e Guedes (1988).

Modelo inglês de seleção amostral

A British Association for the Study of Community Dentistry (BASCD) é responsável pela coordenação de estudos locais de saúde bucal em crianças (e também em adultos) que começaram a ser feitos regularmente no ano fiscal de 1985/86 na Inglaterra e no País de Gales, em 1987/88 na Escócia e, desde 1993/94, na Irlanda do Norte. Sob a supervisão das autoridades nacionais do Programa Epidemiológico de Odontologia, os critérios de exame e de amostragem têm sido submetidos a intensa discussão, particularmente em razão dos critérios cambiantes de diagnóstico epidemiológico da cárie dentária (Pitts, 2004a) modificando-se gradativamente até chegar aos padrões hoje adotados (Pitts et al., 1997; Pitts, 2004b; University of Dundee, 2005).

Seguem-se os princípios gerais de Pine et al. (1997): amostragem por distrito, em dois estágios; inclusão apenas de escolas públicas; mínimo de 250 exames em cada distrito, por idade, selecionando-se 300 para assegurar a compensação de perdas; utilização de 20 escolas em cada distrito (quando existem menos de 20, incluir todas); renovação da amostra a cada estudo para evitar que se torne viciada examinando sempre as mesmas pessoas; notificação prévia dos pais ou responsáveis, orientando-os para que se manifestem caso não aceitem o exame da criança (respostas positivas, concordando com o exame, não são necessárias); previsão de uma confiabilidade da ordem de 95% (intervalo de confiança); e calibração dos examinadores feita com base em valores *kappa*.

A cada ano, uma idade é examinada: alunos com 5 anos, em anos alternados; com 12 e com 14 anos, a cada 4 anos. Exemplificando com o que ocorreu em um período recente, em 1994/95 examinou-se a faixa de 14 anos; em 1995/96 a de 5 anos; em 1996/97 a de 12 anos; em 1997/98 outra vez a de 5 anos. Para 1998/99, a vez volta a ser dos 14 anos e assim sucessivamente. Em intervalos regulares, essa distribuição por idades de exame e os demais critérios são revistos. A cada ano, portanto, procede-se ao CPO-D em pelo menos 250 alunos de determinada idade em cada distrito. Um mínimo de 20 escolas é selecionado de forma randômica, ou todas as escolas do distrito caso haja um número inferior de unidades (Pine et al., 1997a, 1997b; Pitts et al., 1997; Pitts et al., 2004).*

---

* No estudo de 1996/97, foram incluídos 72 distritos na Inglaterra, 5 no País de Gales, 15 na Escócia, 4 na Irlanda do Norte e 1 na Isle of Man, com um total de 97 em todo o Reino Unido e um CPO-D médio de 1,13 aos 12 amos de idade.

O exemplo a seguir se refere à amostragem em um distrito para pré-escolares de 5 anos de idade (Pine et al., 1997a):

- Contato inicial com as escolas na primavera ou no verão, para realizar os exames no outono
- Listas de matrícula com todos os alunos de 5 anos são exigidas de todas as escolas públicas do distrito
- A idade que vale é a do dia do exame, com base no último aniversário. Na prática, a média tem sido de 5,25 anos
- Como segundo passo, dividir as escolas pelo porte: pequenas com até 15 alunos de 5 anos, médias com 16 a 49 alunos e grandes com 50 e mais. Cada escola recebe um número. Neste exemplo, são 117 escolas no distrito, numeradas de 1 a 117 para efeitos de sorteio randômico
- Considerando que no mínimo 250 crianças serão examinadas e que uma amostra de 300 deve ser selecionada, nas escolas de pequeno porte, por motivos práticos, todas as crianças presentes devem ser examinadas, nas de porte médio 1 em cada 2 alunos, e nas de porte grande 1 em cada 4 alunos. Neste exemplo, há, respectivamente, as proporções de 8% = 24 alunos, 47% = 141 e 45% = 135
- Em seguida, deve-se usar a TAN, em qualquer sentido. Primeiro, para as escolas menores – quando um número da TNA coincide com o da escola, esta é sublinhada anotando-se a quantidade de alunos a examinar. Isso é feito até que seja completado o número exigido, conforme visto no item precedente (p. ex., 24 alunos). Logo, o procedimento é repetido para as escolas médias e grandes
- Finalmente, é possível construir a Tabela 5.2, que fornece um sumário completo da amostra a adotar neste distrito
- Agora, com as listagens dos alunos em mãos, fazer uma amostra sistemática daqueles que de fato serão submetidos a exame, escolhendo cada segundo aluno nas escolas de porte médio e cada quarto nas grandes. Isso não é necessário nas unidades pequenas sorteadas, porque nelas 100% dos alunos estão incluídos
- Caso haja interesse em dividir o distrito em subgrupos (área norte e sul, ou cidades com e sem flúor na água, urbano e rural etc.), os mesmos procedimentos descritos devem ser adotados em cada subgrupo, admitindo-se uma quantidade menor de exames com um limite mínimo de 50 crianças, mas fazendo todo o possível para não ter conjuntos inferiores a 100 pessoas. Certamente, a amostra total do distrito aumentará, superando os originais 250 ou 300 exames. Supondo três subgrupos: A com 500 alunos, B com 1.000 e C com 2.000 (total 3.500), uma proporção de 1 por 5 permitiria o mínimo de 100 alunos em todos os casos, ou seja, 100 exames em A, 200 em B e 400 em C. Como 700 seria uma quantidade grande, o total poderia ser reduzido a 500, com apenas 200 exames também no subgrupo C. É possível, ainda, fazer a proporção. Sendo desejáveis 500 exames, A participará com 14% do total ou 70 exames, B com 29% ou 145 exames e C com 57% ou 285 exames
- As médias finais devem ser ponderadas segundo as quantidades de alunos examinados em cada distrito ou em cada subgrupo, quando existentes. De maneira simples, no exemplo de subgrupos A, B e C, para médias ceo respectivamente de 4,5 – 3,1 e 2,8, a média ponderada seria igual a: (500 × 4,5) + (1.000 × 3,1) + (2.000 × 2,8) ÷ 500 + 1.000 + 2.000 = 3,13

Com respeito a estudos em adultos, o modelo BASCD recomenda a adoção de questionários destinados a obter informações fornecidas pelos próprios pacientes, acrescentando visitas e exames clínicos só em casos especiais (idosos, pessoas confinadas) ou quando um conhecimento de base clínica para

Tabela 5.2	Sumário de amostra para estudo epidemiológico em escolas inglesas.					
Tamanho da escola	Número de escolas	Número de alunos na idade	% da população	Amostra requerida	Número de escolas selecionadas (alunos)
< 15	40	279	8	24	3 (27)
15 a 49	52	1.665	47	141	9 (148)
> 50	25	1.595	45	135	8 (137)
Total	117	3.539	100	300	20 (312)

Fonte: Pine et al. (1997).

certos grupos se faz necessário (Walker e Kooper, 2000; Pitts et al., 2004a e b; Pitts et al., 2003; Pitts et al., 1997; Dowell et al., 1992). A mesma estratégia tem sido utilizada na Dinamarca e, mais recentemente, em Portugal e na Polônia (Petersen et al., 2005; Petersen et al., 2004; Wierzbicka et al., 2002; Almeida et al., 2003). Estudos com base no modelo básico da OMS foram realizados em populações de trabalhadores no Brasil (Pinto e Lima, 2006) e na Alemanha (Micheelis e Reich, 1999).

Modelo mínimo de seleção amostral

Em sua publicação "Métodos básicos – estudos de saúde bucal", a Divisão de Doenças Não Transmissíveis da OMS (1997) sugere uma metodologia das mais elementares para a escolha de uma amostra em *pathfinder surveys* – estudos exploratórios – na área odontológica.

A entidade propõe cinco idades ou faixas etárias-índice: 5 a 12, 12 a 15, 15 a 35, 35 a 44 (média 40 anos) e 65 a 74 (média 70 anos), com um mínimo de 25 a 50 indivíduos por grupo amostral, conforme a prevalência e a gravidade das doenças orais. Para a zona urbana, os pontos amostrais seriam quatro na capital ou zona metropolitana e mais dois em cada uma das duas maiores cidades do interior, enquanto na zona rural um ponto em cada um de quatro povoados de diferentes regiões seria suficiente. No conjunto, são 300 indivíduos distribuídos em 12 pontos de amostra (cada qual com 25 indivíduos). Se os cinco grupos referidos forem contemplados, um total de 1.500 exames seria suficiente em um país, sendo a metade para cada sexo.

Esse modelo é tido como satisfatório para níveis baixos ou muito baixos de ataque de cárie, com a sugestão de que, sob níveis moderados ou elevados, o tamanho amostral deveria ser de 40 a 50 indivíduos. Quando a prevalência é desconhecida, pode-se fazer uma estimativa pelo percentual de crianças livres de cáries aos 12 anos: mais de 20% é baixa; entre 5 e 20%, moderada; menos de 5%, alta prevalência.

Uma crítica a essa proposta se refere à demasiada simplicidade e escassa consistência dos critérios amostrais, devendo ser considerada útil apenas em casos de aguda deficiência de recursos ou para estudos que busquem informações bastante genéricas e limitadas sobre as condições de saúde bucal de uma comunidade. Alguns países com escassos recursos disponíveis, principalmente no continente africano, têm feito uso dessa metodologia para obter dados epidemiológicos iniciais, em geral com relação aos 12 anos de idade. No Brasil, o Ministério da Saúde junto a outras instituições chegou a adotá-la para um estudo nacional em 1996 (Brasil, 1997), com resultados insatisfatórios.

Modelo para amostras de proporções e médias

Estudos de proporções – por exemplo, o percentual de pessoas em uma comunidade com próteses totais ou que fuma – são os mais comuns inclusive na área da saúde. O pesquisador deve dispor de três informações primárias: estimativa prévia sobre percentuais de ataque pela doença na população em estudo; precisão desejada; e nível de significância.

É comum em saúde trabalhar com uma precisão de 10% (este é o erro máximo aceitável) e uma significância de 95% (resultados são confiáveis até este limite). Caso inexistam antecedentes sobre o comportamento do problema na comunidade, assume-se que 50% das pessoas têm o problema enquanto outros 50% não o têm – pois esse valor corresponde ao maior tamanho de amostra possível.

Tome-se como exemplo a definição da amostra necessária para estudar a proporção de indivíduos que vai ao dentista a cada ano. Para uma precisão "d" ou erro máximo admitido de 10% e uma confiabilidade "a" de 95%, dependendo da proporção de pessoas que se estima ter frequentado um consultório em períodos anteriores, ter-se-ão os tamanhos amostrais sugeridos na Tabela 5.3, independentemente do tamanho total da população.

Pode-se dizer que a maioria dos estudos epidemiológicos tradicionalmente realizados em Odontologia se limita à obtenção de índices médios de ataque de cárie em crianças e jovens. Amostras relacionadas com médias são mais complexas que aquelas referentes a proporções, mas é possível produzir um quadro semelhante ao observado desde que se tenham o nível de significância e a precisão desejadas e conhecimento sobre desvio-padrão de médias obtidas antes.

O *desvio-padrão* é uma medida de variação que fornece o grau de dispersão dos valores em torno da média. Quanto maior (p. ex., um desvio igual ou superior à média – 4,5 ou 5 para uma média = 4,5) for, mais ampla a heterogeneidade da

Tabela 5.3	Tamanho amostral para casos de proporção segundo a precisão desejada.
Proporção prévia (precisão)	Tamanho amostral com d = 0,10; a = 0,95
5 ou 95%	18
10 ou 95%	35
15 ou 95%	49
20 ou 95%	61
25 ou 95%	72
30 ou 95%	81
35 ou 95%	87
40 ou 95%	92
45 ou 95%	95
50%	96

Fonte: Lwanga e Lemeshow (1991); Pinto (1996).

população em estudo. Se a população for homogênea, ou seja, conta com elementos bastante parecidos entre si em relação às variáveis sob análise, o desvio-padrão deve ser baixo (p. ex., de 2 para a mesma média de 4,5 dentes atacados por pessoa).

Supondo que em um estudo realizado há poucos anos, em crianças de 12 anos, a média CPO-D foi de 4 com um desvio-padrão de 2, para uma precisão de 10% (0,4 dente CPO a mais ou a menos pode ser aceito como normal) e um nível de significância de 95%, a amostra necessária não importando o tamanho total da população, será de 96 pessoas. Contudo, se o desvio-padrão prévio foi de apenas 1,5 mostrando que o grupo é muito homogêneo, então bastará uma amostra de 54 indivíduos, como se vê na Tabela 5.4, que procura resumir algumas situações mais comuns encontradas em estudos de médias CPO-D.

É evidente que os tamanhos amostrais apresentados para proporções e médias constituem aproximações e não substituem os números reais que seriam obtidos mediante a aplicação das fórmulas estatísticas apropriadas a cada caso.

Calibração de examinadores e testes de concordância

Em levantamentos mais simples, nos quais o objetivo se limita à obtenção de um conhecimento aproximado da situação com poucas exigências de precisão de resultados, uma padronização de critérios de exame é suficiente para reduzir pelo menos em parte a ocorrência de erros intra (consigo mesmo) e interexaminadores (entre dois ou mais profissionais). Cerca de dez pacientes são examinados sucessivamente por dois ou três profissionais, comparando-se a seguir os resultados e discutindo-se eventuais diagnósticos distintos. Se houver um número maior de examinadores, convém selecionar outro grupo de pacientes para evitar uma repetição extensa de exames em um único indivíduo.

No processo de calibração, descrito a seguir, o que se busca é a precisão, eliminando ou minimizando discordâncias de modo a selecionar os profissionais que consigam reproduzir de maneira estatisticamente confiável os critérios estabelecidos para os índices adotados no estudo.

Para estabelecer uma consistência consigo próprio, nos casos em que existe um só examinador, cerca de 20 pessoas devem ser examinadas em 2 dias diferentes, efetuando-se então a comparação de resultados e reexaminando aqueles para os quais houve diferença de diagnóstico. A esse procedimento, dá-se o nome de concordância intraexaminador, esperando-se que entre 85 e 90% dos exames sejam idênticos. É comum também repetir cerca de 10% dos exames, sorteando ao acaso as repetições sem conhecimento do profissional (Eklund et al., 1996).

As concordâncias entre dois ou mais examinadores são testadas por meio de exames feitos por todos em cerca de 20 pessoas de uma mesma idade ou grupo etário. Prefere-se que um pesquisador assuma a condição de "padrão", cujos resultados servem de referência para os demais. Na sua falta, todos examinam os mesmos pacientes e depois criticam em conjunto os resultados alcançados. Ao examinar um paciente, o profissional não deve ter conhecimento dos resultados obtidos pelo colega que o precedeu.

O primeiro passo consiste na discussão ampla dos critérios de exame, seguido de uma demonstração de como serão feitas as comparações e da realização de pelo menos dois exames em paciente por profissional, com o objetivo de realizar um treinamento. Só então o grupo parte para a realização dos 20 exames efetivos.

Qualquer índice em adoção no estudo de campo pode ser testado para obtenção de níveis de concordância, embora os exemplos a seguir sejam dados apenas com base no CPO-D. Para esse índice, as comparações podem basear-se em todos os seus componentes (dentes cariados, perdidos e restaurados, acrescentando-se os sadios), mas é aconselhável examinar apenas os dentes cariados, restaurados e sadios, preferindo-se o último comportamento, uma vez que não se deve esperar discordâncias significativas de critérios quanto aos elementos extraídos.

Quatro testes podem ser usados para verificar o nível de concordância inter (ou intra) examinadores: sensibilidade, especificidade, *kappa* e Dice (Pine et al., 1997).

Testes de sensibilidade e especificidade

Nesse âmbito, sensibilidade é a probabilidade de um examinador anotar um dente como cariado ou restaurado exatamente como o fez o "padrão". Já a especificidade é a probabilidade de o examinador anotar um dente (ou superfície) como sadio exatamente de acordo com o diagnóstico do "padrão". Ambos são medidos pelo resultado, que pode ser:

- Verdadeiro-positivo (VP): quando o examinador e o "padrão" coincidem ao anotar o dente como cariado ou restaurado
- Verdadeiro-negativo (VN): quando ambos anotam o dente como sadio
- Falso-positivo (FP): quando o examinador anota o dente como cariado ou restaurado e o "padrão" o faz como sadio
- Falso-negativo (FN): quando o examinador anota o dente como sadio, mas o "padrão" o faz como cariado ou restaurado.

$$\text{Sensibilidade} = \frac{VP}{VP + FN}$$

$$\text{Especificidade} = \frac{VP}{N + FP}$$

Supondo que, em um paciente com 20 dentes diagnosticados, o resultado tenha sido de 10 diagnósticos VP, 5 VN, 3 FP e 2 FN, a sensibilidade será de 10/(10 + 2) = 0,83 ou 83%, enquanto a especificidade de 5/(5 + 3) = 0,625 ou 62,5%. Na calibração levada a efeito no Reino Unido para o estudo de 1994, a sensibilidade variou de 0,69 a 0,92 em crianças de 5 anos, enquanto a especificidade foi de 0,95 – um indicador excelente – praticamente em todos os examinadores testados (Pine et al., 1997).

Tabela 5.4	Tamanho amostral sugerido para médias segundo o desvio-padrão, com precisão e significância estabelecidos.

Desvio padrão em relação à média	Tamanho amostral com d = 0,10; a = 0,95
¼ da média	43
Metade da média	96
Igual à média	384
1,5 vez a média	864
Dobro da média	1537

Fonte: Lwanga e Lemeshow (1991); Pinto (1996).

Índice *kappa* de concordância

Possibilita uma melhor avaliação sobre as coincidências e discrepâncias verificadas no processo de calibração.

Kappa (k) é um índice de concordância ajustado e de larga utilização no campo da saúde, que leva em consideração as concordâncias esperadas além da chance, ou seja, descontando as que acontecem como fruto do acaso. Varia de "menos 1", que significa desacordo completo, até "mais 1", que representa acordo total, enquanto o valor "0" se refere a leituras a esmo, tipo "cara ou coroa" (Pereira, 1995).

$$k = \frac{Po - Pe}{1 - Pe} \text{ ou: } \frac{\text{concordância observada} - \text{concordância esperada}}{1 - \text{concordância esperada}}$$

Os cálculos de Po e de Pe são feitos por meio das informações fornecidas por uma tabela de dupla entrada (ou com múltiplas informações possíveis, como nos dois exemplos posteriores), como se vê na Tabela 5.5. O examinador A encontrou, nesse caso, 90 indivíduos com doença periodontal (DP) e 10 sem DP, enquanto o examinador B encontrou 85 com DP e 15 sem DP.

Po = (a + d)/(a + b + c + d) = (83 + 8)/(83 + 7 + 2 + 8) = 0,91

Pe = (a + b)(a + c) + (c + d)(b + d)/(a + b + c + d)² = (90)(85) + (10)(15)/100² = 0,78

k = 0,91 − 0,78/1 − 0,78 = 0,13/0,22 = 0,59

Na verdade, Po é sinônimo do indicador mais simples de todos nesse campo, a taxa geral de concordância, uma medida dos acordos existentes entre dois ou mais pesquisadores. Nesse caso, como se viu, foi de 0,91 ou 91%.

O exemplo seguinte (Tabela 5.6) provém do texto "Calibração de examinadores para levantamentos epidemiológicos em saúde bucal", produzido pelo Programa de Saúde Bucal da OMS (Eklund *et al.*, 1996), referindo-se à calibração feita para o índice comunitário de necessidades de tratamento periodontal (CPITN, do inglês).

Os dígitos em destaque referem-se aos exames para os quais houve concordância entre os examinadores A e B. Foram examinados 60 pacientes com um total de 360 sextantes. Como se vê, dos 345 diagnósticos de sextantes sadios (CPITN = 0) dados pelo examinador A, em 341 houve concordância com o examinador B. Já o valor 3, por exemplo, significa que esses sextantes foram diagnosticados como sadios por parte de B e com sangramento ou CPITN = 1, por parte de A (o código 2 significa presença de cálculo).

Po = (341 + 2 + 6)/360 = 0,969, o percentual de concordância observada

$$Pe = \frac{(345)(348) + (5)(5) + (10)(7)}{360^2} = \frac{120155}{129600}$$
$$= 0,927 = 0,93$$

k = (0,969 − 0,927)/(1 − 0,927) = 0,575 = 0,58

É possível também expressar essas equações em suas quantidades originais, apenas tendo o cuidado de substituir no denominador "1" por "N" (número de examinados), dessa maneira:

Po = 341 + 2 + 6 = 349

$$Pe = \frac{(345)(348) + (5)(5) + (10)(7)}{360} = \frac{120155}{360}$$
$$= 333,76$$

k = (349 a 333,76)/(360 a 333,76) = 0,58

Assim, pelo efeito do acaso, dos 360 diagnósticos 333,7638 seriam concordantes, restando 26,2362 diagnósticos para que os examinadores concordassem sem a ajuda do acaso. Uma vez que concordaram com 349 diagnósticos, o que representa 15,2362 a mais do que aconteceria em virtude de puro acaso resulta em um *kappa* de 15,2362/26,2362 = 0,58.

Agora, inclui-se um exemplo (Tabela 5.7) com quatro variáveis para análise, considerando os dentes sadios mais os três componentes do índice CPO, ou seja, os dentes cariados, perdidos e restaurados (obturados).

Po = (220 + 18 + 5 + 6)/280 = 0,889

$$Pe = \frac{(240)(230) + (20)(25) + (5)(5) + (15)(20)}{280^2} = \frac{120155}{360}$$

$$\frac{56025}{78400} = 0,715$$

k = (0,889 − 0,715)/(1 − 0,715) = 0,61

Mesmo considerando difícil estabelecer um padrão adequado de calibração, o texto de Eklund *et al.* (1996) recomenda como um guia de interpretação do *kappa* os seguintes valores e conceitos: < 0,00 = concordância pobre; 0,00 a 0,20 = fraca ou leve; 0,21 a 0,40 = sofrível; 0,41 a 0,60 = moderada ou regular; 0,61 a 0,80 = boa ou substancial; 0,81 a 0,99 = ótima ou excelente; e 1,00 = perfeita.

Tabela 5.5 Dados de dois examinadores para cálculo do índice *kappa* de concordância.

		Examinador B		
		Com DP	Sem DP	Total
Examinador A	Com DP	(a) 83	(b) 7	90
	Sem DP	(c) 2	(d) 8	10
	Total	85	15	100

DP: doença periodontal.

Tabela 5.6 Dados de dois examinadores com três variáveis do CPITN para cálculo do índice *kappa* de concordância.

		Examinador B			
		CPITN 0	CPITN 1	CPITN 2	Total
Examinador A	CPITN 0	341	3	1	345
	CPITN 1	3	2	0	5
	CPITN 2	4	0	6	10
	Total	348	5	7	360

CPITN: índice comunitário de necessidades de tratamento periodontal.

Tabela 5.7 Dados de dois examinadores com quatro variáveis relativas ao CPO, para cálculo do índice *kappa* de concordância.

	Examinador B				
Examinador A / Dente	Sadio	Cariado	Perdido	Restaurado	Total
Sadio	220	6	0	14	240
Cariado	2	18	0	0	20
Perdido	0	0	5	0	5
Restaurado	8	1	0	6	15
Total	230	25	5	20	280

Índice Dice de concordância (Tabela 5.8)

O Dice (D) é uma alternativa ao *kappa* para o caso em que apenas uma classe se constitui no objeto de interesse, como o número de dentes cariados ou o número total de dentes CPO. Fácil de aplicar, fornece com rapidez uma avaliação comparativa razoavelmente adequada. Permite o cálculo manual, enquanto o k em geral exige recursos de computação.

Trata-se de um peso médio que leva em conta dois componentes: o examinador A afirma que o dente está cariado com a concordância de B, e o examinador B afirma que o dente está cariado com a concordância de A. Na prática, o Dice enfatiza a presença da doença, enquanto o *kappa* é uma medida mais abrangente (Pine et al., 1997b; Nuttall e Paul, 1985).

$$D = (2a)/(2a + b + c) = (2 \times 50)/(2 \times 50) + 20 + 10 = 0{,}769$$

O *kappa*, nesse mesmo exemplo, com Po = 0,985 e Pe = 0,9371, resultaria em: k = (0,985 − 0,937)/(1 − 0,9371) = 0,762.

Preparação operacional do estudo

Na preparação operacional do levantamento, cabem previsões e medidas em relação a quatro aspectos importantes – seleção de recursos humanos, escolha de instrumentos de execução, definição de índices e critérios, realização de pré-teste –, todos especificados a seguir.

Seleção de recursos humanos

Os examinadores costumam ser cirurgiões-dentistas e em pequeno número de modo a possibilitar resultados mais confiáveis e comparáveis entre si. Profissionais com experiência anterior na aplicação dos índices escolhidos são preferíveis, mas este não constitui pré-requisito essencial, pois uma calibração bem feita é suficiente. Pessoal auxiliar completa a equipe, encarregando-se dos trabalhos de anotação, desinfecção de instrumental e tarefas de apoio. Quando da aplicação de questionários a grupos populacionais (sobre dieta, autoinformações sobre estado de saúde, opiniões a respeito de qualidade e oferta de serviços de saúde etc.), em geral emprega-se pessoal leigo com treinamento específico com bons resultados.

A realização de levantamentos epidemiológicos básicos por técnicos de higiene dentária (THD) é viável. De acordo com a norma brasileira vigente, entre outras funções compete ao THD "colaborar na educação em saúde e estudos epidemiológicos" (CFO, 2012). O emprego de higienistas (com formação similar à do THD brasileiro) para a realização de exames epidemiológicos e clínicos em cárie dentária e doenças periodontais constitui prática usual em vários países (Kwan et al., 1996; Boyer, 1992; Mauriello et al., 1990). Um estudo desenvolvido em Leeds, na Inglaterra, com base nos critérios do BASCD, comparou resultados de exames feitos por cirurgiões-dentistas e higienistas com idêntico treinamento específico, concluindo que "não houve diferença de desempenho entre os dois tipos de profissionais e que higienistas e terapeutas dentais podem ser usados para estudos epidemiológicos" (Kwan et al., 1996). Embora apenas crianças de 5 anos tenham sido examinadas no estudo inglês, é evidente que suas conclusões se aplicam igualmente a outros grupos etários.

Definição de instrumentos e realização de pré-teste

Cada equipe de campo deve dispor de jogos de instrumentos em quantidade tal que lhe permita trabalhar no mínimo 30 min sem reutilizá-los, considerando que esse tempo é aceitável para desinfecção em solução líquida apropriada.

Todo o material necessário deve estar disponível no momento do exame, incluindo espelhos, sondas, fichas, lápis, borracha, algodão, toalha, recipiente e líquido para desinfecção, gaze, álcool, cubas e equipamentos de proteção individual (EPI) para os profissionais.

A área de trabalho deve ser espaçosa e dispor de iluminação suficiente, natural ou artificial. Tradicionalmente, levantamentos epidemiológicos que empregam índices como CPO-D, CPITN e similares têm sido realizados em ambiente externo, não clínico, sem secagem ou limpeza dos dentes e tecidos bucais e de dia, com luz natural, medidas que reduzem os custos de implementação.

Um período limitado e curto nos estudos sobre prevalência é o mais indicado, evitando a interferência de fatores extraclínicos e dificuldades de comparação entre dados obtidos em momentos muito distanciados entre si. Entre 10 e 60 dias parece ser um intervalo adequado para a efetivação dos exames que, pela grande quantidade de participantes ou distância entre locais de realização, não possam ser efetivados em períodos menores.

Os índices, já sugeridos na etapa inicial de desenho do estudo, são agora estabelecidos com precisão e detalhados em termos de critérios e códigos de preenchimento das fichas correspondentes. Há que prever também as saídas, ou seja, quais tabelas finais poderão ser elaboradas, garantindo a apresentação de resultados compatíveis com os objetivos. Recomenda-se testar o modelo de trabalho junto a um pequeno grupo populacional similar ao da amostra global, com as finalidades de detectar e corrigir deficiências de formulação teórica. Como os resultados do pré-teste não serão considerados, não há necessidade de submetê-los a uma amostragem estatística, bastando reproduzir condições similares às do levantamento.

Tabela 5.8 Dados em dupla entrada para cálculo do índice Dice de concordância.

	Examinador B	
Examinador A / Dente	Cariado	Sadio
Cariado	a	b
Sadio	c	d

	Examinador B		
Examinador A / Dente	Cariado	Sadio	Total
Cariado	50	20	70
Sadio	10	120	130
Total	60	140	200

Condução dos exames e interpretação dos resultados

Quanto mais bem elaboradas as etapas anteriores, mais correta e precisa será a execução do estudo, evitando improvisações. É importante estabelecer uma coordenação central e uma equipe de supervisores sempre que a dimensão do estudo o exigir, com atribuições de solucionar eventuais dificuldades, substituir pessoal de campo, checar o correto seguimento dos critérios e dos prazos, prestar apoio técnico etc.

Os dados podem ser tabulados manualmente ou por computador, obedecendo ao modelo de análise previamente estabelecido. Cabe atentar para um erro ainda comum – o isolamento entre as fases de coleta e análise dos dados: obtêm-se alguns números e, depois, se espera que todo e qualquer indicador deles seja obtido de modo automático. Muitas vezes, ocorre a desagradável surpresa de descobrir que outros números ou outros métodos de coleta deveriam ter sido adotados.

Para a apresentação de resultados, essencial para que os interessados (pesquisadores, autoridades, instituições científicas e de representação de segmentos do ramo, a população) tomem conhecimento da situação diagnosticada, o informe final pode ser elaborado seguindo o modelo clássico dos documentos de caráter científico, contendo objetivos, justificativa, material e métodos, apresentação de resultados, discussão, conclusões e recomendações. Os recursos necessários para a elaboração e edição do informe devem estar previstos desde o começo do estudo.

MÉTODOS PARA ESTUDOS CLÍNICOS EPIDEMIOLÓGICOS

O formulário da OMS para estudos de saúde bucal – o *Oral Health Survey Methods*, já em sua 5ª edição (WHO, 2013) –, foi originalmente desenvolvido para cobrir as exigências de estudos epidemiológicos destinados ao planejamento, ao acompanhamento e à reformulação de serviços prestados a crianças e adultos. Nos últimos anos, tem-se desenvolvido um grande esforço no sentido de fornecer à profissão métodos de estudos clínicos epidemiológicos mais compatíveis com a nova realidade que caracteriza a saúde bucal nestas primeiras décadas do século 21. A opção adotada para este livro é de apresentar os dois métodos hoje em maior voga (OMS e União Europeia), além dos tradicionalmente utilizados no Brasil, a fim de que o leitor possa dispor do instrumental e das ferramentas de investigação e de levantamento epidemiológico em grupos populacionais utilizados nos últimos anos pela profissão e, ao mesmo tempo, tenha pleno acesso às soluções mais atuais que agora começam a ser utilizadas no mundo pela área da saúde bucal coletiva.

Assim, inicialmente, apresenta-se o método adotado pela OMS para estudos em saúde bucal, segundo sua 5ª revisão, de 2013, que, além de continuar vigente, serve de base para que a maioria dos países examine as condições de saúde bucal de suas populações, constituindo-se no padrão de referência para comparações internacionais. Na Figura 5.2 está o formulário destinado a estudos epidemiológicos em adultos (verso e anverso), enquanto na Figura 5.3 consta o formulário destinado a estudos em crianças e que ocupa uma única folha.

Em seguida, será mostrado o método em uso pelo *Community Action Programme on Health Monitoring* (Programa de Ação Comunitária em Monitoramento da Saúde) da União Europeia, resultante do European Global Oral Heath Indicators Development Project (EGOHID II), na verdade um grande projeto construído pelos principais pesquisadores e instituições europeias, com apoio integral da Unidade de Saúde Bucal da OMS (Bourgeois, 2008) denominado "Oral Health Interviews and Clinical Surveys: Guidelines".

Método da Organização Mundial da Saúde

O formulário constante na publicação *Oral Health Surveys, 4th edition* (WHO, 1997) para adultos está especificado a seguir ao longo de dez tópicos, conforme a sequência vista na Figura 5.2:

- Identificação do estudo e informações gerais
- Condição dentária
- Condição periodontal
- Perda de inserção
- Fluorose dentária
- Erosão dentária
- Trauma dentário
- Lesões da mucosa bucal
- Condição protética
- Necessidade de intervenção de urgência e referência.

O formulário para estudos junto a crianças (Figura 5.3) inclui as seguintes especificações:

- Informações gerais
- Condição dentária
- Condição periodontal
- Fluorose dentária
- Erosão dentária
- Trauma dentário
- Lesões da mucosa bucal
- Necessidade de intervenção de urgência e referência.

Uma vez que as condições analisadas em crianças são idênticas às dos adultos (exceto informações sobre cáries em raízes, bolsas na análise periodontal e existência ou não de próteses que constam apenas na Figura 5.3), as descrições a seguir são feitas unicamente com base no formulário para adultos.

Quando o estudo envolver apenas um ou alguns problemas de saúde bucal, os itens não incluídos devem ser assinalados na correspondente casela 9, reservada para os casos em que o item é "não informado". Outra possibilidade está em compor um formulário apenas com as informações gerais somadas às sessões que efetivamente serão motivo de análise na população ou no indivíduo.

Identificação e informações gerais

Ano, mês e dia de realização são anotados nas caselas 5 a 10. Por exemplo, um exame feito em 12 de março de 2019 é anotado, sucessivamente, como 19-03-12.

O número de identificação ou de registro se refere à pessoa examinada, havendo espaço nas caselas de 11 a 14 para anotação de até 9.999 pacientes. Todos os espaços devem ser preenchidos, de maneira que o primeiro indivíduo recebe o número 0001, o segundo 0002, o décimo 0010, e assim por diante.

Cada examinador recebe um número (1, 2, 3, 20 etc.), inserido nas caselas 16 e 17. O código para reexame somente é utilizado quando se deseja repetir o exame de alguns pacientes – em geral não mais que 10% do total – com o objetivo de checar mudanças de critérios ao longo do estudo por parte de um mesmo ou de outro examinador. O exame original é codificado como "1" e os seguintes como "2, 3 etc." na casela 15, sendo preferível que os 10% repetidos sejam escolhidos pelo

Capítulo 5 • Identificação de Problemas   123

World Health Organization
Oral Health Assessment Form for Children, 2013

Anexo 1

Figura 5.2 A e B. Formulário para estudos em saúde bucal em adultos (OMS). *(Continua)*

World Health Organization

Oral Health Assessment Form for Children, 2013

Perda de inserção

Severidade
0 = 0 a 3 mm Junção cemento-esmalte (JCE) dentro da banda preta
1 = 4 a 5 mm JCE entre limite sup. da banda preta e anel de 8,5 mm
2 = 6 a 8 mm JCE entre anel de 8,5 mm e 11,5 mm
3 = 9 a 11 mm JCE além do anel de 11,5 mm
4 = 12 mm ou mais
X = Sextante excluído
9 = Não informado

* Não recomendado abaixo de 15 anos de idade.

Dentes-índice

17/16   11   26/27
(173)   (175)
(176)   (178)
47/46   31   36/37

Fluorose dentária

Severidade (179)
0 = Normal
1 = Questionável
2 = Muito leve
3 = Leve
4 = Moderada
5 = Severa
8 = Excluído (coroa, restauração, bracket)
9 = Não informado (dente não erupcionado)

Erosão dentária

Severidade (180)

0 = Sem sinal de erosão
1 = Lesão de esmalte
2 = Lesão de dentina
3 = Envolvimento pulpar

Nº de dentes afetados

(181)   (182)

Trauma dentário

Nº de dentes afetados

Condição (183)   (184)   (185)

0 = Sem sinal de trauma
1 = Trauma tratado
2 = Fratura de esmalte apenas
3 = Fratura de esmalte e dentina
4 = Envolvimento pulpar
5 = Dente perdido devido à trauma
6 = Outros problemas
9 = Dente excluído

Lesões da mucosa bucal

(186)   (189)

(187)   (190)

(188)   (191)

Condição
0 = Sem problema
1 = Tumor maligno (câncer bucal)
2 = Leucoplasia
3 = Líquen plano
4 = Ulceração (aftosa, herpética, traumática)
5 = Gengivite Ulcerativa Necrosante Aguda (GUNA)
6 = Candidíase
7 = Abcesso
8 = Outras (especificar se possível)
9 = Não informado

Localização
0 = Bordo vermelho
1 = Comissuras
2 = Lábios
3 = Sulcos
4 = Mucosa bucal
5 = Assoalho da boca
6 = Língua
7 = Palato duro ou mole
8 = Crista alveolar/gengiva
9 = Não informado

Prótese

Superior   Inferior

(192)   (193)

Condição
0 = Sem prótese
1 = Prótese parcial
2 = Prótese total
9 = Não informado

Intervenção de urgência (194)

0 = Nenhum tratamento necessário
1 = Tratamento de rotina ou preventivo
2 = Pronto tratamento indicado (incluindo tartarectomia)
3 = Tratamento imediato (urgente) devido à dor ou infecção de origem dentária ou bucal
4 = Referência para avaliação geral ou tratamento médico/odontológico (condição sistêmica)

B

Figura 5.2 A e B. (*Continuação*) Formulário para estudos em saúde bucal em adultos (OMS).

Figura 5.3 Formulário para estudos em saúde bucal em crianças.

anotador ou pelo supervisor, sem o prévio conhecimento do examinador. Uma vez que a capacidade de cada um em manter uniformidade em seus achados é essencial para a fidelidade dos dados, os resultados dos exames feitos em duplicata – ou seja, a discordância intraexaminador em percentual – devem ser referidos com o informe final do estudo. Entretanto, os exames repetidos são computados em tabela à parte, servindo apenas para comparação com os iniciais. Mantém-se como data a que se refere ao exame inicial.

O nome da pessoa examinada deve ser escrito com nitidez, de preferência em letras maiúsculas, iniciando pelo sobrenome, depois o primeiro nome e, por fim, os demais. Por exemplo, Alberto Moreira Carvalho entra como: Carvalho, Alberto Moreira. A informação sobre sexo deve ser escrita no momento do exame, pois nem sempre se pode obtê-la apenas a partir do nome. Anotar "1" para masculino e "2" para feminino na casela 18.

A data de nascimento, com ano e mês, deve ser anotada, sempre que possível, nas caselas 19 a 24, com o objetivo de checar a informação sobre a idade dada nas caselas 25 e 26.

A idade em anos corresponde à do último aniversário (6 anos é anotado como "06"). Se desconhecida, estimar com base na erupção dentária ou, no caso de adultos, comparando com datas de eventos passados importantes para a comunidade, a região ou o país, especificando o critério utilizado nas "Notas", ao final.

Quando o estudo é feito segundo grupos étnicos, raciais ou outros, deve-se estabelecer códigos que os identifiquem, anotando-os nas caselas 27 e 28 (para outros grupos que não étnicos usar os espaços 29 e 30).

No espaço 33, consta a ocupação do indivíduo examinado, seguindo-se, para o caso do Brasil, os critérios e códigos adotados pelo Ministério do Trabalho.

Localização da comunidade em estudo e do local de efetivação do exame, dependendo de uma listagem que os identifique, entram nos espaços 34 a 36. Por exemplo: escola e/ou empresa 01, 02 até 99. O tipo de localização admite três opções: 1 para urbano, 2 para periurbano (áreas que circundam em geral as cidades de porte grande ou médio) e 3 para rural. Os critérios para definição do que é urbano e rural podem variar segundo o país. Para o Brasil, são urbanas as pessoas que residem em cidades, distritos e vilas, classificando-se como rurais os moradores de povoados e de áreas tipicamente agrícolas/pastoris.

Após completar essa parte inicial do formulário, as caselas 37 a 42 se destinam a outras informações e as 43 a 44 indicam se o exame extraoral foi realizado. Quando informações adicionais forem consideradas úteis, os códigos anotados devem ser relacionados em anexo, constando sua existência nas Notas, ao final. É o caso, por exemplo, de categorias de uso de tabaco, consumo de açúcar, nível de fluoretos na água de consumo, emprego de métodos preventivos, modalidades de custeio de serviços odontológicos etc.

Em relação ao exame extraoral, anotar na casela 43 a condição constatada segundo os códigos:

- 0: Normal
- 1: Ulceração
- 2: Erosões
- 3: Fissuras
- 4: Câncer oral
- 5: Nódulos linfáticos aumentados
- 6: Qualquer outra anormalidade
- 9: Não informado.

Para a localização (casela 44), os códigos são:

- 1: Face
- 2: Pescoço
- 3: Nariz
- 4: Bochechas
- 5: Queixo
- 6: Comissuras
- 7: Bordos vermelhos
- 8: Maxilares.

Cárie dentária*

O exame bucal referente a cáries dentárias deve ser efetuado com espelho bucal plano, utilizando-se a mesma sonda recomendada para o índice periodontal comunitário (IPC) para esclarecer dúvidas advindas do diagnóstico visual. Originalmente, fazia-se o exame com ajuda de sonda exploradora, mas a possibilidade de romper a superfície de lesões em estágio inicial, estimulando o processo invasivo que caracteriza o avanço da cárie, fez esse instrumento ser abandonado tanto nesse caso quanto nos exames do clássico índice CPO. Essa nova situação diagnóstica pode ser mais bem compreendida pela análise dos critérios expostos a seguir.

Embora se reconheça a validade de radiografias interproximais e do uso de fibras ópticas para reduzir a subestimação de necessidades de cuidados restauradores implícita no exame apenas com espelho e sonda, esses recursos não são recomendados por exigirem recursos físicos e financeiros nem sempre disponíveis em nível local e pelas restrições a frequentes exposições à radiação, fatores que anulam os efeitos positivos esperados.

No formulário da OMS, há dois esquemas dentários para cada arcada, possibilitando que todos os dentes tenham anotado um código para a condição da coroa e outro para a condição da raiz. As caselas 45 a 60 são reservadas à dentição da arcada superior, enquanto as de números 77 a 92 acolhem dados referentes à arcada inferior. O diagnóstico reservado às raízes cabe, respectivamente, nas caselas 61 a 76 e 93 a 108.

Um dente é considerado presente na boca quando qualquer de suas partes é visível ou pode ser tocada com o explorador sem que seja preciso afastar tecidos moles. Se um dente permanente e um temporário ocupam o mesmo espaço, anota-se apenas o permanente. Deve-se fazer o exame de maneira sistemática e ordenada, dente por dente ou espaço dentário por espaço dentário, iniciando pelo dente 18 – terceiro molar superior direito (ou segundo molar superior direito decíduo, caso o exame se refira somente a essa dentição) – e terminando em geral pelo dente 48 – terceiro molar inferior direito (ou segundo molar inferior direito decíduo).

Quanto ao diagnóstico (condição dentária), os códigos já estão incluídos no próprio formulário, cabendo aqui acrescentar as orientações ou os critérios para seu preenchimento.

---

* O tópico relativo às "necessidades de tratamento" para cárie dentária nesta nova revisão do formulário não foi mantido, por sua pouca utilidade prática, além de que gradativamente perdeu precisão em virtude das ativas mudanças verificadas no contexto epidemiológico. As possibilidades de tratamento seriam: Nenhum – Prevenção (inativação da lesão) – Selante de fissura – Restauração – Coroa – *Veneer* ou coroa laminada – Tratamento endodôntico – Extração Indicada – Outros cuidados (WHO, 2013; Petersen, 2006).

Critérios de diagnóstico | Coroa dentária

- Hígida (0 ou A): quando inexiste evidência de cárie tratada ou não. Os estágios iniciais da doença, que precedem a formação de cavidades, não são levados em consideração pela dificuldade em detectá-los no exame clínico comum. Uma coroa com os seguintes sinais deve ser codificada como sadia:
  - Manchas esbranquiçadas
  - Descoloração ou manchas rugosas não amolecidas quando tocadas com uma sonda periodontal (usada para o IPC) metálica
  - Fóssulas e fissuras do esmalte manchadas que não apresentam sinais visuais de escavação, ou amolecimento da base ou das paredes detectável pela sonda periodontal
  - Áreas do esmalte escuras, brilhantes, manchadas, em um dente com fluorose moderada ou grave
  - Lesões que, por sua distribuição, história ou exame visual/tátil, parecem ser decorrer de abrasão
- Cariada (1 ou B): quando uma lesão em fóssula, fissura ou em superfície lisa (vestibular, lingual) apresentar uma cavidade inquestionável, base ou parede com amolecimento detectável, restauração temporária ou, ainda, que tenha selante, mas também esteja cariada. Inclui casos nos quais apenas a raiz é remanescente e a destruição da coroa resultou de cárie. O diagnóstico é confirmado com a sonda periodontal. Sempre que houver dúvida, codificar a coroa dentária como sadia
- Restaurada e cariada (2 ou C): quando uma ou mais restaurações definitivas estiverem presentes e, ao mesmo tempo uma ou mais áreas, cariadas. Não há distinção entre cáries primárias e secundárias, ou seja, se as lesões estão ou não em associação física com a restauração
- Restaurada sem cárie (3 ou D): nesse caso uma ou mais restaurações estão presentes, inexistindo cárie primária ou recorrente em qualquer parte da coroa dentária. Um dente com coroa colocada em razão de cárie inclui-se nessa categoria, mas, se a coroa for consequente a outras causas, como trauma ou suporte de prótese, é codificada como 7 ou G
- Dente perdido por cárie (4 ou E): utilizado quando um elemento da dentição permanente ou temporária foi extraído por causa de cárie. Para a dentição temporária, deve-se aplicar esse código apenas quando o indivíduo estiver em uma faixa etária na qual a esfoliação normal não constitui justificativa suficiente para a ausência
- Dente permanente perdido por outra razão que não seja a cárie (5): caso a ausência for motivada por questões ortodônticas/periodontais ou for congênita
- Selante de fissura (6 ou F): para os casos em que um selante de fissura foi colocado na superfície oclusal ou se esta foi alargada para receber um compósito. Se o dente apresentar selante e estiver cariado, deve ser codificado como 1 ou A (cárie)
- Apoio de ponte, coroa ou *veneer* (7 ou G): indicando um dente que é parte de uma prótese fixa. Esse código pode ser usado para coroas colocadas por outros motivos que não a cárie e para *veneers* ou laminados que cobrem a superfície vestibular do dente, sempre que não houver evidência de cárie ou restauração. Cabe frisar que dentes extraídos e substituídos por um elemento de ponte fixa são codificados como 4 ou 5
- Dentes não erupcionados (8): código restrito à dentição permanente e desde que inexista dente temporário no espaço livre. Não é incluído no cômputo final relativo ao índice CPO-D. Essa categoria não abrange dentes perdidos por motivos congênitos ou dentes perdidos por trauma
- Trauma/fratura (T, T): quando uma ou mais superfícies foram perdidas como resultado de trauma e não há evidência de cárie
- Não informado (9): para dentes permanentes erupcionados que não podem ser examinados por qualquer motivo (p. ex., pela existência de bandas ortodônticas que impeçam o exame, hipoplasia grave etc.).

Cálculo do índice CPO com base no formulário da OMS

O índice de ataque de cárie CPO-D (dentes cariados, perdidos, obturados), no caso de utilização do formulário da OMS, deve ser calculado com base no exame diagnóstico da coroa dentária. Os seguintes códigos são incluídos para efeitos de obtenção do índice:

- Cariado = códigos 1 e 2 (B ou C para temporários em estudos com crianças). Cabe atentar para o fato de que os dentes com comprometimento pulpar e com "extração indicada" são computados, nesse formulário, como "cariados". Se o levantamento epidemiológico tiver caráter universal, ou seja, não for específico para a cárie dentária, considerar também o código T, referente a traumas
- Perdido = código 4. Sempre que o estudo epidemiológico não desejar investigar os motivos das extrações, buscando simplesmente conhecer quantos elementos foram extraídos por cárie ou qualquer outra razão, considerar também o código 5, especificando essa condição no informe final referente ao estudo
- Obturado ou restaurado = código 3.

Critérios de diagnóstico | Raiz

O crescente número de pessoas idosas, que cada vez mais modifica o perfil demográfico mundial, fez o diagnóstico das condições clínicas das raízes de todos os dentes passar a ser um elemento importante, inclusive para o diagnóstico epidemiológico de uma comunidade.

Esse novo campo do formulário da OMS (casamento 63 a 76 e 93 a 108 no formulário para adultos; 58 a 72 e 87 a 100 no formulário para crianças) torna possível o desenvolvimento de estudos sobre a condição clínica de raízes dentárias. Na existência de cáries que afetem tanto a coroa quanto a raiz, deve ser codificada como cariada apenas a área de origem da lesão. Em princípio, anotar como cárie de raiz a lesão que requer tratamento separado ou próprio. Entretanto, se não for possível identificar o local de origem da lesão, deve-se diagnosticar coroa e raiz como cariadas.

Para dentes extraídos por cárie ou por outros motivos, codificar o estado da raiz como 7 ou 9:

- Hígida (0): para raízes expostas sem evidência de cárie ou restauração. Raízes não expostas são codificadas como 8:
- Cariada (1): sempre que houver uma lesão de cárie com base amolecida detectada em exame com a sonda periodontal
- Restaurada e cariada (2): na presença de uma ou mais restaurações permanentes e uma ou mais áreas cariadas, sem distinção entre cáries primárias e secundárias
- Restaurada, sem cárie (3): com uma ou mais restaurações presentes e na ausência de cárie em qualquer área da raiz
- Implante (7): código empregado para indicar que um implante foi colocado como apoio para prótese

- Raiz não exposta (8): quando não há recessão em torno da junção cemento-esmalte (JCE) e a superfície radicular está normalmente protegida
- Não informado (9): indicando que o dente foi extraído ou que há cálculo em tal extensão que impede o exame da condição radicular.

CPO-D no mundo

O Banco de Dados da Unidade de Saúde Bucal da OMS (WHO, 2017) procura acompanhar a situação epidemiológica internacional em relação à cárie dentária com base em informações fornecidas pelos países ou em estudos compatíveis com essa metodologia, para as idades ou os grupos etários prioritários.

Para a idade de 12 anos, em relação à qual está disponível o maior número de informações nacionais, constatou-se, até a metade da primeira década do novo século, um decréscimo gradual nos valores do índice CPO-D de 12 anos. Estimativas da OMS em fevereiro de 2004 apontavam uma média mundial de 1,61 dente CPO, representando um ganho de 7,5% em relação a 2001 (WHO, 2006; WHO, 2003; Petersen, 2005). A partir de então, observa-se uma relativa estabilização no padrão global de ataque de cárie, que chegou a evoluir levemente para 1,64 pelos números conhecidos em 2006 e agora recuou para 1,53 (WHO, 2017). Não é possível afirmar que essas variações são precisas, uma vez que nem os países nem a OMS realizam estudos epidemiológicos regulares, pelo que os dados apresentados refletem apenas médias de informações disponíveis em um dado momento.

A Tabela 5.9 resume o quadro epidemiológico de 170 países com 7,31 bilhões de habitantes quanto ao índice CPOD aos 12 anos de idade, considerando as informações disponíveis em outubro de 2017 no Banco de Dados da OMS e da Organização para a Cooperação e Desenvolvimento Econômico

Tabela 5.9 Índice CPOD aos 12 anos de idade no mundo, ponderado por país, de acordo com a região, segundo dados disponíveis em outubro de 2017.

Mundo e região	CPOD	População (milhões)*	Países incluídos**
África	**1,00**	**1.128,7**	
Oriental	1,31	330,8	Burundi, Djibouti, Eritreia, Etiópia, Madagascar, Malawi, Maurício, Moçambique, Quênia, Tanzânia, Ruanda, Somália, Uganda, Zâmbia, Zimbábue
Central	0,97	148,5	Angola, Camarões, Chade, RD Congo, Gabão, Rep. Centro-Africana
Norte	0,92	273,2	Argélia, Egito, Líbia, Marrocos, Sudão, Tunísia
Austral	1,04	49,2	África do Sul, Botsuana, Lesoto, Namíbia, Suazilândia
Ocidental	0,78	327,0	Benim, B. Faso, Cabo Verde, C. Marfim, Gâmbia, Gana, Guiné, Guiné-Bissau, Libéria, Mali, Mauritânia, Niger, Nigéria, Senegal, Serra Leoa, Togo
Ásia	**1,53**	**4.327,5**	
Leste	1,00	1.621,4	China, Coreia, Rep. Dem. Coreia, Hong Kong, Japão, Macau, Mongólia,
Sudeste	2,42	641,5	Camboja, Singapura, Filipinas, Indonésia, Malásia, Myanmar, Laos, Tailândia, Vietnam
Centro-Sul	1,56	1.881,5	Afeganistão, Bangladesh, Butão, Cazaquistão, Índia, Irã, Nepal, Paquistão, Sri Lanka
Ocidental	2,20	243,1	Arábia Saudita, Armênia, Azerbaijão, Bahrein, Emirados Árabes Unidos, Geórgia, Iêmen, Iraque, Israel, Jordânia, Kuwait, Líbano, Omã, Síria, Turquia
Europa	**1,78**	**760,3**	
Leste	2,55	322,0	Belarus, Bulgária, Eslováquia, Hungria, Moldávia, Polônia, Quirguistão, República Checa, Romênia, Rússia, Tajiquistão, Turcomenistão, Ucrânia, Uzbequistão
Norte	0,95	99,1	Dinamarca, Estônia, Finlândia, Irlanda, Islândia, Letônia, Lituânia, Noruega, Reino Unido, Suécia
Sul	1,78	147,0	Albânia, Bósnia e Herzegovina, Croácia, Eslovênia, Espanha, Grécia, Itália, Macedônia, Portugal, Sérvia-Montenegro, Turquia
Ocidental	0,92	192,2	Alemanha, Áustria, Bélgica, França, Holanda, Suíça
Américas	**1,97**	**997,0**	
Caribe	2,03	41,7	Bahamas, Cuba, Dominica, Haiti, Jamaica, Porto Rico, Rep. Dominicana, Trinidad e Tobago
Central	3,14	47,8	Antígua e Barbados, Costa Rica, El Salvador, Granada, Guatemala, Honduras, Nicarágua, Panamá
Do Sul	2,50	421,4	Argentina, Bolívia, Brasil, Chile, Colômbia, Equador, Guiana, Paraguai, Peru, Suriname, Uruguai, Venezuela
Do Norte	1,40	486,1	Canadá, EUA, México
Oceania	1,27	34,9	Austrália, Kiribati, Nova Caledônia, Nova Zelândia, Papua Nova-Guiné, Polinésia Francesa, Samoa, Tonga, Tuvalu, Vanuatu.
Mundo	**1,53**	**7.308,3**	

* A população está estimada para o meio do ano de 2011.
** As regiões são estabelecidas segundo critérios da Divisão de População das Nações Unidas. Em 29 outros países de menor porte o CPOD médio é de 2,40.
Fonte: UNFPA (2010); WHO (2007; 2017); Population Counter (2017); OECD (2017).

(WHO, 2017; WHO, 2007; OCDE, 2017; Gavrillidou, 2017; PAHO, 2006) ponderado pela população de cada país para o mesmo ano (UNFPA, 2010; Population Counter, 2017).

A média global estimada foi de 1,53 dente CPO, com um padrão mínimo de 0,92 na África do Norte e na Europa Ocidental, frente a 3,14 na América Central seguida do Leste Europeu com 2,55 (embora, nos dois últimos casos, com viés de baixa).

Se a situação mais crítica persiste na América do Sul, onde países como Bolívia, Equador, Peru, Guatemala, República Dominicana e Argentina puxam o índice para cima, o Leste Europeu, que uma década atrás liderava as estatísticas mundiais, mostrou por meio de levantamentos epidemiológicos mais recentes, uma melhora significativa que indica uma gradativa aproximação com o padrão de baixos índices já anteriormente alcançados pela Europa Ocidental. Não obstante, apenas três nações têm um CPOD superior a 5 aos 12 anos (Camboja, Equador e Martinica), enquanto no extremo oposto já chegam a 41 os que mantêm índices inferiores a 1, com uma maioria de 18 países na África, acompanhados por 7 europeus (Alemanha, Bélgica, Holanda, Reino Unido, Dinamarca, Suécia, Suíça), 6 caribenhos (Antígua e Barbuda, Barbados, Belize, Bermuda, Ilhas Cayman e Trindade e Tobago), 7 da Ásia (China, Djibouti, Egito, Sudão, Butão, Mianmar e Sri Lanka) e 3 da Oceania (Brunei, Ilhas Salomão e Cingapura). O Brasil, de acordo com o mais recente levantamento epidemiológico realizado pelo Ministério da Saúde (2012), tem um índice CPO-D de 2,07 aos 12 anos de idade.

Condição periodontal (IPC modificado)

As casela 109 a 172 se destinam a anotações referentes ao índice periodontal comunitário (IPC Modificado), antes denominado ICNTP – índice comunitário de necessidades de tratamento periodontal – ou CPITN em inglês, no qual a condição de saúde periodontal é estabelecida em razão do sangramento gengival e da presença de bolsas. Todos os dentes são examinados.

A situação mais grave sempre é codificada. A gengiva em torno de cada dente é examinada com uma sonda milimetrada específica (Figura 5.4) objetivando detectar sangramento e determinar a profundidade de bolsas periodontais. Ao inserir a sonda na bolsa gengival, deve-se acompanhar a configuração anatômica da raiz, sendo qualquer dor um indicativo de uso de muita força. A pressão exercida pela sonda em relação às bolsas não deve ser superior a 20 g, o que pode ser estabelecido por sua introdução sob a unha do dedo polegar pressionando-a até causar esbranquiçamento sem qualquer desconforto, pois a sensibilidade da região é similar à do fundo da bolsa.

Os códigos aplicáveis constam do formulário. Bolsas não são anotadas em pessoas com menos de 15 anos de idade.

Perda de inserção

É informada dividindo-se a boca em sextantes (definidos pelos dentes 18 a 14, 13 a 23, 24 a 28, 38 a 34, 33 a 43 e 44 a 48). O melhor método para coletar informações sobre a perda de inserção consiste em registrá-la imediatamente depois do exame do CPI em cada sextante informando a existência ou não de sangramento e a presença ou não de bolsas.

A exemplo do índice periodontal, não se deve fazer essa medição em menores de 15 anos. Os dentes-índices a serem examinados e os códigos de gravidade para cada situação encontrada constam do formulário. Os códigos podem ser vistos na Figura 5.5.

Os dois molares posteriores de cada hemiarcada servem para obtenção de uma única nota. Quando da ausência de um deles, não deve ser substituído. Caso inexistam dentes-índice em um sextante, todos os demais dentes presentes devem ser examinados, codificando-se a pior situação encontrada.

O teste da profundidade das bolsas, com a sonda periodontal, pode ser um indicador positivo da perda de inserção, mas essa medição é inviável quando existe recessão gengival, ou seja, quando a JCE está visível. Quando a JCE não está visível, qualquer perda de inserção para o sextante é estimada como inferior a 4 mm (escore 0).

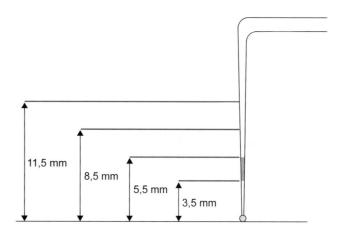

Figura 5.4 Sonda milimetrada usada pela OMS, com extremidade esférica de 0,5 mm. Quando inserida no sulco e toda a área colorida permanece visível, a bolsa tem 3 mm ou menos; se desaparece parcialmente, a profundidade está entre 4 e 5 mm; se desaparece por completo, a bolsa tem 6 mm ou mais. A sonda é também utilizada para apoiar a medição de perda de inserção e de anomalias dentofaciais, além de atuar como auxiliar no diagnóstico da condição dentária.

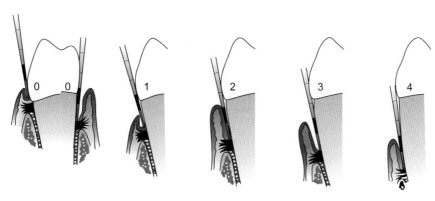

Figura 5.5 Exemplos de códigos usados para medir a perda de inserção, com uso da sonda milimetrada tipo OMS.

Fluorose dentária

Caracteriza-se clinicamente pela detecção de estrias esbranquiçadas, em geral horizontais e translúcidas, no esmalte, sendo uma hipoplasia causada pela ingestão excessiva de flúor no período de calcificação dos dentes. O "moteamento" em geral é bilateral e simétrico, ocorrendo em diversos ou mesmo em todos os dentes, embora os mais afetados sejam, pela ordem, os segundos molares, pré-molares, incisivos superiores, caninos, primeiros molares e finalmente incisivos anteriores. Os incisivos anteriores são menos afetados. Em casos graves, o esmalte fica amarelado e manchado, e a hipoplasia pode estender-se ao ponto de que a forma normal do dente é perdida.

Utiliza-se o índice de Dean, com os seguintes critérios de diagnóstico:

- Normal (0): o esmalte apresenta translucidez usual com estrutura semivitriforme. A superfície é lisa, polida, cor creme-clara
- Questionável (1): o esmalte revela pequena diferença em relação à translucidez normal, com ocasionais manchas esbranquiçadas. Usar esse código quando a classificação "normal" não se justifica
- Muito leve (2): áreas esbranquiçadas, opacas, pequenas manchas espalhadas irregularmente pelo dente, mas envolvendo não mais que 25% da superfície
- Leve (3): a opacidade é mais extensa, mas não envolve mais que 50% da superfície. A fluorose nas categorias questionável a leve (1 a 3) são as mais comuns e costumam apresentar-se na forma de linhas brancas finas ou de manchas em geral encontradas sobre o bordo incisal ou no ápice das cúspides, aparentando uma camada de neve em uma montanha que tende a esvair-se no esmalte circunvizinho
- Moderada (4): todo o esmalte dentário está afetado e as faces sujeitas a atrição se apresentam desgastadas. Há manchas castanhas ou amareladas frequentemente desfigurantes
- Grave (5): a hipoplasia está generalizada e a própria forma do dente pode ser afetada. O sinal mais evidente refere-se à presença de depressões no esmalte que parece corroído. Há manchas castanhas generalizadas
- Excluído (coroa, *bracket*, restaurações)
- Não informado (dente não irrompido).

Uma simplificação na apropriação do índice de fluorose foi incluída no formulário, recomendando que uma única nota de 0 a 5 seja dada na casela 179, a cada pessoa examinada, com base nos dois dentes mais atingidos pelo problema. Caso os dois dentes em pior condição não estejam igualmente afetados, o índice final será conferido ao dente que estiver menos afetado.* De maneira geral, sempre que houver dúvida no diagnóstico, a melhor situação consiste naquela que deve ser anotada.

Erosão dentária

Essa condição resulta de uma perda progressiva do tecido calcificado dentário por um processo químico não associado com ação bacteriana. O tecido do esmalte é perdido pela exposição a ácidos que podem ter como fonte a dieta ou ser intrínseca em indivíduos que sofrem de refluxo gastresofágico ou por alto consumo de álcool e vômito crônico.

Códigos de 1 a 3 na casela 180 (102 no formulário para crianças) informam se inexiste erosão, se há lesão do esmalte ou da dentina e, ainda, se há envolvimento pulpar. A gravidade do problema é informada com base no dente mais afetado. Adicionalmente, o número de dentes atingidos é informado nas caselas 181 e 182 (ou 103 e 104 no caso de crianças).

Trauma dentário

Lesões traumáticas dentárias (caselas 183 a 185 para adultos e 105 a 107 para crianças) são codificadas como: 0 = nenhuma, 1 = lesão tratada, 2 = somente o esmalte fraturado, 3 = esmalte e dentina fraturados, 4 = envolvimento pulpar, 5 = dente perdido em decorrência de trauma, 6 = outras lesões, 9 = dente excluído. A gravidade do trauma é medida em virtude do número de dentes envolvidos.

Lesões da mucosa bucal

Recomenda-se o exame da mucosa bucal e dos tecidos moles dentro e em torno da boca de todos os indivíduos participantes do estudo. Ele deve ser abrangente e sistemático, efetivando-se na sequência:

- Mucosa labial e sulco labial superiores e inferiores
- Área labial das comissuras e mucosa bucal nos lados direito e esquerdo
- Língua, em suas superfícies dorsal, ventral e nos bordos
- Assoalho da boca; palatos duro e mole; margens alveolares e gengiva superior e inferior.

As caselas 108 a 110 possibilitam anotar a ausência, presença real ou suspeita de ulcerações, gengivite ulcerativa aguda necrosante, candidíase, abscesso ou outras lesões conforme códigos no formulário, reservando-se as caselas 189 a 191 para indicar a localização do problema (caselas 108 a 110 e 111 a 113 em crianças) de acordo com as possibilidades listadas no formulário. Por exemplo, uma ulceração traumática no lábio surgiria como código 4 na casela "186" e 2 na "189", enquanto uma candidíase na mucosa bucal seria anotada como 6 na casela "187" e 4 na casela "190".

Deve-se fazer uso de dois espelhos ou de um espelho e o cabo da sonda periodontal para retrair os tecidos a fim de viabilizar o exame visual.

Prótese

Somente a presença (e não a necessidade) de próteses removíveis deve ser anotada para cada maxilar – casela 192 para superior e 193 para inferior –, com quatro possibilidades: nenhuma prótese – prótese parcial – prótese total (dentadura) ou "9" para não informado.

Necessidade de cuidados imediatos ou de referência

Os códigos são:

- 0 = ausente
- 1 = tratamento preventivo ou de rotina necessário
- 2 = pronto tratamento exigido

---

* Dean, originalmente, propôs a atribuição de um peso arbitrário a cada classificação, para estabelecer seus efeitos: normal 0; questionável 0,5; muito leve 1; leve 2; moderada 3; grave 4. Assim, um índice médio pode ser calculado para o indivíduo ou para a comunidade, por meio da ponderação dos fatores. Por exemplo, se em um levantamento forem encontradas respectivamente 50, 20, 30, 10, 8 e 5 pessoas com estado normal, questionável etc., calcula-se o índice pela expressão:

$$\text{I. Dean} = \frac{(50 \times 0) + (20 \times 0,5) + (30 \times 1) + (10 \times 2) + (8 \times 3) + (5 \times 4)}{123 \text{ (n. de examinados)}} = 0,845$$

- 3 = atenção imediata (urgente) necessária em virtude de dor ou infecção relacionada com os dentes ou de origem bucal
- 4 = referência para avaliação geral odontológica ou médica (condição sistêmica).

Constitui responsabilidade do examinador ou do chefe da equipe de trabalho assegurar que cuidados de referência estejam convenientemente disponíveis. Há uma necessidade de atenção imediata quando de problemas como dor, infecção ou enfermidade/lesão séria ou de forte possibilidade de sua ocorrência.

Método europeu

Introdução ao método

O EGOHID II surgiu no âmbito da comunidade europeia a partir de 2005, envolvendo um núcleo básico de pesquisadores* e múltiplos colaboradores dos 27 países que a compõem (Bourgeois, 2008).

O objetivo dessas diretrizes consiste em prover um apoio sistemático para a obtenção de dados relacionados com a utilização de serviços odontológicos, ambiente de saúde bucal, fatores de risco, status de saúde bucal e qualidade de vida associada à saúde bucal, assegurando que as informações coletadas no âmbito dos países da comunidade europeia possam ser comparadas com as de outras nações.

Todo o processo foi conduzido por meio de testes e validações contínuas, depurando os vários indicadores possíveis, coletados como fruto da experiência, e examinando a prática dos países, para, ao final, chegar ao conjunto de 40 indicadores expostos no Quadro 5.2 a serem utilizados em estudos de ordem clínica, ou seja, com base em exames da cavidade bucal e em inquéritos populacionais a partir de entrevistas com adultos ou com mães de crianças e adolescentes.

As seguintes orientações ou critérios foram tomados em consideração quando da definição dos indicadores e da construção dos formulários de exame:

- A seleção da população adulta tem como base o gênero e a idade mínima de 18 anos
- Os exames devem ser realizados em cadeira odontológica por um cirurgião-dentista com apoio de foco de luz, espelho dentário, sonda exploradora, sonda periodontal, seringa de ar 3 em 1, rolinhos de algodão
- O paciente deve remover previamente qualquer prótese removível
- Caso os dentes naturais não estejam limpos, o profissional deve utilizar uma escova seca para remoção de placa e, em alguns casos, um fio dental, a fim de permitir uma visualização clara das superfícies dentárias, que precisam ser secadas com a seringa de ar ou com algodão
- Para o diagnóstico de cárie, em vez do tradicional índice CPO-D, utiliza-se o Sistema Internacional de Detecção e Avaliação de Lesões de Cárie (SIDALC). Trata-se de um sistema de dois dígitos: o primeiro com nove códigos específicos para restauração e selantes; o segundo para identificação de cáries e de dentes perdidos com 11 códigos
- Para o diagnóstico de condições periodontais, emprega-se o IPC
- Visando a facilitar a realização dos exames, principalmente em estudos com populações numerosas e em diferentes locais, sugere-se o uso de uma rede de "dentistas-sentinela", ou seja, profissionais de prática clínica usual, não especialistas, em vez de epidemiologistas assalariados. Eles recebem treinamento e, se necessário, pagamento adequado, podendo trabalhar por períodos curtos ou longos e realizando todos os exames ou apenas alguns (p. ex., da condição periodontal), de acordo com as condições nacionais ou locais
- O tempo médio necessário para realizar os exames clínicos,** completando o questionário, é de 40 min, assim distribuídos: 3,99 min para as informações gerais do paciente; 10,68 para a identificação de cáries dentárias; 1,77 para fluorose dentária; 1,25 para tratamento ortodôntico; 6,2 para o IPC; 12,47 para perda de inserção; 1,42 para estabelecer a prevalência de próteses removíveis; 2,18 min para reconhecimento de lesões de tecido mole
- A amostra é escolhida pelo método não probabilístico de quotas, seguindo o modelo bayesiano. Como nas amostras estratificadas, o pesquisador primeiro identifica os estratos e as proporções com que se apresentam na população. Então, amostras por conveniência ou julgamento são usadas para selecionar o número requerido de indivíduos em cada estrato. Isso difere das amostras estratificadas, nas quais os estratos são obtidos randomicamente. Amostragem por quotas é um dos mais rigorosos métodos não probabilísticos de amostragem, com o objetivo de assegurar a representatividade de pessoas de grupos conhecidos ou de interesse para o estudo.

Indicadores clínicos

Os indicadores essenciais para estudos clínicos epidemiológicos relacionados com o exame clínico listados no Quadro 5.2 são explicitados a seguir, conforme o formulário completo visto na Figura 5.6, em uma sequência que considera primeiro o diagnóstico de lesões dentárias e, a seguir, a cobertura por tratamento ortodôntico, fluorose dentária, diagnóstico e tratamento de condições periodontais, prevalência de próteses removíveis e, por último, lesões da cavidade bucal.

Diagnóstico de lesões dentárias

- Sem experiência de cárie dentária: proporção de pessoas examinadas com valor 0 para dentes cariados, perdidos e restaurados
  - Usado para idades de 5 a 74 anos. Possibilita avaliar o nível geral de saúde bucal e monitorar a efetividade de medidas voltadas para limitar a cárie em seus estágios iniciais. Calculado apenas para cáries em dentina
- Gravidade da cárie dentária: número médio por pessoa de dentes permanentes ou temporários cariados, perdidos ou restaurados

---

* A coordenação do projeto coube a Denis M. Bourgeois, da Faculdade de Odontologia da Universidade de Lion, França, sendo a equipe responsável composta por Lisa Böge Christensen, da Universidade de Copenhague, Dinamarca; Livia Ottolenghi, da Faculdade de Medicina I da Universidade Sapienza de Roma, Itália; Juan Carlos Llodra, da Universidade de Granada, Espanha; Nigel B. Pitts, da Unidade de Pesquisa em Serviços de Saúde Bucal da Universidade de Dundee, Reino Unido; e Egita Senakola, do Instituto de Estomatologia da Universidade Riga Stradins de Riga, Letônia. A Unidade de Saúde Bucal da OMS apoiou o projeto pela participação de seu diretor Poul Erik Petersen.

** O tempo muito extenso para realizar todos os exames sugeridos compreende um fator impeditivo ou dificultador para estudos nos países em desenvolvimento de grupos populacionais numerosos ou distantes uns dos outros. Estudos epidemiológicos brasileiros mais simples têm sido feitos fora de consultórios odontológicos, visando a ganhos de tempo e redução de custos.

Quadro 5.2 Indicadores essenciais de saúde bucal recomendados pela Comissão Europeia – EGOHID.

Indicadores que exigem exame clínico	Indicadores para uso em entrevistas sobre saúde bucal
• Prevalência de selantes protetores • Cobertura com tratamento ortodôntico • Cáries na infância • Experiência de cárie no primeiro molar permanente em crianças • Fluorose dentária	• Escovação diária com creme dental fluoretado • Cuidados preventivos prestados a gestantes • Conhecimento da mãe sobre cremes dentais fluoretados para prevenção da cárie em crianças • Graus de exposição ao flúor • Programas de prevenção em saúde bucal em jardins de infância • Escolas com programas básicos centrados na escovação diária com cremes dentais fluoretados • Cobertura por programas sistemáticos de saúde bucal

Monitoramento da saúde bucal na população em geral

• Prevalência de cáries não tratadas • Condição de saúde periodontal • Prevalência de próteses removíveis • Experiência não óbvia de cárie • Gravidade da cárie dentária • Gravidade da doença periodontal • Câncer bucal	• Ingestão diária de alimentos e bebidas • Prevalência de uso de tabaco • Acesso geográfico a cuidados de saúde bucal • Contato com o dentista nos 12 meses anteriores • Motivo para a última visita ao dentista • Motivo para não visitar o dentista nos últimos 2 anos • Cessação do uso de tabaco • Prevalência de oclusão funcional • Número de dentes naturais presentes • Prevalência de edentulismo

Monitoramento dos sistemas de saúde bucal

	• Custo dos serviços de saúde bucal • % do Produto Interno Bruto (PIB) gasta em serviços de atenção à saúde bucal • Dentistas e outros provedores clínicos de saúde bucal • Satisfação com a qualidade dos cuidados recebidos • Satisfação com a remuneração proporcionada

Monitoramento da qualidade de vida relacionada com a saúde bucal

	• Deficiências bucais em decorrência das limitações funcionais • Dor física em decorrência das condições de saúde bucal • Incapacidades psicológicas em decorrência das aparência dos dentes e das próteses • Incapacidades sociais em decorrência das condições de saúde bucal • Desconforto psicológico em decorrência das condições de saúde bucal

- Mede a efetividade de programas de saúde bucal e do autocuidado no controle do processo de cárie. Em geral coletado nas idades de 5 a 7, 12, 18, 35 a 44 e 65 a 74 anos
• Cáries na infância: proporção de crianças com cáries precoces nas idades de 1 a 5 anos
  - Monitora tendências na saúde bucal em pré-escolares e identifica riscos de cárie
• Experiência de cárie no primeiro molar permanente em crianças: número médio de primeiros molares permanentes cariados, perdidos e restaurados em crianças aos 6 a aos 12 anos
  - Monitora tendências em cárie dentária e informa a natureza e a extensão de serviços preventivos e curativos
• Prevalência de cáries não tratadas: proporção de crianças, adolescentes e adultos com cáries não tratadas de dentina. Medida em pessoas de 2 a 4, 6 a 8, 12, 15 e 35 a 44 anos
  - Número médio de cáries dentárias não tratadas para estimar necessidades de tratamento em crianças e adultos. Pode ser usado para estabelecer a proporção de indivíduos com dentes claramente cariados, além de servir de justificativa para iniciativas preventivas e curativas
• Prevalência de selantes protetores: proporção de crianças nas idades de 6 a 8 anos ou de 12 a 14 anos, com evidência clínica de selante dentária em pelo menos um molar permanente
  - Proporciona a oportunidade de avaliar o impacto dos serviços preventivos. Todos os selantes são informados, em razão da dificuldade em diferenciar uma película preventiva de uma resina para restauração
• Prevalência de oclusão funcional: proporção de pessoas nas idades de 18 ou mais com 21 ou mais dentes naturais em oclusão funcional. Embora seja factível para todos os adultos, está indicada principalmente para os grupos de 35 a 44 e 65 a 74 anos
  - Fornece tendências de retenção dos dentes em populações adultas e monitora serviços de atenção odontológica
• Existência de dentes naturais: número de dentes naturais retidos em todas as idades acima de 18 anos, mas de particular interesse nos grupos de 35 a 44, 45 a 54, 55 a 64 e 65 a 74 anos
  - Monitora tendências de manutenção dos dentes e possibilita o acompanhamento de programas de cuidados à saúde bucal
• Prevalência de edentulismo: proporção de pessoas de mais de 35 anos sem dentes naturais. Pode ser apresentado para os grupos de 35 a 44, 45 a 54, 55 a 64 e 65 a 74 anos
  - Proporciona informação sobre o *status* de saúde bucal e necessidades de adultos, em especial dos residentes em casas de saúde e instituições.

Data do exame: ☐☐ 01
Examinador: ☐ 02
Código postal: ☐ 03

Informações do paciente
Idade: ☐ 04   Código postal da residência: ☐ 07
Sexo (1 = M, 2 = F) ☐ 05   Coloque x se desconhecido
Tempo desde a última consulta odontológica: ☐ 06   É capaz de encontrar um dentista,
    1 = menos de 1 ano   se necessário, em 30 minutos desde
    2 = mais de 1 e menos de 2 anos   sua casa ou emprego? ☐ 08
    3 = mais de 2 e menos de 5 anos   1 = sim, 2 = não, 3 = não sabe/não está seguro
    4 = mais de 5 anos
    5 = nunca consultou
    x = não sabe ou se recusa a responder
Escova seus dentes com creme dental fluoretado?   ☐ 09
                1 = sim, 2 = não, 3 = não sabe/não está seguro
Quantas vezes come ou bebe, mesmo em pequenas quantidades, por dia?   ☐ 10
Mais alto nível educacional do paciente ou (no caso de criança) da mãe   ☐ 11
    1 = nunca frequentou escola ou só a pré-escola (jardim)
    2 = 1 a 8 (1º grau)
    3 = 9 a 11 (2º grau)
    4 = 12
    5 = estudante superior 1 a 3 anos
    6 = graduado em faculdade 4 anos ou mais
    x = não sabe/não está seguro/incapaz de dizer
Qual tem sido o seu (ou do pai/responsável) emprego durante os últimos 12 meses?   ☐ 12
    1 = empregado 2 = desempregado 3 = estudante 4 = incapaz para o trabalho
    5 = autônomo 6 = serviços caseiros 7 = aposentado x = não informado
Fuma? ☐ 13
Ingere bebidas alcoólicas? ☐ 14
    1 = diariamente 2 = alguns dias 3 = nunca 4 = incapaz de dizer

Condições de doença dental (todas as idades)
1. Examine o paciente e preencha as caselas, ou tique na casela 15 se edêntulo
   Edêntulo ☐ 15
   (siga para Q.7)

Códigos para restauração ou selante
0 = não selado ou restaurado
1 = selante, parcial
2 = selante, total
3 = restauração manchada
4 = restauração de amálgama
5 = coroa de aço
6 = porcelana, ouro, coroa PMF, *veneer*
7 = restauração perdida ou fraturada
8 = restauração temporária

Códigos para cárie
0 = superfície sadia
1 = 1ª mudança visual esmalte
3 = colapso esmalte, sem dentina visível
4 = escurecimento da dentina sem cavidade
5 = cavidade nítida, com detina visível
6 = cavidade extensa, com dentina visível

Dentes perdidos
97 = extraído devido à cárie
98 = extraído por outras razões
99 = não erupcionado
P = substituído para implante ou pôntico

Superior direita | Dentição decídua (se mista, circule dente presente) | Superior esquerda

| 55 | 54 | 53 | 52 | 61 | 62 | 63 | 64 | 65 |

Superfície	18	17	16	15	14	13	12	11	21	22	23	24	25	26	27	28
M																
O																
D																
P																
L																
*																

Figura 5.6 Formulário completo para estudo clínico epidemiológico – EGOHID. (*Continua*)

Inferior direita	Dentição decídua (se mista, circule dente presente)	Inferior esquerda
	55 54 53 52 61 62 63 64 65	

Dentição permanente

Superfície	48	47	46	45	44	43	42	41	31	32	33	34	35	36	37	38
M																
O																
D																
P																
L																
*																

Cobertura com tratamento ortodôntico

2. O paciente informa o uso de aparelho ortodôntico fixo ou móvel? ☐ 16
   1 = sim   2 = não

Fluorose dental

3. Avalie o nível de fluorose dental em toda a boca ☐ 17
   1 = nenhuma (esmalte normal)   2 = questionável   3 = muito leve
   4 = leve   5 = moderada   6 = severa
4. O paciente tem usado diária ou regularmente outro produto
   com flúor que não seja creme dental? ☐ 18   1 = sim   2 = não   3 = ns
   Se sim, liste-os segundo os códigos numéricos a seguir:
   1 = tabletes ou drops com flúor   ☐ 19   4 = bochechos fluoretados   ☐ 22
   2 = água pública fluoretada   ☐ 20   5 = sal fluoretado   ☐ 23
   3 = água engarrafada com flúor   ☐ 21   6 = outros produtos   ☐ 24

Prevalência de próteses removíveis

5. A pessoa informa usar próteses?   ☐ 25   1 = sim   2 = não

Condições de saúde periodontal e severidade da doença periodontal

No esquema a seguir, por favor indique o seguinte:

6. Índice Periodontal Comunitário (IPC) para cada sextante
   0 = saudavel   1 = sangramento (12 e 15 anos sem sondar a bolsa)   3 = cálculo (recomenda-se não usar este código e não incluí-lo na definição do indicador) 4 = bolsa 6 mm ou mais
   X = sextante excluído (menos de 2 dentes presentes) 9 = não informado
7. Quão severa é a perda de inserção em toda a boca? (6 pontos por dente)
   0 = saudável (0 mm)   1= leve 1 ou 2 mm   2 = moderada 3 ou 4 mm
   3 = severa 5 mm ou mais 9 = não informado

IPC		[ ]			[ ]					[ ]			
	Bucal												
	Palatal												
Dente		17	16	15	14	13	12	11	21	22	23	24	25	26	27
Dente		47	46	45	44	43	42	41	31	32	33	34	35	36	37
	Lingual												
	Bucal												
IPC		[ ]			[ ]					[ ]			

Se o dente é perdido, faça um risco transversal sobre ele. Por exemplo: 47

Lesões da mucosa oral

8. Indique se qualquer condição ou crescimento de tecido suspeito é notado ☐ 26
   1 = sim   2 = não   X = são sabe ou não está seguro
   Caso o examinador tenha preenchido (com 1 ou 2) a casela 26, deve acrescentar informações nos espaços a seguir, colocando os códigos (1 a 6) fornecidos ao lado.

Condição   ☐ 27   1 Tumor maligno (câncer bucal)
           ☐ 28   2 Leucoplasia
           ☐ 29   3 Líquen plano
           ☐ 30   4 Ulceração (afta, herpética, traumática)
                         5 Eritroplasia
                         6 Outra ou não tem certeza

Figura 5.6 (*Continuação*) Formulário completo para estudo clínico epidemiológico – EGOHID.

Atenção ortodôntica
- Cobertura com tratamento ortodôntico: proporção de pessoas nas idades de 5 a 17 anos que informam usar aparelho ortodôntico
  - Possibilita a comparação de serviços de ortodontia situados em distintos países, estados ou municípios e identifica a adequação dos serviços para comunidades vulneráveis.

Fluorose
- Fluorose dentária: proporção de pessoas os 12 anos de idade com esmalte normal ou com esmalte compatível com uma das cinco categorias do índice de Dean em relação a toda a boca
  - Monitora o impacto e as tendências da ingestão de flúor até a idade de 12 anos. São possíveis estratificações adicionais de acordo com a exposição ao flúor desde o nascimento.

Condições e gravidade da doença periodontal
- Condições de saúde periodontal: saúde periodontal por sextante examinado nas idades de 12, 15, 18, 35 a 44 e 65 a 74 anos, informada segundo o IPC, mas com sangramento e cálculo reconhecidos somente nas idades de 12 e 15 anos:
  - Estabelece o tipo e a escala de serviços de atenção preventiva e curativa requeridos
- Gravidade da doença periodontal: proporção de adultos de 35 a 74 anos de idade com doença periodontal de qualquer gravidade
  - Mostra a escala de problemas periodontais, identifica grupos de risco e indica o quanto as necessidades estão sendo atendidas.

Próteses removíveis
- Prevalência de próteses removíveis: proporção de pessoas de 20 a 65 anos que informam usar uma prótese removível
  - Ferramenta para estabelecer atuais e futuras necessidades protéticas em adultos.

Lesões da cavidade bucal
- Novas lesões da cavidade bucal: número de novos casos de câncer bucal por 100 mil adultos entre 35 e 64 anos
  - Permite a adoção de medidas educativas relacionadas com o diagnóstico precoce do câncer bucal.

ÍNDICES DE CÁRIE DENTÁRIA | DIAGNÓSTICO E CPO

As fortes mudanças verificadas durante as últimas décadas na prevalência de cáries dentárias, em particular em crianças e adolescentes, vêm forçando cada vez mais os epidemiologistas a encarar de maneira inovadora a questão do diagnóstico, um tema costumeiramente tido como resolvido e não sujeito a controvérsias. Foram-se os tempos em que os levantamentos epidemiológicos se limitavam à aplicação do índice CPO em escolares. Embora esta ainda seja uma prática frequente, cada vez mais o verdadeiro conhecimento da situação de uma comunidade em termos de saúde bucal requer a adoção de indicadores e métodos mais apropriados.

Conforme Wenzel (1993), antes as lesões de cárie resultavam em cavidades precocemente em razão do rápido progresso da desmineralização dentinária, que conduzia ao desmoronamento da superfície do esmalte. Hoje, as lesões podem desenvolver-se com maior lentidão sob o esmalte, levando a uma situação em que os contornos do dente permanecem intactos ao mesmo tempo que a estrutura sob ela é minada pela desmineralização da dentina. Esse fenômeno tem sido explicado como resultante do uso de fluoretos tópicos, que constroem e mantêm uma zona externa do esmalte relativamente bem mineralizada.

A queda na prevalência vem acompanhada por uma progressão mais lenta das lesões já estabelecidas e, também, por uma mudança no tamanho, com a cavitação em um estágio mais tardio do processo da doença e possibilitando que consideráveis destruições da estrutura dentinária possam ocorrer sem que sejam detectadas no exame, em muitos casos (Pitts, 1993, 2004).

No caso brasileiro, não se trata de uma situação generalizada, embora já possa ser observada em muitas localidades nas quais houve uma acelerada diminuição na prevalência de cárie em crianças. Por exemplo, dados referentes ao ano de 1996 no estado do Paraná indicam aos 12 anos um índice CPO-D (medido pelo método clássico) médio próximo a 4, mas, em cerca de um terço dos municípios, o índice permanecia muito alto, com média de 7,11 por pessoa (Paraná, 1997). Um estudo de Narvai et al. (1996) em 124 municípios do estado de São Paulo com dados coletados de 1990 a 1995, também para a idade de 12 anos, indicou prevalência baixa em 4%, moderada em 18%, alta em 39% e muito alta em 39% das cidades.

Métodos de diagnóstico

A cárie dentária compreende uma doença que deve ser observada como um processo em desenvolvimento com fatores de agressão e defesa interagindo de maneira permanente. É preciso encará-la como um evento em um estágio específico, pois a detecção de uma cavidade que requer restauração representa uma forte limitação do campo diagnóstico (Chan, 1993). Na verdade, para compreender a dinâmica de uma lesão e detectar de modo adequado seu nível de atividade, pelo menos dois exames por qualquer um dos métodos disponíveis devem ser realizados em períodos não muito próximos entre si (Hume, 1993; Dodds, 1993).

Vários métodos estão disponíveis para o diagnóstico de cárie. Os dois principais – clínico e radiográfico –, são analisados de maneira individualizada, enquanto os demais (transiluminação óptica, separação temporária dos dentes, medição da resistência elétrica e outros) enfocados em seguida na condição de alternativas.

Diagnóstico clínico

Tem sido feito em exames epidemiológicos, tradicionalmente, com base no exame visual, sob condições de luz natural e sem exigência de ambiente clínico (é comum realizar o exame em pátio de escolas), mediante uso de espelho plano e sonda exploradora com duas extremidades agudas, uma em forma curva e outra angulada. Diante das novas características de desenvolvimento do processo de cárie, conforme já observado, tem-se sugerido que não se utilizem mais sondas exploradoras, porque elas podem produzir rompimentos traumáticos na superfície do esmalte correspondentes às lesões existentes sob a superfície, tornando as fissuras, desse modo, mais suscetíveis à progressão da cárie (Wenzel, 1993).

Dois estudos levados a efeito em países com baixa prevalência de cárie (van Amerongen et al., 1992; Lussi, 1991) constataram que o uso do explorador não aumenta a validade dos diagnósticos quando comparados com o exame visual isolado, contradizendo a posição de clínicos e epidemiologistas que asseguram exatamente o contrário, afirmando que os olhos e a intuição por si só não constituem ferramentas suficientes para um bom diagnóstico.

Segundo Elderton, o explorador deveria ser usado apenas para remover *debris* a fim de facilitar a visualização, e, quando necessário, para ajudar a decidir se há cavitação ou não. Em nenhuma circunstância deveria ser usado de maneira que a pressão exercida na superfície do dente ou na lesão seja superior à requerida para tornar esbranquiçada a área sob a unha do dedo da mão. Após a inspeção visual de uma superfície dentária seca, se verificada uma lesão de cárie, o examinador pode usar o explorador para checar a consistência da lesão. O explorador deve servir para obter informações adicionais a respeito da textura das margens e da base da cavidade (Elderton, 1990; Chan, 1993).

Em países como a Holanda (Truin *et al.*, 1993) e do Reino Unido (Pitts, 1993; Pitts *et al.*, 2004), a tendência atual favorece o exame epidemiológico inteiramente visual. O critério adotado pelos ingleses para o diagnóstico de uma superfície cariada é de que "na opinião do examinador, após inspeção visual, existe uma lesão de cárie na dentina" (lesões de esmalte não são consideradas cárie), e um explorador pode ser usado para remover detritos e placa de fissuras (Pitts, 1993; Pitts *et al.*, 1997). Na Europa Ocidental, de maneira geral esses conceitos predominam (ver Capítulo 3; Pine, 1997; Marthaler, 1990).

As críticas feitas a esses critérios concentram-se em torno de dois pontos principais:

- Lesões reais de cárie limitadas ao esmalte simplesmente não são informadas e não entram nas estatísticas, produzindo uma redução artificial na prevalência de cárie na maioria dos países onde esta linha é adotada
- Cáries primárias e secundárias de dentina são subdiagnosticadas de maneira consistente, porque os exames são realizados em condições não ideais e sem o auxílio de radiografias.

A contestação a esses argumentos, feita pelos que são favoráveis aos novos métodos, aponta que qualquer método de diagnóstico epidemiológico induz a falhas nos dois sentidos (sub e superestimações), sujeitando-se a críticas específicas, além de que vários exames feitos em anos subsequentes não detectaram uma piora da situação, o que teria acontecido se fosse verdadeira a afirmativa de que nos estudos anteriores o número de lesões foi subestimado (Downer, 1992).

Com base na experiência norte-americana, Chan (1993) argumenta que, embora se possa questionar o poder diagnóstico da sonda exploradora em fóssulas e fissuras, ela ainda é útil na detecção de cáries secundárias na presença de restaurações, em particular em regiões que não permitem o exame visual. O explorador, por sua vez, continua sendo exigido em outras situações, como para definir a aceitabilidade marginal de uma restauração ou a eventual existência de cálculo.

Tanto a OMS quanto a Associação Britânica para o estudo da Odontologia Comunitária recomendam a adoção universal (o que inclui o diagnóstico de cáries) da mesma sonda exploradora empregada originalmente somente para exames ligados ao CPITN, com uma extremidade esférica de 0,5 mm.

Em relação à discussão sobre cáries de esmalte e dentina, há pelo menos consenso no sentido de que o diagnóstico da condição dentária de um lado e o tratamento recomendado de outro devem constituir categorias separadas (WHO, 1997; Pitts, 1993). Uma sugestão alternativa refere-se à divisão da lesão de cárie em dois tipos: o primeiro envolvendo casos para os quais cuidados não invasivos são aconselhados e o segundo para casos em que se indica o tratamento operatório (Pitts, 1992).

Diagnóstico radiológico

Sem dúvida, o uso de radiografia melhora a capacidade profissional de diagnosticar corretamente as cáries dentárias, mas a realização de radiografias *bite-wing* ou periapicais em massa acompanhando os exames clínicos e epidemiológicos é muito contestável. A atitude correta refere-se a reduzir ao mínimo necessário o emprego de radiações ionizantes a fim de minimizar os riscos, além de aplicar as menores doses possíveis quando a exposição do paciente for inevitável.

Diante das crescentes dificuldades de diagnóstico precoce em países com prevalência cada vez mais baixa de cárie, radiografias dentárias têm sido feitas cada vez mais frequentemente para auxiliar na detecção de lesões proximais e, ultimamente, até mesmo como um mecanismo de segurança para evitar que passem desapercebidas lesões de dentina ocultas ao exame visual (Scheutz, 1997; Weerheljm *et al.*, 1992). Além disso, o uso de radiografias como *screening* em populações com baixa prevalência de cárie é contestado pelo fato de que promove um grande número de resultados falso-positivos (Wenzel, 1993).

Vale lembrar ainda as recomendações procedentes da American Dental Association (ADA) de que "cada paciente é diferente do seguinte e assim a decisão sobre o uso ou não de radiografias deve ser individualizado" (ADA, 1989; U.S. Department, 1987).

Métodos alternativos

Com a crescente redução da ocorrência de cáries em crianças, o método clássico de diagnóstico epidemiológico, com base na constatação visual da existência ou não de cavidades – como se faz no CPO e ceo – cada vez mais é colocado em dúvida. Para superar essas dificuldades, surgem de um lado propostas de caráter inovador que insistem em exames visuais, tornando-os mais detalhados e com atenção voltada para os estágios iniciais de desmineralização, enquanto, de outro, privilegia-se cada vez mais a adoção de tecnologias baseadas na microeletrônica e na utilização de imagens buscando medir variações na densidade do tecido mineral dos dentes e, assim, detectar com a máxima precocidade possível o surgimento do processo de desmineralização (Pitts, 2004b; Ekstrand, 2004; Featherstone, 2004; Ismail, 2004).

Uma possibilidade é a transiluminação com fibra óptica, conhecida como *fibre optic transillumination* (FOTI) ou *digital imaging fibre ottic transillumination* (DIFOTI). Vem sendo empregada principalmente em pesquisas, como auxiliar para o diagnóstico de cáries em superfícies proximais de dentes posteriores, tendo em vista que não se baseia em radiações ionizantes, sendo biologicamente mais aconselhável que as radiografias. A visualização de uma sombra na dentina sob o esmalte intacto já possibilita um diagnóstico correto da ocorrência de cárie por esse método, cada vez mais considerado um apoio adicional em estudos epidemiológicos realizados junto a comunidades reconhecidas como de baixa prevalência de cárie (Pitts, 1993; Mitropoulos, 1988).

Outros métodos alvos de experimentos são a medição da resistência elétrica do dente: a espectroscopia de impedância com corrente alternativa (*alternative current impedance spectroscopy* – ACIST), o uso de tomografia (*optical coherence tomography* – OCT), de radiologia digital e de *laser* (*laser-induced fluorescence measurement* – DIAGNOdent; Pitts, 2004b; Longbottom e Huysmans, 2004; Stookey, 2004).

A separação temporária e eletiva de dentes posteriores, para possibilitar o exame direto de superfícies ocultas, ressurgiu nos últimos anos como uma prática não imediata (antes era costumeiro tentar a separação rápida, em consultório, causando grande desconforto ao paciente) com base no emprego de elastômeros ou bandas ortodônticas. Sem aplicação prática para estudos epidemiológicos, pode ser viável na clínica e em estudos acadêmicos voltados para o exame de crianças (Pitts, 1993).

Lentes de aumento ou lupas binoculares representam um meio auxiliar importante, com bom potencial de adoção em levantamentos epidemiológicos. Estudos atuais indicam que a capacidade de diagnóstico de lesões sem cavidade de esmalte ou escondidas sob selantes aumenta quando o exame visual recebe a ajuda dessas lentes (Whitehead e Wilson, 1992; Ismail *et al.*, 1992).

Corantes detectores de cárie cada vez mais se tornam uma realidade, podendo ser empregados para auxiliar na visualização de lesões iniciais de esmalte e para delimitar a existência e a extensão de lesões dentinárias (Chan, 1993).

É necessário referir expressamente o uso de qualquer método diverso do clínico de modo a tornar comparáveis os resultados alcançados em cada estudo.

Índice CPO

Originalmente formulado por Klein e Palmer em 1937, o índice de ataque de cárie, conhecido pelas iniciais CPO, permanece o mais utilizado em todo o mundo, mantendo-se como o ponto básico de referência para o diagnóstico das condições dentárias e para formulação e avaliação de programas de saúde bucal.

Quando a unidade de medida é o dente, tem-se o índice CPO-D, ou seja, Dentes Cariados, Perdidos e Obturados. Ainda que a denominação mais correta, no último caso, seja "Restaurado", para efeitos do índice se mantém a inicial "O" como uma concessão à sua melhor eufonia. Os critérios e códigos de cárie em dentição permanente ou temporária são apresentados no Quadro 5.3.

Cáries radiculares não estão incluídas, pois o índice é específico para problemas verificados na região da coroa dentária.

Considerando que o CPO-D codifica com peso idêntico dentes em condições clínicas bastante diversas, desde uma pequena cavidade até uma extração, desenvolveu-se como uma alternativa mais refinada e precisa o índice CPO-S, cuja unidade de medida é a superfície (S). Os 32 dentes permanentes são divididos em 148 superfícies (WHO, 1979) da seguinte maneira: molares e pré-molares com cinco superfícies cada uma – oclusal, mesial, distal, vestibular e lingual; incisivos e caninos com quatro superfícies cada uma – mesial, distal, vestibular e lingual. No caso de diagnóstico de extração ou extração indicada, anotar todas as faces nessa condição (um molar, por exemplo, é anotado como tendo cinco faces E ou Ei).

Em geral, mais utilizado em trabalhos de pesquisa, o CPO-S ganha significado e utilidade em estudos epidemiológicos levados a efeito em áreas de baixa prevalência de cárie em vista de sua maior sensibilidade e poder de discriminação. Em idades avançadas, o CPO-S tende à saturação, perdendo sua capacidade inicial de discernimento pela grande quantidade de superfícies atacadas.

Para a dentição temporária, os índices são identificados com minúsculas, denominando-se, respectivamente, ceo-d e ceo-s. Assim, o índice ceo-d é o correspondente ao CPO-D em relação à dentição decídua, mas inclui apenas os dentes cariados (c), com extração indicada (e) e obturados (o), excluindo os extraídos em virtude das dificuldades em separar os que o foram por causa de cárie dos perdidos pelo processo natural de esfoliação dentária.

No Brasil, o CPO costuma ser dividido em quatro componentes, acrescentando os dentes com extração indicada (Ei). Os fatores O e E representam a história pregressa, enquanto os fatores C e Ei compõem a história presente e correspondem às necessidades de tratamento. Quando forem considerados apenas os três componentes clássicos, como ocorre nos estudos internacionais que empregam a metodologia da OMS, as extrações indicadas devem ser incluídas no componente cariado (C ou c). Dentes perdidos são sinônimo de dentes extraídos.

Em vista do caráter cumulativo da cárie dentária, que se traduz em diferentes padrões de ataque ao longo da vida dos

Quadro 5.3 Critérios e códigos utilizados para o índice CPO tradicional.

Condição dentária	Critério de diagnóstico	Código*
Espaço vazio	Dente não erupcionado	0 (0)
Cariado	Quando apresentar: a) evidência de esmalte socavado (há uma cavidade definida onde o explorador penetra); b) em sulcos e fissuras nas quais o explorador prende, desde que exista tecido cariado amolecido e/ou opacidade de esmalte e manchas de cárie; c) em faces proximais se o explorador prende, ficando retido ao se fazer movimentos na direção cérvico-oclusal; d) em casos nos quais o explorador penetra entre o dente e a restauração; e) há uma restauração, mas está presente um dos critérios anteriores	1 (6)
Obturado (restaurado)	O dente está perfeitamente restaurado com material definitivo, como ouro, amálgama etc. Pode haver uma falha na restauração, mas não se consegue inserir o explorador entre ela e o dente	2 (7)
Extraído	A perda decorreu da cárie dentária. Não se aplica à dentição temporária	3
Extração indicada	Há uma lesão que atingiu a câmara pulpar	4 (8)
Hígido	Inexiste cárie ou restauração	5 (9)
Exclusões	O dente foi extraído por outros motivos que não a cárie dentária, como fratura, correção ortodôntica, doença periodontal ou necessidade protética	x (x)

* Entre parênteses, consta o código para a dentição temporária. Códigos e critérios são válidos para os índices CPO-D, CPO-S, ceo-d, ceo-s. O índice é o resultado da soma dos códigos 1, 2, 3 e 4.

seres humanos, o índice CPO deve ser expresso por idade ou por grupo etário. Quanto mais avançada a idade, mais alto é o CPO. Mesmo em populações com tradição secular de prevalência muito baixa de cárie, o índice cresce continuamente com o tempo. Tomando-se como exemplo dados da República Democrática do Iêmen (Leous, 1982), observa-se que, aos 12 anos de idade, cada criança apresenta em média 0,6 dente atacado pela cárie, valor que passa a ser de 1,4 aos 15 anos e de 2,8 entre 35 e 44 anos. Embora o CPO se mantenha sempre em níveis mínimos, o aumento verificado no período de vida citado equivale a 375%, proporcionalmente superior ao observado em países com CPO médio ou alto (122% no Japão e 178% na Venezuela em idêntico intervalo de tempo).

Há diferenças importantes em relação aos componentes do índice segundo o nível de saúde e a existência ou não de serviços curativos e preventivos satisfatórios. Em países sem programas de saúde pública eficazes nos quais a população não tem acesso a serviços odontológicos regulares (como é o caso do Brasil e da quase totalidade das nações latino-americanas), o crescimento do índice durante a adolescência e principalmente na fase adulta se dá primeiro pelo componente "E", ou seja, dos dentes extraídos que predominam amplamente sobre os dentes C, O e Ei. Estimativas com base em dados contemporâneos para a população urbana brasileira de 35 a 44 anos indicam que cerca de 67% do CPO-D na faixa de 35 a 44 anos e 86% na faixa de 50 a 59 anos decorre dos dentes perdidos (Pinto e Lima, 2006).

Embora se trate de um índice específico de cárie dentária, nos adultos – a não ser que exista algum interesse específico do programa local em conhecer as causas pelas quais os dentes foram extraídos – deve-se considerar o CPO um índice universal e representativo do estado de saúde da dentição, ou seja, não efetuando distinção entre dentes perdidos por cárie ou por outros motivos.

As limitações do CPO clássico passaram a ser cada vez mais evidentes na medida em que a prevalência de cárie começou a diminuir e a saúde bucal deixou de ser vista como um elemento isolado passando a ser analisada como um dos fatores que contribuem para a saúde geral e para o bem-estar de cada indivíduo e de cada comunidade (ver Capítulo 6).

Índice CPO inovado

Considerando a difusa situação epidemiológica encontrada no Brasil, ainda não há justificativa suficiente para adotar o enfoque europeu de maneira acrítica e automática. Ao mesmo tempo, não há como fugir da discussão anteriormente resumida, e a manutenção dos critérios tradicionais de exame pelo índice CPO, igualmente, não encontra justificativa razoável.

Epidemiologistas brasileiros são forçados a conviver com situações tão distintas quanto a de comunidades nas quais a prevalência da cárie dentária permanece similar ou é ainda pior que a encontrada no estudo do Ministério da Saúde de 1986 (Brasil, 1989), enquanto na maioria das cidades houve uma redução de tal ordem que o CPO em crianças já se aproxima das médias constatadas no mundo desenvolvido (Pinto e Lima 2006; Sesi, 1996, 1998; Ministério da Saúde, 2006; Paraná, 1997).

Novos padrões de diagnóstico de cárie têm sido internacionalmente criados (modelo SIDALC, ou ICDAS, pela sigla em inglês) e gradativamente passarão a ser utilizados tanto por pesquisadores quanto por profissionais de saúde pública em sua prática regular.

Para efeitos de estudos epidemiológicos nacionais, pelas metodologias e os índices tradicionais, sugere-se observar os seguintes pontos:

- Realizar exames em ambiente não clínico, com iluminação adequada a critério de cada profissional, ou seja, que possibilite suficiente visualização dos dentes e tecidos bucais. De preferência, a iluminação deve ser natural por motivos de custo e praticidade em estudos de campo, mas focos de luz artificial são admissíveis desde que haja condições para tanto
- Secar e limpar os dentes previamente ao exame, embora desejável, não são exigências que possam ser generalizadas, diante do tempo consumido por esses procedimentos quando executados por um dos componentes da equipe odontológica. Em áreas de baixa prevalência de cárie, estudos interessados em alcançar um grau elevado de precisão no diagnóstico visual podem lançar mão desses artifícios. Quando isso for feito, há necessidade de informar claramente no capítulo sobre "materiais e métodos", a fim de estabelecer a diferença em relação aos levantamentos gerais que efetuam o exame em condições naturais. Ainda assim, a maioria dos estudos tem condições de proporcionar uma toalha de papel aos pacientes, para que eles sequem superficialmente os dentes instantes antes do exame, sendo este um procedimento aconselhado
- Radiografias não são exigidas
- Realizar exame visual com ajuda de sonda exploradora dotada de extremidade circular (*ball-ended explorer*, conforme recomendado pela OMS), utilizando-a com cuidado e somente para remover resíduos ou placa, testar a adequação marginal e verificar a consistência de lesões de cárie diagnosticadas visualmente
- Não exercer pressão com a sonda sobre a superfície dentária, evitando provocar rompimento de equilíbrio que facilite a difusão de lesões não aparentes ou iniciantes
- Fazer primeiro o diagnóstico da condição dentária, informando se o dente está hígido, cariado, perdido ou obturado. Esta é a informação que se traduz no índice CPO. Em seguida, pode ser codificado o tratamento necessário
- Anotar como dente ou superfície cariada toda lesão de cárie existente, esteja ela no esmalte ou na dentina. Essa condição (cárie de esmalte ou de dentina) deve ser anotada com clareza, conferindo um código para cada uma. Ambas são incluídas no CPO, pois, na verdade, exigirão algum tipo de intervenção ou monitoramento. Muitas vezes, a tarefa de remineralizar uma lesão inicial exige maiores investimentos em termos de tempo e de materiais que uma restauração. Não omitir, por exemplo, o diagnóstico de cárie de esmalte, pois isso pode mascarar seu resultado final e dificultar a comparação com estudos efetuados em regiões ou localidades de alta prevalência nas quais as lesões de esmalte são anotadas como cárie de maneira inquestionável
- Em seguida, anotar o tratamento sugerido, como ocorre no formulário da OMS. Ainda que isso possa consumir tempo adicional de exame e de tabulação, trata-se de uma medida aconselhável inclusive por possibilitar uma solução concreta ao aparente dilema "cárie de esmalte e cárie de dentina". Dessa maneira, fica claro se o dente deverá ser restaurado, receber uma aplicação de selante ou se é candidato à remineralização pela bateria de métodos disponíveis com tal finalidade. A tabulação dos tratamentos sugeridos deve ser feita em separado, não interferindo nos resultados do CPO, pois se referem exclusivamente ao diagnóstico da condição dentária.

Tomando como ponto de apoio a discussão desenvolvida nos tópicos precedentes, sugere-se a adoção de um novo padrão de critérios mínimos para o índice CPO, em substituição ao padrão tradicional de diagnóstico ainda vigente na maior parte do país. O Quadro 5.3 relembra as bases adotadas para o CPO tradicional, enquanto o Quadro 5.4 especifica os códigos e critérios de diagnóstico da condição dentária que correspondem ao que se pode denominar CPO inovado, possibilitando uma comparação direta entre os dois modelos. Em seguida, o Quadro 5.5 apresenta o conjunto de opções referente ao tratamento recomendado, que constitui um bloco à parte destinado a orientar a tomada de decisões quanto ao desenvolvimento do programa de atendimento odontológico da comunidade pesquisada, e não entra no cômputo do índice.

Essa nova formulação é um reconhecimento da inevitabilidade de modificação de critérios de exames bucais coletivos, seguidos durante quase meio século no Brasil (período no qual o CPO se manteve virtualmente o mesmo); paralelamente, busca-se adotar um novo padrão compatível com a realidade epidemiológica nacional que surgiu de modo especial a partir da década de 1990. Rigorosamente, o modelo proposto não representa uma inovação do ponto de vista tecnológico, uma vez que se limita a especificar as condições de cárie de dentina e cárie de esmalte com o objetivo estrito de evitar interpretações incorretas ou imprecisas do quadro epidemiológico, além de possibilitar uma comparação mais correta com outros estudos.

Vale lembrar que em qualquer caso são examinados todos os dentes, ou seja, em adultos o exame epidemiológico inclui os 32 dentes. Quando o estudo quiser referir-se, para a dentição permanente, apenas ao total de 28 dentes, excetuando os terceiros molares do exame epidemiológico, essa condição deve ser informada.

Sistema Internacional de Detecção e Avaliação de Lesões de Cárie – SIDALC (International Caries Detection and Assessment System – ICDAS)

Andrea G. Ferreira Zandoná

Seu desenvolvimento partiu da experiência adquirida em varias revisões e estudos sobre os sistemas clínicos de detecção

Quadro 5.4 Critérios e códigos utilizados para o índice CPO inovado.

Condição dental	Critério diagnóstico	Código*
Dentes presentes	Contagem de todos os dentes, desde que qualquer parte esteja visível ou possa ser tocada com explorador	
Não erupcionado	O dente ainda não erupcionou ou é congenitamente ausente	0 (0)
Cárie de esmalte	Há uma lesão de cárie, ativa ou não, limitada ao esmalte	1 (A)
Cárie de dentina	Há uma lesão de cárie, ativa ou não, que envolve a dentina, mas não atinge a câmara pulpar	2 (B)
Cárie com envolvimento pulpar	Há uma lesão de cárie que atinge a polpa dentária exigindo tratamento endodôntico ou extração	3 (C)
Obturado	Há uma restauração permanente satisfatória feita com qualquer material	4 (D)
Extraído por cárie	A exodontia foi realizada em decorrência da cárie dental	5
Extraído por outras razões	A exodontia foi realizada em decorrência de qualquer outro motivo que não a cárie dental	6
Hígido	O dente é sadio se inexistem lesões de cárie ou restaurações. Estágios iniciais, pré-cavitação, não são considerados. Anotar como hígidos dentes com mancha branca, descoloração ou manchas rugosas, fissuras e fóssulas manchadas por motivos que não a cárie, marcas de fluorose dentária, abrasão, lesões questionáveis	7 (E)
Sem diagnóstico	O dente é excluído por impossibilidade de chegar a um diagnóstico adequado (p. ex., se a maior parte das superfícies está coberta por uma banda ortodôntica)	8 (F)

* Entre parênteses, consta o código para a dentição temporária. Códigos e critérios são válidos para os índices CPO-D, CPO-S, ceo-d, ceo-s. O índice é o resultado da soma dos códigos 1, 2, 3, 4 e 5.

Quadro 5.5 Critérios e códigos para o tratamento recomendado após exame pelo índice CPO inovado.

Tratamento recomendado	Critério	Código
Nenhum	O dente está sadio ou a decisão consiste em observar a evolução de qualquer anormalidade existente	0
Tratamento preventivo	Na presença de lesão inicial de cárie ou em estágio de pré-cavitação, manchas brancas ativas etc., que não justifiquem a restauração, e sim a aplicação de fluoretos ou outros métodos profiláticos	1
Selante	Quando a decisão consistir em aplicar um selante de fóssula e fissura, desde que a idade do paciente justifique	2
Restauração de uma superfície	O dente deve ser restaurado, mas a lesão envolve apenas uma superfície	3
Restauração de duas ou mais superfícies	O dente deve ser restaurado e a lesão envolve pelo menos duas superfícies	4
Tratamento endodôntico	Existe lesão pulpar, que possibilita o tratamento seguido de restauração	5
Extração	Existe lesão pulpar, destruição ou mobilidade tão intensas que impossibilitam o tratamento conservador	6
Outros cuidados	Qualquer tratamento não incluído nos códigos precedentes, especificado	7

de cárie existentes (Chesters *et al.*, 2002; Ekstrand *et al.*, 1997, 2001, 2005; Fyffe *et al.*, 2000; Ismail, 2004a; Ricketts *et al.*, 2002). Os critérios foram inicialmente estabelecidos pelo Comitê de coordenação do ICDAS (Pitts *et al.*, 2004), mas foi em março de 2005, no Workshop realizado em Baltimore, Maryland, EUA,* que o modelo se consolidou, originando o SIDALC II.

O objetivo estabelecido pelo Comitê de Coordenação foi promover um sistema padronizado baseado em evidências que pudesse conduzir a informações de melhor qualidade para subsidiar decisões a respeito de diagnóstico, prognóstico e gestão clínica de cáries dentárias tanto no nível do indivíduo quanto da saúde pública (Pitts *et al.*, 2004). Muitos sistemas visuais para graduação de cáries dentárias, incluindo lesões não cavitadas, têm sido propostos nos últimos anos e são de conhecimento geral. Esse novo índice internacional visa à obtenção de dados a serem coletados em diferentes lugares e tempos com a mesma linguagem. Objetiva, também, unir o conhecimento adquirido sobre a iniciação e progresso das lesões de cárie para uso em epidemiologia e pesquisa clínica. O SIDALC pode ser útil particularmente quando se propõe fazer um diagnóstico mais abrangente do nível de cáries em uma população para implementar estratégias de prevenção (Melgar *et al.*, 2016).

O sistema tem sido amplamente utilizado em nível global, como atestam publicações de diversos países. Tal aceitação se deve, sem dúvida, a uma das grandes vantagens do SIDALC, que o diferencia de outros sistemas ou índices: a possibilidade de ser modificado sem que sua integridade seja afetada. Funciona como um guarda-roupa no qual o usuário pode escolher o que sirva melhor para sua necessidade.

O índice está sendo usado em vários estudos e os dados indicam que apresenta boa capacidade de reprodução (Ekstrand *et al.*, 2007; Ismail *et al.*, 2006; Ferreira Zandoná *et al.*, 2009, 2012, 2013; Braga *et al.*, 2010a), é capaz de diferenciar grupos de tratamento a curto prazo (8 meses; Ferreira Zandoná *et al.*, 2004; Ekstrand *et al.*, 2010), tem boa sensibilidade e especificidade quando comparado com exames histológicos de dentes extraídos (Ferreira Zandoná *et al.*, 2003; Ekstrand *et al.*, 2010; Diniz *et al.*, 2009, 2016; Jallad *et al.*, 2015), e classifica a atividade das lesões usando uma combinação de suas características visuais, localização e a sensação tátil (Ekstrand *et al.*, 2007; Braga *et al.*, 2010a, 2010b, 2010c).

A atratividade dos códigos reside no fato de que podem ser modificados para adaptar-se às exigências de quem os utiliza. Em casos como os encontrados em levantamentos epidemiológicos realizados em condições não ideais, sem ar comprimido disponível, os códigos 1 e 2 podem não ser factíveis, deixando de ser usados. Se não se puder realizar a escovação dos dentes, então apenas cavidades francamente visíveis poderão ser diagnosticadas por meio do emprego dos códigos 5 e 6, sem afetar a validade do sistema (Jablonski-Momeni *et al.*, 2010). Em virtude dessa flexibilidade, o índice pode ser facilmente transformado no CPOD de acordo com os critérios da OMS. Estudos demonstraram que, ao usar o código 3 do SIDALC como corte, os dados são comparáveis aqueles obtidos com os critérios da OMS (Braga, 2009). Outra opção para avaliar o nível de cáries em uma população por meio do SIDALC consistiria na somatória de seus códigos (ElSalhy *et al.*, 2017). Com base na somatória dos códigos de 10 superfícies na dentição decídua (bucal do 51 e 61 e oclusal do 54, 55, 64, 65, 74, 84 e 85) e 12 superfícies na dentição permanente (lingual do 16 e 26; bucal do 36 e 46; oclusal do 14, 16, 24, 26, 36, 37, 46 e 47), é possível uma excelente aferição do padrão de cárie individual em pessoas de todos os níveis de cárie – baixo, médio e alto –, diminuindo o tempo de exame. Em qualquer caso, as condições sob as quais se realizam os exames para o SIDALC devem ser cuidadosamente descritas, a fim de que se saiba como correlacioná-los com dados e informações coletados em distintas situações.

Critérios

Antes de apresentar os critérios, é importante esclarecer os termos em que o Comitê fundamentou seu trabalho. A Figura 5.7 ilustra a terminologia empregada pelo comitê coordenador do SIDALC, atualizando-a em termos de cáries dentárias (Pitts, 2004).

Além disso, utilizaram-se os termos a seguir, estabelecidos pelo Workshop de Consenso Internacional em Investigações Clínicas de Cárie (Pitts e Stamm, 2004):

- Diagnóstico de cárie: implica o resultado da análise profissional de todos os dados disponíveis
- Detecção de lesão: implica algum método objetivo de determinação quando houver ou não sinais do processo carioso
- Avaliação de lesão: objetiva caracterizar ou monitorar uma lesão, quando detectada.

Para a elaboração dos critérios, preocupou-se em focar nos conceitos de formação de lesão. Os estágios de lesões cariadas, no que se relaciona com gravidade e profundidade histológica, foram estabelecidos de acordo com os critérios de Ekstrand *et al.* (1995). De acordo com esse critério, lesões brancas de fóssulas que necessitam de secagem a ar tendem a limitar-se à metade externa do esmalte. A profundidade de uma lesão branca ou marrom de fóssula, francamente visível, sem uso de ar, localiza-se entre a metade interna do esmalte e o terço externo da dentina. O colapso localizado do esmalte em decorrência de cárie, sem dentina visível, indica que a lesão se estende ao terço médio da dentina. Além disso, uma sombra de tons acinzentados, marrons ou azulados da dentina, aparecendo por um esmalte aparentemente intacto, também indica uma lesão que se estende ao terço médio da dentina. Cavidades com dentina francamente visível indicam que uma lesão se estendeu a seu terço médio. Essa correlação com os aspectos histológicos torna-se muito importante quando se consideram as opções de tratamento diante da gravidade e dos estágios de atividade.

Para usar os critérios como preconizado, um dos principais requisitos para aplicação do sistema SIDALC consiste no exame de dentes limpos e secos. Isso pode ser realizado por uma completa escovação dos dentes, somente com água, tanto por um profissional quanto pelo próprio sujeito/paciente. Em ambos os casos, qualquer placa ou resíduo remanescente pode ser removido com o auxílio de um instrumental de ponta esférica. O uso do instrumental pontiagudo não é necessário, pois não acrescenta precisão de detecção e pode danificar a superfície do esmalte que cobre lesões cariadas precoces (Ekstrand *et al.*, 1987; Bergman e Lindén, 1969), entretanto, como já mencionado, se não for possível realizar a limpeza, somente os códigos 5 e 6 deverão ser utilizados, anotando-se que estas compreenderam as condições sob as quais foi realizado o exame.

---

* O Workshop realizado em Baltimore, Maryland, EUA, foi promovido pelo National Institute of Dental and Craniofacial Research, pela American Dental Association e pela International Association for Dentária Research. Os membros do Comitê e autores do Informe Final a respeito do SIDALC foram os Drs. D. Banting, H. Eggertsson, K.R. Ekstrand, A. Ferreira Zandoná, A.I. Ismail (copresidente), C. Longhottom, N.B. Pitts (copresidente), E. Reich, D. Ricketts, R. Selwitz, W. Sohn, G.V. Topping (coordenador), D. Zero.

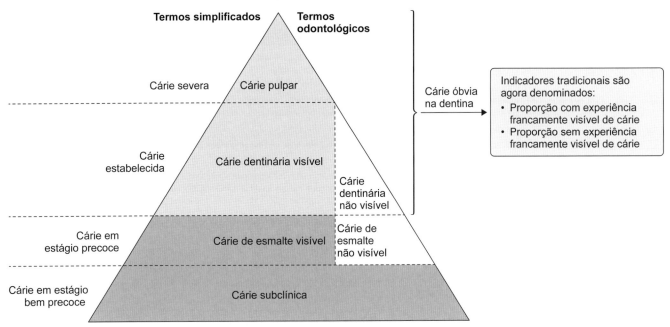

Figura 5.7 Terminologia utilizada pelo SIDALC.

O treinamento no método incluiu palestras e atividades de *hands-on* (práticas) com o exame de dentes extraídos e dentes montados em um manequim, com um examinador experiente como o padrão-ouro. O programa de treinamento recomendado pelo comitê SIDALC e aprovado com sucesso para capacitar os examinadores no uso desses critérios é composto por meio dia de palestras seguido de exercícios de *hands-on* em dentes extraídos e mais um treinamento (sugestão de 2 dias) com um grupo de participantes de pesquisa, contendo números equilibrados de faces dentárias com SIDALC de códigos 0 a 6, antes da aferição, utilizando um examinador sênior como padrão de referência (Ismail *et al.*, 2007). Devem ser realizadas discussões entre o examinador sênior e o pessoal em treinamento para identificar diferenças de interpretação. A calibração pode ser realizada pelo exame de 50 participantes, previamente escolhidos, para proporcionar um equilíbrio entre todos os códigos. Os exames de 20 pessoas devem ser repetidos para proporcionar dados confiáveis, com um grau de confiabilidade de pelo menos *kappa* = 0,65+. Após o treinamento bem-sucedido e a sessão de calibração/aferição, os examinadores normalmente estão aptos a realizar exames completos no intervalo de 6 a 8 min, quando utilizam toda a faixa de códigos. Se os códigos não forem completos, pode-se realizar os exames em um espaço de tempo menor que o preconizado pela OMS. Outra opção refere-se a utilizar a somatória dos códigos com base apenas em superfícies específicas (10 em dentes decíduos e 12 em dentes permanentes como já descrito; ElSalhy *et al.*, 2017).

É importante assegurar que, além do treinamento, os examinadores usem iluminação adequada (Neuhaus *et al.*, 2015; Ari e Ari, 2013) e lupa com aumento de até 2 vezes.

Um examinador sênior é um dentista com experiência no uso do SIDALC, com alto grau (*kappa* = 0,75+) de confiabilidade intraexaminadores, capacitado por outro examinador SIDALC experiente. Em alguns estudos, um examinador sênior pode trabalhar concorrentemente com outros examinadores, para chegar a uma decisão final. O termo "examinador sênior" se refere ao padrão que será utilizado para comparar com os achados dos examinadores em um estudo. O relato de um estudo deve proporcionar detalhes sobre o exercício de calibração e o(s) do(s) examinador(es) sênior(es).

Critérios SIDALC

Os critérios (0 a 6) podem ser utilizados para todos os dentes permanentes e decíduos, em todas as faces e em todos os tipos de lesões, isto é, lesões primárias, e também as cáries ao redor de restaurações ou selantes [chamadas de CARS (Cárie associada com restaurações e selantes), segundo o SIDALC]. As cáries radiculares podem ser igualmente avaliadas nesse método, porém o critério se resume a 3 códigos (0 ou hígido, 1 ou não cavitado, 2 cavitação), e não os 7 códigos adotados para as superfícies coronárias.

As Tabelas 5.10 a 5.14 contêm os critérios para cada código e a respectiva condição dentária. A Figura 5.8 ilustra os códigos nas faces oclusais. Uma descrição mais completa pode ser encontrada no *site* do comitê: <www.icdas.org>.

Método de codificação de dois dígitos

Sugere-se um sistema de dois números: o primeiro dígito identifica restaurações/selantes, enquanto o segundo se refere a lesões de cárie (ou ausência de lesão). Por exemplo: um dente restaurado com amálgama que também apresente uma cavidade extensiva distinta com dentina visível poderia receber o código 4 (para restauração com amálgama) ou 6 (cavidade distinta); um dente não restaurado com uma cavidade distinta poderia ser 6. Um exemplo de uma forma utilizada para o exame SIDALC é mostrado na Figura 5.9. À medida que o examinador segue de dente em dente, este pode ser identificado como permanente ou decíduo, por meio do preenchimento da célula "decídua". Cada face dentária é classificada começando com a oclusal, seguida da vestibular, mesial, palatina (ou lingual) e distal. As restaurações são anotadas primeiro, seguidas da gravidade (em lesão) e, depois, a atividade. O código do dente indica se é hígido ou cariado, com base no código SIDALC, que pode ser usado para calcular direta

Tabela 5.10	Classificação de fóssulas e fissuras.	
Código	Condição	Critério
0	Superfície dentária sadia	Sem alteração, ou alteração duvidosa na translucidez do esmalte após secagem a ar prolongada (> 5 s). Hipoplasias, fluorose, desgaste ou manchas devem ser ignorados (consideradas como face sadia)
1	Primeira alteração visual no esmalte	Opacidade ou descoloração não visível na superfície úmida, mas claramente visível após secagem, ou alterações vistas na superfície úmida, mas limitadas às áreas de fóssula e fissura
2	Alteração visual clara no esmalte	Opacidade ou descoloração claramente visível na superfície úmida e/ou mais ampla que a fissura/fóssula
3	Colapso localizado do esmalte em decorrência da cárie sem dentina visível	Colapso inicial de esmalte, localizado em esmalte opaco ou descolorido no limite ou na própria fóssula/fissura, surgindo de modo substancial e não natural mais ampla que o normal, mas a dentina não é visível nas paredes ou na base da cavidade/descontinuidade. Em caso de dúvidas, ou para confirmar avaliação visual, pode ser utilizada a sonda OMS/CPI/PSR, cuidadosamente ao longo da superfície para confirmar a presença de uma cavidade, deslizando a esfera pela fóssula e pela fissura suspeitas
4	Sombra escura subjacente a partir da dentina com ou sem colapso localizado do esmalte	Sombra de dentina descolorida (cinza, azul ou marrom) visível por um esmalte aparentemente intacto (mais facilmente visto em esmalte úmido) ou um colapso localizado do esmalte
5	Cavidade distinta com dentina visível	Cavitação em esmalte opaco ou descolorido expondo a dentina – cavitação francamente visível. Evidência visual de desmineralização no limite da fóssula/fissura e, na opinião dos examinadores, com dentina exposta
6	Cavidade extensiva distinta com dentina visível	Perda evidente de estrutura dentária, a cavidade é profunda e ampla e a dentina está claramente visível nas paredes e na base, revelando uma cavitação extensiva – possivelmente atingindo a polpa

Tabela 5.11	Classificação de superfícies lisas.	
Código	Condição	Critério
0	Superfície dentária sadia	Sem alteração, ou alteração duvidosa em translucidez do esmalte após secagem a ar prolongada (> 5 s). Hipoplasias, fluorose, desgaste ou manchas devem ser ignoradas
1	Primeira alteração visual no esmalte	Opacidade ou descoloração não visíveis na superfície úmida, mas claramente visíveis após a secagem
2	Alteração visual clara no esmalte	Opacidade ou descoloração distintamente visível na superfície úmida
3	Face não cavitada com sombra escura subjacente a partir da dentina	Sombra de dentina descolorida (cinza, azul ou marrom) visível por um esmalte aparentemente intacto, além da lesão de fóssula branca ou marrom
4	Colapso localizado do esmalte em decorrência da cárie sem dentina visível	Perda de integridade do esmalte em virtude da cárie, sem dentina exposta. Em caso de dúvidas, ou para confirmar avaliação visual, pode ser utilizada uma sonda CPI cuidadosamente pela superfície para confirmar a perda de integridade da superfície
5	Cavidade distinta com dentina visível	Cavitação em esmalte opaco ou descolorido com dentina exposta. Pode ser utilizada uma sonda CPI para confirmar se a esfera penetrar na cavitação e o examinador determinar que a dentina está exposta
6	Cavidade extensiva distinta com dentina visível	Perda óbvia de estrutura dentária, a cavidade extensiva pode ser profunda e ampla e a dentina está claramente visível nas paredes e na base

Tabela 5.12	Classificação de faces proximais.	
Código	Condição	Critério
0	Superfície dentária sadia	Sem alteração, ou alteração duvidosa em translucidez do esmalte após secagem a ar prolongada (> 5 s). Hipoplasias, fluorose, desgaste ou manchas são consideradas face sadia
1	Primeira alteração visual no esmalte	Opacidade ou descoloração não visível na superfície úmida, mas claramente visível após secagem, com visão de uma direção vestibular ou lingual
2	Alteração visual clara no esmalte	Opacidade ou descoloração distintamente visível na superfície úmida. Pode ser vista quando da perspectiva da direção vestibular ou lingual. Além disso, quando vista a partir da direção oclusal, surge como uma sombra confinada ao esmalte, mesmo pelo rebordo marginal
3	Face não cavitada com sombra escura subjacente a partir da dentina	Sombra de dentina descolorida (cinza, azul ou marrom) visível por meio de um rebordo marginal aparentemente intacto, como uma sombra intrínseca (mais facilmente vista quando úmida)

(continua)

Tabela 5.12	(Continuação) Classificação de faces proximais.	
Código	**Condição**	**Critério**
4	Colapso localizado do esmalte em decorrência da cárie sem dentina visível	Perda de integridade do esmalte em decorrência da cárie, vista a partir da direção vestibular ou lingual. Também pode aparecer sombra de dentina descolorida sob o rebordo marginal. Em caso de dúvidas, ou para confirmar avaliação visual, pode ser utilizada uma sonda CPI gentilmente pela superfície para confirmar a perda de integridade da face
5	Cavidade distinta com dentina visível	Cavitação em esmalte opaco ou descolorido com dentina exposta. Pode ser utilizada uma sonda CPI para confirmar se a esfera penetrar na cavitação e o examinador determinar que a base está na dentina
6	Cavidade extensiva distinta com dentina visível	Perda óbvia de estrutura dentária, a cavidade extensiva pode ser profunda e ampla e a dentina está claramente visível nas paredes e na base. O rebordo marginal pode ou não estar presente

Nota: as faces proximais sem outro dente adjacente a elas (dentro de 1 mm) serão registradas como vistas no exame visual direto. Assim, os critérios para gravidade e atividade daquelas lesões serão os utilizados para faces lisas livres.

Tabela 5.13	Classificações de cáries associadas com restaurações.	
Código	**Descrição**	
0	Sadio. Sem evidência de cáries (sem alteração ou com alteração duvidosa na translucidez do esmalte após secagem a ar prolongada por 5 s). Superfícies com defeitos marginais menores que 0,5 mm de largura, defeitos de desenvolvimento, como hipoplasias de esmalte, fluorose, desgaste dentária (atrito, abrasão ou erosão) e manchas intrínsecas ou extrínsecas serão registrados como sadios	
2	Alteração clara no esmalte/dentina. Se a margem estiver no esmalte, é vista primeiro úmida. Quando úmida, há opacidade ou descoloração cariosa não consistente com a aparência clínica do esmalte sadio. Se a margem estiver na dentina, esse código se aplica à descoloração cariosa não consistente com a aparência clínica de dentina sadia ou cemento	
4	Cárie marginal em esmalte/dentina/cemento adjacente a uma restauração/selante com sombra escura subjacente a partir da dentina. Sombra de dentina descolorida, visível por meio de uma superfície de esmalte aparentemente intacto. Essa aparência normalmente é observada mais facilmente quando o dente está úmido e é uma sombra escura e intrínseca que pode ser de cor cinza, azul, laranja ou marrom	
5	Cavidade distinta adjacente à restauração/selante com dentina visível no espaço interfacial com sinais de cárie com um intervalo maior que 0,5 mm na largura	
6	Cavidade extensiva distinta com dentina visível. Perda óbvia de estrutura dentária; a cavidade extensiva pode ser profunda ou ampla e a dentina está claramente visível tanto nas paredes quanto na base	

Tabela 5.14	Lesões cariosas de superfície radicular.	
Código*	**Critério**	
E	Face excluída se não visualizada diretamente	
0	Sem descoloração não usual que se distingue das áreas circunvizinhas ou radicular adjacente, nem apresenta defeito de superfície tanto na junção amelocementária (JCE) quanto na totalidade da superfície radicular; ou a superfície radicular apresenta uma perda definitiva de continuidade de superfície ou contorno anatômico não consistente com o processo de cárie dentária	
1	Área claramente demarcada na superfície radicular ou na JCE que está com descoloração (marrom claro/escuro, preto), mas não há cavitação (perda de contorno anatômico < 0,5 mm)	
2	Área claramente demarcada na superfície radicular ou na JCE que está com descoloração (marrom claro/escuro, preto) e com cavitação (perda de contorno anatômico ≥ 0,5 mm)	

* Será aplicado um código por superfície radicular.

ou indiretamente o CPOD, dependendo das regras utilizadas. Por exemplo, se os selantes forem considerados restaurações, a regra é ter em conta o código do dente como sadio e calcular o CPOD diretamente, mas, se os selantes forem considerados cariados, o CPOD deverá ser calculado desconsiderando os selantes, ou seja, indiretamente.

O sistema proposto para codificar restauração/selante consiste em:

- 0 = hígido: ou seja, face não restaurada ou selada (usar com os códigos para cárie decídua)
- 1 = selante, parcial
- 2 = selante, total
- 3 = restauração de resina
- 4 = restauração amálgama
- 5 = coroa metálica
- 6 = coroa ou *veneer* de porcelana, ouro ou metalocerâmica
- 7 = restauração ausente ou partida
- 8 = restauração provisória
- 9 = utilizado para as seguintes condições
- 96 = face dentária não pode ser examinada: face excluída
- 97 = dente ausente em decorrência de cárie
- 98 = dente ausente por motivos diversos das cáries
- 99 = não erupcionado.

Para a ficha de exame, os dentes podem ser identificados quanto à sua situação com as iniciais: s = hígido; ni = não irrompido; x = perdido por cárie; y = perdido por outros motivos; na = não aplicável; c = cariado.

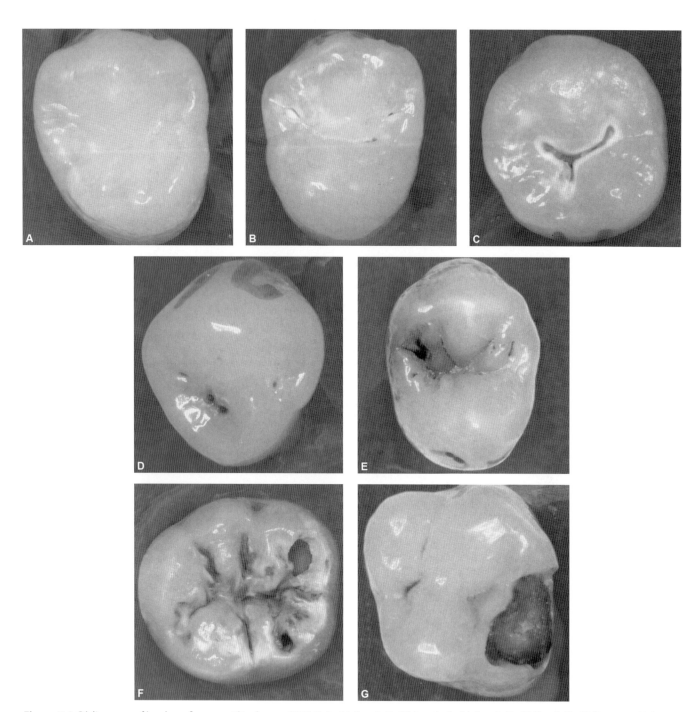

Figura 5.8 Códigos para fóssulas e fissuras utilizados no SIDALC. **A.** Código 0. **B.** Código 1. **C.** Código 2. **D.** Código 3. **E.** Código 4. **F.** Código 5. **G.** Código 6. *Ver Encarte*.

Figura 5.9 Formulário de exame para o SIDALC. (*Continua*)

**: Em restauração colocar código 1 a 9; em "lesão" incluir o código SIDALC de severidade; em "atividade" escrever 1 ou 2 (sim ou não).
*: Os códigos dos dentes, que podem ser usados para calcular o CPOD, são S = sadio; NI = não irrompido; X = perdido por cárie; Y = perdido por outras razões. NA = não aplicável; C = cariado.

146 Saúde Bucal Coletiva

Superior esquerdo

	1 Central			2 Lateral			3 Canino			4 1º pré-molar			5 2º pré-molar			6 1º molar			7 2º molar			
	Restauração	Lesão	Atividade	Restauração	Lesão	Atividade	Restauração	Lesão	Atividade	Restauração	Lesão	Atividade	Restauração	Lesão	Atividade	Restauração	Lesão	Atividade	Restauração	Lesão	Atividade	
Decíduo?																						
Código do dente																						
Oclusal																						
Vestibular																						
Mesial																						
Lingual																						
Distal																						
Sulco palatino																						

Inferior esquerdo

	1 Central			2 Lateral			3 Canino			4 1º pré-molar			5 2º pré-molar			6 1º molar			7 2º molar			
	Restauração	Lesão	Atividade	Restauração	Lesão	Atividade	Restauração	Lesão	Atividade	Restauração	Lesão	Atividade	Restauração	Lesão	Atividade	Restauração	Lesão	Atividade	Restauração	Lesão	Atividade	
Decíduo?																						
Código do dente																						
Oclusal																						
Vestibular																						
Mesial																						
Lingual																						
Distal																						
Ponto vestibular																						

**: Em restauração colocar código 1 a 9; em "lesão" incluir o código SIDALC de severidade; em "atividade" escrever 1 ou 2 (sim ou não).
*: Os códigos dos dentes, que podem ser usados para calcular o CPOD, são S = sadio; NI = não irrompido; X = perdido por cárie; Y perdido por outras razões. NA = não aplicável; C = cariado.

Figura 5.9 (*Continuação*) Formulário de exame para o SIDALC.

Considerações especiais

- Em caso de dúvidas, o examinador deve utilizar o menor código (o menos grave)
- Pode ser necessário distinguir entre dentes não erupcionados, extraídos em decorrência de cárie e aqueles extraídos ou ausentes por outros motivos
- Dentes não vitais devem ser codificados da mesma maneira que aqueles com vitalidade
- Dentes com bandas ou *brackets*: todas as faces visíveis devem ser examinadas, na medida do possível, e classificadas de maneira usual. Quando uma face estiver completamente coberta por uma banda ou *bracket* e não houver evidência de cárie, o código da condição do dente será "0"
- No caso de dentes supranumerários, o examinador deve decidir qual dente é o ocupante legítimo do espaço. Somente este dente deve ser avaliado
- Quando um dente decíduo e um permanente ocupam o mesmo espaço, somente o permanente deve ser codificado
- Todas as faces restauradas com cobertura total devem ser codificadas como com coroa. Se um dente foi restaurado com algo menor que a cobertura total, deve-se classificar as faces envolvidas na restauração separadamente
- Caso parte de uma restauração tenha sido perdida em uma face, ela deverá ser codificada como "7" (primeiro dígito), mesmo quando não foi perdida em sua totalidade
- É importante que exista um código para registrar as situações nas quais existem cavidades não cariosas, isto é, em que uma restauração se perdeu. Pode-se argumentar que esse caso é análogo àquele com restaurações provisórias, embora exista uma convenção em alguns estudos epidemiológicos para registrá-los como elementos "restaurados", em vez de "cariados"
- Em casos de mais de uma lesão de cárie em uma superfície, deve ser classificada a pior lesão, embora exista a opção de classificar separadamente as fóssulas e fissuras para as superfícies lisas livres
- Caso uma fóssula ou fissura em uma face oclusal não esteja incluída em uma sombra distinta que se origina de uma face mesial ou distal, então se deve classificar a face oclusal como sadia. Entretanto, em todas as outras circunstâncias, o examinador não deve determinar a face de origem de uma lesão cariosa e cada face dentária precisa ser avaliada separadamente, à medida que surge. Uma face dentária é direcionada pelo ângulo linear quando vista em uma direção perpendicular
- Para determinar se existe uma cavidade no esmalte (código "3"), a ponta esférica da sonda CPI deve detectar uma gretadura em uma face dentária que cobrirá parcialmente essa ponta. Se toda a ponta esférica da sonda entrar na gretadura, então a área deve receber o código "5"; a menos que o examinador conclua que a lesão está no esmalte, então o código será "3"
- Uma sombra sob um rebordo marginal ou região circunvizinha de uma fóssula ou fissura deve estar distinta e com coloração cinza antes de ser considerada código "4"
- Sempre que as faces coronária e radicular forem afetadas por uma única lesão de cárie, que se estende pelo menos 1 mm ou mais além da JCE, nas direções cervical-incisiva e cervical-apical, ambas as faces deverão ser classificadas separadamente. No caso de uma lesão que afeta tanto as faces coronária como radicular com extensão a partir da JCE menos de 1 mm, somente aquela face do dente com a maior porção (mais de 50%) de envolvimento da lesão deverá ser classificada. Sempre que não for possível utilizar a regra de 50% (ou seja, quando as faces coronária e radicular parecem afetadas igualitariamente), ambas as faces devem ser classificadas como cariosas
- Uma face radicular adjacente a uma margem de coroa livre de cárie deve ser classificada como sadia
- Se mais de uma lesão estiver presente na mesma face radicular, a lesão mais grave deverá ser classificada
- Todas as faces dentárias de raízes preservadas devem ser classificadas como 6.

O fluxograma da Figura 5.10 pode orientar a decisão quanto aos códigos de gravidade.

Avaliação de atividade de lesão de cárie do SIDALC

Embora a detecção de lesões de cárie não cavitadas seja importante, ela representa somente parte do processo diagnóstico necessário para avaliar adequadamente a condição de cárie do paciente (Ferreira Zandoná e Zero, 2006). A avaliação da atividade da lesão tem suma importância para o gerenciamento da doença e a promoção de um quadro real de sua condição. O comitê SIDALC propôs um critério para avaliação da atividade da lesão com a melhor evidência atualmente disponível. Estudos recentes indicam que esse código tem utilização viável e os fatores empregados são variáveis associadas à existência de lesões ativas (Braga *et al.*, 2010a, 2010b). O método apresenta acuidade similar ao critério de Nyaad (1999) para avaliação de atividade de lesão de cárie (Braga *et al.*, 2010 c; Nogueira *et al.*, 2017).

O comitê SIDALC ainda introduziu um critério para combinar a detecção da lesão, sua avaliação e o manejo dos pacientes frente às decisões de tratamento (Pitts *et al.*, 2013). Na Figura 5.11, é possível visualizar como os critérios do SIDALC podem ser combinados e como informações do paciente e de superfícies colaboram para o diagnóstico e para as decisões de tratamento.

Definições de trabalho

Considera-se uma lesão ativa aquela que apresenta uma tendência maior à transição (progressão) que uma lesão inativa.

Tem-se que a lesão inativa (contida) tem menor tendência à transição que uma lesão ativa.

Observações clínicas a serem consideradas para avaliar a atividade de lesão de esmalte baseiam-se em uma modificação dos critérios de avaliação de lesão cariosa de Nyvad *et al.* (1999) e incluem aparência visual, sensação tátil e potencial para acúmulo de placa. O Quadro 5.6 descreve a avaliação de atividade em conjunto com o código de gravidade SIDALC.

Considerações estatísticas para a análise de confiabilidade

O método convencional de análise de confiabilidade dos dados agrega todos os coeficientes *kappa* para cada um dos examinadores ou de todos examinadores participantes de um estudo. Os coeficientes *kappa* apresentam as seguintes vantagens sobre simples concordâncias percentuais: apontam concordância somente por acaso para classificações binárias e nominais (Maclure e Willet, 1987); e existem padrões para avaliar a força de concordância utilizando este método. Entretanto, as análises *kappa* também têm desvantagens, como ser mais uma medida de concordância exata que do grau de concordância

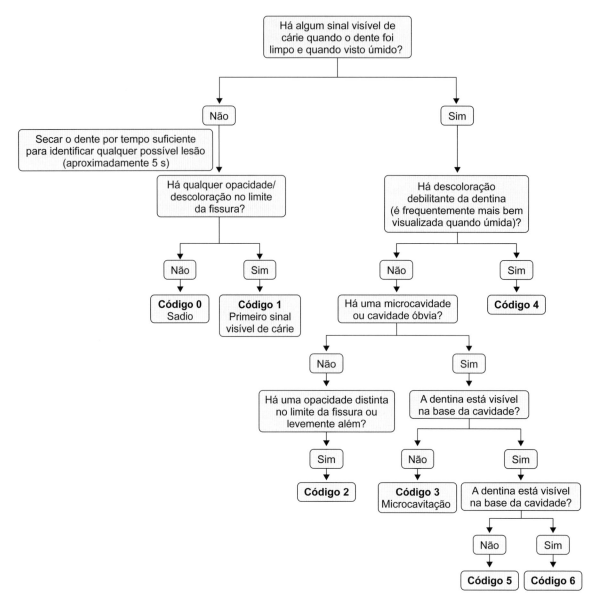

Figura 5.10 Fluxograma para decisão em códigos de gravidade.

aproximada (Maclure e Willet, 1987). Um coeficiente *kappa* simples não distingue entre as diferentes fontes e magnitudes de discordância. Essa medida de concordância tende a tratar todos os casos de discordância do mesmo modo, independentemente de sua magnitude (Maclure e Willet, 1987) – em outras palavras, *kappa* não leva em consideração o grau de discordância entre os observadores. Além disso, pode não ser comparável entre os diferentes estudos, já que a estatística é influenciada pela prevalência do traço ou a distribuição e as categorias de doença (Spitznagel *et al.*, 1985; Thompson *et al.*, 1988a, 1988b; Feinstein e Cicchetti, 1990). As tendências entre os observadores e as variações na distribuição dos dados pelas categorias podem provocar problemas na informática e na interpretação de uma análise *kappa* (Byrt *et al.*, 1993).

Quando dados contínuos são categorizados para originar categorias ordinais, o *kappa* se torna arbitrário e potencialmente sem sentido (Maclure e Willet, 1987). Às vezes, os examinadores podem ser consistentes, mas a estatística *kappa* não apresentar essa concordância por um número maior de categorias, falta de homogeneidade marginal ou distribuição marginal dos dados. Nesses casos, outras abordagens flexíveis, como a modelagem estatística, podem ser necessárias (Uebersax, 1987a, 1987b).

Com o objetivo de mostrar o grau de discordância entre observadores e distinguir entre as discordâncias, pode ser utilizado o *kappa* ponderado. Essa estatística incorpora o fator de concordância por acaso, separadamente, e, também, um aspecto de concordância proporcional ponderado. Obviamente, trata-se de uma medida aperfeiçoada sobre o *kappa* simples de Cohen, mas o uso de pesos-padrão torna a nova estatística de *kappa* ponderado equivalente a um coeficiente de correlação intraclasse (Fleiss *et al.*, 1973).

Um requisito importante para testar se os coeficientes *kappa* são estatisticamente precisos consiste em testar a homogeneidade marginal da distribuição de códigos para cada examinador. A homogeneidade marginal significa que as frequências marginais ou proporções de uma ou mais categorias são as mesmas para ambos os examinadores. A estatística de Stuart-Maxwell (SM) testa a homogeneidade de frequências

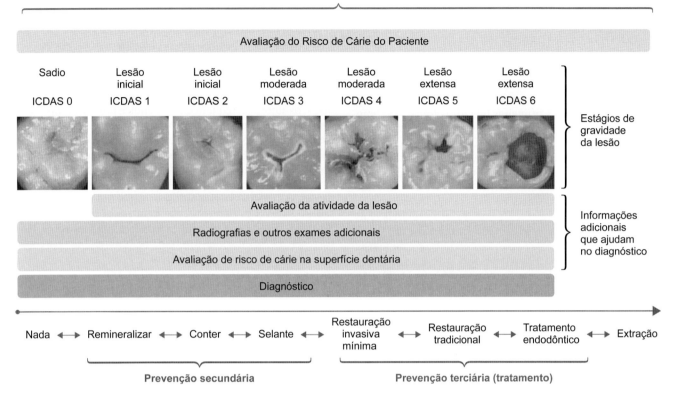

Figura 5.11 Prevenção primária. *Ver Encarte.*

Quadro 5.6 Código de atividade SIDALC.

Código SIDALC	Características da lesão	
	Lesão ativa	Lesão inativa
1, 2 ou 3	Face do esmalte com coloração opaca esbranquiçada/amarelada com perda de brilho; quando a ponta da sonda é movida cuidadosamente pela superfície, encontra-se aspereza. A lesão está em uma área de estagnação de placa, ou seja, fóssulas e fissuras, próxima à face vestibular e proximal abaixo do ponto de contato	Face do esmalte com coloração esbranquiçada, amarronzada ou preta. O esmalte pode ser brilhante e, quando a ponta da sonda se move gentilmente pela superfície, parece dura e uniforme. Para faces uniformes, a lesão cariosa está em geral localizada a alguma distância da margem gengival
4	Provavelmente ativa	–
5 ou 6	Cavidade parece macia ou curtida sob leve sondagem da dentina	Cavidade pode ser brilhante e parece dura sob leve sondagem da dentina

Nota: quando a face está começando a sofrer alteração, como nos códigos 3 e 4, os aspectos relacionados com a textura da superfície são substituídos pela atual superfície da lesão e o fator aspereza é considerado diagnóstico. Quando a dentina é exposta, a dureza da superfície dentinária, como determinado por uma sonda, pode ser utilizada como informação diagnóstica.

marginais e é interpretada como o teste *qui*-quadrado (Uebersax, 2005).

Se as distribuições marginais não forem homogêneas, então os coeficientes *kappa* podem não ser precisos e levar a conclusões errôneas. Nesse caso, recomenda-se o uso de outros métodos para analisar dados de confiabilidade. A modelagem *log-linear* proporciona outra abordagem para análise de confiabilidade dos examinadores (Uebersax, 1993; Kingman, 1986). Essa abordagem é bem flexível em suas presunções de distribuições dos códigos designados pelos examinadores às faces dentárias. Além disso, a estrutura geral possibilita a incorporação simultânea de múltiplos (mais de dois) examinadores, cada um aplicando um número arbitrário de categorias. Assim, a simetria das categorias, necessária para computar os coeficientes *kappa*, não o é para os modelos *log-lineares* (Tanner, 1985).

Os usuários do SIDALC devem fornecer as seguintes estatísticas de confiabilidade:

1. Coeficientes *kappa* para comparações entre o examinador sênior e cada examinador separadamente.
2. Coeficientes *kappa* para confiabilidade intraexaminador para cada examinador.

3. A tabela linhas × colunas deve ser incluída para todas as comparações.

Se possível, recomenda-se também a realização de testes SM.

OUTROS ÍNDICES DE CÁRIE

Diversos índices têm sido propostos como alternativas ao CPO, seja para simplificá-lo, seja para mudar o enfoque da doença para a saúde. As primeiras tentativas tomaram como referência o indivíduo (com e sem cárie), a lesão (cárie inexistente, inicial, moderada, grave), componentes do CPO (mortalidade dentária incluindo só o fator E ou acrescentando Ei como uma perda presumida) ou um número limitado de dentes. Em geral, tiveram uso restrito ou aplicação em estudos com pequeno grau de precisão. Nessa linha, cabe destacar o costume de examinar a metade das arcadas dentárias com base na noção de que a cárie dentária costuma ser um fenômeno bilateral (WHO, 1977) e o índice simplificado de Viegas no qual se examinam apenas os dois incisivos centrais superiores e o primeiro molar inferior direito – dentes 11, 21 e 46 –, aplicando-se aos resultados equações de regressão múltipla para estimar o CPO-D total por idade (Viegas, 1969).

Recentemente, surgiram novas opções, com índices diferenciados que procuram medir superfícies sadias (Marcenes e Sheiham, 1993), elementos funcionais (Sheiham *et al.*, 1987) e superfícies relevantes (Carpay *et al.*, 1988), sintetizados na sequência.

Em relação à identificação de cáries em superfícies radiculares, códigos e critérios específicos foram incluídos no formulário da OMS e no SIDALC.

Índices de dentes funcionais e de equivalência a dentes saudáveis

Propostos originalmente por Sheiham *et al.* (1987), esses dois índices foram construídos com o objetivo de encontrar alternativas ao CPO, superando ou contornando suas principais limitações que podem ser resumidas em cinco pontos:

- No CPO, dentes cariados perdidos e restaurados têm a mesma importância, pois contribuem com pesos idênticos para a obtenção da média final. Assim, a transformação de um dente cariado em restaurado não tem influência quantitativa sobre o índice, que permanece inalterado
- Nem sempre há evidência de que dentes restaurados estiveram previamente cariados, como está implícito no CPO. De fato, algumas restaurações feitas com ânimo preventivo ou por outros motivos que não a cárie terminam por inflacionar desnecessariamente o índice
- Pessoas que frequentam um consultório odontológico com regularidade terminam por apresentar um CPO maior que aquelas que não frequentam. Ainda que esse fato em alguns casos possa significar que tratamentos desnecessários e, portanto, iatrogênicos foram realizados, é inegável que a preocupação com a própria dentição – refletida na presença de restaurações – não tem nenhum impacto no CPO, de maneira que indivíduos com distintos padrões de atenção odontológica costumam ser analisados de maneira semelhante
- Em adultos, o peso dos problemas relacionados com as doenças periodontais pode ser muito significativo, o que retira a representatividade do CPO. Por esse motivo, a própria OMS já recomenda que em adultos o índice seja considerado em bases universais, ou seja, não diferenciando a causa de extrações
- O uso do CPO total, segundo a experiência dos autores, tende a obscurecer a influência de fatores sociais na explicação real da incidência dos problemas odontológicos.

Mesmo reconhecendo que boa parte desses problemas podem ser minimizados ou anulados quando considerados os componentes um a um – dentes cariados, perdidos e restaurados –, os autores acreditam que um índice precisa ter um valor total que possa ser útil de fato, para efeitos de comparação entre diferentes populações, o que nem sempre é verdadeiro em relação ao CPO tradicional, justificando a busca de medidas novas e potencialmente mais adequadas.

O índice de dentes funcionais (IDF) considera a agregação de dentes hígidos e restaurados, considerando estes também sadios. Esses dois elementos recebem pesos iguais com base no raciocínio de que na prática exercem funções equivalentes. Com isso, contempla-se o trabalho restaurador, tido como uma prevenção de nível secundário.

$$IDF = \frac{O + H}{N}$$

Em que:

- O: dentes restaurados
- H: dentes hígidos
- N: número de pessoas examinadas.

Dois exemplos ilustram melhor a forma de obtenção do índice:

1. Em um grupo de 100 crianças de 12 anos de idade, foram examinados um total de 2.800 dentes (28 por criança), encontrando-se que 2.300 estavam hígidos e 200 restaurados. Outros 250 estavam cariados e 50 extraídos.
   - IDF = 2.300 + 200/100 = 25,00
   - CPO-D = 250 + 50 + 200/100 = 5,0
2. Em um grupo de 100 adultos de 40 anos, foram examinados 3.200 dentes, dos quais 1.200 estavam hígidos e 500 restaurados, restando 500 na condição de cariados e 1.000 já perdidos.
   - IDF = 1.200 + 500/100 = 17,00
   - CPO-D = 500 + 1.000 + 500/100 = 20,0

Comparando-se as duas situações, é possível dizer que, em relação ao IDF, há uma piora estimada em 32% entre as duas faixas etárias (o índice 17 corresponde a 68% do valor médio 25), mas, quando se toma em consideração o CPO, a piora foi da ordem de 300%. Em outras palavras, o CPO superestima as condições negativas que acompanham a dentição ao longo da vida pelo fato de que enfatiza a ocorrência da doença.

Ao observar mudanças ocorridas na Inglaterra e no País de Gales para a população de 16 anos e mais ao longo de um período de 10 anos, Walker e Cooper (2000) concluíram que, em média, o CPO-D havia passado de 19,1 para 18,5, o que representa um decréscimo ou melhora de 0,6%. Enquanto isso, o IDF passou de 19,6 para 21, ou seja, uma melhora de 1,4%. Nesse caso, além das pequenas alterações em termos de valores totais, constata-se uma forte subestimação (da ordem de 133%) da mudança favorável ocorrida com a aplicação do tradicional índice de Klein e Palmer.

O índice de equivalência a dentes saudáveis é conhecido como *T-Health* (abreviatura para *tissue* ou tecido-saúde, correspondendo a tecido saudável) e busca representar a quantidade de tecido dentário saudável em cada indivíduo e, por extensão, em cada grupo populacional.

No início, a ideia era de que naturalmente um dente hígido tem muito mais tecido sadio que um restaurado e este, por sua vez, mais que um dente cariado. A partir dessa base, foi conferido um valor 4 para os elementos hígidos, 2 para os restaurados e 1 para os cariados, reservando o zero para os extraídos. Depois disso, o brasileiro Wagner Marcenes constatou que, na verdade, dentes cariados e restaurados apresentam aproximadamente a mesma quantidade de tecido sadio, pelo que o T-Health passou a ser aplicado com a seguinte composição: hígidos = 4; cariados = 1; restaurados = 1 (Marcenes, 1991; Marcenes e Sheiham, 1993). A fórmula básica é esta:

$$\text{T-Health} = \frac{(H \times 4) + (C \times 1) + (O \times 1)}{6}$$

Para grupos, é preciso utilizar as médias por pessoa:

$$\text{T-Health} = \frac{(H \times 4/N) + (C \times 1/N) + (O \times 1/N)}{6}$$

ou

$$\frac{[(H \times 4) + (C \times 1) + (O \times 1)]/N}{6}$$

Para os mesmos exemplos dados em "1" e "2", haverá respectivamente:

1.
$$\text{T-Health} = \frac{(2.300 \times 4) + (200 \times 1) + (250 \times 1)/N}{6}$$

$$\frac{96,5}{6} = 16,083$$

2.
$$\text{T-Health} = \frac{(1.200 \times 4) + (500 \times 1) + (500 \times 1)/N}{6}$$

$$\frac{58}{6} = 9,667$$

A piora relativa, dos 12 para os 40 anos, medida pelo índice de equivalência a dentes saudáveis, foi de 39,89%, mais próxima à verificada com o IDF que com o CPO-D.

Preocupado com a prática crescente de colocação de selantes em fóssulas e fissuras sadias ou cariadas na Europa, Davies (1991) propôs uma modificação no T-Health com o acréscimo de dentes com selantes, mas a ideia não foi adiante.

Índice de saúde dentária (ISD)

Desenvolvido na Holanda por Carpay et al. (1988), o ISD procura traduzir a discrepância proporcional entre o número total de superfícies sadias e o número total de superfícies não sadias (afetadas pela cárie e extraídas).

Superfícies não hígidas incluem as cariadas, restauradas e/ou perdidas. Dentes não erupcionados são excluídos. O índice varia de –1 a +1, e o extremo positivo representa uma dentição inteiramente sadia. O valor zero significa que metade da dentição está sadia e a outra metade afetada pela cárie. Podem ser usados dentes em vez de superfícies como base.

Sua fórmula é:

$$\text{IDH} = \frac{\Sigma \text{ superfícies sadias} - \Sigma \text{ sup. não sadias}}{\Sigma \text{ superfícies examinadas}}$$

$$\text{IDH} = \frac{(\text{sadios}) - (\text{cariados} + \text{restaurados} + \text{extraídos})}{\text{sadios} + \text{cariados} + \text{restaurados} + \text{extraídos}}$$

No estudo original de validação do índice realizado junto a 929 crianças matriculadas em escolas de 1º grau de quatro regiões distintas da Holanda, obteve-se um IDH = 0,715 com um desvio-padrão de 0,256. Jakobsen e Hunt (1990) aplicaram o IDH a vários grupos etários que participaram de um prévio estudo epidemiológico em Iowa, nos EUA. Seus resultados, com os obtidos pelo CPO-D, estão na Tabela 5.15.

Uma vez que, de maneira geral, o exame de todas as 128 superfícies dos 28 dentes exige muito tempo de trabalho, Marthaler (1966) sugeriu uma redução para 96 superfícies. Visando a facilitar a aplicação em grupos populacionais, Carpay et al. propõem o exame de apenas 6 dentes em cada arcada, com um total de 12 dentes e 44 superfícies: dentes 16 e 26 (superfícies lingual cervical, lingual incisal, oclusal, vestibular, mesial, distal); 15 e 25 (oclusal, distal e mesial); 14 e 24 (oclusal e distal); 36 e 46 (lingual, oclusal, vestibular cervical, vestibular incisal, distal, mesial); 35 e 45 (oclusal, mesial, distal); 34 e 44 (vestibular e distal). Contudo, aconselham a adicionar as superfícies dos dentes incisivos a estudos de adultos, indicando que diversas alternativas quanto ao total de dentes escolhidos podem ser exercitadas pelos pesquisadores de campo (Carpay et al., 1988).

Supondo um estudo de 44 superfícies no qual 24 delas estavam hígidas e as demais 20 atacadas pela cárie, ter-se-ia um ISD = 24 – 20/44 = 0,091. Ou, no caso de 22 hígidas e 22 atacadas, ISD = 22 – 22/44 = 0. Ou, no caso de 10 hígidas e 34 atacadas, ISD = 10 – 34/44 = –0,545.

Outra maneira de avaliar os resultados refere-se à proporção de pessoas que se colocam em cada classe ou categoria que o índice supõe. No exemplo de Carpay et al. (1988), 21% dos examinados apresentaram valor "1", mostrando-se inteiramente saudáveis, enquanto os que apresentaram escores entre "–1" e "0" foram muito poucos.

DESGASTE DENTÁRIO

Sílvia Helena de Carvalho Sales Peres

Trata-se do resultado do processo multifatorial, com envolvimento de fatores químicos, mecânicos e comportamentais, porém sem interferência de microrganismos ou de traumas (Litonjua et al., 2003). Esse fato promove problemas crônicos dolorosos e requer, muitas vezes, ações reparadoras invasivas.

Tabela 5.15 Índice CPO-D médio e índice de saúde dentária, segundo o grupo etário, em Iowa (EUA).

Grupo etário	CPO-D	ISD
18 a 24	8,2	0,42
25 a 34	11,4	0,15
35 a 44	13,1	–0,05
45 a 54	15,4	–0,25
55 a 64	15,6	–0,34
65 ou mais	16,8	–0,39

Fonte: Jakobsen e Hunt (1990).

A ação dos diferentes fatores que levam à perda do tecido dentário (abrasão, atrição, abfração e erosão) parece ocorrer simultaneamente na cavidade oral, podendo influenciar ou intensificar as respectivas ações (Smith e Knight.,1984; Litonjua et al., 2003; Bartlett et al., 1998; de Carvalho Sales Peres et al., 2013).

As lesões não cariosas se caracterizam pela perda progressiva de tecido duro, que ocorre na estrutura dentária. Podem ser classificadas em três categorias: abrasão, traduzidas em perda de estrutura por meio de agente mecânico; atrição, com perda de estrutura por contato funcional ou parafuncional, incluindo mastigação normal e bruxismo; erosão, ou seja, perda de estrutura por meio de agente químico ou origem idiopática (Bartlett et al., 1998; Eccles, 1982; Imfeld, 1996; Litonjua, 2003; Smith e Knight, 1984). Em 1991, Grippo propôs uma nova categoria, a abfração, como a perda de estrutura dentária causada por forças biomecânicas, que ocorreriam pela flexão e fadiga do esmalte e da dentina, em um ponto distante do ponto de aplicação das forças. A Figura 5.12 mostra um fluxograma das lesões não cariosas relacionadas com o desgaste dentário.

Os estudos epidemiológicos e clínicos têm tido um aumento crescente, entretanto não há consenso quanto à classificação do desgaste dentário (Eccles, 1982; Holbrook et al., 2003; Imfled, 1996; Smith e Knight, 1984; Bartlett et al., 2008; Sales Peres et al., 2013). Esse fato dificulta a comparação dos diferentes estudos que adotaram distintos índices e critérios de diagnóstico.

Entre as lesões não cariosas, a erosão é a que apresenta o mecanismo causal mais complexo, podendo ocorrer por fatores químicos extrínsecos e/ou intrínsecos. A erosão dentária tem sido definida como a perda de estrutura dentária superficial em decorrência processo de dissolução provocado por ácidos não bacterianos (Zipkin e McClure, 1949). Esse processo ocasiona o amolecimento da superfície do esmalte, sendo modulada pelo tempo de exposição e pH dos agentes ácidos envolvidos (Barbour et al., 2003). A perda de estrutura dentária pode ser desencadeada por ácidos de origem intrínseca (anorexia, bulimia, refluxo gastresofágico e xerostomia) e extrínseca (alimentos, bebidas, produtos ácidos, contaminação ácida no meio ambiente; Zero, 1996). As evidências científicas demonstraram que, quanto maior a quantidade de ácido na bebida ou na comida, maior é o potencial causador de erosão dentária. Deve-se considerar o nível total de ácido, o tipo de ácido, a concentração de fósforo, cálcio e flúor, como também a frequência e o período de consumo, no desenvolvimento da erosão causada por componentes alimentares (Behrendt et al., 2002; Larsen e Nyvad, 1999; Lussi et al., 1993; West et al., 2001).

A incidência dessa lesão tem aumentado nos últimos anos, pois as pessoas estão consumindo mais produtos industrializados, como alimentos e bebidas prontas, que apresentam constituintes ácidos (Lussi et al., 1993). A dieta, que sabidamente causa erosão, inclui diferentes tipos de alimentos e bebidas ácidas com baixa concentração de cálcio e fosfato. Os agentes erosivos caracterizam-se por serem altamente subsaturados de cálcio, fósforo e flúor quando comparados à hidroxiapatita ou à fluoridroxiapatita (Barbour et al., 2003). Os indivíduos com distúrbios alimentares, como bulimia nervosa, compulsão por comida e obesidade, podem apresentar risco aumentado de lesões erosivas (Sales Peres et al., 2014).

A abrasão é promovida por meio da remoção mecânica de tecidos dentários quando corpos estranhos à boca são introduzidos repetidas vezes em contato com os dentes, condição que se tem associado à escovação dentária (Imfeld, 1996). A abrasão pode ser potencializada quando da utilização de dentifrícios com alta concentração de agentes abrasivos durante a escovação (Magalhães et al., 2014).

Já a atrição é conceituada como desgaste fisiológico ocasionado por contato funcional ou parafuncional, estando associada especialmente ao apertamento dentário e ao bruxismo (Yoshizawa et al., 2014).

O desgaste dentário resulta de um processo combinado entre erosão, atrição e abrasão (Asher e Read, 1987; Grando et al., 1996; Litonjua et al., 2003; Lussi et al., 2004; Sales Peres, 2007). A erosão tem contribuído para o aumento da prevalência do desgaste dentário; por isso, estudos têm se concentrado em determinar os fatores etiológicos relacionados para o estabelecimento de métodos preventivos (Asher e Read, 1987; Ganss et al., 2001; Harley, 1999; Holbrook et al., 2003; Lussi et al., 1995, 2004; Scheutzel, 1996; Smith e Knight, 1987; Yip et al., 2003; Zero, 1996). Vale ressaltar que a obesidade e suas comorbidades, os hábitos alimentares e o próprio estilo de vida dos indivíduos podem ser fatores de risco para a ocorrência do desgaste dentário, sendo a doença do refluxo gastresofágico, condição comum entre indivíduos obesos, também associada com uma maior prevalência e gravidade do desgaste dentário (Ferraz et al., 2013; Yamashita, 2013; Sales Peres, 2016).

Uma alternativa de tratamento de indivíduos com obesidade mórbida consiste na cirurgia bariátrica, que tem sido indicada quando do insucesso de tratamento clínico prévio e/ou quando a obesidade está associada a doenças crônicas como diabetes, hipertensão e problemas articulares decorrentes do excesso de peso. Esse procedimento possibilita a perda significativa de peso, a redução ou remissão das comorbidades associadas à obesidade e a melhora na qualidade de vida dos indivíduos (Fandiño et al., 2004). Entretanto, foram relatados possíveis efeitos indesejáveis da cirurgia bariátrica, como alterações no paladar, vômitos, doença do refluxo gastresofágico (DRGE), dificuldades na ingestão e absorção de nutrientes, o que pode afetar a condição bucal, aumentando o risco à cárie dentária, ao desgaste dentário e a alguns tipos de câncer (Heling et al., 2006).

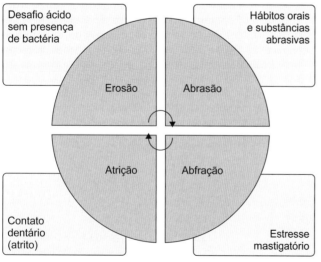

Figura 5.12 Fluxograma das lesões não cariosas que causam desgaste dentário.

Prevalência de desgaste dentário

Os levantamentos em saúde bucal fornecem uma base adequada para as estimativas das condições de saúde bucal de uma população, bem como de suas futuras necessidades quanto aos cuidados em saúde bucal. Eles produzem dados básicos confiáveis para o desenvolvimento dos programas nacionais ou regionais de saúde bucal e para o planejamento da quantidade e do tipo de profissionais adequados para o tratamento bucal (WHO, 1997).

Estudos de prevalência e incidência são fundamentais para evidências epidemiológicas, uma vez que identificam a presença da patologia em uma amostra capaz de representar uma população (Nunn, 1996; Nunn et al., 2003). Eles têm sido conduzidos com a demonstração da porcentagem individual afetada pela erosão ou sua prevalência entre vários grupos etários (Bartlett et al., 1998; Lussi et al., 1991; Millward et al., 1994; Sales Peres et al., 2005; Sales Peres et al., 2006).

Mensurar o desgaste dentário é muito difícil – algum grau de desgaste pode ocorrer ao longo da vida, e não existe um índice aceito universalmente. Smith e Knight, em 1984, idealizaram o índice de desgaste dentário Tooth Wear Index (TWI), que se propõe a mensurar os níveis de desgastes individuais e coletivos. Original ou modificado, esse índice tem sido utilizado em um grande número de pesquisas (Al-Dlaigan et al., 2001; Al-Malik et al., 2001; Asher e Read, 1987; Bartlett et al., 1998; Hinds e Gregory, 1995; Jones e Nunn, 1995; Milosevic et al., 1994; Shaw et al., 1999; Smith e Robb, 1996; Williams et al., 1999), podendo ser sugerido como índice-padrão, apesar de haver controvérsias quando aplicado para populações (Donachie e Walls, 1996).

Existem vários estudos de prevalência na literatura. No entanto, há uma grande dificuldade de compará-los, tendo em vista que são utilizados diferentes índices e dentes diferentes (Al-Dlaigan et al., 2001; Al-Malik et al., 2001; Bartlett et al., 1998; Deery et al., 2000; Harding et al., 2003; Lussi et al., 1991; Millward et al., 1994; Oginni e Olusile, 2002).

Moss (1998), Nunn (1996) e Imfeld (1996) afirmam que não há um estudo epidemiológico representativo da prevalência da erosão, talvez pela dificuldade de diagnóstico. Para avaliar o desgaste erosivo, não há consenso sobre qual índice aplicar em levantamentos epidemiológicos. O índice de desgaste dentário (IDD) foi desenvolvido por Sales Peres (2008) para fornecer um sistema de pontuação simples que pode ser usado com os critérios de diagnóstico de todos os índices existentes, com o objetivo de demonstrar em seus resultados a superfície mais afetada e como está ocorrendo a progressão da lesão. Não há consenso sobre se deve incluir a superfície incisal ou superfícies de oclusão para avaliar o desgaste dentário, haja vista a possibilidade de o indivíduo causar desgaste de ordem fisiológica e/ou patológica em relação à idade (Sales Peres, 2014).

Com o aumento na incidência e diante da dificuldade do diagnóstico do desgaste dentário, a padronização torna-se relevante para estudos epidemiológicos (Sales Peres, 2005), especialmente os longitudinais. A instalação de protocolos preventivos desde a infância (Smith e Shaw, 1987) é necessária, tendo em vista o alto consumo de bebidas ácidas que resulta na ocorrência de erosão e o fato de que esta pode resultar em dor e comprometimento da estética. Além de prejudicar a qualidade de vida, a erosão é de difícil diagnóstico e tratamento, visto geralmente poder estar associada à abrasão e à atrição (Grando et al., 1996).

Considerando a dificuldade de estudos de base populacional sobre prevalência e gravidade de erosão dentária e a adoção de um índice-padrão para atender às necessidades de avaliação da dentição decídua ou da permanente, Sales Peres et al. (2005) adaptaram o índice proposto por Smith e Knight (1984) relacionando escores de letras para dentes decíduos e números para permanentes, como visto no Quadro 5.7. Os critérios utilizados foram normal, incipiente, moderado, grave, restaurado e sem registro, indicando a descrição da superfície dentária para cada situação, respectivamente.

Com o objetivo de padronizar os estudos de prevalência e facilitar o registro do índice de desgaste dentário, desenvolveu-se uma ficha (Figura 5.13), na qual se avaliam as superfícies vestibular, oclusal/incisal e lingual, de todos os dentes, decíduos ou permanentes, além de a gravidade ser avaliada segundo a condição descrita. Os critérios para condições contemplam superfícies normal, incipiente, moderada, grave, restaurada e sem registro (quando não pode ser avaliada). Os dentes decíduos e permanentes podem ser avaliados simultaneamente em virtude da forma como os registros são feitos (letras e números). O IDD, projetado para ser um sistema de pontuação simples e transferível, pode ser um instrumento útil para pesquisas epidemiológicas. Abrange todos os tipos de desgaste dentário (erosão, abrasão, atrição e abfração), facilitando, assim, a avaliação em estudos epidemiológicos. Adicionalmente, pode ser utilizado para mensurar erosão dentária (IED), uma

Quadro 5.7 Índice de desgaste dentário (IDD).

Escore		Critério	Descrição
Dentes decíduos	Dentes permanentes		
a	0	Normal: sem evidência de desgaste	Nenhuma perda nas características do esmalte
b	1	Incipiente: desgaste em esmalte	Perda nas características da superfície do esmalte, sem envolvimento da dentina
c	2	Moderado: desgaste envolvendo dentina	Perda de esmalte com exposição da dentina
d	3	Grave: desgaste se estendendo até a polpa	Extensa perda de esmalte e dentina com exposição de dentina secundária ou da polpa
e	4	Restauração: por desgaste	O dente recebeu tratamento restaurador em virtude do desgaste
—	5	Sem registro	Cáries extensas, restauração grande, dente com fratura ou dente ausente

vez que oferece sensibilidade suficiente para a monitoração da progressão de lesões erosivas ao longo de seu curso e para diferenciação dos níveis de gravidade e tipos de defeito, por meio da exclusão da superfície incisal dos 12 dentes anteriores (incisivos e caninos; Sales Peres *et al.*, 2013).

A ficha de avaliação para o registro do desgaste dentário deve seguir dente a dente, sendo registrados os códigos das superfícies avaliadas. O exame começa no arco superior direito, do 18 a 28, seguindo 38 a 48, como o adotado para a cárie dentária. As casetas deverão ser preenchidas segundo a localização do dente no arco, visto que decíduos e permanentes são diferenciados pelo registro de letras ou números, respectivamente.

Os exames devem ser realizados utilizando-se espelho bucal plano e sonda da OMS (sonda CPI) para levantamentos epidemiológicos, após escovação prévia com dentifrício e secagem dos dentes com ar comprimido.

Processo de calibração do examinador

De extrema relevância para resultados fiéis ao diagnóstico epidemiológico, deve ser conduzido por um examinador-padrão, experiente em levantamentos epidemiológicos, e as atividades, teórico-práticas, de treinamento e de calibração, compreendem um total de até seis períodos. No primeiro período de treinamento de 4 h, é administrada aula teórica, buscando-se a padronização inicial quanto a códigos, critérios e condutas de exames adotados no estudo. Depois, desenvolvem-se exercícios, começando pela exposição visual de casos clínicos por parte do examinador-padrão em sala de aula, avaliando e discutindo as condições de saúde bucal observadas no trabalho de campo e, em seguida, um período de 4 h em que se faz uma demonstração clínica sobre como serão realizados os exames, como posicionamento dos materiais, equipamentos e do anotador, organização das fichas e ergonomia em relação ao atendimento, seguidos de exames de treinamento e discussão clínica em pacientes pela equipe. A calibração propriamente dita ocorre em um período de 4 h, no qual os indivíduos são examinados sem a discussão dos casos. Após as tomadas dos dados, faz-se uma discussão geral para certificar-se de que toda a equipe está familiarizada com os procedimentos (Assaf *et al.*, 2006).

Uma pesquisa realizada utilizando o IDD obteve uma concordância interexaminadores de 80% e intraexaminador de 93% (Lopes, 2014), um fato a ser considerado na seleção de índices para estudos epidemiológicos.

O conhecimento da situação de saúde bucal de diferentes grupos populacionais, por meio de levantamentos epidemiológicos, é fundamental para o desenvolvimento de propostas de ações adequadas às suas necessidades e aos riscos, bem como para a possibilidade de comparações que possibilitem avaliar o impacto dessas ações.

Conforme observado nas Tabelas 5.16 e 5.17, realizou-se um levantamento epidemiológico das condições de saúde bucal (OMS, 1997) no município de Bauru, em uma amostra constituída por 295 adolescentes de 12 anos de idade. Os resultados demonstraram que a superfície mais acometida pelo desgaste dentário foi a oclusal/incisal e nenhum caso de grau 3 (envolvimento de dentina e polpa) foi encontrado. A prevalência do desgaste dentário foi de 80,68%, semelhantemente aos achados de Al-Majed *et al.* (2002), mas diferente de outros estudos (Al-Malik *et al.*, 2001; Harding *et al.* 2003), o que destaca a necessidade de maiores estudos utilizando o mesmo índice para maiores comparações. Não houve diferença estatisticamente significativa entre os gêneros masculino e feminino (p > 0,05).

Os dentes mais acometidos pelo desgaste dentário foram os caninos seguidos dos incisivos. Em relação à gravidade, o grau 1, que envolve somente o esmalte, compreendeu o tipo mais encontrado.

Considerando que as estruturas de esmalte e dentina de dentes decíduos diferem dos dentes permanentes, com camadas finas de esmalte e dentina, além da menor mineralização, a análise da ocorrência de desgaste dentário em ambas

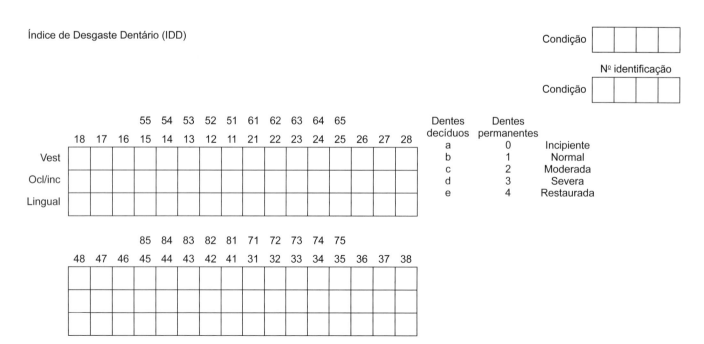

Figura 5.13 Ficha para avaliação da prevalência e da gravidade de desgaste dentário. Adaptada de Sales Peres *et al.* (2006).

Tabela 5.16 Distribuição percentual de desgaste dentário, em adolescentes de 12 anos, em Bauru (2006).

A. Por superfície	Vestibular (n/%)	Oclusal/Incisal (n/%)	Lingual (n/%)	
Gravidade (graus)				
0	293 (99,32)	60 (20,34)	294 (99,66)	
1	1 (0,34)	213 (72,20)	1 (0,34)	
2	0 (0,00)	22 (7,46)	0 (0,00)	
3	0 (0,00)	0 (0,00)	0 (0,00)	
4	1 (0,34)	0 (0,00)	0 (0,00)	
Prevalência				
S	2 (0,68)	235 (79,66)	1 (0,34)	
N	293 (99,32)	60 (20,33)	294 (99,66)	
B. Por grupo de dentes	**Incisivos**	**Caninos**	**Pré-molares**	**Molares**
Gravidade (graus)				
0	138 (46,78)	146 (49,49)	265 (89,83)	263 (89,15)
1	154 (52,20)	131 (44,41)	29 (9,83)	32 (10,85)
2	3 (1,02)	18 (6,10)	0 (0,00)	0 (0,00)
3	0 (0,00)	0 (0,00)	0 (0,00)	0 (0,00)
4	0 (0,00)	0 (0,00)	1 (0,34)	0 (0,00)
Prevalência				
S	157 (53,22)	149 (50,50)	30 (10,17)	32 (10,85)
N	138 (46,77)	146 (49,49)	265 (89,83)	263 (89,15)

Tabela 5.17 Distribuição percentual de desgaste dentário em crianças de 7 a 10 anos.

A. Por superfície				
Dentição decídua		Vestibular	Oclusal/Incisal	Lingual
Gravidade	**Graus**	% (n = 7.322)	% (n = 7.293)	% (n = 7.300)
	a	98,4	7,6	98,7
	b	1,4	71,3	1,0
	c	0,2	20,9	0,3
	d	0	0,2	0,1
	e	0	0,1	0,0
Prevalência		1,6	92,4	1,3
Dentição permanente		Vestibular	Oclusal/Incisal	Lingual
Gravidade	**Graus**	% (n = 10.188)	% (n = 10.173)	% (n = 10.175)
	0	99,2	85,1	99,7
	1	0,7	14,7	0,3
	2	0,2	0,2	0,0
	3	0,0	0,0	0,0
	4	0,0	0,1	0,1
Prevalência		0,8	14,9	0,4

(*continua*)

Tabela 5.17	(*Continuação*) Distribuição percentual de desgaste dentário em crianças de 7 a 10 anos.				
B. Por grupo de dentes						
Dentição decídua		Incisivos		Caninos	Molares
Gravidade	Grau	% (n = 439)		% (n = 2.262)	% (n = 4.633)
	a	26,2		7,0	7,2
	b	56,0		55,8	79,6
	c	17,3		37,0	12,9
	d	0,5		0,1	0,2
	e	0,0		0,0	0,2
Prevalência		73,8		93,0	92,8
Dentição permanente		Incisivos	Caninos	Pré-molares	Molares
Gravidade	Grau	% (n = 5.399)	% (n = 569)	% (n = 1.139)	% (n = 3.122)
	0	92,9	94,0	92,8	66,2
	1	6,9	5,8	6,5	33,3
	2	0,2	0,2	0,1	0,4
	3	0,0	0,0	0,1	0,0
	4	0,0	0,0	0,5	0,2
Prevalência		7,1	6,0	7,2	33,8

Fonte: Sales Peres *et al.* (2011).

as dentições se torna relevante, uma vez que a etiologia das lesões não cariosas é multifatorial e ainda não foi totalmente esclarecida.

Conhecer os fatores de risco é crucial para a identificação daqueles indivíduos que apresentam os estágios iniciais da doença e são candidatos às novas e emergentes estratégias preventivas. Por sua vez, quando uma característica está associada a um risco elevado para a doença, pode ser definida como preditor de risco ou marcador de risco. O preditor de risco sinaliza a possibilidade, mas não faz parte da cadeia causal.

As crianças entre as idades de 7 a 10 anos apresentam ambas as dentições, estando expostas aos mesmos fatores etiológicos para a ocorrência do desgaste dentário. O impacto dessas condições quando da ocorrência do desgaste não tem sido muito relatado na literatura científica. Por essa razão, um estudo foi conduzido por Sales Peres *et al.* (2011) para identificar a prevalência e a gravidade de desgaste dentário em uma amostra estratificada de crianças de 7 a 10 anos, utilizando o IDD. Ademais, analisaram a relação entre a ocorrência de desgaste dentário em dentes decíduos e em permanentes. Desgastes em incisivos e em caninos decíduos foram preditores de risco para seus respectivos grupos em dentes permanentes. O desgaste na face vestibular de dentes decíduos foi preditor de risco para a ocorrência de desgaste na respectiva superfície de dentes permanentes. Houve associação entre a ocorrência de desgaste em dentes decíduos e em permanentes, sendo identificados como preditores de risco.

Em relação ao envolvimento por superfície, a maior prevalência de desgaste dentário ocorreu em esmalte na face oclusal, tanto nos dentes decíduos quanto nos permanentes em adolescentes aos 12 anos de idade (ver Tabela 5.17), confirmando a importância de analisar as superfícies dentárias com relação à ocorrência do desgaste de dente. O desgaste dentário na dentição decídua pode ser considerado um preditor de risco para a dentição permanente.

Esse estudo reforçou achados anteriores, tendo sido os caninos decíduos os mais afetados (Harding *et al.*, 2003; Wiegand, 2006, Sales Peres *et al.*, 2008). No entanto, os molares decíduos apresentaram distribuição do desgaste semelhante à dos caninos, 92,8% e 93%, respectivamente, possivelmente pelo tempo de exposição ao desgaste dos dentes na boca. A ocorrência de desgaste dentário em caninos e molares pode estar relacionada com a chave de oclusão, porém são necessárias pesquisas adicionais para apoiar a correlação entre maloclusão e desgaste dentário, uma vez que os estudos não são conclusivos.

Um estudo longitudinal realizado com adolescentes de 15 anos, conduzido por Lopes (2014), utilizou o IDD. Os adolescentes após 18 meses do exame inicial foram reexaminados e mostraram progressão nas lesões envolvendo dentina de 2,1% passando para 8,6%, o que representa 6,6% acometendo dentina. Entretanto, 55,6% das superfícies não sofreram modificações entre os dois exames e não houve diferenças entre os gêneros. Deve-se considerar que o tempo de seguimento do referido estudo foi curto e que pesquisas futuras deverão ser conduzidas para esclarecer melhor essas questões.

Alteração na mastigação pode sobrecarregar algumas estruturas dentárias, aumentando a chance da ocorrência de desgaste dentário em pacientes portadores de maloclusão. O padrão de mastigação pode estar alterado quando a oclusão não estiver normal (Janson *et al.*, 2010).

Riscos de desgaste dentário e DTM têm sido atribuídos à maloclusão, no entanto evidências científicas questionam se essa condição exerce um papel essencial em qualquer uma das condições desses tipos de patologia (Bryant, 2003). Outros autores correlacionaram desgaste dentário à maloclusão (Casanova-Rosado *et al.*, 2005). Casanova-

Rosado e outros analisaram a relação entre atrição e diversas variáveis independentes em 390 adolescentes mexicanos. Os autores obtiveram como resultado que a prevalência de atrição na amostra foi de 33% e esteve relacionada com idade, presença de restaurações insatisfatórias, maloclusão de Classe II e autopercepção do nível de estresse.

Janson et al. (2010) realizaram um estudo utilizando modelos de gesso com o objetivo de verificar a prevalência de desgaste dentário em adolescentes com maloclusão de Classe II e com oclusão normal, utilizando o índice IDD. Os adolescentes com maloclusão apresentaram maior desgaste dentário nos segundos pré-molares e primeiros molares, enquanto aqueles com oclusão normal, maior desgaste dentário nos incisivos e caninos superiores. Os autores destacaram que existe uma mudança no padrão de desgaste dentário em relação aos portadores de maloclusão de Classe II e de oclusão normal.

Um estudo conduzido com pacientes portadores de maloclusão Classe II de Angle demonstrou não apresentarem diferenças significativas em relação ao padrão de desgaste dentário quando comparados aos portadores de oclusão de Classe I. Destacou, ainda, que o tipo de desgaste, envolvendo esmalte e dentina, foi encontrado mais em pacientes com maloclusão de Classe II e somente esmalte naqueles com oclusão de Classe I. Em relação aos pacientes portadores de ½ a ¾ de Classe II e de maloclusão de Classe II completa, não foi identificada diferença estatisticamente significativa ($p > 0,05$; Bonato et al., 2011). Esses achados possibilitam afirmar que o desgaste dentário em pacientes com maloclusão não pode ser considerado patológico, mas sim a consequência de ajustes oclusais diferentes, como descrito por Oltramari-Navarro et al. (2010). Portanto, uma correção ortodôntica precoce permitirá a mudança no padrão de desgaste e, possivelmente, no controle de sua distribuição.

O desgaste dentário foi avaliado em um grupo de obesos mórbidos (IMC > 30 kg/m^2) e comparado com um de peso normal (IMC de 18,5 a 24,99 kg/m^2), com média de idade de 38 anos. Não houve diferenças significativas entre obesos e indivíduos de peso normal tanto para esmalte quanto para dentina, embora os obesos tenham apresentado um maior número de superfícies desgastadas ($p > 0,05$). Os obesos mórbidos foram seguidos por 6 meses após terem sido submetidos à cirurgia bariátrica, tendo sido identificadas diferenças significativas tanto em esmalte quanto em dentina, e os obesos apresentaram mais desgaste em esmalte e os submetidos à cirurgia bariátrica mais em dentina ($p < 0,05$; Moura-Grec et al., 2014). As medidas preventivas de saúde bucal devem ser implementadas já no período pré-operatório para melhorar a qualidade de vida no pós-operatório.

Pesquisas científicas demonstraram que indivíduos com baixa condição socioeconômica têm pior saúde geral e bucal (Locker, 1993; Millward et al., 1994). Ao contrário, a erosão dentária costuma acometer mais indivíduos de alta renda, havendo correlação positiva entre desgaste dentário e privação social (Jones e Nunn, 1995; Al-Dlaigan et al., 2001), embora existam registros contrários (Milosevic et al., 1994; Harding et al., 2003).

Outro fator de grande relevância a observar é o papel da saliva na neutralização dos ácidos que provocam erosão, em virtude da capacidade-tampão, do fluxo salivar (Lussi et al., 2004) e da formação da película adquirida (Moss, 1998). O tempo de exposição dentária à saliva após o desafio ácido minimiza o grau de erosão no esmalte dentário, independentemente da presença ou ausência de flúor (Rytomaa et al., 1988).

A saliva, além de exercer um papel protetor, contribui para a formação da película adquirida, com uma função fundamental no desenvolvimento da erosão (Rios, 2006). A formação da película adquirida foi associada à concentração de ureia na saliva em razão inversa: quanto maior a primeira, menor a erosão (Johansson et al., 2002).

A proteção do dente contra a erosão pela película adquirida foi demonstrada na literatura (Meurman e Frank, 1991). Um estudo conduzido por Amaechi et al. (1999) demonstrou que a espessura da película adquirida varia dentro dos arcos dentários, visto que pode ser responsável pelo local específico da erosão dentária, e que a película protege o esmalte subjacente após o desafio erosivo.

O desafio ácido causa desmineralização e amolecimento da superfície dentária. Como sequela, a superfície dentária torna-se mais suscetível a influências mecânicas, como abrasão e atrição. Inicialmente, o esmalte desmineraliza e dissolve sem que o amolecimento seja detectado clinicamente (Wiegand e Attin, 2003; Wiegand et al., 2006). A camada subjacente em consequência permite que haja interação entre a erosão e a abrasão posterior, associação esta que não tem sido levada muito em consideração (Hunter et al., 2000).

O conceito de que a erosão provoca uma perda superficial do esmalte e uma desmineralização subjacente originou a hipótese de que a abrasão pela escovação poderia desgastar essa superfície alterada até causar sua remoção (Attin et al., 2003; Lussi et al., 2004). Há evidências de que o esmalte erodido por ácido é mais suscetível à abrasão e à atrição que o esmalte intacto (Attin et al., 2000; 2001; Davis e Winter, 1980; Eisenburger et al., 2000; Jaeggi e Lussi, 1999; Kelly e Smith, 1988), pelo que se recomenda a postergação da escovação por 1 h após o desafio erosivo (Rios, 2006). Medidas preventivas e terapêuticas adequadas são necessárias para evitar o aumento de problemas clínicos (Ganss et al., 2001).

Em acréscimo, ressalta-se a importância da presença do cirurgião-dentista na equipe multiprofissional na atenção à saúde, especialmente para contribuir no tratamento e na prevenção de lesões da cavidade bucal, e prover benefícios para a saúde bucal e geral dos pacientes.

FLUOROSE DENTÁRIA | ASPECTOS EPIDEMIOLÓGICOS E DE VIGILÂNCIA À SAÚDE

Tania Izabel Bighetti, Eduardo Dickie de Castilhos e Paulo Capel Narvai

Ao lado da cárie radicular e do trauma dentário, a fluorose dentária está entre os problemas emergentes na área de saúde bucal no início do século 21. Nenhum desses problemas é, a rigor, uma "novidade epidemiológica" para os especialistas do setor, mas é inegável que nas últimas décadas eles têm assumido significado diferenciado em termos de saúde pública.

Nesse sentido, é muito importante que se retome o processo de identificação da fluorose dentária na história mundial e brasileira, caracterizando seus principais fatores causais: exposição concomitante da população a um único fator de risco, exposições individuais a um único fator de risco ou a exposição concomitante da população a múltiplas fontes de flúor.

Embora a existência de manchas no esmalte dentário seja conhecida da humanidade desde tempos imemoriais, o conceito de fluorose dentária surgiu e se consolidou no século 20. Somente após a constatação de que o flúor, presente no esmalte dentário, era a causa do "esmalte mosqueado", passou-se a falar em fluorose dentária para designar aquela condição. Ainda que, segundo Viegas (1961), fluoreto em animais tenha sido observado pela primeira vez por Morozo no ano de 1802 – em estudo desenvolvido com dentes de elefantes fossilizados – e que Morichini em 1805 tenha detectado quimicamente fluoreto em dentes humanos, a comprovação da associação de causa-efeito entre flúor e alteração do esmalte só ocorreria na primeira metade do século 20. Os relatos na literatura científica sobre a ocorrência de fluorose dentária destacaram sua associação com alguma substância na água potável desde os períodos mais remotos da civilização humana, comprovada pela observação de alterações em dentes de crânios com milhares de anos (Fejerskov *et al.*, 1994).

A associação de fluorose dentária com gases vulcânicos ou com emanações subterrâneas lançadas na atmosfera ou formando soluções na água utilizada para consumo foi descrita por Eager (1962) ao examinar imigrantes italianos que embarcaram no porto de Nápoles e observar casos de uma peculiaridade dentária, comum naquela região, conhecida como "dente de Chiaie".

A partir da análise e da descrição das características histológicas de alterações constatadas em dentes de 70 a 100% das pessoas que moravam em Rocky Mountain (Colorado, EUA), McKay e Black (1916) admitiram que, se a descoloração era interna à estrutura do esmalte, deveria acontecer quando este se formava, isto é, alguma combinação química desconhecida poderia se formar e se depositar na estrutura dos ameloblastos. Em 1919, McKay observou nos dentes de um grupo de crianças de outra pequena comunidade rural norte-americana (Oakley, Idaho) o mesmo tipo de alteração já vista em Rocky Mountain. Foi informado que tais alterações começaram a se manifestar nas crianças após 6 ou 7 anos de uso de uma fonte de água localizada a cerca de 8 km de distância. As demais crianças da mesma comunidade que utilizavam água proveniente de outra fonte, localizada a aproximadamente 5,5 km, não apresentavam alterações dentárias (McKay, 1933). Em 1925, por decisão da autoridade sanitária local, uma nova fonte de água foi canalizada para uso da comunidade, abandonando-se a fonte anterior, tida como causa do problema.

Oito anos depois, foram efetuados exames nas crianças que consumiram água da nova fonte desde o nascimento ou algum tempo depois. Aquelas não tinham nenhuma alteração, enquanto as que começaram a usar a água após 6 meses tinham pequenas alterações nos molares e incisivos. Já aquelas que só começaram a usar a água dos 5 anos de idade em diante, salvo algumas exceções, apresentam todos os dentes comprometidos.

A observação da presença de flúor na água de abastecimento foi feita por Petrey, de maneira acidental, ao examinar se a água de Bauxite (Arkansas) poderia ser utilizada no processamento industrial do alumínio. A detecção de flúor só foi possível porque a água continha cálcio (Viegas, 1961; Buendia, 1996). Após essa descoberta, Petrey analisou também a água de outras localidades norte-americanas onde se observou a alteração dentária: Colorado Springs e Oakley.

Com base nessas conclusões, as pesquisas sobre o denominado "esmalte mosqueado" se intensificaram nos EUA no período de 1933 a 1957, estabelecendo-se a ligação da ocorrência e da gravidade da fluorose dentária com a concentração de flúor na água de beber, consolidando-se a associação causal.

A fluorose descrita nos estudos clássicos era produzida pela exposição a um único fator: geralmente águas de poços profundos ou águas superficiais em determinadas regiões consumidas pela população por um período prolongado. Em virtude do alto teor de flúor naturalmente contido nessas águas, produzia-se um quadro típico nos indivíduos, de característica endêmica, em que uma porcentagem significativa da população exposta apresentava formas de fluorose dentária do tipo grave, moderada ou leve.

No Brasil, o primeiro relato de observação de fluorose dentária de característica endêmica foi feito por Uchôa e Saliba (1970), que registraram e analisaram sua gravidade em escolares de Pereira Barreto (SP), expostos a águas naturalmente fluoradas com os teores variando entre 2,5 e 17,5 ppm F.

Em outro registro, Capella *et al.* (1989), ao analisarem escolares do distrito de Cocal, em Urussanga (SC), constataram que 97,6% das crianças apresentavam fluorose e que houve exposição, entre 1985 e 1988, a águas hiperfluoradas, com os teores variando de 1,2 até 5,6 ppm de flúor. Com a interdição da fonte, os casos múltiplos de fluorose, caracterizando a endemia, deixaram de se manifestar.

Quanto à fluorose dentária no padrão clássico de sua ocorrência (endêmica crônica), o problema surge em decorrência da ingestão de flúor proveniente de águas de abastecimento, em altas concentrações. Interessa à saúde pública, nesses casos, a identificação precoce da(s) fonte(s) para a adoção imediata de medidas de proteção aos expostos, como a interdição da fonte.

A constatação da fluorose dentária em áreas endêmicas a torna mais importante que outros agravos de saúde bucal considerados problemas de saúde pública. Entretanto, no padrão contemporâneo de ocorrência da fluorose dentária, o problema surge, na maioria dos casos, em decorrência da ingestão de produtos fluorados (p. ex., dentifrícios) que proporcionam níveis prolongados de flúor levemente acima do tolerado pelo organismo. São suficientes, contudo, para causar formas brandas de fluorose, em muitos casos imperceptíveis.

A descoberta da relação causal entre exposição ao flúor e ocorrência de fluorose dentária representou um importante avanço científico – na verdade, um duplo avanço. Praticamente ao mesmo tempo que se firmou cientificamente o conceito de fluorose dentária, descobriu-se que a exposição a teores adequados de flúor nas águas de abastecimento público constituía-se em importante fator de proteção contra a cárie dentária. Essa descoberta alterou radicalmente as estratégias de intervenção em saúde pública para prevenção e controle da cárie.

Ao longo do século 20, foi crescente o uso de produtos fluorados. A notável expansão no emprego desses produtos contribuiu de modo expressivo para o declínio na prevalência da cárie na maioria dos países e, também, no Brasil (Narvai *et al.*, 1999; Narvai *et al.*, 2006). Contudo produziu um indesejado aumento na prevalência da fluorose dentária em muitas populações expostas a múltiplas fontes do halogênio (Beltrán-Aguilar *et al.*, 2002).

Para Narvai (2002), a importância da fluorose dentária endêmica como problema de saúde pública é incontestável e, onde for detectada, merecerá sempre intervenção imediata por parte das autoridades sanitárias, a fim de proteger a população. A fluorose dentária endêmica, segundo o autor, acomete grupos populacionais concomitantemente, em decorrência da exposição a um único fator de risco, em geral uma fonte de água compartilhada por todos os atingidos pelo agravo. Contudo, ele mencionou outros dois tipos de fluorose dentária, às quais denominou iatrogênicas: a iatrogênica simples (que se apresenta como caso único, decorrente da ingestão individual inadequada de produto fluoretado); e a iatrogênica endêmica (decorrente da exposição a múltiplas fontes de flúor e que acomete, concomitantemente, vários indivíduos de uma dada população exposta a essas múltiplas fontes). Narvai (1999) exemplificou esse tipo de fluorose dentária com alguns quadros clínicos em que a alteração dentária ocorreria pela ingestão de flúor, por tempo prolongado, em decorrência da associação de meios de uso de flúor, tanto sistêmicos (p. ex., água) quanto tópicos (p. ex., dentifrício). Segundo o autor, tais combinações poderiam produzir quadros de fluorose dentária em graus variados, predominando as formas muito leve e leve, mas podendo chegar à moderada ou grave. Para ele, esse "novo tipo epidemiológico" de fluorose dentária, a "fluorose dentária iatrogênica endêmica" diferencia-se da "fluorose dentária endêmica", tal como classicamente descrita por Dean et al., pelas características de sua distribuição na população, com amplo predomínio dos casos muito leves e leves, a ponto de, na maioria dos casos, sequer serem autopercebidos (Ripa, 1991, Moysés et al., 2002). Forni (2005) apontou que, além dos exemplos citados (água e dentifrícios), outros fatores têm sido associados a esse tipo de fluorose, como: duração da gestação; duração do aleitamento materno exclusivo; hábitos alimentares (chás, peixes, fórmulas infantis, bebidas); recipiente para preparo de alimentos, medicamentos e suplementos com flúor; e fatores socioeconômicos e culturais.

Narvai (2002) assinalou que a diferenciação entre os três tipos de fluorose seria relevante para a saúde pública, uma vez que cada tipo epidemiológico implicaria um tipo diferente de intervenção, em termos de precaução, prevenção e terapia, tendo em vista as diferenças na etiopatogenia dos três tipos.

Para a saúde pública, não há dúvidas de que a fluorose dentária endêmica representa um problema de saúde pública muito importante e, onde quer que seja detectada, deve se tornar objeto de imediata intervenção (WHO, 1984). Levando-se em conta os critérios estabelecidos por Chaves (1986) para a priorização dos problemas de saúde pública, não se pode afirmar o mesmo quanto à *fluorose dentária iatrogênica endêmica*, uma vez que, em um grande número de situações, conforme mencionado, ela não é sequer percebida como problema relevante pela população atingida. Ripa (1991) mencionou formas "esteticamente aceitáveis" de fluorose dentária; nem sempre, portanto, a alta prevalência de fluorose dentária permite caracterizá-la como um problema de saúde pública.

Neste capítulo, são abordados alguns aspectos epidemiológicos e de vigilância à saúde a serem considerados no planejamento e na implementação de medidas de precaução, prevenção e controle do agravo. Medidas para minimizar o comprometimento estético também são identificadas.

Fluoroses

A fluorose dentária a fluorose de maior ocorrência; por isso, frequentemente autores se referem a ela denominando-a tão somente de "fluorose". Mas deve-se atentar para o fato de que também a fluorose esquelética pode comprometer a saúde humana e que, em certas situações, representa um importante problema de saúde pública (WHO, 1984).

A fluorose esquelética é observada com a ingestão de flúor acima de 5,6 ppm (Cury, 1989). Apresenta-se como uma osteosclerose generalizada e pode ser caracterizada por queixas de dores articulares, musculares e lombares, podendo evoluir para a limitação de movimentos, principalmente da coluna (Gupta et al. 1996). Radiograficamente, observam-se aumento da densidade óssea, calcificações de ligamentos e membranas interósseas.

Chavassieux e Meunier (1995) se referiram a diferentes tipos de fluorose esquelética de acordo com suas respectivas etiologias, mencionando a fluorose industrial, a iatrogênica e a hídrica esporádica. Para esses autores, a fluorose *industrial* decorre da inalação, durante muitos anos, de vapores contendo flúor em ambientes industriais; a *iatrogênica*, pela administração prolongada de medicamentos ricos em flúor, como certos anti-inflamatórios não esteroides; e a *hídrica esporádica*, em consequência do consumo regular de quantidades significativas (mais de 2 ℓ/dia), durante muitos anos, de águas minerais contendo 8,5 ppm F (os autores mencionam a água *Saint-Yorre Royale*). Chavassieux e Meunier assinalaram que tais fluoroses esqueléticas foram descritas apenas em adultos.

A fluorose dentária origina-se da exposição do germe dentário, durante seu processo de desenvolvimento pré-eruptivo, a altas concentrações do íon flúor causando um distúrbio na formação do esmalte dentário (Whitford, 1997). Forma-se um esmalte hipomineralizado, ou seja, com aumento da porosidade. O grau de manifestação depende da dose ingerida, da duração da exposição e da resposta individual considerando-se que, em virtude dessas variáveis, doses similares de exposição ao flúor podem levar a diferentes níveis de manifestação clínica. Estimativas das doses tóxicas de flúor que representam um limite máximo de risco para o indivíduo em razão do peso e da idade foram estabelecidas por Burt (1992) e variam entre 0,05 e 0,07 mg F/kg de peso corpóreo/dia. O período crítico de exposição a doses excessivas de flúor para as duas dentições é do nascimento até 8 anos de idade (Mascarenhas, 2000). Para o comprometimento dos incisivos centrais, a exposição por mais de 2 anos durante os quatro primeiros anos de vida é crítica (Bardsen, 1999). Para Hong et al. (2006), os dois primeiros anos de vida seriam os mais importantes para o desenvolvimento de fluorose nos incisivos centrais permanentes superiores.

Características básicas e etiologia

O esmalte fluorótico compõe-se por uma subsuperfície hipomineralizada, profunda em relação a uma superfície bem mineralizada. Estudos ultraestruturais confirmaram a presença de cristais hexagonais planos e altamente uniformes na parte exterior do esmalte, enquanto, nas regiões mais internas existe um esmalte com cristais mais irregulares.

As características clínicas da fluorose são definidas por uma gama de mudanças no esmalte, havendo dois aspectos importantes a considerar no diagnóstico – a *bilateralidade* e a *simetria* –, pois são afetados os dentes que se formaram no mesmo período. As formas mais suaves podem ser observadas pela existência de estrias ou linhas brancas horizontais, finas e opacas, que cruzam a superfície do esmalte. Em alguns casos, as pontas de cúspides dos dentes posteriores, bordas incisais de dentes anteriores e cristas marginais podem apresentar manchas brancas opacas denominadas "coberturas de neve" (Fejerskov et al., 1994).

Ainda em relação ao diagnóstico, cabe destacar as dificuldades práticas para diferenciar os casos de fluorose de outras alterações não fluoróticas do esmalte dentário, em especial as lesões de mancha branca por cárie, as hipoplasias de esmalte, a amelogênese imperfeita, as manchas de tetraciclina etc. As lesões de mancha branca de cárie se diferenciam da fluorose dentária por sua localização (cervical, proximal e nas bordas de sulcos oclusais de molares e pré-molares) e delimitação, diretamente relacionadas com as áreas de acúmulo de biofilme dentária. A amelogênese imperfeita tem características muito distintas da fluorose dentária, pois o esmalte não acometido apresenta-se translúcido e com cor creme-clara, enquanto o esmalte fluorótico é opaco e poroso. No caso das alterações por tetraciclina, haverá mudança na coloração do dente (amarelado ou amarronzado) por comprometimento da dentina, porém o esmalte permanece translúcido, sem opacidades difusas.

Os casos falso-positivos constituem, nesse sentido, um problema permanente, seja na clínica, seja nos estudos epidemiológicos populacionais. Assim, algumas características clínicas da fluorose dentária, como simetria, bilateralidade e nebulosidade das manchas, representam sinais importantes para o diagnóstico diferencial.

A maior parte das hipóteses sobre o mecanismo patogênico na fluorose dentária baseia-se em experimentos com animais, mais comumente com roedores, o que causa dificuldades na comparação de resultados, pois os animais acabam recebendo doses muito variadas de flúor. Além disso, os períodos de experimento variam desde dias até alguns anos de administração das doses, que provêm de diferentes fontes: água, dieta e injeções. E, ainda, o flúor contido na dieta-controle muitas vezes é desconhecido, mas provavelmente também variado. Tem-se aventado que altas doses de flúor são necessárias para produzir as alterações típicas. Tal requisito torna praticamente impossível delinear experimentos eticamente compatíveis com pesquisas em seres humanos.

Por volta dos 4 meses e meio de vida intrauterina, forma-se no ectoderma oral uma faixa de epitélio, a lâmina dentária, com pontos representando a localização dos dentes inferiores e superiores (Bhascar, 1978). Trata-se do início da formação dos órgãos do esmalte que darão origem a cada dente, e os processos de proliferação e diferenciação celular ocorrem em momentos diferentes para cada um deles. Nesse período, observam-se seis etapas morfológicas (lâmina dentária, broto, casquete, campânula, e formação da matriz do esmalte e da dentina) e cinco processos fisiológicos (iniciação, proliferação, histodiferenciação, morfodiferenciação e aposição; Figura 5.14).

Uma falha na iniciação resulta na ausência dos dentes, e uma iniciação anormal pode formar dentes supranumerários. Alterações durante a histodiferenciação são capazes de causar a formação de dentina atípica (osteodentina) ou a ausência de formação de dentina. Isso implica, consequentemente, ausência de esmalte, pois está comprovado que este não se forma sem a presença daquela. Distúrbios na morfodiferenciação podem afetar a forma e o tamanho dos dentes.

Os ameloblastos têm um ciclo vital que compreende seis etapas: morfogênica; organizadora; formadora; de maturação; protetora; e desmolítica. Na etapa morfogênica, antes de estarem completamente diferenciados e produzirem esmalte, eles interagem com outras células determinando a formação da junção amelodentinária e da coroa.

Na etapa organizadora, as células do epitélio interno do esmalte se diferenciam em odontoblastos e iniciam a produção de dentina, o que, conforme mencionado, é fundamental para o início da formação da matriz do esmalte. Na etapa formadora, os ameloblastos iniciam sua atividade secretora e ocorre a formação da matriz do esmalte, constituída de proteínas – basicamente a amelogenina.

A etapa de maturação (mineralização completa) ocorre após estar formada a maior espessura da matriz do esmalte na área incisal ou oclusal. Nessa fase, a matriz nas regiões cervicais da coroa ainda está se formando. O processo de maturação inicia-se no alto da coroa e progride na direção cervical. Entretanto, em cada nível, a maturação parece começar na extremidade dentinária dos prismas.

Assim, há uma integração dos dois processos: cada prisma amadurece da profundidade para a superfície e a sequência de maturação dos prismas, desde as cúspides ou bordo incisal até a linha cervical. No início, a linha de frente da maturação é paralela à junção amelodentinária e, depois, à superfície externa do esmalte. Seguindo esse modelo básico, as regiões incisais e oclusais alcançam a maturidade antes das regiões cervicais.

Na etapa protetora, já não se consegue identificar uma camada definida de ameloblastos sobre a superfície do esmalte. Forma-se o epitélio reduzido do esmalte que protegerá o dente até sua erupção. Na etapa desmolítica, o epitélio reduzido prolifera e induz a atrofia do tecido conjuntivo que o separa do epitélio oral. Esse processo culmina na exposição do dente ao meio bucal (Bhascar, 1978).

Conforme descrito anteriormente, a idade em que o indivíduo esteve exposto a altas doses de flúor é um fator muito importante a ser considerado na ocorrência e gravidade da fluorose dentária. Em relação à idade, cabe destacar o estudo de Freitas *et al.* (1990), que relataram a escassez de dados na literatura, principalmente nacional, sobre a cronologia de mineralização e erupção dos dentes permanentes. Segundo os autores, nenhuma das tabelas propostas sobre a cronologia de mineralização e erupção dos dentes permanentes deve ser usada indiscriminadamente (para qualquer população), motivo pelo qual tentaram identificar valores aplicáveis à população com a qual tinham contato. Observaram diferenças em relação aos estudos e concluíram que as explicações seriam difíceis, visto que os estudos tiveram metodologias diferentes, mas confirmaram a necessidade se estabelecer padrões próprios para as populações brasileiras, nas várias regiões do país. Cabe assinalar, contudo, que, vários anos após tal recomendação, a produção científica brasileira nesse aspecto ainda é bastante deficiente.

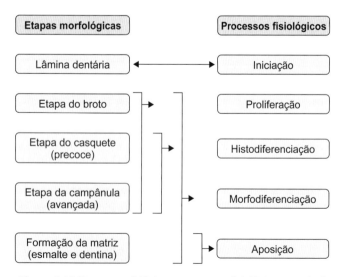

Figura 5.14 Etapas morfológicas e processos fisiológicos envolvidos na formação das estruturas dentárias.

O período de maior suscetibilidade do esmalte dentário, em cada grupo de dentes, tanto para os superiores quanto para os inferiores, foi identificado por Dean *et al.* (1938), no clássico estudo de Bauxite (Arkansas). Para os autores, é considerado "crítico" o período que se estende desde a primeira evidência de calcificação até seu término nas coroas dos dentes permanentes. Bhascar (1978) equacionou os períodos de calcificação e erupção de dentes decíduos e permanentes definidas por Logan e Kronfeld, com pequenas modificações feitas por McCall e Schour. Esquematicamente, a cronologia de mineralização das coroas dos decíduos e dos dentes permanentes está apresentada nas Figuras 5.15 e 5.16.

Conhecer o processo de amelogênese é importante para identificar as situações de amelogênese patológica: hipoplasia e hipocalcificação. Se houver distúrbios durante a formação da matriz do esmalte, ocorrerá a hipoplasia. Se o distúrbio surgir durante a maturação, ou for incompleta, haverá hipocalcificação.

Os "efeitos hipotéticos" do flúor na formação do esmalte descritos por Fejerskov *et al.* (1977) são:

- Na fase secretora dos ameloblastos: diminuição da produção de matriz e mudança na sua composição, mudança no mecanismo de transporte de íons
- Na fase de maturação dos ameloblastos: diminuição da remoção de proteínas e água
- Na nucleação e crescimento dos cristais em todos os estágios de formação do esmalte
- Na homeostase do cálcio.

Dessa forma, segundo Weatherell *et al.* (1977), uma hipótese poderia ser a de que os ameloblastos não são as únicas estruturas sensíveis ao flúor como vinha sendo sugerido, mas que a fluorose dentária ocorre simplesmente porque a mineralização do esmalte permanece incompleta o bastante para acumular e/ou ser afetada por uma concentração relativamente alta do flúor lábil. Os autores admitiram que o período de mineralização varia de região para região do dente, e que a metade incisal do esmalte tem um período mais longo que a região cervical. Isso explicaria a tendência de, no ser humano, a fluorose dentária ocorrer na região incisal dos incisivos permanentes. Afirmaram que essa hipótese, ainda não totalmente elaborada, ofereceria importante argumentação a favor da segurança da fluoretação das águas, pois reduziria o temor de que outras células, além das do esmalte, pudessem ser afetadas. Qualquer tecido que não possa acumular fluoretos do mesmo modo que o esmalte em formação, parcialmente mineralizado, não poderia ser afetado em níveis associados com o desenvolvimento da fluorose dentária. Concluíram ressaltando que durante toda a vida do dente as concentrações de flúor são relativamente altas na superfície do esmalte. Admitiram, na época, que a maior parte do flúor seria adquirida antes da erupção, provavelmente durante o período de maturação pré-eruptiva, quando a superfície do esmalte se apresenta porosa.

Den Besten e Thariani (1992) relataram os mecanismos biológicos da fluorose dentária, relacionando-a com o nível e o tempo de exposição ao flúor, e concluíram que os graus de fluorose estão associados ao tempo, à duração e à dose de flúor a que o indivíduo esteve exposto. Afirmaram que, tanto nos estudos com animais quanto nas pesquisas com seres humanos, constatou-se que o período de maturação pré-eruptiva é particularmente suscetível ao flúor. As razões para essa suscetibilidade incluem: a grande quantidade de flúor incorporada ao esmalte nessa fase; o efeito direto ou indireto do flúor na hidrólise de proteínas; alterações na matriz extracelular; e o efeito do flúor na maturação dos ameloblastos, resultando em uma modulação mais rápida dessas células. Segundo os autores, exposição a altas doses de flúor durante a fase secretória pode aumentar o risco de fluorose dentária por incremento de

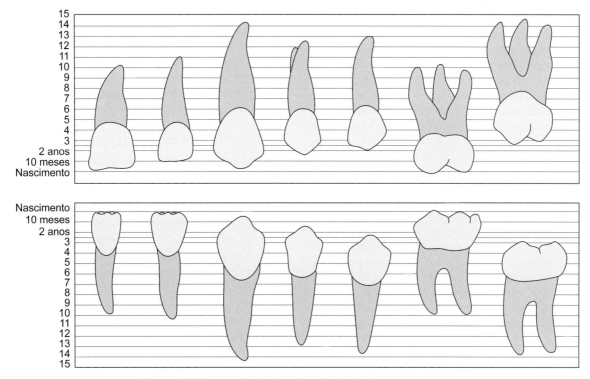

Figura 5.15 Cronologia de mineralização dos dentes permanentes.

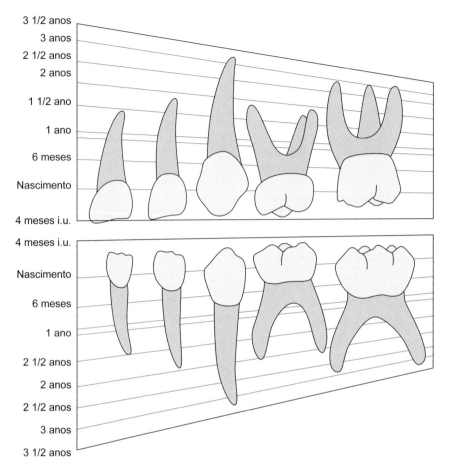

Figura 5.16 Cronologia de mineralização dos dentes decíduos.

flúor localmente. A exposição a baixos teores de flúor na água, durante a fase secretória, não causa fluorose dentária.

Limeback (1994) estudou os efeitos do flúor na formação do esmalte destacando que as pesquisas sugeriam que a exposição crônica a altas taxas de flúor resultava na retenção da proteína do esmalte durante sua maturação pré-eruptiva. Isso poderia ser associado à fraca e pobre formação dos cristais, hipocalcificação e pequena incorporação de flúor na subsuperfície do esmalte durante a mineralização. Segundo o autor, essas lesões de subsuperfície seriam as manchas brancas comumente observadas nas formas leves e moderadas de fluorose dentária.

A participação do flúor na estrutura e crescimento dos cristais de apatita foi descrita por Aoba (1997), que destacou que o efeito mais bem documentado do flúor consiste na substituição da hidroxila na estrutura da apatita. Tal substituição reduz o volume do cristal e possibilita um maior incremento de cristais, aumentando a estabilidade. Mas o excesso de flúor retardaria a mineralização do tecido. Afirmou ainda que, durante a fase secretória do esmalte, em média 100 ppm F são incorporados ao esmalte e que, durante a maturação pré-eruptiva, essa incorporação pode chegar a 1.000 ppm F.

Den Besten (1999) descreveu os mecanismos biológicos da fluorose dentária relacionados com o uso de suplementos fluorados apontando os efeitos do flúor na função celular e reiterando que, durante a fase secretória, estes poderiam ser reversíveis. Na maturação pré-eruptiva, o efeito é mais intenso, pois o flúor é rapidamente acumulado. Destacou também o efeito cumulativo do flúor, afirmando que a dose e o tempo de exposição são fatores críticos para a ocorrência da fluorose dentária, e resumiu os riscos da seguinte maneira:

- Pequeno risco com a exposição somente durante a fase secretória (menos de 15 meses de idade)
- Alto risco com exposição nas fases secretória e de maturação pré-eruptiva
- Aumento do risco com a ingestão de flúor por múltiplas fontes, incluindo suplementos fluoretados.

Medidas de precaução, prevenção e controle

Boa parte das dificuldades relacionadas com a prevenção e o controle da fluorose dentária iatrogênica endêmica resulta da inexistência de conhecimento científico sobre a quantidade de flúor que pode ser ingerida sem produzir o agravo.

Embora a associação entre exposição a teores elevados de fluoretos e a fluorose dentária esteja devidamente documentada, diversos fatores intervêm nesse processo. Temperatura do ambiente, altitude, número de fontes de acesso ao flúor, entre outros, podem interferir na exposição dos indivíduos a altos níveis de flúor. Considerando que os riscos em relação ao flúor são imprevisíveis, deve-se usar a expressão "medida de precaução", e não prevenção (utilizada quando os riscos são previsíveis). Esse termo é um princípio de vigilância em saúde, empregado também na área de direito, notadamente no direito sanitário e no ambiental (Gonçalves, 2013).

O intervalo proposto por Burt em 1992 (entre 0,05 e 0,07 mg F/kg de peso corpóreo/dia) é uma contribuição de grande utilidade prática, mas não resolve o problema central de não haver conhecimento suficiente para fixar um valor limite. Em situações desse tipo, não se deve falar em prevenção e/ou medidas preventivas, mas em precaução e/ou medidas de precaução, pois, diante da incerteza científica, a relação de causalidade pode apenas ser presumida com o objetivo de evitar a ocorrência de determinado dano.

O denominado *princípio da precaução* deve ser observado, nas práticas de vigilância à saúde, naquelas situações em que se quer obter ou preservar algum benefício coletivo resultante de uma ação com impacto sobre populações ou ambientes, decorrente do desenvolvimento científico e, ao mesmo tempo, agir de modo prudente frente a efeitos desconhecidos dessa ação. A questão do valor limite para ingestão segura de flúor é, nesse sentido, uma situação típica.

Quando se trata, entretanto, da ingestão de quantidades certamente tóxicas, então são cabíveis medidas preventivas.

Entre as medidas de precaução, prevenção e controle da fluorose, pode-se destacar educação em saúde, vigilância sanitária, e vigilância epidemiológica.

Segundo Frazão e Narvai (1996), pode-se empregar o termo "educar" em diferentes situações, com vários sentidos. Quando se refere à educação em saúde, diz respeito, de modo geral, aos diversos "processos técnicos, formais e informais, de troca e socialização de conhecimentos e práticas relativos a um problema de saúde pública. Inclui desde capacitações e treinamentos de curta duração, dirigidos a diferentes profissionais e trabalhadores, até atividades educativas com diferentes públicos-alvo (gestantes ou hipertensos de uma unidade básica de saúde, crianças de uma escola, pajens de creche, trabalhadores de uma empresa etc.)".

Nessa perspectiva, a educação em saúde tem, em relação à fluorose dentária, enorme importância. Orientar profissionais de saúde, como médicos (pediatras e ginecologistas-obstetras, principalmente) e enfermeiros, sobre o que pode ser feito junto a gestantes, mães, pais e adultos que mantêm contato com crianças representa uma atividade de valor inestimável na prevenção do agravo. Divulgar por meio dos mais variados meios sobre o risco de prescrição e uso de medicamentos com flúor em locais com teores ótimos na água de abastecimento tem, igualmente, grande valor preventivo.

Tais orientações podem e devem ser estendidas a todos os profissionais da área de saúde, bem como fazer parte do conteúdo de atividades de educação em saúde bucal com diferentes públicos-alvo. Torna-se relevante que eles sejam informados sobre a janela de risco para a ocorrência de fluorose dentária, ou seja, do 4º mês de vida intrauterina até o 2º ano de vida para dentes decíduos; e do nascimento até 8 anos de idade para os dentes permanentes. Assim, esse tema deve permear o processo de educação permanente em saúde, que se baseia na possibilidade de transformar as práticas profissionais de toda a equipe de saúde e a própria organização do trabalho, levando os profissionais a se tornarem conhecedores da sua realidade local (Brasil, 2007, 2014a).

Outro aspecto que merece destaque é o problema da quantidade excessiva de dentifrício empregado nas escovações dentárias. Deve-se dar também especial atenção e enfatizar o valor da supervisão das escovações dentárias das crianças por parte dos pais ou responsáveis, alertando-os tanto para o controle da quantidade do dentifrício na escova quanto para o risco de ingestão de parte do produto.

Para Lima e Cury (2001), entre as várias medidas de precaução que se poderia tomar para diminuir a ingestão de flúor, a redução da quantidade de dentifrício utilizada para escovar os dentes é a mais apropriada em termos de saúde pública.

Narvai (1998) afirma que "vigilância sanitária pode ser conceituada como um sistema permanente de ações articuladas, instituído e mantido pelo poder público, orientado à redução e se possível eliminação dos riscos à saúde produzidos no meio ambiente e nos ambientes de trabalho, decorrentes dos processos de produção, distribuição e consumo de bens e serviços de qualquer natureza".

Em relação à fluorose dentária, todas as medidas de controle da utilização do flúor podem ser enquadradas nessa ação. No que diz respeito aos dentifrícios e colutórios, a Portaria SNVS n. 22, de 20/12/1989, regula os critérios de utilização do flúor nesses produtos (Narvai, 1996). A fluoretação das águas de abastecimento público, obrigatória no Brasil onde houver estação de tratamento de água segundo a Lei Federal n. 6.050, de 24/05/1974, foi regulamentada pelo Decreto Federal n. 76.872, de 21/12/1975, e pela Portaria n. 635, de 26/12/1975, mediante a qual o Ministério da Saúde estabeleceu padrões para a operacionalização da medida. Desse modo, as águas fornecidas à população devem conter flúor em quantidades suficientes para prevenção da cárie, sem produzir fluorose dentária endêmica. Para que isso ocorra, é indispensável o desenvolvimento de ações de vigilância sanitária da fluoretação, baseadas no princípio do heterocontrole (Narvai, 1998). E, quando este não for possível, a autoridade sanitária competente deve desenvolver ações de vigilância com base nos dados secundários fornecidos pela empresa de saneamento, gerados no processo de controle operacional. Esta é uma medida de precaução elementar, indispensável até mesmo quando não se faz a fluoretação das águas. Como princípio, adota-se a regra de que nenhuma água de abastecimento público deve ser fornecida aos consumidores sem que se conheça seu teor de flúor (Brasil, 2009). Além disso, tal teor deve ser aferido periodicamente, tendo em vista sua variabilidade em certos mananciais.

Ainda no caso das águas, não se deve incorrer no equívoco de considerar seguras as águas minerais, pois há grande variabilidade nos teores de flúor nelas. A rigor, não cabe falar em "dose de flúor" em águas, mas tão somente em teor, considerando que raramente águas são isentas desse halogênio e o conceito de dose é estranho nesse contexto. Assim, salvo exceções, as águas normalmente são fluoradas, inclusive as minerais, pois algum teor de flúor sempre é detectado. Tomando como referência o teor ótimo para a prevenção da cárie dentária, Narvai (1998) afirmou que algumas águas são hipofluoradas, outras contêm teores ótimos de flúor e outras são hiperfluoradas. Não há, em nível nacional, lei proibindo a venda de águas minerais hiperfluoradas, aparentemente com uma única exceção: no município de São Paulo, a Lei n. 12.623, de 06/05/1998, embora ainda não tenha sido regulamentada pelo Poder Executivo municipal, proíbe a comercialização de águas com alto teor de flúor. Para Castro et al. (2005), torna-se evidente a necessidade de a Vigilância Sanitária atuar no controle do teor adequado de fluoreto nas águas minerais, evitando-se os riscos de "sobredosagem".

Nos medicamentos, o flúor está contido em polivitamínicos, muitas vezes ingeridos por crianças em locais com teores adequados de flúor na água de abastecimento, expondo-as ao risco de desenvolverem fluorose dentária. Também não há, em nível nacional, norma regulamentando a comercialização desses produtos fluorados. Com um claro sentido de precaução, uma lei nesse sentido foi aprovada pela Câmara Municipal de São Paulo em 1998, mas até o presente não regulamentada, resultando inócua do ponto de vista da proteção da população.

A vigilância epidemiológica é definida como "conjunto de ações que proporcionam o conhecimento, a detecção ou prevenção de qualquer mudança nos fatores determinantes e condicionantes de saúde individual e coletiva, com a finalidade de recomendar e adotar medidas de prevenção e controle das doenças e agravos" (Brasil, 1999).

A ação típica de vigilância epidemiológica no caso da fluorose dentária refere-se ao levantamento epidemiológico de base populacional. Embora esse tipo de investigação não se constitua em rotina na maior parte dos serviços públicos de saúde, é muito importante que, periodicamente, os responsáveis pela área de saúde bucal em todos os municípios desenvolvam pesquisas com essa finalidade. Dispor de informações sobre a distribuição da fluorose dentária nas populações, nos seus variados graus, ao longo do tempo é o mínimo que se espera das instituições públicas responsáveis pela proteção da saúde pública. Tais informações têm enorme importância para avaliar a situação e controlar fatores de risco. Segundo a OMS, a produção de dados dessa natureza deveria ocorrer em intervalos não superiores a 5 ou 6 anos (WHO, 1987, 1997, 2013). No caso brasileiro, com a implementação da estratégia e-SUS da Atenção Básica, incluiu-se um módulo de Vigilância em Saúde Bucal na perspectiva de subsidiar a observação do processo saúde-doença em âmbito populacional. No módulo, há um campo para registro de fluorose dentária moderada ou grave, independentemente do número de dentes atingidos. Cada caso diagnosticado deve ser registrado apenas uma vez por usuário do serviço (Brasil, 2014b).

Classificação

Pode-se classificar os aspectos clínicos da fluorose dentária em razão da prevalência e da gravidade das alterações. No sistema proposto por Dean (1934) com sete categorias e posteriormente modificado por Dean et al. (1939) para seis, os dentes são examinados em sua condição natural, sem secagem.

Outros sistemas de classificação são descritos na literatura. Um deles inclui dez categorias, designadas para caracterizar a aparência macroscópica do dente em relação à condição histológica do esmalte envolvido (Thylstrup e Fejerskov, 1978). Por sua maior sensibilidade, esse índice, embora muitas vezes empregado em estudos populacionais, adapta-se melhor ao uso clínico, para o esclarecimento de situações individuais ou para investigações científicas envolvendo um número relativamente pequeno de participantes. Ou, ainda, em estudos populacionais para os quais se deseja obter informações mais detalhadas.

Horowitz et al. (1984) desenvolveram um sistema baseado em aspectos estéticos. Apresentam oito categorias e atribuem um valor para cada superfície dos dentes anteriores não restaurados (vestibular e lingual) e três valores para as superfícies de dentes posteriores (vestibular, lingual e oclusal).

Para estudos de base populacional, contudo, o índice de Dean, amplamente utilizado nas pesquisas epidemiológicas, é o instrumento que vem sendo recomendado pela OMS em sua metodologia padronizada para levantamentos básicos (WHO, 1997, 2013).

Tendências da prevalência no Brasil

Tem-se aventado, com certa ênfase, a hipótese de que as prevalências de cárie e de fluorose estariam apresentando tendências opostas no Brasil – as prevalências de cárie estariam em declínio e as de fluorose aumentando. Moysés et al. (2002) assinalam que, em várias regiões do globo, tal característica tem sido relatada por diferentes pesquisadores e que as taxas crescentes de fluorose, principalmente nas formas leve (Figuras 5.17 a 5.20) e muito leve, vêm sendo observadas durante os últimos 30 anos. No Brasil, seja por analogia com o que se vem observando em nível internacional, seja em decorrência das práticas clínicas, alguns autores têm mencionado "aumento na prevalência" da fluorose dentária. Tal aumento seria consequência de maior exposição a produtos fluorados, notadamente a água e os dentifrícios fluoretados. Contudo, para Freitas et al. (2013) os dados dos inquéritos epidemiológicos de 2003 e 2010 não corroboram tal hipótese, uma vez que persistem problemas metodológicos que acarretam enviesamentos de observação nesses estudos e em investigações similares, no Brasil e no exterior, que podem comprometer a confiabilidade dos dados. Para esses autores, "não foi possível analisar a tendência da fluorose dentária no Brasil com base nesses estudos", e os dados obtidos devem ser considerados "apenas indicadores exploratórios da prevalência da fluorose". Com tais ressalvas, registra-se que na idade de 12 anos encontraram-se prevalências de fluorose e de crianças com experiência de cárie respectivamente de 9% e de 68,9%. Em 2010, a prevalência de fluorose aumentou para 16,7%, enquanto a proporção de crianças com cárie reduziu para 56,5% (Brasil, 2012).

Com relação às dificuldades metodológicas para aferir níveis populacionais de fluorose dentária, são pertinentes as considerações a seguir.

De modo preliminar, cabe ponderar que, lamentavelmente, apenas muito recentemente começaram a se fazer levantamentos epidemiológicos de base populacional sobre fluorose dentária no Brasil. Ao contrário da cárie, para a qual se dispõem de informações básicas de razoável qualidade para muitas localidades e para o país, abrangendo períodos superiores a uma ou duas décadas, é enorme o desconhecimento sobre fluorose dentária no meio odontológico. Bons trabalhos constituem notável exceção e, ainda assim, frequentemente compreendem estudos únicos, isolados. Importantes, sem

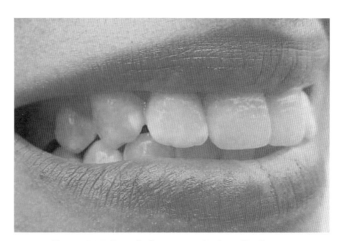

Figura 5.17 Caso de fluorose muito leve. *Ver Encarte.*

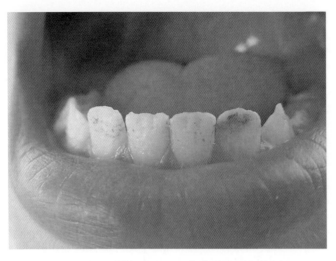

Figura 5.18 Caso falso-positivo de fluorose. *Ver Encarte.*

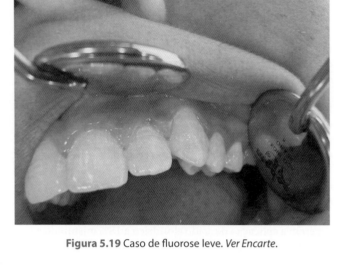

Figura 5.19 Caso de fluorose leve. *Ver Encarte.*

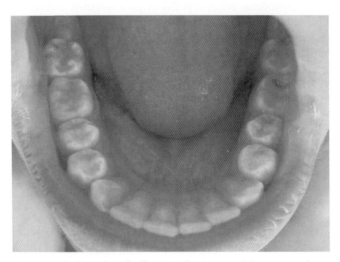

Figura 5.20 Portador de fluorose leve com cáries em molares inferiores. *Ver Encarte.*

dúvida, mas insuficientes para os propósitos de vigilância sanitária. Assim, é indispensável enfatizar a relevância de estudos e pesquisas que se ocupem periodicamente desse problema em nível populacional de modo a proporcionar subsídios às ações de saúde pública. Tais considerações são também a propósito da imprecisão de falar em "aumento" da fluorose "na população", sem que se disponha de pelo menos duas medidas populacionais do problema ao longo do tempo. Conhecer a prevalência é condição *sine qua non* nessas situações. Por certo, torna-se inadequado falar em "aumento" da fluorose "na população" apenas com base na experiência clínica de um ou outro profissional de Odontologia, ou mesmo de um grupo de profissionais. Assim, sem informações confiáveis do passado, não se pode falar em aumento ou declínio, como frequentemente se observa.

Ademais, Narvai e Frazão (2005) ponderaram que um aspecto importante a considerar quando se busca conhecer a situação da fluorose dentária em populações, utilizando-se diferentes examinadores nos levantamentos epidemiológicos, é a grande subjetividade envolvida na avaliação de cada condição individual. Mesmo profissionais com grande experiência em pesquisas desse tipo e ainda que conhecendo bem as características da fluorose dentária, sempre encontram dificuldades para obter uma boa concordância. Tal dificuldade torna ainda mais complexas as comparações, recomendando-se cautela. Esses autores analisaram dados da cidade de São Paulo para o período de 1996 a 2002. Observaram que, em 1996, 69,2% das crianças da idade-índice de 12 anos não apresentaram fluorose e que as categorias "muito leve+leve" registraram 29,9%, enquanto a soma das categorias "moderada+grave" apresentou 0,8%. Em 2002, na mesma idade, 66,3% das crianças não apresentaram fluorose. As categorias "muito leve+leve" registraram 32,1%, e as categorias "moderada+grave" corresponderam a um percentual de 1,6%. Apesar de se tratar de um curto período de 6 anos, observa-se que não há registro da ocorrência de fluorose grave e que também não há tendência de aumento nas prevalências das categorias muito leve, leve e moderada.

Oliveira-Junior *et al.* (2006) analisaram a evolução da prevalência e gravidade da fluorose, obtidas pelo índice de Dean, nas idades de 12 e 15 anos, em Salvador (BA), comparando os resultados de dois estudos populacionais, realizados em 2001 e 2004. Concluíram que não houve diferença na ocorrência aos 12 anos, com uma prevalência de 32,6%, em 2004, e 31,4%, em 2001. Aos 15 anos, a prevalência em 2004 (16,8%) foi inferior à observada em 2001 (27,6%) e afirmaram que não se pode observar, nesse período, tendência de incremento da prevalência ou gravidade da fluorose em Salvador.

O estudo de Narvai *et al.* (2013) avaliou a tendência da fluorose dentária em crianças de 12 anos no município de São Paulo pela análise de dados secundários de levantamentos epidemiológicos realizados nos anos de 1998, 2002, 2008 e 2010, concluindo que o problema na população estudada pode ser considerado estacionário, tanto na análise geral de prevalência quanto na manifestação das categorias muito leve e leve.

Cabe assinalar, oportunamente, que uma hipótese a ser investigada no país diz respeito ao significado da expressiva ampliação da exposição à água e ao dentifrício fluoretados a partir de meados dos anos 1980. Tal expansão pode ter, efetivamente, produzido um aumento nos níveis de fluorose dentária nas populações. Contudo, após esse período inicial, os níveis de prevalência teriam se estabilizado. Em decorrência, hoje os níveis não estariam sendo significativamente alterados, conforme indicam os resultados de São Paulo e Salvador, entre outros.

Tratamento

Ainda não há tratamento para a fluorose dentária. As opções terapêuticas correspondem a intervenções clínicas para minimizar seus efeitos, ou reabilitar as superfícies afetadas, estando vinculadas ao estágio em que pode ser classificado cada dente atingido.

O aspecto clínico do esmalte fluorótico determina o melhor tratamento: clareamento dentário, microabrasão do esmalte, facetas laminadas de cerâmica ou mesmo a realização de coroas protéticas (Croll, 1997; Ardu et al., 2007). Para os casos mais suaves, em geral, não se justificam intervenções. Alguns autores sugerem a utilização de ácido fosfórico a 37% e abrasão com pasta de pedra-pomes (Fejerskov et al., 1994; Mondelli et al., 1995).

Quando de um comprometimento maior, vários autores sugerem a aplicação de ácido clorídrico a 18% misturado a um abrasivo, normalmente pedra-pomes, com utilização de isolamento absoluto e proteção ocular, tanto do profissional quanto do paciente. Esse procedimento deve ser feito com cautela para não reduzir em demasia a superfície do esmalte (Pereira et al., 1997; Viegas et al., 2011).

Para os casos mais graves, muitas vezes é necessária a restauração das superfícies com resinas compostas, facetas estéticas ou trabalhos protéticos (Strassler, 2007). Se houver pigmentações do esmalte fluorótico, pode-se fazer o clareamento das manchas acastanhadas com peróxido de hidrogênio ou outro material clareador.

Independentemente da gravidade da fluorose, sempre se indica a aplicação tópica de flúor, seja de fluoreto de sódio neutro a 1,1% (Paixão et al., 1993; Bezerra et al., 1993), de flúor-fosfato acidulado a 1,23% (Pereira et al., 1997), de fluoreto de sódio neutro a 2,0% (Baratieri et al., 1993) ou de recomendação de bochechos e cremes dentárias fluoretados (Mondelli et al., 1995). A opção por um ou outro método dependerá, em cada caso, da avaliação do risco de cárie. Essa indicação de produto fluorado tópico para indivíduos com fluorose dentária pode parecer paradoxal, mas é preciso assinalar que tal opção não é terapêutica em relação à fluorose, e sim preventiva em relação à cárie dentária. Isso decorre do fato de que portadores de fluorose não estão imunes à cárie, tornando-se necessário protegê-los, uma vez que persistem, nesses indivíduos, alterações ultraestruturais no esmalte dentário. Na ausência ou insuficiência de flúor no ambiente bucal, são vulneráveis à cárie. Na Figura 5.20, pode-se observar um caso de portador de fluorose leve com cáries em molares inferiores. Tal aplicação, supostamente, não agrava o quadro de fluorose.

Considerações gerais

O aumento na prevalência e na gravidade da fluorose dentária em muitas populações expostas a múltiplas fontes de flúor resultou em um dilema ético entre os profissionais de saúde, sobretudo entre os especialistas em saúde pública, apontado por Kalamatianos e Narvai (2006): o flúor em dentifrícios e águas de abastecimento produz, comprovadamente, fluorose dentária – ainda que em níveis esteticamente suportáveis e sem outro significado para a saúde humana. Mas o flúor, veiculado principalmente por dentifrícios e águas, atinge diariamente milhões saúde pessoas e, inegavelmente, é eficaz na prevenção da cárie – ainda hoje um importante problema de saúde pública em muitos países, produzindo infecções e causando dor e sofrimento. Em contextos para o brasileiro, não há dúvidas sobre a efetividade da combinação "águas+dentifrícios" como veículos apropriados para o flúor, com essa finalidade.

Por esse motivo, em termos de intervenção de saúde pública, ou seja, ações destinadas a atingir simultaneamente grandes contingentes populacionais, água e dentifrício são veículos estratégicos para a implementação de políticas públicas.

Como resolver, entretanto, o dilema ético de adicionar ou não flúor a esses produtos? Autoridades públicas, dentistas sanitaristas, odontopediatras, profissionais de saúde e lideranças comunitárias precisarão conviver com esse dilema e, em cada situação concreta, avaliar os múltiplos aspectos e fatores envolvidos para tomar as decisões mais adequadas em cada contexto. Uma referência importante diz respeito ao benefício da maioria; contudo, esse princípio não pode ser absoluto. Se comprovado malefício, ainda que para um único indivíduo, a continuidade de certas ações pode não encontrar justificativa ética, devendo ser interrompida. Assim, deve-se buscar permanentemente, em cada contexto histórico, respostas em bases científicas, éticas e políticas para questões relevantes. Entre muitas outras, pode-se destacar: o uso de determinado produto fluorado é indispensável para a prevenção da cárie? Utilizá-lo tem implicações que a comunidade rejeita? É preciso, sempre, ter respostas satisfatórias para tais questões antes de implementar ações de alcance coletivo. Cabe ainda considerar o fato de que, frequentemente, não há coincidência entre o ponto de vista de técnicos e as percepções que as pessoas têm de determinados problemas. Dessas ponderações sobre benefícios e, se for o caso, malefícios, surgirão, em cada situação concreta, a superação do dilema ético. Pode-se sintetizar o ideal a ser perseguido na equação "máximo de prevenção com o mínimo de fluorose".

Para a convivência com a fluorose dentária segundo o padrão epidemiológico que assume no início do século 21 em níveis socialmente aceitáveis, é essencial a ação da vigilância sanitária, controlando o teor de flúor nos produtos que o contém e a ação da vigilância epidemiológica, controlando o número e os tipos de casos em determinada população. Esse duplo monitoramento cabe à saúde pública, sendo, portanto, de responsabilidade das autoridades públicas. Além disso, cada profissional de saúde, e cada cidadão, podem e devem agir cotidianamente, seja para prevenir casos individuais, seja para acionar as autoridades sanitárias em todos os casos em que isso se justifique.

ÍNDICES PARA PROBLEMAS DO PERIODONTO

O diagnóstico das doenças periodontais (DP), em termos de levantamento epidemiológico, apresenta um grau de subjetividade que se acentua em relação aos estágios iniciais e aos limites entre as diversas etapas da sua evolução.

A identificação de possíveis modificações quanto a textura, cor e contorno dos tecidos gengivais, assim como da profundidade de bolsas e das perdas ósseas consequentes à fase destrutiva, depende de critérios e condições pessoais do examinador de maneira mais acentuada que no estudo da cárie dentária.

Dos dois fatores envolvidos no processo de desenvolvimento das DP – de um lado os agentes etiológicos e, de outro, a capacidade de defesa dos tecidos bucais e do organismo de cada indivíduo –, esse último pode também produzir diferenças interexaminadores quando se deseja comparar índices provenientes de populações distintas. De fato, nem sempre há uma correspondência precisa entre o dano diagnosticado e o tratamento teoricamente necessário, pois, conforme a resposta individual, a doença poderá progredir com rapidez ou até mesmo estacionar. A reversibilidade da gengivite, de caráter inflamatório, e mesmo de estágios avançados da periodontite por meio de medidas de higiene bucal ou de tratamento clínico varia segundo as condições de resistência de cada um deles. Nesse sentido, é interessante observar comunidades com níveis avançados de destruição periodontal, em diversas regiões da África e da Ásia, por exemplo, nas quais chega a ser surpreendente a permanência em função, por períodos bem mais longos que o previsto, de dentes condenados diante dos critérios de julgamento típicos das DP.

Há índices para condições reversíveis e irreversíveis; apenas para medir gengivite, periodontite, placa, tártaro, higiene bucal e para todos ou conjuntos parciais desses problemas. A quantidade e a variedade com que índices têm sido criados são, por si sós, atestados da imprecisão e das dificuldades que ainda cercam a quantificação das doenças periodontais.

Possivelmente, o índice ideal ainda não foi desenvolvido (Stallard, 1982). A questão básica parece residir em que um índice de alta sensibilidade e precisão representaria gastos e consumiria tempo e recursos humanos não suportáveis pela quase totalidade dos serviços públicos odontológicos.

De maneira geral, em saúde pública a melhor opção na escolha de um índice sobre doenças periodontais consiste em privilegiar aqueles menos detalhados e com critérios mais nítidos de identificação de cada lesão.

Hoje, para estudos epidemiológicos nesse campo, a OMS e a FDI recomendam internacionalmente a adoção do IPC descrito anteriormente, pela maior simplicidade dos critérios diagnósticos e da possibilidade de transformar os problemas detectados em necessidades de tratamento com a consequente estimativa dos recursos financeiros, tempo e pessoal envolvidos.

Na descrição feita nos itens "a" a "e", não se objetiva esgotar o elenco de índices, e sim apresentar aqueles mais representativos e suas principais alternativas.

Higiene oral

O estreito relacionamento entre os cuidados pessoais com a saúde bucal e a incidência de doença periodontal motivou a criação do índice de higiene oral simplificado (IHOS), por Greene e Vermillion (1964). De larga aplicação em várias regiões do mundo, relativamente prático e de execução rápida, mede a existência de placa e de tártaro na superfície vestibular do incisivo central superior direito, do incisivo central inferior esquerdo, dos primeiros molares superiores (dentes 11, 31, 16, 26) e na superfície lingual dos dois primeiros molares inferiores (dentes 36 e 46). Quando um desses estiver ausente, pode ser substituído por um adjacente (Saliba *et al.*, 1974).

Cada superfície recebe separadamente um código de 0 a 3 para placa e tártaro, conforme os critérios constantes do Quadro 5.8. O exame é feito com espelho bucal e sonda exploradora. O índice médio individual somente é estabelecido na presença de pelo menos dois dentes – índice ou seus substitutos, sendo o resultado da soma dos códigos de cada dente dividida pelo total de dentes examinados. Há um subíndice para placa e outro para tártaro, sendo o IHO-S a soma dos dois, como se vê no exemplo a seguir:

- Dente 11 = códigos 1 e 0; dente 31 = 2 e 1
- Dente 16 = códigos 3 e 2; dente 26 = 3 e 2
- Dente 36 = códigos 1 e 1; dente 46 = x e x.

$$\text{Índice para placa} = \frac{1+2+3+3+1}{5} = 2$$

$$\text{Índice para tártaro} = \frac{0+1+2+2+1}{5} = 1,2$$

$$\text{IHOS} = 2 + 1,2 = 3,2$$

Em grupos, soma-se o índice de cada um e divide-se pelo total de pessoas examinadas.

Apenas dentes totalmente erupcionados são considerados, ou seja, os que tenham atingido a linha oclusal. Pode-se estimar, de maneira genérica, que escores de 0 a 1 correspondam a uma higiene oral satisfatória; de 1,1 a 2 regular; de 2,1 a 3 deficiente; e de 3,1 em diante uma higiene oral deficiente.

Como alternativa, pode-se usar o índice de desempenho em higiene do paciente (ou PHP), de Podshadley e Haley (1968), que se baseia nos mesmos dentes do IHO-S e é específico para placa – previamente ao exame, emprega-se uma solução ou pastilha reveladora e divide-se a superfície dentária em cinco áreas, como se vê na Figura 5.21. Cada área recebe um código 0 se não houver placa e 1 se existir. Somando-se os códigos das subdivisões e dividindo-se por 5, tem-se o índice do dente, procedendo-se, a partir de então, de forma idêntica à descrita para o IHO-S.

Silness e Löe (1964) instituíram o índice de placa (IPl), aplicado aos mesmos dentes do índice gengival e que se diferencia do IHO-S por medir a espessura da placa em vez de sua extensão (OMS, 1979b).

Quadro 5.8 Critérios diagnósticos e códigos usados no IHO-S.

Critérios para placa	Código	Critérios para tártaro	Código
Inexistência de placa e indutos	0	Inexistência de tártaro	0
Placa cobrindo não mais que 1/3 da superfície ou apenas indutos generalizados	1	Tártaro supragengival em não mais que 1/3 da superfície exposta do dente	1
Placa cobrindo mais que 1/3, mas não mais que 2/3 da superfície dental	2	Tártaro supragengival cobrindo mais que 1/3, mas não mais que 2/3 da superfície exposta em torno da região cervical	2
Placa cobrindo mais que 2/3 da superfície	3	Tártaro supragengival cobrindo mais que 2/3 da superfície da coroa ou uma faixa contínua e espessa de tártaro subgengival	3
Dente-índice e substituto inexistentes	x	Dente-índice/substituto inexistente	x

Índice gengival

Específico para analisar as condições de saúde dos tecidos gengivais e utilizado notadamente em estudos clínicos, o índice gengival (IG; Silness e Löe, 1963) baseia-se em um dente de cada sextante bucal (16, 12, 24, 36, 32 e 44), divididos em quatro faces – vestibular, lingual, mesial e distal –, atribuindo-se um valor de 0 a 3 a cada face. A soma dos índices é dividida pelos seis dentes examinados para chegar ao IG individual.

Podem ser formulados índices também por grupos de dentes, bem como optar-se pelo exame integral das arcadas dentárias.

O principal problema relacionado com o IG, cujos critérios constam do Quadro 5.9, diz respeito à dificuldade em distinguir os limites entre cada estágio, ou seja, entre 0 e 1, entre 1 e 2 etc., o que exige examinadores cuidadosamente calibrados para sua correta aplicação.

O índice PMA (Schour e Massler, 1949) procura avaliar se as papilas (P), a gengiva marginal (M) ou a inserida (A) estão inflamadas. Baseia-se exclusivamente na avaliação dos dentes anteriores em uma análise eminentemente visual, o que é considerado inadequado segundo o conhecimento hoje disponível em termos de diagnóstico da inflamação do tecido gengival. Examina as áreas da gengiva papilar, marginal e inserida em torno de cada dente. Embora no momento em que foi criado tenha se constituído em um importante avanço para a epidemiologia periodontal, seu uso foi praticamente abandonado já nos anos 1980 (Striffler et al., 1983).

Índice periodontal

Sem dúvida, o índice periodontal (IP) de Russel (1956, 1967) é o mais difundido entre as medidas epidemiológicas relativas às DP, cuja popularidade advém da facilidade de uso, da nitidez na separação de conceitos para suas cinco subdivisões e da consequente redução de diferenças intra e interexaminadores, o que oferece melhor comparabilidade de resultados.

Trata-se de um índice misto, pois mede tanto a fase reversível da DP quanto a presumivelmente irreversível, sendo aplicado à totalidade dos dentes na boca conforme os critérios expostos no Quadro 5.10. A OMS recomenda o IP para os estudos que quiserem captar informações em um nível de detalhe que não possa ser coberto por seu método básico que é o IPC.

Para obter o IP médio por pessoa, os valores dados a cada dente são somados e o resultado dividido pelo total de dentes examinados. Para grupos, basta somar os IP individuais e dividir pelo número de pessoas examinadas.

É possível efetuar a transformação do IP em necessidades de tratamento. Um procedimento simples nesse sentido foi sugerido por Douglass et al. (1984), composto por quatro etapas:

1. Multiplica-se o IP médio pelo número de habitantes, por faixa etária.
2. Converte-se o IP em tipos de serviços necessários.
3. Estima-se o tempo necessário por tipo de serviço.
4. Multiplica-se o resultado do passo 1 pelo do passo 3 obtendo o tempo total necessário para realização do tratamento da população.

Dois pontos importantes devem ser referidos:

- Toda e qualquer estimativa de tempo de trabalho e de necessidade de tratamento periodontal deve corresponder ao nível de oferta de serviços de cada programa odontológico
- Ainda não há consenso entre os especialistas em periodontia e em saúde pública quanto à conveniência da conversão automática dos problemas diagnosticados por meio de índices epidemiológicos em tipos de tratamento, em virtude dos diferentes padrões de resposta orgânica individual às DP.

Índice de placa de Turesky

O índice de Turesky et al. (1970) é uma modificação da proposta de Quigley e Hein (1962), examinando as superfícies vestibular e lingual de cada dente, atribuindo um escore de 0 a 5 de acordo com os critérios do Quadro 5.11. Constitui uma alternativa favorável ao uso dos índices PHP, de de placa e, também, do IHOS (Moimaz, 1997).

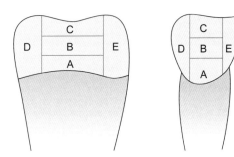

Figura 5.21 Subdivisão da superfície dental em cinco áreas, utilizada no PHP.

Quadro 5.9 Critérios diagnósticos e códigos para o índice gengival (16).

Critérios	Código
Ausência de inflamação = gengiva uniformemente rosada	0
Inflamação leve = modificação pequena na cor e textura gengivais	1
Inflamação moderada = gengiva moderadamente avermelhada, vítrea, edemaciada e hipertrófica, com sangramento sob estímulo	2
Inflamação grave = gengiva nitidamente avermelhada, hipertrófica, com tendência a sangramento espontâneo e presença de ulceração	3

Quadro 5.10 Critérios diagnósticos e códigos para o índice periodontal (IP).

Critérios	Código
Negativo: inexiste inflamação ou perda de função em razão da destruição dos tecidos de suporte dental	0
Gengivite leve: inflamação da gengiva livre não circunscrevendo a coroa dentária	1
Gengivite: inflamação que circunscreve totalmente o dente, mas não há ruptura aparente da inserção epitelial	2
Gengivite com formação de bolsa: a inserção epitelial está rompida e existe uma bolsa (e não apenas uma depressão gengival). Não há interferência com a função mastigatória normal, mantendo-se o dente firme no seu alvéolo sem mobilidade	6
Destruição avançada com perda de função mastigatória: o dente pode ser perdido, com possível migração; ao percuti-lo com instrumento, provoca-se um som surdo; pode ser comprimido no alvéolo	8

Obtém-se o índice pela divisão do total de escores atribuídos, pelo número total de superfícies examinadas, com uma amplitude possível de 0 a 5 (Tabela 5.18).

Moimaz (1998) analisou a formação de placa bacteriana dentária em alunos da Faculdade de Odontologia de Araçatuba (SP), comparando a sua evolução ao longo de um período de 28 dias pelos índices de Turesky et al. (1970) e de O'Leary (1967). Foram formados dois grupos – um com profilaxia prévia e outro sem profilaxia. Os valores inicial e final dos dois grupos estão na Tabela 5.18. A profilaxia foi suficiente para reduzir o índice apenas na 1ª semana, praticamente deixando de ter efeito a partir de então. As figuras demonstrativas do índice de Turesky et al. aqui apresentadas foram produzidas por Suzuleide S. Moimaz (1998) e cedidas para publicação (Figuras 5.22 a 5.27).

Índice de placa de Löe e Silness

A presença e a distribuição da placa supragengival são parâmetros importantes a considerar em um exame clínico periodontal, por refletirem a capacidade de controle do agente etiológico primário das DP. O índice de Löe e Silness tem a desvantagem de mostrar apenas pontualmente a situação clínica no momento do exame, podendo mascarar o hábito real do paciente; por isso, tradicionalmente tem sido aplicado em associação com os resultados da avaliação pelo índice gengival (Silness e Löe, 1966).

A placa na superfície dentária é verificada após lavagem e secagem da superfície dentária com leve jato de ar, utilizando-se uma escala de pontuação que varia de 0 a 3, conforme os seguintes critérios:

- 0: área gengival livre de placa
- 1: fina camada de placa na margem gengival, não visível a olho nu, mas detectada pela sonda periodontal
- 2: moderado acúmulo de placa na margem gengival
- 3: quantidade expressiva de placa (sua espessura preenche a cervical e outras faces do dente).

Uma simplificação do índice de Löe e Silness foi proposta por Ainamo e Bay – o índice de placa visível, que apenas considera a presença ou não da placa sem se importar com sua quantidade. Todas as superfícies de todos os dentes recebem um escore 0 para placa não visível ou 1 se puder ser observada. A Figura 5.28 possibilita visualizar a placa gengival.

Índice de sangramento gengival (ISG)

Tradicionalmente, é considerado um indicador relevante por determinar o resultado efetivo da interação entre os fatores de agressão presentes no biofilme bacteriano supragengival e os fatores de defesa no nível do sulco gengival.

Utiliza-se uma sonda periodontal, preferentemente de seção circular, tipo OMS, inserida levemente na entrada do sulco gengival (cerca de 0,5 mm) e, a seguir, percorrendo toda sua extensão. Aguardam-se alguns segundos para verificar a presença ou não de sangramento da gengiva marginal para, então, marcar 0 ou 1. Esse índice é uma simplificação do de Löe e Silness (1963), sendo utilizado dicotomicamente, pois, em vez de quatro códigos, utiliza apenas dois (ou seja, os escores 0 e 1 de Löe e Silness para ausência de sangramento passam a ser "0" e os dois últimos – 2 e 3 – que correspondem à sua presença passam a ser "1"). Os resultados são expressos na forma de percentual de faces envolvidas. As Figuras 5.29 e 5.30 fornecem exemplos de interpretação clínica do ISG.

Índice de diagnóstico e registro periodontal

O *periodontal screening & recording system* (PSR), ou índice de diagnóstico e registro periodontal (IDRP), é uma simplificação do índice periodontal comunitário, aconselhado pela American Academy of Periodontology e pela ADA para utilização em epidemiologia e para a obtenção de informações clínicas em consultório (Nasi, 1994; Pinto, 1996; Tevacek e Tevacek, 1993; Zenóbio et al., 1998).

Os critérios utilizados estão explicitados no Quadro 5.12. A exemplo do IPC, adotam-se a divisão por sextantes e a sonda periodontal tipo OMS. Todos os dentes são examinados e uma só nota é dada para cada sextante, correspondendo à situação mais grave encontrada. Os resultados são interpretados, em cada idade ou grupo etário, segundo quatro categorias, com base no percentual de pessoas sadias, com sangramento gengival, com cálculo ou com bolsa periodontal.

Em termos de tratamento sugerido, aqueles com sangramento gengival (no máximo código "1") devem ser submetidos a instruções de higiene oral e controle de placa bacteriana, acrescentando-se a remoção de fatores retentores de placa e correção de margens defeituosas em restaurações para os que apresentam cálculo (com pelo menos um código "2").

Quadro 5.11 Critérios de diagnóstico para o índice de placa de Turesky et al. (1970).

Critério	Escore
Nenhuma placa	0
Porções separadas ou faixa descontínua de placa na margem cervical da superfície dentária	1
Faixa fina contínua de até 1 mm de placa na margem cervical da superfície	2
Faixa de placa mais larga que 1 mm, mas menor que 1/3 da superfície	3
Placa cobrindo entre 1/3 e 2/3 da superfície	4
Placa cobrindo 2/3 ou mais da superfície	5

Fonte: Moimaz (1998).

Tabela 5.18 Índice de placa em alunos de Odontologia medido de 0 a 28 dias.

Grupo	Unidade de medida	Exame inicial	7 dias	14 dias	21 dias	28 dias
Com profilaxia prévia	Índice	1,71	1,16	1,45	1,60	1,60
	Desvio-padrão	0,53	0,38	0,45	0,50	0,44
Sem profilaxia	Índice	1,57	1,43	1,52	1,63	1,67
	Desvio-padrão	0,54	0,59	0,57	1,61	1,71

Quadro 5.12 Critérios e tratamentos indicados para o índice de diagnóstico e registro periodontal (IDRP).

Código	Critério	Tratamento indicado
0	Sadio (ausência de sangramento); parte colorida da sonda inteiramente visível	Manutenção da saúde
1	Sangramento pela sondagem; parte colorida da sonda inteiramente visível	Instruções de higiene oral e controle da placa bacteriana
2	Cálculo e/ou de fatores retentivos da placa; parte colorida da sonda inteiramente visível	Instruções de higiene oral, controle da placa, remoção dos fatores de retenção
3	Bolsa com 4 a 5 mm de profundidade; a faixa colorida da sonda visível em parte	Instruções de higiene oral, controle da placa, remoção dos fatores de retenção; exame clínico e terapia adequada
4	Bolsa com 6 mm ou mais de profundidade; a faixa colorida da sonda não está visível	Instruções de higiene oral, controle da placa, remoção dos fatores de retenção; exame clínico e terapia adequada, com tratamento complexo provável
X	Sextante sem dentes	—

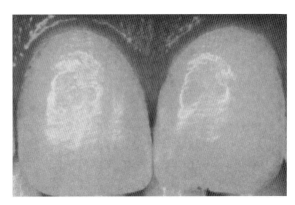

Figura 5.22 Escore 0 – Índice de Turesky. *Ver Encarte.*

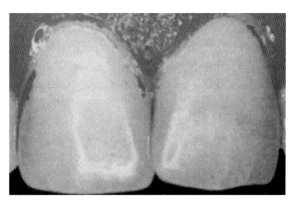

Figura 5.23 Escore 1 – Índice de Turesky. *Ver Encarte.*

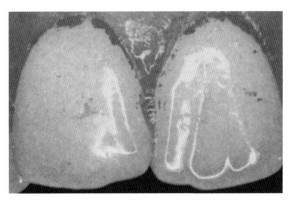

Figura 5.24 Escore 2 – Índice de Turesky. *Ver Encarte.*

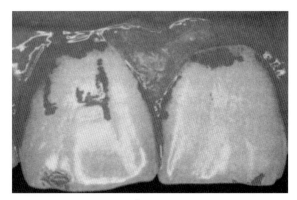

Figura 5.25 Escore 3 – Índice de Turesky. *Ver Encarte.*

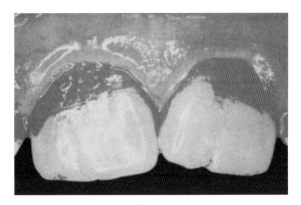

Figura 5.26 Escore 4 – Índice de Turesky. *Ver Encarte.*

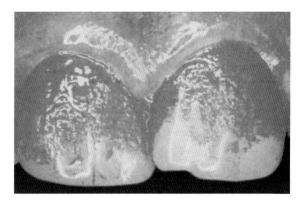

Figura 5.27 Escore 5 – Índice de Turesky. *Ver Encarte.*

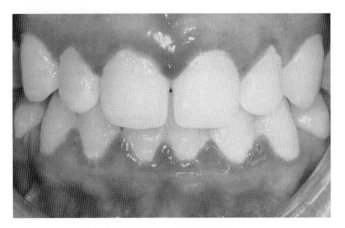

Figura 5.28 Placa visível. *Ver Encarte.*

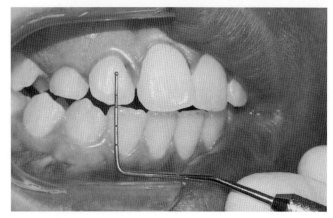

Figura 5.29 Demonstração da extremidade da sonda CPI a ser inserida durante o exame clínico. *Ver Encarte.*

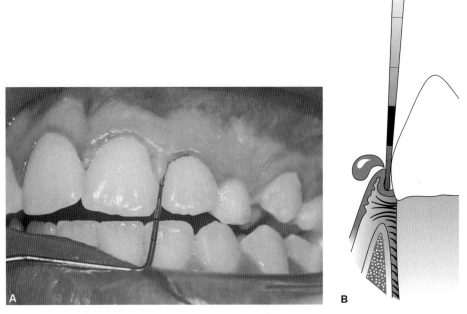

Figura 5.30 A e B. Presença de sangramento (ISG = 1). *Ver Encarte.*

Para aqueles com bolsas (códigos "3" e "4"), está indicado um exame mais detalhado para decisão sobre o melhor plano de tratamento.

ÍNDICES PARA MALOCLUSÕES

Dante Bresolin

As maloclusões representam desvios de normalidade das arcadas dentárias, do esqueleto facial ou de ambos, com reflexos variados tanto nas diversas funções do aparelho estomatognático quanto na aparência e autoestima dos indivíduos afetados. Tal complexidade de variáveis constitui um verdadeiro desafio aos que pretendem criar índices representativos dos diferentes graus de gravidade desses problemas.

A OMS a partir da 4ª edição de seu manual referente aos métodos de pesquisas em saúde bucal (WHO, 1997) adotou um índice quantitativo para mensurar as anomalias dentofaciais: o Dental Aesthetic Index, DAI, ou índice de estética dentária, IED (Hamamci *et al.*, 2009; Jenny *et al.*, 1989). A União Europeia, ao estabelecer indicadores de exame clínico para monitoramento da saúde bucal em crianças e adolescentes de 5 a 17 anos (Bourgeois, 2008), concentrou-se na determinação da cobertura populacional com tratamento ortodôntico, enquanto na população com 18 anos ou mais (ênfase nas faixas etárias de 35 a 44 e 65 a 74) limitou-se a conhecer a prevalência de oclusão funcional, do mesmo modo que nos inquéritos populacionais.

Além da diversidade de enfoques, variando de uma base quantitativa para uma qualitativa, não há dúvida de que nas políticas públicas de saúde bucal o tema das maloclusões e da atenção ortodôntica ganhou hoje uma relevância nunca antes alcançada, constituindo-se em uma linha efetiva de atuação por parte das unidades de saúde bucal que prestam serviços à população (Singh, 2007; Melo Pinto, 2008; Garbin, 2010).

A busca de um índice que tenha objetividade e que de fato possa ser adotado em saúde pública para estudos e comparações de ordem epidemiológica ainda é um sonho. Até o momento, nenhum dos índices que permanecem em voga – incluindo a própria classificação de Angle (que não é um índice), o IED e o INTO – chegou a ser utilizado em larga escala para estudos de base populacional da maloclusão, embora todos, e especialmente os três citados, tenham grande utilidade como suporte para o desenvolvimento da atenção odontológica em bases comunitárias. A etiologia multifatorial da maloclusão, genética e ambiental em sua essência dá uma dimensão de sua complexidade, constituindo-se em um desafio a ser superado agora em diante por pesquisadores e profissionais de campo.

Requisitos para um índice de oclusão

De acordo com a OMS (WHO, 1997) e com Summers (1971), um bom índice nessa área deve preencher dez requisitos básicos:

1. Expressar a condição do grupo por meio de um número simples, correspondendo à posição relativa em uma escala finita com limites superior e inferior definidos, gradualmente, a partir de 0 (p. ex., desde a ausência de doença até seu estágio terminal)
2. Ser igualmente sensitivo ao longo da escala
3. Ter valores que correspondam à importância clínica do estágio da doença que representa
4. Ser passível de análise estatística
5. Ser reproduzível
6. Utilizar equipamento e instrumental que funcionem efetivamente em situações de campo
7. Basear-se em procedimentos que exijam mínimo julgamento pessoal
8. Ser fácil o suficiente para tornar possível o estudo de uma grande população sem custos pesados e sem muito desgaste em termos de tempo e energia
9. Possibilitar a pronta detecção de um desvio nas condições do grupo, para melhor ou pior
10. Ser válido ao longo do tempo.

Summers (1971) refere que a fidelidade de um índice ao longo do tempo nesse caso está ligada ao fato de que as alterações de desenvolvimento dos distúrbios oclusais podem consistir em um "defeito ortodôntico básico" ou um "sintoma" da alteração do desenvolvimento. Um defeito ortodôntico básico pode ser definido como uma disfunção oclusal constante, enquanto um sintoma de um efeito de desenvolvimento é uma adaptação ao desenvolvimento, que pode ser uma acomodação ao crescimento normal ou mesmo a um defeito ortodôntico básico. Vale acrescentar que um sintoma pode ser constante (presente em todas as idades) ou variável (flutuando com a idade). Um índice deveria concentrar-se no ou ser ou não sensível ao defeito ortodôntico básico.

Assim, por definição, para um índice ter validade no tempo, seu valor deveria manter-se constante ou aumentar com o tempo, indicando que o distúrbio oclusal é o mesmo ou tem se agravado. Não poderia decrescer com o passar dos meses ou anos, o que indicaria uma melhora do distúrbio oclusal. Isso porque, ainda que ocorram frequentes citações na literatura a respeito de autocorreção de maloclusões, na prática existem na verdade muito poucas situações em que esse fenômeno se concretiza.

Métodos de registro de maloclusões

O registro de maloclusões de determinada população é feito por meio de métodos qualitativos e quantitativos.

Os primeiros métodos eram todos qualitativos. Em ordem cronológica, de acordo com Tang e Wei (1993), Profitt e Fields (1999) e Singh (2007), os seguintes autores ganharam destaque nesse campo: Angle (1907), Stallard (1932), McCall (1944), Sclare (1945), Fisk (1960), Bjork, Krebs e Solow (1964), Ackerman e Profitt (1969), WHO (1979), Kinaan e Bruke (1981).

De início, apenas alguns sintomas de maloclusões foram arbitrariamente selecionados como itens para registro. Nos métodos mais recentes, houve uma crescente tendência de registrar itens que poderiam ser agrupados de maneira lógica.

O método de Angle (1907) de classificar maloclusões tem sido mundialmente utilizado até hoje. Muitos o criticam por suas limitações em avaliar condições anteroposteriores e não incluir alterações verticais, transversais ou unilaterais, sendo também muito dependente dos critérios clínicos de cada profissional. Deve ser lembrado, no entanto, que sua popularidade reside fundamentalmente no fator simplicidade, além de que Angle propôs uma classificação que pudesse servir quase como uma prescrição de tratamento. De fato, Angle não sugeriu que sua classificação fosse utilizada como um índice de maloclusão ou uma ferramenta epidemiológica, como mais tarde muitos pesquisadores o fizeram.

Quanto ao método da OMS, evoluiu para transformar-se em uma medida mais detalhada relativa a apinhamento, espaçamento, diastema, irregularidades maxilar e mandibular, *overjet*, mordida aberta e relação molar anteroposterior.

Os métodos qualitativos apresentam a limitação evidente de que os números aos quais chegam não conseguem, por si próprios, definir as situações que requerem ou não tratamento.

Os métodos quantitativos medem a gravidade das maloclusões e as tentativas de criá-los – nas décadas de 1950 e 1960 principalmente – foram posteriores ao surgimento dos métodos qualitativos. Os principais autores envolvidos, segundo Tang e Wei (1993), são: Massler e Frankel (1951), Vankirk e Pennell (1959) com o índice de mau alinhamento; Draker (1960) com o índice de desvio vestibulolingual debilitante; Poulton e Aaronson (1961) com o índice oclusal; Grainger (1960-61) com o índice de estimativa da gravidade da maloclusão; Summers (1966) com o índice oclusal; Grainger (1967) com o índice de prioridade de tratamento; e Salzmann (1968) com o registro de avaliação de maloclusões debilitantes.

Os primeiros estudiosos dos métodos quantitativos avaliaram maloclusões apenas com base em alguns poucos itens escolhidos de maneira arbitrária, mas, recentemente, itens mais cuidados e sistematicamente escolhidos foram medidos e registrados. As melhores contribuições nesse campo foram dadas por Grainger (1960-61), na Universidade de Toronto (Canadá), que propôs, no início dos anos 1960, o *malocclusion severity estimate* (MSE) – índice de estimativa de gravidade da maloclusão –, considerando sete medidas com base em seis tipos de maloclusões. Em 1966, seu aluno Chester Summers (1966), da Universidade de Michigan, concluiu sua tese de doutoramento e propôs o hoje internacionalmente conhecido índice oclusal, que se baseia e é um refinamento do MSE. Summers (1971) ampliou para nove as medidas e para sete os tipos de maloclusões, além de propor diferentes esquemas e formas de avaliação para os distintos estágios de desenvolvimento dentário, como a dentição decídua, a mista e a permanente. Depois disso, Grainger (1967) desenvolveu outro trabalho que culminou no índice de prioridade de tratamento, utilizando 11 medidas e sete tipos de maloclusões.

Embora o índice oclusal tenha se imposto como o que apresenta menor distorção, melhor correlacionamento com os padrões clínicos e maior validade no tempo, ainda apresenta limitações. A maior delas está em que não considera as situações nas quais os primeiros molares foram extraídos ou migraram. Parece não haver, ainda, um índice de medição de maloclusões universalmente aceito, mas o INTO, descrito a seguir, ganhou crescente aceitação e é hoje o mais utilizado.

Índice de necessidades de tratamento ortodôntico

Com o objetivo de elencar os indivíduos com maiores possibilidades de obter benefícios com um tratamento ortodôntico, o *index of orthodontic treatment need* (IOTN), ou índice de necessidades de tratamento ortodôntico – INTO (Brook e Shaw, 1989), coloca os vários problemas de maloclusão em uma escala combinada com outra relativa a percepções de inadequações estéticas.

O componente odontológico do INTO, baseado originalmente no *swedish national board for health and welfare index* – índice para a saúde e o bem-estar da administração nacional sueca (Linder-Aronson, 1974) –, está discriminado no Quadro 5.13 e representa uma tentativa de síntese do conhecimento disponível quanto aos efeitos negativos da maloclusão e das reais possibilidades de sucesso do tratamento ortodôntico (Shaw, 1997). Cada inadequação oclusal é definida e colocada em uma escala de cinco graduações separadas entre si da maneira mais clara possível. O índice parte do princípio de que os problemas oclusais em particular têm especificidades de localização na arcada dentária, e as alterações mais graves servem de base para o tratamento sugerido. As diversas alterações observadas não podem ser somadas, de modo que se observam variações menores da normalidade pelo que realmente significam no ponto em que estão localizadas (se somadas, poderiam situar o indivíduo em um ponto mais elevado e pior da escala, o que não é aceito pelo índice). As alterações são medidas com uma régua apropriada.

O *aesthetic component* ("componente estético") do INTO é composto por uma escala de dez pontos que utiliza uma série de fotografias com as quais o paciente se identifica e é categorizado conforme uma tabela apropriada de valores. O resultado fornece uma indicação das necessidades de tratamento do paciente em virtude de seus comprometimentos estéticos autopercebidos, permitindo inferir necessidades de tratamento ortodôntico do ponto de vista sociopsicológico (Shaw, 1997).

No estudo básico que serviu de referência para a validação do índice (Brook e Shaw, 1989), um terço das crianças de 11 e 12 anos examinadas em uma escola da Inglaterra foram categorizadas como pertencentes aos graus 4 e 5 (situação grave e muito grave visando ao tratamento necessário), um terço no grau 3 e o restante um terço nos graus 1 e 2.

Índices mais apurados, como os de Eismann (1974), desenvolvido na Alemanha, e de Farcnik *et al*. (1988), na Eslovênia, mostraram melhor capacidade diagnóstica, mas consumiram tempo superior de exame – 27 min para cada paciente – em relação ao INTO, que exigiu apenas 2 min em média (Ovsenik e Primozic, 2007). Estudos desenvolvidos por Daniels e Richmond (2000) e, posteriormente, em Birminghan, por Lievevellyn *et al*. (2007) propondo índices destinados a medir a complexidade do tratamento ortodôntico necessário obtiveram limitada repercussão prática. Chegou a despertar algum interesse o desenho de um índice de estética facial, destinado a ser um instrumento adicional a índices clássicos, como o INTO, com o objetivo de medir necessidades de correções faciais em pacientes submetidos a tratamento ortodôntico.

MEDIÇÃO DO CONSUMO DE AÇÚCAR E ANÁLISE DA DIETA

O estado nutricional de cada indivíduo representa um produto da relação entre o consumo alimentar e suas necessidades energéticas (Vasconcelos, 1995). Muitas das afecções humanas são causadas ou estão diretamente relacionadas com a dieta, o que tem originado grande quantidade de estudos epidemiológicos com o objetivo de encontrar o ponto de equilíbrio alimentar para cada organismo e evitar o desenvolvimento de doenças (WHO, 1990; Gibson, 1990).

Não é fácil, entretanto, comprovar a relação entre dieta e doenças. Barrett-Connor (1991), ao procurar responder a pergunta "Como podemos conhecer o que comemos?", lembra que nenhum outro fator relacionado com a saúde tem promovido uma preocupação tão universal quanto a dieta, pelo simples motivo de que todos comem. Em um dos mais cuidadosos estudos desenvolvidos recentemente em nível internacional, pesquisadores de diversos países europeus dedicaram-se à validação de métodos de determinação da dieta para possibilitar um conhecimento mais preciso sobre as relações entre dieta e câncer (Kaaks, 1997).

São bem conhecidos os estudos que associam a ocorrência de cáries dentárias à ingestão de açúcares simples (ver Capítulo 14; Szpunar *et al*., 1995; Rugg-Gunn, 1993; Birkhed *et al*., 1989; Lachapelle *et al*., 1990). Contudo, é um fato quase sempre reconhecido que muitos profissionais, em sua prática odontológica diária, atuam de forma irrelevante ou simplesmente ignoram as condições nutricionais de seus pacientes, concentrando-se no trabalho curativo e reabilitador ou, quando fazem prevenção, enfatizando de maneira quase absoluta o uso de flúor. De maneira geral, os não especialistas em nutrição – aí se incluindo médicos generalistas ou que exercem outras especialidades, enfermeiros etc. – agem como se problemas relacionados com a dieta não lhes dissessem respeito. Uma das razões para tais atitudes está na falta de informação técnica suficientemente clara e acessível que possibilite a cada profissional de saúde efetuar um diagnóstico nutricional e dietético básico, tomar as medidas indicadas e encaminhar aos especialistas os casos que de fato exijam seus cuidados.

Neste tópico, procura-se fornecer um arsenal mínimo que possibilite à equipe de saúde bucal realizar uma análise de dieta em termos individuais ou coletivos, discutindo indicações e vantagens e desvantagens dos diversos métodos disponíveis para determinar o consumo alimentar.

Dada sua importância como ponto de referência para uma análise a respeito das condições nutricionais, inclui-se primeiro o índice de massa corporal (IMC), que tem por base a relação entre peso e altura.

Considera-se que a ingestão de açúcares simples – monossacarídeos e dissacarídeos – não deve ultrapassar 10% da energia total proveniente de alimentos e necessária para o organismo humano, o que corresponde a cerca de 20 kg/ano ou um máximo de 60 g/dia (ver Capítulo 14). Entre 15 e 30% da energia deve ser proveniente de gorduras, 50 a 70% de carboidratos complexos (amido, fibras) e 10 a 15% de proteínas.

Quadro 5.13 Componente de saúde bucal do índice de necessidades de tratamento ortodôntico (INTO).

Grau	Critério diagnóstico
5 (muito grave: necessita de tratamento)	
5.i	Erupção de dentes impossibilitada (exceto terceiros molares) em virtude de apinhamento, deslocamento, presença de dentes supranumerários, decíduos retidos e qualquer causa patológica
5.h	Ausência extensiva de dentes exigindo reposição (mais de um dente perdido em cada quadrante) e requerendo ortodontia prévia
5.a	*Overjet* maior que 9 mm
5.m	*Overjet* reverso maior que 3,5 mm, acompanhado por dificuldades de mastigação ou fala informadas pelo paciente
5.p	Lábio leporino e fissura palatina
5.s	Dentes decíduos impactados
4 (grave: necessita de tratamento)	
4.h	Ausência menos extensiva de dentes requerendo ortodontia prévia ou mantenedor de espaço para reduzir exigências de prótese
4.a	*Overjet* maior que 6 mm, mas menor que 9 mm
4.b	*Overjet* reverso maior que 3,5 mm, mas sem problemas mastigatórios ou de fala
4.m	*Overjet* reverso maior que 1 mm e menor que 3,5 mm, acompanhado por problemas mastigatórios ou de fala
4.c	Mordida cruzada anterior ou posterior com mais de 2 mm de discrepância entre as posições de contato (forçado para trás) e intercúspides
4.l	Mordida cruzada posterior lingual sem que haja contato oclusal em um ou em ambos os segmentos bucais
4.d	Afastamento grave dos dentes, maior que 4 mm
4.e	Mordida aberta lateral ou anterior maior que 4 mm
4.f	*Overbite* aumentado ou completo com trauma gengival ou de palato
4.t	Dentes parcialmente erupcionados, pontiagudos e impactados contra os dentes adjacentes
4.x	Presença de dentes supranumerários
3 (intermediário: tratamento indicado segundo o caso)	
3.a	*Overjet* maior que 3,5 mm, mas menor ou igual a 6 mm, com inaptidão labial
3.b	*Overjet* reverso maior que 1 mm e menor ou igual a 3,5 mm
3.c	Mordida cruzada anterior ou posterior com discrepância maior que 1 mm e menor ou igual a 2 mm, entre as posições de contato (forçado para trás) e intercúspides
3.d	Afastamento do ponto de contato dos dentes maior que 2 mm e menor ou igual a 4 mm
3.e	Mordida aberta lateral ou anterior maior que 2 mm e menor ou igual a 4 mm
3.f	*Overbite* profundo completo nos tecidos gengival ou palatal, mas com ausência de trauma
2 (leve: pequenos tratamentos)	
2.1	*Overjet* maior que 3,5 mm e menor ou igual a 6 mm com aptidão labial
2.b	*Overjet* reverso maior que 0 mm e menor ou igual a 1 mm
2.c	Mordida cruzada anterior ou posterior com discrepância menor ou igual a 1 mm entre as posições de contato (forçado para trás) e intercúspides
2.d	Afastamento do ponto de contato dos dentes maior que 1 mm e menor ou igual a 2 mm
2.e	Mordida aberta lateral ou anterior maior que 1 mm e menor ou igual a 2 mm
2.f	*Overbite* maior ou igual a 3,5 mm sem contato gengival
2.g	Oclusão pré-normal ou pós-normal sem outras anomalias (inclui discrepâncias de até meia unidade)
1 (Nenhum)	
1.	Maloclusão muito pequena incluindo afastamento do ponto de contato inferior a 1 mm

Fonte: Shaw (1997).

Índice de massa corporal

Para analisar as condições de equilíbrio entre peso e altura de cada indivíduo, a medida mais utilizada é o IMC (WHO, 1990; Keys *et al.*, 1972), bastando dividir o peso pelo quadrado da altura. Supondo um indivíduo com 1,70 m de altura e 60 kg de peso, têm-se:

- 1,70 × 1,70 = 2,89
- 60 ÷ 2,89 = 20,76 = IMC.

Valores entre 19 e 25 podem ser considerados normais e saudáveis; entre 25,1 e 29 indicam peso um pouco acima do ideal; além desse limite apontam níveis inaceitavelmente acima dos recomendados. De acordo com um estudo referido pela OMS (WHO, 1990), brasileiros adultos apresentam um IMC em torno de 22, com uma ingestão de gorduras que proporciona entre 35 e 40% da energia total, enquanto na Europa o IMC tem valores entre 25 e 26 associados a uma ingestão de gorduras responsável por 40% da energia. Ocké *et al.* (1997) encontraram, na população adulta holandesa, índices de 25,5 para homens com idade média de 43 anos e de 24,9 para mulheres com 49 anos em média.

Métodos de análise da dieta

Os métodos para estabelecimento do consumo de alimentos em indivíduos ou comunidades estão divididos em quatro categorias principais: inquéritos recordatórios da dieta; diário de consumo alimentar; história dietética; e questionários de frequência de consumo alimentar. De grande importância por sua precisão ou pela possibilidade de aplicação em grandes grupos, há ainda: observação direta e pesagem dos alimentos; método do inventário; consumo baseado no orçamento familiar; análise bioquímica; tomada de amostras de alimentos; e disponibilidade geral de alimentos (Lee-Han *et al.*, 1989; Gibson, 1990; Willett, 1990; Barrett-Connor, 1991; Freudenheim, 1993; Vasconcelos, 1995; Kaaks, 1997).

Inquéritos recordatórios de dieta

De amplo uso tanto em estudos populacionais quanto em exames individuais, consiste na listagem dos alimentos ingeridos durante determinado período, em geral entre 24 h e 1 semana. É possível apenas coletar o que foi consumido ou obter informações mais completas sobre quantidades, tipo de preparação, consistência dos alimentos etc. Dietas de 1 semana fornecem dados bastante precisos, mas requerem lembranças também precisas, em geral apenas possíveis em pessoas de vida metódica (Nelson *et al.*, 1989). Períodos de 2 a 3 dias podem ser satisfatórios quando de informações de boa qualidade (Hartman *et al.*, 1990; Freudenheim, 1993).

Inquéritos de 24 h têm a vantagem de reduzir erros em decorrência de imprecisão de memória, além de serem mais fáceis de aplicar, exigirem menos tempo e contarem com maior aceitação dos entrevistados. Contudo, não são representativos para medir o padrão dietético individual, pois o dia analisado pode não refletir a média de consumo habitual. Para superar esse problema, costuma-se obter várias dietas de 24 h durante determinado tempo.

No caso da Investigação Prospectiva Europeia em Câncer e Nutrição – EPIC (Kaaks, 1997; Kaaks *et al.*, 1997; Ocké *et al.*, 1997), conduzida junto a um grande número de pessoas em vários países, inclusive com o objetivo de testar a validade de métodos de estabelecimento de dietas, foi utilizado basicamente um questionário de frequência alimentar com um inquérito de 24 h repetido a cada mês durante 12 meses.

Inquéritos de 24 h são muito úteis e representativos quando aplicados a comunidades ou grupos de pessoas, pois fornecem médias de ingestão coletiva confiáveis na medida em que se combinam casos de alterações eventuais e de alimentação usual.

Para análises individuais desenvolvidas em consultório, caso uma maior precisão e representatividade sejam desejáveis, em princípio não mais que três ou quatro dietas de 24 h são suficientes, tomando-se o cuidado de incluir dias distintos da semana (pode ser feita ao longo de uma mesma semana, geralmente em dias intercalados, ou durante alguns meses sequenciais ou não, mas em períodos de referência limitados a 1 semestre e a não mais de 1 ano para evitar possibilidades de alterações muito pronunciadas de hábitos dietéticos).

Diário de consumo alimentar

Ainda que possa envolver diversas técnicas de obtenção, em geral nesse método os indivíduos procuram informar o conteúdo de suas dietas à medida que comem, preenchendo livremente uma folha ou seguindo um formulário, de preferência logo após cada refeição. É de emprego comum em consultório, mas pode ser utilizado para diagnósticos e análises populacionais.

A duração depende da finalidade com que se requerem as informações, podendo limitar-se a 1 dia, 1 semana ou perdurar por mais tempo. É comum pedir ao paciente que registre regularmente o que ingere no intervalo entre duas consultas, procedimento que costuma ser aceitável e apropriado para a prática odontológica. Para medir as quantidades consumidas, devem ser seguidas medidas caseiras padronizadas e de acordo com os hábitos locais.

Quando da possibilidade de obter esses diários a intervalos regulares, como no caso de consultas semestrais ou anuais, constrói-se pouco a pouco um quadro bastante preciso sobre os costumes alimentares de um indivíduo ou mesmo de uma comunidade.

O método está sujeito a falhas de memória, à redução da cooperação mormente quando vários dias são exigidos, à prováveis alterações da dieta ou dos registros porque ela está sendo medida e observada e, ainda, aos níveis educacional e de conscientização dos pacientes ou participantes do estudo.

História dietética

A anamnese, ou história alimentar, tem como foco o padrão alimentar normal ou usual de cada um, sendo de emprego rotineiro na área nutricional. Consiste na obtenção de informações relativas ao consumo e hábitos alimentares do indivíduo com base em um período flexível no presente ou no passado e referente a 1 semana, 1 mês ou mesmo aos costumes usuais de vários anos (Vasconcelos, 1995). Para um grupo como o constituído por infantes de 1 a 3 anos, a história alimentar feita pelo cirurgião-dentista ou por um dos componentes da equipe de saúde bucal das chamadas "clínicas do bebê" tem como rotina a obtenção da história do aleitamento materno, do desmame e seus motivos, tempo de mamada, padrão de uso de açúcares, introdução de novos alimentos, história da dieta seguida atualmente etc.

Pode-se utilizar um questionário ou formulário com os alimentos, porções e até mesmo quantidades habituais, para que o indivíduo preencha de acordo com seus costumes, ou a dieta ser anotada e codificada pelo profissional durante uma entrevista. Por vezes, utilizam-se fotos e ilustrações sobre certos tipos de alimentos para auxiliar o paciente a se lembrar com maior exatidão daquilo que de fato tem ingerido (Freudenheim, 1993).

Entrevistas com essa finalidade podem exigir um tempo relativamente longo e nem sempre disponível na prática de consultório. Os indivíduos podem incorrer em um tipo de erro distinto daqueles examinados no método anterior. Aqui, há a possibilidade de que, além de lapsos de memória, terminem por relatar, pelo menos em parte, aquilo que consideram uma dieta ideal em vez dos próprios padrões alimentares.

Com uma história dietética bem conduzida, para crianças e adultos, conseguem-se preciosas informações diagnósticas em relação a dieta pregressa e atual, hábitos, práticas e tabus alimentares, intolerância a alguns alimentos, relações com a capacidade mastigatória e história do consumo de carboidratos prejudiciais.

Questionário de frequência de consumo alimentar

Denominado também método quantitativo ou de consumo orientado, difere do diário de consumo alimentar por ser mais estruturado, deliberadamente restrito e, muitas vezes, autoadministrado. Os indivíduos respondem a um questionário sobre a frequência de ingestão de cada item de uma lista de alimentos, seja no presente, seja em algum período da vida passada.

A lista de alimentos pode variar de acordo com o interesse de análise do profissional, sendo bastante apropriado para investigações direcionadas ao consumo de alimentos que contenham carboidratos cariogênicos.

Os estudos de Gladys Block *et al.* levaram à construção de listas compactas de alimentos (92 na versão original, depois reduzido para 62) que têm servido de referência internacional para a aplicação do método, uma vez que demonstrou sua capacidade de alcançar resultados bastante similares aos obtidos em métodos mais aprofundados, como a história dietética (Block e Subar, 1992).

Em outras áreas este é um instrumento comum de trabalho, por exemplo, para análises de consumo de vitaminas (Willett *et al.*, 1985; Borrud, 1989; Harlan e Block, 1990), de carboidratos totais (Willett *et al.*, 1988; Block e Subar, 1992; Boeing *et al.*, 1997) etc. Os estudos nutricionais norte-americanos, de base populacional – *National Health Interview Survey* conhecidos como NHANES (Harlan e Block, 1990) – adotam um bloco de 60 itens para medir a frequência de consumo. Um estudo de Shea *et al.* (1991) fez uso de um questionário com apenas 17 componentes para obter um índice de consumo de gorduras e colesterol em comunidades de brancos, negros e hispânicos residentes nos EUA. Listagens completas de alimentos considerados para análise populacional nos países incluídos no EPIC – entre os quais Espanha e Itália – podem ser encontradas na publicação básica do estudo (Kaaks, 1997; Ocké *et al.*, 1997; EPIC Group of Spain, 1997), cabendo enfatizar que, nesse caso, o método foi implementado em conjunto com o diário de consumo de 24 h para alcançar os melhores resultados.

Kristal *et al.* desenvolveram um *Food Behaviour Checklist* – FBC (lista de checagem para comportamentos alimentares)* – com 19 questões "sim ou não", uma simplificação do inquérito recordatório de 24 h adaptado ao exame de ingestão de gordura e fibras na dieta. Nesse caso, o uso de um *checklist* abreviado foi considerado um procedimento rápido, de baixo custo e apropriado para a determinação da dieta no nível de grupos e comunidades (Kristal *et al.*, 1990).

Observação direta e pesagem dos alimentos

De maior exatidão que os demais, consiste no minucioso registro das quantidades de alimentos incluídos em cada refeição, lanche ou ingestão eventual, por meio da pesagem direta de tudo que será consumido. Usam-se uma balança ou medidas caseiras (Vasconcelos, 1995). O Estudo Nacional da Despesa Familiar (ENDEF) de 1974/1975 realizado pelo IBGE em conjunto com o Instituto Nacional de Alimentação e Nutrição e apoio técnico e financeiro do Instituto de Pesquisa Econômica Integrada (IPEA), órgão da estrutura do Ministério do Planejamento, lançou mão dessa metodologia para fornecer aquele que é reconhecido como o mais amplo e detalhado informe sobre condições nutricionais dos brasileiros (IBGE, 1978). Na casa de 55 mil famílias, um técnico especialmente treinado efetuou a pesagem de cada alimento a ser consumido e de seus resíduos.

De fato, os resíduos – comestíveis (como restos de comida, perdas no preparo, comida deixada para os animais) ou não comestíveis (como cascas de ovo, ossos etc.) – constituem uma parte importante do total de alimentos introduzidos em cada residência e devem ser descontados do peso inicial. Algumas tabelas de valor nutricional dos alimentos fornecem dados médios sobre resíduos não alimentares (Buss e Robertson, 1978), mas, quando realmente necessário, estimativas devem ser feitas em relação a cada alimento de fato consumido, a partir dos valores constantes da Tabela 1 do Anexo. Um exemplo corriqueiro é o da banana, na qual cerca de 40% do peso corresponde à casca, um resíduo não comestível. Quanto aos resíduos comestíveis, sempre que não houver viabilidade de seguir a metodologia de pesagem do descarte adotada no ENDEF, estimativas de caráter geral indicam que correspondem a cerca de 10% do total consumido (Buss e Robertson, 1978).

É evidente a dificuldade de adotar o método de observação direta e pesagem principalmente na prática odontológica, mesmo que restrito ao conjunto de alimentos de interesse mais direto em relação às doenças bucais. Além disso, recomenda-se que, nas pesquisas ou nos estudos de caráter regional ou nacional desenvolvidos pela área nutricional, a equipe de Odontologia procure incluir dados de seu interesse.

Método do inventário

Simplificação do método anterior, resume-se na pesagem dos alimentos existentes no domicílio no primeiro e no último

---

* O *checklist* inclui os seguintes alimentos para respostas "sim ou não": cereais (quentes ou frios); cereais com alto conteúdo de fibras (farelo de trigo, arroz, aveia etc.); lanches; bacon, linguiça ou chouriço; leite puro, com café ou chocolate; leite segundo o tipo (normal ou integral, 2% ou 1% de gordura, desnatado); uma ou mais porções de frutas frescas; salada verde; outros vegetais no almoço; outros vegetais na janta; molho em vegetais cozidos; pão preto integral ou não; *muffin* (tipo de bolo de consistência macia feito de farelo ou trigo integral); manteiga ou margarina no pão; alimentos feitos em óleo, como batata frita, galinha ou peixe frito; cachorro-quente, salame e outras carnes para lanche; hambúrguer, almôndegas, tacos; bolos, tortas, pudins; sorvetes (Kristal *et al.*, 1990).

dia do período em análise, registrando diariamente o peso de todo e qualquer novo alimento incluído no consumo familiar (Vasconcelos, 1995).

Consumo baseado no orçamento familiar

Método hoje utilizado pelo IBGE e pelo DIEESE em suas Pesquisas de Orçamento Familiares (IBGE, 1991, 1997; DIEESE, 1996), baseia-se na quantificação dos produtos adquiridos pela família e no seu preço, durante o período de 1 semana. Por se tratar de uma modalidade indireta de quantificação do consumo, está sujeita ao mesmo tipo de erro observado no caso dos Inquéritos recordatórios da dieta, conforme exposto.

O IBGE distribui nos domicílios selecionados uma "caderneta de despesa coletiva", na qual devem ser anotadas as despesas com alimentos e bebidas, além de outros itens (artigos de higiene pessoal, combustíveis de uso doméstico, pequenas compras caseiras). O formulário está reproduzido na Tabela 5.19, incluindo uma descrição de cada produto, quantidade, unidade de medida, valor e local de compra. Em se tratando de um estudo de base populacional, os produtos adquiridos no período de 1 semana representam a média de consumo das famílias, pois, enquanto algumas estão formando estoques e nessa condição fazem compras grandes, outras estão utilizando estoques de alimentos existentes e fazem compras

Tabela 5.19 Caderneta de despesas coletiva para informar consumo domiciliar de alimentos.

Endereço:	Período	Dia da semana	Data	N. de pessoas no domicílio
	7 a 13.03–99	2ª feira	07-03-99	4

Descrição detalhada do produto (quantidade, unidade de medida, nome)	Valor (R$)	Local de compra
2 pães franceses de 200 g	0,60	Padaria
200 g de biscoito salgado	2,41	Padaria
1 ℓ de leite pasteurizado	0,53	Padaria
1,3 kg de alcatra	5,70	Açougue
2 kg de fígado bovino	4,88	Supermercado
2,8 kg de peixe corvina inteiro	8,20	Peixaria
1 kg de sal refinado	0,65	Mercearia
1 caixa de chocolate ao leite 300 g	2,20	Armazém
2 ℓ de refrigerante Coca-Cola	3,00	Bar
1,5 kg de maçã	2,10	Camelô
1,6 kg de frango congelado	2,30	Supermercado
1 refeição pronta 600 g	3,00	Restaurante
2 maços de couve 150 g	0,70	Feira
1 e 1/2 dúzia de laranjas	2,25	Vendedor ambulante
1 pacote de 500 g de espaguete	0,80	Padaria
1 caixa de adoçante aspartame 200 g	3,50	Armazém
5 kg de açúcar refinado	2,60	Supermercado
1 vidro de café solúvel 250 g	3,20	Padaria
2 latas de 250 g de leite condensado	2,20	Supermercado
2 latas de 250 g de creme de leite	2,00	Supermercado
6 cremes dentais 90 g	4,40	Farmácia
1 pote de geleia de morango 250 g	1,80	Padaria
1 pacote de arroz de 5 kg	4,16	Supermercado
1 pacote de cereais com açúcar 300 g	2,75	Supermercado
1 pacote achocolatado Nescau 500 g	1,70	Supermercado
1 compota de pêssego 500 g	1,30	Mercearia

Notas: 1) Anotar nessa caderneta todas as despesas com alimentos e bebidas. 2) Na descrição de cada produto, escrever o nome, a quantidade e a unidade de medida. 3) O valor é o total gasto na compra dom produto. 4) O local de compra pode ser supermercado, padaria, quitanda, vendedor ambulante, sacolão etc. 5) Fazer as anotações a lápis, logo após as compras, para evitar esquecimentos. 6) Exemplos de unidades de medida: quilograma (kg), litro (ℓ), grama (g), porção, caixa, unidade inteira, pote, lata, mililitro (mℓ), pacote, dúzia, maço, saco, garrafa; 7) o açúcar pode ser cristal, refinado, mas adoçantes artificiais devem ser anotados individualmente; 8) não esquecer, em particular, nenhum dos alimentos que contenham açúcar, mesmo em pequena quantidade (p. ex., 1 bala).

Fonte: IBGE (1997).

pequenas (IBGE, 1991). Comentários acerca dos resultados provenientes de nove regiões metropolitanas e duas outras capitais em 1987 e 1996 são feitos no Capítulo 14.

Análise bioquímica

A ingestão de nutrientes é comparada para efeitos de validação do método ou confirmação de diagnóstico com a análise de seu conteúdo em amostras de sangue ou de fluidos corporais. Um exemplo consiste na análise da excreção de flúor pela urina ou na comparação entre níveis de alfatocoferol e de caroteno no plasma sanguíneo para checar a ingesta de caroteno e de vitamina A (Lee-Han *et al.*, 1989).

Tomada de amostras de alimentos para análise

Existem três metodologias básicas de análise nutricional e dietética completa de uma ou mais refeições com o objetivo de realizar sua análise laboratorial ou apenas verificar com exatidão seu conteúdo:

- Duplicação de tudo o que é servido ao indivíduo, para análise e posterior comparação com a ingestão de nutrientes de acordo com tabelas de alimentos (ver Tabela 1 do Anexo)
- Substituição por uma refeição similar, frequente em estudos nutricionais realizados junto a operários que costumam trazer marmitas ou "quentinhas" de casa para consumir no trabalho
- Observação direta, discriminando e pesando todos os alimentos antes de seu consumo, entregando-os ao indivíduo e depois pesando os resíduos para subtraí-los do total.

Disponibilidade geral de alimentos ou consumo per capita nacional

Originalmente criadas pela FAO, as Folhas de balanço alimentar (FBA) são instrumentos muito utilizados hoje em dia para estabelecer a disponibilidade nacional e mundial dos seguintes grupos de alimentos: açúcares; carnes e derivados; cereais e derivados; frutas; gorduras e óleos; hortaliças; leite e derivados; ovos; pescados; raízes e tubérculos (Vasconcelos, 1995).

A disponibilidade de açúcar no Brasil é fornecida por órgãos governamentais da área e pode ser comparada com informações similares de outros países por meio de dados compilados pela Organização Internacional do Açúcar e por instituições que trabalham com o mercado do produto (ISO, 1996; The Czarnikow, 1997). É calculada pelo total produzido no país somado ao que é importado e menos o que é exportado. Indiretamente, mede o consumo. Dividindo-se o total obtido pela população residente no país, chega-se ao consumo *per capita* de cada produto. Em 1996, por exemplo, o consumo médio anual *per capita* de açúcar no Brasil foi de 59,2 kg, quase três vezes superior à média mundial de 20,4 kg por pessoa.

Embora se trate de uma importante medida do valor global da produção de cada país e seja de grande utilidade como indicador de mercado, não tem sensibilidade para avaliar diferenças em termos regionais, por grupos de renda, idade, sexo ou qualquer outra característica específica de pessoas ou estratos populacionais.

Questionários autoadministrados

A hipótese de que as próprias pessoas, em suas casas ou quando visitam um centro de saúde ou um consultório, possam fornecer – sem a presença de um profissional a seu lado – informações tecnicamente válidas sobre os alimentos que ingerem, abre um amplo cenário de possibilidades em termos de diagnóstico de grupos populacionais, tendo em vista as facilidades de acesso e a óbvia redução de custos implícitas no método.

Em particular para a área odontológica, na qual os maiores interesses estão concentrados nos aspectos gerais da dieta e na ingestão de carboidratos simples, as vantagens da utilização dos chamados questionários autoadministrados parecem ser ainda mais evidentes.

Um dos mais completos e precisos estudos internacionais relacionados com a validação de métodos de investigação dietética – *European Prospective Investigation into Cancer and Nutrition* – EPIC (Kaaks, 1997; Kaaks *et al.*, 1997; Ocké *et al.*, 1997) – optou pela aplicação de *self-administered food frequency questionnaires* (questionários autoadministrados de frequência de alimentação) pelo grande número de participantes, com resultados finais satisfatórios.

As Pesquisas de Orçamentos Familiares, desenvolvidas em nível nacional pelo IBGE (1991, 1997) e em nível local ou regional por instituições como o DIEESE (1996), adotam esse tipo de questionário. É preciso relacionar os alimentos que devem ser informados, uma vez que formulários em aberto (descrição livre do que comeu) estão muito sujeitos a omissões e não são adequados para essa metodologia.

Como alternativa, as informações podem ser obtidas por telefone. Posner *et al.* (1982) compararam resultados de entrevistas feitas por esse meio com os provenientes do Estudo de Saúde e Nutrição dos EUA, concluindo que dados dietéticos aceitáveis podem ser obtidos por telefone, reduzindo de maneira significativa os custos em geral associados a outros métodos. A resultados similares chegaram, entre outros, Shea *et al.* (1991), com um questionário resumido de 17 itens, e Kristal *et al.* (1990). Obviamente, nesse caso há um forte viés no estudo, uma vez que as pessoas sem telefone estão excluídas da amostra. Uma possibilidade consiste em combinar esse instrumento com outras formas de obtenção não direta de informações.

Métodos apropriados para uso em saúde bucal

A partir da bateria de métodos aqui apresentados, cada profissional e cada serviço de saúde bucal devem escolher aquele ou aqueles que melhor se coadunam com as características dos pacientes e das comunidades que constituem sua clientela. Os comentários e sugestões apresentados a seguir visam a fornecer uma orientação prática em relação às principais opções de análise de dieta em consultório e/ou em estudos epidemiológicos interessados em explorar os aspectos nutricionais relacionados com problemas odontológicos.

Para realizar um Inquérito recordatório de 24 h, o formulário apresentado no Quadro 5.14 pode ser utilizado com facilidade, dada sua simplicidade de aplicação. Sua análise tanto pode limitar-se a uma visão ampla do que é consumido de acordo com os grupos alimentares quanto ganhar maior profundidade por meio da conversão dos alimentos em seus componentes principais.

Na primeira opção, basta anotar o número de porções ingeridas no dia para cada um dos quatro grupos alimentares principais e comparar com os padrões recomendados por faixa de idade, conforme observado na parte inferior do Quadro 5.14.

Na segunda opção, é preciso transformar cada alimento em seus componentes principais – calorias totais, proteínas, carboidratos, lipídios – conforme os dados constantes da Tabela 1 do Anexo. Em seguida, observa-se a distribuição percentual da ingesta está adequada (ver Capítulo 14) e procura-se dar orientações ao paciente no sentido de corrigir as distorções eventualmente existentes. Como já referido, para alcançar uma maior precisão, é aconselhável realizar mais de um inquérito de 24 h ou obter a dieta consumida durante um período de 3 a 7 dias.

É possível restringir a coleta de informações dietéticas tão somente à ingestão de açúcares em suas variadas formas. Isso pode ser feito por meio de um inquérito direcionado de modo especial para os carboidratos simples, mas é preferível trabalhar com o conjunto da dieta, nela sublinhando os alimentos potencialmente prejudiciais à dentição.

O consumo de açúcar pode ser estudado por meio do Quadro 5.15 originalmente proposto por Nizel (1972) e adaptado por Pinto (1978); nesse caso, com base em uma dieta de 3 dias. Na análise, parte-se do pressuposto de que a cada exposição ao açúcar haveria um período potencial de 20 min de atividade pré-cariogênica, ou seja, de ataque ácido e redução do pH.

Uma listagem limitada de alimentos por categoria deve estar ao alcance do profissional ou pesquisador, incluindo, por exemplo, os seguintes artigos:

- Alimentos líquidos açucarados: sucos, refrigerantes não dietéticos, bebidas suaves como licores, chá e café adoçados, medicamentos adoçados (como xaropes para gripe), leite condensado, caldas doces e sorvetes
- Alimentos retentivos: bolos, biscoitos, pudins, geleias, mel, frutas cristalizadas, cereais com cobertura de açúcar, chocolates, pirulitos e balas.

Anotar como ingestão a unidade correspondente a cada produto, como uma bala, uma xícara de café, um cafezinho, uma fatia média de bolo.

No exemplo, há uma elevada exposição ao ataque ácido, com média diária de 100 min. Compete ao profissional informar ao paciente que nessas condições será difícil ou impossível evitar novas cáries, estando indicada em especial a redução

Quadro 5.14 Inquérito recordatório de dieta.

Nome:
Data de nascimento: ___/___/___ Idade: _____ Sexo: _____
Peso: _____ kg Altura: _____ cm Data: ___/___/___

Refeição	Alimento	Quantidade (medida caseira)	Observações (hora, ingrediente)
Café da manhã			
Lanche			
Almoço			
Lanche			
Jantar			
Lanche/outras ingestões			
Avaliação do consumo alimentar			

Alimento	g/mℓ	Caloria	Proteína	Lipídio	Carboidrato
Total					
Requerimentos (padrão teórico)					
Diferença + ou −					

Quadro 5.15 Ingestão de alimentos açucarados durante 3 dias, segundo a forma e o momento em que ocorre o ataque ácido potencial.

Forma do açúcar	Quando come	1º dia	2º dia	3º dia	Total de exposições
Líquido	Na refeição			v	1
	Entre refeições	v	vv	vvv	6
Sólido	Na refeição		v		1
	Entre refeições	vvv	vv	vv	7
Total geral				= 15	
Potencial de produção de ácido				= × 20	
Em 5 dias				= 300 min	
Diariamente, em média				= 100 min	

Fonte: Nizel (1972).

no consumo de açúcares sólidos entre as refeições. Além disso, cabe comentar a qualidade dos produtos ingeridos, fixando maior atenção naqueles que, por sua consistência pegajosa, têm facilidade em aderir aos dentes.

Diários de consumo alimentar e histórias dietéticas podem ser de utilidade quando o cirurgião-dentista considerar necessário um conhecimento mais aprofundado ou detalhado em relação aos padrões alimentares de seus pacientes. Isso ocorre, por exemplo, em casos de resposta insatisfatória à fluorterapia e dificuldade em modificar hábitos alimentares de longa data.

Questionários de frequência alimentar representam uma das mais apropriadas alternativas disponíveis para utilização na prática odontológica de consultório ou de saúde pública. Além da aplicação direta pelo profissional ou por um dos componentes da equipe de saúde bucal por meio de uma entrevista dietética, cabe considerar uma possibilidade válida, acessível técnica e financeiramente, a adoção de Questionários autoaplicados.

Questionários autoaplicados de frequência alimentar devem fundamentar-se em uma lista sintética de alimentos com ênfase particular nos que contêm açúcares, limitado a respostas "sim ou não" ou especificando as quantidades ingeridas. Os pacientes podem preencher o formulário enquanto estão na sala de espera ou levá-lo para casa devolvendo no dia ou na consulta seguinte. Em uma comunidade, isso pode ser feito durante uma reunião ou com distribuição dos formulários nos locais de maior afluxo das pessoas ou de casa em casa. A partir das informações coletadas, define-se um programa de educação em saúde voltado para a formação de hábitos saudáveis e para a correção das distorções diagnosticadas.

No caso de pacientes de consultório, eventuais dúvidas podem ser esclarecidas por meio de contato pessoal com o informante, enquanto nos estudos coletivos a tendência é de que ocorra uma compensação entre sub e superinformação de maneira que se possa alcançar uma média confiável sobre os padrões de consumo alimentar do grupo populacional examinado.

O modelo apresentado no Quadro 5.16 foi adaptado a partir dos questionários utilizados no estudo nutricional europeu EPIC (Katsouyanni et al., 1997; Ocké et al., 1997), de estudos de Shaw (1975) e Rugg-Gunn (1993) e das informações da Pesquisa de Orçamentos Familiares (POF) do IBGE (1997), considerando uma maior especificação para açúcares simples. Pode ser aplicado por um profissional via entrevista pessoal ou por telefone e, ainda, pelo próprio indivíduo desde que receba instruções orais ou por escrito apropriadas. A análise é similar à referida para o Quadro 5.15. Para a alimentação geral, um enfoque analítico baseado nos grupos alimentares principais é aceitável.*

Para estudos de consumo baseados no orçamento familiar, deve-se utilizar os dados das POF. (IBGE, 1991, 1997), do DIEESE (1996) ou de fontes locais similares. Quanto à disponibilidade de açúcar *per capita* no Brasil, ver o Capítulo 14.

Ingestão aceitável de adoçantes

Os produtos considerados substitutos do açúcar não são neutros para o organismo humano, devendo ser submetidos a restrições quanto à quantidade de ingesta. Alguns podem conter contraindicações para certas pessoas, como os portadores de

Quadro 5.16 (*Continuação*) Relação preliminar de indicadores de saúde bucal sugeridos pela Comissão Europeia e recomendados pelo EGOHID, segundo a categoria e a dimensão investigada.[1]

Indicador e categoria	Dimensão em relação à saúde bucal		
	Determinante	Processo	Resultados
A. Monitoramento da saúde bucal em crianças e adolescentes			
A1. Escovação diária com dentifrício fluoretado	X		
A.2 Cuidados preventivos para grávidas	X		
A.3 Informações às mães sobre efeitos de dentifrícios fluoretados na prevenção da cárie	X		
A4. Exposição a fluoretos	X		
A5. Programas preventivos em jardins de infância (pré-escolas)		X	
A6. Escolas (1º ou 2º graus, urbanas ou rurais) com programas baseados em escovação diária com dentifrício fluoretado		X	
A7. Crianças e adolescentes examinados ao menos uma vez para detecção precoce de doenças		X	
A8. Prevalência de uso de selantes		X	
A9. Cobertura de tratamentos ortodônticos		X	
A10. Proporção de crianças (até 5 anos de idade) com cárie na dentição primária			X
A11. Proporção de crianças com experiência de cárie no 1º molar permanente			X
A12. Prevalência de fluorose dental aos 12 anos de idade			X
B. Monitoramento da saúde bucal na população em geral			
B1. Ingestão diária de alimentos e bebidas (consumo de carboidratos)	X		
B2. Prevalência do uso de fumo	X		
B3. Acesso a serviços odontológicos		X	
B4. Acesso a serviços de atenção primária		X	

(*continua*)

---

* Os quatro grandes grupos alimentares estão especificados a seguir, com o número de porções diárias que devem ser ingeridas respectivamente por uma criança, um adolescente médio e um adulto: a) pão e cereais (3 a 4; 3 a 4; 2); b) carne (2; 2; 2); c) frutas e vegetais (4; 5 a 6; 4) d) laticínios (4; 5 a 6; 4).

Quadro 5.16 (*Continuação*) Relação preliminar de indicadores de saúde bucal sugeridos pela Comissão Europeia e recomendados pelo EGOHID, segundo a categoria e a dimensão investigada.[1]

Indicador e categoria	Dimensão em relação à saúde bucal		
	Determinante	Processo	Resultados
B5. Visita ao dentista nos últimos 12 meses		X	
B6. Motivo da última visita		X	
B7. Motivo de não visitar o dentista nos últimos 24 meses		X	
B8. Proporção de dentistas que aconselham parar de fumar		X	
B9. Prevalência de cáries sem tratamento		X	
B10. Condições de saúde periodontal		X	
B11. Prevalência de próteses removíveis		X	
B12. Proporção de pessoas sem experiência de cárie			X
B13. Gravidade das cáries dentais			X
B14. Gravidade das doenças periodontais			X
B15. Proporção de pessoas com câncer bucal			X
B16. Prevalência de oclusão funcional			X
B17. Número de dentes naturais presentes			X
B18. Prevalência de edentulismo			X
C. Monitoramento de sistemas de saúde bucal			
C1. Custo dos serviços de saúde bucal	X		
C2. Proporção do PIB gasto com serviços de saúde bucal	X		
C3. Número de dentistas e outros RH em Odontologia		X	
C4. Satisfação com a qualidade da atenção odontológica recebida		X	
C5. Satisfação dos cirurgiões-dentistas com a remuneração		X	
D. Monitoramento da qualidade de vida relacionada à saúde bucal			
D1. Deficiências bucais em virtude de limitações funcionais			X
D2. Dor em decorrência das condições de saúde bucal			X
D3. Desconforto psicológico pelas condições de saúde bucal			X
D4. Desvantagens psicológicas em virtude da aparência dos dentes ou das próteses			X
D5. Limitações sociais em virtude das condições de saúde bucal			X

[1] EGOHID: European Global Oral Health Indicators Development Project.

Fonte: European Commission (2005b).

fenilcetonúria – mal congênito e raro que se caracteriza pela ausência de uma enzima que metaboliza a fenilalanina, um aminoácido presente no aspartame.

Em razão desses problemas, foi estabelecida pelo *Codex Alimentarius*, organismo ligado à ONU que em nível internacional regulamenta o uso de alimentos, uma medida denominada Ingestão Diária Aceitável (IDA), que estabelece a quantidade de cada adoçante que pode ser consumida por dia com segurança para a saúde individual (Adoçantes, 1998).

O valor da IDA e a quantidade máxima aceitável para uma pessoa de 60 kg junto a outras informações específicas, considerando seis adoçantes selecionados, estão na Tabela 5.20. Para calcular a dose segura de cada um deles, deve-se multiplicar o valor constante da tabela pelo peso individual. Como exemplo, a quantidade máxima de aspartame admissível seria 60 kg × 40 mg = 2.400 mg ou 2,4 g. Para ultrapassar tal limite, seria preciso tomar 48 latas de Diet Pepsi®. Já em relação ao ciclamato (60 kg × 11,0 = 660 mg) e à sacarina (60 kg × 3,5 = 210 mg), seriam necessárias respectivamente apenas 9,8 e 3,8 latas do mesmo refrigerante.

VIGILÂNCIA EM SAÚDE BUCAL | O NOVO CAMINHO

Cada vez mais se torna evidente a limitação das práticas clássicas de medição dos problemas odontológicos e das resultantes indicações de tratamento. Índices como o CPO ou o IPC consideram apenas as dimensões clínicas, dependentes do diagnóstico profissional, da cárie dentária e das doenças periodontais. No entanto, problemas fundamentais, como o edentulismo, têm fortes raízes sociais e econômicas e somente podem ser suficientemente compreendidos e explicados quando seus portadores são ouvidos e quando os autodiagnósticos e opiniões dessas pessoas são tomados em consideração.

Este tema é enfocado em profundidade por Aubrey Sheiham no Capítulo 6, incluindo uma cuidadosa análise do

Tabela 5.20 Ingestão diária aceitável (IDA), poder adoçante e características próprias de seis adoçantes selecionados.

Adoçante	IDA*	IDA para pessoa com 60 kg	Poder adoçante**	Procedência e características
Sacarina	3,5	210 mg	200 a 700	Produto artificial (ácido sulfamoil-benzoico), não é cariogênica nem metabolizada pelo organismo. Em geral associada ao ciclamato por ter gosto amargo residual
Ciclamato	11,0	660 mg	30	Artificial (ácido ciclo-hexano sulfâmico). Sem gosto, não é cariogênico nem metabolizado pelo organismo. Na forma sólida, é prejudicial a hipertensos
Acessulfame-K	15,0	900 mg	180 a 200	Artificial (potássio). Pode ir ao fogo e ser adicionado a enlatados e produtos lácteos, pois não é metabolizado nem modificado por altas temperaturas ou ambientes ácidos. É muito doce no começo da degustação, mas o sabor doce logo desaparece
Esteviosídeo	5,5	300 mg	300	Natural (*Stevia rebaudiana*, planta nativa brasileira), atóxico ao organismo, tem gosto amargo de ervas quando ingerido
Aspartame	40,0	2.400 mg	200	Artificial (ácido aspártico e aminoácido fenilalanina), é o que tem sabor mais parecido com o açúcar. Dissolve-se na água, mas perde sua doçura sob altas temperaturas. Tem valor calórico desprezível, é totalmente metabolizado pelo organismo e pode ser consumido por diabéticos e hipertensos, mas não por fenilcetonúricos e grávidas
Frutose	—	—	1,5	Natural (frutas e mel). É cariogênica, útil só para diabéticos. Uso comum em bolos, biscoitos, sucos

* Ingestão diária aceitável.
** Adoça quantas vezes mais que o açúcar

índice de Impactos Odontológicos no Desempenho Diário (IODD), tratando-se aqui de introduzir os leitores no âmago da discussão relativa aos novos caminhos que conduzem a Odontologia moderna a superar a etapa dos estudos epidemiológicos pontuais e focados apenas na doença, abrindo um caminho inovador na história da saúde bucal coletiva que enfatiza a vigilância da saúde e o controle dos fatores de risco.

Vigilância passo a passo

Em uma profissão dominada por seus aspectos clínicos, cirúrgicos e de reabilitação protética, é natural que os estudos epidemiológicos predominantemente realizados até aqui tenham sido direcionados apenas para o registro dos padrões de doenças bucais na população. Por mais benefícios que o CPO e o CPI, por exemplo, tenham produzido, chega o tempo em que suas limitações vêm à tona. Constatar a existência dos problemas e dimensioná-los corretamente de maneira coletiva é necessário, mas não suficiente, tendo em vista que pouco ou nada informa a respeito das razões para a existência dos problemas e sobre os resultados das ações que os combatem, ou seja, se estão contribuindo para a melhoria das condições de saúde bucal e geral.

Busca-se agora construir um sistema de informações em saúde bucal, baseado na vigilância dos fatores de risco, na organização do sistema de prestação de serviços, na qualidade da atenção dispensada, no conhecimento das opiniões e da satisfação ou não das pessoas e, naturalmente, das condições de saúde dos indivíduos e da população.

Vigilância em saúde traduz-se na detecção oportuna e no acompanhamento das doenças e de seus fatores de risco, identificando sua distribuição, verificando quais podem ser modificados e permitindo que se conectem os dados relativos aos problemas existentes com as políticas, os programas e os projetos de saúde.

A OMS propôs um modelo de vigilância de fatores de risco para doenças não transmissíveis, conhecido como *STEPwise* ou modelo Passo a Passo (Bonita *et al.*, 2001), aqui retratado na Figura 5.31.

Os riscos são identificados em três níveis ou passos. O primeiro abrange informações gerais que podem ser obtidas por meio de questionários, entrevistas, pesquisas de opinião ou pela coleta de dados e informações junto a fontes técnicas, enquanto o segundo se refere a levantamentos epidemiológicos e exames clínicos. O passo 3 envolve exames laboratoriais, realizados quando necessário.

Para cada um dos três passos, coletam-se indicadores considerados essenciais e, se preciso, indicadores mais detalhados no caso denominados expandidos e adicionalmente outros indicadores classificados na categoria de opcionais.

O modelo é flexível para utilização em nível nacional, regional, local ou em pequenas comunidades, devendo ser adaptado às características do programa, da população e do tipo de risco sob análise.

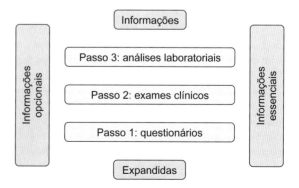

Figura 5.31 Modelo passo a passo da OMS para vigilância de doenças não transmissíveis. Fonte: Bonita *et al.* (2001).

Como exemplo genérico de informações mínimas a coletar, a OMS refere para o passo 1 dados sobre condição socioeconômica, consumo de álcool e fumo, estado nutricional, padrão de atividade física; para o passo 2, medições simples como aquelas sobre nível de pressão, peso, altura e cintura; para o passo 3, exames bioquímicos relacionados com as informações obtidas nos degraus anteriores e apenas recomendadas para países e serviços que tenham recursos e meios para realizá-los (WHO, 2003).

Já no Informe Mundial sobre Saúde Bucal da OMS, um modelo de fatores de risco para a promoção da saúde bucal foi proposto, apontando para a necessidade de obter informações com regularidade sobre o sistema de saúde e serviços de saúde bucal. Quanto aos fatores de risco socioculturais e ambientais, as recomendações foram direcionadas inicialmente para comportamentos de risco atinentes a dieta, fumo e álcool. No nível de resultados, deveriam ser medidos o *status* de saúde bucal, deficiências, a qualidade de vida e as condições de saúde geral impactadas pela saúde bucal.

Com vistas à obtenção de informações no âmbito dos passos 1 e 2 do modelo *STEPSwise*, o esquema mostrado na Figura 5.32 dá indicações a respeito de como integrar a área da saúde bucal no sistema global de vigilância das doenças não transmissíveis (Petersen *et al.*, 2005), em uma tentativa de responder, enfim, à sexta meta que se previa alcançar no ano 2000, de "estabelecer um sistema básico para monitorar mudanças em saúde bucal"* (WHO, 1982).

Modelo para inquérito populacional em saúde bucal

Questionário para inquérito populacional

A União Europeia, em um esforço para desenvolver um sistema efetivo de vigilância em saúde, decidiu apoiar a execução de um ambicioso projeto global de desenvolvimento de indicadores de saúde bucal, sob a coordenação da Universidade de Lyon, na França (Bourgeois e Llodra, 2004; European Commission, 2005a; Bourgeois, 2008).

A seguir, apresentam-se os questionários destinados à realização de inquéritos populacionais tendo dois públicos-alvo: adultos e crianças e adolescentes.

Para a eleição dos adultos com 18 anos ou mais a serem entrevistados, utilizou-se o método bayesiano de quotas de amostragem não probabilística. Quanto a crianças e adolescentes, as entrevistas são realizadas com mães ou mulheres responsáveis residentes em lares com pelo menos um morador entre 1 e 18 anos de idade. Procede-se a uma amostragem randômica simples, e o processo de inclusão consiste em obter a concordância da mãe para a entrevista. O entrevistador faz um sorteio aleatório para identificar a quem as questões se referirão, no caso de haver mais de uma criança e/ou adolescente na residência.**

Para crianças e adolescentes, o questionário tem 33 questões agrupadas em oito dimensões, e, para os adultos, 29 questões em cinco dimensões (Figuras 5.33 e 5.34).

Apresentação de resultados

As seguintes tabelas (29 no total) são sugeridas para apresentação dos principais resultados obtidos a partir dos inquéritos realizados. Na listagem que se segue, há uma divisão por grupo estudado (adultos – crianças e adolescentes) e uma descrição do indicador numerado em conformidade com a questão perguntada no questionário da entrevista. Para os adultos, os indicadores estão separados em quatro áreas de interesse: uso de serviços odontológicos; fatores de risco; condições de saúde bucal; e qualidade de vida.

---

* Os primeiros cinco objetivos propostos pela OMS e pela FDI para serem alcançados em cada país no ano 2000 foram apresentados no tópico *Desafios e estratégias*, no Capítulo 1.

** Embora a escolha do método de entrevistas por telefone possa ser satisfatório para o caso da comunidade europeia, é evidente que no caso brasileiro e de outros países em desenvolvimento formas alternativas podem ser preferíveis ou mais factíveis, como a entrevista pessoal ou a utilização de técnicas grupais que possibilitem reduzir custos desde que se teste e se assegure a qualidade dos resultados.

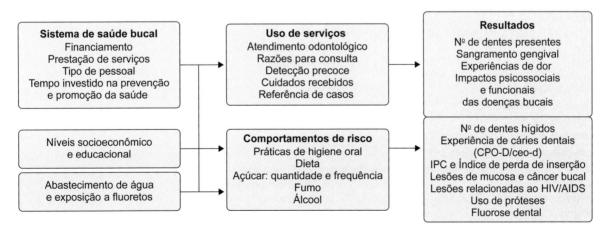

Figura 5.32 Modelo de fatores operacionais para um sistema integrado de vigilância de saúde bucal e doenças não transmissíveis. Fonte: Petersen *et al.* (2005).

Local do Estudo: Entrevistador:
Questionário nº: Data da entrevista:

Informação inicial
1. Quantas crianças e adolescentes vivem nessa casa?
   88 = Nenhum
   99 = Recusado
   99. Recusado: não realizar a entrevista
2. Se respondeu "sim", a senhora é a mãe?
   Em caso negativo, posso falar com a mãe ou responsável?
3. Local

Seção 1. Informação sociodemográfica
4. Qual foi o mais alto grau de ensino que completou?
   1. Nunca foi à escola ou só pré-escola
   2. Graus 1 a 8 (1º grau)
   3. Graus 9 a 11
   4. Grau 12 (graduação)
   5. Aluno de faculdade 1 a 3 anos
   6. Faculdade 4 anos ou mais (graduada)
   77. Não sabe ou não está seguro
   99. Recusado
5. Qual foi sua ocupação profissional principal durante os últimos 12 meses
   1. Empregado assalariado
   2. Autônomo
   3. Sem trabalho por mais de 1 ano
   4. Sem trabalho por menos de 1 ano
   5. Lides caseiras
   6. Estudante
   7. Aposentada
   77. Não sabe ou não está seguro
   99. Recusado
6. Qual o Código Postal do local onde reside?
   99. Recusado
7. Diga a idade e o gênero das crianças e adolescentes dessa casa
   Idade em anos   Sexo (01= menino 02= menina)
   1 ☐   1 ☐
   2 ☐   2 ☐
   3 ☐   3 ☐
   4 ☐   4 ☐

Seção 2. Condição de saúde bucal (3 a 17 anos)
Temos particular interesse em obter informações a respeito da saúde bucal e atitudes da (criança ou adolescente) de idade "XX" de sua casa. (escolha randômica) Idade do escolhido
8. Quão seguido ele (ou ela) escova os dentes? Sua criança
   1. Nunca: vá para a questão 10
   2. Uma vez por semana
   3. Algumas vezes na semana
   4. Uma vez ao dia
   5. Duas ou mais vezes ao dia
   77. Não sabe/não está segura
   99. Recusado
9. Usa creme dental contendo flúor?
   1. Sim
   2. Não
   77. Não sabe/não está segura
   99. Recusado
10. Usa flúor de alguma outra maneira que não seja o creme dental?
    1. Sim
    2. Não
    77. Não sabe/não está segura
    99. Recusado
11. Que tipo de produto usa?
    1. Tablete, *drops*
    2. Água de consumo público
    3. Água engarrafada
    4. Bochechos com flúor
    5. Sal fluoretado
    6. Outros
    77. Não sabe/não está segura
    99. Recusado

Seção 3. Programas comunitários (3 a 17 anos)
12. Sua criança ou adolescente frenquenta uma pré-escola, escola de 1º ou 2º grau?
    1. Pré-escola ou jardim
    2. 1º grau
    3. 2º grau
    77. Não sabe/não está segura
    99. Recusado
13. Nessa escola existe um programa de saúde bucal com escovação supervisionada diária?
    1. Sim
    2. Não (vá para questão 15)
    77. Não sabe/não está segura
    99. Recusado
14. Esse programa usa creme dental contendo flúor?
    1. Sim
    2. Não
    77. Não sabe/não está segura
    99. Recusado

Figura 5.33 Questionário completo para entrevistas sobre saúde bucal de crianças e adolescentes – EGOHID. (*Continua*)

15. Foi examinada nessa escola nos últimos 12 meses com propósitos preventivos em relação à saúde bucal?
    1. Sim
    2. Não (vá para questão 17)
    77. Não sabe/não está segura
    99. Recusado
16. A que esse exame se relacionou?
    1. Cáries
    2. Doenças da gengiva
    3. Maloclusão
    77. Não sabe/não está segura
    99. Recusado

Seção 4. Atitudes e fatores de risco (5 a 17 anos e 12 a 17 anos)
Temos particular interesse em obter informações a respeito da saúde bucal e atitudes da (criança ou adolescente) de idade "XX" de sua casa. (escolha randômica) Idade do escolhido

17. Quantas vezes ele se alimenta e bebe a cada dia, mesmo em pequenas quantidades?
    77. Não sabe/não está segura
    99. Recusado
18. Ele fuma cigarros todos os dias, em alguns dias ou nunca?
    1. Todo dia
    2. Alguns dias
    3. Nunca
    77. Não sabe/não está segura
    99. Recusado

Seção 5. Conhecimentos da mãe (0 a 7 anos)
19. A senhora sabe se escovação diária com creme fluoretado pode ser danosa ou ajuda a saúde dos dentes de sua criança?
    1. Danosa: vá para a questão 22
    2. Ajuda
    77. Não sabe/não está segura
    99. Recusado
20. Se você acha que ajuda, de acordo com sua experiência, o quão importante considera o uso de creme dental fluoretado para prevenir problemas dentais?
    1. Não é importante
    2. Pouca importância
    3. Alguma importância
    4. Importante
    5. Muito importante
    77. Não sabe/não está segura
    99. Recusado

Seção 6. Fontes regulares de cuidados odontológicos (5 a 17 anos)
21. Quando foi a última visita dele (dela) para checar seus dentes e gengivas?
    1. Nos últimos 12 meses
    2. De 1 a 2 anos atrás
    3. De 2 a 5 anos atrás
    4. Há mais de 5 anos
    5. Nunca
    77. Não sabe/não está segura
    99. Recusado
22. Quantas vezes nos últimos 12 meses ele(ela) visitou um dentista?
    77. Não sabe/não está segura
    99. Recusado
23. Qual foi a razão para sua última visita ao dentista?
    1. *Check-up*, exame, limpeza
    2. Tratamento de rotina
    3. Tratamento de emergência
24. Qual foi a principal razão para não visitar o dentista nos últimos 2 anos?
    1. Custos do atendimento (honorários, seguro saúde)
    2. Não quis gastar dinheiro em cuidados odontológicos
    3. Medo ou não gosta de dentista
    4. Má experiência com atendimentos anteriores
    5. Muito ocupada
    6. Nada há de errado
    7. Problemas não eram sérios o suficiente
    8. Esperança de que problemas desapareçam
    9. Clínica muito distante
    10. Não tem dentes naturais
    11. Por ter problemas físicos
    12. Dentista recusou-se a marcar consulta
    13. Horário não conveniente
    14. Horário de funcionamento
    15. Outros não conveniente
    77. Não sabe/não está segura
    99. Recusado

25. Sua criança ou adolescente (5 a 17 anos) usa aparelho ortodôntico?
    77. Não sabe/não está segura
    99. Recusado

Seção 7. Cuidados preventivos para grávidas (0 a 1 ano)
26. Visitou um dentista ou clínica odontológica durante sua última gravidez?
    1. Sim
    2. Não (vá para Questão 17)
    77. Não sabe/não está segura
    99. Recusado
27. Qual foi a razão para essa visita?
    1. Prevenção como mãe
    2. Prevenção diretamente relacionada à nova criança
    3. Tratamento de rotina
    4. Emergencia
    77. Não sabe/não está segura
    99. Recusado

Figura 5.33 (*Continuação*) Questionário completo para entrevistas sobre saúde bucal de crianças e adolescentes – EGOHID. (*Continua*)

Seção 8. Qualidade de vida relacionada à saúde bucal (8 a 17 anos)
As questões a seguir dizem respeito a limitações que sua criança ou adolescente possa ter tido em sua vida diária.

28. Quão seguido nos últimos 12 meses ele(ela) teve dificuldades em se alimentar devido a problemas dos dentes ou da boca? ☐
    1. Nunca
    2. Quase nunca
    3. Ocasionalmente
    4. Seguido
    5. Muito seguidamente
    77. Não sabe/não está segura
    99. Recusado

29. Quão seguido tem tido dores com seus dentes/gengivas/boca ou próteses? ☐
    1. Nunca
    2. Raramente
    3. Ocasionalmente
    4. Às vezes
    5. Seguidamente
    6. Muito seguidamente
    77. Não sabe/não está seguro
    99. Recusado

30. Quão seguido tem se sentido tenso devido a seus dentes/gengivas/boca/próteses? ☐
    1. Nunca
    2. Raramente
    3. Ocasionalmente
    4. Às vezes
    5. Seguidamente
    6. Muito seguidamente
    77. Não sabe/não está seguro
    99. Recusado

31. Quão seguido tem ficado constrangido devido à aparência de seus dentes ou próteses? ☐
    1. Nunca
    2. Raramente
    3. Ocasionalmente
    4. Às vezes
    5. Seguidamente
    6. Muito seguidamente
    77. Não sabe/não está seguro
    99. Recusado

32. Quão seguido ele(ela) tem tido dificuldade com seus trabalhos escolares devido a problemas com os dentes ou a boca nos últimos 12 meses? ☐
    1. Nunca
    2. Raramente
    3. Ocasionalmente
    4. Às vezes
    5. Seguidamente
    6. Muito seguidamente
    77. Não sabe/não está seguro
    99. Recusado

Figura 5.33 (*Continuação*) Questionário completo para entrevistas sobre saúde bucal de crianças e adolescentes – EGOHID.

Adultos

a) Uso de serviços odontológicos

Q7. Contato odontológico nos 12 meses prévios

- Proporção da população de 18 anos ou mais que declarou ter ido ao dentista nos últimos 12 meses
    - Proporciona uma indicação do uso de serviços ajudando a estruturar a prestação de serviços em nível local

Q9. Motivo para a última visita ao dentista

- Proporção da população com 18 anos ou mais que visitou o dentista pela última vez para *check-up*, tratamento de rotina ou de emergência
    - Informa sobre atitudes e comportamentos da população, apoiando a estruturação de serviços locais e a identificação de grupos em situação desvantajosa na comunidade

Q10. Motivo para não visitar o dentista nos últimos 2 anos

- Proporção da população com 18 anos ou mais que não visitou o dentista nos 24 meses prévios por motivos de custo, medo, baixa prioridade a consultas odontológicas ou fatores relacionados com o dentista ou a própria pessoa
    - Fornece uma noção do uso equitativo dos serviços em relação às necessidades identificando problemas não atendidos, independentemente do tipo de seguro e da classe social das famílias

Q11. Acesso geográfico à atenção odontológica

- Proporção da população com 18 anos ou mais que tem acesso a um dentista em um prazo de deslocamento de 30 min a partir da casa ou do trabalho
    - A localização dos serviços de saúde tem impacto crítico em termos de equidade de acesso por parte da população

b) Atitudes e fatores de risco

Q13. Ingesta diária de alimentos e bebidas

- Proporção de pessoas de 18 a 64 anos ou mais que informam a frequência com que ingerem diariamente alimentos e bebidas
    - Saúde bucal e nutrição têm efeitos sinérgicos. Doenças bucais relacionadas com a dieta incluem cáries dentárias, defeitos de desenvolvimento do esmalte, erosão dentária e doenças periodontais. A população pode beneficiar-se de análises dietéticas e sua modificação

Q14 e 15. Prevalência de uso de tabaco

- Proporção de adultos de 18 a 65 anos ou mais que estão usando tabaco em um dado momento
    - Com base em evidências, é relevante o papel do dentista em ajudar pacientes interessados em parar de fumar

c) Condições de saúde bucal

Q16. Prevalência de oclusão funcional

- Proporção de adultos de 18 anos ou mais com 20 dentes ou mais em oclusão funcional
    - Fornece uma ampla perspectiva quanto à presença ou ausência de todos os dentes e avalia o impacto de programas preventivos de redução da incidência e gravidade da cárie dentária. À parte de considerações estéticas, é um instrumento para planejamento de atuais e futuras atenções a necessidades protéticas de adultos

Local do Estudo: Entrevistador:
Questionário nº: Data da entrevista:

Informação inicial
1. Por favor diga-me seu ano de nascimento
   77= não sabe   99 = Recusado
2. Gênero   01 = Masculino   02 = Feminino
3. Código postal

Seção 1. Informação sociodemográfica
4. Qual foi o mais alto grau de ensino que completou?
   1. Nunca foi à escola ou só pré-escola
   2. Graus 1 a 8 (1º grau)
   3. Graus 9 a 11
   4. Grau 12 (graduação)
   5. Aluno de faculdade 1 a 3 anos
   6. Faculdade 4 anos ou mais (graduada)
   77. Não sabe ou não está seguro
   99. Recusado
5. Qual foi sua ocupação profissional principal durante os últimos doze meses
   1. Empregado assalariado
   2. Autônomo
   3. Sem trabalho por mais de 1 ano
   4. Sem trabalho por menos de 1 ano
   5. Lides caseiras
   6. Estudante
   7. Aposentada
   77. Não sabe ou não está seguro
   99. Recusado
6. Qual o Código Postal do local onde reside?
   99. Recusado

Seção 2. Uso de serviços de saúde bucal
7. Quando foi sua última visita ao dentista para cuidar de seus dentes, gengivas ou próteses?
   1. 1 a 12 meses atrás
   2. 1 a 2 anos atrás
   3. 2 a 5 anos atrás
   4. 5 anos ou mais
   5. Nunca
   77. Não sabe ou não está seguro
   99. Recusado
8. Quantas vezes nos últimos 12 meses visitou o dentista?
   77. Não sabe ou não está seguro
   99. Recusado
9. Qual foi a razão para sua última visita ao dentista?
   1. *Check-up*
   2. Tratamento de rotina
   3. Emergência
   77. Não sabe ou não está seguro
   99. Recusado
10. Qual foi a principal razão para não visitar o dentista nos últimos 2 anos?
    1. Custos do atendimento
    2. Não quis gastar dinheiro em cuidados odontológicos
    3. Medo ou não gosta de dentista
    4. Má experiência com atendimentos anteriores
    5. Muito ocupada
    6. Nada há de errado
    7. Problemas não eram sérios o suficiente
    8. Esperança de que problemas desapareçam
    9. Clínica muito distante
    10. Não tem dentes naturais
    11. Por ter problemas físicos
    12. Dentista recusou-se a marcar consulta
    13. Horário não conveniente
    14. Horário de funcionamento
    15. Outros não conveniente
    77. Não sabe ou não está seguro
    99. Recusado

Seção 3. Atitudes e fatores de risco
11. Seria possível ir a um dentista, quando necessário, em 30 minutos a partir de sua casa ou seu trabalho?
    1. Sim
    2. Não
    77. Não sabe ou não está seguro
    99. Recusado
12. Quando você precisa de serviços odontológicos tem acesso normalmente a um dentista ou a uma clínica de dentistas?
    1. Sim
    2. Não
    77. Não sabe ou não está seguro
    99. Recusado
13. Quantas vezes ao dia você come ou bebe, mesmo em pequenas quantidades?
    77. Não sabe ou não está seguro
    99. Recusado
14. Você fuma cigarros todos os dias, em alguns dias ou nunca?
    1. Todos os dias
    2. Alguns dias
    77. Não sabe ou não está seguro
    99. Recusado

Figura 5.34 Questionário completo para entrevistas sobre saúde bucal de adultos – EGOHID. (*Continua*)

15. Você usa outros tipos de tabaco todos os dias, em alguns dias ou nunca?
    1. Todos os dias
    2. Alguns dias
    3. Nunca
    77. Não sabe ou não está seguro
    99. Recusado

Seção 4. Condição de saúde bucal
16. Quantos dentes permanentes possui?
    1. Não possui dentes naturais
    2. 1 a 9 dentes naturais
    3. 10 a 19
    4. 20 ou mais dentes
    77. Não sabe ou não está seguro
    99. Recusado
17. Você usa qualquer prótese removível?
    1. Sim
    2. Não. Vá para questão 22
    77. Não sabe ou não está seguro
    99. Recusado
18. Há quantos anos colocou sua última prótese removível?
    1. 1 a 2 anos atrás
    2. 3 a 4 anos atrás
    3. 5 a 9 anos atrás
    4. 10 anos ou mais
    77. Não sabe ou não está seguro
    99. Recusado

Seção 5. Qualidade de vida relacionada à saúde bucal
19. Quão seguido tem tido dificuldades na alimentação devido a problemas com sua boca ou com seus dentes?
    1. Nunca
    2. Raramente
    3. Ocasionalmente
    4. Às vezes
    5. Seguidamente
    6. Muito seguidamente
    77. Não sabe ou não está seguro
    99. Recusado
20. Quão seguido tem tido dores com seus dentes/gengivas/boca ou próteses?
    1. Nunca
    2. Raramente
    3. Ocasionalmente
    4. Às vezes
    5. Seguidamente
    6. Muito seguidamente
    77. Não sabe ou não está seguro
    99. Recusado
21. Quão seguido tem se sentido tenso devido a seus dentes/gengivas/boca/próteses?
    1. Nunca
    2. Raramente
    3. Ocasionalmente
    4. Às vezes
    5. Seguidamente
    6. Muito seguidamente
    77. Não sabe ou não está seguro
    99. Recusado
22. Quão seguido tem ficado embaraçado devido à aparência de seus dentes ou próteses?
    1. Nunca
    2. Raramente
    3. Ocasionalmente
    4. Às vezes
    5. Seguidamente
    6. Muito seguidamente
    77. Não sabe ou não está seguro
    99. Recusado
23. Você tem evitado sorrir, dar risadas devido à aparência de seus dentes ou próteses?
    1. Nunca
    2. Raramente
    3. Ocasionalmente
    4. Às vezes
    5. Seguidamente
    6. Muito seguidamente
    77. Não sabe/não está seguro
    99. Recusado
24. Você tem evitado conversações devido à aparência de seus dentes ou próteses?
    1. Nunca
    2. Raramente
    3. Ocasionalmente
    4. Às vezes
    5. Seguidamente
    6. Muito seguidamente
    77. Não sabe/não está seguro
    99. Recusado
25. Tem tido dificuldade em realizar seu trabalho por problemas com seus dentes ou próteses?
    1. Nunca
    2. Raramente
    3. Ocasionalmente
    4. Às vezes
    5. Seguidamente
    6. Muito seguidamente
    77. Não sabe/não está seguro
    99. Recusado
26. Quão seguido tem reduzido sua participação em atividades sociais devido a problemas com seus dentes ou próteses?
    1. Nunca
    2. Raramente
    3. Ocasionalmente
    4. Às vezes
    5. Seguidamente
    6. Muito seguidamente
    77. Não sabe/não está seguro
    99. Recusado

Figura 5.34 (*Continuação*) Questionário completo para entrevistas sobre saúde bucal de adultos – EGOHID.

Q17. Prevalência de próteses removíveis

- Proporção da população com 20 anos ou mais que informa usar próteses removíveis
  - Dá informação sobre o estado de saúde bucal de adultos e da população idosa, apoia a redução de desigualdades ao identificar grupos de maior carência

d) Qualidade de vida

Q19. Deficiências bucais em razão de limitações funcionais

- Proporção de pessoas de 18 a 65 anos ou mais que têm experimentado dificuldades em comer e/ou mastigar por problemas com a boca, os dentes ou as próteses nos 12 meses prévios
  - Além da subjetividade das limitações funcionais medidas como "dor ou desconforto percebidos em razão dos dentes, boca ou próteses", essa variável mede a dimensão objetiva da questão, fornecendo um melhor entendimento do problema e possibilitando avaliar o trabalho do sistema de saúde

Q20. Dor física em decorrência das condições de saúde bucal

- Proporção de indivíduos com 18 a 65 anos ou mais que percebem a dor ou desconforto relacionado com a condição dos dentes, da boca ou das próteses nos últimos 12 meses
  - Favorece o aumento de pessoas que valorizam os aspectos da qualidade de vida relacionados com a saúde bucal e dá uma medida dos que sofrem dor ou desconforto por causas odontológicas

Q21. Desconforto psicológico em decorrência das condições de saúde bucal

- Proporção de indivíduos com 18 a 65 anos ou mais que se sentem tensos por problemas com os dentes, a boca ou próteses nos últimos 12 meses
  - Possibilita a comparação de problemas bucais com desconfortos psicológicos em diferentes grupos populacionais

Q22. Deficiência psicológica em decorrência das condições de saúde bucal

- Proporção de indivíduos com 18 a 65 anos ou mais que relatam problemas psicológicos em virtude de problemas com os dentes, a boca ou próteses nos últimos 12 meses
  - Ajuda a identificar pessoas com problemas psicológicos influenciados pelas condições de saúde bucal

Q25. Inabilidades sociais em virtude das condições de saúde bucal

- Proporção de indivíduos com 18 a 65 anos ou mais que relatam dificuldades em seu trabalho diário por problemas com os dentes, a boca ou próteses nos últimos 12 meses
  - Fornece uma medida da extensão em que os problemas da cavidade bucal influenciam desfavoravelmente o desempenho no trabalho.

Crianças e adolescentes

Q08 e 09. Escovação diária com creme dental fluoretado

- Proporção de crianças e adolescentes de 3 a 17 anos de idade que escovam seus dentes diariamente com creme dental fluoretado e que estão diariamente expostas ao flúor na água de abastecimento, sal e outros produtos
  - Subsidia planejadores de ações preventivas com informações a respeito da atitude da população quanto às suas práticas de saúde bucal e identifica áreas que necessitam de fluoretação da água

Q13. Programas de prevenção em saúde bucal em pré-escolas e escolas de 1º grau

- Proporção de crianças de 3 a 6 anos e de 7 a 12 anos e adolescentes de 13 a 17 anos que participam em programas preventivos de saúde bucal em pré-escolas e das que estão envolvidas em exercícios de escovação dentária diária com creme dental fluoretado
  - Monitora a disponibilidade de programas escolares de prevenção e promoção da saúde

Q15 e 16. Cobertura com programas de atenção em saúde bucal

- Proporção de crianças e adolescentes de 3 a 17 anos de idade examinados pelo menos uma vez nos últimos 12 meses para detecção precoce de doenças não sintomáticas cobertas por programas de atenção regular
  - Avalia ou apoia o desenvolvimento de estratégias para proporcionar exames em caráter regular no contexto da atenção em nível primário integrada a programas escolares

Q17. Ingestão diária de alimentos e bebidas

- Proporção de crianças e adolescentes de 5 a 17 anos de idade com baixo, médio e alto risco para doenças dentárias com base na frequência de ingestão diária de alimentos e bebidas
  - Apoia o desenvolvimento de programas preventivos

Q18. Prevalência de uso de tabaco

- Proporção de adolescentes de 12 a 17 anos de idade que estão utilizando tabaco em determinado momento
  - Monitora o nível e os hábitos de fumar, orientando políticas de combate ao uso do tabaco

Q19 e 20. Conhecimento da mãe sobre cremes dentais fluoretados para prevenção da cárie em crianças

- Proporção de mães com crianças de menos de 7 anos de idade que conhecem o papel preventivo dos cremes dentais fluoretados
  - É a informação para a tomada de decisão em relação a estratégias preventivas e de promoção da saúde bucal, além de avaliar a força de programas educativos dirigidos às mães

Q21. Contato com dentista nos últimos 12 meses

- Proporção de crianças e adolescentes de 2 a 17 anos de idade que visitaram o dentista nos últimos 12 meses
  - Fornece aos planejadores uma visão sobre o comportamento da população ajudando-os a identificar problemas potenciais na obtenção de um *status* positivo em saúde bucal

Q23. Motivos para a última visita ao dentista

- Proporção de crianças e adolescentes de 2 a 17 anos de idade que visitaram o dentista nos últimos 12 meses para *check-up*, tratamento de rotina ou atenção de emergência

- Contribui para reforçar (i) a compreensão da necessidade de serviços preventivos, (ii) a efetividade de contatos regulares entre consumidor e provedor de serviços; (iii) a importância de concentrar a atenção na qualidade do serviços em vez de sua quantidade

Q24. Razões para não visitar o dentista nos últimos 2 anos

- Proporção de crianças e adolescentes de 5 a 17 anos de idade que não visitaram o dentista nos últimos 24 meses por motivos relacionados com custos, medo, baixa prioridade a cuidados odontológicos ou por fatores relacionados com o dentista e o próprio paciente
  - Identifica grupos com crescente risco para doenças bucais, destaca a importância de mudança de atitudes pessoais não positivas e fornece um indicador de problemas em grupos vulneráveis

Q25. Cobertura por tratamento ortodôntico

- Proporção de crianças e adolescentes nas idades de 5 a 17 anos que informam usar aparelho ortodôntico
  - Possibilita comparar padrões de acessibilidade a serviços ortodônticos

Q26 e 27. Cuidados preventivos para gestantes

- Proporção de mulheres de 15 a 39 anos de idade que realizaram consulta preventiva odontológica durante a última gravidez
  - Fornece informação em educação e promoção da saúde no que se refere a atitudes e práticas comunitárias na gravidez e no nascimento da criança

Q 28. Desvantagens em saúde bucal em decorrência das limitações funcionais

- Proporção de crianças e adolescentes de 8 a 17 anos de idade que têm experimentado dificuldades em comer e/ou mastigar por problemas com a boca e os dentes nos últimos 12 meses
  - A variável "dor ou desconforto percebido em virtude de problemas com dentes, boca ou próteses" é uma medida objetiva das limitações funcionais, possibilitando um melhor entendimento sobre o problema, além de avaliar as dimensões externas dos serviços de saúde

Q29. Dor física em decorrência das condições de saúde bucal

- Proporção de crianças e adolescentes de 8 a 17 anos de idade que sentiram dor ou desconforto por problemas nos dentes ou na boca nos últimos 12 meses
  - Melhora o padrão da informação a respeito da influência das condições bucais na qualidade de vida

Q30. Desconforto psicológico em decorrência das condições de saúde bucal

- Proporção de crianças e adolescentes de 8 a 17 anos de idade que se sentem tensos em virtude de problemas com os dentes ou a boca nos últimos 12 meses
  - Dimensiona o efeito de problemas bucais no desconforto psicológico em diferentes grupos populacionais

Q31. Deficiências psicológicas em decorrência da aparência dos dentes ou das próteses

- Proporção de crianças e adolescentes de 8 a 17 anos de idade que se sentiram constrangidos em razão da aparência dos dentes nos últimos 12 meses
  - Compara os efeitos de problemas de ordem psicológica por condições bucais em diferentes grupos populacionais

Q32. Desvantagens sociais em decorrência das condições de saúde bucal

- Proporção de crianças e adolescentes de 8 a 17 anos de idade que experimentaram dificuldades em realizar seus trabalhos escolares por problemas com os dentes ou com a boca nos últimos 12 meses
  - Mede a extensão com que os problemas de saúde bucal dificultam ou impedem um bom desempenho escolar.

Bases para um modelo brasileiro de vigilância em saúde bucal

No Brasil, a saúde bucal no início do século 21 revela, do ponto de vista epidemiológico, uma combinação de velhos e novos fatores de risco com distribuição desigual na população segundo a condição socioeconômica e o local de residência (rural ou urbano, regiões Sul, Sudeste, Centro-Oeste, Nordeste ou Norte). Ainda que os intensos esforços feitos pelos pesquisadores do mundo mais desenvolvido se constituam em uma ajuda fundamental, não há como fugir da realidade nacional e suas especificidades (por sua vez, muito similares às vivenciadas na América Latina), o que inevitavelmente conduz à necessidade de definir indicadores adequados a seu estágio de desenvolvimento.

O conjunto de índices e indicadores a seguir apresentado é um esforço no sentido de embasar a construção de um modelo de vigilância em saúde bucal a partir do formato passo a passo (*STEPwise*) sugerido pela OMS, ou seja, com informações essenciais a serem adotadas por todos; expandidas, o que significa que estão sujeitas à disponibilidade de recursos e ao interesse local; e opcionais, destinadas a investigações mais aprofundadas ou detalhadas. Em todos os casos, as informações devem ser obtidas com regularidade e ser úteis para a elaboração de políticas e programas, e para a tomada de decisões administrativas e relacionadas com a aplicação correta de recursos humanos, materiais e financeiros. A recomendação da OMS é de que se realizem estudos epidemiológicos sistematicamente a cada 5 ou 6 anos na mesma comunidade ou local (Petersen *et al.*, 2005). Para cada indicador, estão sugeridas a fórmula de cálculo, maneiras de apresentação dos resultados e como obter as informações, ou seja, dando o passo 1, o nível correspondente à aplicação de questionários ou à busca em fontes técnicas governamentais ou privadas, ou o passo 2, no qual é necessário o exame clínico. Uma vez que o elenco aqui mostrado é básico, não se incluem indicadores para o passo 3 que exige exames laboratoriais (p. ex., contagem de estreptococos, capacidade *buffer* da saliva). A divisão por níveis (passos) não é rígida, devendo ser estabelecida em cada estado, município, comunidade ou grupo de acordo com as necessidades e os interesses locais. São dez indicadores essenciais (conjunto mínimo), seis expandidos e seis opcionais, em um total de 22.

As seguintes recomendações são relevantes:

- Um sistema de vigilância em saúde bucal pode e deve ser implantado em qualquer nível, desde o nacional até o que

abrange apenas os funcionários de uma empresa ou alunos de uma escola. Uma situação desejável, para começar, é aquela em que o país tem seu sistema geral e cada nível fornece as informações regularmente a respeito dos indicadores essenciais, definindo o grupo de expandidos e opcionais de acordo com as peculiaridades locais e operacionais
- A periodicidade com que se coleta cada indicador representa uma decisão de cada nível, mas é fundamental evitar a realização de estudos pontuais e isolados (do tipo "uma vez na vida"). Algumas informações estão disponíveis a cada ano, mas para os estudos clínicos a sugestão da OMS de regularidade quinquenal ou sexenal para o mesmo grupo e mesmo local geográfico afigura-se como razoável para o caso brasileiro
- Tratando-se de exames clínicos e aplicação de questionários, é preciso que as amostras sejam representativas e tenham significância estatística. Em qualquer caso, deve-se descrever a metodologia e os critérios adotados com máxima clareza de modo a permitir a comparabilidade com análises similares realizadas por outros profissionais e instituições
- Em todos os casos, devem ser coletadas, no mínimo, as informações concernentes aos dez indicadores essenciais. Além dos propostos como expandidos e opcionais, é possível acrescentar outros indicadores, como se viu na proposta para os países da União Europeia. De fato, as possibilidades, se não infinitas, certamente são muitas,* cabendo ao responsável pelo sistema de vigilância em saúde bucal selecionar estritamente os de fato necessários e úteis para o planejamento de ações, a tomada de decisões, a definição de orçamentos e os problemas existentes e os principais riscos a eles associados, bem como suas tendências de comportamento
- Sempre que possível, identificar a população estudada ou os pacientes de acordo com o tipo de serviço acessado ou que costuma utilizar ou a que tem direito, informando se é público (SUS ou outro), liberal (clínica particular) ou plano de saúde. Trata-se de uma informação tão ou mais relevante que a referente à condição econômica, tendo em vista que esses três subsistemas congregam a totalidade dos brasileiros que buscam atendimento odontológico
- Em relação aos grupos etários para análise, adota-se o padrão internacional difundido pela OMS e que privilegia indivíduos de 5 anos no caso de dentes decíduos – 12, 35 a 44 e 65 a 74 anos quanto a dentes permanentes. Para o Brasil, considerando a gradativa mudança de prioridade, das crianças para os adultos jovens, está indicada a obtenção de dados com regularidade cobrindo também o grupo de 20 a 29 anos
- Ainda que não constantes do elenco de indicadores, subentende-se que informações demográficas (população por grupo etário do país, do estado e da região ou localidade onde se realiza o estudo) precisam ser conhecidas e disponíveis para subsidiar a própria obtenção da maioria dos indicadores. Da mesma forma, é de grande utilidade o conhecimento a respeito da situação econômica e educacional (distribuição por nível de renda, emprego, desemprego e escolaridade da população e dos grupos etários estudados nos indicadores de saúde bucal).

Saúde bucal e qualidade de vida

Considera-se o conhecimento dos impactos da saúde bucal sobre a qualidade de vida dos indivíduos uma nova fronteira a ser desbravada e o próprio futuro da saúde coletiva na área odontológica. Nos tópicos precedentes, indicadores básicos de qualidade de vida relacionada com a saúde bucal foram sempre incluídos; o Capítulo 6 é inteiramente dedicado ao aprofundamento dessa questão. Medidas específicas de relacionamento entre saúde bucal e qualidade de vida foram incluídas pela Comissão Europeia ao estabelecer um conjunto de indicadores para utilização pelos 27 países da União Europeia (Bourgeois, 2008).

Ultimamente, uma multiplicidade de indicadores tem sido proposta nesse campo, buscando em geral fornecer uma perspectiva social, cultural e econômica aos problemas de saúde bucal ou, então, limitando-se a examinar a funcionalidade da dentição, como é o caso do *Index of Chewing Ability* (ICA) – Índice de Capacidade Mastigatória de Leake (1990). Pode-se referir, entre outros, *Oral Health-Related Quality of Life Measure* (OHQOL) – Medição da Saúde Bucal Relacionada com a Qualidade de Vida, de Kressin (1997); *The Dental Impact Profile* (DIP) – Perfil do Impacto Odontológico, de Strauss (1997); *The Social Impacts of Dental Disease* (SIDD) – Impactos Sociais das Doenças Bucais, de Cushing, Sheiham e Maizels (1986); *The Sickness Impact Profile* (SIP) – Perfil dos Impactos das Doenças, Gilson *et al.*, 1975; Reisine, 1997; *The Geriatric Oral Health Assessment Index* (GOHAI) – Índice de Determinação da Saúde Bucal Geriátrica, de Atchison e Dolan (1990); *The Dental Impact on Daily Living* (DIDL) – Impactos Odontológicos na Vida Diária, de Leão e Sheiham (1995); *The Shortened Dental Arch* (SDA) – Arco Dentário Encurtado, de Elias e Sheiham (1998). Uma análise global sobre esse sistema de novos indicadores pode ser encontrada em Slade (1997).

A pesquisadora brasileira Ana Leão desenvolveu um indicador socio-odontológico denominado *Dental Impacts on Daily Living* (DIDL), ou Impactos Odontológicos na Vida Diária, com o objetivo de comparar as consequências psicossociais relacionadas com a qualidade de vida com o *status* em termos de saúde bucal de um indivíduo ou de uma comunidade (Leão, 1993; Leão e Sheiham, 1995). O questionário aborda cinco características ou dimensões básicas, associadas com aparência, dor, conforto, desempenho geral e restrições alimentares, com um total de 36 itens ou questões, que podem ser ampliadas para 42, 45 ou 47 itens no caso de pessoas portadoras, respectivamente, de prótese parcial, prótese total, e parcial e total combinadas. O resultado final varia entre valores −1 quando de impacto negativo, 0 se neutro e +1 se positivo.

Slade e Spencer (1994) propuseram o *Oral Health Impact Profile* (OHIP) – Perfil do Impacto da Saúde Bucal –, fundamentado em um questionário composto por 49 questões (cada uma com um peso específico), que exige, segundo os autores, não mais que 17 min para ser preenchido por um entrevistador suficientemente treinado, ou mais tempo quando autoadministrado. Considera sete escalas comportamentais, abordando limitações funcionais, dor física, desconforto psicológico, incapacidade física, incapacidade psicológica, incapacidade social e deficiência. Uma versão compacta do OHIP, com 14 questões, chegou a ser desenvolvida (Slade, 1997). Ao comparar os dois métodos, em geral utilizados para crianças (Tesch *et al.*, 2007), em um grupo de adolescentes de 15 a 17 anos, Ravaghi *et al.* concluíram que ambos são válidos como medidas para investigar a qualidade de vida relacionada com

---

* Um elenco ainda mais expandido ou opcional de indicadores pode incluir, por exemplo, informações sobre trauma, xerostomia, prevalência de consumo na adolescência de lanches (*snacks*) potencialmente cariogênicos, existência de normas sobre prevenção ou uso de flúor ou restrição ao consumo de açúcares, renda média dos cirurgiões-dentistas no ano, horas trabalhadas em média ao dia, número de pacientes ao ano, número de pacientes em atenção regular.

a saúde bucal, mas, por motivos práticos, prefere-se o instrumento mais compacto, o OHIP-14, para estudos epidemiológicos (Ravaghi *et al*., 2011).

O *Index of Chewing Ability* e o GOHAI, por suas especificidades e particular relevância, são detalhados na sequência.

Índice de capacidade mastigatória

Proposto originalmente por Leake (1990), constitui uma interessante tentativa de avaliar as condições de saúde dentária segundo uma de suas mais importantes funções: possibilitar uma adequada mastigação dos alimentos. Tem sido usado de modo isolado ou como um componente de outras medidas de saúde bucal relacionadas com a qualidade de vida.

De início, os pesquisadores concentravam-se na análise da capacidade mastigatória de portadores de próteses (Kapur *et al*., 1964; Manly e Vinton, 1951), utilizando nos testes alimentos de textura rígida como amendoim, coco e cenoura (Bourdages, 1989).

Leake elaborou seu índice com base na informação autofornecida em relação à capacidade de mastigar o mais difícil de um conjunto de nove alimentos básicos. Uma escala de "0" a "5" foi montada a partir da pergunta: "Pode mastigar ou morder os seguintes alimentos?". A Tabela 5.21 lista os tipos de alimentos, o escore conferido a cada um deles e o resultado obtido no estudo básico conduzido junto a um grupo de idosos residentes em East York, Ontário, Canadá.

Os testes estatísticos levados a efeito mostraram uma reprodutibilidade da ordem de 97% e uma maior chance de não mastigar adequadamente, medida pelo *odds-ratio*, ou razão de risco, para as pessoas com ausência de pares opostos de molares naturais.

O próprio autor reconhece que a escolha dos alimentos reflete a realidade em geral encontrada em países como o Canadá, os EUA e outros da Europa, devendo ser adaptada às condições quanto a padrões culturais e aos hábitos alimentares típicos de cada região onde o estudo for realizado.

Índice de saúde bucal para uso geral e em geriatria

O GOHAI (*Geriatric Oral Health Assessment Index*), ou índice de determinação da saúde bucal geriátrica, de Atchison e Dolan (1990), foi elaborado com a intenção de proporcionar uma avaliação ampla das condições de saúde bucal de pessoas idosas em um formato que possibilitasse sua utilização tanto em estudos epidemiológicos quanto na prática clínica diária. Como os resultados alcançados com a aplicação do GOHAI são satisfatórios em outros tipos de populações, incluindo grupos de baixa renda e jovens, Atchison (1997) propôs uma mudança de denominação com a manutenção da sigla original, intitulando-o *General Oral Health Assessment Index*, ou índice de determinação de saúde bucal geral. Para efeitos do desenvolvimento do GOHAI, saúde bucal foi definida como a ausência de dor e infecção, consistindo em uma dentição confortável e funcional (natural ou protética) que permita ao indivíduo exercer seu papel social (Dolan, 1997).

Os 12 itens que compõem o índice envolvem a análise de informações proporcionadas pelos pacientes quanto à influência de seus problemas de saúde bucal em relação a três funções básicas:

- Física: incluindo alimentação, fala e deglutição
- Psicológica: compreendendo preocupação ou cuidado com a própria saúde bucal, insatisfação com a aparência, autoconsciência relativa à saúde bucal e o fato de evitar contatos sociais por problemas odontológicos
- Dor ou desconforto: considerando o uso de medicamentos para aliviar essas sensações, desde que provenientes da boca.

As pessoas entrevistadas devem responder se experimentaram qualquer um dos 12 problemas relacionados no Quadro 5.17, ao longo dos últimos 3 meses, em uma das seguintes condições: sempre (valor "1"), seguidamente ("2"), às vezes ("3"), raramente ("4") ou nunca ("5"). Os escores correspondentes às respostas de todos são somados e, em seguida, divididos pelo total.* O índice é o resultado da soma simples dos escores anotados, em uma escala de 12 a 60, e o maior escore final indica a mais favorável autoinformação a respeito da saúde bucal, ou seja, 60 corresponde a "ótimo" e 12 a "muito ruim". Para obter o índice global, as perguntas assinaladas com um asterisco são computadas inversamente, enquanto as demais são lidas direto.

Alguns pesquisadores preferem utilizar apenas três categorias de respostas – *sempre, às vezes, nunca* – em vez das cinco originais, o que não altera a substância do índice.

OBESIDADE E CONDIÇÕES BUCAIS

Silvia Helena de Carvalho Sales Peres

A OMS aponta a obesidade como um dos maiores problemas de saúde pública no mundo. Essa doença crônica leva à alteração nos fatores metabólicos e inflamatórios e induz o aparecimento de doenças crônicas. Caracteriza-se pelo aumento do armazenamento de gordura, acúmulo anormal ou excessivo de gordura sob a forma de tecido adiposo, que representa um risco para a saúde geral (OMS, 2006). Porém, trata-se de uma doença complexa e multifatorial, na qual ocorre uma sobreposição de fatores genéticos, comportamentais e ambientais, além de ser de difícil manejo (O'Rahilly e Farooqi, 2006). Desse modo, a obesidade apresenta repercussões não apenas cardiovasculares, endócrinas ou musculoesqueléticas, mas também sociais e/ou psicológicas. Além disso, a obesidade está associada com menor qualidade de vida e com uma mortalidade precoce, o que corrobora ainda mais com a gravidade em enfrentar esse problema. Considerada epidêmica pela OMS, a obesidade atinge a população de maneira geral, trazendo implicações à saúde integral das pessoas.

Segundo o estudo publicado na Lancet (2014), 2,1 bilhões de pessoas apresentaram sobrepeso ou obesidade, o que representa 30% da população mundial. No Brasil, a Pesquisa do Ministério da Saúde (Brasil, 2014b) alertou que o excesso de peso já atinge 52,5% da população adulta do país. Essa taxa, em 2006, era de 43%, o que representa um crescimento de 23% no período. Também preocupa a proporção de pessoas com mais de 18 anos com obesidade (17,9%), embora este percentual não tenha sofrido alteração nos últimos anos. O excesso de peso compreende um fator de risco para doenças crônicas, como as cardiovasculares, a hipertensão e o diabetes melito tipo 2, que respondem por 72% dos óbitos no Brasil. Entre os brasileiros, os homens são os que registram os maiores percentuais. O índice de excesso de peso na população masculina

---

* Como exemplo, tomem-se dois conjuntos de quatro questionários aplicados. No conjunto "a", as respostas dadas a determinada pergunta corresponderam às notas ou escores 3, 2, 2 e 4, com total 11 e, que dividido por 4, resulta na média 2,75. No conjunto "b", as respostas correspoderam aos escores 0, 0, 1 e 2, total 3, que dividido por 4 pessoas dá 0,75.

Tabela 5.21 Índice de capacidade mastigatória segundo seus componentes e respectivos escores.

Alimentos mais difíceis de mastigar	Escores	Percentual de respostas
Cenoura crua ou pedaços de aipo	3	5,2% podem mastigar tudo, exceto carne e maçã
Salada crua ou salada de espinafre	2	3,9% podem mastigar tudo, exceto cenoura e aipo cru, carne e maçã
Bife, costeleta ou carne sólida	4	11,6% podem mastigar carne, mas não maçã
Ervilha, cenoura ou feijão-fradinho/amarelo cozido	1	0,9% só podem mastigar vegetais cozidos
Maçã inteira com casca, sem cortá-la	5	77% podem mastigar maçã
Nenhum dos alimentos acima	0	1,7% não podem mastigar nada

Quadro 5.17 Perguntas que compõem o índice de determinação da saúde bucal geral (GOHAI), escores respectivos e total, para indivíduos com dentes e edêntulos.

Pergunta "Com que frequência você":	Dêntulo	Edêntulo
1. Limita o tipo ou a quantidade de alimentos que come devido a problemas com seus dentes ou próteses?	4	2
2. Tem problemas mordendo ou mastigando alimentos como carne sólida ou maçã?	4	3
3. Foi capaz de engolir confortavelmente?	1*	1*
4. Seus dentes ou prótese(s) o impediram de falar da maneira como queria?	5	5
5. Foi capaz de comer qualquer coisa sem sentir desconforto?	2*	2*
6. Limitou seus contatos com outras pessoas pelas condições de seus dentes ou próteses?	4	4
7. Sentiu-se contente ou feliz com o aspecto de seus dentes ou próteses?	2*	2*
8. Usou medicamentos para aliviar dor ou desconforto relativos à boca?	5	5
9. Preocupou-se com seus dentes, gengivas ou próteses?	3	3
10. Sentiu-se nervoso ou tomou consciência de problemas com seus dentes, gengivas ou próteses?	5	5
11. Sentiu desconforto ao alimentar-se diante de outras pessoas por problemas com seus dentes ou próteses?	3	3
12. Teve sensibilidade nos dentes ou gengivas ao contato com calor, frio ou doces?	5	5
GOHAI (desvio padrão)	53	48

* Inverter os valores (p. ex., 2 = 4) para efeitos de soma nos itens 3, 5 e 7.

chega a 56,5% contra 49,1% entre a feminina, embora não exista uma diferença significativa entre os dois sexos quando o assunto é obesidade (17,5%). Em relação à idade, os jovens (18 a 24 anos) são os que registram as melhores taxas, com 38% pesando acima do ideal, enquanto as pessoas de 45 a 64 anos ultrapassam 61%. Em relação à prevalência de excesso de peso e obesidade por escolaridade, a pesquisa apontou que, quanto menor a escolaridade, maior o índice de obesidade. A pesquisa demonstrou que aqueles com menor escolaridade, de 0 a 8 anos de estudo, registram o maior índice (58,9%), enquanto 45% do grupo que estudou 12 anos ou mais está acima do peso. O impacto da escolaridade é ainda maior entre as mulheres, faixa em que o índice entre os mais escolarizados é ainda menor (36,1%). As mesmas diferenças se repetem com os dados de obesidade. O índice é maior entre os que estudaram por até 8 anos (22,7%) e menor entre os que estudaram 12 anos ou mais (12,3%).

A obesidade pode estar associada a comorbidades, como diabetes melito tipo 2, hipertensão arterial, dislipidemia, síndrome de apneia do sono, refluxo gastresofágico, arteriosclerose, problemas pulmonares, alguns tipos de câncer, disfunções endócrinas, artrite, disfunção da vesícula biliar, problemas psicossociais e econômicos (Ritchie, 2007; Tibana et al. 2013). Embora se trate de uma manifestação visível de agravo à saúde e atinja todos os ciclos de vida, ainda é um problema muitas vezes negligenciado (Fisberg et al., 2010).

O tratamento clínico da obesidade pode relacionar diretrizes terapêuticas, como dieta de restrição calórica, prática de exercícios físicos e uso de medicamentos. Entretanto, quando esses tratamentos não obtêm sucesso, torna-se necessária uma intervenção mais eficaz por meio de procedimento cirúrgico (cirurgia bariátrica ou metabólica), realizado por mecanismos de restrição e/ou má absorção dos alimentos ingeridos.

O paciente submetido à cirurgia bariátrica passa por uma adaptação em suas funções e hábitos alimentares, uma vez que a redução do estômago diminui o espaço para o alimento ingerido e para a passagem do alimento pelo trato gastrintestinal. A mastigação adequada favorece a recuperação do paciente, minimizando os efeitos adversos do novo perfil alimentar e reduzindo a aspiração de alimentos (Dobrosielski et al., 2015).

Se, por um lado, observa-se a epidemia de obesidade, por outro lado a síndrome metabólica vem aumentando em todo o mundo. Essa síndrome caracteriza-se como um conjunto de alterações metabólicas e hemodinâmicas no organismo, entre as quais se podem incluir resistência à insulina, hiperinsulinemia, elevação de VLDL-colesterol, diminuição de lipoproteínas de alta densidade (HDL), hipertensão arterial sistêmica, aumento de triglicerídios, obesidade abdominal, microalbuminúria e hipercoagulabilidade, contribuindo para o aumento significativo na taxa de mortalidade (NCEP-ATPIII, 2001; Vetter et al., 2010; Souza et al., 2010).

Entre os critérios estabelecidos para o diagnóstico e o tratamento da síndrome metabólica, de acordo com a NCEP-ATPIII, a síndrome é confirmada por três dos cinco fatores:

- Circunferência da cintura aumentada (≥ 102 cm para homens e ≥ 88 cm para mulheres)
- Aumento dos triglicerídeos (≥ 150 mg/dℓ)
- Redução de lipoproteína de alta densidade (HDL); < 40 mg/dℓ para homens e < 50 mg/dℓ para as mulheres)
- Aumento dos níveis de glicemia em jejum (≥ 100 mg/dℓ)
- Pressão arterial aumentada (≥ 130/85 mmHg).

Dessa forma, os resultados esperados com o tratamento cirúrgico da obesidade e/ou síndrome metabólica se pautam na perda e manutenção do peso corporal, além de melhora nas comorbidades associadas e na qualidade de vida (Fandiño et al., 2004; Sears et al., 2008).

Fatores de risco comuns e relacionados

A obesidade também predispõe o indivíduo a problemas bucais, como doença periodontal, erosão dentária relacionada com o refluxo gastresofágico, cárie dentária e xerostomia. A gravidade de obesidade tem sido associada com a prevalência de doença periodontal, apresentando valores alarmantes em pacientes obesos mórbidos candidatos à cirurgia bariátrica (Sales Peres et al., 2015). A elaboração de um protocolo de atenção à saúde envolvendo a saúde bucal dos pacientes obesos e bariátricos é essencial para que os profissionais da saúde envolvidos com seu tratamento possam orientá-los e encaminhá-los ao cirurgião-dentista.

Deve-se considerar que a obesidade e alguns problemas bucais têm os mesmos fatores de risco, como os hábitos alimentares, desde a infância. Entre as crianças 5 e 9 anos, 15% estão obesas (IBGE, 2015) e se tornarão adultos obesos e com comorbidades.

A obesidade e a cárie dentária têm determinantes de risco comuns, o que exige uma abordagem multidisciplinar abrangente (Thippeswamy et al., 2011). A cárie dentária compreende uma doença que ocorre como resultado da exposição ao fator de risco dietético, exposição aos açúcares, ao longo da vida. Ser livre de cárie na infância não significa ser livre de cárie para a vida inteira, pois esse desfecho acomete os adultos também. Não há evidências científicas sólidas capazes de comprovar a associação entre obesidade e cárie dentária, em adolescentes (Pinto et al., 2007). A saúde bucal é influenciada pela ingestão de alimentos adequados, porém a condição bucal também pode desempenhar um papel significativo na ingestão nutricional e estado da saúde geral do indivíduo. A assistência à população deve ser realizada integralmente, por meio de palestras e programas de prevenção em diferentes idades, destacando a importância da dieta rica em alimentos saudáveis e naturais, a prática de exercícios físicos e, também, a importância da higiene geral/bucal para a prevenção de doenças, melhorando a qualidade de vida do indivíduo.

A doença periodontal não vem sendo identificada apenas como um problema de saúde bucal, mas também como uma questão de saúde, pois está associada à saúde sistêmica. A doença periodontal representa um processo patológico de caráter inflamatório que atinge os tecidos periodontais, como a gengiva (gengivite), e pode progredir com processos de destruição das estruturas que suportam os dentes (periodontite).

A periodontite é uma doença inflamatória crônica oral comum na população adulta, caracterizada por uma resposta inflamatória gengival contra uma microflora bacteriana patogênica, o que resulta, eventualmente, na perda de osso alveolar e de dentes (Williams et al., 2008). Desafio bacteriano contínuo na periodontite, leva à infecção crônica de baixo grau, que pode agravar a inflamação em curso em órgãos distantes.

A prevalência de doença periodontal tem sido relacionada com a gravidade de obesidade, mostrando-se valores alarmantes em pacientes obesos mórbidos indicados para cirurgia bariátrica. Caso o tecido ósseo da maxila e da mandíbula for afetado, poderá resultar em perda dentária, por comprometimento do periodonto de sustentação, especialmente em indivíduos submetidos à cirurgia bariátrica. Esse fato poderá comprometer o resultado da cirurgia, tendo em vista que o paciente não terá capacidade mastigatória adequada, dificultando sua digestão ou mesmo possibilitando a deglutição de alimentos não triturados. Portanto, recomenda-se que o paciente obeso mórbido seja submetido ao tratamento e acompanhamento odontológico previamente ao tratamento cirúrgico, para que problemas bucais não possam prejudicar o resultado final da cirurgia.

As implicações clínicas do paciente obeso e portador de doenças crônicas devem se pautar em instruções dos cuidados com higiene bucal diária, o uso regular de fio dental e escovação, para evitar o acúmulo de placa bacteriana, que causa inflamação no tecido gengival. O cirurgião-dentista precisa ser um profissional atento, qualificado e bem informado sobre as necessidades dos pacientes obesos.

Cárie dentária e doença periodontal constituem-se os principais fatores que promovem perda dentária, a qual interfere diretamente na função mastigatória do indivíduo. Pacientes obesos com perdas dentárias apresentam queixas de dificuldades de relacionamento, no trabalho e na rotina diária. De acordo com as necessidades de cada paciente, após serem submetidos ao tratamento reabilitador, passam a desenvolver suas funções estéticas, fonéticas e mastigatórias adequadas (Sales Peres et al., 2015). Esse fato permite que os pacientes consigam realizar as dietas recomendadas após a submissão à cirurgia bariátrica. O retorno dos pacientes após a realização da cirurgia e a perda de peso, momento em que o paciente tem sua autoestima elevada, melhoram a saúde geral e a qualidade de vida.

Outro ponto a ser discutido se relaciona com a síndrome da apneia obstrutiva do sono (SAOS) e a obesidade, pois aproximadamente dois terços da população apresenta SAOS, 50% de obesos mórbidos. A prevalência de SAOS em obesos é maior no sexo masculino e aumenta com a idade (Resta et al., 2001; Carter e Watenpaugh, 2008).

O padrão de distribuição da gordura corporal pode revelar alguma predisposição do indivíduo para o desenvolvimento de complicações, como o incremento do acúmulo de tecido adiposo no entorno ao pescoço, que produz maior resistência de fluxo de ar nas vias respiratórias superiores (Davies et al., 1992; Zonato et al., 2005). Dessa forma, associam-se características de IMC elevado, circunferência cervical aumentada com altos índices de apneia e hipopneia (Dixon et al., 2003; Martinho et al. 2008, Tangerina et al., 2008)

Com frequência, indivíduos com SAOS roncam e, portanto, apresentam respiração bucal e secura da cavidade oral e da faringe. A boca seca pode prejudicar a capacidade de autolimpeza da cavidade bucal e levar à ocorrência de gengivite e ao aumento da colonização bacteriana. Poucos estudos têm sido realizados para avaliar a relação entre doença periodontal e SAOS. Fatores de risco para a doença periodontal são também comuns para SAOS, mas essa suposta associação ainda não está bem esclarecida. No entanto, níveis elevados de marcadores inflamatórios em pacientes com SAOS poderiam estar relacionados com outros fatores inflamatórios presentes na cavidade bucal, como gengivite e periodontite, capazes de influenciar no desenvolvimento da doença periodontal (Gunaratnam et al., 2009; Seo et al., 2013; Ahmad et al., 2013).

A prevalência de doença periodontal varia de acordo com o tipo de análise realizada, sendo necessária para a periodontite a presença de pelo menos quatro dentes com um ou mais locais avaliados, com profundidade de sondagem (PS) ≥ 4 mm e nível clínico de inserção ≥ 6 mm na mesma localização em um dente. Assim, um estudo mostrou que 60% dos pacientes com periodontite também foram diagnosticados com SAOS (Seo et al., 2013). Outro estudo demonstrou que 38% dos indivíduos diagnosticados com SAOS apresentaram periodontite crônica, quando definiram a periodontite como PS ≥ 3 mm avaliados em seis locais para cada dente presente na cavidade bucal, exceto os terceiros molares (Keller et al., 2013).

Em um estudo recente, não foi encontrada associação entre o risco de SAOS e a doença periodontal (gengivite e periodontite), em pacientes com obesidade grave. No entanto, constatou-se associação entre o risco de SAOS e idade, peso corporal, altura, circunferência cervical, circunferência da cintura, circunferência do quadril e IMC. Além disso, houve associação significativa entre SAOS e sintomas como ronco, sonolência diurna excessiva e hipertensão arterial (Sales Peres et al., 2016). Estudos longitudinais deverão ser conduzidos para avaliar a associação entre doença periodontal e SAOS em pacientes com obesidade mórbida.

Diante do que foi apresentado neste capítulo, destaca-se a necessidade do acompanhamento de crianças, adolescentes, adultos e idosos expostos a fatores de risco para obesidade, por uma equipe multiprofissional, na qual o cirurgião-dentista esteja inserido.

O protocolo de atenção à saúde dos pacientes obesos e bariátricos não contempla a atenção em saúde bucal. Entretanto, é essencial que os profissionais da saúde envolvidos no tratamento desses pacientes conheçam o impacto do tratamento cirúrgico da obesidade na condição bucal para orientar e encaminhar esses pacientes ao cirurgião-dentista. Aliado a essa participação, o profissional deve lançar mão das terapias mais convenientes para cada paciente, ou mesmo para grupos de risco, com base em evidências científicas sólidas, e não em conceitos empíricos ou tradicionais.

BIBLIOGRAFIA

Ackerman JL, Profitt WR. The characteristics of malocclusion: a modern approach to classification and diagnosis. Am J Orthod. 1969; 56:443-54.
ADA. Recommendation in radiographic practices: un update. J Am Dent Assoc. 1988;118(1):115.
Adoçantes. Consumidor S.A. 1998;(31):19-23.
Adulyanon S, Sheiham A. Oral impacts on daily performances. In: Slade GD (ed.). Measuring oral health and quality of life. University of North Carolina, School of Dentistry; 1997. p. 151-60.
Ahmad NE, et al. Obstructive sleep apnea in association with periodontites: a case-control study. J Dent Hyg. 2013;87(4):188-99.
Al-Dlaigan YH, Shaw L, Smith A. Dental erosion in a group of British 14-year-old school children. Part II: influence of dietary intake. Br Dent J. 2001;190(5):258-61.
Al-Majed I, Maguire A, Murray JJ. Risk factors for dental erosion in 5.6 year old and 12-14 year old boys in Saudi Arabia. Community Dent Oral Epidemiol. 2002;30:38-46.
Al-Malik MI, Holt RD, Bedi R, Speight PM. Investigation of an index to measure tooth wear in primary teeth. J Dent. 2001;29(2):103-7.
Almeida CM, Petersen PE, André SJ, Toscano A. Changing oral health status of 6- and 12-year-old schoolchildren in Portugal. Community Dent Health. 2003;20(4):211-6.
Amaechi BT, Higham SM, Edgar WM, Milosevic A. Thickness of acquired salivary pellicle as a determinant of the sites of dental erosion. J Dent Res. 1999;78(12):1821-8.
Angle EH. Treatment of malocclusion of the teeth: Angle's System. 7. ed. Philadelphia: The S. S. White Dental Manufactoring Co.; 1907.
Aoba T. The effect of fluoride on apatite structure and grow. Crit Rev Oral Biol Med. 1997;8(2):136-53.
Ardu S, Stavridakis M, Krejci I. A minimally invasive treatment of severe dental fluorosis. Quintes Int. 2007;38:455-8.
Ari T, Ari N. The performance of ICDAS-N using low-powered magnification with tight-emitting dioder headlight and alternating current impedance spectroscopy device for detection of occlusal caries on primary molars. ISRN Dent. 2013 Jul 14:2013-276070.
Asher C, Read MJF. Early enamel erosion in children associated with the excessive consumption of citric acid. Brit Dent J. 1987;162(10):384-7.
Assaf AV, Zanin L, Meneghim M de C, Pereira AC, Ambrosano GMB. Comparação entre medidas de reprodutibilidade para a calibração em levantamentos epidemiológicos da cárie dentária. Cad Saúde Pública. 2006;22(9):1901-7.
Atchison KA. The general oral health assessment index. In: Slade D (ed.). Measuring oral health and quality of life. University of North Carolina, School of Dentistry; 1997. p. 71-80.
Atchison KA, Dolan TA. Development of the Geriatric Oral Health Assessment Index. J Dent Educ. 1990;54(11):680-87.
Attin T, Buchalla W, Gollner M, Hellwig E. Use of variable remineralization periods to improve the abrasion resistance of previously eroded enamel. Caries Res. 2000;34(1):48-52.
Attin T, Knöfel S, Buchalla W, Tütüncü R. In situ evaluation of different remineralization periods to decrease brushing abrasion of demineralized enamel. Caries Res. 2001;35(3):216-22.
Attin T, Meyer K, Hellwig E, Buchalla W, Lennon AM. Effect of mineral supplements to citric acid on enamel erosion. Arch Oral Biol. 2003;48(11):753-9.
Baratieri LN, Monteiro Junior S, Andrada MAC, Vieira LCC. Clareamento dental. São Paulo: Santos; 1993.
Barbour ME, Parker DM, Allen GC, Jandt KD. Enamel dissolution in citric acid as a function of calcium and phosphate concentrations and degree of saturation with respect to hydroxyapatite. Europ J Oral Sci. 2003;111(5): 428-33.
Bardsen A. Risk periods associated with the developmental of dental fluorosis in a maxillary permanent central incisors: a meta-analysis. Acta Odontol Scand. 1999;57(5):247-56.
Barrett-Connor E. Nutrition epidemiology: how do we know what they ate? Am J Clin Nutr. 1991;54:182S-187S.
Bartlett DW, Coward PY, Nikkah C, Wilson RF. The prevalence of tooth wear in a cluster sample of adolescent schoolchildren and its relationship with potential explanatory factors. Brit Dent J. 1998;184(3):125-9.
Beaglehole R, Bonita R, Kjellström T. Epidemiologia básica. São Paulo: Santos; 1996.
Behrendt A, Oberste V, Wetzel WE. Fluoride concentration and pH of iced teas products. Caries Res. 2002;36:405-10.
Beltrán-Aguilar ED, Griffin SO, Lockwood SA. Prevalence and trends in enamel fluorosis in the United States from the 1930s to the 1980s. JADA. 2002;133:157-65.
Bergman G, Lindén LA. The action of the explorer on incipient caries. Svensk Tandläkare Tidskrift. 1969;62:629-34.
Bezerra ACB, Carneiro LR, Toledo OA. Remoção de manchas de esmalte: descrição de um caso clínico. ROBRAC. 1993;3(8):15-7.
Bhascar SN. Histologia e embriologia oral de Orban. São Paulo: Artes Médicas; 1978.
Birkhed D, Sundin B, Westin SI. Per capita consumption of sugar-containing products and dental caries in Sweden from 1960 to 1985. Community Dent Oral Epidemiol. 1989;17:41-3.
Björk A, Krebs A, Solow B. A method for epidemiologic registration of malocclusion. Acta Odont Scand. 1964;22(1):27-41.
Block G, Subar AF. Estimates of nutrient intake from a food frequency questionnaire: the 1987 National Health Interview Survey. J Am Diet Assoc. 1992;92:969-77.

Boeing H, Bohlscheid-Thomas S, Voss S, Schneeweiss S, Wahrendorf J. The relative validity of vitamin intakes derived from a food frequency questionnaire compared to 24-hour recalls and biological measurements: result from the EPIC pilot study in Germany. International Journal of Epidemiology. 1997;26(Suppl. 1):S82-SS84.

Bonato RCS, Marsicano JA, Grec RHC, Henriques JFC, Sales Peres SHC. Standard of dental wear in Angle Class I and II malocclusion. J Appl Oral Sci. 2011;19(n.spe). (In Press.)

Bonita R, de Courten M, Dwyer T et al. Surveillance of risk factors for non-communicable diseases. The WHO STEPwise approach. Summary. World Health Organization. Geneva; 2001.

Borrud LG, McPherson RS, Nichaman MZ, Pillow PC, Newll GR. Development of a food frequency instrument: ethnic differences in food sources. Nutr Cancer. 1989;12:201-11.

Bourdages J et al. Chewing ability of elderly wearing complete dentures [Abstract]. J Dent Res. 1989;68(Spec Iss.):401.

Bourgeois DM (ed.). EGOHID II. Health surveillance in Europe: European Global Oral Health Indicators Development Project. Oral health interviews and clinical surveys: guidelines. European Commission and Lyon University I. Lyon University Press. Lyon; 2008. 112 p. Disponível em: http://ec.europa.eu/health/ph_projects/2002/monitoring/fp_monitoring_2002_frep_03b_en.pdf. Acesso em: 8 out. 2017.

Bourgeois DM, Llodra JC. European Global Oral Health Indicators Development Project: 2003 Report Proceedings. European Commission, Health Surveillance in Europe. Lyon; 2004. Disponível em: http://ec.europa.eu/health/ph_projects/2002/monitoring/fp_monitoring_2002_a2_frep_03_en.pdf. Acesso em: 8 out. 2017.

Boyer EM. Examination on services provided by dental hygienists. Journal of Dent Hygiene. 1992;66(8):354-62.

Braga MM, de Benedetto MS, Imparato JC, Mendes FM. New methodology to assess activity status of occlusal caries in primary teeth using laser fluorescence device. Journal of Biomedical Optics. 2010b;15(4):047045.

Braga MM, Ekstrand KR, Martignon S, Imparato JC, Ricketts DN, Mendes FM. Clinical performance of two visual scoring systems in detecting and assessing activity status of occlusal caries in primary teeth. Caries Research. 2010a;44(3):300-8.

Braga MM, Martignon S, Ekstrand KR, Ricketts DN, Imparato JC, Mendes FM. Parameters associated with active caries lesions assessed by two different visual scoring systems on occlusal surfaces of primary molars – a multilevel approach. Community Dentistry and Oral Epidemiology. 2010c;38(6):549-58.

Braga MM, Mendes FM, Martignon S, Ricketts DN, Ekstrand KR. In vitro comparison of Nyvad's system and ICDAS-II with lesion activity assessment for evaluation of severity and activity of occlusal caries lesions in primary teeth. Caries Research. 2009;43(5):405-12.

Brasil. Ministério da Saúde. eSUS Atenção Básica: Manual do Sistema com coleta de dados simplificada: CDS (recurso eletrônico). Versão preliminar. Brasília; 2014. 124 p.

Brasil. Ministério da Saúde. Guia de recomendações para o uso de fluoretos no Brasil. Secretaria de Atenção à Saúde. Departamento de Atenção Básica. Brasília; 2009. 56 p. (Série A. Normas e Manuais Técnicos.)

Brasil. Ministério da Saúde. Levantamento epidemiológico de cárie dental em crianças. Tabelas; 1997.

Brasil. Ministério da Saúde. Portaria GM/MS n. 278, de 27 de fevereiro de 2014. Institui diretrizes para implementação da Política Nacional de Educação Permanente em Saúde e dá outras providências. Disponível em: http://portalsaude.saude.gov.br/images/pdf/2014/fevereiro/18/portaria-1996-20082007.pdf. Acesso em: 9 out. 2017.

Brasil. Ministério da Saúde. Portaria GM/MS n. 1996, de 20 de agosto de 2007. Dispõe sobre as diretrizes para a implementação da Política Nacional de Educação Permanente em Saúde no âmbito do Ministério da Saúde. Disponível em: http://bvsms.saude.gov.br/bvs/saudelegis/gm/2014/prt0278_27_02_2014.html. Acesso em: 9 out. 2017.

Brasil. Ministério da Saúde. Projeto SB Brasil: condições de saúde bucal da população brasileira 2002, 2003: resultados principais. Secretaria de Atenção à Saúde. Departamento de Atenção Básica. Coordenação Nacional de Saúde Bucal. Brasília; 2004. 51 p.

Brasil. Ministério da Saúde. Relatório da Pesquisa Nacional de Saúde Bucal SB Brasil 2010. Coordenação Nacional de Saúde Bucal. Brasília, 2012. Disponível em: http://189.28.128.100/dab/docs/geral/projeto_sb2010. Acesso em: 9 out. 2017.

Brasil. Ministério da Saúde. Vigilância de fatores de risco e proteção para doenças crônicas por inquérito telefônico. Vigitel, 2014b.

Brasil. Ministério da Saúde. "Vigilância epidemiológica". In: Universidade de São Paulo, Faculdade de Odontologia. Disciplina de Odontologia em Saúde Coletiva. Manual do aluno. São Paulo: FOUSP; 1999. p. 130-5.

Brook PH, Shaw WC. The development of an orthodontic treatment priority index. European Journal of Orthodontics. 1989;11:309-20.

Bryant SR. The rationale for management of morphologic variations and nonphysiologic occlusion in the young dentition. Int J Prosthodont. 2003;16(Suppl:75-7):discussion 89-90.

Buendia OC. Fluoretação de águas: manual de orientação prática. São Paulo: American Med; 1996.

Burt BA. The changing patterns of systemic fluoride intake. J Dent Res. 1992;71(Spec Iss):1228-37.

Buss D, Robertson J. Manual of nutrition. London: Her Majestys's Stationery Office; 1978.

Byrt T, Bishop J, Carlin JB. Bias, prevalence and kappa. J Clin Epidemiol. 1993;423-9.

Capella LF et al. Ocorrência de fluorose dentária endêmica. RGO. 1989;37(5):371-5.

Carpay JJ, Nieman FH, König KG, Felling AJ, Lammers JG. The dental condition of Dutch school children assessed by a new dental health index. Community Dent Health. 1988;5:231-41.

Carter R. 3rd, Watenpaugh DE. Obesity and obstructive sleep apnea: or is it OSA and Obesity? Pathophysiology. 2008;15(2):71-7.

Casanova-Rosado JF, Medina-Solís CE, Vallejos-Sánchez AA, Casanova-Rosado AJ, Maupomé G, Avila-Burgos L. Dental attrition and associated factors in adolescents 14 to 19 years of age: a pilot study. Int J Prosthodont. 2005 Nov-Dec;18(6):516-9.

Castro AVN, Sousa EF, Rocha IM, Noro LRA. Teor de flúor das principais águas minerais comercializadas em Fortaleza, Ceará. REVISA. 2005;1(3):180-4.

Castro CM. A prática da pesquisa. São Paulo: McGraw-Hill; 1977.

Chan DCN. Current methods and criteria for caries diagnosis in North America. Dental Education. 1993;57(6):422-7.

Chavassieux P, Meunier PJ. Bénéfices et risques des apports fluorés. Arch Pédiatr. 1995;2:568-72.

Chaves MM. Odontologia social. Rio de Janeiro: Labor do Brasil S.A.; 1986.

Chesters RK, Pitts NB, Matuliene G, Kvedariene A, Huntington E, Bendinskaite R et al. An abbreviated caries clinical trial design validated over 24 months. J Dent Res. 2002;81:637-40.

Coggon D, Rose G, Barker D.JP. Epidemiology for the uninitiated. 3. ed. London: BMJ; 1993.

Conselho Federal de Odontologia (CFO). Consolidação das normas para procedimentos nos Conselhos de Odontologia. Aprovada pela Resolução CFO n. 63/2005 e atualizada em julho de 2012. [Acesso em 7 dez 2018] Disponível em: <http://cfo.org.br/website/wp-content/uploads/2018/03/consolidacao.pdf>

Crespo AA. Estatística fácil. 11. ed. São Paulo: Saraiva; 1994.

Croll TP. Enamel microabrasion after 10 years. J Am Dent Assoc. 1997;128:455-508.

Cury JA. Uso do flúor. In: Baratieri LN (org.). Dentística: procedimentos preventivos e restauradores. São Paulo: Quintessence; 1989. p. 43-69.

Cushing AM, Sheiham A, Maizels J. Developing socio-dental indicators – the social impact of dental disease. Community Dent Health. 1986;3:3-17.

Daniels C, Richmond R. The development of the Index of Complexity, Outcome & Needs (ICON). J Orthod. 2000;27(2):143-8.

Davis WB, Winter PJ. The effect of abrasion on enamel and dentine after exposure to dietary acid. Brit Dent J. 1980;148:253-7.

Davies RJ, et al. Neck circunference and other clinical features in the diagnosis of the obstructive sleep apnoea syndrome. Thorax. 1992;47(2):101-5.

Dean HT (1934). Classification of mottled enamel diagnosis. In: McClure FJ (ed.). Fluoride drinking waters. Maryland: USPHS; 1962. p. 23-6.

Dean HT, Elvolve E, McKay FS (1938). Mottled enamel survey of Bauxite, Ark., 10 years after a change in the common water supply. In: McClure FJ (ed.). Fluoride drinking waters. Maryland: USPHS; 1962. p. 56-62.

Dean HT, McKay FS. (1939) Production of mottled enamel halted by a change in common water supply. In: McClure FJ (ed.). Fluoride drinking waters. Maryland: USPHS; 1962. p. 71-4.

Deery C, Wagner ML, Longbottom C, Simon R, Nugent ZJ. The prevalence of dental erosion in a United States and a United Kingdom sample of adolescents. Pediatr Dent. 2000;22(6):505-10.

Den Besten PK. Biological mechanisms of dental fluorosis relevant to the use of fluoride supplements. Community Dent Oral Epidemiol. 1999;27:41-7.

Den Besten PK, Thariani H. Biological mechanisms of fluorosis and level and timing of systemic exposure to fluoride with respect to fluorosis. J Dent Res. 1992;71(5):1238-43.

DIEESE. Pesquisa de orçamentos familiares (POF) 1994/95. Departamento Intersindical de Estatísticas e Estudos Socioeconômicos. São Paulo: Mímeo; 1996.

Diniz MB, Rodrigues JA, Hug I, Cordeiro Rde C, Lussi A. Reproducibility and accuracy of the ICDAS-II for occlusal caries detection. Community Dentistry and Oral Epidemiology. 2009;37(5):399-404.

Diniz MB, Eckert GJ, González-Cabezas C, Cordeiro Rde C, Ferreira-Zandoná AG. Caries detection around restoration using ICDAS and optical devices. J Esthet Restor Dent 2016; 28:110-21.

Dixon JB, et al. Predicting sleep apnoea and excessive day sleepiness in the severely obese indicators for polysomnography. Chest. 2003;123(4):1134-41.

Dobrosielski DA, et al. Effects of exercise and weight loss in older adults with obstructive sleep apnea. Med Sci Sports Exerc. 2015;47(1):20-6.

Dodds MWJ. Dilemmas in caries diagnosis: applications to current practice and need for research. Dental Education. 1993;57(6):433-8.

Dolan TA. The sensivity of the Geriatric Oral Health Assessment Index to dental care. Journal of Dental Education. 1997;61(1):36-46.

Donachie MA, Walls AW. The tooth wear index: a flawed epidemiological tool in an ageing population group. Community Dent Oral Epidemiol. 1996;24(2):152-8.

Douglass CW, Gammon M, Gillings DB, Sollecito W, Rundle DG. Estimating the market for periodontal services in the United States. J Am Dent Ass. 1984;108(6):968-72.

Dowell TB, Evans DJ, French AD, Heesterman RA, Hunt JM, Pitts NB, Todd J. Information needs for monitoring dental health and for planning local services. Community Dental Health. 1992;9:79-98.

Downer MC. The quality of caries data from the National and BASCD surveys. Community Dental Health. 1992;9:107-08.

Eager JM. Denti di Chiaie teeth (Chiaie teeth) (1901). In: McClure FJ (ed.). Fluoride drinking waters. Maryland: USPHS; 1962.

Eccles JD. Tooth surfaces loss from abrasion, attrition and erosion. Dent Update. 1982;9(7):373-81.

Eggertsson H, Ferreira Zandoná AG, Jackson RD et al. New visual caries detection criteria in clinical studies. J Dent Res. 2004;83(Special issue A).

Eggertsson H, Papas A, Ferreira Zandoná AG et al. Clinical calibration by five examiners using ICDAS on occlusal surfaces, buccal pits and lingual grooves. Caries Res. 2005;39:299(abstr # 37).

Eisenburger M, Hughes J, West NX, Jandt KD, Addy M. Ultrasonication as a method to study enamel demineralization during acid erosion. Caries Res. 2000;34(4):289-94.

Eismann D. A method of evaluating the effeciency of orthodontic treatment. Trans Eur Orthod Soc. 1974:223-3274.

Eklund SA, Moller IJ, Leclercq MH. Calibrating examiners for oral health epidemiological surveys. World Health Organization, WHO/ORH/Epid. 93.1; 1996.

Ekstrand K. Improving clinical visual caries detection: potential for caries clinical trials. J Dent Res. 2004;83(Spec Iss C):C39-42.

Ekstrand KR, Bakhshanden A, Martignon S. Treatment of proximal superficial caries lesions on primary molar teeth with resin infiltration and fluoride varnish versus fluoride varnish only: efficacy after 1 year. Caries Research. 2010;44(1):41-6.

Ekstrand KR, Kuzmina I, Bjorndal L, Thylstrup A. Relationship between external and histologic feastures of progressive stages of caries in the occlusal fossa. Caries Res. 1995;29:243-50.

Ekstrand KR, Martignon S, Ricketts DJ, Qvist V. Detection and activity assessment of primary coronal caries lesions: a methodologic study. Operative Dentistry. 2007;32:225-35.

Ekstrand K, Qvist V, Thylstrup A. Light microscope study of the effect of probing in occlusal surfaces. Caries Res. 1987;21:363-74.

Ekstrand KR, Ricketts DN, Kidd EA. Occlusal caries: pathology, diagnosis and logical management. Dent Update. 2001;28:380-7.

Ekstrand KR, Ricketts DN, Kidd EA. Reproducibility and accuracy of three methods for assessment of demineralization depth of the occlusal surface: an in vitro examination. Caries Res. 1997;31:224-31.

Ekstrand KR, Ricketts DNJ, Longbottom C, Pitts NB. Visual and tactile assessment of arrested initial enamel carious lesions: an in vivo pilot study. Caries Res. 2005;39:173-7.

Elderton RJ (ed.). Evolution in dental care. Bristol: Clinical Press; 1990.

Elias AC, Sheiham A. The relationship between satisfaction with mouth and number and position of teeth; a review. J Oral Rehabilitation (In press); 1998.

Elias AC, Sheiham A. The relationship between satisfaction with mouth and number and position of teeth; a review. J Oral Rehabilitation. 1998.

ElSalhy M, Alsumait A, Lai H, Almerich-Silla JM, Piovesan C, Flores-Mir C, Amin M. Identifying a potential summary measure for overall caries level in children examined with the International Caries Detection and Assertive System. Caries Res. 2017 Oct 13;51(6):568-75.

EPIC Group of Spain. Relative validity and reproducibility of a diet history questionnaire in Spain. I. Foods. International Journal of Epidemiology. 1997;26(Suppl. 1):S91-S99.

European Commission. Dissemination of the European Community Health Indicators. DG SANCO Health Information Unit. Luxembourg; 2005.

European Commission. Heath surveillance in Europe: a selection of essential oral health indicators (recommended by European Global Oral Health Indicators Development Project): 2005 Catalogue. In: Bourgeois D, Llodra JC, Norblad A, Pitts NB (eds.). Lyon; 2005b. Disponível em: http://www.egohid.eu/Documents/CATALOGUE%20 2005.pdf. Acesso em: 7 out. 2017.

European Commission. Dissemination of the European Community Health Indicators. DG SANCO Health Information Unit. Luxembourg; 2005.

Fandiño J, et al. Cirurgia bariátrica: aspectos clinico-cirúrgicos e psiquiátricos. Rev Psiquiatr Rio Gd Sul. 2004;26(1):47-51.

Farcnik F et al. An attemp at numerically evaluating dysgnathias in the deciduous dentition. Stomatol DDR. 1988;38:386-91.

Featherstone JC. The continuum of dental caries: evidence for a dynamic disease process. J Dent Res. 2004;83(Spec Iss C):C67-71.

Feinstein AR, Cicchetti DV. High agreement but low kappa: I. The problems of two paradoxes. J Clin Epidemiol. 1990;43:543-9.

Fejerskov O, Baelum V, Manji F, Moller IJ. Fluorose dentária – um manual para profissionais de saúde. São Paulo: Santos; 1994.

Fejerskov O, Thylstrup A, Larsen MJ. Clinical and structural features and possible pathogenic mechanisms of dental fluorosis. Scand Dent Res. 1977;85:510-34.

Ferraz EG, et al. Obesidade e erosão dentária: relato de caso clínico em adolescente. R Cl Med Biol. 2013;12(2):257-61.

Ferreira Zandoná A, Zero D. Diagnostic tools for early caries detection. J Am Dent Assoc. 2006;137:1675-84.

Ferreira Zandoná A, Eggertsson H, Ando M et al. Clinical validation study of early caries detection methods in deciduous teeth. Caries Res (submitted).

Ferreira Zandoná A, Stookey GK, Eggertsson H. et al. Clinical validation study of QLF at Indiana. In: Stookey GK, ed. Early detection of dental caries III: proceedings of the 6th annual Indiana Conference. Indianapolis, Indiana: Indiana University School of Dentistry; 2003. p. 237-53.

Ferreira Zandoná A et al. Clinical validation study of QLF at Indiana. In: Stookey GK, ed. Early detection of dental caries III: proceedings of the 6th annual Indiana Conference. Indianapolis, Indiana: Indiana University School of Dentistry; 2003. p. 237-53.

Ferreira Zandoná A, Santiago E, Eckert GJ, Katz BP, Pereira de Oliveira S, Capin OR et al. The natural history of dental caries lesions: a 4-year Observational Study. J Dent Res. 2012;91(9):841-6.

Ferreira Zandoná A, Ando M, Gomez GF, Garcia-Corretjer M, Eckert GJ, Santiago E et al. Longitudinal analysis of early lesions by fluorescence – an observational study. J Dent Res. 2013;92(75):84-9.

Fisberg M, Cintra IP, Passos MAZ. Prevenção da obesidade: factível ou utopia? In: Mancini MC, et al. Tratado de obesidade. Rio de Janeiro: Guanabara Koogan; 2010. p.34-40.

Fleiss JL, Cohen J. The equivalence of weighted kappa and the intraclass correlation coefficient as measures of reliability. Educ Psych Measurement. 1973;33:613-9.

Forni TIB. Fatores associados à fluorose dentária em área com água fluoretada. [Tese de Doutorado.] São Paulo: Faculdade de Saúde Pública da USP; 2005.

Frazão P, Narvai PC. Promoção de saúde bucal em escolas. São Paulo: FSP-USP; 1996.

Freitas CHSM, Sampaio FC, Roncalli AG, Moyses SJ. Reflexões metodológicas sobre prevalência da fluorose dentária nos inquéritos de saúde bucal. Rev Saúde Pública. 2013;47(Supl. 3):138-47.

Freitas JASF, Lopes ES, Álvares LC, Freitas PZ. Variabilidade das fases de formação e erupção dos dentes permanentes. Ortodontia. 1990;23(2):29-39.

Freudenheim JL. A review of study designs and methods of dietary assessment in nutritional epidemiology of chronic disease. J Nutr. 1993;123:401-5.

Fyffe HE, Deery CH, Pitts NB, Nuttall NM, Pitts NB. Effect of diagnostic threshold on the validity and reliability of epidemiological caries diagnosis using the Dundee Selectable Threshold Method for caries diagnosis (DSTM). Community Dent Oral Epidemiol. 2000;28:42-51.

Ganss C, Klimek J, Schäffer U, Spall T. Effectiveness of two fluoridation measures on erosion progression in human enamel and dentine in vitro. Caries Res. 2001;35(5):325-30.

Garbin AJ, Perin PCP, Garbin CAS, Lolli LF. Malocclusion prevalence and comparison between the Angle classification and the Dental Aesthetic Index in scholars in the interior of São Paulo state, Brazil. Dent Press J Orthod. 2010;15(4):94-102.

Gavrillidou NN. Global weighted mean DMFT value for 12 years olds in 2015. Malmo; 2017. Disponível em: www.mah.se/CAPP/Country-Oral-Health-Profile. Acesso em: 9 out. 2017.

Gibson RS. Principles of nutritional assessment. New York: Oxford Univ. Press; 1990.

Gilson BS, Gilson JS, Bergner M, Bobbit RA, Kressel S, Pollard WE, Vesselago M. The Sickness Impact Profile: development of an outcome measure of oral health. Am J Public Health. 1975;65:1304-10.

Gonçalves VB. O princípio da precaução e a gestão dos riscos ambientais: contribuições e limitações dos modelos econômicos. Ambiente & Sociedade. 2013;16(4):121-40.

Gottlieb MS, Schroff R, Schanker HM, Weisman JD, Fan PT, Wolf RA, Saxon A. Pneumocystis carinii pneumonia and mucosal candidiasis in previously healthy homosexual men: evidence of a new acquired cellular immunodeficiency. New England Journal of Medicine. 1981;305(24):1425.31.

Grainger RM. Malocclusion severity estimate, progress report. Series VI, Burlington Orthodontic Research Centre. 1960-1:9-11.

Grainger RM. Orthodontic treatment priority index. U.S. Government Printing Office: PHS Publication n. 1000. 1967;2(25).

Grando LJ, Tames DR, Cardoso AC, Gabilan NH. In vitro study of enamel erosion caused by soft drinks and lemon juice in deciduous teeth analyzed by stereomicroscopy and scanning electron microscopy. Caries Res. 1996;30(5):373-8.

Greene JC, Vermillion JR. The simplified oral hygiene index. J Am Dent Assoc. 1984;68:7-13.

Grippo JO. Abfractions: a new classification of hard tissue lesions of teeth. J Esthet Dent. 1991;3(1):14-9.

Grover AC, McKAY FS. Mottled enamel in a segregated population. In: McClure FJ (ed.). Fluoride drinking waters. Maryland: USPHS; 1962. p. 210.

Guedes MLS, Guedes JS. Bioestatística para profissionais de saúde. Rio de Janeiro: Ao Livro Técnico; 1988.

Gunaratnam K, et al. Obstructive sleep apnoea and periodontitis: a novel association? Sleep Breath. 2009;5(3):233-9.

Gupta SK, Gupta RC, Seth AK, Gupta A. Reversal fluorosis in children. Acta Paediatr Jpn. 1996;38:513-9.

Hamamci N, Basaran G, Uysal E. Dental Aesthetic Index scores and perception of personal dental appearance among Turkish university students. Eur J Orthod. 2009;31(2):168-73.

Harding MA, Whelton H, O'Mullane DM, Cronin M. Dental erosion in 5-year-old Irish school children and associated factors: a pilot study. Community Dent Health. 2003;20(3):165-70.

Harlan LC, Block G. Use of adjustement factors with a brief food frequency questionnaire to obtain nutrient values. Epidemiology. 1990;1:224-31.

Harley K. Tooth wear in the child and the youth. Br Dent J. 1999;186(10):492-6.

Hartmann AM, Brown CC, Palmgren J, Pietinen P, Verkasalo M, Myer D, Virtamo J. Variability in nutrient and food intakes among older middle-aged men. Implications for design of epidemiologic and validation studies using food recording. Am J Epidemiol. 1990;132:999-1012.

Heling I, et al. Dental complications following gastric restrictive bariatric surgery. Obes Surg. 2006;16(9):1131-4.

Hinds K, Gregory JR. National diet and nutrition survey 1994: children aged 1 1/2-4 1/2 years. Vol 2: report of the dental survey. Office of population censures and surveys. Her Majesty's Stationery Office, London, 1995. In: Amaechi BT, Higham SM. Dental erosion: possible approaches to prevention and control. J Dent. 2005;33(3):243-52.

Holbrook WP, Arnadottir, IB, Kay EJ. Prevention. Part 3: prevention of tooth wear. Brit. Dent J. 2003;195(2):75-81.

Hong L, Levy SM, Broffitt B, Warren JJ, Kanellis MJ, Wefel JS, Dawson DV. Timing of fluoride intake in relation to development of fluorosis on maxillary central incisors. Community Dent Oral Epidemiol. 2006;34:299-309.

Horowitz HS, Driscoll WS, Meyers RJ, Heiftz SB, Kingman A. A new method for assessing the prevalence of dental fluorosis – the Tooth Surface Index of Fluorosis. J Amer Dent Assoc. 1984;109:37-41.

Hume WR. Need for change in standards of caries diagnosis: perspective based on the structure and behavior of the caries lesion. Dental Education. 1993;57(6):439-43.

Hunter ML, West NX, Hughes JA, Newcombe RG, Addy M. Erosion of deciduous and permanent dental hard tissue I the oral environment. J Dent. 2000;28(4):257-63.

IBGE. Estudo nacional da despesa familiar – ENDEF; consumo alimentar, despesas das famílias; tabelas selecionadas. Rio de Janeiro. 1978;3(2).

IBGE. Pesquisa de orçamentos familiares 1987/88, consumo alimentar domiciliar "per capita". n. 1. Rio de Janeiro: Instituto Brasileiro de Geografia e Estatística; 1991. 71 p.

IBGE. Pesquisa de orçamentos familiares, POF 1995.1996, primeiros resultados. Rio de Janeiro: Instituto Brasileiro de Geografia e Estatística; 1997.

Imfeld T. Dental erosion. Definition, classification and links. Eur J Oral Sci. 1996;104(2):151-5.

International Caries Detection and Assessment System (ICDAS) Coordinating Committee – Criteria Manual International Caries Detection and Assessment System (ICDAS II) Workshop held in Baltimore, Maryland, March 12th-14th; 2005.

Ismail AI. Diagnostic levels in dental public health planning. Caries Res. 2004b;38:99-203.

Ismail AI. Visual and visuo-tactile detection of dental caries. J Dent Res. 2004a;83(Spec Iss C):C56-C66.

Ismail AI, Brodeur JM, Gagnon P, Payette M, Picard D, Hamalian T et al. Prevalence of non-cavitated and cavitated lesions in a random sample of 7-9-year-old. schoolchildren in Montreal, Quebec. Community Dent Oral Epidemiol. 1992;20:250-5.

Ismail AI, Sohn W, Tellez M, Amaya A, Sen A, Hasson H, Pitts NB. The International Caries Detection and Assessment System (ICDAS): an integrated system for measuring dental caries. Community Dentistry and Oral Epidemiology. 2007;35:170-8.

Ismail AI, Tellez M, Sohn W, Sen A. Reliability of the International Caries Detection and Assessment System (ICDAS). Community Dent Oral Epidemiol. 2005.

ISO. Sugar year book 1996. London: International Sugar Organization; 1996.

Jablonski-Momeni A, Ricketts DN, Rolfsen S, Stoll R, Heinzel-Gutenbrunner M, Stachniss V, Pieper K. Performance of laser fluorescence at tooth surface and histological section. Lasers in Medical Science. 2011;26(2):171-8.

Jablonski-Momeni A, Stachniss V, Ricketts DN, Heinzel-Gutenbrunner M, Pieper K. Reproducibility and accuracy of the ICDAS-II for detection of occlusal caries in vitro. Caries Research. 2008;42(2):79-87.

Jaeggi T, Lussi A. Toothbrush abrasion of erosively altered enamel after intraoral exposure to saliva: an in situ study. Caries Res. 1999;33(6):455-61.

Jakobsen JR, Hunt RJ. Validation of oral status indicators. Community Dental Health. 1990;7:279-84.

Jallad M, Zero D, Eckert G, Ferreira Zandoná A. In vitro detection of occlusal caries on permanent teeth by a visual light induced fluorescence and photothermal radiometry and modulated luminescence methods. Caries Res. 2015;49(5):523-30.

Janson G, Oltramari-Navarro P, Oliveira RB, Quaglio CL, Sales Peres SHC, Tompson B. Tooth wear patterns in subjects with class II division 1 maloccluison and normal occlusion. Am J Orthod Dentofacial Orthop. 2010;137(1):141-7.

Jenny J, Jenny J, Kohout FJ, Songpaisan Y, Jotikastira D. Utility of the Dental Aesthetic Index in industrializes and developing countries. Journal of Public Health Dentistry. 1989;49(3):163-6.

Johansson AK, Lingström P, Birkhed D. Comparison of factors potentially related to the occurrence of dental erosion in high- and low-erosion groups. Eur J Oral Sci. 2002;110:204-11.

Jones SG, Nunn JH. The dental health of 3-year-old children in east Cumbria, 1993. Community Dent Health. 1995;12(3):161-6.

Josell SD, Abrams RG. Clínicas pediátricas da América do Norte. Rio de Janeiro: Interamericana; 1982.

Kaaks R, Slimani N, Riboli E. Pilot phase studies on the accuracy of dietary intake measurements in the EPIC project: overall evaluation of results. International Journal of Epidemiology. 1997;26(Suppl. 1):S26-S36.

Kalamatianos P, Narvai PC. Aspectos éticos do uso de produtos fluorados no Brasil: uma visão dos formuladores de políticas públicas de saúde. Ciência & Saúde Coletiva. 2006;11(1):63-9.

Kapur KK, Soman SD. Masticatory performance and efficiency in denture wearers. J Prosthet Dent. 1964;14:483-91.

Katsouyanni K, Rimm EB, Gnardellis C, Trichopoulos D, Polychronopoulos E, Trichopoulou A. Reproducibility and relative validity of an extensive semi-quantitative food frequency questionnaire using dietary records and biochemical markers among Greek schoolteachers. International Journal of Epidemiology. 1997;26(Suppl. 1):S118-S127.

Keller JJ, et al. Association between obstructive sleep apnoea and chronic periodontitis: a population-based study. J Clin Periodontol. 2013;40(2):111-7.

Kelly MP, Smith BG. The effect of remineralizing solutions on tooth wear in vitro. J Dent. 1988;16(3):147-9.

Keys A, Fidanza F, Karvonen MJ, Kimura N, Taylor HL. Indices of relative weight and obesity. J Chron Dis. 1972;25:329-43.

Kressin NR. The oral health-related quality of life measure (OHQOL). In: Slade GD (ed.). Measuring oral health and quality of life. University of North Carolina, School of Dentistry; 1997. p. 113-20.

Kristal AR, Abram BF, Thornquist MD, Disogra L, Croyle RT, Shattuck AL, Henry HJ. Development and validation of a food use checklist for evaluation of community nutrition interventions. Am J Public Health. 1990;80:1318-22.

Kwan SYL, Prendergast MJ, Williams S. The diagnostic of clinical dental auxiliaries in caries prevalence surveys, a pilot study. Community Dent Health. 1996;13:145-9.

Lachapelle D, Couture C, Brodeur JM, Sevigny J. The effects of nutritional quality and frequency of consumption of sugary foods on dental caries increment. Can J Public Health. 1990;81:370-5.

Larsen MJ, Nyvad B. Enamel erosion by some soft drinks and orange juices relative to their pH, buffering effect and contents of calcium phosphate. Caries Res. 1999;33(1):81-7.

Last JM. A dictionary of epidemiology. New York: Oxford University Press; 1988.

Leake JL. An index of chewing ability. Journal of Public Health Dentistry. 1990;50(4):262-7.

Leão ATT. The development of measures of dental impacts on daily living (PhD thesis). London: University College London; 1993.

Leão ATT, Sheiham A. The development of measures of dental impacts on daily living. Community Dent Health. 1996;13:22-6.

Lee-Han H, McGuire V, Boyd NF. A review of the methods used by studies of dietary measurement. J Clin Epidemiol. 1989;42(3):269-79.

Leous PA. Oral health situation analysis: People's Democratic Republic of Yemen, 17-26, Oct. 1981: Geneva: WHO; 1982. 40 p.

Lievevellyn SK et al. An index of complexity, outcome and need. Eur J Orthod. 2007;29:186-92.

Lima YBO, Cury JA. Ingestão de flúor por crianças pela água e dentifrício. Rev. Saúde Pública. 2001;35(6):576-81.

Limeback H. Enamel formation and effects of fluoride. Community Dent Oral Epidemiol. 1994;22:144-7.

Linder-Aronson S. Orthodontics in the Swedish public health system. Transactions of the European Orthodontic Society. 1974;233-40.

Litonjua LA, Andreana S, Bush P, Cohen RE. Tooth wear: attrition, erosion and abrasion. Quintessence Int. 2003;34(6):435-46.

Locker D. Concepts of oral health, disease and the quality of life. In: Slade GD (ed.). Measuring oral health and quality of life. University of North Carolina, School of Dentistry; 1997. p. 11-24.

Locker M. Subjective reports of oral dryness in an older adult population. Community Dent Oral Epidemiol. 1993;21(3):165-8.

Longbottom C, Huysmans MC. Electrical methods for use in caries clinical trials. J Dent Res. 2004;83(Spec Iss C):C76-79.

Lopes AS. Acolhimento prescrito x real: uma análise sobre as relações entre trabalhadores e usuários na Estratégia de Saúde da Família [dissertação de mestrado]. Natal: Centro de Ciências da Saúde, UFRN; 2014.

Lussi A, Hibst R, Paulus R. DIAGNOdent: an optical method for caries detection. J Dent Res. 2004;83(Spec Iss C):C80-83.

Lussi A. Validity of diagnostic and treatment decision of fissure caries. Caries Res. 1991;25:296-303.

Lussi A, Jaeggi LT, Jaeggi-Scharer S. Prediction of the erosive potential of some beverages. Caries Res. 1995;29(5):349-544.

Lussi A, Jaeggi LT, Scharer S. The influence of different factors on in vitro enamel erosion. Caries Res. 1993;27(5):387-93.

Lussi A, Jaeggi LT, Zero D. The role of diet in the etiology of dental erosion. Caries Res. 2004;38(Suppl. 1):34-44.

Lussi A, Schaffner M, Hotz P, Suter P. Dental erosion in a population of Swiss adults. Community Dent Oral Epidem. 1991;19(5):286-90.

Lwanga SK, Lemeshow S. Determinación del tamaño de las muestras en los estudios sanitarios: manual práctico. Genebra: OMS; 1991.

Maclure M, Willett WC. Misinterpretation and misuse of the kappa statistic. Am J Epidemiol. 1987;126:161-9.

Magalhães AC, Wiegand A, Buzalaf MAR. Use of dentifrices to prevent erosiva tooth wear: harmful or helpful? Braz Oral Res. 2014;28(n. spe.):1-16.

Manly RS, Vinton P. A survey of the chewing ability of denture wearers. J Dent Res. 1951;30:314-21.

Marcenes WS. The relationship between oral health status, marital quality and work stress. PhD. Thesis, University of London; 1991.

Marcenes WS, Sheiham A. Composite indicators of dental health: functioning teeth and the number of sound-equivalent teeth (T-Health). Community Dent Oral Epidemiol. 1993;21:374-8.

Marthaler TM. A standartized system of recording dental conditions. Helvetica Odontologica Acta. 1966;10:1-37.

Marthaler TM. Caries status in Europe and predictions of future trends. Caries Research. 1990;24: 381-96.

Martinho FL, et al. Systematic head and neck physical examination as a predictor of obstructive sleep apnoea in class III obese patients. Braz J Med Biol Res. 2008;41(12):1093-7.

Mascarenhas AK. Risk factors for dental fluorosis: a review of the recent literature. Pediatric Dent. 2000;22(4):269-77.

Mauriello SM, Bader JD, Disney JA, Graves RC. Examiner agreement between hygienists and dentists for caries prevalence examination. Journal of Public Health Dentistry. 1990;50:32-7.

McKay FS, Black GV. Mottled teeth: an endemic developmental imperfection of the enamel of the teeth heretofore unknown in the literature of dentistry. Dental Cosmos. 1916;58(2):12956-84.

McKay FS. Mottled enamel: the prevention of its further production through a change of water supply at Oakley, Ida. J Am Dent Assoc. 1933;20(7):1137-49.

Melgar RA, Pereira JT, Luz PB, Hugo FN, Araujo FB. Differential impacts of caries classification in children and adults: a comparison of ICDAS and CPMF-T. Braz Dent J. 2016 Oct-Dec;27(6):761-6.

Melo Pinto E de, Gondim PP da C, Lima NS de. Análise crítica dos diversos métodos de avaliação e registro das más oclusões. Rev Dent Press Ortodon Ortop Facial. 2008;13(1).

Meurman JH, Frank RM. Progression and surface ultra structure of in vitro caused erosive lesions in human and bovine enamel. Caries Res. 1991;25(2):81-7.

Micheelis W, Reich E (eds.). Third German oral health study (DMS III). Cologne: Deutcher Ärzte-Verlag; 1999.

Millward A, Shaw L, Smith AJ, Rippin JW, Harrington E. The distribution and severity of tooth wear ant the relationship between erosion and dietary constituents in a group of children. Int J Paed Dent. 1994;4(3):151-7.

Millward A, Shaw L, Smith A. Dental erosion in four-year-old children from differing socioeconomic backgrounds. J Dent Child. 1994;61(4):263-6.

Milosevic A, Young PJ, Lennon MA. The prevalence of tooth wear in 14-year-old school children in Liverpool. Community Dent Health. 1994;11(2):83-6.

Mitropoulos CA. A comparison of fibre-optic transillumination with bitewing radiographs. Br Dent J. 1988;159:21-23.

Moimaz SAS. Avaliação de quatro índices de higiene oral: aspectos de reprodutibilidade. [Dissertação de Mestrado.] Faculdade de Odontologia da Universidade Estadual Paulista Júlio de Mesquita Filho, Campus de Araçatuba. Araçatuba: Mímeo; 1997. 85 p.

Moimaz SAS. Avaliação do efeito da profilaxia profissional e escovação habitual, nos índices de placa bacteriana de Turesky e O'Leary. [Tese de Doutorado.] Odontologia Social da Faculdade de Odontologia da Universidade Estadual Paulista. Araçatuba: Mímeo; 1998. 172 p.

Mondelli J, Modelli RFL, Bastos MTAA, Branco EB. Microabrasão com ácido fosfórico. Rev Bras Odontol. 1995;52(3):20-2.

Moss SJ. Dental erosion. Int Dent J. 1998;48(6):529-39.

Moura-Grec PG, et al. Obesity and periodontitis: systematic review and meta-analysis. Cienc Saúde Coletiva. 2014;19(6).

Moysés SJ, Moysés ST, Allegretti ACV, Argenta M, Werneck R. Fluorose dentária: ficção epidemiológica? Rev Panan Salud Publica. 2002;12(5):339-46.

Murray JJ, Pitts NB. Trends in oral health. In: Pine CE (ed.). Community oral health. Oxford: Wright; 1997. p. 126-46.

Narvai PC. Dentifrícios: vigilância sanitária no Brasil. Boletim Sobravime. 1996;22:12.

Narvai PC. Fluorose dentária: nova síndrome odontológica? (Simpósio) VI Jornada Odontológica de Piracicaba. Piracicaba, SP; 04/10/1999.

Narvai PC. Fluorose dentária iatrogênica endêmica. Rev Bras Epidemiol. 2002;(Supl. Esp. 387).

Narvai PC. Vigilância sanitária e saúde bucal. São Paulo: FSP-USP; 1998.

Narvai PC et al. Prevalência da cárie dentária em cidades do estado de São Paulo. Tabelas, São Paulo; 1996.

Narvai PC, Antunes JLF, Frias AC, Marques RA de, Teixeira DS da C, Frazão P. Fluorose dentária em crianças de São Paulo, 1998-2010. Rev Saúde Pública. 2013;47(Supl. 3):148-53.

Narvai PC, Frazão P, Roncalli AG, Antunes JLF. Cárie dentária no Brasil: declínio, polarização, iniquidade e exclusão social. Rev Panam Salud Pública. 2006;19(6):385-93.

Narvai PC, Frazão P. Saúde bucal coletiva. In: Luiz RR, Costa AJL, Nadanovski P. Epidemiologia e bioestatística na pesquisa odontológica. São Paulo: Atheneu; 2005. p. 21-48.

Nasi JH. Background to, and implementation of, the Periodontal Screening and Recording (PSR) procedure in the USA. International Dent Journal. 1994;44:585-8.

NCP-ATP III – Third Report of the National Cholesterol Education Program. Adult Treatment Panel III. JAMA. 2001;285(19):2486-97.

Nelson M, Black AE, Morris JA, Cole TJ. Between – and within-subject variation in nutrient intake from infancy to old age: estimating the number of days required to rank dietary intakes with desired precision. Am J Clin Nutr. 1989;50:155-67.

Neuhaus KW, Jasarevic E, Lussi A. Impact of different illumination conditions on visual caries detection with ICDAS. J Dent. 2015 Dec;43(12):1559-64.

Nicoloyannis N, Leclercq MH, Bourgeois DM. Oral health indicators in Europe: preliminary consultation on the information available in 15 EU countries. Lyon; 2004.

Nizel AE. Personalized nutrition counseling. J Dent Child. 1972:353-60.

Nogueira VKC, Bussaneli DG, Restrepo MR, Spin-Neto R, Dos Santos-Pinto LAM, Boldieri T, Cordeiro RCL. Caries treatment decisions among undergraduate and postgraduate students supported by visual detection systems. Int J Paediatric Dent. 2017 Jun 19.

Nunn JH. Prevalence of dental erosion and the implications for oral health. Eur J Oral Sci. 1996;104(2):156-61.

Nunn JH, Gordon PH, Morris AJ, Pine CM, Walker A. Dental erosion-changing prevalence? A review of British National children's surveys. Int J Paediatr Dent. 2003;13(2):98-105.

Nuttall NM, Paul JW McK. The analysis of inter-dentist agreement in caries prevalence studies. Community Dental Health. 1985;2:123-8.

Nyvad B, Machiulskiene V, Baelum V. Reliability of a new caries diagnostic system differentiating between active and inactive caries lesions. Caries Res. 1999;33:252-60.

O'Leary TJ. The periodontal screening examination. J Periodontol. 1967;38(Suppl.):617-24.

Océ MC, Bueno-de-Mesquita HB, Goodijn HE, Jansen A, Pols MA, van Staveren WA, Kromhout D. The Dutch EPIC food frequency questionnaire. International Journal of Epidemiology. 1997;26(Suppl. 1):S37-S48.

OCDE. Health Statistics. Organização para a Cooperação e o Desenvolvimento Econômico; 2017. Disponível em: www.oecd.org/els/health-systems/health-data.htm. Acesso em: 7 out. 2017.

Oginni O, Olusile AO. The prevalence, etiology and clinical appearance of tooth wear: the Nigerian experience. Int Dent J. 2002;52(4):268-72.

Oliveira-Junior SR, Cangussu MCT, Lopes LS, Soares AP, Ribeiro A de A, Fonseca L de A. Fluorose dentária em escolares de 12 e 15 anos de idade. Salvador, Bahia, Brasil, nos anos 2001 e 2004. Cad Saúde Pública. 2006;22(6):1201-6.

Oltramari-Navarro PV, Janson G, de Oliveira RB, Quaglio CL, Castanha Henriques JF, Sales Peres SHC, McNamara JA Jr. Tooth-wear patterns in adolescents with normal occlusion and Class II Division 2 malocclusion. Am J Orthod Dentofacial Orthop. 2010;137(6):730-e1-5.

O'Rahilly S, Farooqi IS. Genetics of obesity. Philos Trans R Soc Lond B Biol Sci. 2006;29;361(1471):1095-105.

Ovsenik M, Primozic J. Evaluation of 2 occlusal indexes: Eismann Index, Eismann-Farcnik index, and index of orthodontic treatment need. J Orthod Dentofacial Orthop. 2007;131:496-503.

PAHO. Proposed 10-year Regional Plan in Oral Health. Pan American Health Organization: 138th Session of the Executive Committee. Washington, D.C.; 2006.

Paixão RF, Carcereri SL, Paiva SM, Silva RHH. Remoção das manchas de fluorose. RGO. 1993;41(5):312-4.

Paraná. Secretaria de Estado da Saúde. Prevalência de cárie dentária aos 12 anos no estado do Paraná, 1996. Curitiba. Tabelas; 1997.

Pereira AC, Meneghim M de C, Armbruster LM, Bíscaro MRG, Bíscaro SL. Técnica modificada para o tratamento de manchas de fluorose dentária. RGO. 1997;45(3):131-4.

Pereira MG. Epidemiologia, teoria e prática. Rio de Janeiro: Guanabara Koogan; 1995.

Petersen PE. Mudanças previstas para a 5ª revisão do Oral Health Survey Basic Methods da OMS. Informação pessoal. Genebra; 2006.

Petersen PE. Priorities for research for oral health in the 21 st Century: the approach of the WHO Global Oral Health Programme. Community Dental Health. 2005;22:71-4.

Petersen PE, Bourgeois D, Bratthal D, Ogawa H. Oral health information systems: towards measuring progress in oral health promotion and disease prevention. Bulletin of the World Health Organization. 2005;83:686-93.

Petersen PE, Kjoller M, Christensen LB, Krustrup U. Changing dentate status of adults, use of dental services, and achievement of national dental health goals in Denmark by the year 2000. Journal of Public Health Dentistry. 2004;64:127-35.

Pine CE (ed.). Community oral health. Oxford: Wright; 1997.

Pine CM, Pitts NB, Nugent ZJ. British Association for the Study of Community Dentistry (BASCD) guidance on sampling for surveys of child dental health; a BASCD coordinated dental epidemiology programme quality standard. Community Dental Health. 1997a;14 (Suppl. 1):30-7.

Pine CM, Pitts NB, Nugent ZJ. British Association for the Study of Community Dentistry (BASCD) guidance on the statistical aspects of training and calibration of examiners for surveys of child dental health; A BASCD coordinated dental epidemiology programme quality standard. Community Dental Health. , 1997b;14(Suppl. 1):18-29.

Pinto VG. A Odontologia no município: guia para organização de serviços e treinamento de profissionais em nível local. Porto Alegre: RGO; 1996. 253 p.

Pinto VG. Prevenção na clínica particular: cárie dentária e doença periodontal. Ars Curandi em Odontologia. 1978;5(3):3-16.

Pinto VG. Setor de odontologia sanitária: análise crítica. Secretaria Municipal de Saúde e Serviço Social. Porto Alegre: Mímeo; 1974. 34 p.

Pinto VG, Lima MOP de. Estudo epidemiológico de saúde bucal em trabalhadores da indústria/Epidemiologic study of oral health in industry workers: Brazil, 2002-2003. SESI/Departamento Nacional. Brasília; 2006.

Pitts NB. Are we ready to move from operative to non-operative/preventive treatment of dental caries in clinical practice? Caries Research. 2004a;38:294-304.

Pitts NB. Current methods and criteria for caries diagnosis in Europe. J Dent Education. 1993;57(6):409-14.

Pitts NB. Modern concepts of caries measurement. J Dent Res. 2004b;83(Spec Iss C):C43-47.

Pitts NB. 'ICDAS' – an international system for caries detection and assessment being developed to facilitate caries epidemiology, research and appropriated clinical management. Community Dental Health. 2004;21:193-8.

Pitts NB. Safeguarding the quality of epidemiological caries data at a time of changing disease patterns and evolving dental services. Community Dental Health. 1992;10:1-9.

Pitts NB, Boyles J, Nugent ZJ, Pine C. The caries experience of 14-year-old children in English and Wales. Survey coordinated by the British Association for the Study of Community Dentistry in 2002/2003. Community Dental. 2004;21:45-57.

Pitts NB, Boyles J, Nugent ZJ, Thomas N, Pine CM; British Association for the Study of Community Dentistry. The dental caries experience of 5.year-old children in England and Wales. Surveys coordinated by the British Association for the Study of Community Dentistry in 2001/2002. Community Dental Health. 2003;20:45-56.

Pitts NB, Ekstrand KR. ICDAS Foundation. International Caries Detection and Assessment System (ICDAS) and its International Caries Classification and Management System (ICCMS) – methods for staging of the caries process and enabling dentists to manage caries. Commujnity Dent Oral Epidemiol. 2013 Feb;41(1):e41-52.

Pitts NB, Evans DJ, Pine CM. British Association for the Study of Community Dentistry (BASCD) diagnostic criteria for caries prevalence surveys – 1996/97. Community Dental Health. 1997;14 (Suppl. 1):6-9.

Pitts NB, Stamm J. International Consensus Workshop on Caries Clinical Trials (ICW-CCT) Final Consensus Statements: Agreeing Where the Evidence Leads. J Dent Res. 2004;83:125-8.

Podshadley AG, Haley JV. A method for evaluating oral hygiene performance. Public Health Rep. 1968;83:259-64.

Population Counter. Population clock index. 2011. Disponível em: http://rumkin.com/tools/population/. Acesso em: 17 out. 2017.

Posner BM, Borman CL, Morgan JL, Borden WS, Ohls JC. The validity of a telephone-administered 24-hour dietary recall methodology. Am J Clin Nutr. 1982;36:546-53.

Profitt WR, Fields HW. Contemporary orthodontics. 3. ed. St. Louis: Mosby; 1999.

Quigley GA, Hein JW. Comparative cleaning efficiency of manual and power brushing. J Am Dent Assoc. 1962;65:26-9.

Ravaghi V, Ardakan MM, Shahriari S, Mokhtari N, Underwood M. Comparison of COHIP and OHIP-14 as measures of the oral health-related quality of life of adolescents. Community Dent Health. 2011;28(1):82-8.

Reisine S. Oral health and the sickness impact profile. In: Slade GD (ed.). Measuring oral health and quality of life. University of North Carolina, School of Dentistry; 1997. p. 57-64.

Resta O, et al. Sleep-related breathing disorders, loud snoring and excessive daytime sleepiness in obese subjects. Int J Obes Relat Metab Disord. 2001;25(5):699-75.

Ricketts DNJ, Ekstrand KR, Kidd EAM, Larsen T. Relating visual and radiographic ranked scoring systems for occlusal caries detection to histological and microbiological evidence. Operative Dent. 2002;27:231-7.

Rios D, Honório HM, Magalhães AC, Delbem AC, Machado MA, Silva SM, Buzalaf MA. Effect of salivary stimulation on erosion of human and bovine enamel subjected or not to subsequent abrasion: an in situ/ex vivo study. Caries Res. 2006;40:218-23.

Ripa LW. A critique of topical fluoride methods (dentifrices, mouthrinses, operator-, and self-applied gels) in a era of decreased caries and increased fluorosis prevalence. J Public Health Dent. 1991;51(1):23-41.

Ritchie CS. Obesity and periodontal disease. Periodontol. 2000;44:154-63.

Rodrigues JA, Hug I, Diniz MB, Lussi A. Performance of Fluorescence Methods, Radiographic Examination and ICDAS II on Occlusal Surfaces in vitro. Caries Research. 2008;42(4):297-304.

Rugg-Gunn A. Nutrition and dental health. Oxford: Oxford University Press; 1993.

Russel AL. A system of classification and scoring for prevalence surveys of periodontal disease. J Dent Res. 1956;42:233-44.

Russel AL. The periodontal index. J Periodont. 1967;38(Suppl.):13-9.

Rytömaa I, Meurman JH, Koskinen J, Laakso T, Gharazi L, Turunen R. In vitro erosion of bovine enamel caused by acidic drinks and others foodstuffs. Scand J Dent Res. 1988;96(4):324-33.

Sales Peres SHC. Avaliação in situ da ação do bochecho com solução de sulfato ferroso na superfície dentaria, após a ação de um refrigerante, para reduzir o efeito sinérgico entre erosão e abrasão. [Tese de Doutorado.] Bauru: Faculdade de Odontologia de Bauru, Universidade de São Paulo; 2005. 242 p.

Sales Peres SHC et al. Estudo da prevalência do Índice de Desgaste Dentário (IDD). Braz Oral Res. 2005;19[Supplement (22nd Annual SBPqO Meeting)]PO-042:31.

Sales Peres SHC, Maia-Júnior AF, Bastos JR de M, Sales Peres A. Estudo de prevalência e de severidade, de faceta de desgaste dentário, em adultos jovens. Braz Oral Res. 2006;20[Supplement (23rd Annual SBPq Meeting) PO-050];37.

Sales Peres SHC, Pessan JB, Buzalaf MA. Effect of an iron mouthrinse on enamel and dentine erosion subjected or not to abrasion: An in situ/ex vivo study. Arch Oral Biol. 2007;52(2):128-32.

Sales Peres SHC, Groppo FC, Rojas LV, de C Sales-Peres M, Sales-Peres A. Periodontal status in morbidly obese patients with and without obstructive sleep Apnea Syndrome Risk: a cross-sectional study. J Periodontol. 2016;87(7):772-82.

Sales Peres SHC, Goya S, Araújo JJ, Sales Peres A, Lauris JRP, Buzalaf MAR. Prevalence of dental wear among 12-year-old Brazilian adolescents using a modification of the TWI. Publ Health Dent. 2008;122:942-8.

Sales Peres SHC, Sales Peres AC, Marsicano JA, Carvalho CAP, Carvalho FS, Lauris JRP, Sales Peres A. The relationship between tooth wear in primary and permanent dentition. Community Dental Health. 2011;28:1-7.

Saliba NA, Tumang AJ, Saliba O. Estudio comparado del índice de higiene oral simplificado. Bol de la Oficina Sanitária Panamericana. 1974;115-20.

Scheutz F. Basic principles and methods of oral epidemiology. In: Pine CE (ed.). Community oral health. Oxford: Wright; 1997. p. 55-74.

Scheutzel P. Etiology of dental erosion: intrinsic factors. Eur J Oral Sci. 1996;104(2):178-90.

Schour I, Massler M. The P-M-A index of gengivitis. Abstr J Dent Res. 1949;28:634.

Sears D, et al. Evaluation of gastric bypass patients 1 year after surgery: changes in quality of life and obesity-related conditions. Obes Surg. 2008;18(12):1522-5.

Seo WH, et al. The association between periodontitis and obstructive sleep apnoea: a preliminary study. J Periodontal Res. 2013;48(4):500-6.

Sesi. Estudo epidemiológico sobre prevalência da cárie dentária em crianças de 3 a 14 anos, Brasil 1993. Brasília: Serviço Social da Indústria; 1996. 52 p.

Sesi. Redução da prevalência de cárie dentária em crianças de 3 a 14 anos matriculadas em escolas do SESI, entre 1993 e 1997. Brasília: Serviço Social da Indústria, Tabelas; 1998.

Shaw JH. Preventive nutrition. In: Bernier JL, Muhler JC (eds.). Improving dental practice through preventive measures. 3. ed. Saint Louis: Mosby, 1975. p. 44-76.

Shaw L, Walmsley D, Barclay C, Perryer G, Smith AJ. Tooth wear. Computer assisted learning for general dental practitioners. The University of Birmingham, 1999. In: Amaechi BT, Higham SM. Dental erosion: possible approaches to prevention and control. J Dent. 2005;33(3):243-52.

Shaw WC. Dentofacial irregularities. In: Pine CM (ed.). Community oral health. Oxford: Wright; 1997. p. 104-11.

Shea S, Stein AD, Lantiqua R, Basch CE. Reliability of the behavioral risk factor survey in a triethnic population. Am J Epidemiol. 1991;133:489-500.

Sheiham A, Maizels J, Maizels A. New composite indicators of dental health. Community Dent Health. 1987;4:407-14.

Shoaib L, Deery C, Ricketts DN, Nugent ZJ. Validity and reproducibility of ICDAS II in primary teeth. Caries Research. 2009;43(6):442-8.

Silness J, Löe H. Periodontal disease in pregnancy. II. Correlation between oral hygiene and periodontal condition. Acta Odont Scand. 1966;24:747-59.

Silness J, Löe H. Periodontal disease in pregnancy. II. Correlation between oral hygiene and periodontal condition. Acta Odont Scand. 1964;22:112-35.

Singh G (ed.). Textbook of orthodontics. 2. ed. Jaypee, Nova Delhi; 2007.

Slack GL. Dental public health: an introduction to community dental health. 2. ed. Bristol: J. Wright & Sons; 1981.

Slade GD. The oral health impact profile. In: Slade GD (ed.). Measuring oral health and quality of life. University of North Carolina, School of Dentistry; 1997b. p. 93-104.

Slade GD, Spencer AJ. Development and evaluation of the Oral Health Impact Profile. Community Dent Health. 1994;11:3-11.

Slade GD (ed.). Measuring oral health and quality of life. University of North Carolina, School of Dentistry; 1997a. 160 p.

Smith BEN, Knight JK. An index for measuring the wear of teeth. Brit Dent J. 1984;156:435-8.

Smith AJ, Shaw L. Baby fruit juices and tooth erosion. Brit Dent J. 1987;162:65-7.

Smith BG, Robb ND. The prevalence of tooth wear in 1007 dental patients. J Oral Rehabil. 1996;23(4):232-91.

Snow J. On the mode of communication of cholera. London: Churchill; 1855. (Reprinted in Snow and cholera: a reprint of two papers. New York: Hafner, 1965.)

Souza LS, Leandro CG, Castro RM. Importância da nutrição perinatal no desenvolvimento da obesidade e síndrome metabólica. In: Mancini MC, et al. Tratado de obesidade. Rio de Janeiro: Guanabara Koogan; 2010. p. 85-96.

Spitznagel EL, Helzer JE. A proposed solution to the base rate problem in the kappa statistic. Arch Gen Psychiat. 1985;42:725-8.

Stallard RE. A textbook of preventive dentistry. 2. ed. Philadelphia: Saunders; 1982. p. 403.

Stookey GK. Optical methods (2): quantitative light fluorescence. J Dent Res. 2004;83(Spec Iss C):C84-88.

Strassler HE. Minimally invasive porcelain veneres: indication for a conservative esthetic dentistry treatment modality. General Dentistry. 2007;Special Issue:686-94.

Strauss RP. The dental impact profile. In: Measuring oral health and quality of life. University of North Carolina, School of Dentistry; 1997. p. 81-92.

Striffler DF, Young WO, Burt BA. Dentistry, dental practice & the community. 3. ed. Philadelphia: Saunders; 1983.

Summers CJ. A system for identifying and scoring occlusal disorders. The occlusal index. Ann Arbor, University of Michigan; 1966.

Summers CJ. The occlusal index: a system for identifying and scoring occlusal disorders. Am J Orthod. 1971;59(6):552-67.

Sundareswaran S, Ramakrishnan R. The Facial Aesthetic Index: an additional tool for assessing treatment need. J Orthod Sci. 2016;5(2):57-63.

Susser M. Casual thinking in the health sciences: concepts and strategies in epidemiology. New York: Oxford University Press; 1973.

Szpunar SM, Eklund SA, Burt BA. Sugar consumption and caries risk in schoolchildren with low caries experience. Community Dent Oral Epidemiol. 1995;23:142-6.

Tang EK, Wei SHY. Recording and measuring malocclusion: a review of the literature. Am J Orthod and Dentofac Orthop. 1993;103(4):344-513.

Tangerina RP, et al. Achados clínicos e polissonográficos em pacientes com obesidade classe III. Ver Bras Otorrinolaringol. 2008;74(4):579-82.

Tesch FC, Oliveira BH de, Leão A. Mensuração do impacto dos problemas bucais sobre a qualidade de vida de crianças: aspectos conceituais e metodológicos. Cad Saúde Pública, Rio de Janeiro. 2007;23(11):2555-64.

Tevacek MM, Tevacek CD. PSR provides new patient-management tool. Dent Economics. 1993:69-74.

The Czarnikow Sugar Review. World production estimates 1990/91-1997/98. London, n. 1886; November 19th 1997.

Thippeswamy HM, et al. Relationhip between body mass index and dental caries among adolescent children in South India. West Indian Med J. 2011;60(5):581-6.

Thompson WD, Walter SD. A reappraisal of the kappa coefficient. Journal of Clinical Epidemiology. 1988a;41:949-58.

Thompson WD, Walter SD. Kappa and the concept of independent errors. J Clin Epidemiol. 1988b;41:969-70.

Thylstrup A, Fejerskov O. Clinical appearance of dental fluorosis in permanent teeth in relation to histologic changes. Community Dent Oral Epidemiol. 1978;6:315-28.

Tibana RA, et al. Effects of eight weeks of resistance training on the risk factors of metabolic syndrome in overweight/obese women – A Pilot Study. Diabetol Metab Syndr. 2013;5:11.

Truin GJ, Schuller AA, Poorterman JH, Mulder J. Meta-analysis of caries surveys amongst 6- and 12-year old children in the Netherlands. Advances in Dental Research. 1993;7:15-8.

Turesky S, Gilmore ND, Glickman I. Reduced plaque formation by the chloromethyl analogue of vitamine C. J Periodontol. 1970;41:41-370.

U.S. Department of Health and Human Services, Public Health Service, Food and Drug Administration. Guidelines for prescribing dental radiographs. HHS Publication FDA 88-8273. Rockville, MD; 1987.

Uchôa HW, Saliba NA. Prevalência de fluorose dentária na cidade de Pereira Barreto. Boletim do Serviço de Odontologia Sanitária. 1970;6(3):11-6.

Uebersax JS. Diversity of decision-making models and the measurement of interrater agreement. Psych Bulletin. 1987b;101:140-6.

Uebersax JS. Measuring diagnostic reliability: Reply to Spitznagel and Helzer (letter). Arch Gen Psychiat. 1987a;44;193-4.

UNFPA. A situação da população mundial 2006. Fundo das Nações Unidas para a População (FNUAP). Genebra; 2006. 107 p.

UNFPA. A situação da população mundial 2010. Fundo das Nações Unidas para a População (FNUAP). Genebra; 2010. Disponível em: http://www.unfpa.org.br/swop2010. Acesso em: 9 out. 2017.

University of Dundee. Scotland's National Dental Inspections Programme 2003. Dental Health Services Research Unit. Dundee; 2005. Disponível em: http://www.dundee.ac.uk/dhsru/publications/ndip/conts.htm. Acesso em: 8 out. 2017.

van Amerongen JP, Penning C, Kidd EA, ten Cate JM. An in vitro assessment of the extent of caries under small occlusal cavities. Caries Res. 1992;26:89-93.

Vasconcelos FAG. Avaliação nutricional de coletividades. 2. ed. Florianópolis: UFS;1995.

Vetter ML, et al. Behavioral and pharmacologic therapies for obesity. Nat Rev Endocrinol. 2010;6(10):578-68.

Viegas AR. Simplified indices for estimating the prevalence of dental caries experience in children seven to twelve years of age. J Pub Health Dent. 1969;20(2):76-91.

Viegas AR. Odontologia sanitária: aspectos preventivos da cárie dentária. Compilação das aulas proferidas no Curso de Especialização em Saúde Pública para cirurgiões-dentistas – Faculdade de Saúde Pública da Universidade de São Paulo. São Paulo; 1961.

Viegas CM, Scarpelli AC, Novaes Jr JB, Paiva SM, Pordeus IA. Fluorose dentária: abordagens terapêuticas para recuperação estética. RGO – Rev Gaúcha Odontol. 2011;59(3):497-501.

Walker A, Cooper A. Adult dental health survey: oral health in the United Kingdom 1998. London: The Stationery Office. Office of National Statistics; 2000.

Weatherell JD, Deutsch D, Robinson C, Hallsworth AS. Assimilation of fluoride by enamel throughout the life of the tooth. Caries Res. 1977;11(Suppl.1):85-115.

Weerheljm KL, Groen HJ, Bast AJ, Kieft JA, Eijkman MA, van Amerongen WE. Clinically undetected occlusal dentine caries: a radiograph comparison. Caries Res. 1992;26:305-9.

Wenzel A. New caries diagnosis methods. Dental Education. 1993;57(6):428-32.

West NX, Hughes JA, Addy M. The effect of pH on erosion of dentine and enamel by dietary acids in vitro. J Oral Rehabil. 2001;28(7):860-4.

Whitehead SA, Wilson NHF. Restorative decision making behavior with magnification. Quintessence Internat. 1992;23:667-71.

Whitford GM. Determinants and mechanisms of enamel fluorosis. Ciba Found Symp. 1997;205:226-45.

WHO. A guide to oral health epidemiological investigations. Geneva: World Health Organization; 1979.

WHO. Diet, nutrition, and the prevention of chronic diseases. Geneva: World Health Organization, Technical Report Series 797; 1990.

WHO. Fluorine and fluorides. World Health Organization, Geneva; 1984.

WHO. Global goals for oral health by the year 2000. World Health Organization/Fedération Dentaire Internationale. International Dental Journal. 1982;32:74-7.

WHO. Oral health country/area profile programme. Geneva: World Health Organization, Division of Noncommunicable Diseases/Oral Health. Genebra; 2007. Disponível em: http://www.whocollab.od.mah.se/index.html. Acesso em: 7 out. 2017.

WHO. Oral health surveys, basic methods. 5. ed. Geneva: World Health Organization; 2013.

WHO. Oral health surveys: basic methods. World Health Organization (Environmental Health Criteria, 36). 3. ed. Geneva; 1987.

WHO. The SURF Report 1 – Surveillance of risk factors related to non-communicable diseases: current status of global data. World Health Organization. Geneva; 2003.

WHO. World Health Organization Oral Health Country/Area Profile Programme, CAPP. Geneva; 2011. Disponível em: http://www.whocollab.od.mah.se/euro.html. Acesso em: 7 out. 2017.

Wiegand A, Attin T. Influence of fluoride on the prevention of erosive lesions – a review. Oral Health Preven Dent. 2003;1(4):245-53.

Wiegand A, Attin T. Prevalence of erosive tooth wear and associated risk factors in 2-7-year-old. German kindergarten children. Oral Diseases. 2006;12:117-24.

Wierzbicka M, Petersen PE, Szatko F, Dybizbanska E, Kalo I. Changing oral health status and oral health behaviour of schoolchildren in Poland. Community Dent Health. 2002;19:243-50.

Willett W. Nutritional epidemiology. New York: Oxford Univ. Press; 1990.

Willett WC, Sampson L, Browne ML, Stampfer MJ, Rosner B, Hennekens CH, Speizer FE. The use of a self-administered questionnaire to assess diet four years in the past. Am J Epidemiol. 1988;127:188-99.

Willett WC, Sampson L, Stampfer MJ, Rosner B, Bain C, Witschi J et al. Reproducibility and validity of a semiquantitative food frequency questionnaire. Am J Epidemiol. 1985;122:51-65.

Williams D, Croucher R, Marcenes W, O'Farrell M. The prevalence of dental erosion in the maxillary incisors of 14-year-old schoolchildren living in Tower Hamlets and Hackney, London, UK. Int Dent J. 1999;49:211-6.

Williams RC. Understanding and managing periodontal disease: a notable past, a promising future. J Periodontol. 2008;79(8 Suppl):1552-9.

Yip KHK, Smales RJ, Kaidonis JA. The diagnosis and control of extrinsic acid erosion of tooth substance. Gen Dent. 2003;51(4):350-3.

Yoshizawa S, et al. Phasic jaw motor episodes in healthy subjects with or without clinical signs and symptoms of sleep bruxism: a pilot study. Sleep Breath. 2014;18(1):187-93.

Zandona AG, Al-Shiha S, Eggertsson H, Eckert G. Student versus faculty performance using a new visual criteria for the detection of caries on occlusal surfaces: an in vitro examination with histological validation. Operative Dentistry. 2009;34(5):598-604.

Zenóbio EG, Moreira MSM, Santos FA et al. Registro periodontal simplificado (PSR). Revista do CROMG. 1998;4(1):38-41.

Zero DT. Etiology of dental erosion- extrinsic factors. Eur J Oral Sci. 1996;104(2):162-77.

Zero DT, Ferreira Zandoná AG et al. Dental caries and pulpal disease. In: Contemporary concepts in the diagnosis of oral and dental disease. Dent Clinics of North Amer 2011;55(1):29-46.

Zipkin I, McClure FJ. Salivary citrate and dental erosion: procedure for determining citric acid in saliva, dental erosion and citric acid in saliva. J Dent Res. 1949;28(6):613-26.

Zonato A, et al. Health and nech physical examination comparison between nonapneic and obstructive sleep apnoea patients. Laryngoscope. 2005;115(6):1030-4.

6 Avaliação das Necessidades pela Abordagem Socio-odontológica

*Georgios Tsakos • Jennifer Oliver**

INTRODUÇÃO

O planejamento dos serviços de saúde está enraizado no imperativo ético de usar apropriadamente os recursos disponíveis.

A avaliação de necessidades de saúde reúne e analisa informações para subsidiar o planejamento dos serviços de saúde, sendo empregada para garantir o uso dos recursos de maneira mais eficiente e eficaz – por exemplo, direcionando-os para grupos ou indivíduos com maior probabilidade de se beneficiarem da assistência médica. Seus objetivos gerais são melhorar a saúde da população e reduzir as desigualdades na saúde.

Hoje, fica bem claro que a saúde é mais que apenas uma ausência de doença. Como resultado, as necessidades atuais de saúde incluem questões como:

- Impacto da falta de saúde nos indivíduos e na sociedade
- Limitações funcionais resultadas da falta de saúde
- Percepções e atitudes dos próprios pacientes em relação a problemas de saúde
- Autonomia pessoal
- Participação do paciente
- Determinantes sociais de muitas doenças comuns
- Capacidade de se beneficiar do tratamento.

Tradicionalmente, os profissionais de saúde, como os dentistas, determinam a necessidade de cuidados de saúde. Definida profissionalmente, essa necessidade é conhecida como normativa. No entanto, atualmente se reconhece que a avaliação das necessidades de cuidados de saúde deve ir além da identificação da carga da doença.

A abordagem socio-odontológica ultrapassa a abordagem tradicional e normativa para a avaliação das necessidades de saúde. Ao fazê-lo, inclui análises clínicas, mas também considera o impacto que o estado da boca de uma pessoa tem sobre sua qualidade de vida, desejos e comportamentos (incluindo a propensão para mudá-los a fim de um tratamento mais eficaz) e, muito importante, a evidência de eficácia de qualquer tratamento proposto. São fatores que se combinam para formar os elementos cruciais na avaliação de necessidades, ou seja, a capacidade de se beneficiar da intervenção e do tratamento (Wright, 1998).

Este capítulo se baseia no princípio da capacidade de beneficiar, o que orienta o pensamento atual sobre a avaliação das necessidades. Introduz, em primeiro lugar, o conceito geral de avaliação das necessidades de saúde e apresenta brevemente seus diferentes tipos. Em seguida, propõe-se a discussão das deficiências do uso exclusivo da necessidade clínica (normativa) e, logo, a abordagem socio-odontológica para a avaliação das necessidades de saúde bucal é apresentada como uma maneira mais abrangente e teoricamente adequada para lidar com este tema. Os diferentes componentes da abordagem socio-odontológica são destacados e uma árvore de tomada de decisão mostra como se pode incorporá-los em um sistema coerente. O capítulo termina com exemplos da aplicação da abordagem socio-odontológica, a fim de fornecer algumas evidências práticas de pesquisa sobre seu uso.

AVALIAÇÃO DAS NECESSIDADES DE SAÚDE

Podem ser realizadas tanto em uma população quanto em indivíduos. No nível individual, normalmente ocorre quando um clínico vê um paciente. Ele considerará uma série de fatores (incluindo tratamento odontológico passado, *status* médico, existência de cárie dentária e frequência de atendimento)

---

* Aubrey Sheiham, falecido em novembro de 2015, foi autor deste capítulo na 5ª edição e coautor com Georgios Tsakos na 6ª edição.

antes de decidir sobre um plano de tratamento personalizado. Já em âmbito coletivo, trata-se de uma abordagem sistemática que quantifica os serviços necessários para gerenciar a morbidade em uma população. Isso possibilita que os planejadores estabeleçam prioridades sobre quais necessidades de saúde devem ser abordadas primeiro e em quais grupos, levando-se em consideração a gravidade da doença e/ou as necessidades de cuidados de saúde (Stevens e Raftery, 1994), havendo diversos enfoques para avaliar necessidades de saúde:

- A área da saúde pública está preocupada com as necessidades totais da população e com o desenvolvimento de estratégias com base na prevenção e na promoção da saúde
- A área econômica está preocupada com as formas mais eficientes de atender às necessidades
- O setor político tenta reconciliar um sistema de bem-estar com as demandas da ideologia do livre-mercado.

A relação entre as necessidades e a prestação de cuidados de saúde é, portanto, influenciada pela perspectiva a partir da qual é vista. Isso significa que a avaliação das necessidades de saúde é sempre em parte subjetiva, estando livre de interpretações.

PROPÓSITO DAS AVALIAÇÕES DE NECESSIDADES DE SAÚDE

As avaliações de necessidades de cuidados de saúde dão a oportunidade de:

1. Avaliar o ônus da doença, descrevendo o tamanho do problema e os padrões de necessidade na população local e as diferenças em relação aos padrões de doenças distritais, regionais ou nacionais.
2. Destacar áreas de necessidades não atendidas e fornecer um conjunto claro de objetivos para trabalhar no sentido de atendê-las.
3. Determinar metas, objetivos e prioridades.
4. Definir metas de tratamento viáveis para o serviço.
5. Decidir racionalmente como usar os recursos para melhorar a saúde da população local da maneira mais eficaz e eficiente.
6. Fornecer um método de monitoramento e promoção da equidade na prestação e uso de serviços de saúde.
7. Influenciar a definição de políticas (Wright, 1998).

TIPOS DE NECESSIDADE DE SAÚDE

Os principais tipos de necessidade, de acordo com Bradshaw (1972), são apresentados no Quadro 6.1 e sua inter-relação, ilustrada na Figura 6.1. Essa estrutura inclui necessidades normativas (p. ex., definições de especialistas), necessidade percebida – o requisito subjetivo da pessoa para os cuidados de saúde – e expressão da necessidade (demanda) – expressão em ação da necessidade sentida ou percebida.

Quadro 6.1 Taxonomia da necessidade de Bradshaw.

Tipos de necessidade	Características
Normativa	O profissional, especialista, administrador ou cientista social define a necessidade em qualquer situação
Percebida	Reflete a posição pessoal sobre os próprios requerimentos de atenção à sua saúde
Expressa (demanda)	Representa a conversão das necessidades em ações para obter assistência

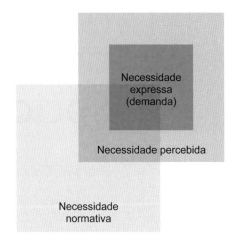

Figura 6.1 Relação entre necessidades normativa, percebida (sentida) e expressa (demanda).

As expressões de necessidade que usam essas definições não são necessariamente consistentes ou mesmo estáveis ao longo do tempo em relação a todos os indivíduos. Para muitas condições, a necessidade percebida depende das crenças e do conhecimento do indivíduo afetado e, portanto, dos julgamentos de valor. Por sua vez, estes são influenciados por fatores psicológicos, socioeconômicos e culturais, e não simplesmente pela oferta de serviços.

CAPACIDADE PARA BENEFICIAR

Um princípio fundamental subjacente a todas as avaliações de necessidades de saúde refere-se ao fato de que uma necessidade de saúde se manifesta apenas quando existe a capacidade de beneficiar-se de cuidados de saúde. A gravidade da doença pode afetar a capacidade do paciente de se beneficiar, mas não determinará, isoladamente, a capacidade de se beneficiar, pois esta é determinada por vários fatores, como:

- Disponibilidade de um tratamento eficaz
- Nível de morbidade no indivíduo
- Existência de comorbidades no indivíduo
- Aceitabilidade da intervenção
- Percepção do indivíduo sobre seu problema (necessidades percebidas)
- Potencial do indivíduo para realizar comportamentos de promoção da saúde (p. ex., mudança de dieta).

Deve-se considerar esses fatores antes de tomar uma decisão em relação ao tratamento. Conclui-se, portanto, que existe uma necessidade de saúde apenas quando há uma "capacidade de se beneficiar" dos cuidados de saúde (Acheson, 1978; Stevens e Gabbay, 1991). De fato, já em 1971, Matthew sugeriu que "existe uma necessidade de assistência médica quando um indivíduo tem uma doença ou deficiência para a qual existe um tratamento ou cura eficaz e aceitável". Com a crescente demanda por tratamentos baseados em medicina por evidências, essa abordagem tornou-se amplamente aceita.

> Necessidade em cuidados de saúde é comumente definida como a capacidade de beneficiar. Se as necessidades em saúde estão sendo identificadas, então há uma intervenção efetiva para atendê-las e melhorar a saúde. Não haverá benefício a partir de uma intervenção que não seja efetiva ou para a qual não existam recursos disponíveis (Wright, 1998).

DESAFIO À ABORDAGEM TRADICIONAL

A necessidade normativa (clínica) é o tipo de avaliação de necessidade mais comumente utilizado no planejamento de serviços de saúde bucal. Tem como objetivo identificar doenças por meio de um exame clínico "objetivo", sem depender das percepções subjetivas do paciente. Encaixa-se bem com o modelo médico tradicional orientado para a doença. De acordo com essa abordagem, as decisões do nível individual são predominantemente baseadas na presença ou ausência de indicadores clínicos da doença. E os sintomas do paciente desempenham um papel muito menor.

Quando se lida com populações, emprega-se a necessidade normativa para quantificar o volume de atendimento odontológico que os especialistas julgam necessário, durante um período relevante, com base no conhecimento existente, para que as pessoas permaneçam ou se tornem saudáveis do ponto de vista odontológico. Conhecer o número de dentes cariados, ausentes e restaurados (CPO), por exemplo, não é suficiente para determinar suas necessidades de tratamento.

Embora os critérios normativos clínicos baseados no julgamento profissional ainda dominem amplamente na avaliação do estado de saúde bucal e na estimativa de tratamento odontológico, cada vez mais se reconhece que há áreas nas quais o enfoque normativo tem deficiências e não é suficiente para determinar necessidades de saúde bucal, o que será visto a seguir.

Falta de objetividade e confiabilidade

A necessidade definida de maneira normativa não é tão objetiva quanto o termo sugere. Julgamentos profissionais não são livres de valor nem objetivos (Elderton e Nuttall, 1983; Elderton, 1990; Gjermo, 1976; Heaven et al., 2013). As decisões dos dentistas sobre diagnósticos, prognósticos e planos de tratamento variam significativamente (NHS Center for Reviews and Dissemination, 1999). Avaliações normativas, como dados de levantamentos epidemiológicos, usam calibração para gerenciar a subjetividade das avaliações de saúde bucal e reconhecem que sempre há uma variabilidade intra e interexaminador.

Negligência de aspectos psicossociais e conceitos de qualidade de vida

Em geral, as decisões clínicas baseiam-se na presença ou na ausência de doença. Embora haja alguma referência aos sintomas, é improvável que a confiança excessiva nas medidas clínicas da doença forneça informações suficientes para criar um plano de tratamento eficaz. A necessidade normativa deixa de considerar os elementos mais amplos da saúde, que podem ser definidos como "um estado de completo bem-estar físico, mental e social, e não meramente a ausência de enfermidade" (WHO, 1948).

> Fatores biológicos e psicológicos (indicadores clínicos) têm uma relação inconsistente com sintomas e é improvável que tratamentos apenas a eles direcionados, mesmo quando possam ser identificados, sejam inteiramente efetivos no seu alívio (Wilson e Cleary, 1995).

Do ponto de vista do paciente, os problemas de saúde bucal ocorrem quando sua capacidade de realizar as atividades diárias habituais fica limitada, e o conforto pessoal e a qualidade de vida se reduzem. Isso pode ou não coincidir com avaliações normativas da saúde bucal. Como resultado, a satisfação odontológica das pessoas tem pouca relação com a avaliação clínica das condições bucais (Giddon et al., 1976; Barenthin, 1977; Davis, 1980). As medidas normativas não avaliam os elementos subjetivos e não clínicos dessa definição, que podem ser resumidos como "medidas de qualidade de vida relacionadas com a saúde" (Leao e Sheiham, 1995; Locker e Jokovic, 1996; Robinson et al., 1998; Tsakos et al., 2006; Krisdapong et al., 2012). Portanto, uma medida real para a necessidade odontológica deve incorporar não apenas uma avaliação do estado clínico, mas também as dimensões psicológicas e sociais, visto que a existência de uma deficiência clínica por si só não é uma base necessária nem suficiente para todos os casos.

Não consideração de comportamentos de saúde e da opinião (aquiescência ou não) do paciente

Os critérios clínicos são insuficientes para decidir as necessidades de tratamento, pois não levam em consideração as atitudes e os comportamentos dos pacientes, ignorando sua significativa influência na eficácia dos tratamentos e na melhora da saúde bucal. Por exemplo, comportamentos como escolhas alimentares, uso de flúor e práticas de higiene bucal são essenciais para a eficácia das restaurações e a progressão da cárie dentária (Kidd et al., 1992; Blinkhorn e Davies, 1996; Burt, 1998; Marinho et al., 2003; Marinho et al., 2013; Moynihan e Kelly, 2014). A higiene bucal é o fator mais importante para o sucesso do tratamento periodontal (Sheiham, 1997). Na Ortodontia, a falta de cooperação dos pacientes foi a causa mais comum de falhas (Shaw et al., 1991). Parece, portanto, que a eficácia ou a realização dos tratamentos dependem não apenas dos serviços profissionais, mas também dos comportamentos em saúde bucal dos indivíduos (Maizels et al., 1993) e devem fazer parte de qualquer avaliação verdadeira das necessidades.

Negligência dos direitos do consumidor

A necessidade justificada pela avaliação puramente profissional é questionada em termos de direitos humanos ou do consumidor. Como mencionado, a definição clínica raramente coincide com a experiência do paciente. No nível individual, isso significa que os planos de tratamento devem ser acordados em discussão com os pacientes, levando em consideração sua perspectiva. No âmbito populacional, as decisões de prioridade nos cuidados de saúde devem ser tomadas de maneira transparente, discutidas publicamente e não ser a única prerrogativa de nenhum grupo profissional ou órgão de governo. Isso foi reforçado pelos desenvolvimentos na participação pública e no *marketing* social, nos últimos anos, que destacaram a importância das atitudes dos pacientes nas decisões de saúde.

Estimativas irrealistas para o planejamento do tratamento | Não consideração da limitação de recursos para cuidados à saúde

A necessidade clínica (normativa) é criticada por sua abordagem paradoxal: ela recomenda tratamentos considerando que todos os doentes devem ser ajudados, sem levar em conta o contexto de recursos limitados para os cuidados à saúde. Na literatura odontológica, as estimativas de necessidade normativa foram criticadas não apenas por seu cálculo retrospectivo e seus desfechos irreais (Bronkhorst et al., 1991), mas pelo fato de normalmente fornecer uma grande quantidade de necessidades de tratamento para cada tipo de estado dentário. A perda de molares, por exemplo, é um comprometimento clínico, mas não necessariamente precisa ser tratado, e a substituição desses dentes pode não ser acessível.

Se algum dos necessitados recebe cuidados completos, nada pode restar para os outros. Não podemos ser interminavelmente generosos e continuar a ser justos (Acheson, 1978).

As deficiências da ênfase na necessidade normativa em atenção à saúde bucal foram resumidas por Locker (1989). O autor afirma que, "do ponto de vista das definições contemporâneas de saúde, as medidas clínicas têm sérias limitações, elas não nos dizem nada sobre o funcionamento da cavidade bucal ou da pessoa como um todo e nada sobre sintomas subjetivamente percebidos como dor e desconforto". Colocando em foco essas questões, Sheiham et al. (1982) afirmaram em um artigo seminal sobre avaliação de necessidades que "os índices clínicos são essenciais para medir a doença bucal, mas o problema surge quando esses índices são usados como medidas de saúde e determinam necessidades de tratamento".

Em algumas circunstâncias, a avaliação da necessidade normativa é suficiente e substitui outros tipos. Isso inclui condições progressivas, como cavidades nos dentes, ou que ameaçam a vida, como cânceres bucais. Nessas circunstâncias, a necessidade de tratamento é inequívoca. No entanto, quando um tratamento é eletivo, como substituir dentes perdidos ou realizar tratamento ortodôntico, a necessidade normativa por si só é insuficiente para a tomada de uma decisão terapêutica. No caso da maloclusão, por exemplo, os indicadores tradicionais requerem suplementação por avaliações mais subjetivas da necessidade, já que não se trata de uma doença e seria incorreto considerar qualquer desvio de uma média, ou uma norma arbitrária, como anormalidade. A demarcação entre oclusões aceitáveis e inaceitáveis é influenciada por fatores psicológicos e sociais. Os processos de tomada de decisão devem refletir isso levando em consideração medidas subjetivas ou percebidas da necessidade, além da necessidade normativa.

As deficiências da necessidade normativa, no entanto, não invalidam esse tipo de medida. Em vez disso, sugerem a importância de sua suplementação com critérios subjetivos, como necessidade percebida e propensão para mudar comportamentos relacionados com a saúde. A questão crucial, então, consiste em como combinar essas duas categorias em um sistema coerente.

ABORDAGEM SOCIO-ODONTOLÓGICA PARA AVALIAR AS NECESSIDADES

A abordagem socio-odontológica (Sheiham e Tsakos, 2006) combina medidas normativas de necessidade com medidas subjetivas de qualidade de vida. Também leva em conta a propensão da pessoa a adotar comportamentos de promoção da saúde, bem como a prescrição de intervenções e tratamentos baseados em evidências. Dessa forma, dá uma visão abrangente das necessidades de saúde bucal, além de refletir uma boa prática clínica.

Na atenção individual, quando um bom profissional avalia a necessidade de tratamento, e desenvolve um plano de tratamento, deverá considerar:

- Estado clínico
- Histórico médico
- Percepções da pessoa (paciente em perspectiva)
- Atitudes e comportamentos passados do indivíduo (a fim de estimar a probabilidade de responder ao tratamento).

Assim, a prescrição de uma prótese parcial ou um tratamento cirúrgico periodontal para alguém com higiene oral e hábitos alimentares inadequados, e cujas atitudes em relação ao atendimento odontológico fossem negativas, seria considerada um mau planejamento terapêutico.

A integração de medidas clínicas e subjetivas (qualidade de vida relacionada com a saúde bucal e a propensão ao comportamento) da saúde é mais racional que o uso apenas da necessidade clínica. Isso ocorre porque a compreensão de vários tipos de necessidade fornece uma base mais abrangente a partir da qual planejar o tratamento.

A abordagem socio-odontológica melhora a avaliação da necessidade, considerando:

- Medidas de disfunção funcional, psicológica e social, para que os impactos da doença no cotidiano do indivíduo e na sociedade sejam ponderados
- O potencial ou a propensão do indivíduo para responder aos cuidados de saúde a fim de planejar as estratégias de tratamento de acordo
- A relevância no contexto da eficácia dos procedimentos e dos recursos disponíveis.

O conceito essencial da abordagem socio-odontológica refere-se ao fato de que ela muda a perspectiva de necessidade do provedor para o paciente, e também se baseia nos conceitos mencionados e naqueles relacionados com a eficácia dos tratamentos, capacidade de benefício e propensão comportamental.

A abordagem socio-odontológica para avaliação de necessidades pode conter os componentes referidos na Figura 6.2:

- Estado clínico bucal e avaliação das necessidades normativas
- Estado geral de saúde: problemas gerais de saúde podem afetar o prognóstico das doenças ou a manutenção de uma saúde bucal aceitável após o tratamento (Srisilapanan e Sheiham, 2001). Portanto, os fatores gerais de saúde também devem ser considerados, pois podem facilitar a priorização das necessidades de tratamento, adotando uma abordagem mais seletiva
- Percepções subjetivas da necessidade de tratamento e qualidade de vida relacionada com a saúde bucal (p. ex., por meio da avaliação dos impactos das condições bucais na vida diária)
- Fatores comportamentais (propensão à adoção de comportamentos promotores de saúde bucal)
- Evidências sobre a eficácia de intervenções e tratamentos prescritos.

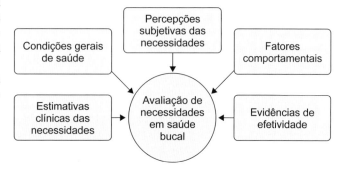

Figura 6.2 Abordagem socio-odontológica para avaliação da necessidade de saúde bucal.

Estimativas clínicas de necessidade

A avaliação da necessidade normativa (clínica) compreende o primeiro passo na abordagem socio-odontológica. Quando não há necessidade clínica, a avaliação de outros tipos de necessidade não é necessária. Nas situações em que os tratamentos propostos são eletivos, como a substituição de dentes perdidos, deve-se seguir os próximos passos da abordagem socio-odontológica, com exceção de um indivíduo que esteja sofrendo de uma condição aguda ou com risco de vida, já que a necessidade normativa supera todos os outros tipos de necessidade.

Em âmbito populacional, geralmente se mede a necessidade normativa por meio de pesquisas epidemiológicas, para o qual a necessidade clínica também deve ser estabelecida como um primeiro passo.

Estado geral de saúde

Deve ser avaliado após a análise da necessidade clínica, visto que as condições gerais de saúde podem modificar o plano de tratamento (p. ex., em um adulto com incapacidade de aprendizado grave) ou alterar as prioridades do tratamento (p. ex., extrações urgentes antes da radioterapia da mandíbula). No caso das populações, um serviço personalizado pode ser planejado para um grupo de pessoas diabéticas. Nesse contexto populacional, pode se tornar pragmático medir a necessidade normativa após a identificação de um problema geral de saúde.

Percepções subjetivas de necessidade

Medidas subjetivas de necessidade se relacionam com aspectos importantes para o paciente, incluindo desconforto oral, limitações funcionais e impactos na socialização, que enfatizam os efeitos da boca na qualidade de vida das pessoas. Em suma, "a qualidade de vida está relacionada com o grau em que uma pessoa desfruta das possibilidades relevantes na vida" (Raphael et al., 1994). Medidas de qualidade de vida relacionadas com a saúde tentam simultaneamente avaliar por quanto tempo e quão bem as pessoas vivem, tendo sido desenvolvidas várias medidas para a saúde geral e bucal (Bowling, 1995, 1997; Carr et al., 2003; Locker e Allen, 2007). Da mesma forma, medidas de qualidade de vida relacionada com a saúde bucal (QVRsb) compreendem indicadores subjetivos que fornecem informações sobre o impacto de distúrbios e as condições bucais, além da necessidade percebida de atendimento odontológico. Como tal, eles podem complementar as medidas clínicas (Gherunpong et al., 2006a; Tsakos et al., 2012). Medidas de QVRsb (anteriormente conhecidas como indicadores socio-odontológicos) avaliam até que ponto os distúrbios dentários e orais perturbam o funcionamento normal da vida e provocam grandes mudanças no comportamento, como incapacidade de trabalhar ou frequentar a escola, ou assumir deveres familiares ou domésticos (Locker 1989).

Para tratamentos eletivos, como a substituição de molares ausentes, as medidas de qualidade de vida podem ajudar na tomada de decisões. A chave é avaliar se os molares ausentes afetam a vida funcional, psicológica ou social de uma pessoa. Isso pode se manifestar como a escolha de alimentos significativamente restrita ou a relutância em sorrir e interagir socialmente. Em caso positivo, os molares precisam ser substituídos; caso contrário, a necessidade de tratamento é discutível.

Embora diversas medidas socio-odontológicas de qualidade de vida e estado de saúde tenham sido desenvolvidas e utilizadas (Slade, 1997; Locker e Allen, 2007), até o momento apenas os Impactos Orais sobre Performances Diárias (OPPD, da sigla em inglês) (Adulyanon e Sheiham, 1998) e OIPD-Infantil (Gherunpong et al., 2004) têm sido usados para estimar as necessidades de saúde bucal. Ambos são instrumentos breves e fáceis de usar, que cobrem grandes impactos orais em relação às atividades diárias (p. ex., comer, falar, dormir, manter o estado emocional habitual, conhecer pessoas). Eles também foram validados para uso entre as populações brasileiras (Castro et al., 2008; Abegg et al., 2015). Essas medidas fornecem uma pontuação resumida que incorpora a frequência e a gravidade do efeito desses na vida diária da pessoa. Além disso, incorporam uma característica específica da condição por meio de uma pergunta extra quando do relato dos impactos, possibilitando que estes sejam atribuídos a condições orais específicas, sendo, portanto, adequados para avaliação de necessidades e planejamento de tratamento (Sheiham e Tsakos, 2006).

Fatores comportamentais

Conseguir uma boa saúde bucal e receber tratamento odontológico bem-sucedido dependem não apenas da intervenção profissional, mas também das atitudes e dos comportamentos do indivíduo (Maizels et al., 1993). No tratamento periodontal, por exemplo, o controle efetivo da placa pelo paciente é de suma importância. Fatores comportamentais (propensão a realizar comportamentos preventivos, autocuidados e a conformidade com as instruções de tratamento) afetam a capacidade de se beneficiar do tratamento odontológico e, portanto, devem ser incluídos nas estimativas de necessidades.

Seria intuitivo medir o comportamento em questão, como uma estimativa direta da propensão atual. A maioria dos hábitos de saúde bucal das pessoas, como limpeza de dentes, consumo de açúcar e fumo, é considerada boa preditora de comportamentos futuros. Deve-se notar, no entanto, que o uso de padrões atuais como uma medida do comportamento futuro tem sérias limitações conceituais, pois pressupõe que os comportamentos não mudam com o tempo. Uma abordagem mais apropriada, portanto, consiste em avaliar diretamente a propensão à mudança.

Os principais fatores comportamentais que comprovadamente influenciam o estado de saúde bucal e os resultados do tratamento a se considerar na avaliação e no planejamento das necessidades de saúde bucal são:

- Ingestão de açúcar
- Uso de creme dental com flúor
- Frequência de escovação
- Hábito de fumar
- Padrão de atendimento odontológico.

A associação direta e forte entre o consumo de açúcar e a cárie dentária (Moynihan e Kelly, 2014), e o efeito benéfico do flúor na redução da cárie dentária (Marinho et al., 2003; Marinho et al., 2013) já estão bem estabelecidos, enquanto uma boa higiene promove a saúde periodontal e contribui para o sucesso do tratamento (Sheiham, 1997; McDonald e Avery, 2000; Reynolds et al., 2015; Tonetti et al., 2015). O padrão de atendimento desempenha um papel importante, sobretudo em tratamentos que exigem várias consultas odontológicas (McDonald e Avery, 2000).

É improvável que as pessoas do grupo de baixa propensão procurem serviços de atendimento odontológico ou tenham comportamentos de promoção da saúde consistentemente (como escovação eficaz, baixa ingestão de açúcar e uso de dentifrício fluoretado).

Se um grupo, ou indivíduo, é avaliado como pertencente ao grupo de baixa propensão para a necessidade de tratamento, deve ser apoiado com intervenções de melhoria da saúde e submetido à entrevista motivacional antes de passar a receber tratamento, a fim de que este se torne mais eficaz e adequado às suas necessidades.

Ressalte-se que os comportamentos não são isolados, mas tendem a se agrupar, como no caso de fumantes que adotam uma dieta pobre (van Nieuwenhuijzen et al., 2009; Ottevaere et al., 2011; Busch et al., 2013). Vale a pena considerar, ainda, que os comportamentos, assim como seu agrupamento, são socialmente padronizados, sendo os que comprometem a saúde os de maior prevalência entre os grupos mais desfavorecidos da sociedade (Singh et al., 2013; Alzahrani et al., 2014). O apoio para melhorar os padrões de comportamento torna-se, portanto, fundamental para possibilitar que indivíduos e grupos populacionais assumam os padrões que lhes dariam a capacidade de se beneficiar de toda a gama de tratamentos disponíveis e receber atendimento odontológico abrangente. Dessa forma, uma boa medida de necessidade também resultaria em intervenções de melhoria de saúde direcionadas de modo apropriado para abordar os determinantes sociais mais amplos da saúde. É crucial providenciar essa apoio para evitar o risco de aumento das desigualdades.

Alguns podem estar preocupados com o fato de que, ao alterar os planos de tratamento para aqueles com baixa propensão, haverá discriminação contra grupos desfavorecidos com uma higiene bucal mais pobre, que fumam mais e cujas dietas são geralmente mais altas em açúcares extrínsecos não lácteos. Pelo contrário, esses grupos se beneficiarão em longo prazo, pois receberão intervenções de promoção da saúde e mudanças nas condições estruturais que contribuem para incrementar seu *status* odontológico.

Evidências de eficácia dos tratamentos

Por fim, a abordagem socio-odontológica é guiada por conceitos odontológicos baseados em evidências. Todos os tratamentos propostos devem ser avaliados quanto à sua eficácia. A necessidade de avaliação da tecnologia em saúde surge da preocupação de que a tecnologia em saúde não pode ser usada com sabedoria nem produzir o benefício esperado para a saúde (Tulloch et al., 1987). Isso está de acordo com a definição de Matthew (1971), na qual se reconhece a necessidade apenas quando há um tratamento eficaz e aceitável disponível. Muitos ensaios clínicos randomizados deram amplas advertências sobre como é perigoso supor que terapias médicas bem estabelecidas não testadas são sempre eficazes (Cochrane, 1972).

As decisões de cuidados de saúde exigem a integração da melhor evidência disponível com o julgamento clínico (Sackett et al., 1996; Muir Gray, 1997). Os médicos dentistas devem basear suas decisões sobre quais tratamentos fornecer em evidências de alta qualidade. O ponto em que a terapia começa a fazer mais bem que mal deve ser estabelecido. Uma avaliação da eficácia de qualquer tratamento dentário proposto deve começar com uma avaliação crítica das evidências publicadas sobre o tratamento, como ECR ou revisões sistemáticas. Essas revisões, como as disponíveis no Grupo de Saúde Bucal da Colaboração Cochrane (disponível em: <http://ohg.cochrane.org/>), avaliaram artigos e relatórios publicados e forneceram informações valiosas sobre a eficácia das intervenções. No entanto, nem todos os tratamentos odontológicos foram rigorosamente testados, implicando desafios para os casos em que não há evidências conclusivas. Também é importante que os profissionais de odontologia sejam mais críticos em sua avaliação de novas tecnologias, de modo que uma grande proporção das intervenções oferecidas à população consista naquela demonstrada por pesquisa de boa qualidade para ser eficaz.

Ao lidarem com as comunidades, os planejadores de serviços precisam garantir que os provedores de serviços estejam fornecendo um serviço baseado em evidências, além de considerarem o cenário local, as necessidades da população residente, os recursos e a força de trabalho exigidos para realizar o tratamento de maneira eficaz em cada cenário de planejamento.

APLICAÇÃO DA ABORDAGEM SOCIO-ODONTOLÓGICA DE ACORDO COM AS CONDIÇÕES BUCAIS

Uma vez descritos os diferentes componentes da abordagem socio-odontológica, o próximo passo consiste em mostrar como esses componentes podem ser integrados em um sistema para avaliar as necessidades de tratamento odontológico. Trata-se de um processo feito por etapas – embora nem todas sejam igualmente aplicáveis para avaliação de necessidades em todos os casos –, apresentadas na Figura 6.3.

Existem condições orais em que esses estágios da abordagem socio-odontológica precisam ser modificados, visto que a necessidade normativa tem suma importância para:

- Condições com risco de vida, como câncer bucal ou lesões pré-cancerosas, fraturas da mandíbula e infecções graves
- Condições progressivas crônicas, como cáries dentinárias ativas.

Em condições bucais progressivas com risco de vida ou crônicas, o tratamento ou investigação adicional é essencial sem a avaliação da necessidade percebida ou dos impactos na qualidade de vida. Nessas circunstâncias, é mais apropriado seguir a avaliação da necessidade normativa com uma avaliação de fatores comportamentais, para que se possa observar a propensão a comportamentos promotores de saúde. Essas medidas seriam suficientes para chegar a um plano de tratamento adequado. Nessas situações, a relevância das percepções subjetivas e dos impactos bucais é significativamente reduzida e o tratamento deve ser fornecido mesmo na ausência de impactos bucais.

Em todos os outros casos, por exemplo, quando há dentes fraturados e dentes descoloridos ou uma necessidade normativa de tratamento ortodôntico, a avaliação das necessidades subjetivas representa um passo importante da abordagem socio-odontológica e todas as etapas apresentadas na Figura 6.3 devem ser seguidas.

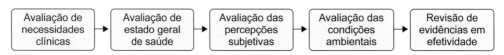

Figura 6.3 Etapas da abordagem socio-odontológica para avaliação de necessidades.

Uma árvore de decisão relevante, que apresenta as etapas da abordagem socio-odontológica de acordo com as diferentes condições bucais avaliadas, é mostrada na Figura 6.4.

PESQUISA COM ABORDAGEM SOCIO-ODONTOLÓGICA

Estudos que empregaram a abordagem socio-odontológica mostraram que ela resulta em diferentes estimativas de necessidades de cuidados com a saúde bucal quando comparada ao uso de uma única necessidade de tratamento (clínico) normativo.

As necessidades de tratamento odontológico de crianças de 11 a 12 anos na Tailândia foram muito menores quando se usou a abordagem socioeducativa, mas, ao mesmo tempo, o estudo indicou a necessidade de intervenções direcionadas de promoção da saúde bucal para aumentar a propensão comportamental de partes da população (Gherunpong et al., 2006b).

Ao observar a necessidade de tratamento ortodôntico na mesma amostra, cerca de 30% das crianças com necessidade clínica relataram que sua maloclusão afetou negativamente seu cotidiano, percebendo-se a necessidade de tratamento ortodôntico. Contudo, a maioria dessas crianças não se beneficiaria do tratamento ortodôntico, já que seus padrões comportamentais não eram necessários para tanto. Nesse grupo, é essencial investir na promoção da saúde bucal para maximizar seu ganho em saúde a partir do melhor tratamento disponível (Gherunpong et al., 2006c). Portanto, enquanto a abordagem socio-odontológica pode indicar uma necessidade de tratamento consideravelmente menor que a necessidade normativa, também aponta que os recursos devem ser direcionados para a promoção da saúde bucal para que aqueles que não podem se beneficiar do tratamento adotem comportamentos de saúde mais positivos. Um estudo da necessidade de tratamento ortodôntico em crianças de 12 anos de idade em Manaus, Brasil, mostrou reduções substanciais nas estimativas de necessidade de tratamento ortodôntico quando da utilização da abordagem socio-odontológica em comparação à abordagem normativa (Herkrath et al., 2013), concluindo que a "abordagem socio-odontológica para as necessidades de tratamento ortodôntico pode otimizar o uso de recursos em serviços de saúde bucal".

Em condições bucais progressivas com risco de vida ou crônicas, também foram encontrados resultados em estudos com adultos: a abordagem socio-odontológica resultou em necessidades de tratamento prostodôntico consideravelmente menores (cerca de três quartos em comparação à necessidade normativa) na Coreia (Ryu et al., 2008). Um estudo desenvolvido na Malásia examinou o tratamento prostodôntico (Ab-Murat et al., 2015a), bem como os cuidados periodontais (Ab-Murat et al., 2015b), e descobriu que eles eram marcadamente inferiores que a necessidade normativa. Além disso, destacou a importância de também usar a variedade de habilidades, particularmente para os cuidados periodontais, em que o uso de terapeutas dentais reduziu acentuadamente o número de dentistas necessários (Ab-Murat et al., 2015b).

Em conclusão, este capítulo desafiou a abordagem tradicional para avaliar as necessidades de tratamento dentário com base apenas em medidas clínicas. Mostrou as limitações dessa abordagem e destacou sua inadequação, exigindo abordagens mais amplas e abrangentes. Em um nível mais conceitual, Mechanic (1995) afirmou com precisão: "a ironia é que, embora grande parte do desafio na área da saúde seja social – para aumentar a capacidade dos indivíduos de desempenhar os papéis e atividades desejados – o empreendimento é substancialmente tecnológico e reducionista, tratando problemas médicos socialmente complexos como se fossem passíveis de consertos técnicos simples". A abordagem socio-odontológica tenta superar essas limitações, considerando todos os fatores relevantes junto à prestação de cuidados eficazes:

- Necessidade avaliada clinicamente
- Percepções subjetivas de necessidade e qualidade de vida
- Propensão a adotar comportamentos promotores de saúde.

Desse modo, ela reorienta a avaliação das necessidades do foco clínico restrito em direção a perspectivas sociais e ambientais mais amplas. Isso a torna uma ferramenta útil para o planejamento de tratamento para indivíduos e serviços de saúde bucal direcionados a populações.

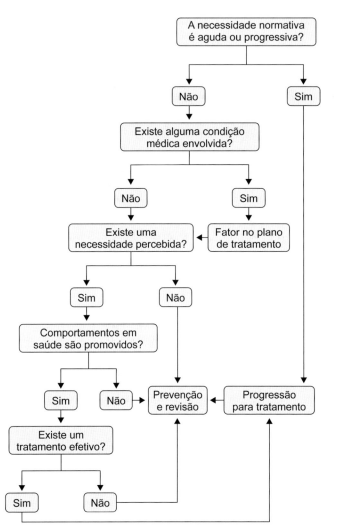

Figura 6.4 Árvore de decisão baseada na abordagem socio-odontológica (ASO) para avaliação de necessidades.

BIBLIOGRAFIA

Abegg C, Fontanive VN, Tsakos G, Davoglio RS, Oliveira MM. Adapting and testing the oral impacts on daily performances among adults and elderly in Brazil. Gerodontology. 2015;32(1):46-52.

Ab-Murat N, Sheiham A, Tsakos G, Watt R. Periodontal treatment needs and workforce requirements: comparisons between the normative and sociodental approaches using different skill mix models. Community Dent Oral Epidemiol. 2015b;43:106-15.

Ab-Murat N, Sheiham A, Watt R, Tsakos G. Treatment needs and skill mix workforce requirements for prosthodontic care: a comparison of estimates using normative and sociodental approaches. BMC Oral Health. 2015a;15:36.

Acheson RM. The definition and identification of need for health care. J Epidemiology and Community Health. 1978;32:10-5.

Adulyanon S, Sheiham A. Oral impacts on daily performances. In: Slade GD (ed). Measuring oral health and quality of life. School of Dentistry, University of North Carolina; 1997. p. 151-60.

Alzahrani SG, Watt RG, Sheiham A, Aresu M, Tsakos G. Patterns of clustering of six health-compromising behaviours in Saudi adolescents. BMC Public Health. 2014;14:1215.

Barenthin I. Dental health status and dental satisfaction. Int J Epidemiol. 1977;6:73-9.

Blinkhorn AS, Davies RM. Caries prevention. A continued need worldwide. Int Dent J. 1996;46(3):119-25.

Bowling A. Measuring disease: a review of disease-specific quality of life measurement scales. Buckingham: Open University Press; 1995.

Bowling A. Measuring health: a review of quality of life measurement scales. Second edition. Buckingham: Open University Press; 1997.

Bradshaw JS. A taxonomy of social need. In: McLachlan G (ed). Problems and progress in medical care. Seventh Series. Oxford University Press; 1972. p. 69-82.

Bronkhorst EM, Truin GJ, Batchelor P, Sheiham A. Health through oral health, guidelines for planning and monitoring for oral health care: a critical comment on the WHO model. J Public Health Dent. 1991;51(4):223-7.

Burt BA. Prevention policies in the light of the changing distribution of dental caries. Acta Odontol Scand. 1998;56 (3):179-86.

Busch V, van Stel H, Schrijvers A, de Leeuw J. Clustering of health-related behaviors, health outcomes and demographics in Dutch adolescents: a cross-sectional study. BMC Public Health. 2013;13:1118.

Carr AJ, Higginson IJ, Robinson PG. Quality of life. London: BMJ Books; 2003.

Castro RA, Cortes MI, Leao AT, Portela MC, Souza IP, Tsakos G, Marcenes W, Sheiham A. Child-OIDP index in Brazil: cross-cultural adaptation and validation. Health Qual Life Outcomes. 2008;6:68.

Cochrane AL. Effectiveness and efficiency: random reflections on health services. London: Nuffield Provincial Hospitals Trust; 1972.

Davis P. The social context of dentistry. London: Croom Helm; 1980.

Elderton RJ. Clinical studies concerning re-restoration of teeth. Adv Dent Res. 1990;4:4-9.

Elderton RJ, Nuttall NM. Variation among dentists in planning treatment. Br Dent J. 1983;154(7):201-6.

Gherunpong S, Tsakos G, Sheiham A. A socio-dental approach to assessing children's orthodontic needs. Eur J Orthod. 2006c;28:393-9.

Gherunpong S, Tsakos G, Sheiham A. A sociodental approach to assessing children's oral health needs: integrating an oral health-related quality of life (OHRQoL) measure into oral health service planning. Bull World Health Organ. 2006a;84:36-42.

Gherunpong S, Tsakos G, Sheiham A. A sociodental approach to assessing dental needs of children: concept and models. Int J Paediatr Dent. 2006b;16:81-8.

Gherunpong S, Tsakos G, Sheiham A. Developing and evaluating an oral health-related quality of life index for children, the child-oidp. Community Dent Health. 2004;21:161-9.

Giddon DB, Moser M, Colton T, Bulman J. Quantitative relationships between perceived and objective need for health care – dentistry as a model. Pub Hlth Reports. 1976;91:508-13.

Gjermo P. The assessment of needs for periodontal treatment. Int Dent Journal. 1976;26:41-5.

Heaven TJ, Gordan VV, Litaker MS, Fellows JL, Brad Rindal D, Firestone AR, Golbert GH. National Dental PBRN Collaborative Group. Agreement among dentists' restorative treatment planning thresholds for primary occlusal caries, primary proximal caries, and existing restorations: findings from The National Dental Practice-Based Research Network. J Dent. 2013;41:718-25.

Herkrath FJ, Rebelo MA, Herkrath AP, Vettore MV. Comparison of normative methods and the sociodental approach to assessing orthodontic treatment needs in 12-year-old schoolchildren. Oral Health Prev Dent. 2013;11:211-20.

Kidd EA, Toffenetti F, Mjor IA. Secondary caries. Int Dent J. 1992;42(3):127-38.

Krisdapong S, Prasertson P, Rattanarangsima K, Sheiham A. Relationships between oral diseases and impacts on Thai schoolchildren's quality of life: evidence from a Thai national oral health survey of 12- and 15-year-olds. Community Dent Oral Epidemiol. 2012;40:550-9.

Leao A, Sheiham A. Relation between clinical dental status and subjective impacts on daily living. J Dent Res. 1995;74:1408-13.

Locker D. An introduction to behavioural science and dentistry. London: Routledge; 1989.

Locker D, Allen F. What do measures of 'oral health-related quality of life' measure? Community Dent Oral Epidemiol. 2007;35:401-11.

Locker D, Jokovic A. Using subjective oral health status indicators to screen for dental care needs in older adults. Community Dent Oral Epidemiol. 1996;24: 398-402.

Maizels J, Maizels A, Sheiham A. Sociodental approach to the identification of dental treatment-need groups. Community Dent Oral Epidemiol. 1993;21:340-6.

Marinho VC, Higgins JPT, Logan S, Sheiham A. Fluoride toothpastes for preventing dental caries in children and adolescents (Cochrane review). The Cochrane Library, Issue 3. Oxford: Update Software; 2003.

Marinho VC, Worthington HV, Walsh T, Clarkson JE. Fluoride varnishes for preventing dental caries in children and adolescents. Cochrane Database Syst Rev. 2013;7:CD002279.

Matthew GK. Measuring need and evaluating services. In: McLachlan G (ed.). Portfolio for health. Oxford: Oxford University Press; 1971.

McDonald RE, Avery DR. Dentistry for the child and adolescent. 7. ed. St. Louise: Mosby Inc.; 2000.

Mechanic D. Emerging trends in the application of the social sciences to health and medicine. Social Sciences and Medicine. 1995;40:1491-6.

Moynihan PJ, Kelly SA. Effect on caries of restricting sugars intake: systematic review to inform WHO guidelines. J Dent Res. 2014;93(1):8-18.

Muir Gray JA. Evidence-based healthcare. London: Churchill Livingstone 1997.

NHS Center for Reviews and Dissemination. Dental restoration: what type of filling? Effective Health Care. 1999;5(2):12.

Ottevaere C, Huybrechts I, Benser J, De Burdeaudhuji I, Cuenca-Garcia Mm Dallongeville J et al.; The HELENA Study Group. Clustering patterns of physical activity, sedentary and dietary behavior among European adolescents: The HELENA study. BMC Public Health. 2011;11:328-38.

Raphael D, Brown I, Renwick R, Rootman I. Quality of life theory and assessment: what are the implications for health promotion. Issues in Health Promotion Series. University of Toronto, Centre for Health Promotion; 1994.

Reynolds MA, Kao RT, Camargo PM, Caton JG, Clem DS, Fiorellini JP. Periodontal regeneration – intrabony defects: a consensus report from the AAP Regeneration Workshop. J Periodontol. 2015;86(2 Suppl.):S105-7.

Robinson PG, Nadanovsky P, Sheiham A. Can questionnaires replace clinical surveys to assess dental treatment needs of adults? J Public Health Dent. 1998;58:250-3.

Ryu JI, Tsakos G, Sheiham A. Differences in prosthodontic treatment needs assessments between the standard normative and sociodental approach. Int J Prosthodont. 2008;21:425-32.

Sackett DL, Rosenberg WM, Gray JA, Haynes RB, Richardson WS. Evidence based medicine: what it is and what it isn't. BMJ. 1996;312:71-2.

Shaw WC, Richmond S, O'Brien KD, Brook P. Quality control in orthodontics: Indices of treatment need and treatment standards. Br Dent J. 1991;170:107-12.

Sheiham A, Maizels JE, Cushing AM. The concept of need in dental care. Int Dent J. 1982;32:265-70.

Sheiham A, Tsakos G. Oral health needs assessment. In: Pine CM and Harris R (eds.). Community Oral Health. New Malden: Quintessence, pp. 59-79, 2007.

Sheiham A. Is the chemical prevention of gingivitis necessary to prevent severe periodontitis? Periodontology. 2000;15:15-24.

Singh A, Rouxel P, Watts RG, Tsakos G. Social inequalities in clustering of oral health related behaviors in a national sample of British adults. Prev Med. 2013;57:102-6.

Slade GD. Measuring oral health and a quality of life. School of Dentistry, University of North Carolina; 1997.

Srisilapanan P, Sheiham A. Assessing the difference between sociodental and normative approaches to assessing prosthetic dental treatment needs in dentate older people. Gerodontology. 2001;18:25-34.

Stevens A, Gabbay J. Needs assessment. Health Trends. 1991;23:20-3.

Stevens A, Raftery J. Health care needs assessment: the epidemiologically based needs assessment reviews (volumes I and II). Oxford: Radcliffe Medical Press; 1994.

Tonetti MS, Eickholz P, Loos P, Papapanou P, van der U, Armitage G et al. Principles in prevention of periodontal diseases: Consensus report of group 1 of the 11th European Workshop on Periodontology on effective prevention of periodontal and peri-implant diseases. J Clin Periodontol. 2015;42(Suppl. 16):S5-S11.

Tsakos G, Allen PF, Steele JG, Locker D. Interpreting oral health-related quality of life data. Community Dent Oral Epidemiol. 2012;40:193-200.

Tsakos G, Gherunpong S, Sheiham A. Can oral health-related quality of life measures substitute for normative needs assessments? J Public Health Dent. 2006;66:263-8.

Tulloch JF, Antczak-Bouckoms AA. Decision analysis in the evaluation of clinical strategies for the management of mandibular third molars. J Dent Educ. 1987;51:652-60.

van Nieuwenhuijzen M, Junger M, Velderman MK, Wiefferink KH, Paulussen TW, Hox J, Reijneveld SA. Clustering of health-compromising behavior and delinquency in adolescents and adults in the Dutch population. Prev Med. 2009;48:572-8.

WHO. Preamble to the Constitution of the World Health Organization as adopted by the International Health Conference, New York, 19-22 June, 1946, signed on 22 July 1946 by the representatives of 61 States. Official records of the World Health Organization, n. 2, p. 100. World Health Organization; 1948.

Wilson IB, Cleary PD. Linking clinical variables with health-related quality of life: conceptual model of patient outcomes. JAMA. 1995;273:59-65.

Wright J. Health needs assessment in practice. London: BMJ Books; 1998.

7 Recursos Humanos

Vitor Gomes Pinto

INTRODUÇÃO

A questão da mão de obra consiste na própria essência do trabalho odontológico. Mesmo que os temas ligados à tecnologia ocupem sempre um grande espaço nas discussões do setor, não se pode esquecer que pelo menos 80% dos custos de produção em Odontologia no serviço público situam-se na rubrica de "pessoal".

Neste capítulo, antes de detalhar cada dos tipos de recursos humanos que formam o elenco de opções disponíveis em Odontologia, serão analisados dois pontos nos quais se situam alguns dos tabus mais atuais dessa área: a evolução profissional e os níveis de complexidade do trabalho científico. Ao final, discutem-se as fases de seleção, treinamento, utilização, supervisão e aprendizado contínuo do pessoal técnico e auxiliar, acrescentando-se uma análise sobre a importante questão do mercado de trabalho.

EVOLUÇÃO PROFISSIONAL

Uma das formas mais comuns em que se dá o avanço científico é a metodização de conhecimentos já existentes em estado empírico entre a população. A área da saúde compreende um dos melhores exemplos dessa tese, pois nela a prática de curar seus semelhantes é tão antiga quanto a própria humanidade.

À medida que uma sociedade se desenvolve economicamente e certas doenças, por sua alta prevalência, se interpõem como obstáculos importantes, processa-se uma melhor organização dos conhecimentos disponíveis a fim de dar-lhes um maior conteúdo científico e, assim, curar mais rapidamente os doentes e impedir o aparecimento de novos casos.

Dessa maneira, surgem as universidades, a justificativa principal para a criação, por exemplo, das faculdades de Odontologia.

Em populações indígenas ou em comunidades agrícolas e nas sociedades não industrializadas, os problemas de saúde bucal costumam ter uma importância pequena no quadro de morbidade, sem exigir profissionais específicos para tratá-los. Na verdade, a Odontologia como categoria de nível superior é uma consequência tanto da evolução natural ou científica da profissão quanto de dois fatores fundamentais e interligados: primeiro, o processo de urbanização e industrialização da sociedade que acompanha o desenvolvimento econômico; segundo, o aumento da ocorrência da cárie dentária.

Os problemas periodontais, a abrasão oclusal e mesmo a perda de dentes em sociedades com economia pouco desenvolvida historicamente têm sido equacionados pelas comunidades por meio de seus próprios meios. Não se conhecem casos de fortalecimento de uma classe odontológica em regiões ou países onde a cárie dentária inexista ou tenha baixa incidência.

Notadamente em locais deficientes em flúor na água ou no solo, quando se instala o processo industrial e o consumo de açúcar passa a ser um hábito generalizado, a cárie dentária se transforma em um problema de saúde pública.

Não por outro motivo, nas estatísticas odontológicas desde o começo do século 20 até por volta do ano de 1970, notava-se que os países com maior prevalência de cárie eram os que contavam com o maior número de odontólogos e com as melhores relações profissionais por habitantes. Essa situação começou a mudar diante do forte crescimento na população de odontólogos em um movimento liderado pelo Brasil, mas com presença relativamente importante de países como a Coreia do Sul, a Índia e o Egito. De acordo com a FDI World Dental Federation, não mais que 38% dos cirurgiões-dentistas de todo o mundo (429.160 do total de 1.128.648 em 2007) estão concentrados no mundo industrializado (Barmes, 1976; Barmes e Infirri, 1984; FDI, 2009; WHO, 1998).

A profissão odontológica organizou-se, como as demais profissões, pelo acúmulo de práticas e conhecimentos gradativamente mais complexos. No início, os praticantes são eventuais, dedicando-lhe parte de seu tempo e, em alguns casos, sem remuneração monetária; logo, é preciso que trabalhem com exclusividade nessa tarefa e, com o passar do tempo, estruturam-se, primeiro, cursos de curta duração e, finalmente, cursos completos de âmbito universitário.

No começo, portanto, a comunidade é aquela com a cultura e as técnicas de curas sobre os problemas de saúde bucal. À medida que um grupo de pessoas se organiza e se especializa nesse campo, a comunidade tende a perder o domínio que tinha e a depender dos especialistas. Esse fenômeno se agrava com a urbanização, pois nas cidades se perde o contato com a terra, a natureza e seus remédios.

Em teoria, um curso universitário em geral e uma faculdade de Odontologia em particular existem para:

- Captar os conhecimentos empíricos que se encontram esparsos na população
- Analisá-los, identificando o que é correto e conferindo-lhes conteúdo científico
- Reunir esse material com as técnicas e princípios já estudados externamente, formando um conhecimento novo e mais evoluído
- Devolver a nova cultura a toda a população, fazendo seus problemas se resolverem melhor e mais rápido.

Contudo, em especial nos países sob economia de mercado em que a competição material é a regra, isso não tem ocorrido. Os grupos profissionais com frequência apropriam-se da cultura popular, elaboram-na construindo modernas técnicas de tratamento e, em vez de fazê-la retornar à comunidade, passam a considerar-se seus proprietários. Assim, tratam de proibir as pessoas que não fazem parte de seu grupo de exercer a profissão; consideram os que continuam praticando técnicas similares àquelas que lhes deram origem charlatães; e, uma vez obtido êxito nessa política, passam a cobrar altos preços por seus serviços até então só prestados aos que podem pagá-los. Nesses casos, a comunidade pode ficar em uma situação pior com a presença da universidade do que quando ela não existia, em especial se nesse período houver um aumento na incidência de doenças. O conhecimento, nesse caso, é usado para exercer controle social (Demo, 1985).

Na divisão tradicional das "etapas da profissionalização" referida por Chaves (1962, 1977), reflete-se bem o comportamento que com frequência tem caracterizado a Odontologia. As etapas seriam cinco, em escala crescente de aperfeiçoamento:

- Ocupação indiferenciada: com pessoal leigo
- Diferenciação ocupacional: leigos exclusivamente dedicados à Odontologia
- Inicial de profissionalização: com duas categorias em disputa, a dos profissionais com pelo menos 2 anos de cursos e a dos práticos, que desapareceriam na quinta etapa
- Intermediária de profissionalização: já com auxiliares e protéticos
- Avançada de profissionalização: com especialistas: a classe tem seu prestígio consolidado e aceita delegar algumas tarefas a um pessoal de nível técnico.

Infelizmente, não há coincidência positiva entre esse tipo de evolução profissional e a evolução epidemiológica populacional em Odontologia. De um lado, são em geral os países situados nas primeiras etapas que apresentam os mais baixos índices CPO; de outro, a evolução epidemiológica tem se mostrado mais favorável onde foi respeitada a divisão de trabalho entre profissionais de níveis distintos de formação, como na Nova Zelândia, na Austrália, em Cuba, em Moçambique, em Singapura etc.

Isso significa que um país na última etapa não necessariamente apresenta um sistema de saúde melhor do que se estivesse nas fases anteriores. Na verdade, a profissão odontológica deve ser medida primeiro pelo nível de saúde da população que depende de seus serviços, não pela complexidade da preparação científica de seus profissionais.

Nada há de incompatível entre a existência paralela de odontólogos em estágio intermediário ou avançado de especialização e o pessoal de formação mais curta, de nível médio ou universitário. O antagonismo entre pessoal com e sem preparo acadêmico e a negação desses por aqueles não devem necessariamente terminar com o desaparecimento dos técnicos e empíricos, mas sim com o aproveitamento científico de ambos no interesse da população que necessita de cuidados odontológicos.

NÍVEIS DE COMPLEXIDADE DO TRABALHO ODONTOLÓGICO

Em cada um dos campos de ação da Odontologia, desde a clínica geral até a reabilitação oral, pode-se identificar tarefas de distintos níveis de complexidade. No setor industrial, por exemplo, são muito aplicadas as técnicas de "análise ocupacional", pelas quais determinada atividade ou ocupação é fracionada em seus módulos de conhecimentos, permitindo que os de maior simplicidade sejam executados por pessoal com preparo elementar ou básico e os mais complexos caibam a profissionais de alto nível de formação, evidentemente os mais onerosos para a empresa.

Respeitadas as peculiaridades do trabalho em saúde, não há motivo em não empregar a análise ocupacional, com o objetivo de estender a cobertura populacional ao labor em Odontologia e ao campo da saúde em geral.

Uma vez identificadas as tarefas por seu nível de complexidade, cada uma deve ser atribuída a pessoas com o correspondente nível de formação técnica. Quando isso não é feito, dois resultados podem ser inevitáveis:

- Redução nas possibilidades de acesso aos serviços disponíveis, pelo encarecimento da atividade
- Perda de qualidade nos serviços prestados, pela inadaptação entre o tipo de recurso humano utilizado e o tipo de tarefa que lhe foi dada.

É um erro colocar um profissional com elevado padrão científico, adquirido em sofisticadas universidades, para efetuar ações de baixos requerimentos tecnológicos. O exemplo mais comum no campo odontológico refere-se ao das restaurações dentárias nos programas de atenção a escolares primários: em sua maioria, referem-se a cavidades simples, constituindo-se em atividade essencialmente mecânica que exige esforço mental mediano para sua realização. Para efetuar uma boa restauração classes I ou II com amálgama, resina ou silicato, são três os requisitos fundamentais: destreza manual, prática constante e capacidade de discernimento para equacionar situações de dificuldade momentânea, sabendo quando referir o paciente. Quando essa tarefa se repete de maneira continuada, reduzem-se ao mínimo as oportunidades de inovação ou variação, tornando-a monótona para um cirurgião-dentista que só se satisfaz realmente com trabalhos de maior densidade tecnológica, compatíveis com sua formação universitária. Em consequência, pode perder o interesse pelo que faz, tornando-se muito difícil evitar uma baixa de qualidade em seu desempenho (Leite e Pinto, 1983).

TIPOS DE RECURSOS HUMANOS

Pode-se dividir o pessoal que trabalha em Odontologia pelo nível de formação educacional ou pelo tipo de atividade exercida.

No primeiro caso, há quatro escalões: formação universitária; formação técnica ou de nível médio; auxiliar ou de nível primário e informal; ou sem preparo pelo sistema tradicional de ensino.

Quanto à atividade, são fundamentalmente duas possibilidades: os que trabalham em boca, conhecidos como pessoal operador, e os que só exercem funções de apoio, os auxiliares ou não operadores.

Uma subdivisão comum dos "operadores" consiste naqueles que executam ou não atividades irreversíveis em pacientes.

O Quadro 7.1 especifica os tipos de recursos humanos utilizados com maior frequência, agregando para cada um o respectivo nível de formação profissional, o número de anos de estudo prévio e as principais atribuições:

1. Cirurgião-dentista ou odontólogo.
2. Terapeuta ou técnico dental.
3. Protesista ou denturista.
4. Higienista dental e técnico de higiene dental ou técnico em saúde bucal.
5. Assistente, atendente ou auxiliar em saúde bucal.
6. Protético.
7. Agente comunitário de saúde bucal.
8. Empírico ou prático.

Como operadores, classificam-se os tipos 1, 2, 3, e 8, executando atividades irreversíveis. Os tipos 5 e 6 são auxiliares. E os tipos 4 e 7 podem estar em uma ou outra categoria, dependendo da profundidade das funções que executam (Allred, 1977; WHO, 1977; Conselho da Europa, 1981; Viegas, 1981; Doan, 1984; FDI, 1983; Pinto, 1995; Medcenter, 2006).

Cirurgião-dentista

Também chamado de odontólogo, refere-se a uma pessoa graduada em Odontologia por instituição de nível universitário após um curso específico ou não de duração variável conforme o país, mas normalmente de cerca de 4 anos. Inclui os "estomatologistas", quase sempre pessoal formado em cursos médicos nos quais, após uma formação básica em saúde geral (cerca de um terço das horas curriculares), ao final, dedicam-se exclusivamente à Odontologia, como em países como Espanha, Portugal, China, entre outros.

A adaptação do currículo acadêmico à realidade epidemiológica, social e econômica de cada país constitui-se hoje o ponto central da discussão sobre a formação de cirurgiões-dentistas, notadamente no mundo em desenvolvimento (Pinto, 1995; Brasil, 1994).

Currículos mais voltados para o ensino de práticas curativas e para a clínica particular costumam ser classificados como "tradicionais", enquanto os que privilegiam a promoção da saúde e têm enfoque mais coletivo denominam-se "inovados".

Dificilmente serão encontrados na prática currículos tradicionais ou inovadores puros; a maioria evolui de um modelo para o outro, com maior ou menor rapidez na dependência das mudanças verificadas na sociedade e na profissão, ou seja, de seu caráter mais ou menos progressista.

A Odontologia, por sua forte tradição liberal, é uma profissão bastante conservadora em termos de princípios, o que resulta em um amplo domínio do modelo clássico ou tradicional na maioria dos países. Exemplos nesse sentido podem ser encontrados na recente ampliação no número de vagas nos cursos acadêmicos do México e da Nicarágua, na persistência ao longo de cerca de meio século dos países industrializados na linha de contínuo aumento da oferta de cirurgiões-dentistas e de serviços apenas curativos, na luta pela posse exclusiva do mercado odontológico resistindo à "delegação" de funções e, no caso brasileiro, na abertura de novas especialidades voltadas

Quadro 7.1 Força de trabalho em Odontologia, por tipo, segundo o nível de formação profissional, o número de anos de estudo geral prévio e as funções principais.

Tipo de recursos humanos com a denominação mais usual	Nível de formação profissional	Número de anos de estudo geral exigido	Funções principais
1. Cirurgião-dentista, odontólogo	Universitário	11 a 12 anos	Atenção odontológica integral
2. Terapeuta dental, técnico de operatória dental, "enfermeiro" dental	Técnico	8 a 12 anos	Atenção básica, incluindo atividades "irreversíveis" em boca, como preparo cavitário e extrações não complexas
3. Protesista, denturista	Técnico	8 a 12 anos	Prótese em todas as suas fases, inclusive atendimento de pacientes, autônomo
4. Higienista dental, técnico de higiene dental	Técnico	8 a 12 anos	Trabalho em boca, com atividades "não irreversíveis", principalmente prevenção, educação, profilaxia, inserção de restaurações
5. Assistente, atendente ou auxiliar odontológico	Auxiliar ou informal	4 a 9 anos ou treinamento prático	Apoio aos profissionais de nível universitário ou técnico, principalmente como "auxiliares de cadeira" ou consultório
6. Protético	Auxiliar ou técnico	4 a 9 anos	Atividade laboratorial de prótese
7. Agente comunitário de saúde bucal	Técnico ou auxiliar	4 a 9 anos	Operatória básica ampliada ou limitada como técnico, e expansão de ações preventivas e educativas como auxiliar
8. Empírico, prático	Informal	—	Atenção odontológica geral, principalmente extrações e prótese

para a formação de ultraespecialistas ou para áreas muito particulares de baixo impacto epidemiológico.*

Quanto à duração do curso universitário de Odontologia e à ênfase dada ao seu conteúdo, existem três alternativas principais hoje:

- Em países industrializados, onde a cárie dentária já está sob controle, há uma política de redução de oferta de vagas, inclusive por meio do fechamento de escolas, embora alguns utilizem o artifício de aumentar a duração dos cursos. O currículo volta-se cada vez mais para a prevenção e a atenção secundária e terciária, com a periodontia, a ortodontia e a estética ganhando espaço, ao contrário do que ocorre com a endodontia
- Em regiões pouco desenvolvidas, com grande escassez de mão de obra, inicialmente formam-se profissionais em 2 anos no máximo (Figura 7.1), tempo suficiente para aportar os conhecimentos científicos necessários ao núcleo de serviços básicos, enfatizando a cirurgia, a dentisteria e a prótese. O interesse pela prevenção costuma ser pequeno. À medida que surge um mercado para a prestação de cuidados mais sofisticados, com o crescimento econômico, o número de anos do curso aumenta, introduzindo-se disciplinas novas e mais complexas
- No mundo em desenvolvimento, com grande número de odontólogos e índice de ataque de cárie em crianças e jovens decrescente, mas ainda elevado em comparação aos dois grupos precedentes – caso típico da América Latina –, torna-se também inevitável a contenção da expansão de cursos e de vagas, objetivando pelo menos igualar o crescimento profissional ao crescimento populacional. O currículo, com um mínimo de 4 anos, podendo ser alongado com a intenção de retardar o ingresso de mão de obra excedente no mercado, centra-se no combate aos problemas básicos com a cárie dentária e a doença periodontal, destacando-se na área clínica o ensino de endodontia. A prevenção e as ciências sociais assumem caráter essencial e são cada vez mais valorizadas.

Vale aqui reproduzir os comentários e as recomendações principais provenientes do grupo de especialistas reunido pela Organização Mundial da Saúde (OMS) para estabelecer imperativos educacionais para os recursos humanos da área odontológica (WHO, 1992; WHO, 1990). De acordo com o informe final do grupo, um dos mais fundamentais avanços verificados nos últimos anos no campo da saúde bucal situou-se na crescente ênfase dada às suas bases científicas, esclarecendo mecanismos biológicos envolvidos com a saúde bucal e a prevenção das doenças, e aumentando a compreensão relativa à natureza dos dois principais problemas da cavidade oral: a cárie dentária e as doenças periodontais. Em consequência, uma profissão que de início era essencialmente técnica, com um foco bastante estreito de ação, passou a assumir um papel amplo com base nas disciplinas biomédicas e sociais.

Cada vez mais, a ênfase nas ações curativas transformou-se em mais cuidados preventivos, já sendo possível hoje tornar

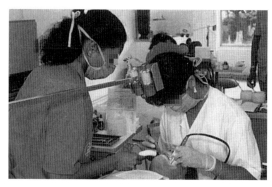

Figura 7.1 O trabalho do cirurgião-dentista ganha em rendimento e qualidade com o apoio de pessoal auxiliar.

mais realístico o ideal da manutenção da saúde. Se o tratamento é necessário, novas técnicas e materiais estão disponíveis de maneira a possibilitar a conservação dos tecidos. Cáries iniciais podem ser tratadas por meio de agentes remineralizantes e pelo uso de selantes, enquanto lesões maiores e mais profundas podem ser reparadas com mínima preparação e perdas dentais. Igualmente, tem-se demonstrado que a maioria das enfermidades do periodonto pode ser tratada por clínicos gerais utilizando procedimentos conservadores e não cirúrgicos. Aos poucos, essa bateria de procedimentos não invasivos começa a ficar disponível para muitas das demais lesões da cavidade oral e de seus contornos (WHO, 1990).

No futuro imediato, todos os países se defrontarão com o desafio da reorganização e transição de sua força de trabalho em saúde bucal, precisando tomar decisões e atitudes apropriadas. Estratégias em longo prazo deverão ser adotadas para a implementação das mudanças mais importantes. Nesse sentido, é essencial reconhecer a necessidade de uma nova política, envolvendo todo o pessoal odontológico, com o objetivo de prover pessoal adequado para efetivamente atender à população em relação à sua saúde bucal, o que não pode ser alcançado só por meio de ajustes no número e dimensões das faculdades de Odontologia existentes ou sem que se promova uma revisão radical do processo educacional e do conteúdo dos cursos (WHO, 1990; 1992).

Um novo tipo de cirurgião-dentista se torna necessário, responsabilizando-se pelos cuidados continuados da região orofacial. Esses profissionais do futuro (que se aproxima com grande velocidade) serão líderes da equipe de saúde bucal no que concerne a educação em saúde, prevenção e tratamento das doenças e manutenção dos pacientes com saúde e serão apoiados em seus trabalhos por auxiliares, como técnicos e higienistas, com funções expandidas. A amplitude de suas responsabilidades deverá abranger um crescente domínio da saúde geral de cada paciente. As doenças das estruturas dentárias e da cavidade bucal serão prevenidas, diagnosticadas e tratadas pela equipe de saúde bucal com pleno conhecimento da história médica, do estilo de vida, das características familiares e socioeconômicas, e de outras circunstâncias ambientais relevantes.

Os papéis dos diferentes tipos de profissionais que compõem a equipe de saúde bucal mudarão progressivamente. Terapeutas dentais e recursos humanos, como os higienistas, terão responsabilidades ampliadas no campo da tecnologia intermediária. Em muitos países ou locais, esse tipo de recurso humano se constituirá no principal provedor de atenção em saúde bucal, realizando procedimentos como restaurações

---

* Em 2002, foram aprovadas no Brasil quatro novas especialidades: disfunção temporomandibular e dor orofacial; Odontologia para pacientes com necessidades especiais; Ortopedia funcional dos maxilares; Odontologia do trabalho; e Odontogeriatria (CFO, 2002). Em tese, apenas a última encontra justificativa clara, pelo forte crescimento da população idosa no país. Embora essa faixa etária (de acordo com a OMS, trata-se do grupo de 65 anos ou mais), a rigor, não exija conhecimentos profissionais específicos para a prestação de cuidados odontológicos apropriados, a justificativa para sua existência é similar à da Odontopediatria, ou seja, deve-se fundamentalmente à importância numérica do grupo populacional e ao volume de problemas que pode apresentar.

dentárias e prestando cuidados relacionados, responsabilizando-se pela supervisão e orientação de trabalhadores primários de saúde. Dependendo da evolução dos padrões de doença, as tarefas de atenção à saúde bucal da comunidade (notadamente promoção e assistência, autocuidados, cuidados preventivos familiares e referência) serão executadas por uma variedade de trabalhadores de saúde, incluindo professores especialmente treinados (WHO, 1990).

Nos países, onde o acesso à universidade se mantém como um privilégio restrito às classes economicamente mais favorecidas, fica muito difícil não apenas implementar um plano de estudos que atenda a esses requisitos básicos, como também conseguir que este venha a incutir uma mentalidade social duradoura nos profissionais em formação. Na prática, é o mercado de trabalho que, por vezes, força a universidade mais tradicional a preparar recursos humanos para suas necessidades, fazendo com que tenham preferência os egressos de cursos com maior tempo dedicado à prática junto à comunidade e nas instituições prestadoras de serviço à população (Leite e Pinto, 1983; Demo, 1985; Brasil, 1994; CFO, 1994).

Terapeuta dental

Trata-se de um profissional capacitado a prestar cuidados odontológicos básicos, incluindo serviços irreversíveis na área curativa, à população. No mundo, existem variações quanto aos critérios de acesso e às características da profissão, por exemplo, em relação aos pré-requisitos exigidos para matrícula e admissão, tipo e duração dos cursos, nível de graduação, atividades permitidas, exigências ou não de supervisão pelo cirurgião-dentista, tipo de população coberta, autorização para trabalho autônomo e em clínica privada.

Originalmente, surgiu na Nova Zelândia em 1921 sob a denominação "Enfermeira Dental Escolar" (Figura 7.2), expandindo-se ao ponto de estar presente, conforme dados disponíveis em 2008, em 53 países (Nash et al., 2008; ADA, 2009).

As denominações mais comuns são terapeuta dental (TD) e técnico de operatória dental (TOD). Embora o antigo título de "enfermeiro(a) dental" seja evidentemente inadequado por envolver uma profissão congênere da área da saúde, pelo menos em um país – a China – chegou a ser aplicado com precisão, ao capacitar pessoal técnico de enfermagem que se transforma em um "odontólogo assistente" de clínica básica após mais 1 ou 2 anos de treinamento específico (Allred, 1977; WHO, 1977; Pinto, 1996).*

Em muitos países, o que se considera um terapeuta dental na verdade corresponde a um cirurgião-dentista de formação curta, já que o pré-requisito quanto à educação formal costuma ser idêntico – 11 ou 12 anos de estudo geral, variando apenas o tempo de estudo profissional (2 anos em vez de 4 ou 5). Esse é o caso, por exemplo, dos terapeutas dentais da Nova Zelândia, da Austrália, da Inglaterra, da Jamaica, do Canadá e, agora, dos EUA, onde a profissão se constitui uma alternativa tanto para o mercado de trabalho quanto para quem deseja uma formação

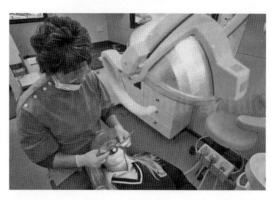

Figura 7.2 Terapeuta dental trabalhando em clínica móvel escolar em Auckland, Nova Zelândia. Crianças e adolescentes até 18 anos de idade são atendidos. Foto de Kellie Blizzard – *NZ Herald*.

mais rápida e operacional, além de permitir a proteção de comunidades sem acesso aos serviços de cirurgiões-dentistas.

Ainda que seja possível formar um terapeuta dental de nível médio, a maioria dos cursos oferecidos pelo mundo é de nível superior e tem duração mais curta que os destinados à formação de cirurgiões-dentistas.

Considerando a legislação brasileira, esse padrão corresponde à figura do tecnólogo instituído pela Resolução n. CFE/CP3 de 18/12/2002 do Conselho Nacional de Educação (MEC, 2002; CNE, 2001). Os cursos são em geral de 2 anos – podendo ser mais breves ou mais longos de acordo com a área de conhecimento a que se destinam –, fornecem Diploma de Tecnólogo e têm como pré-requisito mínimo o término do Ensino Médio completo, ou seja, 12 anos prévios de ensino formal. Os diplomados têm acesso à pós-graduação e a colocações no mercado de trabalho que exijam formação superior. Diversas áreas têm ofertado graduação nesse formato, por exemplo, em ciências humanas (logística aeroportuária, gestão empresarial, turismo, informática), biológicas (controle ambiental, gestão de saúde, saúde pública com ênfase em vigilância sanitária e epidemiológica, manejo de sistemas de informação, radiologia) e exatas (mecânica, construção civil, eletrônica, automação industrial). Não existem restrições de princípio para que uma instituição acadêmica ou um centro de formação tecnológica solicite autorização para criar novos cursos de tecnólogo no Brasil, inclusive em saúde com atribuições nos campos clínico, epidemiológico, de promoção e prevenção, entre outros.

Iniciativas desenvolvidas nas décadas de 1970 e 1980 no México com o Programa público de Netzahualcoyotl e da clínica privada Ceron na Venezuela, ambas apoiadas pela Organização Pan-Americana da Saúde (Figuras 7.3 e 7.4), tiveram grande sucesso ao empregar técnicos operadores de nível médio – com 8 ou 9 anos de educação formal anterior – reduzindo o tempo de capacitação e treinamento de campo para cerca de 6 meses. No Reino Unido (Figura 7.5), terapeutas dentais são regulamente empregados em serviços públicos e privados. Contribuiu para a redução de custos a utilização de clínicas não sofisticadas em espaços amplos com múltiplos equipamentos e profissionais, conforme modelo adotado no Brasil pelo Programa Integrado de Saúde Escolar em Brasília (Figuras 7.6 e 7.7). A alta qualidade dos trabalhos clínicos (profilaxia, restaurações, extrações não complexas) esteve sempre assegurada pela presença nos locais de trabalho de cirurgiões-dentistas supervisores. Esse modelo, embora mais tarde descontinuado, pois os países optaram pela expansão apenas da formação

---

* Estima-se a existência de 25 mil terapeutas dentais na China e 14.600 em 51 outros países e dois territórios. Destes, Tailândia, Malásia, Austrália, Nigéria e Paraguai concentram 57% dos profissionais. Os demais, pela ordem de quantidade de profissionais em atividade são Vietnã, Reino Unido, Nova Zelândia (660), Irlanda, Sri Lanka, África do Sul, Hong Kong, Holanda, Canadá, Suíça, Singapura, Jamaica, Tanzânia, Jordânia, Zimbabwe, Camboja, Letônia, Burkina Faso, Suriname, Gabão, Fiji, Mali, Guiana, Trinidad e Tobago, Etiópia, Costa Rica, Seichelles, EUA, Moçambique, Estônia, Bahrain, Laos, Barbados, Benin, Nepal, Togo, Granada, Ilhas Cook (Território), Ilhas Marshall, Botswana, Palau, Anguila (Território), Belize, Kiribati, Myanmar, Swazilândia, Bahamas e Gâmbia (Nash, 2008; FDI, 2009).

de cirurgiões-dentistas, mostrou ser mais compatível com as necessidades da população com maiores carências e com os recursos financeiros disponíveis de países em desenvolvimento, possibilitando o atendimento odontológico até mesmo na zona rural e nas periferias desfavorecidas das grandes e médias cidades (México, 1977; Ceron, 1980; Governo do Distrito Federal, 1983).

As funções atribuídas aos terapeutas dentais variam e dependem tanto do tipo de programa ao qual estão vinculados quanto do grau de resistência da profissão odontológica. O seguinte elenco de funções tem sido aceito como adequado para o nível de conhecimento de um terapeuta dental: exame bucal – desenvolvimento de ações preventivas e educativas – análise e aconselhamento dietético – anestesia local – preparo cavitário e colocação de restaurações temporárias e definitivas – profilaxia e remoção de cálculos – tomada de radiografia – capeamento e forramento pulpar – extrações não complexas de dentes temporários e permanentes – alívio da dor e infecção – encaminhamento ao cirurgião-dentista de pacientes que necessitam de cuidados complexos (Nash, 2008; Allred, 1977; Conselho da Europa, 1981). Podem também ter atribuições no campo da prótese total e parcial quando essas atividades estiverem incluídas no programa.

A qualidade de seu trabalho, conforme estudos efetuados em diversos países (Scott, 2010; Bolin, 2008; Nash, 2008; Gillespie, 1973; México, 1977; Lewis, 1978; Austrália, 1980; Logan, 1978; Ceron, 1980; Tailândia, 1984), é similar à dos cirurgiões-dentistas, como mostra a Tabela 7.1, referente a restaurações efetuadas no Programa de Saskatchewan, no Canadá, em que a superioridade do trabalho executado pelos terapeutas teve como razão, de um lado, a intrínseca simplicidade das tarefas executadas e, de outro, a extensa e repetitiva prática adquirida pelo pessoal técnico (Lewis, 1978; Ambrose, 1976).

Em um estudo sobre a distribuição global dos terapeutas dentais, Nash (2008) refere a Holanda como um exemplo ao implantar uma política de saúde bucal orientada para a redução de custos e o aumento do acesso à atenção odontológica.

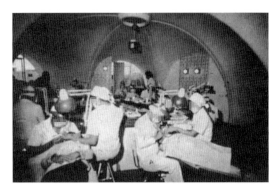

Figura 7.3 Atendimento múltiplo a pacientes de uma escola de Nezahualcoyotl, a cargo dos Servicios Coordinados del Salud del Estado del México.

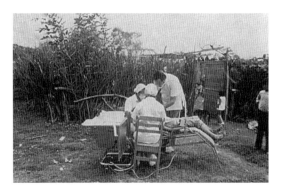

Figura 7.4 Cuidados odontológicos prestados junto ao local de moradia em uma zona rural próximo à Cidade do México.

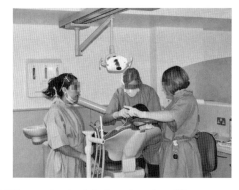

Figura 7.5 Terapeutas dentais durante aula prática em curso do Leeds Dental Institute apoiado pela British Association of Dental Therapist (2009), sendo capacitadas para prática pública e privada no Reino Unido.

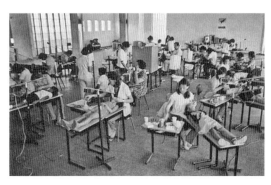

Figura 7.6 Clínica com quatro dentistas e 13 auxiliares na cidade satélite de Brazlândia, Distrito Federal (Governo do Distrito Federal, 1983).

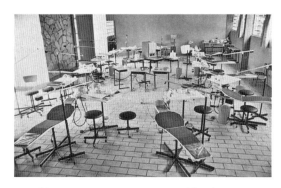

Figura 7.7 Clínica com equipamentos simplificados para tratamento intensivo com 12 equipamentos instalados em um auditório escolar na cidade satélite do Gama, Distrito Federal (Governo do Distrito Federal, 1983).

Tabela 7.1 Qualidade comparativa de restaurações de amálgamas feitas por terapeutas dentais e por cirurgiões-dentistas, em Saskatchewan, Canadá.

Qualidade	Cirurgião-dentista (em %)	Terapeuta dental (em %)
Inaceitável	21,1	3,7
Adequada	62	48,6
Excelente	16,5	47,7

Fonte: Ambrose (1976); Lewis (1978).

Ao optar pelo acréscimo desse tipo de pessoal à sua força de trabalho, o país espera que uma parte relevante dos serviços preventivos e curativos básicos seja proporcionada à população pelos terapeutas dentais, reservando aos dentistas os cuidados de maior complexidade e o tratamento de pacientes com a saúde geral comprometida.

No Reino Unido, atualmente mais de 200 terapeutas dentais são capacitados a cada ano em 15 instituições acadêmicas de reconhecido prestígio, que oferecem cursos regulares para obtenção de diploma após 2 anos e do grau de bacharel de ciências em saúde bucal (B.Sc – Bachelor of Science in Oral Health) com 1 ano adicional de estudos. A maioria é empregada do Serviço Nacional de Saúde inglês, mas pode atuar autonomamente na área privada, desde que não extrapole os limites de sua formação, que possibilita realizar restaurações em todos os dentes e extrações e terapia pulpar apenas em dentes temporários (British Association of Dental Therapist, 2009).

Na Austrália, terapeutas dentais estão presentes desde 1996 e uma reformulação da lei de prática profissional em 2000 permitiu-lhes atender crianças e adolescentes até 18 anos e, sob indicação de um cirurgião-dentista, pessoas de 19 a 25 anos, além de oferecer certos cuidados ortodônticos para todas as idades. O governo dá amplo apoio com base no Plano Nacional de Saúde Bucal 2004-2013 (Australian Health Minister's, 2004; Public Health Association Australia, 2010). De cada dez terapeutas dentais, nove trabalham no *School Dental Service* (Serviço Dentário Escolar), e os demais atuam em clínicas comunitárias e em prática privada oferecendo serviços de ortodontia e clínica geral limitados à realização de restaurações em geral, extrações de dentes temporários, tomada de radiografia e de impressões, exame bucal e prescrição de tratamento, além de educação e prevenção em saúde bucal. As sete maiores universidades australianas oferecem cursos de bacharel em saúde bucal com 3 anos de duração (Satur, 2009; Victorian Government, 2011; ADOHTA, 2011; Nash, 2008).

Os terapeutas dentais continuam sendo preparados no Canadá por meio da National School of Dental Therapy, de Saskatchewan, para prestar atendimento a populações aborígenes: "Inuits e First Nations people", prestando serviços ao ramo do Health Canada, correspondente ao Ministério da Saúde, que atende a essas comunidades. Cerca de 67% dos terapeutas dentais canadenses atuam em Saskatchewan e 12% nos três territórios do norte, estando os demais distribuídos pelo restante do país, alguns em prática privada. O curso, financiado com verbas federais, é de 2 anos e prepara esse profissional para assistir às comunidades proporcionando cuidados odontológicos clínicos que incluem restaurações rotineiras e extrações, além de educação e prevenção em saúde bucal, familiarizando os alunos com os valores e a cultura dos povos originários (First Nations University, 2011; Saskatchewan Dental Therapist Association, 2010). Diante da escassez de oferta de profissionais especialmente para atuar nas províncias mais remotas e frias do Canadá, o governo tem procurado estimular a imigração de jovens dispostos a se tornar terapeutas dentais.

Originalmente desempenhando suas tarefas somente no serviço público escolar, hoje os terapeutas dentais da Nova Zelândia têm autorização para trabalhar na prática privada, após capacitação em cursos oferecidos principalmente pela Faculdade de Odontologia de Otago, na cidade de Dunedin, que proporciona formação em curso de 3 anos (Otago University, 2011). Os terapeutas dentais (ex-enfermeiros dentais) são responsáveis pela cobertura universal das crianças nas escolas neozelandesas e, em boa parte, pela virtual eliminação das perdas dentárias e pelo forte declínio na prevalência de cárie (Nash, 2008). Atualmente, a maioria trabalha no setor público para o School Dental Service e em clínicas para adolescentes de até 18 anos de idade, ainda que uma parcela atenda em clínicas privadas inclusive em prática independente, com um sistema de referência para um cirurgião-dentista quando da necessidade de cuidados mais complexos (New Zealand Dental Council, 2011; New Zealand Herald, 2011; New Zealand Ministry of Health, 2008).

Com a aprovação da Reforma da Saúde pelo governo Obama, os EUA iniciaram em 2010 um amplo programa de apoio à formação de novos tipos de pessoal odontológico (ADA, 2011), destinando recursos financeiros para 15 projetos de capacitação de *alternative dental health providers* (provedores alternativos de saúde bucal), no período de 2010 a 2015 e com particular ênfase ao modelo de *Dental Health Aide Therapists* (Terapeutas de Apoio em Saúde Bucal) no Alasca, conforme descrito a seguir.

Minnesota é outro estado norte-americano que, visando a aumentar o acesso a cuidados odontológicos, aprovou a formação acadêmica de *Dental Therapists e Advanced Dental Therapists*, autorizados a prestar serviços preventivos, restauradores e extrações de dentes permanentes e temporários em prática independente mediante um acordo de colaboração firmado com um cirurgião-dentista (ADHA, 2010; Minnesota Government, 2010).

Terapeuta dental no Alasca

No Alasca, cerca de 87 mil nativos vivem em comunidades isoladas, em geral não acessíveis por estrada até mesmo nos poucos meses de verão. Além dos custos muito elevados de transporte e do isolamento total nos meses de frio mais intenso, profissionais visitantes enfrentam barreiras culturais e, por vezes, linguísticas que dificultam a comunicação com a população. Tanto o Indian Health Service quanto as clínicas pertencentes às organizações tribais têm tido pouco sucesso em engajar e reter cirurgiões-dentistas, o que tornou a prevalência de cárie dentária cinco vezes superior à média geral do país (US Department of Health, 2002; Sekiguchi, 2005; Bolin, 2008; Smith, 2007).

Ao decidir empregar terapeutas dentais e constatando a inexistência de cursos de formação nos EUA, o programa federal de Apoio à Saúde Comunitária no Alasca enviou três grupos de seis estudantes à Universidade de Otago na Nova Zelândia entre 2003 e 2005, colocando-os de imediato para atender os nativos nas clínicas tribais. Desde 2007, a formação dos *dental health aide therapist* (DHAT) foi assumida pela universidade do estado de Washington mediante acordo com o Alaska Native Tribal Health Consortium.

No Alasca, esse terapeuta é um profissional que presta serviços preventivos e de atenção básica incluindo profilaxia, restaurações e extrações simples, trabalhando sob supervisão profissional e sendo membro da equipe odontológica (WK Kellogg, 2011).

O programa de ensino envolve um período prévio de 6 semanas com treinamento *on-line* em anatomia e fisiologia, seguido por 1 ano em Seattle e mais 1 ano de prática cínica na cidade de Bethel, situada a 550 km da capital e referência para 56 pequenas localidades do delta do Yukon (Figura 7.8). Bolsas de estudo são custeadas pelas organizações tribais, que garantem emprego por 4 anos. No 1º ano, o currículo inclui matérias de odontologia comunitária, prevenção, comunicação via telemedicina, saúde materna, diabetes, geriatria, reparo de equipamentos, coleta de dados, educação em saúde bucal, reconhecimento de riscos em saúde bucal, triagem de pacientes, avaliação das condições bucais, administração da clínica, odontologia restauradora, manutenção periodontal, anestesia local e cirurgia menor, controle da infecção, extração de dentes temporários e permanentes, alívio da dor e da infecção.

De acordo com a Tribal Health Organization, em sua oferta pública de emprego que aceita candidatos de fora do Alasca, os DHAT "destinam-se a prover cuidados restauradores de rotina e ser ativos embaixadores em prevenção da saúde bucal em suas comunidades" (Alaska Native Tribal, 2011; Yukon-Kuskokwim Health, 2011). O trabalho, sob supervisão regular de cirurgião-dentista, consiste em desenvolver todo o conjunto de ações para as quais são preparados proporcionando cobertura populacional sem restrições etárias (Nash, 2008; US Department of Health, 2011; Dental Therapist, 2011; Alaska Native Tribal, 2011a, 2011b).

Avaliações independentes têm constatado a qualidade do trabalho dos DHAT. Bolin (2008) concluiu que "nenhuma evidência foi encontrada para indicar que tratamentos odontológicos irreversíveis feitos pelos DHAT diferem de tratamentos similares executados por dentistas". A fundação WK Kellogg, que subsidia o programa, constatou que os DHAT estão operando de maneira segura com aceitação muito positiva por parte das comunidades atendidas (Scott, 2010). A iniciativa tem apoio da American Public Health Association (APHA, 2008) e faz parte das linhas inovadoras beneficiadas pela Reforma da Saúde de 2009.

Protesista ou denturista

Trata-se de técnicos de laboratório de prótese que recebem autorização legal para fazer próteses removíveis diretamente no paciente sem necessidade de prescrição ou supervisão de um cirurgião-dentista, sendo conhecidos na Dinamarca, na Finlândia, no Canadá, nos EUA e na Austrália. Na região escandinava, recebem um treinamento de 2 anos, aos quais são acrescentados 2 anos mais de atividades práticas e, então, recebem autorização para trabalho autônomo. São formados nas escolas estatais de Aarhus na Dinamarca e em Helsinque na Finlândia; em 1982, seu número era, respectivamente, de 650 e de 350 nesses países, onde responsabilizavam-se por cerca de 60 e 40% das dentaduras existentes (Frandsen, 1982; OMS, 1982B; Heloe, 1982; Doan, 1984). Nos EUA, os denturistas têm suporte legal para atuar livremente em pelo menos quatro estados graças a vitórias obtidas em plebiscitos específicos.

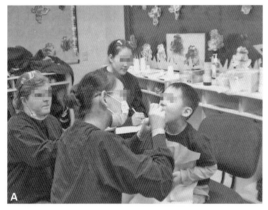

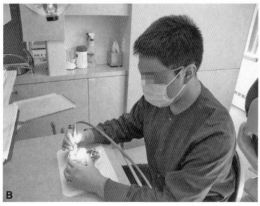

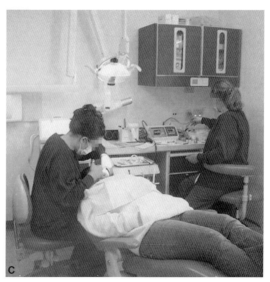

Figura 7.8 Terapeutas dentais (Alaska's Dental Health Aide Therapist) em Fort Yukon e Hydaburg, Alasca. **A.** Aplicação de flúor. **B.** Treinamento com modelo. **C.** Atendimento a paciente.

Técnico em saúde bucal/Higienista

É designado desse modo o pessoal auxiliar que, formado em cursos regulares, executa sob supervisão direta do cirurgião-dentista ações "reversíveis" – basicamente profilaxia, prevenção e, em alguns países, restaurações em cavidades já preparadas.

Higienistas, com uma conotação essecialmente preventiva, têm larga atuação nos países desenvolvidos, notadamente nos EUA e na Escandinávia, constituindo-se um dos principais agentes da expansão dos programas de fluoretação em seus diversos métodos – aplicação tópica, bochechos, comprimidos etc. – nesses países, onde apresentam um alto grau de independência profissional. Ao observar, por exemplo, uma higienista dinamarquesa trabalhando, ver-se-á que há uma divisão muito nítida entre as suas atribuições e as dos cirurgiões-dentistas, o que facilita muito o desenvolvimento do trabalho. Se é verdade que ela não executa tratamentos irreversíveis em pacientes, também o é que o cirurgião-dentista não intervém no seu campo legal de atuação. Assim, as linhas preventiva e educativa, e todo o "entorno do paciente" constituem os domínios da higienista, que programa, executa e presta contas do trabalho que lhe cabe, atuando sob supervisão indireta do cirurgião-dentista (Dinamarca, 1997, Striffler et al., 1983; Danish Dental Association, 1995; Dunning, 1984).

A denominação "técnico em saúde bucal" passou a vigorar no Brasil desde a regulamentação oficial da profissão em 2008 (Brasil, 2008), substituindo o título original de técnico em higiene dental (CFO, 1987). Suas competências, listadas a seguir, não incluem atividades operativas. Com isso, o Brasil passou a contar com uma profissão de nível técnico com elevados requerimentos educacionais prévios, mas pouco atrativa, já que limitada a ações preventivas em consultório em um quadro epidemiológico no qual, pelo menos em relação à cárie dentária, se tornaram menos frequentes.

Compreendem competências do técnico em saúde bucal no Brasil:

I – participar do treinamento e da capacitação de auxiliar em saúde bucal e de agentes multiplicadores das ações de promoção à saúde;
II – participar das ações educativas atuando na promoção da saúde e na prevenção das doenças bucais;
III – participar na realização de levantamentos e estudos epidemiológicos, exceto na categoria de examinador;
IV – ensinar técnicas de higiene bucal e realizar a prevenção das doenças bucais por meio da aplicação tópica do flúor, conforme orientação do cirurgião-dentista;
V – fazer a remoção do biofilme, de acordo com a indicação técnica definida pelo cirurgião-dentista;
VI – supervisionar, sob delegação do cirurgião-dentista, o trabalho dos auxiliares de saúde bucal;
VII – realizar fotografias e tomadas de uso odontológicos exclusivamente em consultórios ou clínicas odontológicas;
VIII – inserir e distribuir no preparo cavitário materiais odontológicos na restauração dentária direta, vedado o uso de materiais e instrumentos não indicados pelo cirurgião-dentista;
IX – proceder à limpeza e à antissepsia do campo operatório, antes e após atos cirúrgicos, inclusive em ambientes hospitalares;
X – remover suturas;
XI – aplicar medidas de biossegurança no armazenamento, manuseio e descarte de produtos e resíduos odontológicos;
XII – realizar isolamento do campo operatório;
XIII – exercer todas as competências no âmbito hospitalar, bem como instrumentar o cirurgião-dentista em ambientes clínicos e hospitalares.

Assistente, atendente ou auxiliar em saúde bucal

O assistente ou auxiliar odontológico apenas exerce funções de apoio ao cirurgião dentista/terapeuta dental ou higienista, trabalhando quase sempre como "auxiliar de cadeira" sem autorização para operar diretamente na cavidade bucal. No Brasil, a denominação da categoria foi modificada de "auxiliar de consultório dentário" para "auxiliar em saúde bucal" (Brasil, 2008), competindo-lhe as seguintes tarefas:

I – organizar e executar atividades de higiene bucal;
II – processar filme radiográfico;
III – preparar o paciente para o atendimento;
IV – auxiliar e instrumentar os profissionais nas intervenções clínicas, inclusive em ambientes hospitalares;
V – manipular materiais de uso odontológico;
VI – selecionar moldeiras;
VII – preparar modelos em gesso;
VIII – registrar dados e participar da análise das informações relacionadas ao controle administrativo em saúde bucal;
IX – executar limpeza, assepsia, desinfeção e esterilização do instrumental, equipamentos odontológicos e do ambiente de trabalho;
X – realizar o acolhimento do paciente nos serviços de saúde bucal;
XI – aplicar medidas de biossegurança no armazenamento, transporte, manuseio e descarte de produtos e resíduos odontológicos;
XII – desenvolver ações de promoção da saúde e prevenção de riscos ambientais e sanitários;
XIII – realizar em equipe um levantamento de necessidades em saúde bucal;
XIV – adotar medidas de biossegurança visando ao controle de infecção.

Trata-se do tipo de pessoal mais amplamente empregado pela Odontologia em todo o mundo, em geral com treinamento em serviço dado pelo próprio cirurgião-dentista em sua clínica privada.

Protético

Compreende uma categoria auxiliar que, mediante prescrição do odontólogo, confecciona próteses dentárias em laboratório. Está presente em todos os países onde a profissão odontológica alcançou *status* universitário. No Brasil, diferencia-se o pessoal "sênior" do "júnior" sob os títulos respectivos de "técnico e auxiliar de laboratório de prótese odontológica".

Agente comunitário de saúde bucal

Trata-se de pessoal de nível auxiliar ou técnico que trabalha em comunidades isoladas nas quais não existem recursos formais de atenção odontológica, sob supervisão eventual ou periódica do cirurgião-dentista ou terapeuta dental, prestando cuidados primários de saúde à população local.

É conhecido nos países em desenvolvimento como trabalhador primário de saúde e quase sempre é um membro da comunidade na qual trabalha (Conselho da Europa, 1981; Doan, 1984).

Recebe um treinamento básico variável entre 50 e 300 h, conforme as tarefas que lhe são atribuídas e sua formação geral.

Há três subtipos principais a considerar:

- Agentes específicos de Odontologia com atribuições básicas amplas no campo da operatória dental
- Agentes específicos de Odontologia com atribuições limitadas e elementares no campo da operatória dental
- Agentes de saúde geral do sistema médico.

Em sentido estrito, o agente comunitário de saúde bucal não representa um tipo distinto de recurso humano em Odontologia, pois suas funções confundem-se com as do terapeuta dental ou com as do higienista. Está aqui identificado separadamente com a intenção de destacar a importância de seu trabalho, considerando que pelo menos uma de suas características comuns: o isolamento geográfico do sistema formal de prestação de cuidados de saúde, com o qual se relaciona apenas eventual ou periodicamente.

O princípio essencial de que em cada comunidade humana deve haver uma pessoa que faça Odontologia só pode ser universalizado se a figura do agente comunitário de saúde bucal for aceita.

Tratando-se de populações sem acesso próximo ao sistema de atenção pública ou privada e com índices altos ou moderados de problemas bucais, não se pode limitar o trabalho desse profissional ao desempenho de ações preventivas e educativas, pois existe uma ativa demanda por cuidados curativos básicos que deve ser satisfeita.

Subtipos de agente comunitário de saúde bucal

Com atribuições básicas ampliadas de operatória, esse profissional tem atuado notadamente em regiões com escasso pessoal profissional e crescentes problemas dentais, como Moçambique, Tailândia e Papua-Nova Guiné, objetivando proporcionar cuidados preventivos e tratamento emergencial às doenças de maior ocorrência entre a população em geral.

O agente comunitário de saúde bucal com atribuições limitadas de operatória ou mesmo dedicado exclusivamente a realização de profilaxias, medidas preventivas e educação em saúde vem tendo crescente aceitação tanto no mundo em desenvolvimento quanto nas nações industrializadas.

Em áreas e em populações de difícil acesso para o cirurgião-dentista ou que permitem apenas visitas profissionais periódicas, o trabalho desse técnico tem grande validade, competindo-lhe, na parte curativa, a identificação das principais patologias bucais, a prestação de cuidados iniciais a processos infecciosos como abscessos e problemas periodontais avançados, a atenção a alveolites e hemorragias, os primeiros socorros a fraturas e deslocamentos maxilares, a colocação de cimentos temporários em cavidades de cáries e a dispensação de medicamentos básicos.

Já nas zonas urbanas, junto à comunidade de baixa ou média renda, a expansão das ações preventivas cada vez mais baseia-se no agente comunitário de saúde bucal, que pode ir de casa em casa – no estilo dos "visitadores sanitários" usados na área médica – ou fixar-se em espaços físicos em geral cedidos pelas organizações de representação comunitária. Na Europa, vários países empregam os "auxiliares odontológicos de comunidade" ou trabalhadores preventivos, cujas funções são: "educação de grupos; cooperação com o pessoal dos setores de saúde, social e escolar; organização e execução de medidas preventivas para grupos de escolares, deficientes físicos, pacientes geriátricos etc." (Conselho da Europa, 1981; Andersen *et al.*, 1995)

Muito comumente, o agente de saúde geral já existente nas unidades do sistema público – ou agente de saúde comunitária, como conhecido no Brasil –, é o único recurso humano disponível na comunidade. Trata-se, então, de acrescentar um módulo de conhecimentos odontológicos ao seu treinamento global, fazendo-o exercer outras funções de acordo com o tempo que puder ser liberado de suas demais atividades.

Nesse caso, os responsáveis pelo programa de Odontologia devem ter o cuidado de solicitar e utilizar apenas uma parte do tempo do agente de saúde comunitária. Contudo, as prioridades de um só trabalhador de saúde consistem na prestação de cuidados aos grupos de alto risco na estrutura de mortalidade, como as crianças de 0 a 5 anos, as gestantes e os enfermos, não se justificando sua ocupação abrangente em uma nova atividade – a odontológica –, mesmo que essa apresente grande demanda.

Aqui, cabe ainda acrescentar os agentes informais, pessoas de pequenas comunidades ou de setores comunitários que recebem um treinamento mínimo para poder ajudar os demais em suas dificuldades cotidianas, além de identificar casos que necessitem de atenção clínica encaminhando-os ao sistema de saúde oficial com o qual se relacionam, prestando e recebendo apoio.

Empírico ou prático

Os empíricos ou dentistas-práticos compõem o setor informal da mão de obra odontológica, reunindo pessoas sem treinamento ou capacitação em cursos regulares.

O exercício de suas atividades é considerado ilegal no Brasil e em muitos outros países, variando bastante o grau de aceitação ou tolerância por parte da profissão odontológica formal. Na América Latina, os "teguas" colombianos e os "empíricos" panamenhos ou mexicanos são exemplos de uma livre oferta de serviços. Singapura e Coreia estão entre os países que reconhecem plenamente os chamados "praticantes não qualificados", que, sob essa expressa condição, inscrevem-se nas respectivas associações odontológicas nacionais (Asian, 1983).

A aprendizagem se dá com um cirurgião-dentista ou com um outro dentista-prático, em uma relação de ensino pessoal na qual o "aluno" avança de forma gradativa de observador para ajudante e, finalmente, operador. Embora existam exceções, os práticos têm seus consultórios instalados em localidades de pequeno porte ou em comunidades periurbanas de baixa renda, cobrando preços bem abaixo do mercado pelos serviços prestados.

Primeiro, as extrações e, em seguida, a prótese compõem a fatia principal da atividade do prático, mas as restaurações e o tratamento endodôntico fazem parte frequente de seu trabalho. Considerando-se que os centros de saúde e ambulatórios oficiais costumam oferecer apenas extrações dentárias, os demais serviços são executados pelos empíricos.

Há um enorme vazio quanto ao estudo científico das atividades desse tipo de pessoal, provocado pela forte pressão da profissão odontológica que prefere combater a existência de tão expressivo contingente. Na década de 1970, professores da Faculdade de Odontologia de Antioquia em Medellín, Colômbia, desenvolveram um programa de treinamento específico para os numerosos práticos lá existentes com o objetivo de aportar conteúdos científicos às práticas que já exercem (Ceron, 1980). Uma exceção refere-se ao trabalho elaborado na Universidade de Brasília, intitulado "O Mundo Composto: introdução ao estudo de um sistema tradicional de ação para a saúde" e que analisou sob um ponto de vista ao mesmo tempo antropológico e médico as várias linhas de práticas alternativas na região noroeste de Minas Gerais (Ibañez-Novion e Serra, 1978).

De acordo com os autores, os práticos "atuam em uma faixa contígua ao do sistema oficial e não são procurados só como eventuais substitutos dos doutores ou porque seus serviços são mais acessíveis em termos de remuneração; veem-se muitas vezes preferidos por um motivo mais profundo, pois no dizer da população eles *são de confiança*".

Na verdade, as diferenças entre um médico ou cirurgião-dentista e um empírico costumam ser compreendidas com clareza pela clientela, como se vê no Quadro 7.2.

Em países como a China (Figura 7.9), profissionais que no Brasil seriam considerados empíricos atuam normalmente nos serviços de proteção à saúde da população.

Em uma análise comparativa com as demais categorias de profissionais empíricos da área da saúde, o dentista prático pode ser considerado o tipo menos complexo,* fazendo parte de um "subsistema imitativo" (com os protomédicos), cujas características principais são:

- Estrutura-se como um domínio delimitado e marcado pelo sistema formal, em cuja órbita se movimenta e em cujo cerne forma, não raro, um enclave
- Executa apenas atividades mecânicas, com base na habilidade e destreza manual
- Copia com a maior fidelidade possível as técnicas de trabalho do sistema formal
- Tem uma ideologia própria de saúde que o distingue radicalmente do sistema formal
- Aperfeiçoa-se nos mesmo livros e publicações utilizados pelos cirurgiões-dentistas
- Ao lado de práticas úteis, em razão de seu escasso conhecimento científico, adotam também práticas inúteis e algumas prejudiciais à saúde
- Dedica-se apenas a ações curativas
- Manipula medicamentos alternativos além dos "normais"
- Desenvolve uma linha própria de captação de pacientes, muitas vezes bem mais ativa e com melhores resultados que os dos cirurgiões-dentistas

De fato, tanto na clínica particular em que a clientela costuma ser de nível econômico mais alto, quanto nas unidades do setor público, os profissionais em geral não têm tempo para deter-se junto a cada doente o quanto gostariam. A distância social e o hiato ideológico entre os protagonistas – de um lado uma pessoa comum do povo e de outro um profissional de nível universitário – representam obstáculos notáveis à identificação e à aceitação comuns (Ibañez-Novion e Serra, 1978).

Na base da solidez evidenciada pelo sistema formado pelos práticos, três fatores são fundamentais:

- As atividades mais frequentes executadas pelos dentistas práticos são mecânicas em sua essência e pessoas com destreza manual evoluída conseguem após treinamento *tête-à-tête* aprendê-las razoavelmente. Se todos os trabalhos de cirurgia, prótese e dentística fossem de má qualidade, o sistema não sobreviveria. Normalmente, não se dizem "dentistas de verdade", e sim entendidos e experientes, o que os distingue dos charlatães
- O preço dos serviços é bem menor; a população de baixa renda não tem recursos financeiros para frequentar a clínica privada do sistema formal e a oferta do setor público é muito restrita. Assim, mesmo sabendo que a qualidade do trabalho oferecido pelos dentistas práticos é inferior à dos cirurgiões-dentistas, e que apenas os "serviços mais simples" são razoavelmente confiáveis nos primeiros, as pessoas os procuram forçadas pelas circunstâncias
- A linha de perseguição policial adotada pelos conselhos de Odontologia em geral tem efeito oposto ao pretendido, fortalecendo os práticos. A população os defende e protege porque fazem parte do mesmo estrato social e muitas vezes a lógica popular conclui no sentido de que o empírico "só é perseguido porque é bom"

Quadro 7.2 Diferenças entre praticantes empíricos e profissionais do sistema formal de saúde, segundo o ponto de vista de pessoas da comunidade, no noroeste de Minas Gerais, Brasil.

Médico ou odontólogo	Empírico
Tem um diploma	Tem um dom
Tem estudo	Tem experiência
Conhece as doenças do corpo	Sabe das doenças das pessoas
Não trava conhecimento com o doente	Conhece a vida do doente
Não dá atenção pessoal ao doente	Dá atenção pessoal ao doente
Vem de fora	É do povo
Dá receitas	Ensina remédios
Tem autoridade	Tem prestígio
Não tem pena	Tem pena
Erra	Não dá jeito
Confia na ciência	Confia em Deus
Trabalha em Medicina (Odontologia)	Vive de curar e de tratar

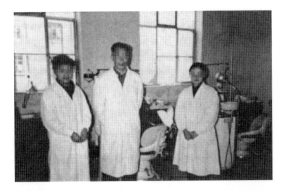

Figura 7.9 Após 2 anos de observação e aprendizado direto com um praticante mais experiente, o chinês ao centro da foto foi considerado apto e recebeu uma clínica onde lidera uma equipe composta por outro profissional e um auxiliar. Seus serviços são considerados de boa qualidade e apreciados pela população. Em muitos países, seria considerado um empírico e sofreria restrições quanto ao seu trabalho.

---

* A escala de complexidade coloca em seu ponto mais alto os empíricos da área de Psicologia e Psiquiatria, os quais têm ou usam conhecimentos distintos aos dos médicos, seguindo uma linha alternativa e não dependente daquela ensinada nas universidades. Em postos intermediários, estão categorias como a de enfermeiros populares, parteiras, entendidos, raizeiros e outros.

Em conclusão, parece não haver dúvida quanto à inadequação da tática até hoje seguida pela profissão de combate frequente ao exercício não científico da Odontologia, pois não o elimina nem protege a população de todos os erros e imperfeições técnicas desse tipo de atendimento. A análise mais aprofundada desse fenômeno e a integração dos práticos a um mercado de trabalho do qual já fazem parte ainda se constitui um tabu a ser superado.

As propostas de legalização do exercício dos práticos frequentemente apresentadas no Congresso Nacional Brasileiro são de débil fundamentação teórica e desejam um mero confinamento geográfico ou definem "atividades simples" para práticos que não teriam como ser obedecidas e supervisionadas na realidade, não contribuindo para a solução do problema.

As soluções deverão ser encontradas por meio de programas de treinamento científico para o pessoal informal e seu aproveitamento em funções específicas, sempre que possível em campos não clínicos, figurando o exemplo dos "denturistas" como uma opção factível em alguns países.

DA SELEÇÃO AO APRENDIZADO CONTÍNUO DO PESSOAL TÉCNICO E AUXILIAR

Em quanto tempo forma-se um técnico ou um auxiliar de saúde profissionalmente capaz e aceito pela comunidade à qual deve servir? A resposta a essa questão traduz a essência da política de atenção primária à saúde, mas nem sempre pode ser dada com facilidade, pois não basta informar os meses ou anos de estudo formal a que cada um se submete.

A real capacitação em uma função ligada à saúde surge como uma consequência lógica de quatro etapas:

- Tendência pessoal para exercer esse tipo de atividade, identificada por um processo criterioso de *seleção* de pessoal
- Treinamento adequado
- Prática constante
- Aprendizado contínuo.

Ninguém se transforma em um terapeuta dental completo após 6 meses de curso; em um auxiliar odontológico após 2 ou 3 meses; ou mesmo em um cirurgião-dentista com 4 ou 5 anos de faculdade. O profissional seguro de si e realmente apto nasce aos poucos, com o exercício prático e com o estudo da realidade epidemiológica e social da região onde trabalha, mesmo que seu curso de formação tenha sido o mais bem avaliado.

A *seleção* deve ser feita de preferência na mesma área de implantação dos serviços, com candidatos indicados pela comunidade. Os níveis mínimos de escolaridade prévia e de faixa etária variam conforme a função a ser exercida e as condições locais. Os requisitos técnicos básicos a serem verificados no caso de pessoal básico em Odontologia são fundamentalmente: higiene pessoal e do meio ambiente onde vive o candidato; interesse pela própria saúde e das pessoas que o cercam; relacionamento com a comunidade e aceitação por ela; destreza e habilidades manuais; e conhecimentos sobre idioma oficial e do linguajar local.

Cada aspecto ganhará maior ou menor ênfase de acordo com o local de trabalho e o tipo de pessoal a ser formado. Em centros urbanos maiores, por exemplo, é comum receber um pessoal com níveis altos de educação formal, enquanto na zona rural mesmo a apresentação de certificados de conclusão de apenas as primeiras quatro séries do primeiro grau por vezes é rara. Nesses casos, o treinamento deve ser adaptado à clientela, e não o contrário.

Especialmente em comunidades menores, a introdução de agentes não locais de saúde tem contra si a forte possibilidade de manter a dependência em relação à intervenção externa, impedindo, assim, o desenvolvimento de uma consciência e de mecanismos de autodefesa. Os encarregados de efetuar um trabalho preliminar de contato e motivação precisam sempre explicar o que será feito e quais as características mais apropriadas do pessoal a ser treinado para uma melhor indicação pela comunidade.

Os cursos de formação do pessoal técnico e auxiliar odontológico devem ser eminentemente operativos, utilizando um modelo de ensino sequencial de "prática – teoria – prática" em vez do tradicional "teoria – prática – teoria". Um sistema muito eficiente de treinamento em serviço fundamentado no aprendizado manual direto em paciente desde o início, com aporte gradativo de conhecimentos teóricos, foi desenvolvido pelo Programa Integrado de Saúde Escolar (PISE), em Brasília (Governo do Distrito Federal, 1983), no seu período inicial e, também, pela Universidade do Panamá (Chang, 1984).

A experiência tem demonstrado o sucesso dessa metodologia de ensino que propicia significativos ganhos de tempo, qualidade e custos sobre os cursos ortodoxos.

Quanto ao conteúdo do curso, existem duas alternativas básicas: o ensino compacto, no qual todos os conteúdos que teoricamente fazem parte das atribuições daquele determinado tipo de recurso humano compõem seu currículo escolar; e modulado, em que apenas são dados os ensinamentos que terão aplicação prática de acordo com o programa de trabalho ao qual o treinamento depois se incorporará.

O ensino modulado baseia-se no princípio de que um conhecimento não praticado se perde a curto prazo, além de visar a reduzir os custos de treinamento e proporcionar ao sistema prestador de serviços um pessoal com capacitação específica para o trabalho em menos tempo.

Por exemplo, o Brasil dispõe dos conhecimentos sobre radiologia e prótese que fazem parte do elenco possível de atribuições aos técnicos de higiene dental. Não haveria razão para ensiná-los se fossem atuar em um programa para escolares. Contudo, se o programa incorporasse essas atividades, um módulo de ensino sobre prótese e outro sobre radiologia seriam acrescentados.

O ensino compacto ou curso único é defendido pelos que desejam dar uma formação mais ampla e generalista ao pessoal de nível médio, incluindo muitas vezes nesse conceito os conteúdos típicos do ensino regular. Nesse sentido, os cursos necessariamente deveriam ser mais longos, valorizando o papel do setor educacional.

Uma vez mais é a realidade local com suas condições particulares de mercado de trabalho, aceitação do pessoal de nível médio pelos profissionais universitários, possibilidades de realização do treinamento em termos de disponibilidades de local e de recursos humanos e financeiros que deve determinar qual o melhor modelo.

No Peru, quando da reformulação do sistema de ensino praticada durante os anos 1970, a principal opção foi pela formação de terapeutas dentais em nível de segundo grau, em cursos de 6 semestres nos quais se mesclavam conhecimentos gerais típicos dessa fase educacional com os de caráter técnico. O exemplo referido, do PISE em Brasília, refere-se ao treinamento modulado.

Em uma pesquisa conduzida com um grupo brasileiro de técnicos de higiene dental e de auxiliares de consultório dentário preparados da forma modular, 72% opinaram favoravelmente ao curso único, argumentando que, dessa forma, teriam desde logo um melhor currículo a apresentar, com maior facilidade para obter ou trocar de emprego (Leite e Pinto, 1983).

Sobre a melhor localização dos cursos de preparação de pessoal técnico e auxiliar, as duas alternativas principais consistem nas instituições específicas de ensino e unidades de prestação de serviço.

As escolas técnicas vêm sendo utilizadas principalmente nos países desenvolvidos, seja como unidades de ensino exclusivo para pessoal de nível médio e primário, seja na forma de cursos embutidos nas universidades. Sempre quando de um sistema educacional bem integrado com a rede de prestação de cuidados de saúde, essa linha pode produzir respostas satisfatórias.

No mundo em desenvolvimento, o método com melhores resultados tem sido o da "formação em serviço", ou seja, um programa de treinamento adaptado ao funcionamento normal das unidades de atendimento ao público, possibilitando desde o início o contato do aluno com o ambiente que, depois, terá de modificar com o seu trabalho.

A terceira etapa consiste na *prática constante*, o que significa, por um lado, o aproveitamento de todos os recursos humanos submetidos ao sistema de treinamento e, por outro, a existência de um programa adequado de trabalho que torne possível a incorporação gradativa do novo profissional ao esquema de atendimento à população e lhe dê oportunidades de aperfeiçoamento.

A quarta etapa, de *aprendizado contínuo,* é tão ou mais importante que as anteriores, embora com frequência desprezada em muitos programas de saúde nos quais, após o curso de capacitação, o agente é esquecido, passando a exercer isoladamente suas atividades.

Existem cinco maneiras de proporcionar esse aprendizado, com as melhores chances de êxito, estando ao lado daqueles que conseguirem ativá-las concomitantemente:

- Supervisão
- Contato com unidades de atendimento mais complexo
- Cursos de reciclagem
- Discussão com técnicos ou auxiliares do mesmo nível
- Integração com a comunidade.

A *supervisão*, a cargo de um profissional de nível superior ao do trabalhador de campo, representa um mecanismo de apoio e acompanhamento da ação local. Pode ser eventual ou periódica quando se tratar de pessoal em áreas remotas ou com elevada autossuficiência técnica; indireta quando um ou vários auxiliares trabalham no mesmo ambiente do supervisor e um percentual de casos é analisado em conjunto; e direta, quando todos os trabalhos realizados são examinados.

Para seu sucesso, é vital que que não seja confundido com controle e fiscalização. Trata-se de uma relação de ajuda, na qual a discussão de casos práticos possibilita o aporte de novos conhecimentos e o aperfeiçoamento do desempenho de quem a recebe.

O contato com unidades mais complexas de atendimento possibilita, entre outras vantagens, a "observação silenciosa" de técnicas de trabalho e o conhecimento mais preciso dos centros e hospitais para os quais devem ser encaminhados os problemas que excedem a capacidade de atuação do agente. Dependendo do tipo de recurso humano, esse contato pode compreender visitas periódicas a distintas unidades ou de estadas de 1 dia por semana ou mês, de 1 semana por mês ou ano etc., adaptando-se às condições locais.

Para técnicos ou auxiliares que atuem em programas escolares, por exemplo, a observação de clínicas de endodontia, periodontia, prótese e, também, de operatória dental de outros grupos etários e de problemas complexos relacionados com os casos com os quais diariamente lida – dentes com cavidades compostos, restaurações com materiais mais sofisticados – costuma ser de extrema utilidade.

Os cursos de reciclagem frequentemente são mais proveitosos que o curso básico inicial, pois atuam sobre uma experiência de campo acumulada que origina um maior interesse pelo que é ensinado.

A discussão com o pessoal de nível similar faz da troca de experiências uma preciosa fonte de aprendizado, pois se processa em condições de igualdade, na mais livre expressão do pensamento e das preocupações de cada um. Encontros de trabalho com a finalidade de comentar atividades comuns devem ser estimulados, principalmente quando for o caso de agentes que atuem de modo independente em localidades distintas.

A integração com a comunidade é, ao mesmo tempo, uma maneira muito prática de saber da aceitação do próprio trabalho, não perder relação com os costumes e conhecimentos populares e, ainda, proteger o programa de saúde.

Quando viável, são formadas comissões de saúde com representantes da comunidade que tomam conhecimento do esquema e das metas de atuação, participam de discussões sobre o desempenho e, quando surgir o desinteresse das superestruturas com cortes de verbas e tentativas de retirada de pessoal, sustentam a continuidade do trabalho da unidade de saúde. Por vezes, uma entidade de representação popular reconhecida pode realizar esse papel.

Os programas que dependem exclusivamente das organizações do setor saúde têm, nos períodos de crise institucional ou financeira, chances de sobrevivência muito menores que aqueles firmemente enraizados na população. Esse princípio tem especial aplicação quando se trata de pessoal de saúde indicado pela comunidade e a ela pertencente. Ao participarem das diversas fases do processo, desde a seleção, os moradores e também beneficiários das ações de saúde, de maneira indireta, forçam a manutenção de uma boa qualidade produtiva.

MERCADO DE TRABALHO ODONTOLÓGICO

Para determinado país, região ou localidade, esse mercado é função do modelo de prestação de serviços, dos padrões epidemiológicos, culturais e econômicos da população, do crescimento da oferta de mão de obra e da própria estrutura profissional.

Em áreas com alta prevalência de doenças bucais sem tratamento, caso típico da maioria dos países em desenvolvimento, há, em princípio, um amplo mercado de trabalho à disposição tanto dos cirurgiões-dentistas quanto do pessoal técnico e auxiliar que atua ou deseja atuar no setor. Paradoxalmente, porém, não é incomum ouvir falar de "pletora profissional" (excesso de cirurgiões-dentistas) e até mesmo de desemprego nessas mesmas regiões. Isso significa que, por um lado, pela forma de organização dos serviços, uma grande parte da população não tem acesso a eles, seja por não dispor de recursos financeiros para custeá-los, seja porque o Estado os oferta em volume insuficiente; e, por outro, algumas pessoas que têm acesso e podem pagar não os utilizam em razão de aspectos comportamentais ou educacionais.

O mercado de trabalho torna-se, portanto, dependente em maior proporção de fatores extraodontológicos ligados notadamente à estrutura socioeconômica e de organização da sociedade. A concentração de profissionais nas grandes cidades e nas áreas com melhores níveis de renda representa um fenômeno potencialmente universal que se agudiza nos países onde a competição econômica se dá de maneira mais indisciplinada e de maneira particular em tempos de escassez.

Escolha do mercado

O caráter econômico de que se reveste o mercado de trabalho, inclusive pela própria definição de mercado, que consiste no ponto de encontro entre oferta e demanda, nem sempre está presente como condição nuclear na Odontologia.

Nos momentos da escolha da profissão, da especialidade preferencial e do tipo de prática profissional, o valor dos honorários ou dos salários potenciais é apenas um dos fatores levados em consideração, ainda que em grande parte dos casos desempenhe um papel predominante. As pessoas podem optar pela carreira odontológica por considerá-la a que melhor se adapta à sua maneira de ser, por gostarem de trabalhar na área de saúde, por desejo de seguir a trajetória de alguém que admiram e que é cirurgião-dentista, por comodidades individuais ou familiares pensando em contar com tempo livre para trabalhos caseiros ou outras atividades ao trabalharem apenas um turno e, ainda, por uma série de outras razões mais ou menos relevantes. Assim, odontólogos com tendências coletivistas, que utilizam critérios sociais para avaliar o mundo e determinar a própria conduta, provavelmente poderiam escolher um emprego no setor público mesmo sabendo que as possibilidades de ganhos financeiros seriam inferiores às oferecidas pela clínica privada.

Além disso, o mercado não está totalmente aberto; ao contrário, apresenta suas próprias tendências e impõe restrições e condicionantes à prática profissional.

Em relação ao nível de atendimento, há:

- Um mercado de trabalho para ações básicas
- Outro para atenção primária
- Um terceiro para prestação de cuidados complexos (ver Capítulo 1), acessíveis principalmente a clínicos gerais, a pessoal de nível técnico e a especialistas.

Caso os índices epidemiológicos sejam elevados e se identifique um número significativo de necessidades não tratadas, em princípio, há um vasto mercado para ações básicas e primárias. Contudo, se os programas públicos forem escassos, e boa parte da população, de baixa renda, os problemas simples evoluem mais livremente e se agravam com rapidez, conduzindo a um quadro no qual o mercado dos cuidados complexos pode ser por algum tempo o mais atrativo para os que esperam resultados (e às vezes lucros) rápidos de sua atividade.

Quanto à forma de organização do trabalho e ao tipo de remuneração, existem: um mercado típico na área da clínica liberal privatizada ou não (atende clientela conveniada, em geral da previdência social); outro no setor público; e, ainda, empregos em entidades privadas do tipo clínicas de empresas, grupos profissionais associados etc. A opção, mesmo nas economias mais diversificadas, somente em uma limitada parcela está nas mãos do profissional.

O mercado constituído pela clínica privada liberal vê-se restrito fundamentalmente pelo nível de renda da população e, de forma secundária, por outros fatores, como a inexistência de incentivos financeiros governamentais, o nível educacional, as tradições culturais, o prestígio da profissão e as técnicas de captação de clientela. Os preços dos serviços, que nas camadas de poder aquisitivo baixo são um condicionante de primeira grandeza, perdem relevo entre os grupos de mais alta renda.

O mercado do setor público está sujeito à disponibilidade de recursos, ao poder de pressão da categoria, ao equilíbrio em termos orçamentários e de prioridade relativa com outros programas na área da saúde geral, ao nível dos salários, ao programa de trabalho, às condições epidemiológicas e à capacidade de reivindicação por assistência dentária da comunidade.

Já o mercado formado pelos empregos no setor privado depende, no caso das empresas (p. ex., nos setores industrial e comercial), da visão social desse setor, da pressão exercida pelos trabalhadores, da política de salários ao incluir ou não benefícios indiretos no campo da saúde, do custo dos serviços e da oferta pública em termos de qualidade e quantidade.

Em especial nesse campo, torna-se difícil uma generalização de conceitos, pois as diferenças entre países são grandes, bastando nesse sentido referir os exemplos da Suécia, onde um recém-formado dificilmente consegue obter autorização para clinicar em consultório particular, e de alguns países socialistas que dão exclusividade aos serviços públicos. Na Argentina, a prática liberal pura é reduzida, enquanto, nos EUA (Striffler et al., 1983), onde se enfatiza a competição entre clínicos privados e os serviços socializados, estes costumam ser considerados de categoria inferior.

Superpopulação e subemprego da categoria

O Brasil transformou-se em uma grande potência mundial na área de recursos humanos em Odontologia ao optar por um modelo de formação de cirurgiões-dentistas sem quaisquer restrições ou limites reais, o que possibilitou uma rápida expansão no número de profissionais, fundamentalmente pelo aumento contínuo de cursos de formação na área privada. O resultado é que, em 2007, conforme os dados coletados pela FDI, o país contava com 223 mil odontólogos, o que representava 19,76% de todos os profissionais da área existentes no mundo, com tendência de crescimento em razão do acréscimo, a cada ano, de cerca de 10 mil novos profissionais.* O Quadro 7.3 apresenta a distribuição de profissionais pelas diversas regiões do mundo em termos percentuais.

A teoria econômica clássica do livre-mercado aponta que tanto o número de profissionais quanto os preços e os tipos dos serviços odontológicos (a teoria é aplicável inicialmente a todos os setores produtivos) tendem ao ajustamento como consequência do equilíbrio natural entre as forças da oferta e da procura, caso não haja interferência externa (p. ex., ação governamental). O setor de saúde, considerado atípico do ponto de vista de mercado, em vez de normalizar-se, apresenta graves distorções quando abandonado ao livre jogo de mercado, notadamente nos países mais pobres, nos quais um numeroso contingente populacional é excluído da luta pelos serviços privados por sua extrema carência financeira, tornando-se monodependente do atendimento público.

Em consequência, mesmo que as necessidades odontológicas da população, em qualquer país, não estejam satisfatoriamente

---

*Pelos dados da FDI disponíveis até 2007, depois do Brasil, com 223 mil cirurgiões-dentistas (237 mil em maio de 2011), vinham os EUA com 136,4 mil; Japão 53,2 mil; Alemanha 52,2 mil; Rússia 37,2 mil; Índia 34,5 mil; Venezuela 30 mil; Egito 26 mil; Espanha 24,5 mil; e França 20,8 mil (FDI, 2009).

Quadro 7.3 População total e população de cirurgiões-dentistas no mundo, por regiões, em percentuais.*

Região	% de cirurgiões-dentistas	% da população total
América do Norte	13,1	7,7
América Central e Caribe	2,2	0,6
América do Sul	25,6	5,7
Europa	30,3	6,6
Norte da África	0,2	3,1
África Subsaariana	1	12,3
Oriente Médio	5,7	4
Rússia e Ásia Central	4	3
Sul da Ásia	4,2	25
Ásia oriental	9,9	22,8
Sudeste Asiático	3	8,7
Oceania	1	0,5

* Dados para 2007, considerando a população mundial de 6,6 bilhões de habitantes com 1,1 milhão de cirurgiões-dentistas. O Brasil, com 2,9% da população global, tinha cerca de 19,8% dos cirurgiões-dentistas.
Fonte: FDI (2009); Population Counter (2011).

cobertas, cada vez mais o fenômeno do excesso (pletora) de cirurgiões-dentistas é diagnosticado pela categoria como um problema a resolver.

Trata-se, para usar o termo mais correto e abrangente, de um *subemprego profissional*.*

O conceito de subemprego traz implícita a ideia de um excedente de mão de obra, pois significa que, em determinado setor produtivo, pode-se retirar algumas horas do trabalho ou mesmo alguns trabalhadores, sem produzir nenhuma diminuição na produção. Uma reserva não aparente de mão de obra substitui a força de trabalho eliminada, ou seja, o mesmo volume continua sendo produzido pelos trabalhadores restantes que passam a trabalhar mais tempo ou com maior intensidade (OIT, 1996; Hoffmann, 1972).

Há duas categorias principais de subemprego:

1. Aberto ou visível: abarca as pessoas que, de maneira involuntária, trabalham em tempo parcial ou durante períodos inferiores ao normal de trabalho.
2. Oculto ou invisível: existe quando o tempo laboral de uma pessoa não está normalmente reduzido, mas tem sido usado inadequadamente, em razão, por exemplo, ao fato de que:

a) O emprego não possibilita a plena utilização de suas melhores qualificações ou de sua principal capacidade.
b) Os honorários ou salários que recebe estão anormalmente diminuídos.
c) Ocorreu uma rápida evolução técnica no seu setor ou uma modificação na demanda que tornaram obsoletos seus conhecimentos (OIT, 1996).

Naturalmente, a identificação do subemprego aberto é bem mais fácil, pois nele se encontram os profissionais que procuram ou que estariam dispostas a aceitar trabalho adicional.

Em Odontologia, as situações referidas em 2.a e 2.b são as mais comuns, considerando-se as informações disponíveis. No mundo desenvolvido, vale citar o exemplo da região escandinava, onde um estudo de Moore (1986) indicou que 22 de cada 1.000 odontólogos suecos, 19 por 1.000 na Dinamarca e 5 por 1.000 na Noruega estavam "desempregados" no que se refere à prática da profissão.**

No estudo de Paixão (1979) em Minas Gerais, 44% dos cirurgiões-dentistas em consultório particular atendiam no máximo sete pacientes ao dia e 12,4% no máximo quatro, o que, sem dúvida, está abaixo da capacidade real de trabalho e das disponibilidades de tempo de cada um (não está referido o período total de trabalho, mas vários faziam clínica privada em tempo integral), tendo em vista a prática frequente do tempo de consultas ser de 30 min cada.

Dimensionamento e expansão do mercado

O dimensionamento do mercado de trabalho e dos níveis de subemprego apresenta dificuldades conceituais e práticas, o que tem conduzido à obtenção de resultados aproximados ou à identificação apenas de tendências na maior parte dos estudos desenvolvidos por instituições ou por profissionais interessados em saber previamente se é conveniente estabelecer-se em certa localidade ou escolher determinada especialidade.

Estimar o mercado odontológico e os recursos humanos necessários segundo os padrões epidemiológicos da população tem sido uma atitude frequente das organizações de saúde pública.

Em muitos casos, os serviços públicos são definidos pela massa de escolares de primeiro grau, acrescentando certo número de horas, ou de mão de obra, para atender aos demais grupos por livre-demanda.

Outra linha bastante comum, utilizada por empresas de saúde e clínicos privados, consiste em delinear o mercado segundo as pessoas que podem pagar pelos serviços dentários, procedimento típico de quem tem o lucro como objetivo principal.

De todas as maneiras, é um equívoco imaginar que o mercado de trabalho em Odontologia está constituído pela totalidade da população, ainda que doenças como a cárie dentária possam atingir todos os habitantes de certas regiões. A demanda real por serviços de assistência à saúde bucal, mesmo nos países desenvolvidos, não ultrapassa o limite de 60% da população, na base de pelo menos uma consulta por pessoa durante apenas 1 ano.

---

* Pelas teorias ortodoxas em Economia, situações como desemprego, subemprego ou ofertas salariais anormalmente favoráveis devem constituir ocorrências temporárias, corrigíveis pela lógica intrínseca do próprio mercado. Adam Smith, em capítulo clássico de seu livro *An inquiry into the nature and causes of the wealth of nations*, diz: "O conjunto das vantagens e desvantagens dos diferentes empregos e oportunidades de trabalho com seus respectivos estoques deve, na mesma área, ser perfeitamente igual ou tender à igualdade. Se, na mesma vizinhança, há um emprego evidentemente ou mais ou menos vantajoso que os demais, tantas pessoas correrão a ele no primeiro caso e tantas o abandonarão no segundo, que suas vantagens (ou desvantagens) logo retornam ao nível dos demais. Este pelo menos seria o caso em uma sociedade onde as coisas fossem deixadas a correr seu curso natural, onde houvesse liberdade perfeita e onde cada homem fosse perfeitamente livre para escolher que ocupação ele considera apropriada para si, e para mudá-la sempre que considerar apropriado" (McCormick e Smith, 1968).

** O estudo não refere quantos estavam trabalhando em outras atividades, ou seja, subempregados. A definição adotada para caracterizar o desemprego em Odontologia foi a seguinte: ausência de trabalho em serviços de saúde pública ou entre dentistas que desejam empregar-se ou trabalhar como associados junto a profissionais liberais já estabelecidos, mas que não conseguem encontrar oportunidade para tanto Moore, 1986. Os dados do texto referem-se a desemprego odontológico em tempo total.

Cada país e cada localidade ou estado deveria determinar seu mercado de trabalho em Odontologia de acordo com o conjunto de fatores que o caracterizam: nível epidemiológico; política setorial; oferta de serviços e de mão de obra na área pública e privada; disponibilidade financeira etc.

Quanto ao subemprego, por certo, o mais correto seria perguntar a cada cirurgião-dentista se ele se considera nessa situação ou não. Como isso nem sempre é possível, costuma-se adotar três medidas principais:

- Produtividade em termos de relações entre o número de pacientes atendidos ou de trabalhos realizados e o número que teoricamente poderia ser alcançado em idêntico período, considerando-se subempregados os que tiverem bastante abaixo do limite ideal
- Remuneração mensal média, figurando como subocupados os que tiverem uma renda muito inferior aos padrões normais vigentes na mesma área
- Trabalho em tempo parcial, desde que exista oportunidade adicional de emprego e que se tenha o cuidado de identificar somente os que se encontram involuntariamente nessa condição.

Uma questão importante e raramente considerada diz respeito ao mercado de trabalho para pessoal de nível auxiliar ou técnico, em geral muito dependentes das decisões dos odontólogos e pouco organizados como classe, o que os impede de reivindicar até mesmo condições mais adequadas para o desempenho de suas atividades e melhores salários.

Por fim, cabe examinar as possibilidades e os caminhos capazes de conduzir a uma expansão do mercado e à redução do subemprego nos casos em que vier a se constituir em um problema significativo. As opções a seguir devem ser adaptadas às condições práticas locais de cada caso:

- Expansão do mercado:
  - Definição de programas de cobertura populacional com custos de implantação e manutenção reduzidos, considerando a oferta de empregos para profissionais e, também, para pessoal auxiliar e técnico
  - Diminuição dos custos de produção e dos preços em clínica privada, atraindo grupos de menor renda
  - Atuação política no sentido de obter recursos adicionais do setor público e da sociedade para aplicação em sistemas adequados de atenção à saúde bucal
- Redução do subemprego:
  - Atuação junto à comunidade no sentido de valorizar a saúde dos tecidos bucais e aumentar a procura global de serviços, oferecendo-os em condições financeiras compatíveis com o nível de renda das pessoas
  - Implementação de ações preventivas e educativas* de massa e em nível de pequenas coletividades, visando a reduzir a prevalência dos problemas mais comuns, como a cárie dentária e as doenças periodontais, aumentar o interesse geral e proporcionar emprego para pessoal auxiliar
  - Contenção do crescimento do número de cirurgiões-dentistas e de vagas nas faculdades, de modo a pelo menos igualar a evolução demográfica dos cirurgiões-dentistas à da população
  - Readaptação profissional, ensinando novas funções mais compatíveis com as características e tendências atuais tanto do mercado quanto da atividade clínica em si.

Em casos críticos de superpopulação profissional, alguns países (em geral os mais desenvolvidos) têm apelado para medidas alternativas, como o retardamento do ingresso de novos elementos por meio do aumento da duração dos cursos de formação ou pela criação de barreiras temporárias, a exigência de especialização, de residência ou de estágios etc., a aposentadoria precoce, a redução da jornada de trabalho e, ainda, o estímulo à redistribuição espacial da força de trabalho, incentivando a permanência em pequenas localidades e em áreas rurais, ou criando obstáculos ao ingresso de novos odontólogos nas cidades de maior porte (p. ex., pela criação de empregos apenas em determinadas áreas, congelando a oferta por certo tempo onde a pletora for mais nítida).

Nos países sob economia de mercado, as dificuldades para implementação dessas medidas são evidentes. Em particular na América Latina, o crescimento no número de profissionais em proporção superior à da população, dentro de um quadro de crise econômica, tem se constituído em um processo com motor próprio sobre o qual as tentativas de racionalização não vêm alcançando êxito (p. ex., México, Uruguai e Brasil), pois predomina a pressão por empregos e por subsídios financeiros governamentais na linha da privatização. Nesses casos, os esforços devem ser concentrados na estruturação de programas de saúde bucal dirigidos para a resolução dos problemas de maior prevalência e para os grupos populacionais mais carentes, deixando que as leis de mercado regulem a área de exercício liberal.

Em uma tentativa de conclusão deste capítulo, pode-se dizer que a Odontologia deve ser exercida por um conjunto de recursos humanos com distintos escalões de treinamento, habilidades e funções, adaptados às características epidemiológicas, sociais e econômicas da comunidade.

Tendo em vista que existem diferentes graus de complexidade no trabalho odontológico, o nível de formação dos profissionais encarregados de cada tarefa deve ser com ela compatível.

Não há justificativa científica para que apenas profissionais com título universitário detenham o direito à prestação de cuidados clínicos à população. Atividades básicas de reduzida complexidade são executadas com alto padrão qualitativo por pessoal de nível médio. Quando não se faz essa divisão de atribuições por tipos de recursos humanos, os custos dos serviços aumentam e as possibilidades de acesso por parte da clientela diminuem, limitando o caráter social inerente à Odontologia.

O correto seguimento das etapas que caracterizam a formação de pessoal técnico e auxiliar – seleção, treinamento, utilização e continuidade do aprendizado – representa a melhor garantia de êxito de um programa odontológico que objetive a máxima cobertura populacional possível e que se baseie no apoio da comunidade a qual deve proteger.

A integração nesse processo dos cirurgiões-dentistas, como seus líderes naturais, no atual estágio de desenvolvimento do trabalho odontológico, especialmente na América Latina, exige a implementação de reciclagem profissional, por meio da atualização de conhecimentos e da adoção de novas práticas que possibilitem a participação ativa dos demais recursos humanos que compõem a equipe odontológica.

---

* Ainda que possa parecer paradoxal a afirmativa de que a redução dos índices de doença é capaz de contribuir para a redução do subemprego, isso costuma ocorrer em consequência da maior preocupação com a saúde bucal despertada pelos programas educativos e preventivos, fazendo a procura de serviços crescer.

BIBLIOGRAFIA

ADA. Health Care Reform Implementation Matrix: Affordable Care Act P.L. 111-148. American Dental Association. Washington, D.C.; March 2011. Disponível em: http://www.ada.org/sectional/HCR_Matrix_March_31_2011_(revised).doc. Acesso em: 9 out. 2017.

ADHA. The history of introducing a new provider in Minnesota. American Dental Higienist Association. Minnesota; 2010. Disponível em: http://www.adha.org/downloads/MN_Mid-Level_History_and_Timeline.pdf. Acesso em: 9 out. 2017.

ADOHTA. History of dental therapy. Australian Dental and Oral Health Therapist Association. Canberra; 2011. Disponível em: http://www.adohta.net.au/. Acesso em: 9 out. 2017.

Alaska Native Tribal Health Consortium. Alaska Dental Health Aide Therapist: 2011 training application. Seattle; 2011a. Disponível em: http://www.depts.washington.edu/dentexak/pdf%20 files/DHAT_app_internet.2011.pdf. Acesso em: 9 out. 2017.

Alaska Native Tribal Health Consortium. The Alaska Dental Therapist has increased access to preventive and restorative oral healthcare for over 35,000 citizens of Alaska's remote, rural communities. Anchorage; 2011b. Disponível em: http://www.anthe.org/chs/chap/dhs/. Acesso em: 9 out. 2017.

Allred H. The training and use of dental auxiliary personnel. Copenhagen: WHO Public. Health in Europe, 7; 1977.

Ambrose ER et al. Quality evolution of specific dental services provided by Saskatchewan dental plan: final report. Regina, Saskatchewan; 1976.

Andersen R, Marcus M, Mashigan M. A comparative systems perspective on oral health promotion and disease prevention. In: Cohen LK, Gift H (eds.). Disease prevention and oral health promotion, socio-dental sciences in action. Copenhagen: Munksgaard; 1995. p. 307-41.

APCD. Projeto de Lei n. 1.140/2003. Jornal Informativo da APCD, Associação Paulista de Cirurgiões-dentistas: pg. B; abril, 2005.

APHA. Policy statement database: support for the Alaska Dental Aide Therapist and other innovative programs for underserved populations. American Public Health Association. EUA; 2008. Disponível em: http:www.apha.org/advocacy/policy/policy/policysearch?id=1328. Acesso em: 9 out. 2017.

Asian Pacific Symposium. Oral health status and tradition in Asian Pacific countries. Annual World Dental congress of the FDI, 71. Tokyo; 1983.

Austrália. Commonwealth Dep. of Health – School dental scheme: evaluation and statistical data. Canberra: Australian Government Publil. Serv.;1980.

Australian Health Minister's Conference 2004. Healthy mouth, healthy lives: Australia's National Oral Health Plan 2004-2013. National Advisory Committee on Oral Health. South Australia Department of Health. Adelaide; 2004.

Barmes DE. Features of oral health across cultures. Int Dent J. 1976;26:353-68.

Barmes DE, Infirri JS. Global aspects of caries prevention. In: FDI/WHO/Kellogg Foundation – Joint conference on fluorides. Vienna, 3-5 Oct.; 1982. Washington: PAHO/WHO (ORH/f.Conf./8203); 1984.

Bolin KA. Assessment of treatment provided by Dental Health Aide Therapist in Alaska: a pilot study. J Am Dent Assoc. 2008;139(11):1530-5.

Brasil. Lei n. 11.889 de 24/12/2008. Regulamenta o exercício das profissões de Técnico em Saúde Bucal-TSB e de Auxiliar de Saúde Bucal-ASB. Brasília; 2008.

Brasil. Ministério da Educação e Cultura. Parecer CNE/CES 436/2001: cursos superiores de tecnologia. DOU 6/4/01, Seção 1E, p. 67. Conselho Nacional de Educação; 2001.

Brasil. Ministério da Educação e Cultura. Perfil dos recursos humanos em odontologia. Coordenadoria de Ciências da Saúde, Brasília, 13 p.; 1981.

Brasil. Ministério da Educação e Cultura. Resolução CNE/CP3: institui as diretrizes curriculares nacionais para a organização e funcionamento dos cursos superiores de tecnologia. DOU 23/12/02 Seção 1, pg. 162. Conselho Nacional de Educação, Brasília; 2002.

Brasil. Ministério da Educação e dos Desportos. Padrão médio de um curso de odontologia. Secretaria de Ensino superior, Comissão de Especialistas de Ensino, Brasília; 1994.

British Association of Dental Therapists. History of the Dental Therapists. Leeds; 2009. Disponível em: http://www.badt.org.uk/public/history-dental-therapist.html. Acesso em: 8 out. 2017.

Ceron. Centro de Estudios Odontológicos para el Niño. Caracas, Venezuela. 1980;5(3).

CFO. Resolução n. 157 de 31/7/87, regulamenta as profissões de atendente de consultório dentário e de técnico de higiene dental. Brasília: Conselho Federal de Odontologia; 1987.

CFO. Resolução n. CFO-189/94, define especialidades odontológicas e áreas de competências. Rio de Janeiro; 1994.

CFO. Resolução n. CFO-25/2002, estabelece as áreas de competência para atuação dos especialistas em Disfunção Têmporo-Mandibular e Dor Orofacial; Odontogeriatria; Odontologia do Trabalho; Odontologia para Pacientes com Necessidades Especiais e em Ortopedia Funcional dos Maxilares e dá outras providências. Conselho Federal de Odontologia. Brasília; 2002.

Chang ANA. Consideraciones generales del programa comunitário de Penonomé: Coclé, 1975-1983 – Odontogramas, Panamá. 1984;(27-Suppl.):2-8.

Chaves MM. Odontologia sanitária. Washington: OPS/OMS (Publicaciones Científicas, 63); 1962. 599 p.

Chaves MM. Odontologia social. 2. ed. Rio de Janeiro: Labor do Brasil; 1977. 448 p.

Conselho da Europa. Comitê Europeu de Saúde Pública. Rol y preparación del personal auxiliar dentista en los países miembros del Consejo de Europa y Finlandia. Estrasburgo; 1981.

Danish Dental Association. The Danish oral care system. Copenhagen; 1995.

Demo P. Ciências sociais e qualidade. São Paulo: Almed; 1985.

Dinamarca. The National Health Service. Organization of dental health service in Denmark. Copenhagen; 1997.

Doan BHH. The health professions in industrial countries: a comparative statistical analysis. World Health Statistics Quart. 1984;37(1):2-29.

Dunning JM. The practical duties of frontier dental auxiliaries in Alaskan communities: a progress report. J Publ Health Dent. 1984;44(4):138-40.

Edelstein B. Oral health provision in U.S. Health Care Reform. J Am Dent Assoc. 2009;141:1471-9.

FDI. Classification of dental auxiliary personnel based on strata-training concepts. Fédération Dentaire International, Technical Report 19. Int Dent J. 1983;33(3):308-12.

FDI. FDI basic facts 1990. Dentistry around the world. Fédération Dentaire International. London: FDI; 1990. p. 82-3.

FDI. The Oral Health Atlas: mapping a neglected global health issue. London, 2009. Disponível em: http://www.healthatlas.org/uniflip/index.html. Acesso em: 9 out. 2018.

First Nations University of Canada. National School of Dental Therapy, NSDT. Saskatchewan, 2011. Disponível em: http://www.firstnationsuniversity.ca/default.aspx?page=25. Acesso em: 9 out. 2017.

Frandsen A. Dental health care in Scandinavia: achievements and future strategies. Chicago: Quintessence; 1982.

Gillespie GM. Training and use of dental auxiliaries in Jamaica. In: OPS/OMS – Medical auxiliaries; proc. of a symposium held during the Twelfth Meeting of the PAHO Advisory Committee on Medical Research. Washington; 1973. p. 46-51.

Governo do Distrito Federal. Programa Integrado de Saúde Escolar, PISE. Secretaria de Educação e Cultura, Fundação Educacional. Brasília; 1983. 72 p.

Heloe LA. Dental care delivery systems in Denmark, Finland, Norway and Sweden. In: Frandsen A. Dental health care in Scandinavia: achievements and future strategies. Chicago: Quintessence; 1982. p. 11-20.

Hoffmann H. Desemprego e subemprego no Brasil. [Tese (doutorado) Dep. Ciências Sociais, Fac. Filosofia, Letras e Ciências Humanas/USP.] São Paulo: USP; 1972. 240 p.

Ibañez-Novion MA, Serra OJT. O mundo composto: introdução ao estudo de um sistema tradicional de ação para a saúde (o caso do Noroeste mineiro). Brasília: Mímeo; UNB/Fac. de Ciências da Saúde; 1978. 230 p.

Leite IN, Pinto VG. Odontologia: um mercado cativo? RGO. 1983;31(1):41-6.

Lewis MH. Dental care delivery in Saskatchewan, Canada. In: Ingle JJ, Blair P. (eds.). International dental care delivery systems. Cambridge: Ballinger; 1978. p. 45-57.

Logan RK. Dental care delivery in New Zealand. In: Ingle JJ, Blair P (eds.). International dental care delivery systems. Cambridge: Ballinger; 1978. p. 25-39.

Marcos B. Pontos de epidemilogia. Belo Horizonte: Associação Brasileira de Odontologia/MG; 1984.

McCormick BJ, Smith EO. The labour market. Baltimore: Penguin (Penguin modern economics); 1968.

Medcenter. Aprovada regulamentação de assistente de dentista. Medcenter, Brasil: Odontologia. São Paulo; 2006. Disponível em: www.odontologia.com.br/noticias.asp?id=1176&ler=s. Acesso em: 9 out. 2017.

México. Servicios coordinados de salud publica. Centro Odontopediatrico; sistema de salud ciudad Nezahualcoyotl, s.n.t.; 1977. 12 p.

Minnesota Government. New dental providers type to improve access in Minnesota. Minnesota; 2010. Disponível em: http://www.dph.idph.state.ia.us/hcr-committees/common/pdf/care_access/new_dental_provider_MN.pdf. Acesso em: 9 out. 2017.

Moore R. Dentist unemployment. A Scandinavian reality and workforce issues in the United States. J Can Dent Assoc. 1986;52(1):45-51.

Nash DA, Friedman J, Kardos TB, Kardos RL, Schwarz E, Satur J et al. Dental therapists: a global perspective. International Dental Journal. 2008;58:61-70.

New Zealand Dental Council. Health practitioners competence assurance Act 2003. Dental Therapists. Wellington; 2011. Disponível em: http://www.dcnz.org.nz/Documents/ScopesOfPractice_Therapists.pdf. Acesso em: 9 out. 2017.

New Zealand Herald. Dental Nurses to Dental Therapists. Andrew Schmidt. Te Ara – the Encyclopedia of New Zealand. Updated; March, 29, 2011. Disponível em: http://www.TeAra.govt.nz/en/dental-care/4. Acesso em: 9 out. 2017.

New Zealand Ministry of Health. Promoting oral health. Wellington; 2008. Disponível em: http://www.moh.govt.nz/moh.nsf/indexmh/promoting-oral-health-a-toolkit. Acesso em: 9 out. 2017.

OIT. El empleo en el mundo 1996/97, las políticas nacionales en la era de la mundialización. Ginebra: Oficina Internacional del Trabajo; 1996. 225 p.

Otago University. Oral health. University of Otago, Health Sciences, New Zealand. Dunedin; 2011. Disponível em: http://healthsci.otago/ac.nz/info.oral.html. Acesso em: 9 out. 2017.

Paixão HH. A odontologia sob o capital: o mercado de trabalho e a formação universitário-profissional do cirurgião-dentista. [Dissertação de mestrado.] Belo Horizonte: UFMG; 1979. 167 p.

Pinto VG. A odontologia no município, guia para organização de serviços e treinamento de profissionais em nível local. Porto Alegre: RGO; 1996. 253 p.

Pinto VG. Pós-graduação em odontologia, cursos no Brasil e no exterior. Porto Alegre: RGO; 1995. 83 p.

Pinto VG. Saúde para poucos ou para muitos, o dilema da zona rural e das pequenas localidades. Brasília: IPEA/IPLAN, Série Estudos para o Planejamento 26, 1984; 100 p.

Population Counter. Country Index: population clock index, 2011. Disponível em: http://runkin.com/tools/population/. Acesso em: 9 out. 2017.

Public Health Association Australia. Oral health policy. Canberra; 2010.

Saskatchewan Dental Therapist Association. The dental therapy profession in Canada: scope of Professional practice/competencies. Saskatchewan; 2010. Disponível em: http://www.sdta.ca/media/docs/scope%20ºf%20Practice.pdf. Acesso em: 9 out. 2017.

Satur J, Gussy M, Mariño R, Martini T. Patterns of dental therapist's scope of practice and employment in Victoria, Australia. J Dent Educ. 2009;73(3):416-25.

Scott W. Evaluation of the Dental Health Aide Therapist workforce model in Alaska. WK Kellogg Foundation, Rasmusen Foundation, Bethel Community Services Foundation. Bethel; 2010.

Sekiguchi E, Guay AH, Brown LJ, Spangler JR TJ. Improving the oral health in Alaska natives. Am J Public Health. 2005;95(5):769-73.

Smith EB. Dental therapists in Alaska: addressing unmet needs and reviving competition in dental care. Alaska Law Rev. 2007;24(1):105.

Striffler DF, Young WO, Burt BA. Dentistry, dental practice & the community. 3. ed. Philadelphia: Saunders; 1983.

Tailândia. Demonstration, training and research center for oral health. Muang Chiang Mai, Thailand: Mímeo; 1984.

Universidade Católica de Minas Gerais. Curso de formação de assistente odontológico. Belo Horizonte: Mímeo; 1982.

Universidade Federal do Rio Grande do Sul. Curso de formação de técnico em higiene dental. Centro de Pesquisas em Odontologia Social. Porto Alegre; 1977.

US Department of Health & Human Services. Innovation profile: Dental Health Aide Program improves access to oral health care for rural Alaska native people. Washington, D.C.; 2011. Disponível em: http://innovations.ahrq.gov/content.aspx?id=1840. Acesso em: 9 out. 2017.

US Department of Health & Human Services. An oral health survey of American Indian and Alaska Native dental patients: findings, regional differences and national comparisons. Indian Health Service. Rockville, MD; 2002.

Victorian Government Health Information. Dental therapist. Victoria; 2011. Disponível em: http://www.health.vic.gov.au/dentistry/school_students/therapy.htm. Acesso em: 9 out. 2017.

Viegas AR. Pessoal auxiliar na prestação de serviços em odontologia. São Paulo: Mímeo; 1981.

WHO. Educational imperatives for oral health personnel: change or decay? Report of a WHO Expert Committee. Geneva: World Health Organization, (WHO Technical Report Series, 794); 1990.

WHO. Oral health global indicators for 2000: DMFT 3 at 12 years. Geneva: World Health Organization; 1998.

WHO. Recent advances in oral health. Report of a WHO Expert Committee. Geneva: World Health Organization (WHO Technical Report Series, 826); 1992. 37 p.

WHO. World directory of schools for dental auxiliaries. Geneva: World Health Organization; 1977. 379 p.

WK Kellogg Foundation. Dental therapy: what is a Dental Therapist. EUA; 2011. Disponível em: http://www.wkkf.org/what-we-support/healthy-kids/dental-therapy.aspx#1. Acesso em: 9 out. 2017.

Yukon-Kuskokwim Health Corporation. The Dental Health Aide Therapist is expanding. Bethel; 2011. Disponível em: http://tbe.taleo.net/NA12ats/careers/requisition.jsp?org=YKHC8cws. Acesso em: 9 out. 2017.

8 Tecnologia e Saúde Bucal | Desafios da Incorporação Tecnológica

Marcos Azeredo Furquim Werneck • Renato César Ferreira

INTRODUÇÃO

O avanço tecnológico tem assumido, cada vez mais, fundamental importância no desenvolvimento do campo da saúde. Clones, pesquisas com células-tronco, transplantes e órgãos eletrônicos dão à tecnologia e à ciência o papel reservado aos deuses na prática médica desenvolvida na Antiguidade e na Idade Média (Dunley, 2005; Novaes, 2006). A todo momento, recebem-se informações sobre equipamentos e técnicas capazes de resolver os mais variados problemas de saúde, ainda que não necessariamente submetidas a uma avaliação adequada.

No passado, as pessoas atribuíam aos espíritos e à vontade divina a responsabilidade por quase todos os bens e males que as acometiam. Hoje, com a evolução tecnológica e científica invadindo irreversível e cada vez mais rapidamente o cotidiano de todos, muitos dos aspectos colocados há bem pouco tempo, como ficção científica, poderão, em breve, ser vistos nas prateleiras dos supermercados.

Segundo Enguita (1991), guardadas as devidas proporções, a tecnologia apresenta a mesma dimensão quanto aos benefícios e aos prejuízos advindos de sua utilização. O avanço tecnológico, entendido como avanço da ciência, apresenta duas versões: uma otimista, a do consumidor de tecnologia e do cientista social, que conclui sobre os efeitos da inovação tecnológica como uma maneira de liberar os trabalhadores das tarefas mais árduas; e a outra, pessimista, que considera que em uma sociedade orientada pela busca do lucro, na medida em que diminuem os postos de trabalho, a tecnologia condena os trabalhadores a empregos desqualificados, monótonos e rotineiros, induz ao consumismo e desumaniza as relações sociais.

A desqualificação do trabalho e do trabalhador decorrente da incorporação tecnológica ao processo produtivo, com a crescente substituição do homem pela máquina, está definida como a perda da capacidade de controle do trabalhador sobre a produção. A excelência da máquina e sua permanente possibilidade de incorporação tecnológica se superpõem à qualificação produtiva, transformando o homem em mero operador. Tal fato vem confirmar a tese de Enguita (1991) de que, no momento atual, a versão pessimista apresenta-se mais realista que a otimista.

As concepções de reorganização do trabalho (enriquecimento de tarefas, círculos de qualidade, trabalho em equipe, recomposição de funções, "neofordismo", qualidade total), embora proponham uma maior participação do trabalhador na definição de metas e estratégias, fazendo-o sentir-se sujeito, na verdade, reproduzem sua desqualificação, uma vez que não possibilitam a apropriação do processo produtivo.

No Brasil, o emprego de tecnologia no campo da saúde se dá de modo pouco crítico e merece uma atenção mais cuidadosa. É verdadeira a assertiva de que a população, em sua maioria, demanda exames e tratamentos. Este é, sem dúvida, um grande desafio, tanto para os setores privado e filantrópico quanto para o Sistema Único de Saúde (SUS), pois algumas questões se colocam e, para além de exames e tratamentos, surge a necessidade de pensar a respeito da prevenção de doenças e a tecnologia necessária e disponível para tratá-las; ou, ainda, sobre os recursos disponíveis para tal e de que forma se tem investido em pesquisa para auxiliar no enfrentamento dessa situação. Para Kligerman (2000), em países como o Brasil, "consumidores de ideias e tecnologias criadas e comercializadas pelos países desenvolvidos, a incorporação acrítica muito se dá por confundirmos resposta terapêutica com efetividade terapêutica". Segue afirmando que a incorporação tecnológica deve procurar a melhoria dos resultados já obtidos e que a tecnologia precisa auxiliar na vigilância dos problemas de saúde a serem prioritariamente enfrentados. Ainda, aponta que a simples disponibilidade de um produto ou equipamento, por si só, não justifica sua utilidade ou seu uso. De maneira complementar ao pensamento do autor, vale considerar que a falsa ideia de que o avanço tecnológico, por si só, pode resolver qualquer problema de saúde, na verdade, representa a hegemonia positivista do processo saúde-doença.

No que diz respeito à saúde bucal, observa-se um desenvolvimento acanhado de projetos que busquem enfrentar esses desafios. No âmbito do SUS, são tímidas as proposições de políticas de recursos humanos (RH) e de desenvolvimento tecnológico, bem como foram insuficientes os esforços de expansão das redes e dos serviços, que permaneceram atrelados aos princípios do modelo cientificista, centrado na doença, na ação profissional e nos atos voltados à cura e, portanto, presos à ideia de exames e tratamentos clínicos. Assim, além da predominância de um modelo sem avanços, de frequentes problemas de infraestrutura e de RH, observa-se a quase total ausência de políticas de pesquisa e de financiamento. Tudo isso ocorre diante de um quadro epidemiológico ainda muito desfavorável em relação às principais doenças bucais (cárie e doença periodontal) e ao câncer de boca, em um cenário sociopolítico em que há inúmeros edêntulos e um preocupante traço de exclusão no acesso à informação e aos tratamentos.

Falar de desenvolvimento e incorporação tecnológica em saúde bucal é, portanto, necessário. No entanto, fazer tal abordagem restrita a essa área leva a uma situação focalizada e pode dar margem a uma visão reducionista do tema. Neste estudo, parte-se da compreensão fundamental da saúde bucal como parte integrante do campo da saúde em que, politicamente, por meio de um conceito ampliado, a saúde e a doença, "na sociedade", são percebidas como situações historicamente construídas, determinadas pela condição e pela qualidade de vida das pessoas.

Este estudo propõe-se a fazer uma discussão preliminar dessa situação, com o objetivo de apontar algumas possibilidades positivas para seu enfrentamento, mas sem se propor a estabelecer receitas ou regras a serem seguidas. A abordagem do emprego da tecnologia nos serviços de saúde é feita a partir do conceito de integralidade, com o estabelecimento de ações de vigilância da saúde que visem a prevenir, proteger, recuperar e reabilitar.

Ao se falar sobre tecnologia, estar-se-á falando de um campo amplo, sempre em relação com o conhecimento científico em todas as áreas do desenvolvimento humano. Um campo que se desenvolve em uma enorme velocidade, promovendo, a cada momento, mais possibilidades de criar novas situações de superação e ampliação do que está instituído, permitindo compreender, nas diversas situações cotidianas da vida em sociedade, tanto a gênese dos problemas de saúde quanto a resposta tecnológica mais apropriada para sua solução. Não há, portanto, como fazer nenhuma abordagem sobre tecnologia apenas por sua aplicação na saúde bucal.

AVANÇO TECNOLÓGICO E SUA INCORPORAÇÃO NO CAMPO DA SAÚDE

No decorrer do século 20, o modelo que orientou o ensino e as práticas de saúde foi fortemente influenciado pela "indústria da saúde". Ainda hoje é hegemônica a presença da indústria na definição do processo de desenvolvimento e pesquisa no setor de saúde, além da existência prevalente de um ensino distanciado da realidade sociocultural do país, o que pode formar um profissional sem capacidade crítica e poder de mudança para essa situação. Há, também, um forte processo de medicalização da sociedade, promovendo, na maioria das pessoas, a expectativa de que a ciência, a técnica e o profissional consigam resolver todos os seus problemas de saúde. Isso leva a uma provável reprodução desse modelo e até mesmo a uma tendência de maior incorporação tecnológica nos próximos anos, encarecendo a prática do cuidado em saúde e mantendo o quadro de exclusão de uma significativa parcela da população aos serviços de saúde.

Um aspecto importante no estudo do avanço da incorporação tecnológica relaciona-se com o papel exercido, para as economias do primeiro mundo, pelo chamado complexo médico-industrial, composto pelos setores de Pesquisa e Desenvolvimento (P&D), produção de equipamentos médico-hospitalares, odontológicos, fármacos, medicamentos, vacinas, produtos para diagnóstico clínico-laboratorial e por imagem. A decisão política pela introdução de estratégias de conhecimento científico e desenvolvimento tecnológico guarda uma relação de dependência com o processo de produção social. O desenvolvimento dessas políticas depende dos interesses de mercado normalmente definidos pelos países desenvolvidos, que não necessariamente garantem a possibilidade de solução dos problemas de saúde em países em desenvolvimento. Analisando a necessidade de adoção de políticas na área de ciência e tecnologia nos países de renda baixa e média, como o Brasil, Buss e Ferreira (2000) afirmam que um "estudo realizado pela OMS, em 1996, estimou em apenas 4% a porcentagem global em P&D destinada às patologias que constituem a carga de doença principal, sendo que menos de 2% do desenvolvimento industrial destinava-se à produção de medicamentos e vacinas que poderiam ser acessíveis e eficientes nesses países". Em relação aos determinantes sociais da saúde, também não se observa uma preocupação com sua superação, promovendo o não investimento que conduzisse "a uma maior ênfase no estilo de vida e ação intersetorial, com o 'empoderamento' da própria sociedade na orientação de políticas sociais saudáveis, sejam elas sociais, econômicas ou ambientais".

Essa situação torna-se inquietante quando se observa o fato de que, no imaginário individual e social, depende-se da infalibilidade da ciência e da tecnologia. Sob o ponto de vista de uma avaliação social e ética, a afirmação de que o avanço tecnológico da área da saúde possibilita mais acesso e um melhor atendimento é questionada por Buss e Ferreira (2000), quando se considera a situação social brasileira, na qual convivem o máximo de penúria de significativa parcela da população com o máximo de sofisticação. Para os autores, três questões precisam ser enfrentadas. A primeira diz respeito à afirmação de que a incorporação de tecnologias está diretamente ligada à preservação da saúde. Na verdade, essa situação alimenta o processo que Foucault (1998) designou como "indústria da saúde" e que originou, por um lado, o crescimento dos setores de produção de equipamentos e medicamentos, além de supervalorizar o espaço do hospital e, por outro, criou na população uma demanda e um consumo por consultas e medicamentos, em um processo denominado "medicalização da sociedade". A medicalização acaba por estabelecer "um ciclo vicioso que alimenta a demanda crescente por inovações tecnológicas".

A segunda questão se refere à imperfeição do mercado da saúde, em que o profissional acaba se colocando como intermediário entre o usuário e o produtor. O ato da consulta se constitui em um espaço para que se identifique, tecnicamente, o que deverá ser consumido pelo paciente. Na maioria das vezes, esse processo promove a perda da individualidade do cuidado, leva à fragmentação do atendimento, introduz como rotina as especialidades e interpõe procedimentos de alta densidade tecnológica entre o paciente e o profissional. Além de questionar o papel do profissional, que nem sempre tem consciência de sua função intermediária, é preciso ficar atento para o fato de que nem sempre esse caminho é necessário e que, frequentemente, em vez de produzir saúde e autonomia no usuário, alimenta o ciclo vicioso já aludido.

Na terceira questão, a introdução de novas tecnologias não acontece a partir de um rol de necessidades do profissional, mas sim por meio de eficazes práticas de *marketing* implementadas pela indústria. Nesses casos, nem sempre se agregam mais eficácia e eficiência à prática do cuidado, nem se produz satisfação para o usuário. A ação da indústria, nesse caso, dá origem a um processo de pesquisa e desenvolvimento que, por vezes, busca o progresso evidente e, por outras, apenas a maximização dos lucros.

A essas situações, é necessário se contrapor com uma postura diferente por parte do setor da saúde, capaz de perceber cada pessoa ou grupo de pessoas e cada problema não como uma enfermidade a requerer determinada intervenção técnica, mas como resultado de uma visão mais humanizada e política do profissional que precisa perceber cada indivíduo e seus problemas, como uma representação de suas próprias vidas e como uma decorrência do meio e da condição de vida que lhes é peculiar. É uma postura na qual o avanço do conhecimento e da tecnologia pode auxiliar um fazer humanizado, com um raciocínio e uma fundamentação científica em que a técnica não seja vista apenas como um procedimento de medida ou intervenção sobre um corpo, mas também como instrumento capaz de orientar tanto a percepção de cada paciente em sua singularidade quanto os passos necessários às respostas que ele realmente demanda.

Nesse sentido, Callahan (1991) ressalta a necessidade de que as profissões de saúde reconheçam que

> [...] seu objeto não pode ser a superação ao extremo e em caráter permanente de todos os problemas de saúde, senão que deveriam estar referidas à melhoria da qualidade de vida. A dinâmica da transformação que se busca tem de considerar, de forma integral, os aspectos biológicos, sociais e econômicos, jogando com a evolução cumulativa das causas, o controle realista do potencial tecnológico e a reorientação do apetite da própria sociedade por uma crescente e utópica qualidade técnica que conduz, quando muito, apenas a melhorias muito marginais.

Portanto, não se trata de reduzir o desenvolvimento do avanço tecnológico e de seu emprego na saúde, mas de não o perceber apenas em uma visão reduzida de seu verdadeiro potencial, fato que o tornaria por demais limitado para a resolução, por exemplo, dos problemas demandados, no Brasil, pela maioria da população que utiliza os serviços do SUS. Cabe considerá-lo uma ferramenta fundamental no contexto dos aspectos socioeconômicos e éticos que envolvem essas demandas, e que o tornou potente para, além das respostas clínicas, conseguir produzir uma prática em defesa da vida. Ao lado dos avanços de grande densidade científica e tecnológica, é preciso valorizar as possibilidades locais de produção de outras tecnologias, com densidade diferente, mas complementar e convergente em relação às primeiras. Tecnologias potentes para conferir às ações a única qualidade capaz de resultar em utilidade e efetividade, originando situações em que a sensibilidade e a criatividade dos profissionais, além da possibilidade de inseri-los de forma comprometida com os serviços, possam significar a diferença mais importante.

De acordo com Buss e Ferreira (2002), os três elementos centrais da prática em saúde envolvem tecnologias de prevenção, diagnóstico e tratamento e reabilitação. E, com o crescente desenvolvimento tecnológico nesses segmentos, afirmam que: "o setor da saúde apresenta características peculiares que suscitam articulações interdisciplinares e sociais". Seguem afirmando que

> [...] todo este processo, que inicia na academia e nos centros de pesquisa, evolui através de uma série de interações que alcançam também distintos setores, passando pelos serviços de saúde, nos quais são implementadas e difundidas as inovações, para logo alcançarem alguma forma de produção industrial e estarem sujeitas a mecanismos regulatórios, adoção por escolas de ensino superior e controle por associações profissionais.

Assim, observa-se um movimento no qual algumas instituições acadêmicas vêm se aproximando dos serviços de saúde, dando início a um novo processo de pesquisa nos campos da prática clínica, diagnóstica e terapêutica, sem necessariamente uma mediação da indústria, dando origem a uma nova dimensão para o desenvolvimento tecnológico no Brasil.

No mesmo sentido, como decorrência da difícil tarefa de promover o SUS, há uma notável evolução do campo da saúde coletiva, em que a produção teórica de autores como Arouca, Campos, Merhy, Paim, Teixeira, entre outros, vem subsidiando a proposição/constituição de modelos de atenção, tendo como referências o território, os problemas de saúde, novos formatos de gestão e uma proposta consistente de formação permanente, intersetorial, de recursos humanos, de uma dimensão tecnológica fundamental no surgimento de novas possibilidades para o setor público e para o ensino.

Trata-se de propostas centradas no usuário (que passa a ser percebido como sujeito, capaz de se tornar autônomo em seu modo de conduzir a vida) e que levam a um desenvolvimento tecnológico capaz de pensar em um novo processo de trabalho. São avanços tecnológicos que, além da dimensão clínica, situam-se no campo da educação problematizadora, na formação da equipe e na gestão dos serviços de saúde.

Essa situação é acrescida pelos desafios colocados, em todo o território nacional, de efetivação da Estratégia de Saúde da Família (ESF). Partindo de uma proposta inicial um tanto teórica e imobilizante, com uma promoção por meio de práticas nos serviços públicos que vêm exigindo reflexão, além de um grande processo de capacitações (cursos introdutórios, especializações e residências), com o auxílio dos avanços tecnológicos preconizados por esses novos modelos de atenção, tem-se conseguido discuti-la em seus pontos críticos e nas suas melhores possibilidades de acerto. Com isso, aos poucos a ESF tem se tornado possível e mais adequada às diversas realidades locais e aos princípios do SUS.

Nesse cenário de mudanças, quando se busca uma abordagem do emprego de tecnologia no campo da saúde, depara-se com uma questão fundamental: sua utilidade, entendida aqui como categoria/ferramenta que, em uma dada sociedade, em um tempo determinado, consiga imprimir a melhor adequação possível entre o conjunto de problemas, necessidades e demandas que se colocam para um serviço de saúde e a capacidade resolutiva das ações a serem implementadas para seu enfrentamento. Portanto, guarda uma relação de dependência com o modelo de atenção proposto e a concepção de saúde que o preside. E revela a definição política, o conhecimento técnico e científico, o formato organizacional e os modelos de gestão e gerência por meio dos quais se constituem as ações e os serviços de saúde.

Ao se abordar o emprego da tecnologia em saúde, deve-se ficar atento ao fato de que tanto a tecnologia quanto a saúde mantêm diversas interfaces de natureza sociocultural e política com a sociedade em que ocorrem e se complementam na conformação e nos usos do trabalho em saúde. É justamente nesse cenário, em que convivem dialeticamente um modelo que se deseja superar e outro com possibilidades positivas de mudança, que se insere o processo de reorientação das ações e dos serviços de saúde bucal, no qual a incorporação de novas tecnologias se torna o maior desafio.

Trata-se de um processo com vários paradoxos: por um lado, a convivência com avanços tecnológicos de grande eficácia clínica, como o desenvolvimento de biomateriais, resinas de última geração, técnicas de implantes, clareamentos, emprego do *laser*, e a introdução da bioinformática para analisar as informações genéticas e identificar as doenças; por outro, o fato de que a profissão ainda faz próteses de maneira artesanal, extrai muitos dentes e não é capaz de atuar na informação e na prevenção de modo a modificar valores, hábitos e tendências e de impedir a ocorrência de doenças bucais evitáveis, como cárie, doença periodontal e câncer de boca. Vale referir, ainda, que as principais demandas não se dão necessariamente por intervenções que requeiram a utilização das chamadas tecnologias de ponta. Por que, então, o investimento prioritário de pesquisa e desenvolvimento tecnológico nessas áreas?

MODELOS DE ATENÇÃO

Trata-se de construções históricas que se originam no projeto político de um grupo social para, a partir de críticas e de propostas de superação a modelos anteriores, organizar as ações e os serviços de saúde em determinado local. Partem do conhecimento científico existente, confrontando o impacto que propiciam com a realidade das demandas, dos recursos e das tecnologias disponíveis. Mantém estreita relação de interdependência com os contextos político, social e econômico.

Um estudo elaborado por Roncalli e Araújo (2004) afirma que "o próprio processo de construção do Sistema Único de Saúde tem origem nas sérias críticas destinadas aos modelos assistenciais que se tornaram hegemônicos ao longo de todo o século passado no Brasil e às políticas que lhe deram sustentação".

Para Paim (2002),

> [...] modelo não é padrão, não é exemplo, não é burocracia. Modelo é uma razão de ser – uma racionalidade. É uma espécie de lógica que orienta a ação e não uma forma de organizar os serviços de saúde. Também, não é um modo de administrar (gestão ou gerenciamento) o sistema de serviços de saúde. Modelo de atenção é uma dada forma de combinar técnicas e tecnologias para resolver problemas de saúde e atender às necessidades de saúde individuais e coletivas.

Merhy *et al.* (1992) propõem a discussão dos modelos a partir de três dimensões distintas. Na primeira (política), o modelo de atenção se confirma por meio "das diretrizes básicas de determinado projeto de política social para a área da saúde, expressando, assim, os interesses políticos de determinados agrupamentos sociais". Para os autores, os modelos sempre expressarão "as relações que se estabelecem entre as ações de saúde e o conjunto das 'práticas políticas' existentes em uma sociedade específica". Na segunda (organizacional), o modelo de atenção revela a organização dos serviços de saúde. Torna-se importante o arranjo dos serviços "tanto no tipo de instituição prestadora quanto na hierarquia que elas estabelecem entre si", definindo o modelo como "hospitalocêntrico", "rede basicocêntrica" etc. Na terceira (técnica), os modelos de atenção tomam como referência os saberes do campo da saúde e os classificam como ações médico-curativas, médico-preventivas e/ou sanitárias, definindo o modelo como clínico ou epidemiológico (Merhy *et al.*, 1992).

De acordo com Silva Jr. (1998) e Merhy *et al.* (1992), os modelos de atenção apresentam duas dimensões – assistencial e tecnológica –, podendo ser denominados "modelos tecnoassistenciais".

Para Campos (1992), "é possível a identificação concreta de diferentes modos ou formas de produção conforme o período histórico estudado; portanto, forma ou modo de produção de serviços de saúde seria uma construção concreta de atenção, articulada de maneira a definir uma dada estrutura produtiva e certo discurso, projetos e políticas que assegurem a sua reprodução social". Reconhece "modalidade assistencial", ou "modelos tecnológicos", como parte integrante de certo modelo tecnoassistencial que se prestará "para designar as várias partes constitutivas de um dado modo de produção, sempre combinadas segundo um sentido determinado pela totalidade do modelo".

Ao enfatizar a importância da percepção acerca do processo saúde/doença, Kalil e Feuerwerker (2002) definem modelo de atenção como "a forma como se concebem, organizam e concretizam as ações de saúde, segundo determinado contexto histórico, em determinado local e com determinado conceito de saúde". É no modelo de atenção que se encontrarão "as concepções dos sujeitos, as práticas de saúde e as relações que se estabelecem nesse processo, particularmente as relações de poder entre os vários atores, a utilização das tecnologias e a gestão do sistema e do processo de trabalho".

Ao analisar a crise no modo de produzir saúde, Merhy (2000) fez uma relação entre o modelo assistencial e o trabalho médico no Brasil, apresentando-a como de natureza tecnológica e assistencial. Para o autor, o problema apresenta dois lados distintos: o dos dirigentes, para os quais a crise tem raízes na escassez de recursos que impossibilitam a oferta de uma boa assistência; e o dos usuários, que, em geral, reclamam "não da falta de conhecimento tecnológico no seu atendimento, mas sim da falta de interesse e de responsabilização dos diferentes serviços" em relação a eles e a seus problemas, sentindo-se inseguros, desinformados e desrespeitados. Diante dessa dualidade, pergunta "se é possível, a partir dessa crise diagnosticada em torno do usuário, propor um modo diferente de se produzir ações de saúde". Busca responder quando afirma que o processo de trabalho promove atos de saúde capazes de atuar sobre problemas de saúde, visando a gerar satisfação das necessidades e direitos de pessoas ou grupos de pessoas. No entanto, questiona se um processo de produção de atos de saúde que pode simplesmente ser "procedimento-centrado," e não "usuário-centrado", de fato produz saúde.

Para Merhy, outras formas de tecnologia, como o saber científico, a organização da prestação dos serviços e as formas de aproximação com os usuários, são fatores que apresentam um potencial suficiente para transformar as relações no interior das equipes profissionais (aproximando pessoas e práticas), conferindo mais confiança/segurança aos usuários, modificando a "cara" dos serviços e tornando-os capazes de melhor "acolher, responsabilizar e resolver". Propõe que o termo "tecnologia" seja compreendido a partir de três formas distintas e complementares. A primeira, denominada tecnologia "dura", a tecnologia das máquinas ou "ferramentas-máquinas", usada nas ações de intervenção realizadas sobre os pacientes, como equipamentos odontológicos, aparelhos de radiografia, instrumentos para fazer exames de laboratórios, instrumentos para examinar o paciente ou mesmo fichários para anotar dados do usuário.

A segunda concepção, denominada tecnologia "leve-dura", ligada à organização e administração de ações e serviços, sempre aparece nas atividades de saúde. É "leve" por compreender todos os conhecimentos adquiridos e saberes profissionais na sua forma de pensar os casos de saúde e na maneira de organizar uma atuação sobre eles. E "dura" na medida em que é um saber-fazer bem estruturado, organizado, protocolado e normalizável.

A terceira, chamada tecnologia "leve", é entendida como o processo de abordagem assistencial de um trabalhador de saúde junto a um usuário-paciente. Representa a construção de um processo de relações em que há um encontro entre duas pessoas, que atuam entre si, e no qual opera um jogo de expectativas e produções, criando-se intersubjetivamente alguns momentos de interlocução e aprendizado, possibilitando falas, escutas e interpretações que levem à acolhida, ou não, das intenções colocadas nessa demanda. Propõe um trabalho com cumplicidade e responsabilização em torno do problema a ser enfrentado, tendo como objetivo o estabelecimento de uma relação em que haja confiabilidade e esperança e, como consequência, a existência de relações de vínculo e aceitação (Merhy, 2000).

Enquanto a discussão levantada por Merhy localiza-se preferencialmente no âmbito do processo de trabalho, outra vertente, em uma dimensão complementar, refere-se à vigilância da saúde. Surge como proposta de redefinição das práticas sanitárias e se fundamenta no entendimento da integralidade em suas múltiplas acepções: se percebida como integralidade das ações de promoção, proteção, diagnóstico, tratamento e reabilitação, ou, se levando em conta os distintos níveis (primário, secundário e terciário) de densidade tecnológica e organizacional, por meio de estratégias de ação que enfatizam a intersetorialidade como uma das dimensões da integralidade. Para Teixeira e Costa, a vigilância da saúde busca a construção de um modelo de atenção integral, com a adequação das ações e serviços aos problemas, necessidades e demandas da população e com o perfil real da oferta de ações e serviços definido pelas características demográficas, econômicas, sociais e epidemiológicas da população. A noção de vigilância da saúde possibilita o desenvolvimento de ações que vão desde a formulação e implementação de políticas intersetoriais e ações sociais, passando por ações de vigilância sanitária, ambiental e epidemiológica (que tomam, como objetos, riscos e danos), ações programáticas de controle de doenças e atenção a grupos prioritários, até a assistência ambulatorial, hospitalar, laboratorial e farmacêutica. Trata-se de um processo complexo que articula o enfoque populacional (promoção) com o de risco (proteção) e o clínico (assistência), apresentando-se como referência para a elaboração de propostas e estratégias a partir de um conjunto heterogêneo de políticas e práticas, de acordo com os problemas e demandas peculiares de cada população em seu território (Teixeira e Costa, 2003).

Em síntese, a vigilância da saúde apresenta como eixos básicos a preocupação com o trabalho no território, o reconhecimento dos problemas e demandas das pessoas e a organização das ações e estratégias para, por meio de conhecimentos e tecnologias (planejamento, epidemiologia e ciências sociais), trabalhar com a população (como sujeito) e com outros setores da sociedade (intersetorialidade), na consolidação de um modelo de atenção localmente produzido (envolvendo todos os níveis de prevenção e de organização; Paim, 2004; Teixeira e Costa, 2003).

O processo de construção dos modelos de atenção tem, como referência inicial, os princípios, diretrizes e objetivos do SUS. Não pode prescindir da participação ativa dos profissionais e tem sempre como referência fundamental o usuário, percebido como um sujeito com formas peculiares de conduzir a vida e de participar dos serviços. Compreende o território como um processo sociocultural e histórico e busca nele as bases objetivas do modelo de atenção em cada local, a cada tempo. Tem, no conceito de integralidade, um eixo norteador de suas ações.

Os modelos significam o espaço político real das possibilidades de afirmação do sistema de prestação de serviços de saúde, das políticas de formação, de ciência e tecnologia, da negociação dos recursos, da regulação, da mediação dos conflitos e das possibilidades integradoras entre as três esferas de governo. É, também, o espaço da negociação entre o setor da saúde e os outros setores da sociedade na efetivação da intersetorialidade.

A compreensão das possibilidades positivas de mudança das práticas em saúde, apresentadas por esses modelos, está fundamentada, entre outros, em um redimensionamento do processo de trabalho. Nessa perspectiva, não há sentido em se ocupar desse processo pela óptica de cada setor em separado. A saúde bucal é parte integrante desse processo.

TECNOLOGIA E SAÚDE BUCAL

Neste estudo, escolheu-se o espaço do SUS, em que acontecem as ações e serviços de saúde bucal, para discutir os reflexos do desenvolvimento tecnológico e as possibilidades de construção de uma nova prática a partir desse avanço. Trata-se de um espaço em que existem questões institucionais relativas à organização dos serviços, frente aos problemas de saúde bucal da população que demanda ou que está sob a responsabilidade político-institucional da unidade de saúde.

Em primeiro lugar, constata-se que o trabalho odontológico no espaço do público, em unidades de saúde, não pode acontecer como uma repetição da prática comumente existente no consultório privado, pois, nesse caso, a prática, além dos procedimentos clínicos, precisará incluir o pensar um trabalho mais amplo, em equipe e diante de outras fontes de informação que vêm do território, dos princípios do SUS e da estrutura organizacional própria de cada instituição. Essa organização acontece:

- Com planejamento e estabelecimento de metas, processos de avaliação e espaços de discussão e formação permanente
- Com instrumentos próprios para a coleta de dados que deverão ter um sentido e ser preenchidos diariamente a fim de, uma vez corretamente interpretados, transformar-se em informação, em indicadores e constituir um sistema de informação, digital ou não, capaz de dar formas, números e explicações a uma realidade. Pode, adicionalmente, produzir pistas para um novo planejamento, com estabelecimento de outras metas e produção dos indicadores necessários à avaliação das ações, e assim por diante, na reconstrução constante de um trabalho que pode ser sempre novo e instigante
- Com outros trabalhadores, sujeitos, da saúde bucal e de outras áreas – médicos, enfermeiros, psicólogos, assistentes sociais, auxiliares de enfermagem, agentes comunitários de saúde, fisioterapeutas, terapeutas ocupacionais, auxiliares de consultório dentário, veterinários, técnicos em higiene dentária, porteiros, serventes, *office boys* etc. Pessoas que têm

projetos, disputam, resistem, são motivadas ou desmotivadas, aliadas ou inimigas, formam grupos, se isolam e segregam, se sentem mais (ou menos) importantes, com valores e formações diversas, enfim, uma gama de situações que influenciam diretamente nas possibilidades de um trabalho integrado
- Com um território sob a responsabilidade da unidade de saúde, onde vivem muitas pessoas, em diversas condições sociais, econômicas e culturais, com necessidades, problemas que conhecem e que não conhecem, demandas concretas, valores e hábitos reveladores de suas inserções no mundo. Pessoas que têm na unidade de saúde sua melhor ou única opção de referência ou tratamento
- Com um gerente e um processo de gestão que abarca a missão da unidade, as metas, o processo de trabalho, os recursos humanos, o financiamento, a administração, as relações com outras instituições e entidades representativas da sociedade
- Com prefeito, secretaria de saúde, secretário, hospital, unidade especializada, coordenadores e com política definida para o setor que inclua prioridades, regulação, recursos limitados e financiamento
- Com serviços de saúde bucal dotados dos recursos necessários para enfrentamento dos problemas da população à qual deve servir.

O estudo epidemiológico para a saúde bucal realizado pelo Ministério da Saúde, em 2003, (ver Capítulo 5) revelou, entre outros dados (Brasil, 2003), um CPO médio aos 12 anos de 2,78 e de 20,13 entre 35 e 44 anos; menos de 22% dos adultos com gengiva sadia; mais de 2,5 milhões de adolescentes que nunca foram ao dentista, com largo predomínio da região Nordeste nesse quesito; necessidade de prótese total identificada já entre os adolescentes, e mais de 28% dos adultos não têm nenhum dente funcional em pelo menos uma arcada. A fluoretação das águas de abastecimento público, no mesmo ano, alcançava 57% dos municípios com sistema de tratamento.

Para o enfrentamento dessa situação, na maioria das vezes, os serviços públicos, infelizmente, apresentam um trabalho centrado nos procedimentos clínicos, desenvolvido no ambiente quase exclusivo dos consultórios odontológicos por profissionais pouco preparados e com escassa motivação para a atuação no SUS. Considerando os desafios colocados por Teixeira (2006), de garantia do direito à saúde, organização do acesso e responsabilização do profissional por sua clientela, em um cenário de desvalorização dos trabalhadores, pouca participação na gestão, vínculo frágil de um profissional despreparado para lidar com a subjetividade do usuário, além da existência de modelos de gestão centralizados e verticais, desapropriando o trabalhador de seu próprio processo de trabalho, percebe-se que essa situação tem origem na própria história de formação profissional e da organização da saúde bucal nos serviços. A busca de soluções dependerá de um esforço do setor de saúde bucal e, fundamentalmente, da sua efetiva integração com outras áreas do desenvolvimento humano.

Residem aí algumas questões: existem tecnologias suficientemente potentes para o enfrentamento desses problemas? Que setores estariam envolvidos na busca desse enfrentamento?

Tais processos revelam a necessidade iminente de inovação e que há um traço cultural nas pessoas e na própria instituição pública que as mantêm em um compasso de espera em relação à mudança, conforme Mirra (2002). Nesse caso, o sucesso está diretamente relacionado com dois movimentos distintos e complementares: por um lado, o interesse do governo estadual e dos governos municipais, de outras instituições na sociedade e das organizações não governamentais (ONG); e, por outro, o desejo de mudança e a paixão das pessoas diretamente envolvidas no processo.

O autor ainda afirma que o Brasil dispõe hoje de uma infraestrutura de pesquisa, recursos humanos altamente qualificados, produção industrial que o torna competente para realizar inovação de âmbito e de impacto internacional – ou seja, a inovação é um processo que depende, fundamentalmente, do incômodo das pessoas com certa situação e da vontade de intervir sobre ela, modificando-a.

Mudanças constituem um processo e não acontecem em um só movimento, nem em todos os lugares ao mesmo tempo. E não acontecem apenas pela instituição de decretos, portarias ou leis. A proposta de inserção de Equipes de Saúde Bucal (ESB) na Estratégia de Saúde da Família (ESF) em todo o território nacional compreende uma prova concreta de que não basta a equipe estar constituída para haver a mudança do processo de trabalho.

É justamente nesse momento, em que se inicia uma mudança, que o conhecimento científico e o aparato tecnológico adquirem utilidade e funcionalidade. Para Mirra (2002), a inovação tecnológica e a transformação desejada dependem diretamente de pessoas qualificadas, capazes de promover as discussões adequadas e as proposições necessárias para o fazer diante dos problemas novos, ter acesso à informação e organizá-la, testar situações novas, formular hipóteses e verificar como o mundo real responde a elas. A inovação de fato depende da capacidade de acumular mais pessoas e desejos em torno da proposta e, da mesma forma, dos convencimentos e acordos estratégicos estabelecidos com os gestores que controlam os recursos necessários à mudança.

Trata-se, pois, de um processo que requer a elaboração de um projeto e a captação de recursos com o objetivo de formar pessoas. São cursos de mestrado, doutorado ou capacitações técnicas, junto a outras instituições (de ensino e/ou pesquisa), nestas ou no ambiente próprio do trabalho nos serviços. No entanto, essa qualificação deve resultar na formação de profissionais dotados de espírito crítico e com estímulo para aprender a lidar com o novo. Considerando que o ciclo de vida útil das tecnologias se dá em uma velocidade vertiginosa, não necessariamente o que se aprendeu como conteúdo será útil; na verdade, será útil o fato de que o aluno aprendeu uma forma de aprender, a conviver com o desconhecido, com o novo e a promover, a partir disso, outro conhecimento. E saber conviver com as dificuldades é um trunfo nesse clima constante de transformação.

Além desse aspecto, em um país como o Brasil, no qual há pouco investimento em políticas públicas capazes de realmente propiciar uma melhor qualidade de vida e promover saúde, principalmente junto aos segmentos menos favorecidos da população, a organização dos serviços de saúde, por melhor que seja, não consegue reverter significativamente esse quadro social. Tal situação, embora com a possibilidade de produzir um novo modo de fazer saúde em uma unidade de saúde, com incorporação de tecnologia para os procedimentos clínicos e para o trabalho junto à população (comprometido com as mudanças necessárias), necessita de uma maior amplitude e de um movimento que avance para além das ações ditas "de saúde".

Significa a necessidade de conhecer a natureza e a abrangência que as carências e os problemas sociais atingem em uma sociedade e partir para – por meio do conhecimento científico e da incorporação de outras tecnologias – pensar em ações intersetoriais que possibilitem abarcar os problemas de saúde a partir de uma visão mais ampla, capaz de abrir novos caminhos para seu enfrentamento. Significa reconhecer em outros problemas sua importância e definir ações que possibilitem, quando do seu enfrentamento, encontrar soluções que melhorem a vida dos indivíduos, com a adoção de tecnologias que permitam às pessoas se encaixarem na esfera social de produção, seja se empregando, seja estabelecendo pequenos negócios que as valorizem, nos quais se sintam produtivas e úteis. Isso significa pensar a saúde pela óptica da inclusão social, considerando ciência (incluindo as sociais) e tecnologia instrumentos poderosos para colocar em cena elementos e ingredientes que a facilitem.

Um aspecto ao qual é preciso dar relevância, na organização das ações de saúde em unidades de saúde, diz respeito ao trabalho em equipe, uma estratégia para reorientar a prática, de maneira integrada e partilhada, em um cenário em que se busca estruturar um produto coletivo, no qual cada um tem seu papel e seja possível aproveitar e enaltecer as habilidades individuais. Não constitui objeto desse estudo o aprofundamento do tema, mas abordá-lo como uma condição positiva para a organização das atividades cotidianas de uma unidade de saúde, na qual se procure a aproximação das pessoas e de suas práticas, integrando-as, por meio do conhecimento científico, com a produção de atos capazes de responder, com agilidade, competência e respeito, às demandas dos usuários. Nesse intento, as linhas do cuidado surgem como uma possibilidade favorável de organizar o trabalho em saúde, partindo dos problemas apresentados pelos usuários e buscando, na integração e na complementação dos diversos saberes e fazeres, a proposição de uma prática mais simples, objetiva e transparente.

Trata-se de uma proposta possível, porém extremamente difícil de implementar, pois lida com pessoas que apresentam posições, interesses e valores muitas vezes diversos e conflitantes, nem sempre preparadas para a prática do trabalho coletivo. É um campo que requer o aporte de tecnologias de gerência, gestão e administração, clareza quanto aos projetos e às metas, permitindo lidar adequadamente com recursos humanos, materiais e financeiros. E, para ter sucesso, a proposta deve ser assumida como decisão política da instituição e pelos trabalhadores.

Um tema que continua a desafiar o setor de saúde bucal refere-se à dificuldade de acesso da maioria da população aos serviços ofertados. Apesar do inegável avanço tecnológico que a Odontologia brasileira apresenta no campo da clínica, contraditoriamente, o país convive com uma população de edêntulos. Estudos da PNAD – 2003 (Brasil, 2005) mostram que cerca de 15% da população nunca foi ao dentista. Como discutir clareamento e utilização de *laser* diante de um quadro tão grave de falta de acesso aos serviços de saúde bucal? Poucas são as possibilidades de reverter essa situação indesejável, de natureza conjuntural (decorrente em boa parte do não enfrentamento oportuno de problemas relacionados com o desemprego e a pobreza), apenas pela óptica do desenvolvimento tecnológico e dos procedimentos clínicos. Outros conhecimentos e tecnologias, com maior aporte das ciências sociais e contando com recursos, já disponíveis em escala considerável, para o desenvolvimento da pesquisa e a produção de conhecimento científico e tecnológico, deverão ser capazes de enfrentar o problema dessa dimensão e começar a modificá-lo.

Há, ainda, outro aspecto a apresentar. É preciso buscar, na pesquisa e no desenvolvimento tecnológico, um espaço junto à Educação, à História, à Antropologia, à Psicologia e à Sociologia para desenvolver estratégias de mobilização da população em prol da melhoria de sua qualidade de vida. É um movimento que deve aproximar-se das pessoas, esforçando-se para compreendê-las na busca de um estímulo que as mobilize e que descubra caminhos possíveis para melhorar as condições de emprego e trabalho.

Finalmente, cabe a reflexão de que, diante dos diversos problemas e das dificuldades para seu enfrentamento, fica a porta aberta do desenvolvimento científico e tecnológico como um baú cheio de ferramentas com as quais poder-se-á iniciar, pela decisão de cada um, as mudanças necessárias. As mudanças podem ocorrer lentamente e exigem comprometimento, esforço e desejo. Se cada um de fato as desejar, deve lançar-se a elas com paixão, em um investimento coletivo que, na visão de Mirra (2002), assumida pelos autores deste capítulo como sua, esta "seja uma aventura compartilhada, com estratégias diferentes, capacidades diferentes de mobilizar as pessoas e de trazer novos instrumentos". Perfeitamente possíveis.

BIBLIOGRAFIA

Brasil. IBICT. Rede Nacional de Transferência e Difusão de Tecnologias Apropriadas. Brasília, 2000. Disponível em: http://itsbrasil.org.br/modules.php?name=Conteudo&file=index&pa=showpage&pid=32. Acesso em: 9 out. 2017.

Brasil. IBGE. Instituto Brasileiro de Geografia e Estatística. Pesquisa nacional por amostra de domicílios 2003. Brasília; 2005 Disponível em: http://www.ibge.gov.br/home/presidencia/noticias/noticia_visualiza.php?id_noticia=370&id_pagina=1. Acesso em: 9 out. 2017.

Brasil. Ministério da Saúde. Condições de saúde bucal da população brasileira 2002-2003: resultados principais. Secretaria de Atenção à Saúde. Departamento de Atenção Básica. Coordenação Nacional de Saúde Bucal. Projeto SB Brasil 2003. Brasília; 2004.

Buss PM, Ferreira JR. As fronteiras tecnológicas da medicina e da saúde pública modernas. In: Fundação Getúlio Vargas. Saúde e Previdência Social – Desafios para a gestão no próximo milênio. Rio de Janeiro: Makron Books; 2000. p. 61-8.

Callahan D. What a kind of life: a challenging exploration of the goals of medicine. New York: Siman & Schuster Inc.; 1991. In: Buss PM, Ferreira JR. As fronteiras tecnológicas da medicina e da saúde pública modernas. Saúde e Previdência Social – Desafios para a gestão no próximo milênio: 61-68. Fundação Getúlio Vargas, Rio de Janeiro: Makron Books; 2000.

Campos GWS. Reforma da reforma: repensando a saúde. HUCITEC: São Paulo; 1992.

Dunley G. A festa tecnológica: o trágico e a crítica da cultura informacional. São Paulo: Escuta; 2005.

Enguita MF. Tecnologia e sociedade: a ideologia da racionalidade técnica, a organização do trabalho e a educação. In: Silva TT (org.). Trabalho, educação e prática social: por uma teoria de formação humana. Porto Alegre: Artes Médicas; 1991.

Foucault M. A crise atual da medicina. Rio de Janeiro: IMS/UERJ; 1974. Mímeo. In: Silva Júnior AG. Modelos tecnoassistenciais em saúde – o debate no campo da saúde coletiva. São Paulo: HUCITEC; 1998. 143 p.

Kalil MEX, Feuerwerker L. Modelos de atenção em saúde: do que estamos falando? Olho Mágico, Londrina. 2002;9(1):73-9.

Kligerman J. Demandas da incorporação tecnológica. In: Fundação Getúlio Vargas, Saúde e Previdência Social: desafios para a gestão no próximo milênio: 55-60. Rio de Janeiro: Makron Books; 2000.

Merhy EE. A perda da dimensão cuidadora na produção da saúde: uma discussão do modelo assistencial e da intervenção no seu modo de trabalhar a assistência. Campinas; 2000 (Mímeo, 40 p.).

Merhy EE. Crise do modo de se produzir saúde: uma discussão do modelo assistencial e o trabalho médico no Brasil. Campinas; agosto 1997 (Mímeo, 12 p).

Merhy EE, Cecílio LCO, Nogueira FRC. Por um modelo tecnoassistencial da política de saúde em defesa da vida: contribuição para as conferências de saúde. Cadernos da 9ª Conferência Nacional de Saúde. Descentralizando e democratizando o conhecimento, v.1. Brasília; 1992.

Mirra ELS. A Arte de tecer ciências. In: Ciência, Tecnologia & Meio Ambiente. Fala de Ciência Quem Sabe. 2002. Disponível em: http://www.radiobras.gov.br/ct/falaciencia2002/falaciencia_010202.htm. Acesso em: 7 out. 2017.

Novaes HMD. Da produção à avaliação de tecnologias dos sistemas de saúde: desafios do século XXI. Rev Saúde Pública. 2006;40(N Esp):133-40.

Paim JS. Atenção à saúde no Brasil. Brasil/Ministério da Saúde. Saúde no Brasil – Contribuição para a agenda de prioridades de pesquisa. Brasília; 2004.

Paim JS. Saúde, política e reforma sanitária. Salvador: ISC; 2002 (Mímeo).

Roncalli AG, Araújo LUA. O sistema único de saúde e os modelos assistenciais: das propostas alternativas à saúde da família. In: Ferreira MAF, Roncalli AG, Lima K.C. (orgs.). Saúde bucal coletiva: conhecer para atuar. Natal: EDUFRN; 2004. p. 261-75.

Silva Júnior AG. Modelos tecnoassistenciais em Saúde – O debate no campo da saúde coletiva. São Paulo: HUCITEC; 1998.

Teixeira CF, Costa EA. Vigilância da Saúde e Vigilância Sanitária: concepções, estratégias e práticas. Texto preliminar elaborado para debate no 20º Seminário Temático da Agência Nacional de Vigilância Sanitária. Cooperação técnica ISC/ANVISA. Brasília; março 2003.

Teixeira MCB. A dimensão cuidadora do trabalho em equipe em saúde e sua contribuição para a Odontologia. ABRASCO. Ciência e Saúde Coletiva – Saúde Bucal Coletiva, 2006;11(1):45-52.

9 Promoção da Saúde e Prevenção das Doenças Bucais

Paulo Nadanovsky

NÍVEIS DE PREVENÇÃO

Tradicionalmente, tem-se classificado a prevenção das doenças em três níveis (Leske *et al.*, 1993):

- Primária: relacionada com a iniciação da doença
- Secundária: quando se tenta impedir a progressão e a recorrência da doença
- Terciária: momento em que se procura evitar ou restabelecer a perda de função.

Em relação à cárie dentária, exemplos de prevenção primária são a fluoretação da água ou da pasta de dente e a redução do consumo de açúcar; secundária, o diagnóstico precoce e a intervenção clínica pela aplicação profissional de flúor, limpeza profissional dos dentes, e aplicação de selantes de fossas e fissuras; e terciária, as restaurações, as próteses e os implantes.

Apesar de útil, contribuindo para a simplificação da comunicação, há um desconforto em relação a essa classificação tradicional da prevenção. Os níveis secundário e terciário são mais bem definidos como estratégias de tratamento, e não de prevenção de doença. Como tal, devem ser discutidas e avaliadas de acordo com seus próprios méritos, isto é, a limitação de danos e recuperação de função. Além disso, essa classificação não prioriza a prevenção primária e foi considerada insatisfatória no campo da promoção da saúde (Downie *et al.*, 1991). Este capítulo tem por objetivo analisar as questões relativas à prevenção primária.

PROMOÇÃO DA SAÚDE

Em seu sentido mais amplo e talvez mais apropriado, trata-se de uma ação global objetivando a melhoria na qualidade de vida das pessoas pela melhoria no estado de saúde (Ewles e Simnett, 1985; Adams e Pintus, 1994).

Em grande parte, as doenças são causadas por fatores culturais e socioeconômicos amplos, e menos influenciadas por serviços de saúde. O mais importante para o sucesso de sua prevenção consiste na incorporação das preocupações com a saúde à elaboração de políticas públicas pelas áreas econômicas dos governos e pelos políticos (Milio, 1983).

Os cinco princípios da promoção da saúde, definidos pela Organização Mundial da Saúde (OMS) na *Ottawa Charter for Health Promotion* (WHO, 1986) são: desenvolvimento de habilidades pessoais; ação comunitária; política pública saudável; ambiente de apoio adequado (*supportive environment*); e reorientação dos serviços de saúde. Eles têm servido de guia para quase todas as ações de promoção de saúde, no que se pode considerar a nova saúde pública, na qual a saúde é cada vez mais alcançada por meio das atividades de agências outras que não o serviço de saúde, como a escola, o local de trabalho, o comércio, a indústria e a mídia. Todos esses setores são em parte influenciados por decisões econômicas e políticas de governos e instituições do estado.

Profissionais de saúde, como cirurgiões-dentistas, médicos e nutricionistas, devem se familiarizar com esse novo movimento da saúde pública e promoção da saúde para que consigam enxergar seu papel em uma melhor perspectiva e, assim, estar preparados para advogar, fomentar e coordenar ações de promoção de saúde, assim como definir metas mais apropriadas para os cuidados clínicos.

DA EDUCAÇÃO EM SAÚDE À PROMOÇÃO DA SAÚDE

Desenvolvimentos históricos na educação em saúde

Na prevenção de doenças infectocontagiosas, o papel do profissional da saúde era principalmente o de aconselhamento da população sobre as formas de prevenir o contágio e sobre como evitar diarreia, doenças sexualmente transmissíveis, além de estimulá-la a manter uma higiene adequada. Gradativamente, diminuiu-se o enfoque exclusivo nas doenças, enfatizando-se mais o comportamento pessoal. Era comum produzir cartazes e folhetos para distribuição nas comunidades. A ênfase era na informação, na esperança de que o comportamento das pessoas mudasse no sentido desejado.

Posteriormente, com o crescimento das doenças crônicas não transmissíveis e o desenvolvimento de vacinas, as principais atividades dos serviços de saúde quanto à prevenção das doenças passaram a envolver campanhas de comunicação de massa sobre fumo, imunização e planejamento familiar. Mais recentemente, médicos receberam incentivos para realizar atividades preventivas nas clínicas, por exemplo, *check-ups* e vacinação. Novas áreas foram identificadas como chaves para a prevenção: doenças cardiovasculares, acidentes, saúde mental, saúde sexual e câncer.

As primeiras iniciativas específicas para a saúde bucal focaram na responsabilidade do indivíduo em relação à prevenção da cárie e da doença periodontal. Costuma-se anunciar explicitamente que a responsabilidade em melhorar a saúde bucal é primeiro do indivíduo, chamando a atenção para a importância do estilo de vida. Educação para saúde tem sido considerada essencial para aumentar o conhecimento e o entendimento. Ao mesmo tempo, apontou-se para a importância de as indústrias alimentícia e farmacêutica "observarem seriamente a composição dos seus produtos e substituírem açúcares cariogênicos por adoçantes menos prejudiciais ou retirarem qualquer tipo de adoçante" (Department of Health and Social Security, 1994). Além disso, chamou-se a atenção para a importância da fluoretação da água.

Nesse histórico, nota-se que muito dos esforços para prevenir as doenças têm tradicionalmente se baseado em informar as pessoas sobre como evitar problemas específicos e em motivá-las para mudanças de comportamento por meio de persuasão e técnicas de comunicação de massa (Naidoo e Wills, 1994).

Desenvolvimentos históricos na promoção da saúde

A origem da nova saúde pública ou da promoção de saúde está no movimento de saúde pública do século 19. Em 1875, o *Public Health Act* na Inglaterra promoveu melhorias no fornecimento de água, disposição de esgoto e sacrifício de animais. Essas medidas foram tomadas em uma tentativa de prevenir doenças que resultavam do acúmulo exagerado de pessoas e condições sanitárias deficientes nas cidades industriais recentemente criadas.

O termo *promoção de saúde* foi usado pela primeira vez por Mark Lalonde, Ministro da Saúde e Bem-estar do Canadá. No famoso documento "A New Perspective on the Health of Canadians", ele argumentou que as principais causas de morte e doença não são as características biológicas, mas o meio ambiente e o comportamento dos indivíduos – estilo de vida. Embora fortemente tendencioso no sentido de colocar a responsabilidade nos indivíduos por sua própria saúde, esse documento foi um passo importante, porque pela primeira vez o governo de um país industrializado oficialmente reconheceu que para melhorar a saúde seria preciso interferir nos aspectos da política pública que afetam os comportamentos relacionados com a saúde dos indivíduos (Lalonde, 1974).

A OMS também contribuiu para o desenvolvimento do novo movimento de promoção da saúde, sugerindo que esta deveria basear-se em um modelo socioecológico, objetivando o desenvolvimento de estilos de vida saudáveis. A mudança de comportamento deveria estar ligada à mudança socioeconômica (WHO, 1981). Mais adiante, ao deixar bem claro que a nova estratégia proposta deveria ir muito além da tradicional educação em saúde, a OMS explicitou seus princípios-chave para a promoção de saúde: envolvimento da população como um todo no contexto de sua vida no dia a dia, em vez de focar em pessoas com risco de doenças específicas; ação sobre os determinantes da saúde para assegurar que o meio ambiente total, que está fora do controle dos indivíduos, conduza à saúde; utilização de diversos métodos, como comunicação, educação, legislação, medidas fiscais, mudança organizacional, desenvolvimento comunitário e atividades locais espontâneas contra agentes prejudiciais à saúde; e participação pública efetiva, encorajando as pessoas a encontrarem suas formas próprias de administrar a saúde de suas comunidades. Promoção de saúde é basicamente uma atividade no campo social, e não um serviço de saúde ou médico. Entretanto, os profissionais de saúde têm papel importante em fomentar e facilitar a promoção de saúde (WHO, 1984, 1986, 1988, 1991).

Portanto, enquanto a meta na educação em saúde é tornar os indivíduos mais preparados/informados para fazer as escolhas saudáveis, a promoção de saúde tenta tornar as escolhas saudáveis mais fáceis ("*making the healthy choices the easy choices*"; Milio, 1983). Para atingir esse objetivo, a promoção de saúde tenta modificar as normas da sociedade e o meio ambiente, de modo que estes se tornem mais favoráveis à saúde.

No restante deste capítulo, estratégias apropriadas para a prevenção das doenças bucais e questões centrais no movimento da promoção de saúde serão abordadas (Milio, 1993; Adams e Pintus, 1994).

Existem dois passos importantes que precedem a execução de programas preventivos: o estabelecimento de metas e a escolha das estratégias preventivas. O estabelecimento de metas depende de cada circunstância, embora as metas devam sempre ser específicas, mensuráveis, realísticas e associadas a um período (Frazier e Horowitz, 1995). Por exemplo, a meta da OMS de que no ano 2000 os países deveriam atingir um CPOD médio nacional de no máximo três aos 12 anos de idade foi uma meta internacional adequada de saúde bucal. Outro exemplo foram as metas do governo na Inglaterra de 70% das crianças de 5 anos com ceo = 0 e uma média nacional aos 12 anos de CPOD = 1 no ano 2003 (Department of Health and Social Security, 1994).

Assim como a definição das metas, a escolha das estratégias preventivas depende de cada situação em particular, mas alguns conceitos são generalizáveis e devem ser aplicados em qualquer situação: "Estratégia populacional" e "Estratégia de alto risco"; "Abordagem de fatores de risco comuns"; e "Ação intersetorial".

PREVENÇÃO DAS DOENÇAS BUCAIS

Estratégia populacional

A estratégia populacional de prevenção é apropriada para lidar com problemas espalhados na população (Batchelor *et al.*, 1990; Rose, 1985, 1992). Se as doenças bucais ou suas causas fossem confinadas a poucas pessoas na população, então esse enfoque seria inadequado. Como a cárie, as doenças periodontais, o consumo exagerado de açúcar e a higiene bucal deficiente constituem fenômenos de larga abrangência, há uma evidente indicação para que se adote uma estratégia de base ampla, ou seja, de base populacional.

As causas ambientais das doenças bucais, isto é, o consumo exagerado de açúcar e a higiene bucal deficiente, são determinados por comportamentos, os quais, por sua vez, são determinados por normas sociais. Uma estratégia populacional para prevenir doenças bucais tem, portanto, que objetivar a mudança e a manutenção de normas sociais relacionadas com o consumo de açúcar e a higiene bucal. Além disso, deve-se ter em conta a disponibilidade de flúor, uma vez que esse elemento exerce um papel de proteção contra a cárie e pode ser facilmente disponibilizado a todos.

A estratégia populacional é direcionada a todas as pessoas, incluindo de alto, médio e baixo risco de desenvolver doença. Define-se risco por fatores ambientais como nível socioeconômico e educacional, perfil de higiene bucal e de consumo de açúcar, e pela suscetibilidade genética individual à cárie, influenciada pelo sistema imunológico, a morfologia do esmalte dentário e a personalidade/perfil psicológico e comportamental do indivíduo. Indivíduos em todos os níveis de risco beneficiam-se da estratégia populacional (Figuras 9.1 e 9.2).

Algumas pessoas de alto risco podem necessitar de cuidados preventivos específicos a mais para prevenir as doenças bucais. Por outro lado, algumas pessoas de baixo risco não apresentariam doenças bucais mesmo na ausência de intervenções preventivas populacionais. Uma vantagem da estratégia populacional, frequentemente não apreciada, refere-se a seu papel na redução da incidência das doenças nas pessoas de alto risco, aumentando o êxito da intervenção preventiva individualizada. Por exemplo, a higiene bucal diária adequada é o fator decisivo na prevenção e tratamento da maioria dos casos de doenças periodontais (Pilot, 1997). Uma dieta com pouco açúcar e uma exposição diária ao flúor, por sua vez, representam fatores decisivos na prevenção da incidência e reincidência de cárie.

A estratégia populacional reduz a incidência de doença porque todas as pessoas estão menos expostas às causas ou mais expostas aos fatores protetores ambientais, mesmo sem interferir nos padrões de suscetibilidade individual à doença. As pessoas continuam tão suscetíveis quanto antes, mas, como estão menos expostas às causas, ou mais expostas aos fatores protetores, a suscetibilidade individual à doença passa a ser menos relevante. Para ilustrar, algumas pessoas são mais suscetíveis à cárie por motivos genéticos, que afetam, por exemplo, a estrutura do esmalte dentário. Comer pouco açúcar e usar pasta de dente com flúor reduzirão o risco de ter cárie, mas não alterarão a estrutura do esmalte.

Outra vantagem da estratégia populacional reside no fato de que pequenas modificações nas causas são suficientes para reduzir substancialmente a incidência da doença (Pilot, 1997; Sheiham, 1990). A erradicação completa do biofilme dentário e do açúcar não é apenas uma meta irrealista, como também desnecessária. Uma quantidade relativamente pequena de biofilme, de perda de inserção periodontal e até mesmo de sangramento gengival são compatíveis com uma saúde periodontal satisfatória e a manutenção de uma dentição natural, funcional e socialmente aceitável para a vida toda na maioria das pessoas (Wennstrom et al., 1990; WHO, 1982). Em outras palavras, para o sucesso da estratégia populacional na prevenção da doença periodontal, não é necessário almejar a eliminação completa do biofilme, do sangramento gengival e da perda de inserção periodontal.

Analogamente, existe um nível de consumo de açúcar compatível com a prevenção da cárie na maioria dos indivíduos. Um consumo médio de 10 kg de açúcar por pessoa por ano está associado a uma baixa incidência de cárie na população, caracterizada por uma elevada proporção de pessoas livres de cárie e por um número pequeno de dentes afetados nas demais. Em locais em que o flúor é utilizado diariamente por todas as pessoas por meio da água de abastecimento ou pelas pastas de dente, a quantidade de consumo seguro de açúcar sobe para 15 kg (Sheiham, 1991). Esses achados fazem da estratégia populacional uma abordagem realista e potencialmente aceitável para a sociedade, ou seja, não é necessário eliminar completamente o açúcar da dieta para que a estratégia populacional tenha sucesso em prevenir a cárie.

A eliminação do consumo de açúcar e do biofilme dentário apenas em indivíduos de alto risco, mesmo se fosse possível, teria um efeito menor na redução da cárie e das doenças periodontais na população que uma redução mais modesta na média do consumo de açúcar e nos níveis de biofilme na população. Isso ocorre porque existem mais pessoas de baixo e médio risco que de alto risco na população; baixo risco espalhado em muitas pessoas dá origem a mais doença na população que alto risco concentrado em poucas pessoas.

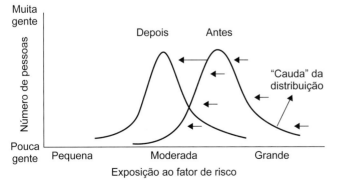

Figura 9.1 Estratégia populacional.

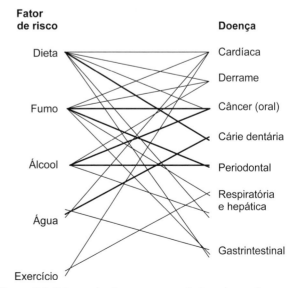

Figura 9.2 Fatores de risco comuns relacionados a doenças não transmissíveis, incluindo problemas de saúde bucal. Adaptada de Mautsch (1995) e Batchelor et al. (1990).

Em países ou regiões onde os níveis de cárie em crianças são relativamente baixos (p. ex., em várias nações industrializadas atualmente), a maior parte da doença (80%) concentra-se na menor parte da população (20%). Ainda assim, ao acompanhar uma população com esse perfil por 4 anos, o número total de novas lesões de cárie foi maior nos 80% sem cárie que nos 20% com cárie. Esse achado indica que os esforços preventivos devem expandir-se à população toda, e não se concentrar nos 20% de "alto risco" (Batchelor e Sheiham, 2006).

Além da estratégia populacional (*whole population strategy*), a estratégia populacional direcionada (*directed population strategy*) pode ser utilizada para lidar com situações em que somente uma parte da população apresenta um nível de doença substancial, como é o caso de um distrito sanitário específico, uma escola ou uma localidade nos quais os níveis de doença são bem maiores que no resto da população (Batchelor *et al.*, 1990). A estratégia populacional direcionada nada mais é que a estratégia populacional aplicada a um subgrupo ou a uma determinada comunidade. Em ambos os casos, a grande vantagem reside no fato de não haver a necessidade de identificar quem são os indivíduos de alto risco.

A despeito das suas vantagens, a estratégia populacional tem algumas limitações. Primeiro, precisa de muito tempo para mostrar resultados. Segundo, se alguma medida tiver um efeito adverso, um número grande de pessoas sofrerá as consequências, mesmo aquelas de baixo risco que não se beneficiariam da medida preventiva. Exemplos incluem algum possível efeito prejudicial desconhecido do flúor ou o desemprego causado pelo fechamento de indústrias produtoras e utilizadoras de açúcar (Batchelor *et al.*, 1990).

Estratégia de alto risco

Para algumas pessoas com alta suscetibilidade às doenças bucais, uma estratégia populacional baseada em medidas não individualizadas não é suficiente. Exige-se, portanto, uma estratégia de "alto risco" para complementá-la. Nesses casos, os serviços odontológicos deveriam prestar os cuidados preventivos individualizados apropriados. Entretanto, deve-se considerar as desvantagens da prevenção por meio de ações profissionais individualizadas desenvolvidas na clínica odontológica e, também, na abordagem de alto risco.

Poucas intervenções na clínica odontológica têm sido efetivas em prevenir as doenças bucais, e mesmo estas foram testadas em grupos pequenos, e não em condições reais dos serviços de saúde. Logo, sua efetividade na prática é questionável. A prevenção individualizada requer a cooperação do paciente, o que muitas vezes não se consegue. Demandar uma mudança de comportamento das pessoas, que normalmente têm hábitos fortemente arraigados na cultura local e vivem em condições sociais e econômicas restritivas, é uma atitude irrealista e pode caracterizar-se até mesmo como uma atitude inapropriada de "culpar a vítima", com profissionais de saúde admoestando pessoas que não conseguem resistir às pressões do meio ambiente e de seus pares. Além disso, a atenção individualizada é cara e seus efeitos positivos, em geral, são temporários e incapazes de evitar a reincidência de doenças.

O relacionamento entre profissional de saúde e paciente pode trazer benefícios, mas também criar dependência. Esta é uma questão menor quando os benefícios são substanciais, mas, normalmente, no caso da relação dentista-paciente, são limitados e a dependência é ainda reforçada pelas visitas semestrais ou anuais de rotina. Finalmente, concentrando-se em prevenção individual, a atenção pode ser desviada das causas primordiais da doença. Por exemplo, enquanto o cirurgião-dentista usa seu tempo persuadindo mães a reduzirem o consumo de açúcar dos filhos, deixa de focar em alternativas tão ou mais importantes, como modificar o cardápio de merendas e cantina escolares e de representar, perante os órgãos reguladores de publicidade e indústrias, contra a veiculação de anúncios prejudiciais à saúde da criança.

A abordagem de alto risco na prevenção representa um enfoque recente no campo da Odontologia (ver Figuras 9.2 e 9.3). Para seu sucesso, crianças de alto risco precisariam ser identificadas antes de desenvolver as lesões de cárie cavitadas. Uma vez identificadas por meio de rastreamento, passariam a ser acompanhadas de perto com tratamento preventivo especial. O custo-benefício dessa estratégia, no entanto, pode ser desfavorável. Mesmo com o declínio de cárie a partir dos 6 anos de idade, na dentição permanente, encontraram-se 75% das lesões em 33% da população, demonstrando que a incidência de cárie é muito dispersa, o que diminui o atrativo da estratégia preventiva de alto risco (Macek *et al.*, 2004). Mais ainda, como já argumentado anteriormente, "um número grande de pessoas com baixo risco pode dar origem a mais casos de doença do que um número pequeno de alto risco" (Rose, 1985). Por exemplo, um estudo de crianças de 7 anos de idade, nos EUA, também já citado, constatou que aquelas classificadas como de alto risco foram responsáveis por menos de 6% do total das lesões de cárie que apareceram nos 4 anos seguintes (Batchelor e Sheiham, 2006).

Podem ser identificadas diversas vantagens na estratégia de alto risco. Uma vez identificadas e informadas, as pessoas desse grupo são mais propensas a se motivar a participar e a cooperar com o tratamento oferecido. Isso pressupõe uma intervenção sensível e adequada à capacidade delas, às suas circunstâncias sociais e econômicas e ao seu perfil psicológico. Outra vantagem refere-se ao fato de que as pessoas com baixo risco não precisam se submeter ao tratamento preventivo. Portanto, os recursos não são desperdiçados nesses casos, podendo-se liberar esse grupo das inconveniências das medidas preventivas. A estratégia de alto risco conserva recursos valiosos por meio do direcionamento de serviços para os quais a necessidade e os benefícios potenciais são maiores. Por fim, há vantagem da motivação do profissional, ou seja, não se compreende uma estratégia de difícil aceitação junto aos cirurgiões-dentistas e médicos.

Entretanto, além das desvantagens da prevenção individualizada na clínica odontológica mencionadas anteriormente (i. e., não efetividade, dificuldade de cooperação dos pacientes,

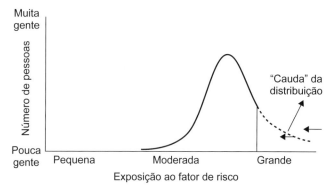

Figura 9.3 Estratégia de alto risco. Apenas a "cauda" da distribuição, formada pelos indivíduos de alto risco, desloca-se para a esquerda.

culpabilização da vítima, ética, custo, efeito temporário, reincidência da doença, dependência, desvio da atenção), existem outras desvantagens importantes relacionadas especificamente com a abordagem de alto risco. Nenhum dos testes de prognóstico disponíveis para avaliar risco de cárie ou de periodontite crônica tem especificidade ou sensibilidade suficientes, ou seja, testes como as análises microbiológicas, presença de lesões de mancha branca, capacidade tampão da saliva, fluxo salivar etc. identificam como de baixo risco muitas pessoas que desenvolverão cárie ou periodontite (baixa sensibilidade) e, ao mesmo tempo, como de alto risco várias que não desenvolverão cárie ou periodontite (baixa especificidade). Em relação à cárie, de modo geral, esses testes têm uma capacidade de predição não satisfatória (valores preditivos baixos). Cerca de 40 a 50% das pessoas avaliadas são classificadas de maneira errônea em relação ao risco de cárie (Hausen et al., 1994). A utilização de vários testes combinados aumenta a capacidade de predição, mas as predições de quem terá lesão de cárie cavitada ainda não são acuradas (Soderholm e Birkhed, 1988; Hausen et al., 1994; Messer, 2000). A situação em relação à doença periodontal é similar (Heitz-Mayfield, 2005).

O melhor indicador de incidência de cárie no futuro consiste em uma experiência passada, embora também seja considerado um fator fraco no nível individual. Ainda que "seja difícil prever acuradamente em cada indivíduo o curso futuro da doença, dados epidemiológicos permitem estabelecer estimativas em relação a grupos de crianças, se o nível de cárie, quando jovens, for conhecido. Isso permite prever não só o CPOD médio de crianças de 10 anos de idade quando elas tiverem 18 anos, mas quais dentes estarão cariados e quais superfícies terão sido afetadas" (Kalsbeek, 1982; Sheiham, 1997). Tais previsões tornam possível o planejamento das medidas preventivas a adotar e dos números e tipos de pessoal odontológico necessários no futuro, mas não a previsão de qual criança especificamente necessitará de tratamento (Sheiham e Joffe, 1991).

Os testes para identificação de indivíduos de alto risco são pouco confiáveis porque, além de pouco acurados, são também imprecisos. Por exemplo, manchas brancas não somente são indicadores ruins de cavidades no futuro, visto que muitas delas nunca se tornarão cavidades (Mejare et al., 2004; Warren et al., 2006) e é impossível sabê-lo, como também há discordância entre dentistas a respeito da existência ou não de mancha branca.

Além das questões sobre a acurácia e a confiabilidade dos testes de rastreamento e da efetividade das intervenções, para justificar uma abordagem de alto risco seriam necessários testes simples, rápidos e aceitáveis (i. e., convenientes e com poucos efeitos colaterais e desconforto). Até que esses requisitos sejam atendidos, uma estratégia de alto risco só se justifica como uma ação complementar, não se devendo adotá-la como a principal estratégia preventiva.

Mesmo se todos os requisitos que justifiquem uma estratégia de alto risco fossem atendidos no futuro, sempre permaneceriam algumas desvantagens. Ao concentrar a atenção em um grupo específico de indivíduos, o serviço de saúde faz o restante da população se sentir seguro, acreditando que aquela doença é problema dos outros e que ele não é suscetível (Rose, 1992). Estatisticamente, essa abordagem é inadequada, porque a distribuição das doenças bucais e de suas causas é contínua. Não se trata, por exemplo, de uma distribuição bimodal. Portanto, o ponto de corte que separa os indivíduos de alto e baixo risco é arbitrário e relativo. Moralmente, essa abordagem também é inadequada; uma pessoa pode ter baixo risco de desenvolver a cárie, mas outras em sua comunidade são suscetíveis, isto é, correm um alto risco de ter cárie. "Nós somos todos responsáveis por todos" (Dostoievsky apud Rose, 1992).

Do ponto de vista comportamental, a estratégia de alto risco é irrealista. Dificilmente alguém agirá de modo diferente de seus pares em termos de alimentação e outros comportamentos relacionados com a saúde, sobretudo no caso de crianças e jovens em idade escolar. Além disso, o sucesso em adotar comportamentos saudáveis dependerá do acesso facilitado a alimentos saudáveis e a outros recursos. Uma estratégia de alto risco utiliza recursos substanciais, mas faz pouco para modificar a origem dos problemas.

Em resumo, se as doenças bucais estivessem confinadas a uma minoria identificável que pudesse ser motivada a visitar o cirurgião-dentista regularmente em intervalos curtos e, ainda mais, se esses profissionais fossem capazes de persuadi-la a modificar seus hábitos diários de modo permanente, incluindo uma higiene bucal efetiva e uma dieta saudável, então essa abordagem seria adequada. Entretanto, os indivíduos que terão alta incidência de doença não são identificáveis com acurácia. Pessoas mais vulneráveis social e economicamente apresentam maior risco de desenvolver doenças, mas menor probabilidade de acatar recomendações dos profissionais de saúde, além de ter mais dificuldades para modificar seus comportamentos relacionados com a saúde. Em adolescentes, circunstâncias sociais adversas estão associadas a comportamentos de risco (Ramos et al., 2017). Além disso, não há evidência de que a educação para saúde bucal centrada no aconselhamento oferecido pelo cirurgião-dentista ou por algum dos membros da equipe odontológica consiga mudar o comportamento associado com a saúde (Kay e Locker, 1996; Cooper et al., 2013).

O quanto da incidência de uma doença a estratégia de alto risco pode evitar depende do modo com que a suscetibilidade e a exposição são distribuídas na população. No caso das doenças bucais, essa estratégia se limita na resolução do problema porque a maioria das pessoas é suscetível às doenças bucais e está excessivamente exposta aos principais fatores de risco, isto é, alimentos com açúcar e higiene bucal deficiente.

A combinação das duas estratégias – a populacional e a de alto risco – é essencial para obtenção e manutenção da saúde bucal, mas os esforços devem estar claramente voltados para a primeira (Sheiham, 1990).

Abordagem dos fatores de risco (causas) comuns

Embora profissionais de saúde tendam a lidar com as doenças como se fossem independentes entre si, a maioria tem determinantes comuns. A dificuldade de acesso a bens e serviços importantes (privação material) e o estresse psicológico crônico em virtude da inferioridade, às vezes extremada, na posição social (desigualdades socioeconômicas) são determinantes distais comuns de várias doenças, enquanto outros, mais conhecidos, são baixo nível educacional, moradia inadequada e desemprego ou condições ruins de trabalho (Chen, 1995; Whitehead, 1988; Wilkinson, 1996). Em um nível mais proximal, e em grande parte consequência dos fatores distais citados anteriormente, dieta inadequada fumo, álcool e higiene pessoal deficiente são causas bem estabelecidas de muitas doenças importantes. Portanto, não faz sentido compartimentalizar as ações para promover saúde, uma vez que várias doenças têm determinantes comuns.

Há razões convincentes para utilizar a abordagem de fatores de risco comuns em vez da abordagem preventiva mais tradicional, específica para cada doença separadamente.

Primeiro, evitam-se a duplicação de esforços e o desperdício ou uso ineficiente de recursos. Por exemplo, profissionais de saúde voltados para a prevenção de doenças cardiovasculares buscam melhorias na dieta, assim como aqueles voltados para a prevenção da cárie e do diabetes. O esforço conjunto desses profissionais é mais eficiente que três iniciativas isoladas, já que compartilham os mesmos objetivos na dieta, como a redução no consumo do açúcar. Ações para reduzir o tabagismo diminuirão tanto o câncer do pulmão e a doença cardiovascular quanto as doenças periodontais.

Segundo, a população deixa de receber mensagens conflitantes. Quanto mais inconsistência existe nas mensagens veiculadas pelos profissionais de saúde, menos credibilidade o público dá a elas. Na abordagem tradicional, em que a prevenção de cada doença é buscada em separado, seguidamente profissionais de saúde passam mensagens diferentes sobre os fatores de risco. Por exemplo, dentistas tendem a enfatizar a redução na *frequência* de consumo de açúcar, enquanto endocrinologistas podem preocupar-se com a *quantidade*. A frequência de consumo de açúcar é consequência da quantidade de produtos com açúcar disponíveis para a população, portanto, em uma abordagem de fatores de risco comuns, dentistas e endocrinologistas poderiam harmonizar a mensagem, enfatizando a redução da *quantidade* de alimentos e bebidas com açúcar disponíveis para a população. Em outras palavras, uma abordagem de fatores de risco comuns agrega profissionais especializados em diferentes doenças em uma iniciativa conjunta, aumentando a coerência e a consistência das mensagens divulgadas. A estratégia para melhorar a dieta visando a melhorar a saúde de maneira geral é mais apropriada do ponto de vista comportamental que uma ação específica para reduzir o consumo de açúcar para evitar cárie. Similarmente, a inclusão da higiene bucal no contexto da higiene pessoal como um todo é mais apropriada que orientações para melhorar a higiene bucal em separado.

Terceiro, reduz-se a ênfase na capacidade do indivíduo em mudar o estilo de vida e na liberdade individual de escolha, concentrando-se nos determinantes mais importantes dos comportamentos relacionados com a saúde, que são sociais, econômicos e políticos. O estilo de vida, incluindo os hábitos alimentares, é em parte fruto da escolha baseada no livre-arbítrio do indivíduo. Por isso, a abordagem preventiva tradicional enfatiza a educação do indivíduo para que ele opte pelos comportamentos saudáveis específicos que evitarão cada doença especificamente. Mas, como evidenciado pelas diferenças claras nos comportamentos por grupos sociais, ou seja, em uma mesma população as pessoas nos níveis socioeconômicos mais altos tendem a apresentar hábitos que reduzem o risco da maioria das doenças, há fatores sociais amplos que moldam as escolhas individuais. A abordagem de fatores de risco comuns facilita uma visão menos focada na mudança do estilo de vida individual e mais voltada para os fatores que levam os indivíduos a adotar seus estilos de vida.

Quarto, trata-se de uma abordagem mais coerente com a coincidência das várias doenças e fatores de risco no mesmo indivíduo, pois os fatores de risco estão quase sempre interligados. Geralmente, a pessoa com uma dieta inadequada também é sedentária. Fumantes tendem a beber mais álcool, ter uma dieta pior e a fazer menos exercício físico. Todos esses fatores de risco tendem a ser mais comuns nos níveis socioeconômicos mais baixos. A abordagem de fatores de risco comuns possibilita que os esforços preventivos sejam direcionados a esses fatores, presentes em várias doenças e que tendem a se aglomerar em grupos sociais mais vulneráveis.

Ação intersetorial

Várias instituições influenciam, direta ou indiretamente, o estilo de vida das pessoas, as quais são induzidas ou condicionadas a adquirir e manter hábitos ligados à dieta, ao fumo e à higiene pessoal – os principais determinantes das doenças bucais. Entre as instituições mais influentes, estão a escola, o local de trabalho, a indústria, a mídia, o comércio, o governo e as ONG. Portanto, para ser mais efetiva, a promoção da saúde (ou a prevenção das doenças) deve envolver essas instituições. Assim, um cirurgião-dentista tem melhores chances de influenciar os hábitos dietéticos das crianças por meio de alianças com professores e pais, políticos e empresas, visando a melhorar a qualidade dos alimentos oferecidos nas cantinas escolares e em casa que persuadindo seus pacientes na clínica a comer menos açúcar. Os currículos escolares de Ciências e Biologia são ótimas oportunidades para ensinar as crianças sobre prevenção de doença periodontal e cárie, uma vez que conceitos sobre higiene bucal, acúmulo de bactérias endógenas, metabolismo bacteriano, efeito no tecido gengival e fibras periodontais, papel do açúcar como substrato de bactérias cariogênicas e processo físico-químico da desmineralização do esmalte dentário se encaixam perfeitamente no ensino dessas matérias e, ao mesmo tempo, podem estimular a adoção de hábitos alimentares e de higiene bucal positivos. Além disso, a necessidade de limitar ao máximo o consumo de açúcar pode ser inserida nos ensinamentos relativos à dieta e nutrição saudáveis como um todo.

Os cirurgiões-dentistas devem assegurar que as mensagens repassadas à população estejam corretas e atualizadas. As ações educativas promovidas pela Odontologia se tornam mais efetivas quando se baseiam em alianças com a indústria, o comércio e a mídia, procurando destacar alternativas saudáveis.

Em resumo, a saúde bucal do indivíduo é determinada principalmente pela casa, a escola, o local de trabalho, a indústria, o comércio e a mídia. Para o sucesso da promoção de saúde em evitar doenças bucais, a Odontologia precisa sair do consultório e advogar pela saúde bucal. Empresas, mídia, políticos, governos, escolas e instituições de modo geral devem exercer suas principais funções, como fabricar e divulgar produtos, legislar e educar sem, ao mesmo tempo, causar doenças. As atividades de promoção da saúde envolvem a criação e manutenção de alianças dos profissionais da saúde com todos esses setores sociais, no contexto de uma abordagem intersetorial, que comprometa a sociedade a desenvolver suas atividades sem, com isso, criar doenças evitáveis, como cárie dentária, doenças cardiovasculares, diabetes e câncer.

Existem várias oportunidades para melhorar a saúde bucal por meio da abordagem intersetorial. As ações variam desde recomendações governamentais amplas, que podem estabelecer o foco da atenção para algumas metas de saúde para a população (Department of Health and Social Security, 1989, 1994; Frazier e Horowitz, 1995), até o treinamento de médicos obstetras, para que forneçam recomendações sobre saúde bucal às gestantes. Em termos de política alimentícia, governos podem modificar as prioridades de incentivos na agricultura, apoiando a produção de alimentos saudáveis que utilizem menos inseticidas e mais técnicas orgânicas, sendo capazes de taxar produtos prejudiciais à saúde e subsidiar opções saudáveis, modificar leis sobre as informações nos rótulos de alimentos industrializados e até mesmo banir a publicidade de produtos ricos em açúcar, sal e gordura, com pouco valor nutritivo e, obviamente, prejudiciais à saúde. As escolas podem educar as crianças sobre o modo como apreciam a alimentação, por meio dos alimentos disponíveis na cantina – a merenda escolar. A educação alimentar poderia ser incluída no currículo escolar como um importante aspecto acadêmico (p. ex., no currículo de Ciências). Crianças em escolas primárias poderiam ser ensinadas a cozinhar refeições saudáveis. Nas cantinas escolares, todas as comidas prejudiciais poderiam ser banidas, enquanto opções saudáveis ser subsidiadas para que se tornassem mais baratas. A higiene bucal deveria ser inserida na educação sobre higiene geral e cuidado pessoal, e não ser vista como um comportamento de saúde isolado (Sheiham, 1990).

Exemplos reais

Há exemplos de atividades de promoção de saúde que adotaram a abordagem de fatores de riscos comuns e ações intersetoriais, alguns dos quais descritos a seguir (Daly, 1996; Watt e Fuller, 1997; Watt et al., 1996; Watt, 2005).

Action and Information on Sugars

Grupo multidisciplinar atuante na Inglaterra nas décadas de 1980 e 1990, foi composto por cirurgiões-dentistas, nutricionistas, educadores em saúde, acadêmicos e pesquisadores preocupados com todos os aspectos relacionados com açúcares e saúde pública. Seus objetivos consistiam em obter e distribuir informações sobre métodos de publicidade e comercialização da indústria, e identificar informações enganosas fornecidas ao público e as oportunidades disponíveis para contrapor a promoção do açúcar. E suas atividades incluíam o monitoramento das atividades das indústrias do açúcar e de qualquer evento ou fato relacionado com esse produto, oferecendo consultoria para aqueles que trabalhassem com educação em saúde, produção de refeições e jornalismo.

O Action and Information on Sugars (AIS) liderou duas campanhas interessantes: uma de âmbito nacional, com o objetivo de modificar as políticas dos supermercados em relação a balas, chicletes e outros artigos danosos para a saúde exibidos nas proximidades das caixas registradoras; e outra com a finalidade de reduzir as vendas de bebidas adoçadas para bebês. Na primeira, desenvolvida com financiamento do Departamento de Saúde do Reino Unido, houve pressão direta junto a todos os grandes supermercados, sob intensa divulgação pela mídia. Além disso, no nível local, um conjunto de ações com material informativo foi produzido e distribuído em todo o Reino Unido. Após 2 anos, vários grandes supermercados removeram balas, chicletes etc. das gôndolas próximas às caixas registradoras, produzindo-se uma mudança estrutural que reduziu a pressão sobre os pais de crianças pequenas para comprar guloseimas no momento do pagamento (Watt e Fuller, 1997).

O consumo frequente de bebidas açucaradas por recémnascidos e crianças pequenas pode ocasionar cárie já na primeira infância. No início da década de 1990, houve um aumento na venda desse produto para bebês no Reino Unido. Por isso, uma aliança de nove organizações, representando uma série de profissionais de saúde, foi formada para pressionar a indústria alimentícia a convencer empresas fabricantes de bebidas para bebês a parar de produzi-las ou a substituí-las por alternativas sem açúcar. Após várias reportagens na televisão e nos jornais, e uma ação legal contra os fabricantes por parte de um grupo de pais de crianças afetadas pela cárie na primeira infância, as vendas caíram 25% em nível nacional no Reino Unido, com uma subida correspondente nas vendas de alternativas sem açúcar.

No entanto, vale notar que campanhas nacionais utilizando meios de comunicação de massa não representam os aspectos mais importantes da ação em promoção de saúde. Elas servem somente para chamar a atenção da população para o assunto, sendo as atividades locais que envolvem acompanhamento e ação constantes as essenciais.

Política de agricultura e alimentação na Noruega

Planos econômicos foram criados pelo governo da Noruega de modo a facilitar a transição da produção agrícola na direção de opções saudáveis. A educação e a informação do público e dos profissionais de saúde objetivaram não apenas mostrar os efeitos da dieta na saúde, mas também esclarecer como o alimento é produzido, seu preço e seus locais de compra, favorecendo mudanças em direção a padrões de escolha de alimentos mais saudáveis (Milio, 1983).

Plano de controle do tabagismo na Austrália

Esse plano foi implementado em um período de 10 anos, tendo como principal estratégia a eliminação dos subsídios à indústria tabagista, ao mesmo tempo que procurou assegurar-lhe uma transição econômica adequada. Em menos de 1 ano, o consumo de cigarros foi reduzido a quase 3% (Milio, 1983).

Políticas para redução do consumo de bebida alcoólica na França

Além da medida mais efetiva – o aumento no preço –, a França reduziu a distribuição total do álcool atualizando padrões de qualidade mínimos, controlando vendas e publicidade, promovendo bebidas não alcoólicas e educando profissionais de saúde e funcionários públicos, além de incluir a temática relativa ao alcoolismo nos programas de nutrição e da penalização mais grave ao ato de dirigir alcoolizado (Milio, 1983).

Programa de suplementação alimentar para mulheres, bebês e crianças nos EUA na década de 1970 ("WIC")

Trata-se de um exemplo interessante da estratégia populacional direcionada. As mulheres do programa recebiam mensalmente pacotes de alimentos balanceados. Para fazer parte do programa, precisavam ter alto risco nutricional e baixa renda. Dois terços das participantes viviam abaixo da linha de pobreza em meados dos anos 1970. Um maior número de mulheres atingiu o peso ideal para a gravidez, enquanto menos mulheres ficaram anêmicas em comparação às que não faziam parte do programa. Os filhos das participantes do programa tiveram menos deficiências nutricionais, cresceram de modo mais equilibrado em termos de peso e altura, e, como suas mães, não se tornaram obesos. Pelo fato de o programa ter sido uma estratégia populacional direcionada, afetou somente uma parcela pequena de norte-americanas necessitadas (Milio, 1983).

Escolas e Cidades Saudáveis (The Health Promoting School/Healthy Cities)

Escolas saudáveis

Sempre foi reconhecida a grande influência que a escola tem sobre a saúde das crianças e dos jovens. Por isso, há muitos anos existem programas de educação em saúde em escolas. Pela falta de evidência de efeitos positivos desses programas

(De Souza, 1993; Lynagh et al., 1997), profissionais da área de educação em saúde desenvolveram o conceito de Escolas Promotoras da Saúde, ou Escolas Saudáveis. Essa iniciativa teve origem no início da década de 1980. Em 1992, sob a coordenação da OMS, deu-se início à Rede Europeia das Escolas Promotoras de Saúde. Em 1996, já havia 38 países europeus, 5 mil escolas e cerca de 400 mil alunos participando do Projeto Europeu Escolas Saudáveis. Cada país é responsável pela maior parte do próprio financiamento para esse projeto, mas algumas nações do Leste Europeu, menos desenvolvidas economicamente, recebiam apoio financeiro da OMS.

A Escola Saudável tem como meta "estilos de vida saudáveis para a população da escola por meio do desenvolvimento de ambientes que apoiem e conduzam à promoção da saúde. Oferece oportunidades para a provisão de ambientes físico e social seguros e que intensifiquem a saúde" (WHO, 1995; Mukoma e Flisher, 2004; Moyses et al., 2003).

Cada país escolhe os atributos necessários para uma Escola Saudável de acordo com as necessidades nacionais e locais, mas a OMS impõe uma lista de 12 critérios que envolve desde a preocupação com o ambiente físico da escola até o papel da merenda escolar no currículo de educação para saúde (WHO, 1995).

Cidades Saudáveis

Compreendem uma iniciativa apoiada pela OMS que se fundamenta em critérios amplos, mas segue um conjunto de princípios básicos como a ênfase na abordagem populacional, a ação intersetorial e a participação de todos os setores sociais. Existe uma preocupação central com o meio ambiente e com os diversos fatores que afetam a qualidade de vida urbana, concentrando as atenções na estrutura de funcionamento da cidade e nas relações sociais (WHO, 1989; WHO, 1986; Kenzer, 2000; Akerman et al., 2002). "A meta central da Rede Europeia de Cidades Saudáveis da OMS é colocar a saúde em uma alta posição na agenda social, econômica e política dos governos municipais."

Existem centenas de Cidades Saudáveis pelo mundo, que aderiram a essa rede, comprometendo-se a trabalhar para melhorar a saúde de seus habitantes por meio do envolvimento de toda a comunidade. A estratégia-chave da Cidade Saudável é a participação efetiva dos moradores na determinação das necessidades relacionadas com a saúde e no desenvolvimento de soluções locais apropriadas.

PAPEL DO CIRURGIÃO-DENTISTA NA PROMOÇÃO DE SAÚDE

Informar, advogar e apoiar

Cirurgiões-dentistas, em suas clínicas, ou por intermédio de suas entidades representativas, devem estar capacitados a informar corretamente seus pacientes e a população quanto às principais estratégias de promoção da saúde, tornando-se uma referência positiva para a sociedade no que tange à prevenção de doenças bucais.

Iniciativas amplas de promoção da saúde, como a implantação e o monitoramento da fluoretação das águas e políticas de alimentação saudável nas escolas, podem ser ativamente impulsionadas mediante o apoio dos profissionais junto a seus pacientes (Burt e Eklund, 1992; Watt e Fuller, 1997).

Outras formas importantes de envolvimento incluem: denúncia às autoridades reguladoras de publicidade a ocorrência de propaganda enganosa de alimentos prejudiciais à saúde, especialmente para as crianças; aliar-se a grupos profissionais em prol de mudanças nas políticas públicas que afetem a saúde geral e a bucal (Daly, 1996; Sheiham, 1995).

Evitar restauração precoce de lesões de cárie

Do ponto de vista clínico, provavelmente a contribuição mais efetiva do cirurgião-dentista refere-se a prevenir o tempo para ela funcionar. Muitas lesões iniciais de cárie não progridem ou até mesmo regridem. Além disso, o flúor retarda ainda mais a progressão da cárie; ele atua principalmente evitando que lesões de esmalte se tornem cavidades na dentina (van Eck, 1987). O aumento no número de dentes hígidos nos países industrializados entre as décadas de 1970 e 1990 foi, em grande parte, resultado de decisões dos cirurgiões-dentistas de não mais restaurar lesões iniciais de cárie (Nadanovsky, 1993; Nadanovsky e Sheiham, 1995). Em paralelo, a quantidade de lesões não restauradas no esmalte cresceu sem que se observasse um aumento concomitante de cavidades em dentina ou de restaurações (Anderson, 1989; Heidmann et al., 1987, 1988; Holst et al., 1986; Hunter et al., 1980). Esses fatos ilustram como a adoção de uma postura menos intervencionista é importante para a preservação da integridade dos dentes. Uma alternativa às restaurações são os selantes de fossas e fissuras, passíveis de utilização para obstruir ou paralisar lesões iniciais de cárie (Burt e Eklund, 1992; Elderton, 1994; Heller et al., 1995).

Aplicar selantes de fossas e fissuras

O declínio da cárie observado em países industrializados, entre os anos 1970 e início da década de 1980, ocorreu sem uma ajuda significativa dos selantes de fossas e fissuras. Mais para o final da década de 1980 e início da década de 1990, em alguns locais onde os níveis de cárie já eram baixos e os selantes começaram a ser largamente utilizados, observou-se um declínio adicional e mais rápido na cárie (Nadanovsky, 1993; Nadanovsky et al., 1994).

Selantes são efetivos na prevenção e paralisação da cárie oclusal (Ahovuo-Saloranta, et al., 2004, 2017; Elderton, 1994; Heller et al., 1995; Simonsen, 1993; Feigal e Horowitz, 2006; Mertz-Fairhurst et al., 1991). Parece que a melhor relação custo-efetividade é obtida com o selamento de todos os primeiros e segundos molares permanentes de crianças com lesões iniciais de cárie (Locker et al., 2003; Burt e Eklund, 1992; Stahl e Katz, 1993; Heller et al., 1995).

BIBLIOGRAFIA

Adams L, Pintus S. A challenge to prevailing theory and practice. Critical Public Health. 1994;5:17-29.

Ahovuo-Saloranta A, Forss H, Walsh T, Nordblad A, Mäkelä M, Worthington HV. Pit and fissure sealants for preventing dental decay in permanent teeth. Cochrane Database of Systematic Reviews 2017, Issue 7. Art. No.: CD001830.

Ahovuo-Saloranta A, Hiiri A, Nordblad A, Wortington H, Mäkelä M. Pit and fissure sealants for preventing dental decay in the permanent teeth of children and adolescents. Cochrane Database Syst Rev. 2004;(3):CD001830.

Akerman M, Mendes R, Bogus CM, Westphal MF, Bichir A, Pedroso ML. Health promotion evaluation: focus on "healthy cities". Rev Saúde Pública. 2002;36(5):638-46.

Anderson RJ. The changes in dental caries experience of 12-year-old schoolchildren in two Somerset schools. A review after an interval of 25 years. British Dental Journal, 167:312-314, 1989.

Batchelor P, Sheiham A. The limitations of a 'high-risk' approach for the prevention of dental caries. Community Dent Oral Epidemiol. 2002;30:302-12.

Batchelor PA, Sgan-Cohen HD, Sheiham A. Strategies for preventing dental caries. Israel Journal of Dental Sciences. 1990;2:254-70.

Batchelor PA, Sheiham A. The distribution of burden of dental caries in schoolchildren: a critique of the high risk caries prevention strategy for populations. BCM Oral Health. 2006;6(1):3.

Burt AB, Eklund SA. Dentistry, dental practice, and the community. 4. ed. Washington: Saunders; 1992.

Chen M. Oral health of disadvantaged populations. In: Cohen LK, Gift HC (ed.). Disease prevention and oral health promotion – sociodental sciences in action. Copenhagen: Munksgaard/FDI; 1995. p. 153-212.

Cooper AM, O'Malley LA, Elison SN, Armstrong R, Burnside G, Adair P, Dugdill L, Pine C. Primary school-based behavioural interventions for preventing caries. Cochrane Database of Systematic Reviews, Issue 5. Art. No.: CD009378.

Daly B. Building healthy alliances. Lancshire, Eden Bianchi Press – Oral Health Promotion Research Group; 1996.

De Souza MB. Dental health education. In: JONG AW (ed.). Community dental health. 3. ed. St. Louis: Mosby; 1993. p. 197-224.

Department of Health and Social Security. An oral health strategy for England. HMSO: London; 1994.

Department of Health and Social Security. Dietary sugars and human disease – Committe on Medical Aspects of Food Policy. HMSO: London; 1989.

Downie RS, Fyfe C, Tannahill A. Health promotion – models and values. Oxford: Oxford University Press; 1991.

Elderton RJ. Principles of decision-making to achieve oral health. In: Anderson MH (ed.). Professional prevention in dentistry Advances in dentistry 1. Baltimore: Williams & Wilkins; 1994. p. 3-27.

Ewles L, Simnett I. Promoting health, a practical guide to health education. New York: John Wiley & Sons; 1985.

Feigal PJ, Horowitz AM. The use of pit and fissure sealants. Pediatr Dent. 2006;28(2):143-50.

Frazier PJ, Horowitz AM. Prevention: a public health perspective. In: Cohen LK, Gift HC (eds.). Disease prevention and oral health promotion, socio-dental sciences in action. Copenhagen: Munksgaard, FDI; 1995. p. 110-52.

Hausen H, Seppa L, Fejerskov O. Can caries be predicted? In: Thylstrup A, Fejerskov O (eds.). Textbook of clinical cariology. Copenhagen: Munksgaard; 1994. p. 393-411.

Heidmann J, Helm S, Helm T, Poulsen S. Changes in prevalence of approximal caries in 17-year-olds and related restorative treatment strategies over a 6-year period. Community Dentistry and Oral Epidemiology. 1988;16:167-70.

Heidmann J, Holund U, Poulsen S. Change in criteria for restorative treatment of approximal caries over a 10-year period. Caries Research. 1987;21:460-3.

Heitz-Mayfield LJ. Disease progression identification of high-risk groups and individuals for periodontitis. Journal of Clinical Periodontology. 2005;32(Suppl. 6):196-209.

Heller KE, Reed SG, Bruner FW, Eklund SA, Burt BA. Longitudinal evaluation of sealing molars with and without incipient dental caries in a public health program. Journal of Public Health Dentistry. 1995;44:148-53.

Holst D, Gjermo P, Rise J. Change in criteria for treatment of approximal caries. Abstract, Annual Meeting, Scandinavian Association Dental Research 1985. Journal of Dental Research. 1986;65:609.

Hunter PBV, Hollis MJ, Drinnan HB. The impact of the WHO/DD International Collaborative Study of Dental Manpower Systems on the New Zealand School Dental Service. Journal of Dental Research. 1980;59:2268-73.

Kalsbeek H. Evidence of decrease in prevalence of dental caries in the Netherlands: an evaluation of epidemiological caries surveys on 4 a 6 and 11.15year-old children, performed between 1965 and 1980. Journal of Dental Research. 1982;61(Sp. Iss.):1321-6.

Kay EJ, Locker D. Is dental health education effective? A systematic review of current evidence. Community Dent Oral Epidemiol. 1996;24:231-5.

Kenzer M. Healthy cities: a guide to the literature. Public Health Rep. 2000; 115(2-3):279-89.

Lalonde M. A new perspective in the health of Canadians. Ottawa: Government Printing Office; 1974.

Leske GS, Ripa LW, Callanen VA. Prevention of dental disease. In: Jong AW (ed.). Community dental health. 3. ed. London: Mosby; 1993. p. 156-96.

Locker D, Jokovic A, Kay EJ. Prevention, Part 8: the use of pit and fissure sealants in preventing caries in the permanent dentition of children. Br Dent J. 2003;195(7):375-8.

Locker D. An introduction to behavioural science and dentistry. London: Routledge; 1989.

Lynagh M, Schofield MJ, Sanson-Fisher RW. School health promotion programs over the past decade: a review of the smoking, alcohol and solar protection literature. Health Promotion International. 1997;12:43-60.

Macek MD, Heller KE, Selwitz RH, Manz MC. Is 75 percent of dental caries really found in 25 percent of the population? J Public Health Dent. 2004;64(1)20-5.

Mautsch W. Oral health in a multisectoral approach. In: Mautsch W, Sheiham A (eds.). Promoting oral health in deprived communities. Berlin, DSE; 1995. p. 267-82.

McKewon T. The role of medicine – dream, mirage or nemesis? Oxford: Basil Blackwell; 1984.

Mejare I, Stenlund H, Zelezny-Hlmlund C. Caries incidence and lesion progression from adolescence to young adulthood: a prospective 15-year cohort study in Sweden. Caries Res. 2004;38(2):130-41.

Mertz-Fairhurst EJ, Williams JE, Schuster GS, Smith CD, Pierce KL, Mackert JR Jr et al. Ultraconservative sealed restorations: three-year results. Journal of Public Health Dentistry. 1991;51:239-50.

Messer LB. Assessing caries risk in children. Aust Dent J. 2000;45(1):10-6.

Milio N. Promoting health through public policy. Philadelphia: F.A. Davis; 1983.

Moyses ST, Moyses SJ, Watt RG, Sheiham A. Associations between health promoting schools' policies and indicators of oral health in Brazil. Health Promot Int. 2003;18(3):209-18.

Mukoma W, Flisher AJ. Evaluations of health promoting schools: a review of nine studies. Health Promot Int. 2004;19(3):357-68.

Nadanovsky P, Honkala E, Sheiham,A. Hammashoitopalvelut ja 12-vuotiaiden DMFT-indeksin lasku Suomessa vv. 1974-1988. Finnish Dental Journal. 1994;1: 558-65.

Nadanovsky P, Sheiham A. The relative contribution of dental services to the changes in caries levels of 12 year-old children in 18 industrialized countries in the 1970 s and early 1980 s. Community Dentistry and Oral Epidemiology. 1995;23:331-9.

Nadanovsky P. The relative contribution of dental services to changes in dental caries status of children in some industrialised countries since the 1970 s. PhD thesis. London: University of London; 1993.

Naidoo J, Wills J. Health promotion, foundations for practice. London: Bailliere Tindall; 1994.

Pilot T. Public health aspects of oral diseases and disorders – Periodontal diseases. In: Pine CM (ed.). Community oral health. Oxford: Wright; 1997. p. 82-7.

Ramos DO, Daly M, Seidl-de-Moura ML, Jomar RT, Nadanovsky P. The role of city income inequality, sex ratio and youth mortality rates in the effect of violent victimization on health-risk behaviors in Brazilian adolescents. Soc Sci Med. 2017;181:17-23.

Rose G. Sick individuals and sick populations. International Journal of Epidemiology. 1985;14:32-8.

Rose G. The strategy of preventive medicine. Oxford: Oxford University Press; 1992.

Sheiham A, Joffe M. Public dental health strategies for identifying and controlling dental caries in high and low risk populations. In: JOHNSON NW (ed.). Risk markers for oral diseases, vol. I – Dental caries – Markers of high and low risks groups and individuals. Cambridge: Cambridge University Press; 1991. p. 445-81.

Sheiham A. Development of oral health strategies. In: Kay EJ (ed.). Turning strategy into action. Manchester, Eden Bianchi Press – Oral Health Promotion Research Group; 1995. p. 9-46.

Sheiham A. Impact of dental treatment on the incidence of dental caries in children and adults. Community Dentistry and Oral Epidemiology. 1997;25:104-12.

Sheiham A. Public health approaches to the promotion of periodontal health. Monograph series 1990, n.3. Joint Department of Community Dental Health and Dental Practice, University College London and the London Hospital Medical College, London; 1990.

Sheiham A. Why free sugars consumption should be bellow 15 kg per person per year in industrialised countries: the dental evidence. British Dental Journal. 1991;171:63-5.

Simonsen RJ. Why not sealants? Guest editorial. Journal of Public Health Dentistry. 1993;53:211.

Soderholm G, Birkhed D. Caries predicting factors in adult patients participating in a dental health program. Community Dentistry and Oral Epidemiology. 1988;16:374-7.

Stahl JW, Katz RV. Occlusal dental caries incidence and implications for sealant programmes in a US college student population. Journal of Public Health Dentistry. 1993;53:212-8.

Traebert J, Marcenes W, Krentz JV, Oliveira R, Piazza CH, Peres MA. Brazilian dentists'restorative treatment decisions. Oral Health Prev Dent. 2005;3(1):53-60.

van Eck T. Pre and posteruptive effect of fluoridated drinking water on dental caries experience, a study on 15-year-old children. Netherlands: NIPG-TNO; 1987.

Warren JJ, Levy SM, Broffitt MJ, Kanellis MJ. Longitudinal study of non-cavitated carious lesion progression in the primary dentition. J Public Health Dent. 2006;66(2):83-7.

Watt R, Fuller S. Approaches in oral health promotion. In: Pine CM (ed.). Community oral health, Oxford: Wright; 1997. p. 238-51.

Watt RG. Strategies and approaches in oral disease prevention and health promotion. Bull World Health Org. 2005;83(9):711-8.

Watt, R, Daly B, Fuller S. Strengthening oral health promotion in the commissioning process. Lancs UK, Oral Health Promotion Research Group; 1996.

Wennstrom JL, Papapanou PN, Grondahl K. A model for decision making regarding periodontal treatment needs. Journal of Clinical Periodontology 1990;17:217-22.

Whitehead M. The health divide. In: Inequalities in health. London: Penguin; 1988. p. 286-305.

WHO. A review of current recommendations for the organization and administration of community oral health services in Northern and Western Europe. Report of a WHO workshop. Copenhagen, World Health Organization Regional Office for Europe; 1982.

WHO. Health promotion: a discussion document on the concepts and principles. Copenhagen, World Health Organization Regional Office for Europe, 1984.

WHO. Summary report of working group on concepts and principles of health promotion. Copenhagen, World Health Organization. November; 1981.

WHO. The Adelaide Recommendations, healthy public policy. Copenhagen, World Health Organization Regional Office for Europe; 1988.

WHO. The Ottawa Charter for health promotion. Health Promotion 1, iii-v. Geneva, World Health Organization; 1986.

WHO. The overall progress of the European Network of Health Promoting Schools Project, January-December 1994. Copenhagen, World Health Organization Regional Office for Europe; 1995.

WHO. The work of WHO in the European Region 1988 – Annual report of the Regional Director. Copenhagen, World Health Organization Regional Office for Europe; 1989.

WHO. To create supportive environments for health. The Sundsvall Handbook. Geneva, World Health Organization; 1991.

Wilkinson RG. Unhealthy societies: the afflictions of inequality. London: Routledge; 1996.

10 Educação em Saúde Bucal

Vitor Gomes Pinto

A QUEM EDUCAR

A educação em saúde bucal (ESB) é um componente do processo de promoção da saúde, com características específicas tanto como prática quanto como campo de conhecimento.

Em primeiro lugar, é preciso saber a quem se pode ou se deve educar, e ter bem claros os limites de influência e as dificuldades do processo educativo.

Quem já presenciou ou participou de trabalhos de grupos de educação em saúde nos países com alto índice de industrialização dificilmente deixou de admirar-se com a naturalidade com que são relatados sucessos de programas e metodologias que parecem tão simples quanto os comumente aplicados nos países não desenvolvidos. Pessoas com as necessidades básicas satisfeitas são mais facilmente motivadas e absorvem ensinamentos educativos até mesmo de modo voluntário. Principalmente nas décadas de 1960 e 1970, quando as teorias do capital humano ganharam prestígio internacional, e diante de bons resultados com projetos-piloto em comunidades carentes, a educação chegou a ser considerada a panaceia para quase todos os males sociais. As pessoas não eram pobres ou desnutridas porque a sociedade era injusta, mas porque não sabiam aproveitar as oportunidades ou não conheciam o valor nutritivo de alimentos disponíveis na natureza. Assim, bastaria educá-las para modificar seus hábitos.

"Por que deixam seus dentes se deteriorar a um ponto em que só extrações e próteses podem ser feitas? Se os tivessem tratado logo que as cáries apareceram, nada disso teria ocorrido."

Sistematicamente, programas educativos com essa base filosófica têm falhado, pois não levam em consideração, por exemplo, que no caso da desnutrição muitas vezes os alimentos alternativos não têm valor ou aspecto agradável, ou são caros. Além disso, com o processo de urbanização acelerada, a família deixa de dispor de terra para plantar e, no caso dos problemas dentários, o acesso aos serviços por vezes é difícil e custoso, ou os centros de saúde só praticam a odontologia radical.

No extremo oposto, o pessoal odontológico de muitas áreas da América Latina, da África e da Ásia luta para superar o desafio de transferir conhecimentos mínimos sobre saúde bucal para numerosos grupos populacionais que vivem em aguda carência econômica. Como os problemas dentários e dos tecidos moles da boca, em geral, não têm importância vital, um indivíduo em condições de miséria absoluta ou relativa – totalmente envolvido em sua sobrevivência –, mesmo desejando, apenas em caso excepcional conseguirá absorver ensinamentos educativos, mesmo que corretamente transmitidos.

Isso poderá significar, então, que a educação em saúde não tem valor ou que só pode ser praticada junto às camadas de renda média e alta (afinal, muitas pessoas sem dificuldades econômicas têm problemas bucais por desconhecimento de princípios elementares de higiene), abandonando exatamente os que mais necessitam dela?

A resposta para essa questão crucial é obviamente negativa, mas, ao ser dada, significa que se deve ampliar o conceito de educação em saúde bucal a ponto de incluir, entre suas tarefas, o trabalho junto aos grupos mais carentes da sociedade, apoiando-os para que atinjam um patamar mínimo de renda e de dignidade pessoal. Trata-se de *conscientizar* as pessoas em vez de procurar apenas educar. A conscientização, de acordo com Paulo Freire, é um ato de conhecimento, uma aproximação crítica da realidade (não basta estar frente à realidade), exigindo que os seres humanos "criem sua existência com o material que a vida lhes oferece". Ao falar sobre o processo de alfabetização de adultos, o educador brasileiro comenta que "verdadeiramente só uma paciência muito grande é capaz de suportar, depois das dificuldades de uma jornada de trabalho, as lições que citam a 'asa': 'a asa é do pássaro', ou que falam de 'Eva e as uvas' a homens que, com frequência, sabem pouquíssimo sobre Eva e jamais comeram uvas" (Freire, 1980).

Em Odontologia, não basta educar bem e democraticamente, mas também fazer o possível para resolver os problemas de cada comunidade ou que criem as condições para a resolução de seus próprios problemas. É verdade que os recursos disponíveis não são suficientes para tratar a todos, mas também o é que uma comunidade organizada tem maiores possibilidades de conseguir uma unidade de saúde e, depois, fazê-la funcionar adequadamente do que uma dispersa, na qual cada qual "viva por si". Ao apoiar a organização coletiva de maneira que os problemas comuns – inclusive os odontológicos – possam ser discutidos, a equipe de saúde estará dando um importante passo na direção da conscientização da comunidade (Ashley e Allen, 1996; Kress, 1995; Travassos *et al.*, 1999; Zanetti, 2005).

A ESB, portanto, não é uma receita milagrosa, mas pode, respeitados os seus limites e adaptada a cada situação, ser aplicada e ter utilidade concreta para todas as camadas da sociedade (Kimbrough e Henderson, 2006; McGoldrick, 1997; Andersen *et al.*, 1995; Towner, 1993). Para o Ministério da Saúde, de maneira genérica, a educação em saúde constitui "um processo contínuo e permanente que objetiva a formação e o desenvolvimento da consciência crítica do cidadão" (Brasil, 2007).

A sistemática educativa varia de acordo com o indivíduo ou a população-alvo a atingir. Pode estar dirigida à população em geral, a uma comunidade limitada, aos frequentadores de um centro de saúde, aos alunos de uma escola, aos familiares de pacientes ou alunos, e, finalmente, a cada paciente em cada consulta. A seguir, serão discutidos os vários instrumentos educacionais, e a possibilidade de sua aplicação ampla ou restrita é referida de modo que cada um possa escolher os que melhor se aplicam ao programa que deseja desenvolver.

INSTRUMENTOS EDUCATIVOS

Faz-se educação em saúde por meio de entrevista pessoal, palestras – em geral com utilização de quadro-negro, álbum seriado, filmes, fotografias – dramatização, cartazes, criação de grupos específicos, correspondência direta, mídia (revistas, jornais, televisão) e cada vez mais pela internet.*

O contato pessoal frequente entre os membros da equipe de saúde e o indivíduo e sua comunidade é a maneira mais eficaz de ter sucesso em ESB. Os meios audiovisuais podem ser de grande ajuda para que os pontos de vista do educador sejam bem compreendidos, mas só com algum tempo de trabalho comum pode-se modificar os hábitos. Os momentos mais propícios para a entrevista ou conversa a dois acontecem quando da consulta odontológica ou durante a visita domiciliar, no momento em que esta fizer parte da programação da unidade de saúde (um roteiro prático para conduzir o processo educativo individual na clínica privada é apresentado a seguir). A confiança mútua é o segredo principal para que a comunicação aconteça, ou seja, para que, em vez de apenas assentir educadamente com a cabeça, como se concordasse com o que lhe está sendo dito, o homem ou a mulher pergunte e estabeleça uma conversação. Por se tratar de uma ocasião educativa excepcional, a entrevista deve ser bem aproveitada, discutindo conceitos de higiene, prevenção e autocuidados relacionados o mais possível com o problema vivido pelo paciente (p. ex., cárie em jovens, doença periodontal em adultos). "A pior época para tentar ensinar a alguém alguma coisa – que não esteja relacionada com seus problemas imediatos –, talvez seja quando essa pessoa está com a cabeça perturbada por um problema ou doença" (Scotney, 1981). Ouvir muito mais que falar, pelo menos nos primeiros momentos, é a melhor tática.

A educação em grupos tem um poder multiplicador do que se deseja ensinar muito maior que o processo pessoa a pessoa, mas depende da habilidade do educador em motivar o grupo e da existência de um interesse comum para a maioria. As mudanças de hábitos são mais prováveis em consequência do contato individual, mais profundo e que não deve deixar de existir: o trabalho grupal não o substitui, mas o reforça.

Meios audiovisuais representam um precioso apoio, mas devem ser empregados adequadamente. Em geral, os meios mais simples proporcionam melhores resultados com aplicação mais ampla, custo baixo e flexibilidade de adaptação a situações particulares.

Entre os métodos mais tradicionais, o quadro-negro e o giz são os que melhor se encaixam nessa descrição, alcançando um alto grau de eficiência mesmo em mãos não muito habilidosas, pois permitem a participação ativa de todo o grupo sem a inibição que instrumentos sofisticados podem criar. O flanelógrafo e o álbum seriado podem ser produzidos com relativa facilidade e de acordo com as características culturais da população-alvo. Eles ajudam a diminuir a inibição de quem não está acostumado a dar aulas e dos que têm dificuldade em desenhar objetos, dentes e rostos no quadro-negro.

Fotografias em geral têm menor custo, podendo ser produzidas localmente, de modo a retratar a própria realidade e circular entre os assistentes. Contudo, para motivar e atrair a atenção de um grupo, apresentando um material de qualidade, as projeções e filmes para TV têm grande utilidade, principalmente quando seguidos pelo contato direto frequente.

As dramatizações são consideradas uma das mais proveitosas linhas de educação em grupo (Werner e Bower, 1984). Por exemplo, pode-se encenar o desenvolvimento da cárie dentária em relação às suas causas de maneira simples com participantes que assumam o papel dos microrganismos, do açúcar, dos ácidos etc. Nessa mesma linha, situam-se as peças de teatro escolar e os teatros de fantoches, estes quase sempre montados com material disponível localmente e com efeito visual dos mais positivos e alegres.

Os cartazes precisam ser empregados com certos cuidados para que alcancem os resultados desejados. Destinam-se, basicamente, a chamar a atenção para um novo programa, reforçar pontos principais de um em andamento e criar um ambiente favorável de trabalho. Devem conter mensagens claras, ser substituídos com frequência, estar bem distribuídos em quantidade não exagerada e apenas mostrar quadros referentes a estágios mais avançados das doenças em último caso, como diante de uma ameaça epidêmica ou níveis endêmicos muito elevados.

Sempre que viável, deve-se estimular a formação de grupos específicos para discutir questões de saúde, organizando reuniões nas quais o interesse dos participantes costuma ser elevado. Quase sempre os grupos são constituídos em virtude de problemas gerais de saúde ou de saneamento, incluindo-se, adicionalmente, temas odontológicos. Podem ser clubes de mães, gestantes, pessoas com uma doença comum, associações populares que decidem discutir periodicamente saúde e, em um estágio mais avançado, comitês de saúde local com as funções de apoiar, acompanhar e avaliar o desempenho da unidade sanitária ou do sistema de atendimento público. Nas escolas, os comitês de saúde, constituídos de um núcleo de alunos escolhidos pelos próprios colegas que recebem depois treinamento específico, compreendem um inestimável componente do programa odontológico.

As cartas em geral e as comunicações pelos correios costumam ser empregadas com êxito, desde que tratadas parcimoniosamente e com um espírito de real ajuda ao paciente, em vez de mera propaganda, pelos profissionais de clínica privada, como um reforço a ações educativas desenvolvidas em consultório.

Os meios de comunicação de massa, como jornais, televisão, rádio, quando usados favoravelmente à saúde, têm um enorme

---

* Para um estudo mais detalhado a respeito do tema, consultar, entre outros: *Aprendendo e ensinando a cuidar da saúde* (Werner e Bower, 1984); *Educação para a saúde* (Scotney, 1981); *Conscientização* (Freire, 1980); *Onde não há dentista* (Dickson, 1985); *Disease prevention and oral health promotion* (Cohen e Gift, 1995); *A Odontologia no município* (Pinto, 1996); *Oral health education* (North Carolina, 2006); *Oral health education* (Kimbrough, 2005); Diretrizes de educação em saúde (Brasil, 2007); Educação em Saúde com enfoque em odontologia (Magalhães Bastos, 2007); Educação e Saúde (Pierantini e Viana, 2009); e Educação em Saúde (Malagutti e Camargo de Miranda, 2010).

valor. Muitas das fontes de dificuldades para o trabalho de educação em saúde provêm da divulgação generalizada de mensagens inadequadas por esse meio, como o estímulo ao consumo de açúcares e a propaganda de efeitos inexistentes de escovas e pastas dentais. Para a divulgação de conceitos corretos sobre saúde bucal, com a necessária frequência e em condições qualitativas competitivas, precisa-se de recursos financeiros, pesquisa de mercado consumidor e técnicas de *marketing* nem sempre disponíveis por parte das entidades odontológicas, exigindo parcerias com organizações públicas ou empresas privadas.

A utilização da internet, tanto para a educação profissional quanto para a divulgação de conceitos e conhecimentos sobre saúde bucal junto à população, transformou-se em uma ferramenta educativa fundamental.

De Sousa Eskenazi *et al.* compararam o impacto de aconselhamentos diretos (pessoa a pessoa) e aqueles baseados em acessos à internet para programas de capacitação em habilidades de saúde bucal junto a acadêmicos de curso de Medicina, observando que os conhecimentos melhoraram quando da utilização dessa ferramenta (de Sousa Eskenazi *et al.*, 2011). Hoje, as pessoas aprendem pelo computador, e há uma ampla disponibilidade de publicações e de recursos à disposição de instituições e de profissionais de saúde, cabendo ao cirurgião-dentista, ao técnico ou ao auxiliar de saúde bucal indicar os *sites* e as fontes mais compatíveis com as linhas de ação em desenvolvimento (New Zealand Ministry of Health, 2010; British Dental Association, 2009; Lovine e Stillman-Lowe, 2009; Sesc, 2007; Rota, 2008; Pierantini e Viana, 2009; North Carolina, 2006; Polito, 1995; Croucher, 1993).

MÉTODOS DE EDUCAÇÃO

Educação no centro de saúde

Scotney (1981) sugere, em relação à definição de um projeto educacional por parte de uma unidade de saúde, um método baseado em cinco passos. Trata-se de uma maneira simplificada de conduzir o método científico que, aplicado a problemas de saúde, poderia ter o seguinte desenvolvimento:

1. Reconhecimento do problema: por meio de relatos das professoras de uma escola primária em uma pequena localidade e pelas fichas clínicas do cirurgião-dentista que ali trabalha, 2 dias por semana, descobre-se uma incidência muito elevada de cárie dentária entre as crianças, provavelmente superior à de localidades vizinhas. Imagina-se que:
    a) As crianças e seus pais dão pouca importância à saúde dental.
    b) Os cuidados de higiene bucal caseira são precários.
    c) Há um consumo de açúcar muito elevado e frequente.
    d) O programa preventivo previsto para a escola com bochechos fluoretados é deficiente.
    e) O atendimento profissional tem sido feito de maneira muito impessoal e sem integração com a escola e os escolares.
2. Análise da situação: ao visitar a localidade, realiza-se um pequeno levantamento epidemiológico ao acaso e entrevistam-se cinco crianças e suas mães separadamente. Em princípio, objetiva-se conscientizar as crianças, seus pais e as professoras sobre práticas necessárias à saúde bucal: reduzir o consumo de açúcares, melhorar o programa preventivo e tratar o maior número possível de pessoas. O levantamento confirma um índice CPO alto, cerca de 30% superior ao das demais escolas da região. Na entrevista, a suposição n. 1 não se revela verdadeira, pois todos consideram uma boa dentição um bem valioso. Mas as demais suspeitas resultam corretas, inclusive indicando a existência de uma pequena fábrica local de balas e rapaduras muito apreciadas e valorizadas. As pessoas não acreditam na relação entre a produção da fábrica e os problemas dentários. Ninguém gostava do cirurgião-dentista da escola.
3. Prescrição educacional: após examinar a questão e pesar os prós e contras, conclui-se por um programa educativo assentado em seis conceitos básicos:
    a) Relação entre açúcar e cárie.
    b) Consequências do processo cárie e sua irreversibilidade.
    c) Horários de consumo e tipos de açúcares mais prejudiciais, visando a concentrar a ingestão junto às principais refeições.
    d) Importância de executar os bochechos com flúor de maneira correta.
    e) Definir um plano de atendimento estabelecendo quantos deverão ser tratados.
    f) Formar um comitê de proteção à saúde bucal.

Com a ação educacional, reserva-se tempo para discutir o padrão e as condições de trabalho do profissional.

4. Ação: para aplicar o programa educativo traçado, faz-se uso da seguinte estratégia de ação:
    a) Reuniões de trabalho específicas com as professoras, com as mães de alunos e com os próprios alunos, em grupos separados, a fim de discutir principalmente os quatro conceitos iniciais.
    b) Visita, na companhia de pessoas indicadas por cada grupo, à fábrica de doces, discutindo depois as vantagens econômicas restritas do empreendimento (artesanal, poucos empregos), consequências à saúde do consumo desregrado e necessidade de restringi-lo na merenda escolar e nos intervalos de refeições em geral.
    c) Constituir, após contatos preliminares com as forças políticas da comunidade, um comitê representativo de saúde.
    d) Constituir um subcomitê na escola, formado por alunos indicados por seus colegas.
    e) Escolher, pelo comitê, uma professora ou um agente comunitário para se encarregar do programa de bochechos.
    f) Aumentar a disponibilidade de trabalho do profissional para 5 dias por semana, após acordo com a direção da entidade empregadora, e reunião do cirurgião-dentista com o comitê de modo a desaparecerem as desconfianças e se fixarem metas exequíveis.
5. Revisão e avaliação dos resultados: relatórios de desempenho do profissional, da escola e dos comitês, em geral com frequência anual, constituem um componente essencial da estratégia educacional, informando sobre o consumo de açúcares, incluindo a venda ou não de guloseimas no pátio da escola; dados de iniciativas de aplicações tópicas de selantes, flúor e escovação supervisionada conforme a linha preventiva adotada; atendimentos, serviços realizados, qualidade do desempenho do pessoal de saúde e sugestões de novas medidas. É possível que o comitê pressione, por exemplo, em prol da fluoretação da água de consumo em favor da presença de mais profissionais e auxiliares, do cumprimento dos horários de funcionamento previstos para a unidade de saúde e da maior qualidade dos serviços.

Por vezes considerada o item de mais baixo custo (ou mesmo de custo zero) do programa, a avaliação de resultados, para surpresa de muitos, tem sido com frequência uma fonte quase inesgotável de desperdício de recursos, ou seja, de prejuízos. É comum a produção de cartazes, *banners*, *folders*, pastas para congressos e seminários, canetas, camisetas, bonés, custeio de logotipos e anúncios (de consequências raramente comprovadas e de eficácia nula) em quantidades significativas e pesados custos, cujo impacto deve forçosamente ser comprovado e medido. Tome-se como exemplo um simples projeto que vise a melhorar o conhecimento de uma comunidade a respeito da escovação dentária correta. Para tanto, serão usados alguns recursos para divulgação e para materiais de apoio educativo, além do tempo do pessoal encarregado de levar as mensagens corretas aos indivíduos. O procedimento correto é estabelecer uma linha de referência inicial, informando, por exemplo, que 30% das populações-alvo sabem escovar seus dentes segundo os padrões de frequência e qualidade desejados. O programa tem por meta elevar essa proporção para 80%. Na fase de avaliação, o percentual alcançado precisa ser informado, assim como o volume de dinheiro gasto, para que se saiba se a meta foi cumprida, se os gastos se justificaram e se tanto a estratégia utilizada quanto os custos foram aceitáveis. Em alguns casos, há necessidade de um avaliador independente e, certamente, a concessão de novos financiamentos para o programa dependerá dos resultados demonstrados. Não há dúvida de que iniciativas bem elaboradas e conduzidas corretamente podem ser avaliadas com rigor (Newton e Bower, 2005; Conrado *et al.*, 2004; Watt e Marinho, 2000; Kay e Locker, 1996; Sheiham e Joffe, 1992).

Educação em consultório

A inclusão de um programa educativo como parte da atividade de consultório privado depende, essencialmente, da correspondência entre o que é ensinado e as preocupações vividas pelo paciente no período das consultas.

Há métodos preventivos de problemática aplicação em saúde pública, que encontram um ambiente ideal para seu desenvolvimento na clínica particular, como a redução no consumo de açúcares. No consultório odontológico, o contato direto entre paciente e profissional cria uma atmosfera educativa correta, em que as instruções podem ser detalhadas precisamente de acordo com as necessidades individuais e o método de comunicar a informação ajustado conforme, por exemplo, a idade do paciente.

Um programa educativo individual ou para pequenos grupos – relacionado com a prevenção da cárie dentária e da doença periodontal como componente do tratamento clínico, distribuído ao longo de três consultas –, que ocupa parte do tempo (Pinto, 1978, com base em Latimer, 1969; Kelly, 1972; Nizel, 1972; Waerhaug, 1967; Croucher, 1993; Kress, 1995), é resumido a seguir:

- Seis conceitos básicos devem ser transmitidos ao paciente:
  1. Os germes que vivem na boca e atacam os dentes são os principais responsáveis pelas doenças dos dentes e das gengivas. Mais especificamente, são os ácidos que esses germes produzem os causadores das doenças.
  2. Após remover os germes das superfícies dos dentes, eles reiniciam seu crescimento para causar a doença em 24 h. O mais importante que o paciente precisa saber para prevenir doenças em sua boca é que deve remover a placa 1 vez/dia.
  3. Os germes sozinhos não causam a cárie. É preciso comer açúcares para que os ácidos se produzam.
  4. Os açúcares são mais perigosos quando consumidos frequentemente entre as refeições. Os açúcares refinados e pegajosos são os que causam maior devastação. Isso deve ser demonstrado e discutido de modo prático com o paciente, que deve saber como alimentar-se sem abusar dos hidratos de carbono.
  5. Cálculos são também agentes etiológicos na doença periodontal e devem ser removidos.
  6. Apresentar ao paciente uma técnica efetiva de escovação e de uso de materiais reveladores e do fio dental.
- Distribuir os seis conceitos ao longo das três primeiras consultas.

Na 1ª consulta, caso não exista um problema de urgência, procede-se à anamnese e ao preenchimento da ficha clínica.

A anamnese deve conter basicamente as seguintes informações: nome, endereço, procedência, data e lugar de nascimento, sexo, profissão ou ocupação, nome, endereço e profissão do responsável (se houver), indicação, exame clínico completo de dentes e tecidos periodontais, radiografias necessárias, resumo (índice CPO-D e ceo), doenças gerais, escova usada (quantas vezes/dia, dureza, tipo, quando, como) e histórico odontológico. As informações sobre a dieta podem ser coletadas com base nas orientações apresentadas no Capítulo 5.

Com exceção do exame clínico e de suas implicações, um auxiliar pode realizar todos os demais pontos rapidamente.

Preenchida a ficha clínica, o tempo restante dessa consulta inicial deve ser empregado, com exclusividade, no programa preventivo.

Proceder sistematicamente nessa sessão à profilaxia e à aplicação de flúor ou selantes nas idades indicadas.

A seguir, dedicar o tempo a dois pontos: o que é a cárie dentária e a análise e correção da dieta.

Na 2ª consulta, o conceito apresentado será o que é a doença periodontal, repassando o conceito de germe específico, agora para os problemas gengivais: tártaro, evolução, relação com higiene bucal etc.

Na 3ª consulta, ensinar-se-á ao paciente como prevenir a cárie dentária e a doença periodontal. Como a dieta já foi vista na primeira consulta, faz-se uma rápida revisão. Ensinar metodicamente escovação, uso do fio dental e emprego da substância reveladora.

Frisar a remoção da placa 1 vez/dia. Deve-se escovar os dentes do paciente, que estará com um espelho à mão. Aplicar a substância reveladora apontando as áreas-problema.

Na 2ª e na 3ª consultas, os primeiros 15 min são empregados no programa preventivo. A duração ideal de cada consulta, incluindo o tratamento, é de 40 min no total.

Testes de suscetibilidade à cárie, se indicados, podem ser feitos dentro do programa exposto. Material sobre prevenção para leitura em casa deve estar disponível.

EDUCAÇÃO EM SAÚDE BUCAL | INICIATIVAS DE BASE POPULACIONAL

Ao considerar ações de promoção e proteção da saúde diretrizes da Política Nacional de Saúde Bucal, o Ministério da Saúde incluiu um tópico relacionado com a "educação em saúde", referindo ações que objetivam a apropriação do conhecimento sobre o processo saúde-doença, o que abrange fatores de risco e de proteção à saúde bucal. Fez questão, ainda, de frisar que a atenção à saúde bucal deve observar tanto as diferenças sociais quanto as peculiaridades culturais e, ao discutir elementos como alimentação saudável, manutenção da higiene e autocuidado do corpo, aconselhou lidar com a boca não apenas como um órgão de absorção de nutrientes, mas também como expressão de sentimentos e defesa. As atividades de ESB (escolas, creches, asilos e espaços institucionais, que são os locais preferenciais de atuação) constituem competência tanto do cirurgião-dentista quanto do técnico em higiene dental, do auxiliar de consultório dentário e do agente comunitário de saúde (Brasil, 2004).

A ESB tem um forte potencial de modificar o quadro de saúde populacional, mas, para isso, deve necessariamente produzir novos e mais saudáveis comportamentos em uma maioria significativa da coletividade. Ao analisar as causas de declínio da prevalência de cárie dentária nas crianças brasileiras, Narvai et al. (2006) demonstram que, ao lado da elevação no acesso a água e cremes dentais fluorados, verifica-se a mudança em muitos programas locais de cuidados odontológicos em saúde pública, que deram ênfase a ações preventivas e à promoção da saúde bucal. Fatores como a elevação da escolaridade dos pais ou a distribuição da renda não demonstraram ter poder explicativo para a melhora epidemiológica verificada.

No caso de países de alto desenvolvimento, que foram capazes de reduzir e manter sob controle o ataque de cárie na infância, constatou-se um aumento importante e positivo no interesse da população pela saúde bucal (Watt, 2005; Nyvad, 2005; Watt e Marinho, 2000).

O fato de a ESB, quando submetida aos mesmos esforços, proporcionar resultados muitos distintos em grupos populacionais distintos e em diferentes regiões e países, apenas reforça a exigência de que, em todos os casos, o programa e as atividades desenvolvidas sejam submetidos a uma rigorosa avaliação.

Uma profusão de textos e documentos específicos abrangem o tema. A OMS recomenda que a prevenção e o controle de doenças bucais priorizem problemas ligados aos fatores de risco mais comuns na população e relacionados com sua qualidade de vida, citando como exemplos dietas não saudáveis e uso do tabaco (WHO, 2006b). A redução das disparidades, provavelmente o problema mais agudo em países como o Brasil, requer enfoques de grande abrangência direcionados para o conjunto das pessoas e para aquelas submetidas a condições específicas de risco para as doenças bucais, envolvendo o uso efetivo e regular das tecnologias já disponíveis (WHO, 2006a). Mais recentemente, a OMS editou um guia cobrindo conceitos teóricos, estratégias e competências para a educação em saúde de modo geral (WHO, 2012). A American Dental Association (ADA, 2013), ao focar basicamente na prevenção, chegou a propor de maneira inovadora a existência de um *community dental health coordinator* (coordenador odontológico comunitário), que atuaria em nível local, supostamente intermediando os interesses das pessoas, da entidade de representação de classe, dos profissionais e das estruturas prestadoras de serviços, a fim de "ajudar as pessoas a superar barreiras de atenção odontológica". O sucesso da sugestão dependeria, no entanto, de um grau de integração bastante apurado entre os vários interesses envolvidos, o que não chegou a ocorrer no caso norte-americano. Garbin et al. (2013) compararam métodos educativos para concluir que a demonstração individual (profissional ou auxiliar/paciente) é o que tem maior sucesso. Nakre e Harikiran (2013), após extensa revisão sobre programas educativos de caráter coletivo, concluíram que a ESB é efetiva para melhorar o conhecimento e a prática em relação ao tema e em reduzir placa, sangramento e incremento de cárie. Em um programa amplo focado na comunidade em geral, nas crianças e na educação dos profissionais (North Carolina, 2006), materiais sobre como prevenir problemas odontológicos e como manter uma boa saúde bucal são insistentemente disponibilizados nas unidades de saúde, nos locais públicos e pela internet. O Ministério da Saúde do Chile elaborou diretrizes de âmbito nacional e as colocou em prática para a educação em saúde bucal e atendimento da população idosa (Minsal, 2007).

No Brasil, cabe referir, entre outros, os princípios e práticas voltados para a educação em saúde em Odontologia e Fonoaudiologia no livro de Magalhães Bastos et al. (2007); a linha de educação permanente em saúde para os trabalhadores do SUS proposta por Sarreta (2009); e o "Manual Técnico de ESB" do Serviço Social do Comércio (Sesc, 2007). Conrado et al. (2004) desenvolveram um abrangente programa educativo escolar para crianças e suas mães (estas por meio de visitas domiciliares), obtendo, entre outros resultados, após 18 meses, uma diminuição no IHOS da ordem de 66%. Pauleto et al. (2004), em uma revisão sobre programações educativas em saúde bucal para escolares, concluíram que a ESB ainda representa um desafio, pois nem sempre consegue ganhar sentido entre os grupos envolvidos e que, "embora sozinha não tenha força para possibilitar a saúde desejável para a população, pode fornecer elementos que capacitem os indivíduos a ganhar autonomia e conhecimento na escolha de condições saudáveis".

Outros exemplos de análises sobre o tema educativo e de orientações para o desenvolvimento em campo de programas estão em Rota et al. (2008), Lovine e Stillman-Lowe (2009), Kimbrough e Hendersen (2006), Malagutti e Camargo de Miranda (2010), Pierantoni e Viana (2009).

Uma estratégia voltada para a ESB com dimensões universais (para todas ou a maioria dos cidadãos de uma região, uma cidade, uma instituição, um país), deve buscar, por exemplo (Victoria, 1999):

- Aumentar o interesse da comunidade e seu apoio a políticas globais saudáveis
- Influenciar a mudança favorável do meio ambiente e dos hábitos, tornando-os gradativamente mais adequados
- Prevenir e controlar a incidência da cárie dentária, doenças periodontais, câncer e traumatismos bucais.

Para tanto, as recomendações baseadas em evidências para a promoção da saúde incluem as seguintes intervenções, em caráter sistemático:

- Acesso generalizado a fluoretos veiculados pela água ou a cremes dentais
- Terapias com base em fluoretos aplicados topicamente a grupos de alto risco
- Aumento do conhecimento dos profissionais de saúde bucal a respeito da incidência de câncer bucal, seus fatores de risco e métodos de detecção
- Aumento do acesso a selantes, especialmente para indivíduos de alto risco
- Redução da ingestão e da frequência do consumo de açúcares
- Desenvolvimento de hábitos de higiene bucal em crianças
- Melhoria das condições dos pais e de seu nível educacional, a fim de proporcionarem mais apoio à saúde bucal dos filhos

- Aumento do acesso a exames odontológicos e, de maneira geral, a cuidados odontológicos oportunos
- Fortalecimento de iniciativas positivas em ambientes comunitários relevantes, como cantinas escolares e unidades de alimentação, serviços que prestam cuidados domiciliares ou institucionais
- Apoio a serviços de atenção primária de saúde
- Promoção ativa de ações educacionais e preventivas, combatendo práticas unicamente curativas
- Ampliação do conhecimento sobre a saúde bucal de outros profissionais da saúde, em especial dos que mantêm mais contato com grupos de risco.

A Tabela 10.1 fornece um modelo simples para planejamento, acompanhamento e avaliação de ações educativas. Em qualquer hipótese, o serviço de saúde bucal precisa evitar a implementação de iniciativas isoladas ou de inspiração súbita ou momentânea, prevendo de maneira estruturada as ações educativas que um diagnóstico bem feito demonstrou serem necessárias e os resultados a alcançar. É essencial definir as estratégias de disseminação dos conceitos e das mensagens educativas para cada grupo populacional. Sem dúvida, o alcance e a profundidade das medidas a serem adotadas dependem dos recursos disponíveis, assim como do correto estabelecimento dos objetivos perseguidos e do dimensionamento das metas possíveis.

Tabela 10.1 Estratégias e medidas educativas segundo o grupo populacional trabalhado.*

Grupo populacional	Impacto desejado	Ação educativa	Indicadores/evidências
Comunidade	Comportamento favorável a ações regulares de saúde bucal	Participação em reuniões comunitárias, difusão de conceitos básicos e de materiais sobre saúde bucal e as ações necessárias	% de pessoas que aceitam e apoiam as iniciativas; manifestações favoráveis e solicitações voluntárias de apoio
Outros profissionais de saúde (médicos, enfermeiros, nutricionistas etc.)	Disposição para influenciar favoravelmente as ações previstas e conhecimento de fatores de risco e de práticas de prevenção e controle de problemas bucais	Participação em reuniões corporativas, difusão de material específico	% de profissionais envolvidos, que melhoraram seus conhecimentos específicos e que apoiam as iniciativas
Escolares e pré-escolares	Aumentar o conhecimento e o uso efetivo de medidas corretas de higiene bucal e prevenção de doenças bucais	Formação de grupos para discussão e ação em saúde, difusão ampla de conceitos sobre qualidade de vida, prevenção etc., explicação sistemática e precisa sobre práticas de higiene bucal e medidas preventivas	Grupos formados; % de pessoas que demonstram conhecimento compatível com o que foi transmitido; % de pessoas que participam das iniciativas. Estudos epidemiológicos demonstrando evolução das condições de saúde bucal
Pais e famílias	Estabelecer uma posição favorável ao programa e produzir ações favoráveis de apoio à saúde bucal das crianças	Participação em reuniões e eventos promovidos ou destinados aos familiares; difusão de material educativo apropriado; identificação de casos de risco para atenção individualizada	% de familiares com conhecimento adequado; % que declaram ou comprovam práticas de apoio em domicílio; % de crianças que declaram receber apoio adequado em casa
Adolescentes e adultos jovens	Consolidar o interesse pela saúde bucal, melhorar conhecimentos e estimular o uso regular de serviços de saúde bucal com ênfase preventiva	Difusão de materiais educativos e de orientação apropriada em escolas, locais de trabalho e de reunião grupal, com ênfase na redução do consumo de tabaco, práticas nutricionais, identificação de sinais e sintomas de problemas em tecidos moles	% de pessoas com conhecimentos adequados, que adotam práticas preventivas e de higiene bucal, não fumam ou pararam de fumar, que recebem atendimento odontológico. Estudos epidemiológicos e de opinião
Idosos	Aumentar o conhecimento sobre práticas de saúde bucal compatíveis com a idade e estimular a prevenção de situações específicas e o uso de serviços odontológicos	Participação em reuniões e eventos grupais; difusão de materiais educativos, com ênfase em problemas de tecidos moles e manutenção da saúde e de próteses; disponibilização de insumos preventivos e medicamentos	% de pessoas que procuram serviços odontológicos, que praticam autocuidados compatíveis com seus problemas potenciais, que dão manutenção adequada a suas próteses. Estudos epidemiológicos e de opinião

* O quadro é apenas exemplificativo. Cada programa deve definir quais grupos precisa alcançar e programar as ações. Um diagnóstico prévio é altamente desejável. Os indicadores são expressos como relações, em geral, entre o planejado e o realizado, ou como medida do progresso efetivo alcançado. É necessário especificar o período previsto para a consecução das iniciativas e seu custo, assim como a fonte dos recursos a serem aplicados. Em todos os casos, os serviços odontológicos preventivos e curativos básicos devem estar disponíveis ou ter seu acesso identificado. Junto aos estudos epidemiológicos, considerar a influência dos problemas de saúde bucal sobre a qualidade de vida.

BIBLIOGRAFIA

ADA. Action for dental health: bringing disease prevention into communities. A statement from the American Dental Association. Dec. 2013.

Ashley EP, Allen CD. Oral health promotion. In: Murray JJ (ed.). Prevention of oral health disease. Oxford: Oxford University Press; 1996. p. 139-46.

Brasil. Ministério da Saúde. Diretrizes da política nacional de saúde bucal. Secretaria de Atenção à Saúde, Coordenação Nacional de Saúde Bucal. Brasília; 2004.

Brasil. Ministério da Saúde. Diretrizes de educação em saúde visando à promoção da saúde. Fundação Nacional de Saúde. Brasília; 2007. 70 p.

British Dental Association. Online dental course to benefit patient's oral health. Disponível em: www.bda.org/dcps/course/ohe. BDA. London; July, 2009. Acesso em: 9 out. 2017.

Conrado CA, Maciel SM, Oliveira MR. Programa educacional em saúde bucal baseado em escolas: a experiência de Maringá, PR. J Appl Oral Sci. 2004;12(1):27-33.

Croucher R. General practice, health education, and health promotion: a critical reappraisal. In: Schou L, Blinkhorn AS. Oral health promotion. Oxford: Oxford University Press; 1993. p. 153-68.

de Sousa Eskenazi E, de Arruda Martins M, Ferreira M Jr. Oral health promotion through an online training program for medical students. J Dent Educ. 2011;75(5):672-8.

Dickson M. Onde não há dentista. São Paulo: Paulinas (Coleção Saúde e Comunidade, 18); 1985.

Freire P. Conscientização: teoria e prática da libertação, uma introdução ao pensamento de Paulo Freire. São Paulo: Morais; 1980.

Garbin CA, Queiroz AP, Garbin AJ, Moimaz SA, Soares GB. Comparison methods in IH education from the perspective of adolescents. Oral Health Prev Dent. 2013;11(1):39-47.

Kay L, Locker D. Is dental health education effective? A systematic review of current evidence. Community Dentistry and Oral Epidemiology. 1996;24:231-5.

Kelly JE, Binkley CJ, Neace WP, Gale BS. Periodontal disease and oral hygiene among children. Vital Health Statist, Sr. 1972;11(17).

Kimbrough V, Henderson K. Oral health education. New Jersey: Pearson/Prentice Hall; 2006. 164 p.

Kress Jr GC. Dental education in transition. In: Cohen LK, Gift HC. Disease prevention and oral health promotion. Copenhagen: Munksgaard/FDI; 1995. p. 387-426.

Latimer GM. A preventive dentistry program for the general practitioner. Texas Dent J. 1969;87:10-9.

Lovine R, Stillman-Lowe C. The scientific basis of oral health education. British Dental Journal. 6. ed. London; 2009.

Magalhães Bastos JR et al. Educação em saúde com ênfase em odontologia e em fonoaudiologia. São Paulo: Santos; 2007.

Malagutti W, Camargo de Miranda SM. Educação em saúde. Rio de Janeiro: Phorte; 2010. 312 p.

McGoldrick PM. Principles of health behaviour and health education. In: Pine CM. Community oral health. Oxford: Wright; 1997. p. 188-205.

Minsal. Guía clínica Salud Oral Integral para Adultos de 6º años. Serie Guías Clínicas MINSAL n. 47. Ministerio de Salud de Chile. Santiago, Mayo, 2007.

Nakre PD, Harikiran AG. Effectiveness OH education program: a systematic review. J Int Soc Prev Community Dent. 2013;3(2):103-15.

Narvai PC, Frazão P, Roncalli AG, Antunes JLF. Cárie dentária no Brasil: declínio, polarização, iniquidade e exclusão social. Rev Panam Salud Publica/Pan Am J Public Health. 2006;19(6):385-93.

New Zealand Ministry of Health. Let's talk fluoride: water fluoridation: an explanation of fluoride and fluoridation and answers to community asked questions. Health Education Resources. Auckland; 2010. Disponível em: www.healthed.govt.nz/resources/search-resources.aspx?id=4. Acesso em: 8 out. 2017.

Newton JT, Bower EJ. The social determinants of oral health: new approaches to conceptualizing and researching complex casual networks. Community Dentistry and Oral Epidemiology. 2005;33:25-34.

Nizel AE. Personalized nutrition counseling. J Dent Child. 1972:353-60.

North Carolina. Oral health education. North Carolina Dep. of Health and Human Services, Division of Public Health: Oral Health Section. 2006. Disponível em: www.communityhealth.dhhs.state.nc.us/dental/education_2.htm. Acesso em: 8 out. 2017.

Nyvad B. Prevenção, tratamentos não-invasivos e invasivos: o papel da higiene bucal. In: Fejerskov O, Kidd E. Cárie dentária: a doença e seu tratamento clínico. São Paulo: Santos; 2005. p. 171-8.

Pauleto ARC, Pereira MLT, Cyrino EG. Saúde bucal: uma revisão crítica sobre programação educativa para escolares. Ciência & Saúde Coletiva. 2004;96(1):121-30.

Pierantoni CR, Viana ALA. Educação e saúde. São Paulo: Hucitec; 2009. 239 p.

Pinto VG. Ações educativas. In: Pinto VG. A Odontologia no município, guia para organização de serviços e treinamento de profissionais em nível local. Porto Alegre: RGO; 1996. p. 138-47.

Pinto VG. Prevenção na clínica particular: cárie dental e doença periodontal. Ars Curandi em Odontologia. 1978;5(3):3-16.

Polito R. Recursos audiovisuais nas apresentações de sucesso. São Paulo: Saraiva; 1995. 107 p.

Rota LM, Queluz D de P, Mialhe FL. Programas educativos em saúde bucal para populações adultas. Arq Odontol. 2008;44(3):49-55.

Sarreta F de O. Educação permanente em saúde para os trabalhadores do SUS. São Paulo: UNESP; 2009. 248 p.

Scotney N. Educação para a saúde – Manual para o pessoal de saúde da zona rural. 2. ed. São Paulo: Paulinas (Coleção Saúde e Comunidade); 1981. 162 p.

Sesc. Departamento Nacional – Manual técnico de educação em saúde bucal. Cláudia Barros. (Coord.). Rio de Janeiro; 2007. 132 p.

Sheiham A, Joffe M. Public dental health strategies for identifying and controlling dental caries in high and low risk populations. In: Johnson N (ed.). Risk markers for oral diseases. Vol. 1. Cambridge: Cambridge University Press; 1992. p. 445-81.

Towner EML. The history of dental education: a case study of Britain. In: Schou L, Blinkhorn AS (eds.). Oral health promotion. Oxford: Oxford University Press; 1993. p. 1-24.

Travassos C, Almeida C, Porto S, Baptista T. A reforma sanitária brasileira: Em busca da equidade. Organização Pan-Americana da Saúde. OPAS: Pesquisa em Saúde Pública, Documentos Técnicos, 17; 1999. 82 p.

Victoria Public Health Division. Victorian health promotion strategies 2000-2004: oral health promotion. Department of Human Services, Health Development Section. Melbourne, Victoria, Australia; December, 1999.

Waerhaug J. Current basis for prevention of periodontal disease. Int Dent J. 1967;17:267-81.

Watt RG, Marinho VC. Does oral health promotion improve oral hygiene and gingival health? Periodontology. 2000;37:35-47.

Watt RG. Strategies and approaches in oral disease prevention and health promotion. Bulletin of the World Health Organization. 2005;83(9).

Werner D, Bower B. Aprendendo e ensinando a cuidar da saúde – Manual de métodos, ferramentas e ideias para um trabalho comunitário. 2. ed. São Paulo: Paulinas (Coleção Saúde e Comunidade, 10); 1984.

WHO. Health education: theoretical concepts, effectiveness strategies and core competencies: a foundation document to guide capacity development of health education. Genève; 2012. Disponível em: applications_emro.who.int/dsaf/EMPPUB_2012_EN_1362.pdf.

WHO. Health promotion and oral health. Geneve; 2006a. Disponível em: www.who.int/oral_health/strategies/hp/en/index.html.

WHO. Strategies and approaches in oral disease prevention and promotion. Geneve; 2006b. Disponível em: www.who.int/oral_health/strategies/cont/en/index.html. Acesso em: 8 out. 2017.

Zanetti CHG. A utilidade como função para universalidade e equidade: uma análise formal da validade instrumental do ordenamento administrativo federal da assistência à saúde bucal no Saúde da Família. [Tese de doutoramento em saúde pública.] Rio de Janeiro: Escola Nacional de Saúde Pública; 2005. 210 p.

11 Cárie Dentária | Fatores Associados

Marisa Maltz • Berenice Barbachan e Silva • Luana Severo Alves

CONSIDERAÇÕES GERAIS

Apesar da expressiva redução da prevalência de cárie dentária observada no mundo nas últimas décadas, a doença continua a ser um grande desafio para a saúde pública global. De acordo com dados recentes, 2,5 bilhões de pessoas em todo o mundo apresentavam cárie dentária não tratada em dentes permanentes em 2015 (Kassebaum *et al.*, 2017). Desse modo, é necessário um maior entendimento dos fatores associados à cárie que possibilitem o desenvolvimento de abordagens efetivas para reduzir os níveis da doença em escala mundial.

A cárie dentária pode ser definida como um processo dinâmico que ocorre na superfície dentária coberta por biofilme, caracterizando-se pelo desequilíbrio entre esse biofilme e os tecidos duros do dente, e resultando, ao longo do tempo, em perda mineral. A perda mineral dos tecidos dentários (esmalte, dentina ou cemento) é causada por ácidos, especialmente o láctico, produzidos pela fermentação bacteriana dos carboidratos da dieta, geralmente a sacarose. A queda do pH resultante da ação desses ácidos ocasiona a dissolução do tecido dentário pelo transporte de íons cálcio (Ca) e fosfato (PO_4^{-3}) para o meio ambiente bucal. A saída de íons da estrutura dentária para o meio externo caracteriza o fenômeno da desmineralização.

Esse processo, entretanto, pode ser compensado. Os sistemas-tampões da saliva e do biofilme bacteriano, assim como o flúor no meio bucal, podem promover a reposição de mineral, caracterizando o fenômeno da remineralização. Esse processo dinâmico de perda e reposição mineral se dá constantemente na cavidade bucal; a predominância de momentos de perda de íons da estrutura dentária para o meio externo resulta no estabelecimento da doença.

A cárie é uma doença crônica que inicia com perda mineral em nível ultraestrutural, podendo progredir para lesão sem presença de cavidade, formação de cavidade e até mesmo a destruição total do dente (Thylstrup e Birkeland, 1986). Normalmente, a palavra *cárie* é entendida como lesão cariosa, o que explica sua usual utilização no plural ("cáries"). Do ponto de vista conceitual, é importante diferenciar a lesão de cárie da doença cárie. A lesão de cárie compreende apenas o sinal clinicamente detectável da doença cárie, que iniciou bem antes da detecção clínica da lesão. As características clínicas da lesão cariosa revelam se a doença está ocorrendo no momento presente e exige tratamento (lesões ativas) ou se representam apenas sequelas de experiências passadas de doença (lesões inativas).

Existe um entendimento global de que o único fator considerado imprescindível para a ocorrência da doença é a existência de um biofilme cariogênico. De fato, a cárie não se desenvolve na ausência de microrganismos; porém, o controle periódico do biofilme de modo suficiente para, por si só, controlar o processo de desmineralização dos tecidos dentários é um objetivo difícil de alcançar pela maioria das pessoas. Salvo em alguns trabalhos experimentais de remoção profissional de biofilme, geralmente, não se consegue, apenas lançando mão dessa estratégia, controlar a doença. Muitos fatores influenciam o processo carioso, sendo a cárie considerada uma doença multifatorial. No caso de doenças monocausais, um único componente causal – entendido como necessário e suficiente – já produz a doença (Rothman e Greenland, 2005). Entretanto, a maioria das doenças é multifatorial, resultado da combinação de diversos componentes causais. De acordo com a percepção atual da cárie dentária, a presença de microrganismos capazes de produzir ácidos a partir de um substrato fermentável é considerada um componente causal necessário, porém não suficiente para o estabelecimento da doença.

Na década de 1990, os chamados "fatores determinantes" e "fatores modificadores" foram incluídos em modelos causais mais amplos para explicar o processo carioso, como visto na Figura 11.1 (Fejerskov e Manji, 1990). Nesse modelo, fator determinante pode ser entendido como qualquer fator que contribua diretamente para o desfecho (perda mineral), como quantidade e qualidade da microbiota; frequência e composição da dieta; fluxo e capacidade-tampão da saliva; acesso a agentes fluoretados; ação do tempo. Fatores socioeconômicos e comportamentais, como educação, classe social, renda, conhecimento, atitudes e comportamento, foram considerados fatores modificadores – não relacionados diretamente com a etiologia da doença, mas relevantes para sua ocorrência. Esses fatores compõem o meio biopsicossocial no qual o indivíduo está inserido. Como envolvem limitações e hábitos inerentes a grupos ou populações, assumem fundamental importância. Para estabelecer o controle da doença, é importante a consciência da dificuldade advinda justamente desses fatores (Nadanovski e Sheiham, 1995).

Este capítulo discute os fatores associados ao desenvolvimento da cárie dentária, e como seu entendimento é indispensável para o controle da doença.

FATORES ASSOCIADOS À CÁRIE DENTÁRIA

Microbiota

Estima-se que o corpo humano seja composto por quantidades iguais de eucarióticos e procarióticos (Sender *et al.*, 2016). Esses microrganismos são denominados microbioma humano. Sabe-se hoje que, além de impedirem a colonização de organismos patogênicos, eles desempenham um papel importante na saúde do indivíduo, com diversas funções indispensáveis para várias rotas metabólicas do ser humano. Na cavidade bucal, em estado de saúde, há um equilíbrio dinâmico entre o hospedeiro, o meio ambiente e o microbioma. No entanto, a ingestão frequente de açúcar resulta em períodos prolongados de baixo pH no biofilme, o que interrompe essa relação simbiótica. Essas condições ocasionam uma seleção das bactérias com um fenótipo produtor/tolerante de ácido, aumentando, desse modo, o risco à cárie (disbiose, desequilíbrio do microbioma; Marsh, 2018). A microbiota bucal natural executa processos que protegem o hospedeiro contra a doença cárie. Processos relacionados com saúde consistem, por exemplo, na produção de produtos alcalinos que neutralizam os ácidos produzidos por microrganismos, tornando o meio propício para o processo de remineralização ou produção de substâncias que controlam o crescimento de bactérias patogênicas.

A relação entre microrganismos e doenças bucais vem sendo discutida há muito tempo. Em 1683, Anton van Leeuwenhoek enviou uma carta à Sociedade Real de Londres relatando que esfregava os dentes com sal todas as manhãs e que os limpava com pedaços de panos e palitos após as refeições, conservando-os limpos e claros como poucos homens de sua idade, e que sua gengiva nunca sangrava. Observou, também, que quando não limpava seus dentes, era possível identificar um material esbranquiçado, com consistência de manteiga, aderido a alguns dentes. Ao examinar esse material com uma lente de aumento, observou que existiam "animalículos" vivos sobre seus dentes (Dobel, 1932).

Em 1890, Miller utilizou os métodos de isolar, corar e identificar bactérias nos laboratórios de Koch e concluiu que a cárie dentária era um processo químico-parasitário. Observações científicas do começo do século 20 indicaram a necessidade da presença de bactérias para o desenvolvimento da cárie, evidenciando que:

- Bactérias isoladas da saliva e do biofilme, quando de carboidratos, desenvolvem lesões semelhantes à cárie
- Dente retido não apresenta cárie
- A lesão de cárie localiza-se, geralmente, sob acúmulo de bactérias
- A presença de biofilme bacteriano *in vitro*, associada à presença de carboidratos, produz ácidos que causam queda do pH do biofilme (Maltz, 1996).

Entretanto, somente nos anos 1940 o papel dos microrganismos na etiologia da cárie foi demonstrado. McClure e

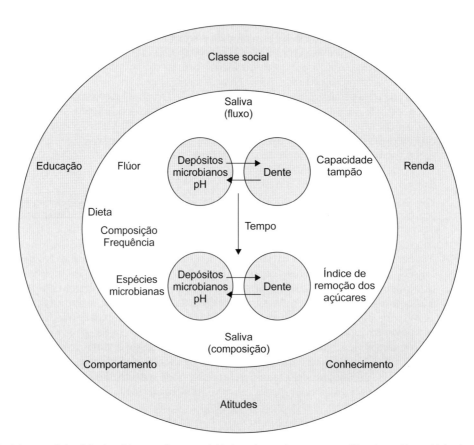

Figura 11.1 Modelo causal da cárie dentária, com fatores etiológicos determinantes e modificadores. Fonte: Fejerskov e Manji (1990).

Hewitt (1946) observaram inibição de cárie em ratos que estavam sob uma dieta cariogênica, mas recebendo penicilina. Um estudo clássico de Orland *et al.* (1954) mostrou que ratos livres de germes, consumindo uma dieta altamente cariogênica, rica em sacarose, não desenvolveram cárie.

Os lactobacilos foram as primeiras bactérias associadas à cárie (Krasse, 1954; Fitzgerald *et al.*, 1980; Fitzgerald *et al.*, 1981), por estarem presentes em lesões de cárie, serem acidúricas e acidogênicas e, portanto, poderem se multiplicar no baixo pH do biofilme. São bastonetes Gram-positivos e não esporulados que, em geral, crescem melhor sob condições de microaerofilia. Várias espécies de lactobacilos têm sido isoladas nos diferentes locais da cavidade bucal, como *Lactobacilos casei*, *Lactobacilos salivarius*, *Lactobacilos acidophilos* e *Lactobacilos plantarum* – homofermentativos – e *Lactobacilos fermentum*, *Lactobacilos brevis*, *Lactobacilos buchneri* e *Lactobacilos cellobiosus* – heterofermentativos. O *Lactobacilos casei* é a espécie que predomina no biofilme bacteriano e na dentina cariada. Entretanto, os lactobacilos compõem somente uma pequena fração do total da flora cultivável do biofilme (em torno de 0,01%). Sua frequência aumenta durante o desenvolvimento da lesão de cárie e, frequentemente, predomina na porção mais profunda de lesões de cárie. Esse fato sugere sua participação na progressão da cárie (Edwardsson, 1974). Quanto às lesões de superfície lisa (esmalte e cemento), essa bactéria parece não desempenhar um papel muito importante como agente inicial da lesão, uma vez que muitas cepas têm dificuldades para colonizar as superfícies lisas, necessitando de locais retentivos para sua colonização. Ainda que vários estudos mostrem uma correlação entre a frequência de cárie e o número de lactobacilos, não foi encontrada nenhuma clara associação em casos individuais (Gibbons e van Houte, 1975).

Na década de 1960, Keyes (1960) demonstrou que a cárie era uma doença transmissível em animais. Keyes observou que *hamsters* albinos e *golden* submetidos a uma dieta rica em sacarose, quando em gaiolas separadas, apresentaram atividade de doença cárie diferentes. Os *hamsters* albinos eram praticamente livres de cárie, enquanto os *golden* apresentavam várias lesões. Quando todos foram colocados na mesma gaiola, todos desenvolveram lesões. Verificou-se, também, que, quando os *hamsters golden* e albinos receberam penicilina durante o período de amamentação, suprimindo a flora cariogênica, não houve desenvolvimento de cárie em nenhum dos grupos. Fitzgerald e Keyes (1960) identificaram que as bactérias causadoras de cárie nos experimentos em *hamsters* eram estreptococos. Estreptococos similares do ponto de vista bioquímico (Gibbons, 1966), sorológico (Zinner *et al.*, 1965) e morfológico (Krasse, 1966) aos cariogênicos encontrados nos *hamsters* foram isolados em humanos e causaram cárie em modelos animais. Essas bactérias, denominadas posteriormente estreptococos do grupo *mutans*, têm um potencial patogênico particular por sua capacidade de colonizar o dente, produzindo um biofilme aderido (formação de glucanos aderentes), e por serem acidogênicas e acidúricas.

Em relação à cárie inicial em esmalte, observam-se altas concentrações de estreptococos do grupo *mutans* quando comparadas com locais adjacentes saudáveis (Ikeda *et al.*, 1973). Essa espécie bacteriana está mais associada à lesão inicial que os lactobacilos. Há associação entre o aumento de estreptococos do grupo *mutans* e o desenvolvimento de cárie, diminuindo de quantidade quando as lesões paralisam. Estudos em superfícies proximais em contato (Kristoffersson *et al.*, 1985) e fissuras oclusais (Ikeda *et al.*, 1973) mostraram que a presença de estreptococos do grupo *mutans* era muito frequente nos locais que desenvolveram lesões. Contudo, observou-se que muitas superfícies colonizadas por estreptococos do grupo *mutans* não desenvolveram lesões. Existe uma associação entre a presença de estreptococos do grupo *mutans* e lactobacilos e a cárie dentária, embora fraca, não podendo ser utilizada como identificadora de risco futuro de desenvolver a doença. Porém, não existe dúvida de que essas bactérias estão relacionadas com a cárie.

Biofilme e microbioma cariogênico

A cavidade bucal é colonizada por uma diversidade de microrganismos, sendo as bactérias os microrganismos mais prevalentes (aproximadamente 700 espécies foram identificadas) (Dewhirst *et al.*, 2010). Uma pessoa tem aproximadamente 100 a 200 espécies de microrganismos que colonizam a cavidade bucal em biofilmes de multiespécies. A composição do biofilme é determinada pelo hospedeiro e pelo meio ambiente. Os primeiros colonizadores dos biofilmes (com capacidade de adesão específica para cada superfície dentária) modificam as condições do meio, possibilitando a agregação de diferentes espécies. Algumas bactérias do biofilme dentário produzem polissacarídeos extracelulares contribuindo para formar uma matriz. A matriz do biofilme, além de ser um arcabouço físico, confere a esse ecossistema (biofilme dentário) diversas vantagens, como retenção de produtos, prevenção contra dessecamento e maior resistência a agentes antimicrobianos. Os biofilmes são comunidades microbianas altamente interativas. O biofilme que coloniza as superfícies dentárias na saúde, por exemplo, contribui para balancear a produção de ácido resultante da ingestão de alimentos e mantém a superfície dentária intacta. Quando o microbioma associado à saúde é submetido a estresse pelo aumento da quantidade e a duração da produção de ácido (resultante do consumo frequente de uma dieta cariogênica), ocorre uma disbiose e, como consequência, a doença cárie (Burne, 2018).

Estudos metagenômicos confirmam o *S. mutans* como uma bactéria altamente cariogênica, por ter a capacidade de produzir, na presença de sacarose, uma matriz de exopolissacarídeos complexa, criando microambientes ácidos que favorecem fortemente espécies acidúricas residentes (Koo *et al.*, 2013). Entretanto, a cárie pode ocorrer na ausência dessa bactéria (Nascimento, 2017). Várias outras bactérias acidogênicas e acidúricas têm sido relacionadas com a cárie dentária, como alguns lactobacilos, bifidobactérias e *Scardovia* spp. O conhecimento do microbioma associado à cárie é peça-chave nas abordagens de planejamento para reverter a disbiose e, por fim, alcançar a saúde.

Abordagens de controle do microbioma cariogênico

A cárie dentária é resultado da disbiose do microbioma natural. O consumo frequente de uma dieta rica em carboidratos promove um ambiente ácido com um aumento no número de bactérias acidogênicas e acidúricas já presentes no microbioma relacionado com a saúde (em proporções mais baixas). Na hipótese da placa ecológica, não se pode atingir o controle da cárie com a eliminação de um microrganismo específico, mas pelo restabelecimento de um microbioma associado à saúde. O método tradicional de remoção mecânica do biofilme dentário não reverte a disbiose causada pelo consumo frequente de carboidratos. Após a remoção do biofilme, a superfície dentária é recolonizada com uma composição microbiana similar à que foi removida. Novas estratégias estão sendo estudadas com o objetivo de estabelecer um microbioma relacionado com a saúde.

Terapias prebióticas (produtos que estimulam seletivamente a proliferação e/ou atividade de populações de bactérias desejáveis) e probióticas (organismos vivos que, quando administrados em quantidades adequadas, conferem benefício à saúde do hospedeiro) têm sido estudadas. Vários estudos testaram lactobacilos e bifidobactéria adicionados a diferentes produtos no controle da cárie dentária. Bactérias como *Estreptococcus* A12 e *S. dentisani* com propriedades de inibir bactérias cariogênicas também estão em estudo. Não há evidências suficientes que indiquem o uso de probióticos no controle da cárie. Vários prebióticos também têm sido testados, como arginina, betametil-D-galactosida e N-acetil-D-manosamina. A pesquisa desses produtos é incipiente. O desenvolvimento de produtos probióticos e prebióticos poderá, no futuro, adicionar possibilidades terapêuticas (Marsh, 2018).

O tratamento da cárie dentária deve levar em consideração sua característica de doença multifatorial. A remoção periódica de biofilme, por meio de métodos mecânicos e/ou químicos, consiste em uma estratégia efetiva no controle da cárie dentária. Essa abordagem deve ser acompanhada de controle de dieta e consequente modulação da microbiota. Possivelmente, em um futuro próximo, produtos que ajudem na modulação desse microbioma estarão disponíveis.

Nutrição e dieta

É preciso diferenciar nutrição de dieta em relação a seus papéis no desenvolvimento da doença cárie. A nutrição implica a ingestão e absorção dos nutrientes e os seus efeitos sobre os processos metabólicos do organismo. Equilibra o aporte e o consumo fisiológico de insumos a todas as células do organismo. A dieta, por sua vez, exerce influência local e direta sobre os dentes, servindo como substrato para os microrganismos cariogênicos.

Em teoria, a nutrição e a dieta podem afetar o processo da doença cárie de três maneiras: indiretamente, por sua influência na odontogênese (nutrição) ou na qualidade da saliva (nutrição); e diretamente, por sua influência no metabolismo bacteriano (dieta).

Nutrição

As células responsáveis pela odontogênese e pela formação das glândulas salivares necessitam de nutrientes para funcionarem adequadamente. O organismo equilibra as necessidades de nutrientes das células por meio de mecanismos de reserva e distribuição. Em períodos de excesso, acumula nutrientes que serão consumidos em períodos de desnutrição. Quando a falta de alimento ocorre por períodos prolongados, pode ocasionar problemas na formação ou na função de um tecido ou de determinado órgão após os reservatórios serem consumidos.

A desnutrição na infância pode causar distúrbios na odontogênese e restringir o desenvolvimento das glândulas salivares ocasionando menor capacidade metabólica e problemas na estrutura dos tecidos dentários, assim como interferir na qualidade e quantidade de secreção salivar (Johansson e Birkhed, 1995).

Com relação ao desenvolvimento dentário, tanto a dentição decídua quanto a permanente podem ser afetadas por deficiências nutricionais, capazes de determinar alterações na estrutura, na composição e no tamanho do dente, como também causar um retardo na cronologia de erupção e/ou de esfoliação dentária.

Estudos experimentais em animais de laboratório com deficiência proteico-energética (Menaker e Navia, 1973), de vitamina A (Lynch *et al.*, 1986) e de zinco e ferro (Sintes *et al.*, 1983) durante a odontogênese resultaram em maior desenvolvimento de cárie, o que parece estar relacionado com alterações na estrutura dentária. De acordo com uma revisão da literatura publicada por Psoter *et al.* (2005), estudos epidemiológicos foram capazes de demonstrar a relação entre má nutrição e cárie dentária na dentição decídua, enquanto na dentição permanente as evidências são escassas. O que se observa nessas populações é a alta prevalência de hipoplasias de esmalte (Infante e Gillespie, 1977; Cockburn *et al.*, 1980).

Considerando o papel crucial da saliva na proteção do dente contra a cárie dentária, seria provável observar um aumento da suscetibilidade à cárie em indivíduos desnutridos pelas possíveis alterações na velocidade de secreção salivar e na concentração de determinados componentes salivares. Menaker e Navia, em 1973, demonstraram que deficiências proteico-energética durante o período pré-eruptivo causam diminuição nas condições de desenvolvimento das glândulas salivares, o que determina a diminuição de seu tamanho e da concentração e quantidade de produtos secretados. A desnutrição pode diminuir a resistência do hospedeiro a doenças infecciosas pela modificação das imunidades humoral e inespecífica (Alfano, 1984). A imunidade humoral, especialmente a secreção de imunoglobulinas salivares, e a imunidade inespecífica, como a secreção de lactoperoxidase, lisosima e lactoferrina, podem estar estreitamente envolvidas com o processo de cárie. A deficiência proteica tem sido relacionada com a diminuição e eficácia desses sistemas. A quantidade e a qualidade da secreção salivar também respondem a deficiências nutricionais no período pós-eruptivo. Curtos períodos de extrema restrição alimentar em adultos causam diminuição na secreção e composição salivar (Johansson *et al.*, 1984).

Apesar desse referencial teórico, os estudos que avaliam o efeito da desnutrição na secreção salivar e sua relação com a suscetibilidade à cárie não são conclusivos (Burt *et al.*, 1982) ou mostram a inexistência de uma relação entre o estado nutricional, a alteração na secreção salivar e a prevalência de cárie (Rodríguez *et al.*, 2015). Isso se deve, provavelmente, à característica complexa multifatorial dessa doença. Por sua vez, Psoter *et al.* (2005) sugerem que a experiência de cárie aumentada em indivíduos desnutridos pode estar relacionada com a maior prevalência de lesões hipoplásicas, hipofunção de glândulas salivares e alterações na composição da saliva.

Dieta

A dieta exerce um papel central no desenvolvimento da doença cárie. Observações de laboratório, experimentos em animais e estudos em humanos mostram claramente a relação causal entre o consumo de carboidratos fermentáveis e o desenvolvimento de lesões cariosas (Johansson e Birkhed, 1995).

Os fundamentos da relação entre dieta e cárie foram primeiro descritos por Miller (1890), que reconheceu que a metabolização dos carboidratos por bactérias bucais, pela geração de produtos finais ácidos, constituía-se no evento central do processo de desmineralização dos tecidos dentais.

Metabolismo bacteriano dos carboidratos

A cárie dentária é uma doença que depende da disponibilidade de carboidratos da dieta (especialmente açúcares) para se estabelecer. Bactérias do biofilme dentário utilizam açúcares presentes na dieta (sacarose, glicose, frutose e lactose) para seu metabolismo energético. Em hábitats protegidos e menos expostos, até mesmo os alimentos com alto peso molecular, como os amidos, podem ser retidos e servir como fonte potencial de nutrientes para o biofilme. O amido (polissacarídeo da glicose) pode ser utilizado após a degradação em carboidratos de baixo peso molecular (maltose, maltotriose) pela ação da enzima amilase salivar.

A fermentação de carboidratos no metabolismo anaeróbico das bactérias resulta na produção de ácidos, principalmente o láctico. Após o consumo de açúcar, o pH do biofilme bacteriano diminui e, depois de aproximadamente 10 min, começa a voltar ao normal, vagarosamente, até atingir seus valores basais, o que demora cerca de 60 min (Figura 11.2). Toda vez que se consome algum carboidrato, esse processo se repete. A cada ataque ácido, o pH permanece 15 a 20 min abaixo do pH crítico (pH 5,5, abaixo do qual ocorre a desmineralização do esmalte). O consumo frequente de carboidratos ocasiona quedas frequentes do pH do biofilme, com o consequente processo de desmineralização da estrutura dentária várias vezes ao dia (Figura 11.3).

As bactérias da cavidade bucal residem em um ambiente de "fartura" ou de "escassez" e a saliva compreende a fonte básica de sua nutrição. Todavia, a concentração de nutrientes nas secreções salivares é muito baixa. Visto que a saliva tem um baixo nível de carboidratos, a exposição prolongada à saliva resulta no desenvolvimento de um biofilme bacteriano esparso, com pouca capacidade de metabolizar açúcares e produzir ácidos. Esse tipo de biofilme é encontrado em pacientes sujeitos à alimentação por intubação durante um período prolongado (Carlsson e Hamilton, 1995). O consumo de alimentos resulta na oferta repentina de nutrientes para as bactérias do biofilme que, assim, cresce rapidamente. Os carboidratos são fermentados prontamente, mas, quando de grandes quantidades, são armazenados na forma de polissacarídeos intracelulares (PIC) e extracelulares (PEC).

Muitas bactérias bucais estocam carboidratos, na forma de PIC tipo glicogênio. Os PIC podem ser formados a partir de qualquer tipo de açúcar passível de conversão em glicose 1-P (incluindo glicose, lactose, maltose e sacarose) e são metabolizados em períodos de escassez de nutrientes, como entre as refeições. Bactérias que produzem PIC podem diminuir o pH durante os períodos de escassez de alimentos, sendo, portanto, mais cariogênicas. Enquanto os açúcares parecem diferir pouco no potencial acidogênico, a sacarose apresenta especial importância no processo carioso por ser o substrato para síntese de glucanos extracelulares. Os PEC formados na parede celular das bactérias, além de serem importantes na adesão bacteriana, contribuem para as propriedades de difusão na matriz do biofilme. Os PEC aumentam a porosidade do biofilme, facilitando a difusão de nutrientes das camadas mais externas (em contato com o ambiente bucal) até suas camadas mais profundas, o que aumenta a concentração de ácido na interface dente-biofilme. Várias espécies bacterianas, quando recebem sacarose, podem sintetizar diversos tipos de polissacarídeos ou convertê-los em ácido. Os principais grupos de polissacarídeos que podem ser formados são:

- Polímeros de glicose (glicanos): provenientes da enzima glicosiltransferase a partir da sacarose, apresentando-se como uma massa gelatinosa extracelular sobre a superfície da bactéria. Os glicanos que apresentam a maioria das ligações na posição a-1.6 são denominados dextranos e aqueles com predominância de ligações a-1.3, mutanos. Os mutanos são altamente insolúveis e rígidos e podem formar agregados fibrosos; os dextranos formam cadeias flexíveis, sendo mais solúveis
- Polímeros de frutose (frutanos): formados pela enzima frutosiltransferase a partir da sacarose. Os frutanos são polímeros extracelulares de frutose, bastante solúveis, com ligações b-2.6, formados em uma extensão menor que os glicanos. Quando se esgota o suprimento de sacarose, os frutanos são rapidamente metabolizados pelas bactérias do biofilme.

Pode-se concluir que os açúcares da dieta são prontamente metabolizados pelas bactérias bucais, levando à produção de ácidos orgânicos em concentração suficiente para diminuir o pH do biofilme dentário. Como consequência, dá-se o processo de desmineralização, podendo resultar no estabelecimento de lesões cariosas nos tecidos dentários afetados. A presença de flúor no ambiente bucal aumenta o limiar de ingestão de açúcar. A pergunta a ser respondida é "qual o nível seguro de ingestão de açúcar que não causa doença cárie?". Newbrun (1982) descreveu essa relação em uma curva em S (Figura 11.4). As curvas "a" e "b" descrevem a relação entre açúcar e cárie na ausência e na presença de flúor, respectivamente. A reta "c" baseia-se na relação linear entre cárie e consumo de açúcar em 90 países descrita por Woodward e Walker (1994). Zero (2004), fazendo uma adaptação da figura original, incluiu mais uma curva ("d"), indicando indivíduos com consumo semelhante de açúcar (curvas "a" e "b") que apresentam boa higiene bucal e exposição regular a fluoretos. O autor sugere que esses indivíduos poderiam tolerar maiores níveis de consumo de açúcar.

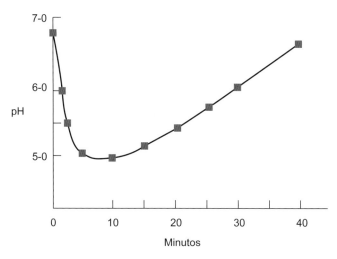

Figura 11.2 Curva de Stephan. Queda de pH após bochechos com sacarose. Fonte: Stephan (1940).

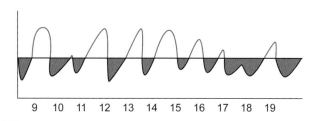

Figura 11.3 Curva de pH no biofilme dentário com frequente consumo de carboidrato.

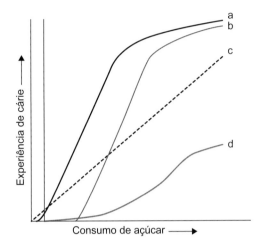

Figura 11.4 Relações entre consumo de açúcar e cárie dentária. Relação em curva na ausência de flúor (a); relação em curva deslocada para a direita na presença de flúor (b); relação linear em 90 países descrita por Woodward e Walker (1994) (c); indivíduos com boa higiene bucal e exposição regular a fluoretos (d). Adaptada de Zero (2004).

Estudos observacionais

Estudos em crânios demonstraram a gravidade e a localização das lesões no homem pré-histórico. Na Idade da Pedra (12.000 a 10.000 anos a.C.), o homem começou a cultivar a terra e a criar animais, iniciando-se o processamento dos alimentos com o cozimento e a utilização do pão em sua forma primitiva. O material antropológico correspondente a esse período demonstra um percentual de 60 a 70% de crânios com cárie. Apesar da alta prevalência na população, a extensão da doença era pequena, ou seja, observa-se um número pequeno de lesões cariosas. A maioria das lesões ocorria na junção cemento-esmalte, o que decorria, provavelmente, da baixa cariogenicidade da alimentação, baseada essencialmente no amido, e da baixa frequência alimentar.

Na Era do Bronze, houve um aumento de 2% na prevalência de cárie e, na Idade do Ferro, no Império Romano, esse percentual se elevou para 10 a 12%.

Na Idade Média, época em que se utilizava a sacarose em pequenas quantidades, a cárie em humanos era predominantemente radicular, com algumas lesões em fissuras. Lesões de cárie em superfícies lisas livres e interproximais eram raras (Burt, 1993).

Por volta do século 17, houve um aumento significativo na experiência de cárie, coincidindo com um período de modificação de hábitos alimentares. As lesões apresentavam características semelhantes às observadas atualmente. Até então, a alimentação baseava-se em peixe, carne fresca, queijo, manteiga e aves domésticas. Com a intensificação do mercado do milho e a indústria da cana-de-açúcar, observou-se rapidamente o consumo de xaropes, alimentos adoçados e diferentes tipos de doces, especiarias limitadas às classes altas. A partir de 1890, com as transformações político-governamentais, esses alimentos ficaram disponíveis para todos os segmentos da população. Houve, então, um aumento dramático na ocorrência de cárie nas superfícies proximais e oclusais, além das lesões na junção cemento-esmalte. Essa modificação foi associada diretamente à triplicação do consumo de açúcar, que ocorreu no período entre o século 18 e o início do século 20 (Corbett e Moore, 1976).

Durante a Segunda Guerra Mundial, a situação nutricional ficou em estado bastante crítico em grande parte da Europa. Essa escassez que se observou, por exemplo, na Alemanha e em regiões como a Escandinávia, foi acompanhada da queda na prevalência da cárie dentária. Nesses locais, houve uma grande redução no consumo de açúcar e a população passou a consumir uma quantidade maior de vegetais, batatas, arroz e pão de farinha de trigo integral. A redução na prevalência de cárie foi de até 80% no período (Johansson e Birkhed, 1995).

Na história moderna, observa-se que populações nativas de diversas regiões do mundo que ainda mantinham os hábitos alimentares de seus antepassados, como os aborígenes da Austrália, da Nova Zelândia e da Ilha de Tristão da Cunha, no Atlântico, apresentavam prevalência de cárie muito baixa. Quando foram incluídos alimentos processados e refinados em suas dietas, como a sacarose, registrou-se aumento da prevalência de cárie.

Estudos retrospectivos em indivíduos que, por vários motivos, sofreram restrição de consumo de carboidratos em sua dieta demonstram claramente a relação entre dieta e cárie dentária. Em um estudo, observou-se que crianças com diabetes controlado apresentaram menos lesões de cárie que o grupo-controle (Matson e Koch, 1975). Na doença rara caracterizada por intolerância hereditária à frutose, os pacientes devem se abster do uso da frutose e sacarose, podendo substituí-las por amido. Esses pacientes apresentam baixa prevalência de cárie, lesões restritas às fóssulas e fissuras e mais da metade estão livres da doença (Newbrun et al., 1980). Uma prevalência de cárie inferior à média também foi verificada em crianças da Igreja Adventista do Sétimo Dia, que tinham dieta vegetariana e eram desestimuladas para o consumo de açúcar e para o hábito de comer entre as refeições (Glas e Hayden, 1966).

Alguns estudos foram conduzidos em grupos que consumiam maior quantidade de açúcar. Demonstrou-se que as pessoas que trabalham em confeitarias e padarias apresentam prevalência de lesões de cárie relativamente alta (Anaise, 1978).

Outro importante estudo observacional avaliando a relação entre dieta e doença cárie foi realizado em Bowral, Austrália, com crianças que viviam em um orfanato, ficando conhecido como o estudo de Hopewood House (Harris, 1963). As crianças eram institucionalizadas nos primeiros meses de vida ou nasciam no próprio local. O nível de flúor na água era de 0,1 ppm e a higiene bucal muito deficiente. Essas crianças, criadas com uma dieta lactovegetariana rica em pão de trigo integral, vegetais, frutas, ovos e leite, com alta proporção de alimentos crus e com quantidades mínimas de açúcar e farinha refinada, apresentavam uma prevalência muito baixa de lesões de cárie. Ao deixarem o orfanato, seu índice de cárie aumentou consideravelmente por adquirirem hábitos alimentares sem nenhuma restrição.

Sreebny (1982) observou uma forte correlação entre o consumo de açúcar e a prevalência de cárie em crianças de 12 anos de idade em 47 países. Concluiu que, em países onde o consumo diário de açúcar era superior a 50 g/pessoa, havia uma alta prevalência de cárie. A disponibilidade de menos de 50 g/pessoa/dia estava associada a índices CPO-D menores que 3. Um estudo semelhante publicado em 1994 não demonstrou essa associação, provavelmente pela disseminação do uso de fluoretos nas populações estudadas, mostrando o efeito favorável pelo acesso a flúor nas suas diversas formas sobre a prevalência de cárie (Woodward e Walker, 1994).

Desde que se reconheceu o declínio da cárie, alguns trabalhos têm relatado pouca correlação entre experiência de cárie e várias medidas de ingestão de açúcar. Dois estudos longitudinais, um deles conduzido em Newcastle, Inglaterra (Rugg-Gunn *et al.*, 1984), e outro em Michigan, EUA (Burt *et al.*, 1988), empregando medidas precisas de ingestão dietética e análise estatística detalhada, encontraram uma frágil correlação entre experiência de cárie e consumo de açúcar. Apesar do declínio da prevalência de cárie observado nos países industrializados, alguns indivíduos apresentam alta prevalência da doença. O consumo de açúcar é, sem dúvida, o fator mais importante no processo de doença nesse grupo de indivíduos e precisa ser levado em consideração em seu tratamento (Burt, 1993).

Recentemente, alguns estudos vêm investigando a associação entre obesidade e cárie dentária, relação explicada pelos hábitos alimentares do indivíduo. Tanto a cárie dentária quanto a obesidade/sobrepeso podem estar relacionadas com a ingestão excessiva de alimentos açucarados. Os resultados encontrados na literatura, no entanto, não são consistentes. Enquanto a maioria dos estudos mostrou ausência de associação entre obesidade e experiência de cárie dentária (Alves *et al.*, 2013; Farsie e Elkhodary, 2016; Kottayi *et al.*, 2016; Silva *et al.*, 2013), alguns autores encontraram uma associação direta (Alm *et al.*, 2011; Willershausen *et al.*, 2007; Yao *et al.*, 2014) e outros, ainda, uma relação inversa (Fernández *et al.*, 2017; Narksawat *et al.*, 2009; Kopycka-Kedzierawski *et al.*, 2008). Recentes revisões sistemáticas da literatura investigando a relação entre obesidade e cárie têm demonstrado resultados inconsistentes, relatando que nenhuma conclusão clara pode ser tirada a partir das evidências existentes (Hooley *et al.*, 2012; Hayden *et al.*, 2013; Li *et al.*, 2015). Esses achados reforçam a etiologia multifatorial de ambas as doenças – cárie dentária e obesidade –, nas quais o consumo de açúcar desempenha um papel importante, porém modulado por diversos outros fatores.

Estudos experimentais

O estudo clínico de Vipeholm (Gustafsson *et al.*, 1954), realizado em um hospital para doentes mentais na Suécia de 1947 a 1951, pesquisou a relação entre dieta e cárie dentária em 436 pacientes adultos. Observou-se que a simples introdução de sacarose na dieta aumentava a incidência de cárie, mas em diferentes níveis, conforme o tipo de alimento contendo açúcar e a maneira como era consumido. Os indivíduos que consumiram pão açucarado desenvolveram maior número de lesões que aqueles que consumiram sacarose na forma líquida. Esse clássico estudo demonstrou que a consistência e a pegajosidade dos alimentos desempenham um papel relevante, ou seja, o tempo que permanecem na cavidade bucal interfere no risco de desenvolvimento de cárie. Além disso, uma maior incidência de cárie foi observada nos grupos que consumiram alimentos açucarados entre as refeições (Tabela 11.1). As orientações básicas em relação à dieta cariogênica recomendadas até hoje baseiam-se nas seguintes conclusões desse estudo:

- O consumo de sacarose aumenta a incidência de cárie
- O fator mais importante para cárie não é a quantidade total ingerida, mas a frequência do consumo do açúcar
- A consistência do alimento desempenha um papel relevante, sendo a dieta mais cariogênica quanto maior o tempo em que o alimento permanece na cavidade bucal.

Uma observação importante desse estudo reside no fato de que, mesmo sob condições dietéticas semelhantes, ocorreu grande variabilidade na incidência de cárie de indivíduo para indivíduo. Aproximadamente 20% dos pacientes não desenvolveram lesões de cárie mesmo consumindo 24 balas de caramelo entre as refeições por dia. Mesmo sob condições dietéticas consideradas altamente cariogênicas, esses indivíduos apresentaram baixa incidência de cárie, o que evidencia a multifatoriedade da doença.

Apesar de a frequência de ingestão ser mais importante no desenvolvimento de cárie que a concentração da sacarose, esta também desempenha certo papel na cariogenicidade dos alimentos. Soluções de sacarose em diferentes concentrações e frequências diárias foram testadas por Tehrani *et al.* (1983) em um modelo *in situ*. Observou-se que seis aplicações diárias de solução de sacarose a 1% provocaram desmineralização dos blocos de esmalte em todos os indivíduos que participaram do estudo, enquanto, após nove aplicações diárias de solução de sacarose a 0,5%, não houve desmineralização dos blocos de esmalte em todos os indivíduos. Isso comprova que se deve considerar igualmente a concentração de sacarose nos alimentos.

Aires *et al.* (2006), também em um modelo *in situ*, relacionaram o uso de soluções de sacarose com concentrações variáveis (1 a 40%), 8 vezes/dia, por 14 dias, com o potencial cariogênico do biofilme formado. O biofilme formado foi analisado quanto à acidogenicidade e à composição bioquímica. A desmineralização do esmalte foi avaliada pelo teste da microdureza. Os resultados mostraram que a solução de sacarose a 1% é menos cariogênica que a solução a 5%. A solução de sacarose a 40% também conseguiu aumentar a concentração de polissacarídeos insolúveis no biofilme formado. Os achados desse estudo sugerem que:

Tabela 11.1 Modo de consumo de açúcar e desenvolvimento de lesões cariosas (dados retirados do estudo de Vipeholm).

Modo de consumo de açúcar	N. de pacientes	Açúcar (kg/ano) Nas refeições	Açúcar (kg/ano) Entre as refeições	Tempo de remoção (% diária de açúcar na saliva)	Novas superfícies cariosas/pessoas/ano
Controle	60	25	–	10,1	0,30
Bebidas adoçadas (nas refeições)	57	94	–	13,5	0,67
Pães doces (nas refeições)	41	44	–	8,9	1,30
27 caramelos diários	62	77	27	34,9	2,47
8 balas *toffee* diárias	40	70	15	24,7	3,13
24 balas *toffee* diárias	48	65	43	57,8	4,02

Fonte: Gustafsson *et al.* (1954).

- A concentração de sacarose necessária para a formação de um biofilme cariogênico é 5%
- A solução de sacarose a 5% apresenta o mesmo potencial cariogênico que as soluções a 10% e 20%
- A solução a 40% apresentou um efeito adicional sobre a formação de polissacarídeos.

A relação entre a frequência do consumo de carboidratos, o uso de dentifrício fluoretado e a desmineralização do esmalte foi observada em outro estudo *in situ* (Duggal *et al.*, 2001). A desmineralização ocorreu em uma frequência diária de consumo de açúcar maior ou igual a sete vezes quando os indivíduos usavam dentifrício fluoretado. Nos indivíduos que utilizaram dentifrício não fluoretado, a desmineralização já foi observada com uma frequência de consumo diário de açúcar de três vezes. Esse estudo demonstra que na presença de agentes fluoretados, uma maior frequência de ingestão de alimentos açucarados é tolerada sem causar perda mineral.

Uma revisão sistemática da literatura avaliou a associação entre consumo de açúcar e cárie dentária na sociedade moderna (Burt e Pai, 2001). A pergunta que essa revisão pretendeu responder foi: "nos tempos atuais, com a extensa exposição ao flúor, os indivíduos com um alto nível de ingestão de açúcar apresentam maior gravidade de cárie comparativamente àqueles com menor nível de ingestão?". Após avaliar 36 estudos, os autores concluíram que a relação entre consumo de açúcar e cárie é muito mais fraca nos dias atuais que antes do surgimento dos fluoretos. Entretanto, adicionam que a restrição de açúcar como uma medida de controle de cárie continua sendo parte justificável no controle de doença. Embora o flúor tenha sido responsável pela redução da prevalência de cárie, ele não elimina a doença, não tendo o poder de anular um fator causal imprescindível como a dieta cariogênica.

Em um recente estudo de coorte prospectivo, Feldens *et al.* (2017) avaliaram a relação entre o modo de alimentação de 345 crianças brasileiras aos 12 meses e sua experiência de cárie aos 38 meses – observaram apenas a variável frequência de alimentação. Os resultados mostraram que as crianças que apresentaram uma maior frequência alimentar aos 12 meses, ou seja, as que se alimentavam mais vezes durante o dia, tiveram maior experiência de cárie. Esse achado sugere que a orientação para uma dieta com intervalos maiores entre as refeições, associados a maior qualidade nutricional da refeição, possa integrar o conjunto de fatores que interferem na prevalência da doença cárie, pois esse hábito pode perdurar durante toda a infância.

Com base nesse corpo de evidências disponível, conclui-se que a dieta tem papel indiscutível na iniciação e no desenvolvimento da doença cárie. Tanto no exame inicial do paciente cárie-ativo quanto em seu tratamento, deve-se dispender energia na análise dos hábitos alimentares e no aconselhamento dietético do paciente, para obter sucesso no que concerne ao controle da doença cárie. A dieta deve ser fortemente considerada no paciente com atividade de cárie.

Saliva

A saliva banha dentes e mucosa formando um delgado filme – a película adquirida –, a qual tem um importante papel protetivo dos tecidos dentais. A redução do fluxo salivar aumenta não somente a suscetibilidade à cárie dentária, como também influencia na prevalência de erosão dentária.

A saliva desempenha diferentes funções, realizando uma cobertura tecidual responsável pela lubrificação, hidratação e formação de barreira permeável. Sua função digestiva é bastante restrita, estando vinculada principalmente à ação da enzima amilase salivar. Entretanto, é fundamental para a formação do bolo alimentar, deglutição e fala. Também influencia na percepção do gosto, sendo referência basal, por exemplo, para o paladar do sal. É importante na defesa contra microrganismos virulentos, pois contém uma série de substâncias antimicrobianas.

As funções protetoras da saliva no desenvolvimento da doença cárie e erosão dentária são:

- Limpeza mecânica de detritos alimentares, inclusive de carboidratos fermentáveis, pelo seu fluxo
- Efeito tampão, que neutraliza ácidos formados pelo metabolismo bacteriano dos açúcares
- Manutenção do equilíbrio ecológico entre as bactérias bucais. A saliva reduz o efeito deletério de produtos microbianos bucais, pois contém uma série de fatores antimicrobianos, os quais podem não só prevenir a adesão e metabolismo de bactérias cariogênicas, como também ter ação bactericida. Além disso, aumenta a eliminação de microrganismos da cavidade bucal pelo fluxo e a capacidade aglutinante de seus componentes
- Por meio de seus componentes inorgânicos (cálcio, fosfato e flúor), aumenta a saturação do biofilme dentário em relação a esses íons, podendo promover a remineralização de lesões de cárie. Esse processo pode ser favorecido pela presença do flúor na saliva.

A relação entre diferentes fatores antimicrobianos e cárie dentária tem sido extensivamente investigada; entretanto, os estudos vêm falhando em demonstrar essa relação (Brandtzaeg, 1993). A importância da saliva no processo da cárie, no entanto, é evidenciada em pacientes com redução de fluxo salivar que apresentam alta prevalência de cárie (Brown *et al.*, 1976).

A xerostomia (sintoma de hipossalivação) pode resultar de diversos fatores, como:

- Uso sistêmico de medicamentos (p. ex., anti-histamínicos, anticonvulsivantes, antidepressivos e imunossupressores)
- Doenças nas glândulas salivares
- Síndromes (p. ex., a de Sjögren)
- Tratamentos radioterápicos que atinjam a região das glândulas salivares.

A saliva no meio bucal em composição e quantidade normais desempenha um papel fundamental no controle do processo carioso. Pacientes que apresentam deficiências nesse sentido representam uma população com especial risco ao desenvolvimento de lesões cariosas e devem receber especial atenção odontológica.

Acesso a fluoretos

Outro fator determinante para a ocorrência da cárie é o acesso a agentes fluoretados. O flúor é um dos fatores que mais influenciam o processo carioso, provocando um desequilíbrio a favor do hospedeiro. Mesmo na presença de fatores cariogênicos, que, por si sós, ocasionariam a doença, esta pode não ocorrer ou ocorrer de forma menos agressiva quando da existência de flúor. Muitos trabalhos científicos que avaliaram o declínio da prevalência de cárie em nível mundial nas últimas três décadas indicam o uso disseminado de produtos fluoretados como o grande responsável por essa queda.

O mecanismo de ação cariostática do flúor baseia-se na interferência ativa no processo de desremineralização dos tecidos duros do dente. Na ausência de flúor, o pH crítico para a desmineralização do esmalte é 5,5. Na presença do íon flúor, esse pH é reduzido para 4,5, ou seja, é necessária uma queda maior de pH (maior produção de ácidos) para uma perda mineral. Isso acontece porque no pH 5,5 ocorre a dissolução dos cristais de hidroxiapatita e, enquanto o pH está entre 5,5 e 4,5 e existe flúor no meio, há precipitação de cristais semelhantes à fluorapatita. Esses novos cristais formados são mais resistentes ao pH ácido, dissolvendo-se apenas quando o pH estiver abaixo de 4,5. Assim, nos locais onde há desremineralização em presença de flúor, forma-se um cristal mais resistente a um novo ataque ácido.

Se o flúor estiver disponível na cavidade bucal em altas concentrações (produtos com 100 ppm de flúor ou mais), ele se une ao cálcio formando uma camada de fluoreto de cálcio sobre o tecido dentário. Esse processo se dá em dois estágios de reação. Inicialmente, uma leve dissolução da superfície do esmalte deve ocorrer para liberar o cálcio e, em seguida, este reage com o flúor formando glóbulos de fluoreto de cálcio. Esses glóbulos precipitam-se não apenas sobre o esmalte saudável, mas também sobre o biofilme, a película adquirida e as porosidades do esmalte. Os glóbulos de fluoreto de cálcio são revestidos por uma camada protetora formada por fosfato e proteínas. O fluoreto de cálcio revestido funciona como um reservatório de flúor, que ficará disponível em um novo ataque cariogênico. Uma próxima queda de pH provocará a dissociação da camada protetora de fosfato e proteínas, tornando disponível, após a dissociação do fluoreto de cálcio, o íon flúor. Uma vez presente, ele poderá novamente ser utilizado para a formação de novos cristais de fluorapatita. Por esse motivo, costuma-se dizer que o flúor inibe a desmineralização (redução do pH crítico) e potencializa a remineralização (indução da deposição de fluorapatita).

A questão referente ao uso de fluoretos como uma medida de controle da cárie dentária é discutida no Capítulo 13. De maneira geral, a concentração e a frequência de uso do produto fluoretado devem estar baseadas na atividade de doença cárie do indivíduo.

Fatores socioeconômicos

Os fatores descritos até o momento restringem a etiologia da cárie dentária a um processo genuinamente biológico. Microbiota, dieta, saliva e flúor são fatores locais em contato direto com os tecidos dentários. Entretanto, nem mesmo o avançado nível de conhecimento disponível sobre os processos biológicos nas superfícies dentárias consegue explicar a ocorrência desigual da cárie entre populações ou entre indivíduos de uma mesma população. Para alcançar esse objetivo, uma teoria para explicar a causalidade da doença cárie deveria ter o potencial de unir elementos sociais, individuais e biológicos (Holst *et al.*, 2001).

A literatura odontológica é rica em estudos que avaliam a associação entre fatores socioeconômicos e a ocorrência da cárie dentária em diferentes populações. Terner e Cury (1985) encontraram diferenças no índice CPO-D em relação ao nível socioeconômico em escolares de 12 anos da rede pública de ensino das cidades paulistas de Piracicaba, Limeira e Paulínia. Essa mesma diferença foi observada inclusive na média de dentes cariados. Diferenças no CPO-D entre as classes sociais também foram observadas na cidade de Bauru (SP), em que o maior número de crianças livres de cárie, na faixa etária de 3 a 4 anos, pertencia ao nível socioeconômico mais elevado. Verificou-se uma maior prevalência de cárie nos grupos socioeconômicos mais baixos, em crianças de até 6 anos de idade. Em adultos, os índices não foram diferentes, entretanto, na faixa etária de 12 a 13 anos, as classes mais baixas apresentaram o maior número de dentes cariados, enquanto na mais elevada foi observado o maior número de dentes restaurados. Freire *et al.* (1996) realizaram um estudo em Goiânia, comparando a experiência de cárie em pré-escolares (n = 2.267) de 0 a 6 anos de idade em creches públicas (baixo estrato socioeconômico) e privadas (alto estrato socioeconômico). O ceo-d mais alto foi encontrado no grupo de crianças das creches públicas, diferença estatisticamente significativa na idade acima de 2 anos. Constataram-se diferenças entre os componentes do ceo-d – as crianças das creches privadas tinham um menor número de dentes cariados e necessidade de extração a partir da idade de 2 anos, bem como de dentes restaurados acima dos 3 anos.

Maltz e Silva (2001), ao realizarem um levantamento da prevalência de cárie em uma amostra representativa dos escolares de 12 anos da cidade de Porto Alegre, Rio Grande do Sul, encontraram diferença significativa entre as experiências de cárie nos escolares das redes de ensino pública e privada. As crianças da rede pública de ensino, pertencentes a famílias com menor renda e pais com menor grau de instrução, apresentaram a maior prevalência de cárie.

Em nível nacional, um grande levantamento epidemiológico realizado na zona urbana de 16 cidades brasileiras em 1986 (n = 21.960 indivíduos) mostrou alta prevalência de cárie dentária em todas as regiões, sendo significativas as diferenças entre as classes sociais (Brasil, 1988). A pior situação foi encontrada nas pessoas de menor renda independentemente do grupo etário avaliado.

Utilizando dados de outro grande levantamento epidemiológico realizado em 250 municípios brasileiros entre 2002 e 2003, Antunes *et al.* (2006) estudaram a relação entre características sociodemográficas (sexo, raça, localização e tipo de escola) e a presença de uma ou mais lesões cariosas não tratadas aos 12 anos. Os autores observaram que ser negro, morar na zona rural e estudar em escola pública foram identificados como indicadores de risco para apresentar uma ou mais lesões cariosas não tratadas.

Ao analisarem a evolução da experiência de cárie dentária e sua distribuição entre escolares brasileiros no período de 1980 a 2003, Narvai *et al.* (2006) observaram um declínio relevante do índice CPO-D, sendo as hipóteses explicativas mais plausíveis a elevação no acesso a água e dentifrícios fluoretados e as mudanças nos programas de saúde bucal coletiva. A despeito da melhora, os autores relataram que a distribuição da cárie ainda é desigual. Os dentes atingidos por cárie passaram a se concentrar em uma proporção menor de indivíduos, caracterizando um fenômeno denominado polarização. No Brasil, 20% da população de escolares passou a concentrar cerca de 60% da carga de doença. Segundo os autores, esse quadro pode estar expressando outro fenômeno: o da iniquidade, em que, no caso da cárie, o ataque desigual da doença entre os indivíduos decorre não apenas de variações biológicas inevitáveis, mas também das diferenças da origem social e que se expressam por meio do processo saúde-doença.

O entendimento da polarização da cárie dentária como uma consequência das disparidades socioeconômicas estimulou o desenvolvimento de diversos estudos transversais para determinar as características socioeconômicas e demográficas que estariam associadas a uma maior experiência de cárie. Diversos indicadores socioeconômicos têm sido utilizados, como renda (Peres *et al.*, 2000; López e Baelum, 2006; Pereira *et al.*, 2007; Barbato e Peres, 2009; Piovesan *et al.*, 2011), grau de escolaridade dos pais (Peres *et al.*, 2005; López e Baelum, 2006; Pereira *et al.*, 2007; Piovesan *et al.*, 2011; Alves *et al.*, 2018), *status* profissional do chefe da família (Perinetti *et al.*, 2005), tipo de escola (pública ou particular; Maltz e Silva, 2001; Antunes *et al.*, 2006; Alves *et al.*, 2018) e localização da escola (urbana ou rural; Antunes *et al.*, 2006). Independentemente do indicador utilizado para inferir o nível socioeconômico, os estudos são unânimes em demonstrar que indivíduos de classes sociais menos favorecidas apresentam maior experiência de cárie dentária. Outras características, como estrutura familiar (família nuclear ou não nuclear, número de filhos) e condição de moradia e ambiente social (tamanho do domicílio, posse do domicílio, medidas de aglomeração domiciliar), têm provocado interesse na comunidade acadêmica, por refletirem as condições de vida do indivíduo (López e Baelum, 2006; Pereira *et al.*, 2007; Mendes *et al.*, 2010; de Paula *et al.*, 2015; Alves *et al.*, 2018). Mais recentemente, variáveis contextuais também têm sido utilizadas como indicadores socioeconômicos, como renda média do bairro (Engelmann *et al.*, 2016), índice de vulnerabilidade social (Martins *et al.*, 2014) e índice de exclusão social (Vazquez *et al.*, 2015).

Um recente levantamento epidemiológico conduzido em Porto Alegre, Rio Grande do Sul, avaliou a experiência de cárie dentária (Alves *et al.*, 2018) e perda dentária (Alves *et al.*, 2014) em uma amostra representativa da população de escolares de 12 anos do município. Após analisar os dados coletados de 1.528 escolares das redes pública e privada de ensino, os autores observaram que estudar em escola pública, pertencer às classes sociais mais baixas, ter pai e mãe com menor grau de escolaridade e morar em condição de maior aglomeração domiciliar estiveram significativamente associados à experiência de cárie na população estudada (Alves *et al.*, 2018). Resultados semelhantes foram observados quanto à prevalência de perda dentária (Alves *et al.*, 2014).

A Tabela 11.2 resume uma série de estudos transversais recentes avaliando a relação entre indicadores socioeconômicos e cárie em crianças e adolescentes brasileiros.

Tabela 11.2 Estudos transversais avaliando a associação entre indicadores socioeconômicos e cárie dentária em crianças e adolescentes brasileiros.

Autores/ano/local	Idade	Amostra	Variáveis coletadas	Variáveis associadas com a cárie
Maltz *et al.* 2001 Porto Alegre, RS	12	1.000	Tipo de escola Escolaridade da mãe e do pai Renda	Escola pública
Gonçalves *et al.* 2002 Florianópolis SC	18	300	Escolaridade da mãe e do pai Escolaridade do indivíduo Renda	Menor escolaridade da mãe e do pai Menor escolaridade do indivíduo
Amaral *et al.* 2005 Maringá, PR	18	241	Classe social Renda	Classe social mais baixa Menor renda
Peres *et al.* 2005 Blumenau, SC	18	473	Escolaridade da mãe e do pai Escolaridade do indivíduo Renda	Menor escolaridade da mãe Menor escolaridade do indivíduo
Ferreira *et al.* 2007 Canos, RS	0 a 5	1.487	Escolaridade da mãe Renda	Menor escolaridade da mãe
Pereira *et al.* 2007 Piracicaba, SP	12	939	Escolaridade da mãe e do pai Ocupação da mãe e do pai Número de residentes na moradia Moradia própria Automóvel próprio Renda	Menor escolaridade do pai Menor renda
Cortellazzi *et al.* 2008 Piracicaba, SP	5	728	Tipo de escola Escolaridade da mãe e do pai Número de residentes na moradia Moradia própria Renda	Menor escolaridade do pai
Auad *et al.* 2009 Três Corações, MG	13 a 14	375	Escolaridade da mãe e do pai Classe social	Menor escolaridade da mãe e do pai Classe social mais baixa
Pardi *et al.* 2010 Piracicaba, SP	12	1.001	Escolaridade da mãe e do pai Número de residentes na moradia Moradia própria Renda	Menor escolaridade do pai Maior número de residentes na moradia Menor renda
Piovesan *et al.* 2010 Santa Maria, RS	1 a 5	455	Raça Escolaridade da mãe e do pai Ocupação da mãe e do pai Renda	Crianças não brancas Menor escolaridade da mãe

(continua)

Tabela 11.2 (*Continuação*) Estudos transversais avaliando a associação entre indicadores socioeconômicos e cárie dentária em crianças e adolescentes brasileiros.

Autores/ano/local	Idade	Amostra	Variáveis coletadas	Variáveis associadas com a cárie
Piovesan et al. 2011 Santa Maria, RS	12	792	Cor da pele Escolaridade da mãe e do pai Ocupação da mãe e do pai Renda	Menor renda
Traebert et al. 2011 Curitibanos, SC	12	253	Escolaridade da mãe	Menor escolaridade da mãe
Benazzi et al. 2012 Piracicaba, SP	12	724	Renda	Renda
Borges et al. 2012 Araçatuba, SP	4 a 6	1.993	Escolaridade dos pais Renda	Menor escolaridade dos pais Menor renda
Martins et al. 2014 Belo Horizonte, MG	8 a 10	1.204	Renda Número de residentes na moradia Escolaridade dos pais Índice de vulnerabilidade social Tipo de escola	Renda Tipo de escola
Paula et al. 2015 Juiz de Fora, MG	12	515	Tipo de escola Renda Escolaridade dos pais Moradia própria Número de residentes na moradia Aglomeração domiciliar Família nuclear	Tipo de escola Renda Escolaridade dos pais Posse da moradia Número de residentes na moradia Aglomeração domiciliar
Vazquez et al. 2015 Piracicaba, SP	15 a 19	1.179	Renda Número de pessoas na família Número de irmãos Escolaridade da mãe e do pai Ocupação do adolescente Ocupação dos pais Ter um presidiário na família Receber auxílio governamental Índice de exclusão social	Ter um presidiário na família Número de pessoas na família Índice de exclusão social
Engelmann et al. 2016 Santa Maria, RS	12	1.134	Cor da pele Renda familiar Escolaridade da mãe e do pai Renda do bairro	Renda Escolaridade da mãe e do pai Renda do bairro
Alves et al. 2018 Santa Maria, RS	12	1.528	Tipo de escola Nível socioeconômico Escolaridade da mãe e do pai Aglomeração domiciliar	Tipo de escola Nível socioeconômico Escolaridade da mãe e do pai Aglomeração domiciliar

A associação entre experiência de cárie e nível socioeconômico, consistentemente demonstrada em estudos transversais, já foi confirmada por uma coorte prospectiva de 15 anos (Peres et al., 2007), o que possibilita definir o nível socioeconômico como um fator de risco para cárie. Esse estudo, realizado na cidade de Pelotas, Rio Grande do Sul, acompanhou indivíduos desde o nascimento até os 15 anos de idade a fim de avaliar a relação entre trajetória socioeconômica familiar de crianças e adolescentes e cárie dentária e fatores comportamentais associados (Peres et al., 2007). Os adolescentes foram divididos em quatro grupos:

- Sempre pobres
- Pobres na infância, mas não pobres na adolescência
- Não pobres na infância, mas pobres na adolescência
- Nunca pobres.

Os autores puderam concluir que a pobreza em pelo menos um estágio da vida desses indivíduos teve um efeito prejudicial no padrão de saúde relacionado com a doença cárie, fatores comportamentais associados à saúde oral e acesso aos serviços de saúde.

Tendo em vista a grande quantidade de estudos avaliando a associação entre indicadores socioeconômicos e a ocorrência da cárie dentária disponíveis, algumas revisões sistemáticas da literatura têm sido conduzidas a fim de compilar os dados obtidos por diferentes autores. Apesar de algumas limitações metodológicas, os autores são unânimes em demonstrar que o baixo nível socioeconômico está associado com maior experiência de cárie (Costa et al., 2012; Boing et al., 2014; Schwendicke et al., 2015; Kumar et al., 2016; Nóbrega et al., 2017).

O nível socioeconômico é considerado um fator modificador da doença cárie. Não se relaciona diretamente com sua etiologia biológica, mas é extremamente relevante para a sua ocorrência por atuar sobre os fatores determinantes. Com base na literatura científica disponível, é evidente que o nível socioeconômico influencia os hábitos e comportamentos associados com a saúde oral, como padrão de higiene bucal, hábitos alimentares e acesso a produtos fluoretados, relacionando-se, por esse motivo, com a ocorrência da cárie dentária. Modernamente, essa relação entre os diversos fatores que, de alguma forma, influenciam a ocorrência de determinada doença tem sido entendida de um modo hierarquizado, e os fatores classificados como distais, intermediários ou mediadores e proximais (Victora et al., 1997). Os fatores distais estão associados com a ocorrência da doença por atuarem, "de modo distante", sobre outros fatores; os fatores intermediários ou mediadores parcialmente determinados pelos distais e atuam sobre os fatores proximais; estes últimos atuam mais diretamente sobre a doença e são influenciados tanto pelos fatores distais quanto pelos intermediários. Nessa perspectiva epidemiológica hierárquica, pode-se considerar o nível socioeconômico um fator distal, que influencia os fatores mediadores ou intermediários (p. ex., hábitos alimentares e de higiene), e estes, por fim, atuam diretamente sobre os fatores proximais (biológicos, diretamente relacionados com a ocorrência da doença, como o acúmulo de biofilme bacteriano). O entendimento da relação entre fatores distais, mediadores e proximais é fundamental para o adequado manejo da doença cárie visando à obtenção de resultados duradouros.

CONTROLE DA DOENÇA BASEADO NO CONTROLE DOS FATORES ASSOCIADOS

É importante mencionar que a cárie dentária, uma vez estabelecida, não representa um evento linear, que, após ter iniciado, leva à cavidade ou à perda dentária. Esse processo pode ser interrompido em qualquer etapa, independentemente da presença ou não de cavidade ou do tecido dentário envolvido (esmalte, dentina ou cemento). Estudos demonstram que é possível paralisar lesões cariosas mesmo com a presença de bactérias em seu interior (Parolo e Maltz, 2006).

De maneira geral, o controle de qualquer doença, para ser efetivo, deve ser direcionado aos fatores que levam ao seu desenvolvimento. No caso da cárie dentária, não é diferente. Uma vez diagnosticada a doença, ou seja, uma vez detectadas lesões cariosas ativas (que indicam perda mineral no momento atual), o controle dos fatores associados é indispensável para o tratamento do paciente. A atuação sobre os hábitos de higiene, hábitos alimentares e acesso a produtos fluoretados é a principal medida de controle da doença. Com relação à saliva, a adoção de medidas de estimulação da salivação constitui uma alternativa viável para indivíduos com reduzido fluxo salivar. Somente pela adoção de medidas de controle dos fatores associados com a cárie dentária é possível controlar a doença, restabelecer o equilíbrio dos processos de desremineralização, interrompendo a progressão da lesão.

Na presença de cavidade de cárie, muitas vezes é impossível haver o controle do biofilme dentário e o consequente controle da progressão da lesão. Nessas situações, outras medidas de controle devem ser adotadas, como o tratamento restaurador. Nesses casos, a restauração compreende um método coadjuvante do tratamento da doença, e em hipótese alguma deve ser realizado dissociado do controle do processo de doença.

BIBLIOGRAFIA

Aires CP, Tabchoury CP, Del Bel Cury AA, Koo H, Cury JA. Effect of sucrose concentration on dental biofilm formed in situ and on enamel demineralization. Caries Res. 2006;40:28-32.

Alfano MC. Nutrição na cárie dentária. In: Menaker L, Morhart RE, Navia JM. Cáries dentárias: bases biológicas. Rio de Janeiro: Guanabara Koogan; 1984. p.302-20.

Alm A, Isaksson H, Fåhraeus C, Koch G, Anderson-Gäre B, Nilsson M et al. BMI status in Swedish children and young adults in relation to caries prevalence. Swed Dent J. 2011;35:1-8.

Alves LS, Susin C, Damé-Teixeira N, Maltz M. Impact of different detection criteria on caries estimates and risk assessment. Int Dent J. 2018. [Epub ahead of print]

Alves LS, Susin C, Damé-Teixeira N, Maltz M. Overweight and obesity are not associated with dental caries among 12-year-old South Brazilian schoolchildren. Community Dent Oral Epidemiol. 2013;41:224-31.

Alves LS, Susin C, Damé-Teixeira N, Maltz M. Tooth loss prevalence and risk indicators among 12-year-old schoolchildren from South Brazil. Caries Res. 2014;48(4):347-52.

Amaral MA, Nakama L, Conrado CA, Matsuo T. Dental caries in young male adults: prevalence, severity and associated factors. Braz Oral Res. 2005;19(4):249-55.

Anaise JZ. Prevalence of dental caries among workers in the sweets industry in Israel. Community Dent Oral Epidemiol. 1978;6:286-9.

Antunes JL, Peres MA, de campos Mello TR, Waldman EA. Multilevel assessment of determinants of dental caries experience in Brazil. Community Dent Oral Epidemiol. 2006;34(2):146-52.

Auad SM, Waterhouse PJ, Nunn JH, Moynihan PJ. Dental caries and its association with sociodemographics, erosion, and diet in schoolchildren from southeast Brazil. Pediatr Dent. 2009;31(3):229-35.

Barbato PR, Peres MA. Tooth loss and associated factors in adolescents: A Brazilian population-based oral health survey. Rev Saúde Pública. 2009;43:13-25.

Benazzi AS, da Silva RP, de Meneghim M, Ambrosano GM, Pereira AC. Dental caries and fluorosis prevalence and their relationship with socioeconomic and behavioural variables among 12-year-old schoolchildren. Oral Health Prev Dent. 2012;10(1):65-73.

Boing AF, Bastos JL, Peres KG, Antunes JL, Peres MA. Social determinants of health and dental caries in Brazil: a systematic review of the literature between 1999 and 2010. Rev Bras Epidemiol. 2014;17(Suppl. 2):102-15.

Borges HC, Garbín CAS, Saliba O, Saliba NA, Moimaz SAS. Socio-behavioral factors influence prevalence and severity of dental caries in children with primary dentition. Braz Oral Res. 2012;26(6):564-70.

Brandtzaeg P. The oral secretory imune system with special emphasis on its relation to dental caries. Pro Finn Dent Soc. 1993;79:71-84.

Brasil. Ministério da Saúde. Levantamento epidemiológico em saúde bucal: Brasil, zona urbana, 1986. Brasília: Ministério da Saúde. Divisão Nacional de Saúde Bucal/FSESP; 1988. 137 p.

Brown LR, Dreizen S, Handler S. Effect of selected caries preventive regimes on the microbial changes following irradiation induced xerostomia in cancer patients. In: Stilers HM, Loeche WJ, O'Brien RC. Microbial aspects of dental caries microbial abstracts (sp. Supply). 1976;1:275.

Burne RA. Getting to know "the known unknowns": heterogeneity in the oral microbiome. Adv Dent Res. 2018;29(1):66-70.

Burt BA, Eklund SA, Landis R, Larkin R, Larkin FA, Guire KE, Thompson FE. Diet and dental health: a study of relationships: United States, 1971-74. Vital Health Stat 11. 1982;225:1-85.

Burt BA, Eklund SA, Morgan KJ, Larkin FE, Guire KE, Brown LO, Weintraub JA. The effects of sugars intake and frequency of ingestion on dental caries increment in a three-year longitudinal study. J Dent Res. 1988;67:1422-9.

Burt BA, Pai S. Is sugar consumption still a major determinant of dental caries? A systematic review. Consensus development conference on diagnosis and management of dental caries throughout life. Bethesda, MD: NIH; March, 2001.

Burt BA. Relative consumption of sucrose and others sugars: has it been a factor in reduced caries experience? Caries Res. 1993;27(Suppl. 1):56-63.

Carlsson P, Hamilton I. Atividade metabólica das bactérias orais. In: Thylstrup A, Fejerskov O. Cariologia clínica. 2. ed. São Paulo: Santos; 1995. p. 71-88.

Cockburn F, Belton NR, Purvis RJ, Giles MM, Brown JK, Turner TL, et al. Maternal vitamin D intake and mineral metabolism in mothers and their newborn infants. Br Med J. 1980;11:11-4.

Corbett EM, Moore WJ. Distribution of dental caries in ancient British populations. IV the 19th century. Caries Res. 1976;10:401-14.

Cortellazzi KL, Pereira SM, Tagliaferro EP, Tengan C, Ambrosano GM, Meneghim MC, Pereira AC. Risk indicators of dental caries in 5-year-old Brazilian children. Community Dent Health. 2008;25(4):253-6.

Costa SM, Martins CC, Bonfim M de L, Zina LG, Paiva SM, Pourdeus IA, Abreu MNG. A systematic review of socioeconomic indicators and dental caries in adults. Int J Environ Res Public Health. 2012;10;9(10):3540-74.

de Paula JS, Ambrosano GM, Mialhe FL. The impact of social determinants on schoolchildren's oral health in Brazil. Braz Oral Res. 2015;29:1-9.

Dewhirst FE, Chen T, Izard J, Paster BJ, Tanner AC, Yu WH. The human oral microbiome. J Bacteriol. 2010;192(19):5002-17.

Dobel C. Antony van Leewenhoek and his "little animals". New York: Arcourt; 1932.

Duggal MS, Toumba KJ, Amaechi BT, Kowash MB, Higham SM. Enamel demineralization in situ with various frequencies of carbohydrate consumption with and without fluoride toothpaste. J Dent Res. 2001;80: 1721-4.

Edwardsson S. Bacteriological studies on deep areas of carious dentine. Odontol Revy, Malmö. 1974;25(Suppl. 32).

Engelmann JL, Tomazoni F, Oliveira MDM, Ardenghi TM. Association between dental caries and socioeconomic factors in schoolchildren – a multilevel analysis. Braz Dent J. 2016;27(1):72-8.

Farsi DJ, Elkhodary HM. The prevalence of overweight/obesity in high school adolescents I Jeddah and the association of obesity association with dental caries. Annals of Saudi Medicine. 2017;37(2):114-21.

Fejerskov O, Manji F. Risk assessment in dental caries. In: Bader JD (ed.). Risk assessment in Dentistry. Chapel Hill, N.C.: University of North Carolina Dental Ecology; 1990. p. 215-7.

Feldens CA, Rodrigues PH, de Anastácio G, Vitolo MR, Chaffee BW. Feeding frequency in infancy and dental caries in childhood: a prospective cohort study. Int Dent J. 2017 Sep 3. [Epub ahead of print]

Fernández MR, Goettems ML, Demarco FF, Correa MB. Is obesity associated to dental caries in Brazilian schoolchildren? Brazilian Oral Res. 2017;31:e83.

Ferreira SH, Béria JU, Kramer PF, Feldens EG, Feldens CA. Dental caries in 0 to 5-year-old Brazilian children: prevalence, severity, and associated factors. Int J Paediatr Dent. 2007;17(4):289-96.

Fitzgerald RJ, Adams BO, Fitzgerald DB, Knox KW. Cariogenicity of human plaque lactobacilli in gnotobiotic rats. J Dent Res. 1981;60:919-26.

Fitzgerald RJ, Fitzgerald DB, Adams BO, Duany LF. Cariogenycity of human oral lactobacilli in hamsters. J Dent Res. 1980;59:832-7.

Fitzgerald RJ, Keyes PH. Demonstration of the etiologic role of streptococci in experimental caries in the hamster. J Am Dent Assoc. 1960;61:9-19.

Freire MCM, Melo RB, Silva SA. Dental caries prevalence in relation to socioeconomic status of nursey school children in Goiania-GO, Brazil. Community Dent Oral Epidemiol. 1996;24:357-61.

Gibbons RJ, Berman KS, Knoettner P, Kapsimalis B. Dental caries and alveolar bone loss in gnotobiotic rats infected with capsule forming sptreptococci of human origin. Arch Oral Biol. 1966;11:549-60.

Gibbons RJ, van Houte J. Dental caries. Ann Rev Med. 1975;26:121-36.

Glas RL, Hayden J. Dental caries in seventh-day Adventist children. J DentChild. 1966;33:22-3.

Gonçalves ER, Peres MA, Marcenes W. Cárie dentária e condições socioeconômicas: um estudo transversal com jovens de 18 anos de Florianópolis, Santa Catarina, Brasil. CadSaude Pública. 2002;18(3):699-706.

Gustafsson B, Quensel CE, Lanke LS, Lundqvist C, Grahnen H, Bonow BE, Krasse B. The Vipeholm dental caries study. The effect of different levels of carbohydrate intake on caries activity in 436 individuals observed for five years. Acta Odontologica Scandinavia. 1954;11:195-388.

Harris R. Biology of the children of Hopewood House, Bowral, Australia. 4. Observations of dental caries experience extending over five years (1957-1961). J Dent Res. 1963;42:1387-99.

Hayden C, Bowler JO, Chambers S, Freeman R, Humphris G, Richards D, Cecil JE. Obesity and dental caries in children: a systematic review and meta-analysis. Community Dent Oral Epidemiol. 2013;41:289-308.

Holst D, Schuller AA, Aleksejuniené J, Eriksen HM. Caries in populations – a theoretical, causal approach. Eur J Oral Sci. 2001;109:143-8.

Hooley M, Skouteris H, Boganin C, Satur J, Kilpatrick N. Body mass index and dental caries in children and adolescents: a systematic review of literature published 2004 to 2011. Systematic Reviews. 2012;1:57.

Ikeda T, Sandham HJ, Bradley Jr EL. Changes in Streptococcus mutans and lactobacilly in plaque in relation to the initiation of dental caries in negro children. Arch Oral Biol. 1973;18:556-66.

Infante PF, Gillespie G. Enamel hypoplasia in relation to caries in Guatemalan children. J Dent Res. 1977;56:493-98.

Johansson I, Birkhed D. A dieta e o processo cariogênico. In: Thylstrup A, Fejerskov O. Cariologia clínica. 2. ed. São Paulo: Santos; 1995. p.283-310.

Johansson I, Ericson T, Steen L. Studies on the effect of diet on saliva secretion and caries development: the effect of fasting on saliva composition of female subjects. J Nutr. 1984;114:2010-20.

Kassebaum NJ, Smith AGC, Bernabé E, Fleming TD, Reynolds AE, Vos T et al. Global, Regional, and National Prevalence, Incidence, and Disability-Adjusted Life Years for Oral Conditions for 195 Countries, 1990-2015: A Systematic Analysis for the Global Burden of Diseases, Injuries, and Risk Factors. J Dent Res. 2017;96(4):380-7.

Keyes PH. The infections and transmissible nature of experimental dental caries. Arch Oral Biol. 1960;1:304-20.

Koo H, Falsetta ML, Klein MI. The exopolysaccharide matrix: a virulence determinant of cariogenic biofilm. J Dent Res. 2013;92(12):1065-73.

Kopycka-Kedzierawski DT, Auinger P, Billings RJ, Weitzman M. Caries status and overweight in 2- to 18-year-old US children: findings from national surveys. Community Dent Oral Epidemiol. 2008;36(2):157-67.

Kottayi S, Bhat SS, Hedge KS, Peedikayil FC, Chandru TP, Anil S. A cross-sectional study on the prevalence of dental caries among 12- to 15-year-old overweight schoolchildren. J Contemp Dent Pract. 2016;17(9):750-4.

Krasse B. Human streptococci and experimental caries in hamsters. Arch Oral Biol. 1966;18:165-70.

Krasse B. Relationship between caries activity and the number of lactobacilli in the oral cavity. Acta Odontol Scand. 1954;12:157-72.

Kristoffersson K, Grondhal HG, Bratthall D. The more Streptococcus muttans the more caries on approximal surfaces.J Dent Res. 1985;64:58-61.

Kumar S, Tadakamadla J, Kroon J, Johnson NW. Impact of parent-related factors on dental caries in the permanent dentition of 6-12-year-old. children: A systematic review. J Dent. 2016;46:1-11.

Li L-W, Wong HM, Peng S-M, McGrath CP. Anthropometric measurements and dental caries in children: a systematic review of longitudinal studies. Adv Nutr. 2015;6:52-63.

López R, Baelum V. Gender differences in tooth loss among Chilean adolescents: Socio-economic and behavioral correlates. Acta Odontol Scand. 2006;64:169-76.

Lynch DP, Navia J.M, Arnold RR. Caries immunity in vitamin A deficiency and protein-energy malnutrition. J Dent Res. 1986;65 (Special Issue):305.

Maltz M, Silva BB. Relação entre cárie, gengivite e fluorose e nível socioeconômico em escolares. Rev Saúde Pública. 2001;35:270-6.

Maltz M. Cariologia. In: Toledo A. Odontopediatria. Fundamentos para a prática clínica. 2. ed. São Paulo: Premier; 1996. p. 99-110.

Marsh PD. In sickness and in health–what does the oral microbiome mean to us? An ecological perspective. Adv Dent Res. 2018;29(1):60-5.

Martins MT, Sardenberg F, Abreu MH, Vale MP, Paiva SM, Pordeus IA. Factors associated with dental caries in Brazilian children: a multilevel approach. Community Dent Oral Epidemiol. 2014;42(4):289-99.

Matson L, Koch G. Caries frequency in children with controlled diabetes. Scand J Dent Res. 1975;83:327-32.

McClure FJ, Hewitt WL. The relation of penicillin to induced rat dental caries and oral L. Acidophilus. J Dent Res. 1946;25:441-3.

Menaker L, Navia JM. Effect of undernutrition during the perinatal period on caries development in the rat: II Caries susceptibility in underfed rats supplement with protein on caloric additions during suckling period. J Dent Res. 1973;52:680-7.

Mendes F M, Braga MM, Oliveira LB, Antunes JL, Ardenghi TM, Bönecker M. Discriminant validity of the International Caries Detection and Assessment System (ICDAS) and comparability with World Health Organization criteria in a cross-sectional study. Community Dent Oral Epidemiol. 2010;38:398-407.

Miller WD. The micro-organisms of human mouth. Philadelphia: S.S. White Dental Manufacturing; 1890.

Nadanovski P, Sheiham A. Relative contribution of dental services to the changes in caries level of 12-year-old children in 18 industrialized countries in the 1970 s and early 1980 s. Community Dent Oral Epidemiol. 1995;23:331-9.

Narksawat K, Tonmukayakul U, Boonthum A. Association between nutritional status and dental caries in permanent dentition among primary schoolchildren aged 12–14 years, Thailand. Southeast Asian J Trop Med Public Health. 2009;40(2):338-44.

Narvai PC, Frazão P, Roncalli AG, Antunes JL. Cárie dentária no Brasil: declínio, polarização, iniquidade e exclusão social. Rev Panam Salud Publica. 2006;19(6):385-93.

Nascimento MM, Zaura E, Mira A, Takahashi N, Ten Cate JM. Second era of OMICS in caries research: moving past the phase of disillusionment. J Dent Res. 2017;96(7):733-40.

Newbrun E, Hoover C, Mettraux G, Graf H. Comparison of dietary habits and dental health of subjects with hereditary fructose intolerance and control subjects. J Am Dent Assoc. 1980;101(4):619-26.

Newbrun E. Sucrose in the dynamics of the carious process. Int Dent J. 1982;32:13-23.

Nóbrega J, Dantas E, Ferreira-Filho JC, Limão N, Rodrigues-de-Melo AC, Protásio AP. Contextual social inequities and occurrence of dental caries in adolescents: a systematic review. Oral Health Prev Dent. 2017;15(4):329-36.

Orland FJ, Blayney JR, Harrison RW, Reyniers JA, Trexler PC, Wagner M et al. Use of germfree animal technic in the study of experimental dental caries. J Dent Res. 1954;33:147-74.

Pardi V, Kopycka-Kedzierawski DT, Billings RJ, Pereira SM, Meneghim MC, Pereira AC. Assessment of caries experience in 12-year-old adolescents in Piracicaba, Sao Paulo, Brazil. Oral Health Prev Dent. 2010;8(4):361-7.

Parolo CC, Maltz M. Microbial contamination of noncavitated caries lesions: a scanning electron microscopic study. Caries Res. 2006;40(6):536-41.

Pereira SM, Tagliaferro EP, Ambrosano GM, Cortelazzi KL, Meneghim MC, Pereira AC. Dental caries in 12-year-old schoolchildren and its relationship with socioeconomic and behavioural variables. Oral Health PrevDent. 2007;5(4):299-306.

Peres KG, Bastos JR, Latorre MR. Severidade de cárie em crianças e relação com aspectos sociais e comportamentais. Rev SaudePublica. 2000;34(4):402-8.

Peres MA, Peres KG, Barros AJD, Victora CG. The relation between family socioeconomic trajectories from childhood to adolescence and dental caries and associated oral behaviours. J Epidemiol Community Health. 2007;61:141-5.

Peres MA, Peres KG, Traebert J, Zabot NE, Lacerda JT. Prevalence and severity of dental caries are associated with the worst socioeconomic conditions: a Brazilian cross-sectional study among 18-year-old males. J Adolesc Health. 2005;37(2):103-9.

Perinetti G, Caputi S, Varvara G. Risk/prevention indicators for the prevalence of dental caries in schoolchildren: results from the Italian OHSAR Survey. Caries Res. 2005;39(1):9-19.

Piovesan C, Mendes FM, Antunes JL, Ardenghi TM. Inequalities in the distribution of dental caries among 12-year-old Brazilian schoolchildren. Braz Oral Res. 2011;25(1):69-75.

Piovesan C, Mendes FM, Ferreira FV, Guedes RS, Ardenghi TM. Socioeconomic inequalities in the distribution of dental caries in Brazilian preschool children. J Public Health Dent. 2010;70(4):319-26.

Psoter WJ, Reid BC, Katz RV. Malnutrition and dental caries: a review of the literature. Caries Res. 2005;39(6):441-7.

Rodríguez PN, Martínez Reinoso J, Gamba CA, Salgado PA, Mateo MT, Manto Mdel C. Association among salivary flow rate, caries risk and nutritional status in pre-schoolers. Acta Odontol Latinoam. 2015;28(2):185-91.

Rothman KJ, Greenland S. Causation and causal inference in epidemiology. Am J Public Health. 2005;95:S144-S150.

Rugg-Gunn AJ, Hackett AF, Appleton DR, Jenkins GN, Eastoe JE. Relationship between dietary habits and caries increment assessed over two years in 405 English adolescent schoolchildren. Arch Oral Biol. 1984;29:983-92.

Schwendicke F, Dörfer CE, Schlattmann P, Foster PL, Thomson WM, Paris S. Socioeconomic inequality and caries: a systematic review and meta-analysis. J Dent Res. 2015;94(1):10-8.

Sender R, Fuchs S, Milo R. Revised estimates for the number of human and bacteria cells in the body. PLoSBiol. 2016;14(8):e1002533.

Silva AER, Menezes ANB, Demarco FF, Vargas-Ferreira F, Peres MA. Obesity and dental caries: systematic review. Rev Saúde Pública. 2013;47(4):799-812.

Sintes JL, Rosa J, Freund T. Iron deficiency and dental caries: a pilot study. ClinPrev Dent. 1983;5:3-5.

Sreebny LM. Sugar availability, sugar consumption and dental caries. Community Dent Oral Epidemiol. 1982;10:1-7, 287.

Stephan RM. Changes in hydrogen-ion concentrations on tooth surfaces and in carious lesions. J Am Dent Assoc. 1940;27:718-23.

Tehrani A, Brudevold F, Attarzadeh F, van Houte J, Russo J. Enamel demineralization by mouthrinses containing different concentrations of sucrose. J Dent Res. 1983;62(12):1216-7.

Terner VM, Cury JA. Prevalência de cárie dental em escolares de cidades com água fluoretada ou não fluoretada e assistência odontológica: levantamento análise crítica. Cadernos Aboprev. 1990.

Thylstrup A, Birkeland JM. Prognosis of caries. In: Fejerskov O, Thylstrup A (eds.). Textbook of clinical cariology. Copenhagen: Munksgaard; 1986. p. 358-67.

Traebert J, Jinbo Y, Lacerda JT. Association between maternal schooling and caries prevalence: a cross-sectional study in southern Brazil. Oral Health Prev Dent. 2011;9(1):47-52.

Vazquez F de L, Cortellazzi KL, Kaieda AK, Bulgareli JV, Mialhe FL, Ambrosano GMB et al. Individual and contextual factors related to dental caries in underprivileged Brazilian adolescents. BMC Oral Health. 2015;20;15:6.

Victora CG, Huttly SR, Fuchs SC, Olinto MT. The role of conceptual frameworks in epidemiological analysis: a hierarchical approach. Int J Epidemiol. 1997;26(1):224-7.

Willershausen D, Moschos D, Azrak B, Blettner M. Correlation between oral health and body mass index (BMI) in 2071 primary school. Eur J Med Res. 2007;12:295-9.

Woodward M, Walker AR. Sugar consumption and dental caries: evidence from 90 countries. Br Dent J. 1994;176:297-302.

Yao Y, Ren X, Song X, He L, Jin Y, Chen Y et al. The relationship between dental caries and obesity among primary school children aged 5 to 14 years. Nutr Hosp. 2014;30:60-5.

Zero DT. Sugars – the arch criminal? Caries Res. 2004;38:277-85.

Zinner DD, Jablon JM, Aran AP, Saslaw MS. Experimental caries induced in animals by streptococci of human origin. Proc Soc Exp Biol Med. 1965;118:766-70.

12 Declínio da Cárie

Paulo Nadanovsky

INTRODUÇÃO

Do início do século 20 até os anos 1970, a cárie dentária afetava vários dentes de praticamente todas as crianças nos países desenvolvidos. Ter vários dentes cariados era considerado normal, algo que todas as crianças invariavelmente esperavam ter durante a infância. Crianças que passassem a infância sem ter tido alguns dentes cariados era impensável naquela época nos países desenvolvidos. Até que algo inesperado ocorreu; a partir do início da década de 1970, começou-se a observar que a prevalência da cárie dentária estava diminuindo em crianças em vários países desenvolvidos. Como a cárie dentária sempre foi, e continua sendo, o problema de saúde bucal mais prevalente e que causa mais impacto na vida das pessoas (dor, desconforto, alteração na estética, prejuízo social, custo econômico, absenteísmo na escola e no trabalho etc.), a mudança mais importante em relação à saúde bucal nos últimos 40 anos consistiu em uma redução extraordinária na prevalência da cárie dentária observada desde o início da década de 1970 nos países desenvolvidos e, posteriormente, também em países mais pobres, como o Brasil. Em vários países industrializados, em um período de aproximadamente 20 anos, isto é, nos anos 1970 e 1980, houve um forte declínio no número de dentes afetados pela cárie e um aumento impressionante na quantidade de crianças que nunca tiveram uma única cavidade de cárie (Glass, 1982; Murray, 1994). Para ter uma ideia da abrangência e intensidade dessa mudança, considerem-se os dados a seguir: no início da década de 1970, o índice CPO-D (média de dentes permanentes cariados, perdidos ou obturados em decorrência da cárie dentária) em crianças de 12 anos variava de 5 a 9 entre países ricos e praticamente todas as crianças já tinham tido algum dente cariado na vida. Cerca de 20 anos depois, esse valor reduziu-se para perto de 1 e aproximadamente metade das crianças dessa idade nunca tinha tido um dente cariado. A Tabela 12.1 mostra o CPO-D em alguns dos países que apresentaram dados para crianças de 12 anos na Segunda Conferência Internacional sobre o Declínio da Cárie (Murray, 1994).

Qualquer discussão sobre as causas desse declínio extraordinário na prevalência de cárie deve ser cautelosa, porque os dados disponíveis não possibilitam uma estimativa confiável da contribuição de todos os fatores plausíveis. Um exemplo refere-se à falta de informação sólida sobre mudanças no consumo do açúcar. Outra limitação é a dificuldade em precisar quando o declínio começou. Apesar das incertezas, há um conjunto de informações relevante que permite uma compreensão bem embasada sobre o tema.

É importante descobrir quais as prováveis (e improváveis) causas desse declínio para que se possa fundamentar melhor as atividades de prevenção da cárie no presente e para que não haja desperdícios de recursos com atividades pouco relevantes. Embora o conhecimento sobre os mecanismos de iniciação e progressão da cárie no nível bioquímico e estudos clínicos de eficácia com pequenos grupos de participantes possam sugerir ações para preveni-la, uma análise histórica sobre fatores associados (e não associados) à queda dos índices mostra, de maneira mais adequada, como a prevenção da cárie nos países desenvolvidos aconteceu na realidade.

Tabela 12.1 Índice CPO-D médio em crianças de 12 anos, em países selecionados, nas décadas de 1970 e 1990.

País	Década de 1970	Década de 1990
Inglaterra e País de Gales	4,8 (1973)	1,1 (1993)
Finlândia	6,9 (1975)	1,2 (1991)
Noruega	9,2 (1972)	2,2 (1991)
Suécia	6,2 (1967)	1,6 (1991)
Bélgica	7,4 (1967)	2,7 (1990)
Suíça	5,4 (1969)	1,1 (1992)
Austrália	4,8 (1975)	1,2 (1992)

Fonte: Nadanovsky (1993); Murray (1994).

Vários especialistas analisaram o processo de redução separadamente em cada país (Bratthall *et al.*, 1996). Como cada investigador analisou os fatores associados ao declínio da cárie em seu país, sem considerar que o mesmo fenômeno estava acontecendo ao mesmo tempo em vários países, diferentes aspectos locais foram enfatizados em diferentes locais. Essa abordagem "nacional" (em vez de uma abordagem transnacional) promoveu opiniões variadas sobre as causas do declínio, pois cada especialista tendeu a associá-lo com as atividades preventivas realizadas em seu próprio cenário no mesmo período em que se deu o declínio.

Neste capítulo, as possíveis motivações para a redução na prevalência da cárie são discutidas, enfatizando uma análise transnacional, considerando que esse declínio ocorreu em vários países ao mesmo tempo. Ao final, são analisadas as consequências para os serviços odontológicos dessa melhora acentuada na saúde bucal.

POSSÍVEIS MOTIVAÇÕES PARA O DECLÍNIO DA CÁRIE

Pasta de dente com flúor

Não há praticamente dúvida de que a adição de flúor nas pastas de dente foi uma importante causa do declínio da cárie; constatou-se uma associação temporal entre essas duas variáveis, verificando-se que a redução da cárie ocorreu em períodos coincidentes em uma série de países (Renson *et al.*, 1985). Além disso, aproximadamente 50% da variação observada no declínio anual da cárie na década de 1970, entre os 14 países que tinham esses dados disponíveis, foi explicada pela proporção de pastas de dente no mercado que continham flúor (Nadanovsky, 1993; Nadanovsky e Sheiham, 1995; Figura 12.1).

Reforçando ainda mais o papel crucial da pasta de dente com flúor, constatou-se que a cárie diminuiu na presença ou na ausência de programas de bochecho de flúor e de outras formas de aplicação de flúor tópico (Disney *et al.*, 1989; 1990). Além disso, a maioria das populações nos países em que ocorreu o fenômeno não recebia água fluoretada (Glass, 1982; Renson *et al.*, 1985). Por exemplo, na Suécia não havia fluoretação de água e na Inglaterra só 12% da população era favorecida por essa medida preventiva. No entanto, nas cidades cuja água era fluoretada, como em Birmingham na Inglaterra, o CPO-D reduziu mais do que em cidades similares sem flúor na água. A água fluoretada parece oferecer um benefício adicional mesmo quando as pastas de dente contêm flúor (Marinho *et al.*, 2006). De qualquer modo, ainda hoje não está bem estabelecido o benefício da fluoretação da água em populações expostas à pasta de dente com flúor. A maioria dos estudos sobre a efetividade da água fluoretada foi conduzida antes de 1975, quando ainda não se usava largamente a pasta com flúor (Iheozor-Ejiofor *et al.*, 2015). Em todos os países em que a redução aconteceu, observou-se uma alta utilização de pastas de dente com flúor. Porém, em muitos deles não havia água fluoretada e formas alternativas ou complementares de aplicação de flúor não eram amplamente utilizadas, evidenciando o papel-chave da pasta de dente com flúor.

Ao que tudo indica, outras razões, além do flúor, desempenharam papel relevante no declínio da cárie. Se o uso de pasta com flúor tivesse sido a única motivação importante para o declínio da cárie nos anos 1970 e 1980, este deveria ter parado de ocorrer nas gerações sucessivas que as utilizaram desde a idade de erupção dentária. Esse não foi o caso, pois a queda do CPO-D continuou. Acrescente-se que o nível de cárie em crianças que consumiram água fluoretada desde que nasceram, antes do início do declínio da cárie na década de 1970 e da larga utilização da pasta de dente com flúor, era mais alto que o observado na década de 1990. A redução da cárie foi mais acentuada nas classes sociais mais altas, tanto na presença quanto na ausência da água fluoretada. Finalmente, reduções no CPO-D desde a década de 1970 até a de 1990 foram da ordem de 80 a 90%; estudos experimentais demonstraram que a pasta com flúor confere reduções da ordem de 20 a 30%. Tudo isso indica que, além da pasta de dente com flúor, outros fatores contribuíram para o declínio de cárie.

Mudanças no consumo do açúcar

Alguns autores e a indústria do açúcar insistem em argumentar que a cárie diminuiu sem uma redução concomitante no consumo do açúcar. Entretanto, as alterações dos padrões de consumo desse produto não foram avaliadas por longos períodos, especialmente nas crianças, grupo etário em que o declínio da cárie ocorreu, inexistindo informações suficientemente seguras que permitam saber o que as pessoas, especialmente crianças, realmente ingeriram no período do declínio da cárie, isto é, entre 1970 e 1990. O único dado disponível para analisar mudanças temporais consiste no "desaparecimento" do açúcar (*sugar disappearance*), utilizado como indicador do consumo total de açúcar no país. Não se trata de uma medida do consumo real de açúcar porque não considera perdas no processamento de alimentos, o desperdício na indústria e pelo consumidor e a utilização não alimentícia. O "desaparecimento" representa o total de açúcar produzido no país em determinado ano somado ao total de açúcar importado (descontando o total exportado). Dividindo esse valor pelo número de habitantes, pode-se ter uma ideia de mudanças no consumo anual médio por pessoa nos diferentes países pelos anos.

Além disso, uma informação tão genérica como esta tem escassa validade para avaliar o papel da dieta no declínio da cárie. Basta notar, por exemplo, o fato de que somente 20% da população tinha menos de 16 anos de idade nos países

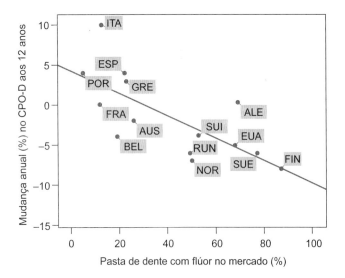

Figura 12.1 Declínio da cárie nos anos 1970 e 1980, em países industrializados, em relação à proporção das pastas de dente no mercado que continham flúor. Valor negativo no eixo vertical significa redução no CPO-D; valor zero significa CPO-D sem mudança; e valor positivo, aumento no CPO-D. Fonte: Nadanovsky e Sheiham (1995).

industrializados em que houve o declínio da cárie em crianças. Uma redução de 25% no consumo de açúcar restrita a esse grupo etário resultaria, aproximadamente, em um decréscimo de apenas 5% na média nacional. Portanto, as médias nacionais, mesmo sendo indicadores válidos da quantidade de açúcar consumido pelas pessoas, podem ser insuficientemente sensíveis para detectar alterações quanto à ingestão do produto por crianças (Marthaler, 1984; Nadanovsky, 1994).

Contudo, há indicações de que ocorreu uma mudança significativa no padrão de consumo de açúcar. Justamente a partir da década de 1960, aumentaram as preocupações dos médicos em relação às consequências danosas da obesidade para a saúde de modo geral. A "criança gordinha" foi deixando de ser considerada um modelo de criança saudável e um adulto com sobrepeso passou a ser visto como tendo alto risco de contrair certas doenças. O mundo da moda começou a pressionar as pessoas a serem magras. Houve um retorno ao aleitamento materno e uma diminuição na quantidade de mães que adicionava açúcar à mamadeira (Silver, 1987, 1992). Em paralelo, constatou-se um significativo aumento no uso de adoçantes não cariogênicos, especialmente nos refrigerantes e chicletes, e uma melhoria genérica no nível de educação e informação, o que trouxe uma maior conscientização sobre a relação entre a qualidade da dieta e a saúde. Todos esses fatores, provavelmente, levaram a um menor consumo de açúcar pelas crianças nas décadas de 1970 e 1980, em relação às décadas de 1950 e 1960.

Apesar da falta de dados comprovando mudanças no consumo total de açúcar nas populações em países onde ocorreu o declínio da cárie, também não é correto afirmar que o consumo de açúcar, especialmente entre as crianças, tenha permanecido imutável nesses países. Na verdade, há indicações de que os padrões de consumo de açúcar sofreram modificações pronunciadas entre 1970 e 1980, possivelmente afetando de maneira significativa a incidência da cárie dentária nas populações residentes nas nações de economia mais desenvolvida.

Melhoria na higiene bucal

Os dentes parecem ter ficado mais limpos a partir da década de 1970 (Brown e Löe, 1993). Provavelmente isso ocorreu porque as pessoas melhoraram a higiene pessoal, incluindo a escovação. Pode ser que, em parte, as lesões de cárie em superfícies lisas livres tenham sido prevenidas pela escovação dos dentes. Entretanto, estas são também as cavidades que são primeira e mais facilmente prevenidas pela exposição ao flúor e por mudanças no consumo de açúcar. Já as lesões em superfícies proximais e oclusais, as mais suscetíveis à cárie, são difíceis de evitar pela higienização (Bellini *et al.*, 1981; Hujoel *et al.*, 2006). O nível de limpeza dos dentes exigido para evitar lesões de cárie (Carvalho, 2014) parece estar além da capacidade da maioria das pessoas, considerando o que estão dispostas a investir em termos de tempo de escovação e atenção diária regular (Mandel, 1996).

A limpeza profissional cuidadosa realizada algumas vezes por ano pode evitar lesões de cárie, mas essa intervenção preventiva não foi largamente utilizada nas populações dos países onde houve o declínio da cárie, com exceção de alguns locais específicos, como no caso de Karlstad, na Suécia (Axelsson e Lindhe, 1974, 1975; Axelsson *et al.*, 1976). Além disso, quando se testou esse regime de limpeza profissional em outros locais, os resultados não foram tão efetivos.

Em resumo, houve uma redução no sangramento gengival nas populações dos países onde houve o declínio da cárie (Brown e Löe, 1993), o que reflete uma melhora na escovação dos dentes. No entanto, o efeito independente da escovação na redução da cárie foi provavelmente pequeno. A escovação frequente dos dentes deve ter exercido seu papel preventivo como veículo para a pasta com flúor (Kumar *et al.*, 2016). O declínio da cárie ocorreu na ausência de programas de limpeza profissional dos dentes.

Larga utilização de antibióticos para tratamento de infecções comuns na infância

As grandes descobertas de novos antibióticos no século 20 ocorreram entre os anos 1950 e 1970. Desde então, muitas crianças nos países industrializados passaram a ingerir antibióticos para tratar infecções na garganta, nas orelhas e nos olhos. O uso repetido de antibióticos para tratar essas (e outras) infecções pode reduzir a quantidade de bactérias cariogênicas, efeito capaz de permanecer por algum tempo.

A prescrição de antibióticos cresceu muito desde os anos 1960 e 1970, o que coincidiu com o declínio da cárie, levando autores como Gibbons (1996) a sugerirem que houve uma ligação causal entre os dois acontecimentos. Entretanto, a associação entre o uso de antibióticos e o declínio da cárie não foi constatada de forma geral; por exemplo, na Suíça e na Alemanha, países vizinhos e provavelmente com uso muito similar de antibióticos, as tendências da cárie se distinguiram: enquanto nos suíços detectou-se uma queda persistente no índice de cárie, entre os alemães não houve declínio durante as décadas de 1970 e 1980.

Imunidade adquirida pelas populações humanas

Sugeriu-se que as populações podem ter naturalmente se tornado mais imunes à cárie ou que as bactérias envolvidas no processo carioso ficaram menos patogênicas. A hipótese de que houve imunidade adquirida não se aplica à cárie, pois, apesar de infecciosa, a cárie não é contagiosa e a imunidade adquirida só ocorre com doenças contagiosas. A hipótese de uma possível redução na patogenicidade das bactérias da cárie é difícil de refutar. No entanto, também é difícil aceitá-la, pois muitas pessoas ainda desenvolvem cárie nas populações nas quais houve declínio da cárie, e existe uma associação clara desse evento com fatores socioeconômicos e com a exposição ao flúor.

Serviços odontológicos

De modo geral, presume-se que o acesso ao dentista é importante para a manutenção da saúde bucal. E, similarmente, que o declínio da cárie decorreu do aumento do acesso ao dentista. Entretanto, chama a atenção o fato de que muitos países tiveram reduções similares na cárie, embora tivessem diferenças significativas no acesso ao dentista e na estrutura e tipo de tratamentos odontológicos prestados.

Tratamento restaurador

Nesse contexto, foi argumentado que o tratamento restaurador, por reduzir o número de lesões abertas de cárie, diminuiria o número de bactérias cariogênicas na cavidade bucal, diminuindo também o risco de novas lesões de cárie em dentes até então não afetados e, portanto, contribuiria para o declínio no número de dentes cariados. Entretanto, não existe evidência nesse sentido; o índice CPO-D não foi menor onde havia uma alta proporção de dentes restaurados. Por exemplo, nos EUA, 50% das crianças nunca tinham visitado o dentista, enquanto, na Nova Zelândia, 93% das crianças já participavam, há vários anos, desde o início da década de 1950, do programa incremental do Serviço Dentário Escolar. Nos EUA e na Nova Zelândia, 2,2 e 6,5 dentes estavam restaurados em crianças de 12 anos. Se o tratamento restaurador tivesse efeito preventivo no risco de cárie, e, consequentemente, causasse uma redução no CPO-D com o tempo, então os neozelandeses deveriam ter apresentado um índice CPO-D mais baixo que os norte-americanos nas décadas de 1960 e 1970, o que não ocorreu; em meados da década de 1960, o CPO-D médio aos 12 anos era de 9,4 nos EUA e de 9,5 na Nova Zelândia (Beck, 1967).

Em outro exemplo, o CPO-D em adultos jovens nos EUA reduziu de 12,3 em 1966 para 8,8 de 1979 a 1982. No mesmo período, a proporção de cavidades abertas permaneceu imutável, em torno de 40%, demonstrando que a redução na cárie não estava relacionada com o aumento de restaurações dentárias. Na Finlândia, houve grande redução na proporção de cavidades abertas – de 48% em 1965 para 18% em 1981 –, mas nenhuma queda no CPO-D, que foi de 13,9 e 14,5, respectivamente. No Japão, o CPO-D aumentou de 6,9 em 1969 para 10,4 em 1981, período no qual houve uma redução de 45% para 29% na proporção de cavidades abertas, mostrando que os tratamentos restauradores realizados não reduziram o CPO-D (Gordon e Newbrun, 1986).

O declínio da cárie na dentição decídua também ocorreu independentemente do tratamento odontológico. O índice de cárie na dentição decídua diminuiu muito em crianças de 5 anos na Inglaterra. Durante o período em que a redução foi mais pronunciada, entre 1973 e 1993, não se observaram sinais de aumento da atividade odontológica, permanecendo por volta de 80% a proporção de cavidades não restauradas (Todd e Dodd, 1985; O'Brien, 1994; Nadanovsky e Sheiham, 1994).

A evidência mais contundente de que o tratamento restaurador não deve ter contribuído para o declínio da cárie vem da Nova Zelândia. Em 1945, o Serviço Dentário Escolar já provia mais da metade das crianças em escolas primárias de atendimento odontológico regular. Esse serviço – por tradição muito ativo – levou a uma situação, em 1973, na qual praticamente todas as lesões de cárie cavitadas estavam restauradas. Como descrito anteriormente, desde a década de 1950 as crianças neozelandesas apresentavam um número insignificante de dentes com lesões cavitadas não tratadas (componente C do CPO-D); ainda assim, houve pouca mudança no CPO-D entre os anos 1950 e 1970, permanecendo um CPO-D alto nesse período de aproximadamente 20 anos (Hunter et al., 1980). Além disso, os dados do *International Collaborative Study I* revelaram que as crianças da Nova Zelândia e da Noruega tiveram os níveis mais baixos de lesões cavitadas não restauradas, mas os mais altos níveis de CPO-D (WHO, 1985; Hunter et al., 1980).

Tratamento preventivo

Desde meados da década de 1960 e começo da década de 1970, os serviços odontológicos de alguns países industrializados, em especial da Escandinávia, começaram a oferecer não somente tratamentos restauradores, mas também preventivos, que incluíam orientações sobre dieta e higiene bucal, limpeza profissional, além da realização de aplicações tópicas de flúor e programas de bochechos e comprimidos de flúor (Frandsen, 1982). Na década de 1980, com os níveis de cárie muito reduzidos nesses países, concluiu-se que seus esforços preventivos haviam sido a causa do declínio da cárie. Contudo, observaram-se reduções similares nos níveis de cárie em outros países nos quais esses tratamentos preventivos não foram adotados genericamente.

Somente 3% da variação no declínio da cárie nas décadas de 1970 e 1980, em 15 países desenvolvidos avaliados, foi explicada pela proporção população/dentista em 1973 – ou seja, a quantidade de dentistas disponível para a população teve associação muito fraca com o declínio da cárie (Figura 12.2). Países com diferenças grandes na proporção população/dentista e nos sistemas de cuidados odontológicos tiveram taxas muito similares de redução anual no CPO-D aos 12 anos de idade. Por exemplo, Holanda e Inglaterra tinham uma quantidade bem menor de dentistas disponíveis para a população e potencial ausência de programas preventivos organizados, em comparação com a Noruega e a Suécia, mas alcançaram um declínio da cárie muito parecido (Nadanovsky, 1993; Nadanovsky e Sheiham, 1995).

Na Finlândia, o primeiro país a implementar um programa amplo de aplicação de selantes de fossas e fissuras, esta era uma prática comum em muitos distritos sanitários em meados da década de 1980. Apesar dos benefícios adicionais do selante, a maior parte do declínio da cárie já havia ocorrido entre 1974 e 1982, período em que seu uso ainda não era significativo (Nadanovsky et al., 1994).

Em síntese, pode-se concluir que a contribuição do tratamento odontológico, restaurador ou preventivo, não foi significativa para o declínio da cárie.

Educação para saúde bucal

A abordagem da educação em saúde bucal utilizada pelos serviços odontológicos nos últimos 40 anos (Locker, 1989) – e ainda padrão em escolas e consultórios odontológicos – (Cooper et al., 2013), tem objetivado fornecer informações e mudar atitudes, por acreditar que, uma vez bem informadas, as pessoas adotarão um comportamento saudável. A avaliação

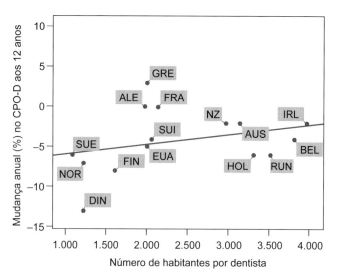

Figura 12.2 Declínio da cárie nos anos 1970 e 1980, em países industrializados, em relação à disponibilidade de dentistas na população. Valor negativo no eixo vertical significa redução no CPO-D; valor zero significa CPO-D sem mudança; e valor positivo, aumento no CPO-D. Fonte: Nadanovsky e Sheiham (1995).

de programas de educação em saúde que se baseiam em fornecimento de informações sobre doenças bucais e métodos de prevenção mostra que eles raramente têm sucesso em mudar comportamentos associados com saúde bucal. Os esforços para desenvolver práticas favoráveis de higiene bucal entre escolares e pacientes de consultório particular não produziram mudanças de comportamento duradouras (Cooper *et al.*, 2013; Croucher, 1993; De Souza, 1993; Kay e Locker, 1996; Locker, 1989; Silversin e Kornacki, 1984).

Muitos programas tiveram sucesso em aumentar o conhecimento das pessoas, mas não em modificar seus comportamentos. A educação para saúde bucal vem tido um efeito positivo e consistente nos níveis de conhecimento sobre doenças bucais e métodos de prevenção, porém pequeno e passageiro na quantidade de biofilme e nenhum efeito significativo na cárie (De Souza, 1993; Kay e Locker, 1996; Cooper *et al.*, 2013).

Na Holanda, entre 1965 e 1980, a prevalência de cárie foi reduzida em crianças que participaram de programas de educação para saúde bucal e em crianças que não participaram (Kalsbeek, 1982). Na Escandinávia, o mesmo achado foi relatado; reduções similares de cárie foram observadas em crianças na pré-escola em locais com ou sem programas educativos (Holm, 1982). A educação em saúde bucal não pode, portanto, ser considerada um fator significativo para o declínio da cárie.

Melhorias nas condições socioeconômicas

Pessoas com baixa renda familiar tendem a comer menos frutas, vegetais e alimentos fibrosos, e mais gordura e açúcar, que aquelas com alta renda familiar (Whitehead, 1988). Pessoas de grupos socioeconômicos mais altos escovam seus dentes mais frequentemente, o que as expõem mais ao flúor (Locker, 1989). As crianças dessa faixa socioeconômica também começam a escovar seus dentes em uma idade mais precoce com pasta com flúor (Whittle e Davies, 1992). Algumas condições de vida e de trabalho impõem sérias restrições à capacidade das pessoas em escolher um estilo de vida saudável (Whitehead, 1988). Inversamente, aumentando o grau de escolaridade dos pais e a disponibilidade de instalações sanitárias adequadas, é possível facilitar a prática da higiene bucal e mais atenção pode se dar à prevenção de doenças bucais. Por exemplo, o declínio da cárie foi associado com melhorias genéricas no nível de educação e condições de moradia da população na Dinamarca (Helm e Helm, 1990).

Até o século 19 e início do século 20, o açúcar era um item de luxo e a cárie uma aflição dos mais ricos (Mintz, 1985). Entretanto, a partir da década de 1970 essa situação se inverteu: o açúcar passou a ser uma fonte barata de energia para os mais pobres. Durante as décadas de 1960 a 1980 o nível de cárie aumentou em vários países pobres e reduziu em vários países ricos. No início dos anos 1980, pela primeira vez na história, as crianças de 12 anos em países pobres tiveram mais cárie que as de mesma idade em países industrializados (Sheiham, 1984). Desde então, ficou claro que as crianças vivendo em piores condições socioeconômicas apresentam mais cárie (Koch e Martinsson, 1970; Martinsson e Petersson, 1972; Carmichael *et al.*, 1980; Chen, 1995).

O enriquecimento geral das populações nos países mais industrializados, com uma melhora no nível de educação e moradia a partir dos anos 1960 e 1970, deve ter influenciado o declínio da cárie. De fato, as mudanças no índice CPO-D aos 12 anos nesses países foram associadas com fatores socioeconômicos: países que tiveram maior redução no CPO-D apresentaram uma proporção maior de jovens matriculados em escolas de nível secundário (Figura 12.3), maior proporção de mulheres no mercado de trabalho (Figura 12.4), menos desemprego, maior renda *per capita*, menor concentração de renda nos 20% mais ricos (Figura 12.5) e maior expectativa de vida (Nadanovsky, 1993; Nadanovsky e Sheiham, 1995). Vale notar ainda que os países que tiveram o declínio da cárie apresentaram também declínio das doenças cardiovasculares, reforçando a tese de que melhorias nas circunstâncias socioeconômicas reduziram o risco de doenças crônicas não transmissíveis de modo geral, incluindo a cárie (Nadanovsky, 1993; Nadanovsky e Sheiham, 1995).

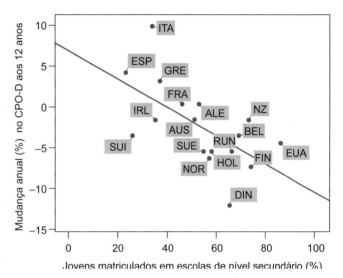

Figura 12.3 Declínio da cárie nos anos 1970 e 1980, em países industrializados, em relação à proporção de jovens matriculados em escolas de nível secundário. Valor negativo no eixo vertical significa redução no CPO-D; valor zero significa CPO-D sem mudança; e valor positivo, aumento no CPO-D. Fonte: Nadanovsky e Sheiham (1995).

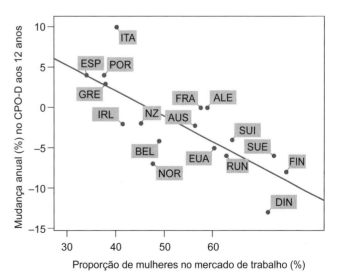

Figura 12.4 Declínio da cárie nos anos 1970 e 1980, em países industrializados, em relação à proporção de mulheres no mercado de trabalho. Valor negativo no eixo vertical significa redução no CPO-D; valor zero significa CPO-D; sem mudança; e valor positivo, aumento no CPO-D. Fonte: Nadanovsky e Sheiham (1995).

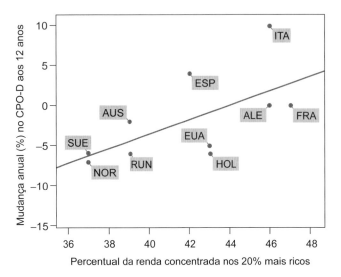

Figura 12.5 Declínio da cárie nos anos 1970 e 1980, em países industrializados, em relação à proporção da renda concentrada nos 20% mais ricos. Valor negativo no eixo vertical significa redução no CPO-D; valor zero significa CPO-D sem mudança; e valor positivo, aumento no CPO-D. Fonte: Nadanovsky e Sheiham (1995).

Mudanças nos critérios de diagnóstico e na filosofia de tratamento da cárie

Mudanças nos critérios de diagnóstico e na forma de tratamento da cárie pelos dentistas no cotidiano da prática clínica provavelmente causaram uma diminuição substancial no CPO-D. Até o início da década de 1970, qualquer alteração no esmalte dentário, mesmo mínima, incluindo um sulco pigmentado ou um pequeno ponto escurecido restrito à metade externa do esmalte em imagem radiográfica de uma face proximal, frequentemente era diagnosticada como cárie. Não se tentava diferenciar uma lesão de cárie ativa de uma inativa, ou se a lesão de cárie estava restrita ao esmalte ou se já tinha atingido a dentina – ou seja, os critérios de diagnóstico se restringiam à existência ou não de cárie. A filosofia de tratamento consistia em restaurar o dente quando fosse identificado algum sinal suspeito de cárie. Até mesmo locais sem sinais de cárie, considerados suscetíveis, eram restaurados preventivamente com frequência. A partir de meados da década de 1970, o critério de diagnóstico da cárie começou a mudar. Um número crescente de dentistas passou a considerar relevante diferenciar lesão de cárie em esmalte ou em dentina, se ativa ou inativa, além de investigar a higiene bucal do paciente, seus hábitos alimentares e exposição ao flúor, entre outros aspectos que poderiam influenciar o prognóstico da cárie. Ainda, a filosofia de tratamento foi sendo alterada, levando a uma prática com menos ênfase na restauração dos dentes. Muitas lesões iniciais de cárie, inativas ou restritas ao esmalte, e dentes sem cárie deixaram de ser restaurados preventivamente. Muitas dessas lesões iniciais paralisaram.

Como consequência dessas mudanças nos critérios de diagnóstico e na filosofia de tratamento, dentes que na década de 1970 contribuíam para o componente O do CPO-D (restaurado), na década de 1980 passaram a ser registrados como hígidos, portanto passaram a não contribuir para o CPO-D.

Essa explicação para o declínio da cárie não implica uma real mudança em sua incidência, mas sim no modo como o dentista passou a diagnosticar a presença de uma lesão e indicar a necessidade de tratamento restaurador. Não se trata aqui de mudanças no critério de diagnóstico do componente C nos estudos epidemiológicos que constataram a redução no CPO-D, mas nas decisões dos dentistas no cotidiano da prática clínica.

Os critérios de diagnóstico e a filosofia de tratamento da cárie até a década de 1960 e 1970 podem ter retardado ou diminuído o declínio da cárie. Na Noruega, na Nova Zelândia, na Dinamarca e na Inglaterra, a quantidade de lesões de cárie no esmalte não restauradas aumentou muito sem uma elevação concomitante na quantidade de lesões de cárie cavitadas em dentina ou de restaurações (Anderson, 1989; Heidmann et al., 1987, 1988; Holst et al., 1986; Hunter et al., 1980). Pelo contrário, houve uma contínua diminuição tanto de lesões de cárie cavitadas em dentina quanto de restaurações. Esses dados demonstram que a mudança dos critérios de diagnóstico e tratamento da cárie provavelmente contribuiu de modo muito importante para o declínio no nível de CPO-D.

Conclusões sobre o que causou o declínio da cárie

Em resumo, várias hipóteses para explicar o declínio da cárie, apesar de plausíveis, foram escassamente justificadas (Quadro 12.1). A contribuição dos serviços odontológicos foi descartada (Nadanovsky, 1993). Entre as quatro razões consideradas importantes para o declínio da cárie (pasta de dente com flúor, mudanças no consumo do açúcar, melhorias nas condições socioeconômicas, e mudanças nos critérios de diagnóstico e na filosofia de tratamento da cárie), a pasta de dente com flúor é a que reúne melhores evidências científicas a seu favor (Nadanovsky e Sheiham, 1995). Entre especialistas, existe consenso de que a pasta com flúor foi importante para o declínio da cárie, mas não existe consenso em relação a nenhum outro fator (Bratthall et al., 1996).

CONSEQUÊNCIAS DO DECLÍNIO DA CÁRIE

Embora tenha havido uma melhora substancial na saúde bucal nos países industrializados em todos os grupos sociais, uma quantidade muito grande de crianças e adultos ainda sofre de problemas odontológicos nesses lugares e no mundo de modo geral. Especificamente, mesmo após o extraordinário declínio

Quadro 12.1 Possíveis e prováveis razões para o declínio da cárie nas décadas de 1970 e 1980, em países industrializados.

Pasta de dente com flúor*
Água fluoretada
Bochecho com flúor
Comprimido de flúor
Aplicação tópica de flúor
Mudanças no consumo de açúcar*
Melhoria na higiene bucal
Mais tratamento odontológico restaurador
Tratamento odontológico preventivo
Prescrição de antibióticos por médicos
Educação em saúde bucal
Mudanças nos critérios de diagnóstico e na filosofia de tratamento da cárie*
Melhorias nas condições socioeconômicas*

* Razões prováveis.

da cárie nos países industrializados, essa doença ainda afeta a maioria da população nesses e em outros países (Kassebaum et al., 2017; Sheiham, 2001).

Após o declínio da cárie, a maior parte das lesões de cárie cavitadas passou a se concentrar em uma minoria de crianças. Nos padrões epidemiológicos pós-declínio, em que cerca de um dente, em média, é afetado em cada criança de 12 anos, em torno de 80% dos dentes cariados estão em 20% das crianças. Ainda assim, ao acompanhar uma população com esse perfil por 4 anos, o número total de novas lesões de cárie foi maior nos 80% sem cárie que nos 20% com cárie. Esse achado indica que os esforços preventivos devem expandir-se à população em geral, e não se concentrar nos 20% de "alto risco" (Batchelor e Sheiham, 2002, 2006). Mudaram não apenas a prevalência, mas também a velocidade de progressão das lesões e o padrão da distribuição do ataque. Após o declínio, a maioria das lesões ficou confinada à superfície oclusal e as lesões passaram a progredir mais lentamente (Sheiham, 1997; Quadro 12.2).

A maioria das crianças passou a necessitar apenas de intervenções básicas de pouca complexidade. Em alguns países industrializados, onde houve grande investimento na formação de novos dentistas e outros profissionais ligados à Odontologia, remanesceu uma extensa estrutura de serviços odontológicos para lidar com um problema que se tornou bem menor em um período relativamente curto. Persistem diferenças notáveis no nível de cárie em diferentes classes sociais, assim como em termos geográficos; classes sociais e áreas mais pobres continuam a apresentar maior número de cáries.

IMPLICAÇÕES PARA AS POLÍTICAS ODONTOLÓGICAS

As implicações do declínio da cárie para os serviços odontológicos para crianças e adultos são enormes, ainda que não haja consenso sobre quais exatamente.

A estratégia preventiva populacional, que tem como alvo toda a população, não somente as pessoas de alto risco à cárie (ver Capítulo 9), tem tido muito sucesso, sendo responsável pelo declínio da cárie observado até o momento em crianças e jovens. Essa estratégia ainda tem muito a oferecer, considerando que a cárie persiste em níveis inaceitáveis atingindo grandes contingentes de pessoas, além do fato de que há extrema desigualdade social e geográfica na distribuição da cárie. A primeira implicação importante reside no fato de que tais estratégias devem continuar e ser intensificadas e disseminadas, abrangendo as seguintes iniciativas: pasta de dente com flúor e água fluoretada; políticas para melhorar a qualidade da dieta que, por sua vez, reduzirá o consumo de açúcar; políticas para reduzir a concentração de renda e a pobreza, a fim de melhorar as condições de moradia, trabalho e nível de educação.

A estratégia de alto risco se tornou mais atraente em certas situações específicas, podendo ser empregada para complementar as estratégias populacionais. No entanto, as limitações de uma abordagem de alto risco precisam ser seriamente consideradas, conforme explicado no Capítulo 9.

A odontologia minimamente invasiva (Carneiro e Nadanovsky, 2003) deveria ser reforçada, pois parece ter sido a principal contribuição do dentista para o declínio nos níveis de CPO-D. A relevância do papel desempenhado pelos selantes aumentou muito. Em níveis baixos de cárie, como os atualmente encontrados nos países industrializados, a maior parte das cavidades localiza-se nas superfícies oclusais. É importante notar, entretanto, que, em níveis muito baixos de cárie, muitas superfícies oclusais nunca terão cavidade. Nesses casos, um programa de selante precisa considerar alternativas mais eficientes para evitar o desperdício de recursos.

Em razão da velocidade cada vez mais lenta da progressão das lesões de cárie e do aumento do número de lesões que não progridem, intervalos mais longos entre as consultas de revisão (check-ups) devem ser considerados. Uma redução do número de novos cirurgiões-dentistas e de pessoal odontológico é indicada, pois a dimensão do problema de saúde bucal nas crianças diminuiu bastante. Na prática, diminuiu a necessidade de tratamento, mas não a de trabalho e renda do pessoal odontológico. As políticas de atenção odontológica devem considerar o aumento na indução de demanda por serviços odontológicos em uma situação em que a oferta de serviços é maior que a demanda e a necessidade de tratamento. Em adultos beneficiários de um plano odontológico no Brasil, sem nenhuma necessidade de tratamento identificada, em média dois dentes foram restaurados subsequentemente por beneficiário (Naegele et al., 2010). Há sinais de alerta até mesmo em relação a crianças pequenas. Aquelas que realizaram visitas odontológicas preventivas antes dos 2 anos de idade receberam mais cuidados odontológicos subsequentes, incluindo tratamento relacionado com cárie, além de gerarem mais despesas, que crianças que não o fizeram (Blackburn et al., 2017). Em outras palavras, uma consequência do declínio da cárie, sem uma redução no número de profissionais, consiste no fato de que a pressão para que os dentistas aumentem a provisão de tratamentos odontológicos desnecessários se elevou. Uma implicação óbvia é a necessidade de reduzir o número de dentistas.

Em virtude do declínio da cárie, muitas crianças passaram a requerer apenas intervenções básicas, de pouca complexidade. Grande parte do tratamento odontológico pode ser realizada por cirurgiões-dentistas generalistas ou por outro pessoal odontológico com treinamento mais breve e expectativas de rendas menores.

Os cirurgiões-dentistas deveriam reter a responsabilidade por diagnóstico, plano de tratamento e controle de qualidade, além de desenvolver, fomentar e aderir às estratégias preventivas populacionais locais, integradas com outros programas de promoção de saúde, como referido no Quadro 12.3.

Quadro 12.2 Consequências do declínio da cárie.

Muitas pessoas ainda têm cárie
Maior parte das lesões cavitadas se concentra em uma minoria de crianças de "alto risco", mas o risco total de novas lesões cavitadas é maior no restante da população que não é de "alto risco"
Número muito menor de lesões de cárie cavitadas, especialmente em crianças
Maior parte das lesões de cárie cavitadas localizadas nas superfícies oclusais
Maior número de pessoas necessita apenas de tratamentos de pouca complexidade
Progressão mais lenta das lesões de cárie
Muitas lesões iniciais não progridem
Uma estrutura imensa de serviços odontológicos remanesce, com excesso no número de dentistas
Variações geográficas significativas na ocorrência de cárie permanecem, com mais cárie em áreas pobres
Desigualdades sociais significativas na ocorrência de cárie permanecem, com mais cárie nos níveis socioeconômicos mais baixos

Quadro 12.3 Implicações do declínio da cárie para as políticas odontológicas.

Ênfase na Estratégia Preventiva Populacional
Estratégia Preventiva de Alto Risco somente como complementação
Aumento da relevância do selante de fossas e fissuras
Prática de não intervir precocemente restaurando a lesão de cárie deve ser reforçada
Cuidado com redefinições de necessidades, tratamentos desnecessários e indução de demanda
Necessidade de reduzir o número de dentistas
Intervalos mais longos entre as consultas de revisão
Grande parte do tratamento pode ser feita por pessoal auxiliar
Dentistas como líderes de equipe com responsabilidade por diagnóstico, plano de tratamento e controle de qualidade
Dentistas integrando-se a programas de promoção de saúde

Implicações para os adultos da geração pós-declínio da cárie

Não há dúvidas de que o padrão de cárie mudou completamente nas crianças. Sua extensão (percentual de crianças que já tiveram alguma cárie) e intensidade (CPO-D) na infância reduziram drasticamente em um período de menos de 20 anos. Há, no entanto, dúvidas quanto às implicações a médio e longo prazos, isto é, quando essas crianças se tornarem adultas.

Nesse sentido, há duas implicações do declínio da cárie para os serviços odontológicos que, a princípio, parecem contraditórias. Por um lado, há especialistas que preveem um aumento na necessidade de tratamento odontológico nos adultos e, por outro, os que preveem uma diminuição. Os primeiros argumentam que as gerações de crianças que se beneficiaram do declínio estão envelhecendo com mais dentes que as gerações mais velhas. Mais dentes presentes significa que mais dentes estão expostos e sob risco por mais tempo; por isso, a necessidade de tratamento odontológico tende a aumentar. Outros argumentam que, embora haja mais dentes presentes, estes são íntegros. As gerações mais velhas tinham muitas necessidades protéticas e restauradoras, enquanto as mais novas apresentam grande parte da dentição íntegra, com poucas necessidades desse tipo. Pode-se fazer uma analogia com o aumento da expectativa de vida. As pessoas estão vivendo mais e isso aumenta a necessidade de tratamento pelo aumento no número de idosos vivos. Contudo, o novo idoso está vivendo mais justamente porque é saudável e, portanto, deve ter menos necessidade de tratamento que gerações anteriores.

Há provavelmente uma geração intermediária que está envelhecendo com mais dentes presentes e vários desses restaurados. Essas pessoas terão mais necessidade de tratamento ao envelhecer que gerações mais velhas que chegaram a idade adulta e velhice com poucos dentes presentes. Contudo, gerações mais novas, que se beneficiaram do declínio da cárie, devem ter poucos dentes extraídos ou restaurados, portanto com necessidade cada vez menor e menos complexa de tratamento (Eklund, 2010; Sheiham, 1997, 2001). Ainda assim, o risco de cárie pode aumentar com a idade pela redução do fluxo salivar, que tende a ocorrer na velhice. Soma-se a isso a recessão gengival, que também aumenta com a idade e que expõe a raiz do dente, mais suscetível à cárie que a coroa coberta pelo esmalte.

Há dados que apoiam os dois argumentos. A quantidade e a complexidade dos tratamentos odontológicos têm diminuído nas gerações que se beneficiaram do declínio da cárie (Eklund, 2010). Por sua vez, a incidência de cárie continua a aumentar com a idade, mesmo nas gerações pós-declínio nos países industrializados, sugerindo que, pelo menos em parte, o que houve não foi um declínio, mas um retardamento da cárie, fazendo as cavidades passarem a surgir em idades mais velhas (Sheiham, 2001). Teoricamente, esse achado é plausível, dado que o consumo de açúcar continua muito alto e o flúor tem um papel de retardar mais que de prevenir o processo carioso (Sheiham, 2001; Cury e Tenuta, 2009).

O PAPEL DA ODONTOLOGIA

O fato de o serviço odontológico ter contribuído relativamente pouco para o declínio da cárie, com os fatores socioeconômicos amplos e as estratégias preventivas populacionais desempenhando os papéis principais, tem implicações importantes para o papel da Odontologia.

Os serviços odontológicos podem ser divididos em "pessoais e não pessoais", assim como proposto por McKeown (1984) para os serviços médicos. Os serviços de saúde pessoais se referem aos prestados diretamente pelos profissionais aos usuários, incluindo tratamento de emergência, tratamento restaurador, aplicação de selante e prevenção pela equipe odontológica. Os não pessoais são aqueles colocados à disposição do público em larga escala, por meio de outros agentes, como fluoretação das águas, pasta de dente com flúor, lanches e bebidas não cariogênicos, educação em saúde bucal nas escolas pelos professores.

O papel da Odontologia na melhoria da saúde bucal consiste principalmente em promover, auxiliar e supervisionar os serviços não pessoais.

Não se trata de uma crítica aos dentistas dizer que eles têm menos efeito na saúde bucal que fatores socioeconômicos amplos e os serviços odontológicos não pessoais. Cabe-lhes, entre outras obrigações, o papel de tranquilizar, prover tratamento de emergência, restaurar e curar – às vezes –, cuidar e confortar – sempre (McKeown, 1984; Nadanovsky, 1993; Nadanovsky e Sheiham, 1995).

BIBLIOGRAFIA

Anderson RJ. The changes in dental caries experience of 12-year-old schoolchildren in two Somerset schools. A review after an interval of 25 years. British Dental Journal. 1989;167:312-4.

Axelsson P, Lindhe J, Waseby J. The effect of various plaque control measures on gingivitis and caries in schoolchildren. Community Dentistry and Oral Epidemiology. 1976;4:232-9.

Axelsson P, Lindhe J. Effect of fluoride on gingivitis and dental caries in a preventive programme based on plaque control. Community Dentistry and Oral Epidemiology. 1975;3:156-60.

Axelsson P, Lindhe J. The effect of a preventive programme on dental plaque, gingivitis and caries in schoolchildren. Results after one and two years. Journal of Clinical Periodontology. 1974;1:126-38.

Batchelor P, Sheiham A. The distribution of burden of dental caries in schoolchildren: a critique of the high-risk caries prevention strategy for populations. BMC Oral Health. 2006;6:3.

Batchelor P, Sheiham A. The limitations of a 'high-risk' approach for the prevention of dental caries. Community Dentistry and Oral Epidemiology. 2002;30:302-12.

Beck DJ. Evaluation of dental care for children in New Zealand and the United States. New Zealand Dental Journal. 1967;63:201-11.

Bellini HT, Arneberg P, von der Fehr FR. Oral hygiene and caries. A review. Acta Odontologica Scand. 1981;39:257-65.

Blackburn J, Morrisey MA, Sen B. Outcomes associated with early preventive dental care among medicaid-enrolled children in alabama. JAMA Pediatrics. 2017.

Bratthall D, Hansel PG, Sundberg HH. Reasons for the caries decline: what do the experts believe? European Journal of Oral Sciences. 1996;104:416-22.

Brown LJ, Löe H. Prevalence, extent, severity and progression of periodontal disease. Periodontology 2000. 1993;2:57-71.

Carmichael CL, Rugg-Gunn AJ, French AD, Cranage JD. The effect of fluoridation upon the relationship between caries experience and social class in 5-year-old children in Newcastle and Northumberland. British Dental Journal. 1980;149:163-7.

Carneiro FC, Nadanovsky P. Dentística ultraconservativa – fundamentos e técnicas de tratamento da cárie dentária. São Paulo: Santos; 2003.

Carvalho JC. Caries process on occlusal surfaces: evolving evidence and understanding. Caries Research. 2014;48:339-46.

Chen M. Oral health of disadvantaged populations. In: Cohen LK, Gift HC (eds.). Disease prevention and oral health promotion – sociodental sciences in action. Copenhagen: Munksgaard/FDI; 1995. p. 153-212.

Cooper AM, O'Malley LA, Elison SN, Armstrong R, Burnside G, Adair P, Dugdill L, Pine C. Primary school-based behavioural interventions for preventing caries. Cochrane Database of Systematic Reviews, Issue 5. 2013. Art. No.: CD009378.

Croucher R. General dental practice, health education, and health promotion: a critical reappraisal. In: Schou L, Blinkhorn AS (eds.). Oral health promotion. Oxford: Oxford University Press; 1993. p. 153-68.

Cury JA, Tenuta LMA. Enamel remineralization: controlling the caries disease or treating early caries lesions? Braz Oral Res. 2009;23(Spec Iss 1):23-30.

de Souza MB. Dental Health Education. In: Jong AW. Community dental health. 3. ed. St. Louis: Mosby; 1993. p. 197-224.

Disney JA, Bohannan HM, Klein SP, Bell RM. A case study in contesting the conventional wisdom: school-based fluoride mouthrinse programs in the EUA. Community Dentistry and Oral Epidemiology. 1990;18:46-56.

Disney JA, Graves RC, Stamm JW, Bohannan HM, Abernathy JR. Comparative effects of a 4-year-fluoride mouthrinse program on high and low caries forming grade 1 children. Community Dentistry and Oral Epidemiology. 1989;17:139-43.

Eklund SA. Trends in dental treatment, 1992 to 2007. JADA. 2010;141:391-9.

Frandsen A. (ed.). Dental health care in Scandinavia – achievements and future strategies. Chicago: Quintessence; 1982.

Gibbons R. The caries decline – a comment. European Journal of Oral Sciences. 1996;104:424-5.

Glass RL (ed.). The of first international conference on the declining prevalence of dental caries. Journal of Dental Research. 1982;61(Sp Iss)

Gordon M, Newbrun E. Comparison of trends in the prevalence of caries and restorations in young adult populations of several countries. Community Dentistry and Oral Epidemiology. 1986;14:104-9.

Heidmann J, Helm S, Helm T, Poulsen S. Changes in prevalence of approximal caries in 17-year-olds and related restorative treatment strategies over a 6-year period. Community Dentistry and Oral Epidemiology. 1988;16:167-70.

Heidmann J, Holund U, Poulsen S. Change in criteria for restorative treatment of approximal caries over a 10-year period. Caries Research. 1987;21:460-3.

Helm S, Helm T. Caries among Danish schoolchildren in birth-cohorts 1950-78. Community Dentistry and Oral Epidemiology. 1990;18:66-9.

Holm AK. Evaluation of preventive programmes for preschool children. In: Frandsen A (ed.). Dental health care in Scandinavia – achievements and future strategies. Chicago: Quintessence; 1982. p. 55-72.

Holst D, Gjermo P, Rise J. Change in criteria for treatment of approximal caries. Abstract, Annual Meeting, Scandinavian Association Dental Research 1985. Journal of Dental Research. 1986;65:609.

Hujoel PP, Cunha-Cruz J, Banting DW, Loesche WJ. Dental flossing and interproximal caries: a systematic review. J Dent Res. 2006;85:298-305.

Hunter PBV, Hollis MJ, Drinnan HB. The impact of the WHO/DD International Collaborative Study of Dental Manpower Systems on the New Zealand School Dental Service. Journal of Dental Research. 1980;59:2268-73.

Iheozor-Ejiofor Z, Worthington HV, Walsh T, O'Malley L, Clarkson JE, Macey R et al. Water fluoridation for the prevention of dental caries. Cochrane Database of Systematic Reviews. 2015;6.

Kalsbeek H. Evidence of decrease in prevalence of dental caries in the Netherlands: an evaluation of epidemiological caries surveys on 4-6 and 11-15year-old children, performed between 1965 and 1980. Journal of Dental Research. 1982;61(Sp Iss):1321-6.

Kassebaum NJ, Smith AGC, Bernabé E, Fleming TD, Reynolds AE, Vos T, Murray CJL, Marcenes W; GBD 2015 Oral Health Collaborators. Global, Regional, and National Prevalence, Incidence, and Disability-Adjusted Life Years for Oral Conditions for 195 Countries, 1990–2015: A Systematic Analysis for the Global Burden of Diseases, Injuries, and Risk Factors. Journal of Dental Research. 2017;96:380-7, 2017.

Kay EJ, Locker D. Is dental health education effective? A systematic review of current evidence. Community Dentistry and Oral Epidemiology. 1996;24:231-5.

Koch G, Martinsson T. Socio-odontologic investigation of school children with high and low caries frequency. I. Socio-economic background. Odontologic Rev. 1970;21:207-16.

Kumar S, Tadakamadla J, Johnson NW. Effect of toothbrushing frequency on incidence and increment of dental caries: a systematic review and meta-analysis. Journal of Dental Research. 2016;95:1230-6.

Locker D. An introduction to behavioural science and dentistry. London: Routledge; 1989.

Mandel ID. The caries decline. a comment. European Journal of Oral Sciences. 1996;104:423.

Marinho VCC, Higgins JPT, Logan S, Sheiham A. Fluoride toothpastes for preventing dental caries in children and adolescents (Cochrane Review). In: The Cochrane Library, Issue 1. Oxford: Update Software; 2006.

Marthaler TM. Explanations for changing patterns of disease in the Western World. In: Guggenheim B (ed.). Cariology today. Basel: Karger; 1984. p. 13-23.

Martinsson T, Petersson A. Socio-odontologic investigation of school children with high and low caries frequency. IV. Dental condition of the parents. Odontologic Revy. 1972;23:371-88.

McKeown T. The role of medicine – dream, mirage or nemesis? Oxford: Basil Blackwell; 1984.

Mintz SW. Sweetness and power – the place of sugar in modern history. New York: Viking; 1985.

Murray JJ. Comments on the Conference (Second International Conference on Declining Caries). International Dental Journal. 1994;44 (Suppl. 1):457-8.

Nadanovsky P, Honkala E, Sheiham A. The changes in caries status of 12-year-old children in Finland from 1974 to 1988. Finnish Dental Journal. 1994;1:558-65.

Nadanovsky P, Sheiham A. The relative contribution of dental services to the changes and geographical variations in caries status of 5- and 12-year-old children in England and Wales in the 1980 s. Community Dental Health. 1994;11:215-23.

Nadanovsky P, Sheiham A. The relative contribution of dental services to the changes in caries levels of 12 year-old children in 18 industrialized countries in the 1970 s and early 1980 s. Community Dentistry and Oral Epidemiology. 1995;23:331-9.

Nadanovsky P. Sugar consumption and dental caries (Letter to the editor). British Dental Journal. 1994;177:280.

Nadanovsky P. The relative contribution of dental services to changes in dental caries status of children in some industrialised countries since the 1970 s. PhD thesis. London: University of London; 1993.

Naegele ER, Cunha-Cruz J, Nadanovsky P. Disparity between dental needs and dental treatment provided. Journal of Dental Research. 2010;89:975-9.

O'Brien M. Children's dental health in the UK, 1993. London: HMSO; 1994.

Renson CE, Crilaers PJA, Ibunkle SAJ et al. Changing patterns of oral health and implications for oral health manpower. International Dental Journal. 1985;1:81-7.

Sheiham A. Changing trends in dental caries. International Journal of Epidemiology. 1984;13:142-7.

Sheiham A. Dietary effects on dental diseases. Public Health Nutrition. 2001;4(2B):569-91.

Sheiham A. Impact of dental treatment on the incidence of dental caries in children and adults. Community Dentistry and Oral Epidemiology. 25:104-12.

Silver DH. A comparison of 3-year-olds caries experience in 1973, 1981 and 1989 in Hertfordshire town, related to family behavior and social class. British Dental Journal. 1992;172:191-7.

Silver DH. A longitudinal study of infant feeding practice, diet and caries, related to social class in children aged 3 and 8-10 years. British Dental Journal. 1987;163:296-300.

Silversin JB, Kornacki MJ. Controlling dental disease through prevention: individual, institutional and community dimensions. In: Cohen LK, Bryant PS (ed.). A critical bibliography. Vol. II. London: Quintessence FDI; 1984. p. 145-201.

Todd JE, Dodd T. Children's dental health in the UK, 1983. London: HMSO; 1985.

Whitehead M. The health divide. In: Whitehead M. Inequalities in health. London: Penguin; 1988. p. 286-305.

Whittle JG, Davies KW. A classification of residential neighbourhoods (ACORN) in relation to dental health and dental health behaviours. Community Dental Health. 1992;9:217-24.

WHO. Oral health care systems; an International Collaborative Study. World Health Organization. Geneva: Quintessence; 1985.

13 Prevenção da Cárie Dentária

Milton Fernando de Andrade Silva • Vitor Gomes Pinto • Andrea G. Ferreira Zandoná

INTRODUÇÃO

Neste capítulo estão descritos, passo a passo e com as vantagens e desvantagens, os vários métodos disponíveis para prevenção da cárie dentária. Consideram-se, na prática, três grandes possibilidades de intervenção. Em primeiro lugar, estão os métodos relacionados com a ação preventiva em saúde publica – incluindo a fluoretação da água e do sal, dos suplementos dietéticos e, ainda, da água nas escolas, do leite, açúcar e gomas de mascar. Em segundo lugar, encontram-se os métodos baseados no uso tópico (sobre os dentes) de flúor, sendo considerados os bochechos, as aplicações tópicas, os vernizes e os dentifrícios, acrescentando-se um item relativo ao múltiplo emprego de fluoretos. Por último, os métodos que independem do flúor, como é o caso dos selantes, da remoção profissional da placa e produtos não fluoretados.

Esses temas estão distribuídos didaticamente em 14 subitens. Diante da multiplicidade de métodos disponíveis, a discussão se desenvolve de acordo com a linha-mestra que rege este livro, ou seja, sempre buscando relacionar cada método e cada técnica com suas possibilidades reais de promover benefícios para a população. Assim, há alternativas que, embora muito positivas do ponto de vista técnico e plenamente factíveis em países mais desenvolvidos, por vezes enfrentam restrições no sistema de saúde pública adotado no Brasil, devendo, por isso, ficar reservadas mais para uso em clínicas privadas, acessíveis para clientes com renda mais alta.

Os métodos descritos nas seções "Fluoretação da água de abastecimento público" e "Selantes" constituem, especialmente quando acompanhados pela escovação com dentifrícios fluoretados, as melhores opções para o desenvolvimento de estratégias de massa que visem à redução da ocorrência de cáries dentais e à manutenção de padrões adequados de saúde bucal em uma comunidade.

A prevenção compreende um instrumento de extraordinário valor, pois evita sofrimentos e gastos desnecessários. Contudo, precisa ser bem utilizada para obter resultados concretos e, para isso, nada melhor que lançar mão da epidemiologia e da odontologia baseada em evidências, construindo mecanismos de controle, acompanhamento e avaliação capazes de reduzir o volume e a gravidade dos problemas de saúde bucal em termos populacionais.

FLUORETAÇÃO DA ÁGUA DE ABASTECIMENTO PÚBLICO

A fluoretação da água potável é considerada uma das maiores realizações em saúde púbica do século 20 (US Department Public Health Services, 2000). A cidade de Grand Rapids, no estado de Michigan, EUA, foi a primeira a controlar o nível de flúor na rede de água potável, há mais de 70 anos. No Brasil, desde a década de 1970, a fluoretação das águas passou a ser obrigatória, com regulação pela Lei n. 6.050, de 24 de maio de 1974.

Em setembro de 1995, ocorreu na Universidade de Michigan um simpósio para comemorar o 50º aniversário da fluoretação da água de Grand Rapids, cidade onde se desenvolveu um dos mais clássicos estudos sobre o tema. Nesse evento, foi dito: "nós celebramos o evento único mais importante da história da Odontologia, um evento de impacto tão profundo que encerrou a pandemia da cárie dentária espalhada no mundo após a introdução do açúcar na dieta" (Löesche, 1996). Ficou claro que, depois do trabalho realizado na Itália, em 1901, seguido de diversos outros relatos do oeste dos EUA, onde o aparecimento de esmaltes manchados era epidêmico, a maior preocupação seria melhorar as condições estéticas daquelas populações (Scott, 1996). Logo se descobriu que existia algo ligado à fonte de água potável, pois a prevalência das manchas era reduzida pela simples mudança da fonte de abastecimento. No 70º aniversário da fluoretação da água em 2015, em simpósio organizado pela American Dental Association (ADA), discutiu-se sobre a importância da presença ativa dos profissionais de Odontologia nas comunidades e sua participação na educação dos pacientes, lideres comunitários e governo local em relação aos benefícios do flúor nesta era digital. Com o fácil acesso à informação na internet, a população com frequência pode ficar sujeita a estudos de qualidade duvidosa ou mesmo a interpretações incorretas de estudos científicos bem conduzidos (US Department Public Health Services, 2015).

Os trabalhos produzidos por Smith e Smith, no Arizona, e Churchil, em Arkansas, deixavam pouca dúvida de que o fator responsável era o flúor. Coube, então, a Dean realizar uma série de estudos epidemiológicos acerca da distribuição de esmalte manchado nos EUA. Notou ele que havia variações na gravidade, na aparência e também na distribuição dos dentes afetados. Isso levou ao refinamento dos critérios de diagnóstico que culminaram no *Índice de Fluorose Comunitária*. Esse desenvolvimento conduziu, quase instantaneamente, ao estabelecimento da relação entre a concentração de flúor e o grau de gravidade das manchas do esmalte, originando o termo fluorose. Outra vez, também não demorou muito para que se comprovasse a relação inversa entre a prevalência de cárie e a concentração de flúor na água potável. Foi quando também se determinou que, ao redor de 1 ppm de flúor na água de abastecimento, o flúor não causava problemas de ordem cosmética ou estrutural. Ao mesmo tempo, o efeito protetor contra a cárie estava, essencialmente, no seu ponto máximo (50 a 60%) (Scott, 1996).

Em 2015, o Serviço de Saúde Pública dos EUA (US Department Public Health Services, 2015) diminuiu a concentração de flúor na água de abastecimento para 0,7 ppm (0,7 mg/ℓ). Esse novo limite leva em consideração o efeito de proteção do flúor contra cáries e o risco de fluorose. Os seguintes fatores influenciaram essa decisão:

- Evidência científica em relação à efetividade da fluoretação da água na prevenção de cáries em todas as faixas etárias
- O fato de que o flúor na água potável é apenas uma das fontes disponíveis de flúor
- Tendências de aumento de prevalência e gravidade de fluorose dental
- Evidências atuais sobre a ingestão de águas por crianças em diversas temperaturas do meio ambiente.

O flúor tem efeitos positivos quando utilizado em níveis ideais (Fomon *et al.*, 2000; Ramires *et al.*, 2007); no entanto, sua ingestão de forma crônica e em doses excessivas durante o período de formação dos dentes pode levar ao aparecimento de uma anomalia de desenvolvimento conhecida como fluorose dentária, que afeta a constituição do esmalte sob a forma de alteração ou mesmo a perda de estrutura. A ação do flúor é cumulativa e a dose-resposta para a ocorrência de fluorose está diretamente relacionada com sua ingestão sob todas as formas e origens, bem como com a duração de sua exposição (Aoba e Fejerskov, 2002).

Em razão das evidências científicas acumuladas a seu favor, o flúor passou a ser utilizado amplamente de modo artificial e em escala mundial como método de prevenção à cárie dentária por meio de diversos veículos: água de consumo, sal, comprimidos, gotas, aplicações tópicas, bochechos, dentifrícios e vernizes.

Biossegurança e toxicidade aguda do flúor

As doses tóxicas de qualquer medicamento, em geral, são referidas em miligramas por quilo (mg/kg). Na literatura científica, no entanto, elas vêm relatadas em diferentes formas: ppm, μmol, mg/kg etc. A Tabela 13.1 mostra a conversão de algumas das formas mais usuais de concentração de flúor.

Outras medidas também são utilizadas em diversos tipos de produtos. O flúor na forma de gel é apresentado em porcentagem de íons F⁻ presentes, ou seja, 1,23%. Assim, em 100 mℓ de flúor gel, têm-se 1,23 g de íons F⁻, já que 1 mℓ = 1 g.

Tabela 13.1 Conversão das diversas formas apresentadas na concentração de flúor.

Flúor (F⁻) (ppm ou mg/ℓ)	Flúor (μmol/ℓ)	Fluoreto de sódio (ppm ou mg/ℓ)
0,019	1,0	0,042
0,038	2,0	0,084
0,500	26,3	1,100
1,000	52,6	2,210
10,000	526,3	22,100
100,000	5.250,0	220,900
250,000	13.160,0	552,700
1.000,000	52.630,0	2.209,200

ppm = partes por milhão = 1 mg/ℓ.
Fonte: DHHS (1991).

Os cremes dentais, muitas vezes, também são apresentados em porcentuais de íons flúor.

A dose provavelmente tóxica (DPT) de flúor é de 5 mg/kg. Ingestões de doses inferiores à DPT resultam em mal-estar, vômitos, cólicas e, eventualmente, dor de cabeça. Os sintomas desaparecem em algumas horas. Ingestões maiores que a DPT requerem internação e cuidados específicos, como descrito por Newbrun (1992):

- Hospitalização
- Na ausência de vômitos, realizar lavagem gástrica
- Monitoramento cardíaco
- Disponibilidade e preparo para intubação endotraqueal, a fim de melhorar a respiração e para cardioversão direta por corrente elétrica
- Amostras de sangue para monitoramento de cálcio, magnésio, potássio e pH
- Infusão intravenosa de gliconato de cálcio e magnésio, a fim de restaurar o volume sanguíneo e os níveis de cálcio e magnésio
- Diurese alcalina pode aumentar a velocidade de excreção do flúor.

Em 2016, a Associação Americana dos Centros de Controle de Envenenamentos registrou 24.317 chamadas de suspeitas de ingestão exagerada e acidental de flúor, atribuídas às seguintes fontes:

- Comprimidos (6,2%)
- Cremes dentais (71,3%)
- Bochechos (22,5%; Gummin *et al.*, 2017).

Uma análise dos dados demonstrou que as crianças menores de 6 anos foram responsáveis por 80,7%, 87,9% e 68,1% das ingestões de comprimidos, cremes dentais e bochechos, respectivamente. Destas, nenhum caso pôde ser considerado de risco de vida; 42 foram de gravidade moderada, sendo 32 em decorrência de cremes dentais, 7 por comprimidos e 3 por bochechos. Esses dados mostram que os acidentes restringem-se, quase exclusivamente, às faixas de idade abaixo dos 6 anos de idade e que têm gravidade menor. Shulman e Wells (1997) chamam ainda a atenção para o fato de a dose provavelmente tóxica (DPT) cientificamente aceita nos dias de hoje ser de 5 mg de flúor por kg. A ADA recomenda que não mais de 120 comprimidos de 1 mg F (120 mg F total) sejam dispensados por vez.

Os riscos toxicológicos decorrentes de flúor poderiam ser mais bem compreendidos se houvesse vigilância epidemiológica sistemática da fluorose dentária e esquelética em áreas afetadas por alta exposição ao flúor. Esse controle de ingestão melhoraria muito a compreensão da relação dose-resposta humana. A vigilância de áreas com potencial de elevada presença de flúor também pode ajudar a delinear, muito mais cedo, as medidas corretivas apropriadas para as áreas específicas (Jha, 2011).

Fisiologia, biossegurança e toxicidade crônica do flúor

Uma área que tem suscitado muitos problemas consiste nos possíveis efeitos crônicos do flúor. Esse elemento representa de 0,06% a 0,09% da crosta terrestre, contudo a maior parte está firmemente ligada a compostos químicos e minerais, portanto não disponíveis biologicamente (OMS, 1994). Porém, alguns fertilizantes chegam a conter 42.000 mg/kg. Além disso, é possível haver ingestão por meio da fluoretação da água de abastecimento público, das aplicações tópicas de flúor por profissionais e por medicamentos destinados ao uso caseiro (cremes dentais, bochechos etc.), o que torna praticamente impossível viver sem um contato diário com esse elemento químico. Isso levou diversos pesquisadores a se preocuparem com seu metabolismo e com sua fisiologia, incluindo os possíveis efeitos colaterais.

Absorvido diretamente pela mucosa gástrica, quase imediatamente após a sua ingestão, em especial em condições de estômago vazio, 50% do flúor ingerido é depositado nos tecidos calcificados em 24 h, sobretudo no osso. Distribui-se também nos líquidos e o plasma sanguíneo reflete a ingestão de flúor (Ekstrand, 1977). Os outros 50% são excretados, principalmente pela urina e, em menor quantidade, pelas fezes e pelo suor (Whitford, 1990). A quantidade de flúor excretado pelas fezes corresponde à parcela não absorvida pelo estômago e pelo intestino.

Nos dentes, a concentração de flúor é maior na camada externa que no interior do esmalte. A camada externa (cerca de 5 μm) é a mais rica em flúor. À medida que se aproxima da junção amelodentinária, há uma diminuição progressiva na sua concentração. Do ponto de vista fisiológico, é impossível a existência de uma apatita do esmalte totalmente na forma de fluorapatita, pois isso corresponderia a cerca de 3,7% de flúor no esmalte (37.000 ppm). Teoricamente, cerca de um terço dos íons hidroxilas poderiam ser substituídos por íons flúor (WHO, 1994). A fórmula $Ca_{10}(PO_4)_6OH_2$ nunca é encontrada nos dentes humanos ou de nenhuma espécie, uma vez que a apatita do esmalte humano é contaminada com outros elementos químicos e, portanto, não é estequiométrica (Figura 13.1).

O flúor, estando presente durante a formação do esmalte ou do osso, passa a constituir a estrutura cristalina e, quanto maior a concentração de flúor, maior o grau de sua incorporação na estrutura cristalina da apatita (Thylstrup e Ferjeskov, 1995).

Principais doenças e condições associadas ao flúor

A literatura foi criticamente avaliada em duas ocasiões na década de 1990 – a primeira em 1991, pelo Department of Health and Human Services dos EUA, e a segunda em 1994, por um comitê de especialistas da Organização Mundial da Saúde (OMS; WHO, 1994). Em 2005, a American Dental Association (ADA) publicou o documento "Fatos sobe a Fluoretação" (Fluoridation Facts) em comemoração pelos 60 anos da fluoretação da água potável. Em 2016, o governo da Austrália (NHMRC, 2017) publicou um documento sobre a fluoretação

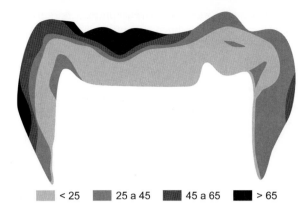

Figura 13.1 Concentração de flúor no esmalte. Imagem cedida pelo Dr. John Timothy Wright, da Universidade da Carolina do Norte, e adaptada de Nakagaki *et al.* (1987).

da água e suas consequências na saúde humana. Todos esses documentos foram fundamentados em extensa revisão da literatura com base em evidência (NHMRC, 2017; Jack *et al.*, 2016). As conclusões foram fundamentalmente as mesmas, a seguir sumarizadas.

Flúor e osteoporose

Sabe-se que medidas de densidade mineral óssea podem desempenhar um papel central no tratamento da osteoporose, entretanto o grau em que os aumentos nesse parâmetro contribuem para a fragilidade óssea, o risco de fratura e a eficácia terapêutica de agentes antiosteoporose não foi evidenciado. Na verdade, a estrutura óssea também é significativamente dependente da remodelação e da qualidade óssea, incluindo microarquitetura, mineralização e geometria. Dado o papel crítico desses fatores, é essencial entender como são afetados por agentes terapêuticos (Kleerekoper, 2006).

Embora o uso de doses elevadas diárias de flúor (40 mg ou mais por dia) aumente a massa óssea, isso não tem reduzido o número de fraturas dos ossos vertebrais. Revisando todos os estudos, a Food and Drug Administration (FDA) concluiu que a utilização de fluoreto de sódio para tratamento da osteoporose é ineficaz. No entanto, na Europa, utiliza-se o tratamento em oito países. Existe, pois, uma controvérsia sobre o assunto.

Flúor e fraturas

O fluoreto de sódio adicionado a outros compostos pode aumentar a densidade mineral óssea, entretanto sua eficácia na redução da fratura permanece controversa (Pak *et al.*, 1995; Riggs *et al.*, 1990; Rubin *et al.*, 2001). A eficácia de liberação lenta de fluoreto de sódio na prevenção de fraturas vertebrais na osteoporose pós-menopausa foi descrita por Rubin *et al.* (2001). Adicionando vitamina D ou fluoreto de sódio ao cálcio para tratar fraturas ósseas, Klaus *et al.* (2011) observaram apenas uma fratura no segundo grupo. Entretanto, os autores destacaram que o fluoreto de sódio não está aprovado para o tratamento da osteoporose na maioria dos países (Klaus *et al.*, 2011).

O risco de fratura de quadril relacionado com a fluoretação da água foi avaliado por meio de internações de idosos residentes em uma cidade fluoretada e outra não fluoretada da Coreia. Os resultados mostraram que as taxas de internação aumentaram com a idade em homens e em mulheres nas duas cidades (Park *et al.*, 2008).

Não existe base científica para implicar a fluoretação da água de abastecimento público ou a utilização do flúor para a prevenção de fraturas ósseas. Os estudos têm graves limitações do ponto de vista metodológico.

Flúor e osteossarcoma

A evidência baseia-se em estudos com ratos que utilizaram doses exageradas de flúor. A correlação com o flúor não está provada. O exame dos casos de osteossarcoma em humanos falhou para identificar qualquer relação com o uso de flúor para a prevenção da cárie dentária.

Flúor e fluorose óssea

A fluorose esquelética é causada pela ingestão prolongada ou inalação de íon fluoreto. A toxicidade crônica do flúor leva ao aumento da quantidade de osso de má qualidade, calcificação deficiente e ossificação dos tendões e dos ligamentos (Krishnamachari, 1986). Na maioria das vezes, a fluorose esquelética é explicada pela ingestão de água contendo mais de 4 mg/ℓ F, ou seja, 4 partes por milhão (Subcommittee, 1993).

Nos EUA, a fluorose óssea é rara (CDC, 2015). Nos últimos 50 anos, apenas cinco casos de fluorose óssea foram relatados nos EUA (DHHS, 1991), dos quais dois estavam associados com a ingestão diária de 4 a 6 ℓ de água, cujo conteúdo de flúor natural variava de 2,4 a 3,5 ppm em um caso e de 4 a 7,8 ppm no outro; adicionalmente, um chá rico em flúor era consumido diariamente. A ingestão total excedia 15 mg F/dia, regime que durou 20 anos. Outro caso foi o de um mexicano que, vivendo durante alguns meses nos EUA, procurou o serviço de saúde para tratamento de compressão da medula espinal. O exame de urina mostrou uma concentração de flúor equivalente a 3,39 ppm e as cinzas de vértebras tinham 1.900 μg/g de flúor; o exame radiológico confirmou as características de deformidade esquelética compatível com fluorose óssea. A análise da água da vila mexicana onde o paciente viveu mostrou um conteúdo de 3,9 ppm F^-. Análises adicionais na região mostraram níveis de 0,1 a 5,5 ppm F^-. Nos outros dois casos diagnosticados nos EUA, os níveis de exposição ao flúor e sua duração eram desconhecidos (DHHS, 1991). A Tabela 13.2 fornece a concentração de flúor nos ossos e o estágio clínico da doença.

Exposição a 20 mg F/dia durante 20 anos ou mais pode causar fluorose esquelética sintomática. Altos níveis de flúor estimulam os osteoblastos e melhoram a aposição óssea, entretanto o substituto do grupo OH da hidroxiapatita causa fragilidade óssea, podendo levar a hiperparatireoidismo secundário.

Não existem dados que relacionem flúor com outras formas de câncer, doenças cardíacas ou outras complicações sistêmicas.

Flúor e cárie dentária

Quando Dean finalizou seus estudos epidemiológicos e os primeiros projetos-piloto foram introduzidos nos EUA e no Canadá, nas cidades de Brantford, Grand Rapids e Newburg, a redução percentual de cárie dentária variou de 55,5% a 70,1% (Tabela 13.3). Os dados do Brasil, de Baixo Guandu e Barretos, mostraram resultados similares (Tabela 13.4).

Naquela época, o flúor não era amplamente utilizado nos diversos veículos como existe hoje, especialmente em cremes dentais, o que pode ter provocado uma redução de cárie acentuada em todos aqueles que os utilizam. Em uma revisão do assunto, Ripa (1993a) mostrou que a mediada redução de cárie dentária nos estudos iniciados entre 1979 e 1989 foi de 40%

Tabela 13.2 Estágios clínico e pré-clínico da fluorose esquelética e sua correlação com a concentração de flúor no osso.

Fase osteoesclerótica	Concentração óssea (Cinza) mgF⁻/kg
Osso normal	500 a 1.000
Fase pré-clínica: Assintomática Aumento ligeiro da massa óssea detectável radiograficamente	3.500 a 5.500
Fase clínica I: Dor esporádica Endurecimento das juntas; osteoesclerose da pélvis e coluna vertebral	6.000 a 7.000
Fase clínica II: Dor crônica das juntas Sintomas de artrite Calcificação ligeira dos ligamentos Aumento da osteoesclerose dos ossos trabeculados com ou sem osteoporose dos ossos longos	7.500 a 9.000
Fluorose incapacitante: Limitação dos movimentos das juntas calcificação dos ligamentos (pescoço, coluna vertebral) Deformidades incapacitantes da coluna e juntas maiores Perda muscular Defeitos neurológicos/compressão da medula vertebral	> 8.400

Fonte: DHHS (1991).

(Figura 13.2), o que é compatível com uma maior utilização de fluoretos de outras fontes, pois os efeitos tendem a se sobrepor. Uma revisão (McDonagh et al., 2000) usada pela OMS (Petersen e Lennon, 2004) estimou, depois de analisar 214 estudos sobre a fluoretação da água, que a redução de cárie proporcionada seria de 15% nos dias atuais, aproximadamente 2,25 ceo-d/CPO-D. Contudo, os autores enfatizaram que nenhum estudo obedecia à evidência científica do tipo A (alta qualidade, viés improvável) e apenas 26 obedeciam ao critério B (evidência moderada de qualidade, risco moderado de viés). Além disso, afirmaram que: "dado o interesse que envolve a fluoretação da água de abastecimento público, é surpreendente descobrir que pouquíssimas pesquisas de qualidade tenham sido realizadas". Uma revisão recente (Iheozor-Ejiofor, 2015) concluiu que a fluoretação da água resulta em até 35% menos dentes afetados por cavidades e um aumento do número de crianças que são cárie-zero. Todavia, poucos estudos atenderam aos critérios de avaliar pelo menos uma população que recebeu água fluorada frente a uma não protegida em dois momentos.

As conclusões de Burt e Eklund (2005), de "que não seria razoável esperar que apenas a água fluoretada produza declínios de 50% nos níveis de cárie; a reduzida prevalência é o resultado da múltipla exposição ao flúor. A importância continuada da fluoretação da água como um dos pilares da política de saúde pública, contudo, é indicada pelo fato de que o CDC (US Centers for Disease Control and Prevention) a lista como uma das dez principais medidas de saúde pública no século 20", continuam válidas.

Ao revisar os efeitos da fluoretação de água da cidade de Basileia, na Suíça, rodeada por áreas onde o sal fluoretado é comercializado, Marthaler (1996) concluiu que: "(1) ela resultou

Tabela 13.3 Efeitos da fluoretação da água de abastecimento público em quatro estudos básicos.

Estudo (autor)	Duração (em anos)	Grupo etário (em anos)	Cidade	Teor de flúor na água	CPO-D Inicial	CPO-D Final	Redução % de cárie
Hutton et al., 1951	11	12 a 14	Sarnia	0,1	7,94	7,46	–
	–	–	Brantford	0,1 elevado 1,0	7,68	3,23	57,9
			Strattford	1,2 (natural)	2,55	2,33	
Arnold et al., 1953	14	12 a 14	Grand Rapids	9,5 elevado a 1,0	9,58	4,26	55,5
Ast et al., 1950	15	–	Kingston	0,1	12,46	–	70,1*
			Newburg	0,1 elevado a 1,0	3,73		
Blayney e Hill, 1967	13	13 a 14	Evanston	0,1 elevado a 1,0	9,03	4,66	48,4

* Redução comparativa, sendo Kingston a cidade ou o grupo-controle.
Adaptada de Striffler et al. (1983) e de Viegas (1961).

Tabela 13.4 Efeitos da fluoretação da água de consumo público, por idade, no Brasil, em Baixo Guandu, ES (1953 e 1963), e em Barretos, SP (1971 e 1981).

Idade (em anos)	CPO-D 1953	CPO-D 1963	Redução % de cárie	CPO-D 1971	CPO-D 1981	Redução % de cárie
6	2,46	0,48	80,5	1,51	0,55	63,6
7	3,17	0,81	74,4	2,43	0,99	59,3
8	3,86	1,52	60,6	3,10	1,52	51,0
9	4,55	1,86	59,1	3,85	1,84	52,2
10	6,29	2,11	68,0	5,09	2,22	56,4
11	6,71	3,01	55,1	7,01	2,96	57,8
12	8,61	3,69	57,1	8,37	3,82	54,5
13	9,41	4,58	51,3	9,32	6,95	36,2
14	11,02	4,90	55,5	10,54	8,81	16,4

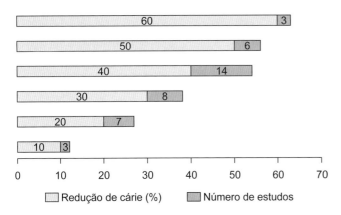

Figura 13.2 Distribuição da redução de cárie, em %, obtida em estudos realizados de 1956 a 1979 sobre a fluoretação da água de consumo público.

nos benefícios esperados; (2) ela continua necessária; e (3) que os recentes desenvolvimentos políticos sugerem que a fluoretação continue a existir junto com o sal fluoretado que é comercializado fora da Basileia". Segundo o autor, a fluoretação da água de abastecimento público continua a ser necessária porque não existem evidências de que o número de bactérias cariogênicas tenha diminuído e pelo fato de ser superior e socialmente mais equitativa que a fluoretação do sal. Essas observações do Dr. Marthaler se tornam ainda mais significativas pela observação de que os índices de cárie em crianças da província de Ontário, Canadá, podem estar aumentando novamente (Speechley e Johnston, 1996), fato que parece ocorrer em outros países. Na Noruega, a cárie dentária tem aumentado significativamente em crianças de 5 anos de idade, enquanto não tem diminuído em crianças de 12 anos (Figuras 13.3 e 13.4; Haugejorden e Birkeland, 2002), e ocorrências similares têm sido verificadas em outros países, como a Holanda (Truin et al., 1998).

A crescente urbanização e a globalização têm alterado a dieta das crianças em todo o mundo, promovendo a disponibilidade e o acesso a alimentos processados e bebidas açucaradas. Uma pesquisa recente conduzida na Austrália analisou o aumento de cárie e no consumo de bebidas açucaradas e de água engarrafada. Apesar do amplo uso do flúor pela população australiana, verificou-se a relação entre o consumo de açúcar e o desenvolvimento de cárie, possibilitando afirmar que a restrição da ingestão de açúcar a partir de alimentos e bebidas continua essencial para a prevenção e o controle da cárie (Lee e Spearky, 2011).

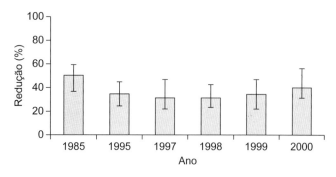

Figura 13.3 Percentual da prevalência de cárie (cavidades) em crianças de 5 anos de idade na Noruega. Dados de 19 municípios. Fonte: Haugejorden e Birkeland (2002).

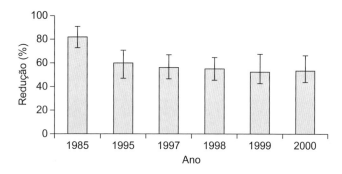

Figura 13.4 Percentual da prevalência de cárie (cavidades) em crianças de 12 anos de idade, na Noruega. Dados de 19 municípios. Fonte: Haugejorden e Birkeland (2002).

Custos

O custo da fluoretação da água de abastecimento público é inexpressivo. Um máximo de US$ 16 *per capita*/ano em cidades com menos de 5 mil habitantes e um mínimo US$ 0,12 *per capita*/ano em cidades com mais de 200 mil habitantes. O custo médio fica em torno de US$ 0,51 *per capita*/ano (Burt, 1989). Mesmo considerando uma inflação média de 4% ao ano nos EUA, o valor resultante, em dólares, será irrisório.

Newbrun (1978, *apud* Ripa, 1993a) estimou que a fluoretação proporciona uma economia de até 50 vezes em relação a cada dólar investido nisso. Custos similares foram relatados na África do Sul, em 2001 (van Wyk *et al.*, 2001). Em 2004, o Ministro da Saúde dos EUA calculou uma economia de US$ 38 no tratamento da cárie dentária, proporcionada por parte de cada dólar investido na fluoretação da água (US Department of Health and Human Services, 2004). Fluoretação da água e escovação com dentifrício fluoretado são os únicos métodos com custo-benefício bem estabelecido (Ladewig *et al.*, 2017).

Os quatro componentes de flúor mais comumente utilizados são fluossilicato de sódio (Na_2SiF_6), ácido fluossilícico (H_2SiF_6), fluoreto de sódio (NaF) e fluoreto de cálcio ou fluorita (CaF_2), cujas principais características constam na Tabela 13.5, incluindo um padrão aproximado de custos desses produtos no Brasil.

Oposição e perspectiva de progresso

Como a maioria das ações de saúde pública, a fluoretação tem enfrentado grupos opositores desde sua implantação – basta lembrar que até mesmo Rui Barbosa foi contra a vacinação no Brasil, em 1904. Esses grupos vêm mudando sua argumentação de acordo com os assuntos mais em voga, especialmente nos EUA. A Tabela 13.6 mostra alguns dos argumentos utilizados ao longo das últimas décadas.

Aparentemente, as ideias dos líderes desses grupos propiciam a eles uma plataforma instantânea – convites para falar nos EUA, no Canadá e em outros países, e para testemunhar nos casos de governo e nos tribunais. Com o fácil acesso ao público via internet, o impacto desses grupos tem crescido. Em outras palavras, eles conseguem um reconhecimento e uma ilusão de poder que, de outra maneira, não conseguiriam (Newbrun, 1996). A Tabela 13.7 fornece os principais argumentos utilizados contra as alegações dos que são antifluoretação.

As perspectivas para um aumento do número de pessoas que recebem água fluoretada são incertas, em virtude dos progressos lentos em quase todo o mundo. Frequentemente, os fatores econômicos são os responsáveis por interrupções no processo, em parte porque o flúor não é considerado essencial para a potabilidade da água.

Nos EUA, a fluoretação tem conseguido avançar graças ao custeio de sua implantação pelo setor público (ADA, 1983; Striffler, 1983; CDC, 2015). Um Plano Nacional de Fluoretação para promover a saúde bucal desenvolvido pelo Serviço de Saúde Pública em 1996 (Allukian Jr. e Horowitz, 1998) foi aceito 4 anos mais tarde em nível nacional com a meta de atingir mais de 100 milhões de norte-americanos.

Tabela 13.5 Principais características dos quatro compostos mais comuns do flúor.

Fluoreto: características	Fluossilicato de sódio Na_2SiF_6	Ácido fluossilícico H_2SiF_6	Fluoreto de sódio NaF	Fluoreto de cálcio ou fluorita CaF_2
Forma	Pó	Líquido	Pó	Pó
Pureza comercial (%)	98,5	20 a 30	90 a 98	85 a 98
% de íon flúor	60,7	79,2	42,25	48,8
Kg necessários para 1 milhão de litros d'água (1 ppm) na pureza máxima indicada	1,68	4,21	2,25	2,14
Solubilidade (g por 100 g de H_2O) a 25 °C – em %	0,762	Infinita	4,05	0,0016
Custo por kg, em dólares, no Brasil*	0,90	0,90	2,10	0,35

* Custo médio para produtos usados em São Paulo ou no Distrito Federal, em dezembro de 1998. No caso do fluoreto de cálcio, está incluído no preço o sulfato de alumínio.
Fontes: Viegas (1980); Maier (1971).

Tabela 13.6	Cronologia da propaganda antifluoretação.
Período	**Tipo de propaganda**
1950-60	Conspiração comunista
1960-70	Preocupações ambientais, uso de palavras amedrontadoras: lixo tóxico, poluente, veneno
1970-80	Conspiração do complexo antimilitar-industrial, conspiração do governo norte-americano, do *establishment* da saúde e da indústria, câncer
1980-90	Envelhecimento precoce, doença de Alzheimer, AIDS
1990	Fratura óssea, diminuição da taxa de nascimentos, câncer

Fonte: Newbrun (1996).

Tabela 13.7	Principais argumentos antifluoretação e respostas pró-fluoretação.
Argumentos antifluoretação	**Respostas**
É veneno	Seguro a 0,7 a 1,2 ppm
É ineficaz	15 a 40% menos cáries
Retarda o processo da cárie	Menos cáries em todas as idades
Liberdade de escolha Direitos individuais	Relevados no interesse da Saúde Pública

Fonte: Newbrun (1996).

O programa Healthy People, se não conseguiu cumprir plenamente a meta estabelecida para 2010 de alcançar 75% da população servida por sistemas públicos de abastecimento de água no país, proporcionou um significativo avanço na cobertura preventiva nacional. A cobertura permaneceu em padrões similares aos de 2008, quando, segundo o CDC, 72,4% da população servida ou 195,5 milhões de norte-americanos (o que corresponde a 64,3% da população total) bebiam água fluoretada (CDC, 2008, 2015). O CDC tem como meta que, em 2020, 80% da população dos EUA tenha acesso a água com dosagem ótima de flúor (CDC, 2015).

Entre meados da década de 1960 e 2014, a proporção de cidades fluoretadas aumentou nos EUA, como se pode observar na Figura 13.5. Das 50 maiores cidades, 47 têm flúor na água de abastecimento público. O CDC estima que aproximadamente 200 milhões de pessoas nos EUA têm acesso a água fluoretada.

A Organização Pan-Americana da Saúde (2006) listou as principais ações para a prevenção da cárie dental até 2010, entre elas a fluoretação da água de abastecimento público. Na Reforma da Saúde aprovada em 2009, a fluoretação da água foi considerada uma das dez mais relevantes medidas de saúde pública a serem generalizadas. O programa Healthy People 2020 (CDC, 2015) tem como metas:

- Aumentar a proporção de centros de saúde baseados em escolas com um componente de saúde oral que inclua uso de flúor tópico
- Aumentar a proporção da população nos EUA com abastecimento de água fluoretada.

Em uma atualização das orientações nacionais relativas a essa medida, o CDC (2011) firmou os seguintes pontos principais:

- A dosagem admitida é de 0,7 mg de fluoreto por litro de água. Anteriormente, aceitava-se uma variação entre 0,7 e 1,2 mg/ℓ, mas evidências de aumento da incidência de fluorose, a observação de que não tem havido reduções significativas de cárie em crianças submetidas aos limites inferior e superior de dosagem e a disponibilidade cada vez maior de fontes de fluoretos favoreceram o novo padrão
- Não existem evidências científicas apontando uma associação entre água fluoretada e qualquer efeito adverso à saúde ou alterações sistêmicas no organismo humano
- Crianças com 2 anos ou mais devem continuar utilizando cremes dentais fluoretados, pois os efeitos sistêmico e tópico são sinérgicos e benéficos.

Dosagem

Quase sempre, no Brasil, seguem-se as recomendações preconizadas nos EUA. Tendo em vista que, quando aumenta a temperatura se eleva o consumo de água, a concentração de flúor na água deve ser menor em climas tropicais e maior em climas temperados e frios. Assim, hoje, recomenda-se a adoção das dosagens especificadas na Tabela 13.8.

Infelizmente, não estão disponíveis as recomendações específicas para o Brasil, onde há evidentes dificuldades para sugerir dosagens para áreas com temperatura média anual superior às citadas na Tabela 13.8 e para áreas com pequena variação de temperatura, como ocorre no Nordeste, onde existem apenas duas estações (chuvosa e verão) e a diferença de temperatura também não é muito elevada.

Tabela 13.8	Níveis de flúor de acordo com a temperatura ambiente.		
Temperatura média anual (°C)	**Concentração de flúor recomendada (ppm)**	**Variação recomendada para controle (ppm)**
4,4 a 12,6	1,2	1,1 a 1,7
12,7 a 14,6	1,1	1,0 a 1,6
14,7 a 17,7	1,0	0,9 a 1,5
17,8 a 21,4	0,9	0,8 a 1,4
21,5 a 26,2	0,8	0,7 a 1,3
26,3 a 32,5	0,7	0,6 a 1,2

Adaptada de Ripa (1993a).

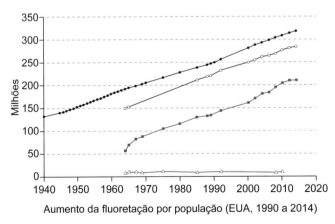

Figura 13.5 Percentual da população norte-americana recebendo água fluoretada, entre as décadas de 1960 e 2010.

Risco de fluorose dental

Nos últimos anos, constatou-se um aumento desse tipo de fluorose nos EUA, tanto nas áreas fluoretadas quanto nas não fluoretadas, como resultado do uso indevido de compostos contendo flúor (Allukian Jr. e Horowitz, 1998). Esse aumento, no entanto, é composto de fluorose muito leve e leve (Brunelle, 1989), reconhecível apenas pelo pessoal de Odontologia sem causar problemas cosméticos.

Moysés et al. (2002) afirmaram que poucos trabalhos brasileiros poderiam ser incluídos em uma avaliação baseada em evidências, em uma referência às dificuldades dos desenhos experimentais e da utilização de critérios rígidos, mas Cunha e Tomita (2006) relacionaram 17 trabalhos publicados entre 1993 e 2004. A esse respeito, cabe analisar o trabalho de Cangussu (2002), no qual se especificam os estudos brasileiros. Os dados resumidos mostram uma grande variação na prevalência de fluorose dental. Quando se incluem formas extremamente leves da afecção (TF = 1), a prevalência pode alcançar mais de 50% em algumas regiões, mas quase nunca 10%, quando se consideram apenas as formas mais graves da afecção (TF = 5). Existem poucas análises no Brasil que tentam verificar se esse tipo de fluorose é visto pela população como um fator prejudicial à qualidade de vida (Michel-Crosato et al., 2005) ou se prejudica o relacionamento social por ser considerado uma deficiência estética (Peres et al., 2003; Menezes et al., 2002), o que no caso desses estudos não ocorreu, ou seja, as pessoas informaram não existir esse prejuízo. Moimaz et al. (2015) avaliaram a prevalência de fluorose em adolescentes brasileiros, e, apesar de encontrarem um alto nível (58,9%), a maioria (60%) não notava as manchas nos dentes.

A utilização de doses acima do permitido, 0,05 mg F-/kg, no período dos 6 meses aos 6 anos de idade, parece ser a causa principal (Evans e Darvell, 1995). Os mesmos autores indicam que dois períodos muito específicos parecem ser os de maior preocupação: dos 15 a 24 meses para os incisivos centrais de crianças do sexo masculino e dos 21 a 30 meses para os incisivos centrais de crianças do sexo feminino. Um estudo de Hong et al. (2006) mostrou que a ingestão de flúor em excesso durante o 1º e o 2º anos de vida é mais importante para o desenvolvimento de fluorose nos incisivos centrais superiores.

Descontinuação da fluoretação da água de abastecimento público

Em geral, tem resultado em um aumento no índice de cárie da população (Atwood e Blinkhorn, 1988; Stephen et al., 1987; McLaren et al., 2016).

Kalsbeek et al. (1993) mostraram que, com a descontinuação da fluoretação na cidade holandesa de Tiel, em 1973, houve uma dramática mudança em relação à cidade de Culemborg (controle). Em 1968 a 1969, o escore CPO-S médio em Tiel era 61% menor que em Culemborg, e, de 1987 a 1988, tornou-se 17% maior. Em Tiel, a média do CPO-S aumentou de 10,8, em 1968 a 1969, para 12,7, em 1979 a 1980. Em seguida, essa média caiu para 9,6 em 1988-1989. Esses dados se referem à idade de 15 anos. Em Culemborg, o CPO-S médio decresceu de 27,7 em 1968/1969, para 7,7 em 1987/1988. A utilização de produtos fluoretados, como dentifrícios e aplicações tópicas de flúor, é muito grande em ambas as cidades, mas as aplicações tópicas de flúor são mais frequentes em Culemborg que em Tiel. Em Calgary, Canadá, 4 anos após a descontinuação da fluoretação da água, percebeu-se um aumento nas desigualdades em relação à cárie dentária (McLaren et al., 2016).

Com a descontinuação da fluoretação, há uma tendência de aumento no índice de cárie da população, contraposto, no entanto, pelo uso intenso de outros métodos de uso de flúor (Tabelas 13.9 e 13.10; McLaren et al., 2016). Os exemplos advêm de diversas partes do mundo. Em Cuba, há um programa de bochechos muito bem estruturado (Kunzel, 1993). Na Colúmbia Britânica, Canadá, o uso de dentifrícios fluoretados é intenso (Maupomé et al., 2001). Em outros locais, aumentaram as medidas preventivas (Kunzel, 1993).

Do ponto de vista de saúde pública, a questão seguinte é: "a que custo *per capita*?". As respostas a essa e a outras dúvidas precisarão ser obtidas, no Brasil, por meio da realização de estudos apropriados que permitam a consolidação das medidas preventivas de massa em bases realmente científicas.

FLUORETAÇÃO DO SAL

Tem sido recomendada para os casos em que não é possível haver fluoretação da água, tratando-se de um procedimento preventivo efetivo e de reduzido custo em relação à cárie dentária (Murray, 1992; WHO, 1994; Olofsson e Bratthall, 1998). Além disso, tem obtido escassa aceitação no mundo, especialmente em razão de dificuldades práticas quanto à dosagem adequada diante das variações individuais de consumo, do controle problemático em países com múltiplas fontes produtoras e das áreas onde a água já é natural ou artificialmente fluoretada (Murray e Naylor, 1996; Silva, 1997, 1991; FDI, 1983; Barmes e Infirri, 1984).

Esse método foi inicialmente utilizado em 1955, na Suíça (OPS, 1976): pela oportunidade de livre escolha da população que compra pacotes de sal com e sem flúor, cerca de três quartos das vendas, já em 1967, referiam-se ao produto com conteúdo preventivo. A dose de 90 mg de flúor por quilograma de sal, empregada com exclusividade até 1970, mostrou-se insuficiente, sendo aumentada até chegar a um teor de 250 ppm (ou 250 mg de íon flúor por kg de sal), o mais comumente utilizado hoje. A Tabela 13.11 mostra os principais estudos realizados na Suíça, na Hungria, na Espanha e na Colômbia. A fluoretação do sal, segundo informações disponíveis em 1999, constituía uma prática usual na Suíça, na Alemanha (desde 1991), na França (desde 1986), na Costa Rica e na Jamaica (desde 1987), além de estar parcialmente introduzida no México e na Espanha (WHO, 1994).

Tabela 13.9 Mudanças na prevalência de cárie após a descontinuação da fluoretação na cidade de Stranraer, em crianças de 10 anos de idade.

Cidade	CPO-D 1980	CPO-D 1988	Mudança %
Stranraer (F)	1,66	2,28	+37,4
Annan	3,35	2,56	–23,6

Fonte: Atwood e Blinkhorn (1988).

Tabela 13.10 Mudanças na prevalência de cárie em crianças de 5 anos de idade, na cidade de Wick após a paralisação da fluoretação da água de abastecimento público.

Exame	1979	1984	Mudança (%)
ceo	2,63	3,92	+49
ceo-s + radiografia	8,42	13,93	67

O poder preventivo do sal fluoretado é, em princípio, similar ao da água fluoretada, desde que sujeito a limites ótimos de dosagem e de consumo (WHO, 1994; Murray e Naylor, 1996).

A análise dos níveis de excreção de flúor na urina, considerada a forma mais precisa de conhecimento da adequação das doses ministradas, tem indicado concentrações similares – com 250 ppm de F, no sal – às encontradas em áreas com fluoretação da água em dosagem ótima (Murray, 1992; Marthaler, 1996; Toth, 1982). Considera-se que não há problema de intoxicação aguda, tendo em vista que a eliminação renal do flúor é ainda mais rápida que a do sódio e do cloro (WHO, 1994).

O fluoreto de sódio (NaF) é o composto mais utilizado, embora o KF e o CaF_2 tenham sido experimentados com bons resultados. Os fluoretos são compatíveis com o iodato ou o iodeto de potássio adicionados ao sal de cozinha para a prevenção do bócio endêmico (Marthaler et al., 1978).

Alguns problemas de cobertura podem ser visualizados quanto à efetividade, dependendo da cobertura e da aceitação pela comunidade. Na Alemanha, onde a fluoretação do sal alcança 60% do mercado, sua efetividade em termos de redução de cárie é de apenas 14%; na França, com 30% do mercado, a efetividade fica em torno dos 8%, estimando-se que apenas se torna relevante quando a participação no mercado alcança pelo menos 80% (Mathaler, 2005).

Vantagens e restrições

Pode-se resumir as principais vantagens desse método em:

- Facilidade de aplicação, inclusive em microempresas de processamento de sal refinado que utilizem tecnologia simples
- Custo de produção reduzido, mesmo em relação à fluoretação da água, tendo em vista que, em princípio, há um desperdício menor do veículo utilizado e o número de fontes de dosagem é menor. Com isso, o sal fluoretado tem sido vendido ao mesmo preço que o sal iodato ou sem nenhum aditivo de caráter preventivo
- Viabilidade de implementação em pequenas localidades e para populações circunscritas geograficamente, a custos suportáveis
- Possibilidade de livre escolha pela população, que pode adquirir sal com ou sem flúor oferecido nas prateleiras dos supermercados e em outros pontos de venda.

Contudo, existem desvantagens importantes a considerar:

- As variações de consumo do sal são muito amplas, ainda que, em uma mesma comunidade, em razão de hábitos alimentares distintos e da faixa etária; isso exige cuidados especiais na determinação do teor de flúor, principalmente em relação aos altos consumidores de sal, que poderiam apresentar problemas colaterais. Na Hungria, aquelas que consumiam sal com até 350 ppm de flúor apresentaram fluorose leve, segundo Toth (1979). No Brasil, o consumo individual de sal mostra uma amplitude que vai de um máximo de 15,2 g/dia até um mínimo de 8 g/dia (Pinto, 1982)
- Apenas uma parte do sal adquirido é de fato consumido, tornando mais difícil a determinação do teor correto de flúor a ser adicionado para cada comunidade. Na Hungria, onde as vendas de sal eram de cerca de 11 g/dia, o consumo real atingiu 34% desse total ou menos de 4 g/dia, o que estimulou Toth (1976) a aumentar a dosagem de flúor
- A adição de fluoreto, assim como de iodato de potássio (usado para prevenir a incidência de bócio endêmico) ao sal não refinado, especialmente o sal grosso, exige tecnologia mais complexa que, ao ser empregada, eleva o custo final do produto. Nos países em desenvolvimento, onde o consumo desse tipo de sal é grande, as camadas de mais baixa renda seriam prejudicadas
- O sistema de controle é de difícil implementação e tem reduzida eficácia nos países com um regime aberto de produção e comercialização do sal
- O consumo de sal tem sido cada vez mais associado à ocorrência de hipertensão, promovendo uma incômoda

Tabela 13.11 Redução da cárie dentária obtida em estudos sobre a fluoretação do sal de cozinha, segundo o grupo etário e a dosagem utilizada.

Grupo etário	Teor de fluoreto no sal	Duração do estudo	Redução (%) no CPO-D	Local e autor do estudo
8 a 9 anos	90 ppm	4 a 5 anos (1960 a 1965)	24,7	Suíça – Marthaler
12 a 14 anos	90 ppm	4 a 5 anos (1960 a 1965)	–	Suíça – Marthaler
7 a 9 anos	90 ppm	5 anos (1956 a 1961)	31,9	Suíça – Wädenswil
12 a 14 anos	90 ppm	5 anos (1956 a 1961)	–	Suíça – Wädenswil
12 anos	250 ppm	4 anos (1970 a 1974)	29,3	Suíça – Marthaler
8 a 10 anos	200 ppm	8 anos (1964 a 1972)	60,5 (NaF)	Colombia – Mejia et al.
8 a 10 anos			59,5 (CaF_2)	
11 a 13 anos			51,5 (NaF)	
11 a 13 anos			48,3 (CaF_2)	
8 anos	250 ppm	4 anos (1965 a 1969)	34,6	Espanha – Viñes
12 anos	250 ppm	4 anos (1965 a 1969)	29,2	Espanha – Viñes
7 a 11 anos	250 ppm	9 a 10 anos (1966/67 a 76)	59,9	Hungria – Toth
7 a 11 anos	200 ppm	9 a 10 anos (1966/67 a 76)	44,7	Hungria – Toth
7 a 11 anos	200 ppm	5 anos (1972 a 1977)	10,0	Hungria – Toth
7 a 11 anos	350 ppm	5 anos (1972 a 1977)	47,7	Hungria – Toth

Fonte: Toth (1976); OPS (1976); Marthaler et al. (1978); Stallard (1982).

discussão entre profissionais de saúde pública e compreendendo um produto combatido por alguns por ser potencialmente danoso à saúde e recomendado por outros como veículo preventivo de outras doenças (p. ex., cárie dentária)
- Nas localidades em que a água de abastecimento público já está natural ou artificialmente fluoretada, o uso concomitante de sal fluoretado causaria fluorose. Nesse caso, seria preciso escolher entre um e outro método, ou, então, fluoretar apenas o sal enviado às localidades sem flúor na água ou, ainda, recomendar aos habitantes, que vivem em cidades com flúor na água, que não comprem sal fluoretado; porém, qualquer uma dessas opções tem reduzida viabilidade. Na Suíça, o sistema de águas da Basileia é fluoretado artificialmente, o que levou a Comissão de Iodo e Sal do país a recomendar, desde 1981, que ali não fosse vendido sal com flúor (Toth, 1976; Striffler et al., 1983). Para os EUA e o Canadá, de acordo com Burt (Striffler et al., 1983), em vista da prática de distribuição em massa de alimentos industrializados e da ocorrência frequente de flúor natural, o sal não se afigura como um veículo aceitável para a fluoretação
- O consumo de sal é bem menor exatamente na infância, quando o flúor é mais necessário
- O uso de sal fluoretado em alimentos processados precisa ser controlado, para não sujeitar os consumidores a riscos desconhecidos por eles (WHO, 1994).

O caso brasileiro

O Brasil é um interessante caso de estudo nesse campo, tendo em vista seu amplo programa de fluoretação de água e de iodatação do sal, além da uma tentativa episódica de fluoretação do sal durante o período do governo Collor.

A iodatação do sal tornou-se obrigatória a partir de 1953, momento a partir do qual tem atravessado distintas legislações específicas, ora centralizando a produção do iodato e o controle do processo, ora descentralizando-o com ou sem apoio governamental. Os estudos de acompanhamento levados a efeito (Medeiros, 1976, 1978) indicaram que a prevalência do bócio diminuiu moderadamente, os índices de gravidade tornaram-se menores, mas a doença expandiu-se em números reais, estimando-se a existência de 11 milhões de pessoas com doença em 1955, contra 14 milhões em 1975. De acordo com Medeiros (1978), no Brasil, após mais de 20 anos anos de vigência de legislação sobre sal iodatado, o bócio endêmico globalmente não diminuiu nas proporções desejadas e continua a existir como problema de saúde pública em extensas áreas, o que se deve a hábitos alimentares errôneos, ao uso de sal grosso não iodatado na alimentação humana, à falta de uma propaganda adequada sobre os benefícios do uso do sal iodatado, além de importantes motivos ligados a comercialização e distribuição do produto. Informações atuais provenientes das áreas governamentais ligadas ao combate às chamadas "carências nutricionais específicas" indicam que o bócio endêmico continua a merecer essa última qualificação, sem mudanças significativas na situação diagnosticada por Medeiros.

Não há indicações de que o acréscimo de flúor ao sal, um processo similar ao da iodatação, possa percorrer na prática um caminho diferente quando de sua colocação no mercado. Um estudo de Silva (1991) indicou que 20% do sal produzido no país apresentava subdosagem de iodato de potássio, enquanto 60% estava superdosado, com uma variabilidade de 30%, quando a aceitável seria no máximo de 5%, fato que "inviabilizaria a fluoretação do sal no Brasil, pois flúor em excesso produziria fluorose e limites subótimos diminuiriam ou eliminariam a redução de cárie". A Tabela 13.12 mostra padrões de consumo individual de sal refinado e grosso por nível de renda e cidade ou região de residência, conforme estudo realizado pelo IBGE, deixando claras as pronunciadas diferenças existentes (Pinto, 1982).

Ainda assim, no final de 1990, a Portaria n. 1.437 do Ministério da Saúde implantou o método de adição de flúor ao sal de cozinha para as regiões Norte, Nordeste e parte da Centro-Oeste. Após alguns anos de tentativas sem sucesso aparente e sob forte resistência, principalmente de setores ligados à saúde pública (De Souza, 1994, citado em Silva, 1997) – ligada a problemas de suspensão de tradicionais e abrangentes sistemas de fluoretação da água em cidades das regiões onde se tentava concretizar a nova estratégia preventiva –, uma nova Portaria Ministerial (n. 851/1992) revogou definitivamente a tentativa de oficialização do método no país.

Recomendações

Do ponto de vista técnico, não há dúvida quanto à factibilidade da adição de flúor no sal, enquanto, epidemiologicamente, é possível afirmar que os efeitos sobre a incidência da cárie dentária são próximos aos alcançados com o uso da água como veículo. Todavia, estudos recentes indicam que a fluoretação do sal não seja tão eficiente quanto a da água (Fabruccini et al., 2016). Sempre que a implementação desse método for

Tabela 13.12 Consumo *per capita*/ano de sal refinado e grosso (em gramas) por classe de renda e por região no Brasil.

Classe de renda e tipo de sal		Gramas de sal ingerido ao ano por pessoa				
		RJ	SP	Região Sul	MG/ES	Região Nordeste
Renda muito baixa	Sal refinado	3.800	3.800	3.230	3.130	1.841
	Sal grosso	429	470	1.654	1.051	1.087
Renda baixa	Sal refinado	4.272	4.815	3.614	3.902	2.527
	Sal grosso	72	237	2.195	1.345	1.432
Renda média	Sal refinado	5.050	4.754	4.290	4.192	2.885
	Sal grosso	20	107	1.823	1.221	1.417
Renda alta	Sal refinado	4.517	4.838	4.464	4.301	3.257
	Sal grosso	3	17	1.070	523	950

analisada como uma possibilidade, deve-se assegurar a superação das dificuldades que se antepõem a seu uso.

Ao revisar o tema, o comitê de especialistas reunido pela OMS (WHO, 1994) formulou as seguintes recomendações:

> A fluoretação do sal deve ser considerada onde a fluoretação da água não for factível em virtude de razões técnicas, econômicas ou socioculturais; a concentração ótima precisa ser determinada com base em estudos de ingestão de sal. A concentração de 200 mg F⁻/kg deve ser vista como um padrão mínimo quando vários tipos de sal (de cozinha, para preparação de alimentos) são fluoretados, mas o dobro pode ser apropriado quando só o sal de cozinha (uso doméstico) contém flúor; as operações técnicas requeridas no processo de fluoretação do sal devem ser controladas e informadas com regularidade. Além disso, a concentração correta e a homogeneidade dos produtos devem ser periodicamente analisadas nas embalagens oferecidas aos consumidores; a concentração de flúor deve constar em todas as embalagens de sal; são necessários estudos periódicos sobre cárie dental e fluorose.

Alguns países europeus têm uma alta porcentagem de usuários (p. ex., na Alemanha 67% e na Suíça 85%). Na América do Sul, mais de 100 milhões de pessoas usam sal fluoretado, e, em alguns países, 90 a 99% da população usa sal fluoretado (Marthaler, 2013).

SUPLEMENTOS DIETÉTICOS COM FLÚOR

Em um esforço para atualizar os conhecimentos disponíveis acerca desse tema, um grupo de especialistas da OMS reuniu-se em Genebra, em novembro de 1993, para, ao final, resumir suas principais recomendações em quatro itens (WHO, 1994):

- Suplementos fluoretados têm limitada aplicação como uma medida preventiva de saúde pública
- Em áreas com média ou baixa prevalência de cárie, deve ser adotada uma orientação conservadora para sua prescrição, com uma dosagem de 0,5 mg de flúor ao dia para indivíduos sob risco a partir da idade de 3 anos
- Em áreas onde existe uma particular preocupação em relação à ocorrência de cáries nas dentições decídua e permanente, deve ser adotado um regime de adaptação da dosagem, começando aos 6 meses de idade, levando em consideração o conteúdo de flúor na água de abastecimento
- Suplementos prescritos devem ser acondicionados em embalagens protegidas para evitar o uso indevido por crianças. A quantidade de fluoreto de sódio contida em todos os comprimidos (ou pastilhas etc.) em uma só embalagem não deve exceder 120 mg.

Ao revisar o tema, Murray (1996) conclui – com base nos estudos até então realizados e publicados – não haver dúvida quanto à efetividade dos comprimidos e drágeas fluoretados na prevenção da cárie dentária, tanto na dentição permanente quanto na decídua, acrescentando que os resultados melhoram quando a suplementação começa antes dos 2 anos de idade, caso em que se pode esperar 40 a 80% de redução na incidência. Para programas de suplementação só em dias de aula, os ganhos esperados são um pouco menores, mas, ainda assim, substanciais, notadamente com o uso de fluoreto de sódio, o sal mais indicado (Murray, 1996). Não há evidência de que a suplementação de flúor durante a gravidez previna cáries nos dentes decíduos após o nascimento (Takahashi *et al.*, 2017).

Um esquema alternativo de dosagem, segundo peso e idade, sugerido por Newbrun (1992), é apresentado na Tabela 13.13. A diferença em relação ao esquema clássico proposto pela ADA (Stallard, 1992) é que o início da suplementação com flúor ocorre desde o nascimento, e não a partir dos 6 meses, além da administração de uma dosagem menor para o grupo com mais de 2 até 6 anos de idade.

Seguindo as recomendações da ADA, apenas crianças com alto risco de cáries em áreas com concentração de flúor na água abaixo de 0,6 ppm devem receber suplementos de flúor. As seguintes considerações e orientações são atualmente adotadas pelos profissionais norte-americanos para a prescrição de suplementos com flúor (CDC, 2011):

- Crianças com menos de 6 meses não devem receber suplementos com flúor
- Suplementos no formato de losangos e tabletes (com dosagem de 0,25 mg, 0,5 mg e 1 mg), ou líquidos, incluindo preparações vitamínicas com flúor disponíveis no mercado que contêm, em sua maioria, fluoreto de sódio como ingrediente ativo
- Suplementos fluoretados podem ser prescritos a crianças com alto risco de cárie que vivem em localidades cuja água de abastecimento contenha teores baixos ou insuficientes de flúor
- Para maximizar os efeitos tópicos, tabletes e losangos devem ser chupados por 1 a 2 min antes de serem deglutidos
- Os suplementos devem ser prescritos por um cirurgião-dentista ou por um médico; para menores de 6 anos, é preciso pesar os riscos para cárie dentária em caso de sua não administração, assim como a possibilidade de indução de fluorose. É necessária a análise de outras fontes reais ou potenciais de flúor. Os pais e responsáveis pela criança devem ser informados acerca dos benefícios e riscos potenciais da suplementação.

Tabela 13.13 Esquema alternativo de suplementação com flúor, em mg/dia, segundo o peso corporal, a idade e o teor de flúor da água de abastecimento público.

Peso (em kg)	Idade	Concentração de flúor na água de beber (em ppm)		
		< 0,3	0,3 a 0,7	0,7
3,14 a 12,4	0 até 2 anos	0,25	zero	zero
> 12,4 a 16,4	2 a 4 anos	0,50	0,25	zero
> 16,4 a 21,5	> 4 a 6 anos	0,75	0,50	zero
> 21,5	> de 6 anos	1,00	0,75	zero

Fonte: Newbrun (1992); Bawden (1992).

FLUORETAÇÃO DA ÁGUA NAS ESCOLAS

Nas escolas que dispõem de reservatórios próprios para distribuição de água, a adição de fluoretos é comprovadamente benéfica em termos de prevenção da cárie, não apresentando efeitos nocivos à saúde nas dosagens recomendadas.

Considerando o curto período de permanência das crianças na escola e, em geral, sua tardia exposição ao flúor, é comum o emprego de doses elevadas – em torno de 4,5 vezes acima do teor localmente recomendado para a fluoretação da água de abastecimento público – com a finalidade de compensar os períodos de não ingestão de água beneficiada com flúor na residência. O método chegou a ser utilizado em 13 estados norte-americanos, mas problemas na supervisão e de ordem prática fizeram-no declinar e sair de uso (Burt e Eklund, 1997). No caso de Elk Lake, para uma dosagem de 5 ppm, foi obtida uma redução na incidência de cáries da ordem de 40% (Horowitz et al., 1972), confirmada mais tarde por estudos similares (Leukhart, 1979). Com a adição de 6,3 ppm de flúor, em Seagrove, Carolina do Norte, foram obtidos benefícios adicionais pouco representativos, mas sem ocorrência significativa de fluorose (Heifetz et al., 1978).

No Brasil, a fluoretação da água nas escolas foi bastante difundida, principalmente nas décadas de 1970 e 1990, ganhando um manual específico de Buendia (1995), no qual estão descritas as técnicas de aplicação, insumos necessários e equipamentos, entre outros aspectos. Aparentemente, esse método está inutilizado hoje no Brasil. Nos EUA, o CDC não mais promove a fluoretação da água escolar (Burt e Eklund, 2006). Em uma busca cuidadosa no Medline e no PubMed, não foi possível encontrar nenhum trabalho ou relato de fluoretação escolar recente.

FLUORETAÇÃO DE LEITE, AÇÚCAR E GOMAS DE MASCAR

Os vários produtos que têm sido experimentados como veículos para adição de flúor ao organismo humano – leite, açúcar, gomas de mascar, cereais, suco de frutas etc. – são de uso generalizado praticamente impossível, havendo poucos estudos disponíveis a respeito, sem possibilitar conclusões tão precisas como as que se referem aos métodos citados anteriormente (Cagetti et al., 2013). Possibilidades adicionais, como mecanismos caseiros de prevenção em casos seletivos, nos quais haja necessidade de novas formas de liberação de flúor na cavidade bucal, são o acréscimo de flúor a palitos de dente e a fitas ou fios dentais, embora de efeitos positivos bastante limitados (Birkhed et al., 1994, 1995, referidos por Olofsson e Bratthall, 1998), quase nunca confirmados por experimentos clínicos de longa duração.

Fluoretação do leite

Esse item mereceu mais pesquisas graças ao apoio da Borrow Dental Milk Foundation, da Inglaterra, com alguns resultados encorajadores (Ericsson, 1958; Rusoff et al., 1962; Patterson e Ekstrand, 1978; Stephen et al., 1984; Kunzel, 1993).

Entretanto, o flúor no leite não é completamente ionizado (Ericsson, 1958), resultando em efeitos tópicos (pós-eruptivos) inferiores em relação ao método de fluoretação da água (WHO, 1994; Burt e Eklund, 1997). Um argumento favorável, do ponto de vista dos direitos individuais em relação ao que deve ou não ser ingerido, é a possibilidade de livre escolha por parte dos usuários, entre o leite com e sem flúor nos locais em que ambos estejam disponíveis, mas este é um produto consumido principalmente por crianças de nível econômico médio ou elevado e de baixa idade, o que restringe muito as possibilidades de sua utilização em programas que almejam alcançar um grau razoável de cobertura populacional (Stallard, 1982; Tala, 1984; Stephen e Campbell, 1980; Burt e Eklund, 1997).

O flúor é diretamente adicionado ao leite e, nos países em que esquemas de prevenção a escolares vêm sendo tentados – Bulgária, China, Rússia, Reino Unido, Chile –, a dosagem é de 5 mg de flúor para 1 ℓ de leite, sendo que cada criança recebe 200 mℓ de leite fluoretado por dia letivo, e o produto é ingerido durante cerca de 200 dias ao ano (WHO, 1994).

Os estudos ainda não são suficientemente consistentes, apesar de demonstrarem uma incidência menor de cárie nos indivíduos submetidos ao método (Stephen et al., 1984; Yeung et al., 2015; Ijaz, 2015). No entanto, em determinadas circunstâncias em que a fluoretação da água é impossível ou indisponível e exista uma baixa participação dos programas preventivos de cárie e baixo uso de pastas fluoretadas, como na comunidade de Codegua, no Chile (Mariño et al., 2004), esse método pode ser importante. Nesse país, existe o Programa Nacional de Complementação Alimentar (PNAC), pelo qual cada criança recebe mensalmente, sem custos, 2 kg de leite em pó (Purita™), além de 1 kg de um derivado do leite (Purita Cereal™) entregue mensalmente ao grupo de 2 a 6 anos. O leite foi, então, fluoretado e utilizado como veículo para prevenção da cárie dental. Utilizando tal esquema, a prevalência de cárie, em crianças de 3 a 6 anos, foi reduzida de 11,78 (ceo-s) em 1994 para 3,35 em 1999. Nesse ano, a fluoretação do leite foi paralisada. Em 2002, a prevalência de cárie havia aumentado para um ceo-s médio de 6,19 (mais de 80% em apenas 3 anos).

Fluoretação do açúcar

Uma pesquisa pioneira desenvolvida por Luoma et al. (1979), em uma pequena instituição finlandesa, mostrou certas vantagens no uso do flúor no açúcar e prováveis efeitos preventivos (crianças que consumiram açúcar beneficiado com flúor tiveram menos cáries que as expostas ao produto comum). O método poderia ser empregado de maneira seletiva para grupos populacionais sob alto risco de cárie, em que o flúor atuaria no exato momento do ataque ácido ao esmalte dentário. Naturalmente, permanece a questão ética de que a aceitação do método poderia representar um estímulo a mais ao consumo do açúcar, o tradicional arqui-inimigo da Odontologia em termos de cáries.

Em uma revisão sobre o assunto, Bratthall e Barmes (1995), considerando implicações de ordem econômica, política e de saúde geral, entre outras, sugeriram a realização de estudos adicionais para orientar a tomada de decisão no sentido de apoiar novas pesquisas em relação à fluoretação do açúcar ou descartar de vez a ideia.

Com base na noção de que baixas concentrações de flúor podem ser benéficas à remineralização tecidual, caso estejam no local em que a cárie predominantemente ocorre, Cutress et al. (1995) concluíram, após estudos in vitro, que soluções com uma concentração de 1 ppm de flúor conseguem reduzir o poder desmineralizante da sacarose. Pearce et al. (1992), empregando soluções com 2 a 5 ppm de flúor, aplicadas com moldeira a uma hemiarcada, 4 vezes/dia (durante 10 min em cada vez), durante 1 semana, observaram uma redução na incidência de cáries induzidas em três voluntários adultos em comparação a outra hemiarcada na qual foi aplicada apenas sacarose sem qualquer aditivo. Esses autores indicam que a redução na dissolução do esmalte em virtude da reprecipitação de apatita rica em flúor é possivelmente o mecanismo responsável pelo efeito anticárie observado, embora a diminuição na produção de ácido na placa possa desempenhar também um papel relevante nesse processo. Mulyani e McIntyre (2002) constataram uma redução significativa de cárie no grupo que consumiu o açúcar fluoretado, todavia há pouca evidência para recomendar a fluoretação do açúcar (Cagetti et al., 2013).

Gomas de mascar com flúor

Os primeiros estudos nesse campo referiam uma incidência maior de cáries em pessoas que utilizavam gomas de mascar com sacarose comparadas às que faziam uso do mesmo produto não açucarado ou a outras que não tinham o hábito de "mascar chiclete". Alguns estudos sugerem que a cárie pode ser em parte controlada mediante o uso de gomas de mascar livres de açúcares cariogênicos, substituídos por xilitol ou, como uma alternativa menos comum, pelo sorbitol (Rugg-Gunn, 1993, 1996), mas ainda não há evidências suficientes comprovando efeito anticariogênico (González-Cabezas e Fernández, 2018).

Como uma alternativa para pacientes de alto risco em relação à cárie (p. ex., com xerostomia ou níveis extraordinariamente elevados de *Streptococcus mutans*), alguns países têm permitido a comercialização de gomas de mascar fluoretadas, com a recomendação expressa de não as utilizar como uma guloseima e de que devem ser guardadas fora do alcance de crianças. Na Suécia, esses produtos contendo 0,25 mg de flúor estão disponíveis sem necessidade de prescrição pelo profissional (Olofsson e Bratthall, 1998). O poder preventivo depende, além da concentração de flúor, de sua efetiva liberação durante a mastigação, que deve ser lenta e metódica, do uso regular, além de estar condicionado à capacidade de compra e de compreensão do consumidor (Scheie, 1995).

Uma abordagem interessante foi usada por Thorild et al. (2004). Mães com filhos com idade de 6 meses e alta contagem de *Streptococcus mutans* utilizaram gomas de mascar com xilitol, clorexidina/sorbitol/xilitol e fluoreto de sódio, por 5 min, 3 vezes/dia, durante 1 ano. Os resultados não mostraram diferenças significativas na incidência de cárie nem nos níveis de *Streptococcus mutans*. Os autores concluíram que esse tipo de intervenção dirigida deve ser questionado.

No momento, não existem evidências científicas consistentes para indicar a utilização de gomas de mascar com xilitol e flúor como anticariogênicas, contudo elas são não cariogênicas. As gomas de mascar com sorbitol só são não cariogênicas quando usadas 3 ou mais vezes/dia (Burt, 2006), conclusão suportada por estudos como os de Machiulskiene et al. (2001). Esses autores atribuíram eventuais efeitos à própria ação mastigatória, e não a componentes como sorbitol e xilitol.

Em geral, quando se compara usar ou não suplementos com flúor, observa-se uma redução na incidência de cáries, mas não há diferença entre suplementos de flúor e uso tópico de flúor na incidência de cáries (Tubert-Jeannin et al., 2011).

BOCHECHOS COM FLÚOR
Histórico e poder preventivo

Por sua comprovada eficácia, custo reduzido e facilidade de aplicação, os bochechos com soluções à base de fluoretos alcançaram grande popularidade no meio odontológico, difundindo-se, em um curto período, a praticamente todas as regiões do mundo. Hoje, são praticados tanto na Escandinávia quanto nos EUA, no Brasil ou na China com mínimas variações na técnica, na dosagem e nos insumos empregados.

A partir de 1972, quando a Prefeitura Municipal de Porto Alegre, RS, e a Fundação SESP passaram a utilizar esse método como parte de seus Sistemas Incrementais de Atenção a Escolas (Ramos e Pitoni, 1974), um número crescente de instituições brasileiras passou a adotá-lo também (Pinto, 1983, 1989).

Embora várias formulações já tenham sido experimentadas, as de uso mais generalizado são as soluções neutras de fluoreto de sódio a 0,2%, para uso semanal ou quinzenal, e a 0,05%, para uso diário. Também têm sido empregadas soluções aciduladas, em geral para uso diário (FFA com pH próximo a 4) e soluções com fluoreto estanhoso (SnF_2 a 0,1% semanal), mas sua aceitação tem sido menor em virtude do sabor mais ácido, no primeiro caso, e da necessidade de preparação na hora da solução, que é instável, no segundo.

A Tabela 13.14 resume alguns dos principais estudos sobre bochechos com flúor, cujo poder preventivo em termos de CPO-D pode chegar a 35%, quando usados em crianças de 6 a 14 anos de idade (FDI, 1981; Katz et al., 1975; Horowitz, 1982; WHO 1984). Em uma revisão dos estudos norte-americanos, Ripa (Symposium, 1991) reportou uma redução de CPO-S média de 31% para bochechos de alta concentração usados 1 vez/semana em escolares e de 28% para os de baixa concentração recomendados para utilização caseira.

Os resultados com sessões semanais e quinzenais têm sido similares, mas as experiências com a alternativa semanal são muito mais numerosas e conclusivas. Bochechos de uso diário, em geral com solução a 0,025%, proporcionam melhores resultados que os de uso semanal (Thylstrup e Fejerskov, 1995).

Há benefícios adicionais significativos em áreas sob fluoretação da água de consumo em níveis ótimos, para as quais se aconselha o emprego concomitante dos dois métodos (Radike, 1973; Kawall et al., 1981; Driscoll et al., 1982; Symposium, 1991).

Os efeitos preventivos desaparecem gradativamente com a interrupção do programa (Koch, 1970). E o benefício é maior nas faces proximais. Ripa et al. (1980) observaram, após 3 anos de aplicação em crianças de 8 a 12 anos, 49% de redução nas proximais, 30% nas vestibulares e linguais e 28% nas oclusais.

Na Suécia, 10 anos de uso ininterrupto de bochechos semanais propiciaram uma redução nos níveis de cárie dentária próxima à da fluoretação da água de abastecimento público. Nos EUA, os programas escolares propiciaram, em geral, resultados próximos aos previstos nos estudos acadêmicos (Heifetz et al., 1978). No Brasil, o estudo epidemiológico nacional, embora não desenvolvido para analisar essa variável, não mostrou diferenças significativas no CPO-D de crianças examinadas em localidades com e sem programas tradicionais de bochechos semanais (Brasil, 1988; Pinto, 1993), possivelmente em razão das frequentes interrupções nas aulas e da execução do método.

Moreira e Tumang (1972) utilizaram NaF a 0,1% durante 2 anos em crianças de 7 anos de idade no início do estudo, obtendo 51% de redução para uso 3 vezes/semana; 19,4% com

Tabela 13.14 Percentual de redução da cárie dentária com uso de bochechos fluoretados, segundo o tipo de sal utilizado, a concentração, a frequência, a duração do estudo, a idade dos beneficiados, o índice de cárie e o autor do estudo.

Sal	Características especiais	Concentração de fluoreto (%)	Frequência (diária, quinzenal, semanal)	Duração (meses)	Idade	Redução (%)	Índice	Autor
NaF		0,05	D	24	10	50	CPO-S	Torell e Ericsson, 1965
		0,2	Q	24	10	21	CPO-S	
NaF		0,5	Q	36	10	23	CPO-S	Koch, 967
NaF		0,2	S	20	6	16	CPO-S	Koch, 1967
NaF		0,04	D	36	8 a 11	27	CPO-S	Aasenden et al., 1972
F.F. Acid.		0,04	D	28	9	23	CPO-S	Aasenden et al., 1972
NaF		0,4	S	24	10 a 11	33	CPO-S	Gallagher et al., 1973
NaF		0,66	S	24	10 a 12	38	CPO-D	Heifetz et al., 1973
F.F. Acid.		0,66	S	24	10 a 12	27	CPO-S	Heifetz et al., 1973
NaF	Dentifrício com flúor	0,2	S	84	13	38	CPO-D	Forsman e Ericsson, 1973
SnF$_2$	Água fluoretada	0,1	D	24	8 a 13	33 a 43	CPO-S	Radike et al., 1973
NaF		0,2	Q	24	7 a 9	48	CPO-S	Poulsen e Risager, 1975
F.F. Acid.	Dentifrício com flúor*	0,02	D	24	12	17	CPO-S	Ashley et al., 1977
NaF	Dentifrício com flúor	0,2	Q	120	13	53	CPO-S	Birkeland et al., 1977
NaF Dentifrício com flúor**		0,05	D	30	36	36	CPO-S	Triol et al., 1980
		0,1				37		
NaF	Água fluoretada	0,05	D	36		47	CPO-S	Heifetz et al., 1081
		0,02	S			38		
NaF		0,05	D	24		28		
		0,05	S			17		
		0,2	D			23		Ringelberg et al., 1981
		0,2	S			20		
NaF	Água fluoretada	0,5	D	18		40	CPO-S	Driscoll et al., 1981
		0,2	S			31		

*17% foi a redução obtida apenas com o bochecho; o dentifrício (MFP a 0,76%) reduziu 21% das cáries e os dois métodos juntos, 26%.
** Os resultados são adicionados aos do dentifrício (MFP a 0,76%).

bochechos semanais; e 16% quinzenais. Buendia (1980), empregando soluções neutras de NaF a 0,2% uma vez por semana em estudantes do ensino fundamental do estado de São Paulo, relatou reduções de 30% na cidade de Mirassol, 18% em Biritiba-Mirim e 39% em Santos, após 2 anos, e de 27% em Pindorama e de 26% em Estrela D'Oeste, após 4 anos.

As evidências quanto à efetividade dos bochechos com soluções fluoretadas para controle da cárie dentária foram consideradas pelo CDC de grau 1 em 2001, o que significa a existência de um ou mais estudos clínicos adequadamente conduzidos de modo casual, ou seja, as evidências científicas de sua efetividade são relevantes. No entanto, o número de locais onde os bochechos são praticados tem declinado acentuadamente nos EUA, em especial pela redução da cárie dentária (Burt e Eklund, 2005). Muitos dos trabalhos foram duramente criticados quanto à metodologia e à maneira como os resultados foram utilizados nos EUA, gerando muita controvérsia. Em 1989, concluiu-se que os bochechos com flúor continuam sendo um procedimento razoável para indivíduos ou grupos de alto risco, ainda que a relação custo-benefício seja questionável como estratégia para programas comunitários (Burt e Eklund, 2005). Uma revisão de 2016 (Marinho et al., 2016) confirmou que bochechos supervisionados com flúor em média obtêm redução de 23% das cáries, com qualidade moderada de evidência e nenhuma associação com níveis de cáries presentes, exposição a outros veículos com flúor ou viéses nos estudos.

FÓRMULA E TÉCNICA DE APLICAÇÃO

A solução pode constar tão somente de fluoreto de sódio (2 g) e água (q.s.p. 1.000 mℓ), mas essa fórmula somente é aconselhável para uso em curtos períodos, pois pode desenvolver formas espirilares não patogênicas (Teixeira e Santos, 1973) que a turvam forçando sua substituição semanal, o que cria problemas de abastecimento.

A principal alternativa consiste na adição de conservantes à fórmula, como feito por Teixeira e Santos (1973) que, a partir dos estudos de Torell e Ericsson (1965), criaram a seguinte fórmula, com duração inalterada pelo menos por 6 meses e componentes disponíveis no mercado brasileiro: fluoreto de sódio 2 g + essência de menta (flavorizante) 0,20 g + nipagim (conservante) 0,25 g + nipasol (estabilizador) 0,15 g + álcool (fixador) 2 mℓ + água destilada q.s.p. 1.000 mℓ.

É possível também utilizar pastilhas de NaF para dissolução em 1 ℓ de água no momento do uso (solução de 0,2%), o que reduz o risco do armazenamento de soluções fluoretadas em ambiente não clínico.

Os bochechos podem ser executados dentro da sala de aula ou no pátio. Todo o vasilhame deve ser plástico para evitar o ataque do flúor ao vidro. De um vasilhame contendo 1 a 5 ℓ de solução, segundo o número de alunos participantes, retirar 10 cc (variações entre 7 e 12 cc são admissíveis) com um dosador ou colher (de sopa) colocando-se no copo ou na caneca de cada uma das crianças, para que enxáguem vigorosamente a boca com a solução, por 1 min e, em seguida, a expectorem. De preferência, escolher a primeira hora do período de aulas ou o momento logo após a merenda, em um dia fixo da semana. Não sendo possível efetuar a sessão no dia marcado, fazê-la no dia seguinte. Após o bochecho, aconselha-se não ingerir nada por 30 min. A frequência é controlada seguindo a lista de chamada de cada classe.

Em muitos países, soluções de fluoretos para bochechos caseiros em baixas dosagens (em geral até 0,20%) estão disponíveis para venda livre em farmácias; as dosagens superiores exigem receita por profissional.

Vantagens e restrições

As principais vantagens do método são:

- Poder preventivo no grupo etário em que a prevalência de cárie é mais elevada
- Facilidade de aplicação por pessoal não especializado e rápida compreensão da técnica de uso pelas crianças
- Custo reduzido
- Pequena interferência na rotina escolar, exigindo cerca de 10 min de cada classe por semana, aí já incluídos a distribuição da solução, a execução, o recolhimento dos copos e a marcação de presença
- Aplicação fora do ambiente clínico, sem a necessidade de profilaxia prévia, pois a solução tem poder de penetração na placa
- Interligação ativa com as atividades educativas, que podem ser reforçadas semanalmente em um "momento de ensino" propício em face da concentração infantil no "fazer odontológico".

Duas restrições importantes devem ser consideradas:

- O método somente deve ser utilizado por crianças de 3 a 5 anos de idade sob supervisão direta e após estarem bem instruídas, para evitar que engulam a solução submetendo-se a uma eventual superdosagem de flúor (risco de fluorose). A ingestão é maior em crianças de baixa idade sem experiência com o método, que bochecham maiores quantidades e por mais tempo. Em menores de 6 anos, empregar, de preferência, métodos alternativos, como as aplicações tópicas; ao utilizar os bochechos, fazê-lo com 5 cc de solução durante apenas 30 s

- Necessidade de um nível de organização razoável do programa odontológico e do sistema educacional. Quando ocorrem seguidas interrupções nas aulas, com períodos longos de ausência dos alunos em virtude de problemas como greves, desinteresse dos professores e deficiência no suprimento de flúor, é melhor optar por métodos executados em uma ou duas sessões durante o ano, como as aplicações tópicas de flúor.

De acordo com Ripa *et al.* (1980), pelo menos 25 sessões semanais por ano são necessárias para assegurar os padrões de redução de cárie obtidos nos estudos controlados. Contudo, isso deve ocorrer em períodos contínuos e sem interrupções notáveis ou frequentes. Quando o ano escolar tem soluções de continuidade demasiadas ou longas, e quando o próprio programa não consegue manter um bom padrão de organização de maneira perene, os bochechos semanais ou quinzenais não têm êxito. Essa é uma restrição que se aplica a todo e qualquer método que exija regularidade durante períodos longos, principalmente nos países em desenvolvimento.

Uma exposição cada vez maior a outras fontes de fluoretos tem como consequência a obtenção de reduções cada vez menores por parte dos programas escolares de bochechos com fluoretos, justificando a recomendação de que deva ser administrado basicamente em indivíduos ou grupos sob alto risco de cárie (CDC, 2011).

APLICAÇÕES TÓPICAS DE SOLUÇÕES, GÉIS E PASTAS PROFILÁTICAS COM FLÚOR

Embora tradicionais, recomenda-se que as aplicações tópicas de flúor sejam acompanhadas de uma avaliação do paciente e da comunidade. Sköld *et al.* (2005) propuseram uma classificação dos pacientes como de alto, médio e baixo risco pela renda familiar, o CPO-D e o teor de flúor na água em comunidades da Suécia.

Indicam-se aplicações tópicas de flúor para pacientes com cárie ativa nas superfícies lisas e aqueles com alto risco de ocorrência da doença. Hawkin *et al.* (2003) apresentaram os seguintes critérios que devem ser seguidos para esse procedimento:

- Pacientes com alto risco de cárie nas superfícies lisas
- Pacientes com alto risco para cáries radiculares
- Grupos especiais como:
  - Pacientes ortodônticos
  - Pacientes recebendo radiação de cabeça e pescoço
  - Pacientes com fluxo salivar reduzido
- Crianças cujos molares deveriam, mas não podem ser selados
- Não se trata de um procedimento recomendado para pacientes com baixo risco de cárie que residam em áreas com ótima concentração de flúor na água de consumo público.

O uso rotineiro de aplicações tópicas em consultório odontológico tem perdido força nos últimos anos, especialmente em países com forte redução na incidência de cárie dentária em virtude do pequeno benefício preventivo adicional em crianças de baixo risco e/ou que já estejam expostas a água de consumo e dentifrícios fluoretados (CDC, 2011).

Newbrun (2001) chama a atenção para a necessidade de terapia múltipla com flúor e a mudança comportamental dos pacientes com alto risco de cárie, e não apenas o uso de flúor tópico. No entanto, mesmo que se utilizem algumas das ferramentas para estabelecer o risco de cárie, estas podem não ser capazes de identificar todas as crianças com risco de *cáries prematuras da infância* (ECC), as quais devem enquadrar-se em um dos grupos a seguir (American Academy Pediatrics, 2014):

- Crianças com necessidade de cuidados especiais
- Filhos de mães com alto índice de cárie
- Crianças com cárie, biofilme em excesso, desmineralização e manchas
- Crianças que dormem com mamadeira ou mamam à noite
- Crianças prematuras
- Crianças de famílias de baixo nível socioeconômico.

Para essas crianças, recomenda-se um esquema como o descrito por Newbrun (2001):

- Na visita inicial, deve ser feita a aplicação de um solução com alta concentração de flúor (flúor-fosfato acidulado em gel a 1,23% por 4 min ou verniz fluoretado com pelo menos 22.600 ppm de flúor)
- O tratamento no item anterior deve ser repetido 4 vezes ao ano
- Em casa, o paciente (crianças maiores de 6 anos) deve autoaplicar, diariamente, flúor gel em moldeira com 5.000 ppm de flúor por 5 min ou, se não for possível, realizar um bochecho diário por 1 min, com uma solução de flúor a 0,05% (230 ppm flúor). Essa última solução é menos eficiente
- Diariamente, o paciente deve utilizar, 2 ou 3 vezes/dia, por pelo menos 1 min a cada vez, um dentifrício fluoretado. Se o paciente for uma criança abaixo dos 3 anos de idade, usar não mais que o equivalente a um grão de arroz de creme dental na escova. Crianças de 3 a 6 anos de idade devem utilizar uma quantidade mínima de creme dental equivalente a um grão de feijão ou ervilha (AAPD, 2014).

Das três fórmulas mais conhecidas para aplicações de flúor diretamente nos dentes por um profissional – solução de fluoreto de sódio a 2%, solução de fluoreto estanoso a 8% e solução ou gel de flúor-fosfato acidulado (FFA) que contenha de 1,23% de fluoreto de sódio em ácido ortofosfórico a 0,1% –, a última transformou-se, no Brasil, em uma das principais opções práticas de prevenção da cárie dentária nos países em desenvolvimento a partir da eliminação da necessidade de profilaxia prévia (Ripa, 1984) e da utilização de metodologia inovadora, agilizando a cobertura de grandes contingentes de crianças (Brasil, 1989b).

Em relação às soluções com NaF a 2% – geralmente empregando o método tradicional baseado na técnica de Knutson com quatro aplicações de 4 min cada uma, em intervalos de 4 a 5 dias, em geral, aos 3, 7, 10 e 13 anos, para coincidir com os períodos de erupção (Knutson e Armstrong, 1943) –, hoje em dia são pouco usadas, pois os compostos utilizados 1 ou 2 vezes ao ano são mais práticos e proporcionam efeitos semelhantes (Horowitz, 1984; Striffler *et al.*, 1983; Burt e Eklund, 1997).

O fluoreto estanoso – SnF_2 – em sessões semestrais é tido como mais eficaz que em aplicações anuais, mas a solução é instável e deve ser preparada na hora, podendo produzir manchas nos dentes, fatores que limitam seu uso (Muhler, 1970; Viegas, 1971; Horowitz e Bixler, 1976; Cartwright *et al.*, 1968).

As maiores vantagens comparativas residem no emprego do flúor-fosfato acidulado, por não ser irritante para o tecido gengival, não produzir descoloração no esmalte, ter estabilidade e ser aplicado com praticidade, na forma de gel, por meio de moldeiras bucais (Horowitz e Doyle, 1971; Horowitz e Kau, 1974; Ripa, 1984), além de originar resultados benéficos mesmo quando aplicado apenas 1 vez ao ano.

Em uma revisão dos estudos referentes ao gel FFA, Ripa (1989) reportou uma redução média de 26,3% na ocorrência de cáries com duas aplicações anuais e cerca de 22% com uma aplicação ao ano. O método tem indicação favorável e eficácia adicional em localidades com fluoretação da água (Kriger, 1977; Horowitz, 1984).

Um estudo realizado em Brasília (Pinto, 1992), com base na metodologia coletiva desenvolvida no Distrito Federal (Brasil, 1989b), após 1 ano de aplicações semestrais de gel FFA em moldeiras, alcançou os seguintes resultados: em áreas sem fluoretação da água, reduções CPO-D de 32% em crianças de 6 anos de idade, 30% nas de 8 anos e 29% aos 10 anos; em áreas com fluoretação da água, nas mesmas idades, reduções de 29%, 27% e 24%, respectivamente. Os resultados obtidos nesse estudo são similares aos relatados em pesquisas internacionais (Ripa, 1991; Horowitz, 1991; Murray e Naylor, 1996).

Para cobertura comunitária, incluindo escolas ou conjuntos de escolas de uma cidade, o gel FFA é aplicado por uma equipe de saúde bucal, sob a coordenação de um cirurgião-dentista (Figura 13.6).

A profilaxia prévia não é necessária. Análises *in vitro* indicaram que o grau de incorporação de flúor ao esmalte não chega a ser afetado pela limpeza anterior (Ripa, 1984). Para esclarecer a necessidade ou não da profilaxia prévia à aplicação, foram feitos três estudos independentes (Canadá, 1988), cada um dos quais definindo os mesmos três grupos:

- Com profilaxia meticulosa feita por higienista
- Com escovação e uso de fio dental feitos pelos pacientes sob supervisão profissional
- Sem nenhuma limpeza dentária anterior à aplicação do gel fluoretado.

Os resultados indicaram não existir diferenças estatisticamente significativas entre os três grupos em termos de incremento CPO-S. No estudo de Ripa *et al.* (1984), após 2 anos do incremento, os resultados foram de 2,1 superfícies no primeiro grupo, 1,9 no segundo e 2,0 no terceiro; Houpt *et al.* (1983), também em 2 anos, encontraram 2,0, 2,5 e 2,1 respectivamente; enquanto Katz *et al.* (1984), em 2 anos e meio, observaram 2,2 no grupo "a", 2,3 no "b" e 2,1 no "c".

Com NaF ou SnF_2, a perda dos efeitos preventivos, com o tempo, é maior. De acordo com Horowitz (1974), a perda é mínima com o uso do FFA, provavelmente pela maior quantidade de flúor que esse produto libera para o esmalte (Brudevold e Naujoks, 1978). Estudos de Horowitz e Kau (1974) e de Brian e Williams (1970) constataram que os efeitos preventivos do gel FFA mantiveram-se após 2 anos e 1 ano, respectivamente, de interrupção do programa.

A ingestão acidental do gel FFA pode ocasionar náuseas no paciente, mas não há evidência de aumento de fluorose mesmo com cinco aplicações ao ano ou de sequelas para os tecidos orgânicos (Larsen *et al.*, 1985; Ripa, 1989, 1991; Burt e Eklund, 1997). Considerando a dosagem de flúor empregada, por precaução, o paciente deve ser mantido em posição ereta e a cabeça inclinada para a frente durante a aplicação; usar moldeiras com espuma de absorção no fundo e limitar a quantidade de gel em cada moldeira a 2,5 mℓ; fazer o paciente expectorar em abundância e remover eventuais excessos com guardanapo ou toalha de papel, em seguida à aplicação. Recomenda-se o uso de suctor de saliva em condições favoráveis, como as proporcionadas no consultório (Conchie *et al.*, 1969; Brasil, 1989b).

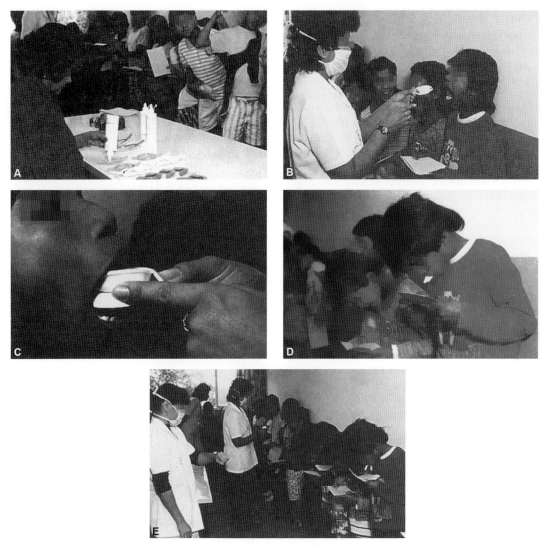

Figura 13.6 Aplicação tópica de gel FFA, com moldeira, em ambiente escolar: sequência desde a entrada das crianças até o final do processo. **A.** Professora ou auxiliar encarregada do preenchimento das moldeiras. **B** e **C.** Colocação da moldeira sem tocar na boca da criança com as mãos. **D.** Durante o tempo de aplicação, a criança mantém a cabeça abaixada. **E.** Vista parcial da sala tendo em primeiro plano a auxiliar de saúde bucal, que controla o tempo e observa a fase de aplicação do flúor. Fonte: Brasil (1989b).

Não se aconselha o uso do gel FFA ou neutro para escovação, pois é um produto distinto dos cremes dentais fluoretados. A finalidade da escova, no caso do gel FFA 1,23% e quando não houver moldeira ou cotonete disponível, refere-se apenas a conduzir o produto para junto dos dentes a fim de ali permanecer pelo tempo necessário (4 min ou 1 min, dependendo do tipo utilizado). Apesar da inexistência de suporte científico específico – não há estudos disponíveis a respeito (Ripa, 1989; Murray e Naylor, 1996; Burt e Eklund, 1997; Olofsson e Bratthall, 1998) –, no Brasil, a escovação dentária com gel FFA ou gel neutro foi bastante difundida, representando, na prática, um desperdício de recursos escassos.

A aplicação de gel por apenas 1 min, por meio de produtos especificamente designados para esse objetivo, não tem evidências teóricas. A aplicação de gel deve ser feita por 4 min (Ripa, 1989; WHO, 1994).

As soluções de NaF ou FFA têm eficácia um pouco menor que a do gel, além de exigirem mais tempo de trabalho, pois devem ser pinceladas nos dentes (Cons et al., 1970).

Para autoaplicação em casa ou na escola, sem supervisão, têm sido usadas formulações com gel acidulado ou neutro entre 1 e 5 mg de flúor por mℓ (1.000 a 5.000 ppm de flúor), e os resultados foram positivos nos poucos estudos feitos (Ripa, 1991) com pacientes realmente cooperadores. O grupo de especialistas da OMS sugeriu que fórmulas bastante concentradas para uso individual podem ser especialmente benéficas para dois tipos de pacientes: aqueles com aparelhos ortodônticos e com cáries rampantes (WHO, 1994).

Pode-se, ainda, realizar a escovação com pastas profiláticas fluoretadas. Estudos iniciais com um produto à base de silicato de zircônio (Gish et al., 1975), que parecia promissor, praticamente o abandonaram por causar irritação nos tecidos gengivais, entre outros problemas. A alta abrasividade tampouco recomenda essa prática. Não há como traçar um perfil uniforme em relação aos efeitos preventivos esperados por meio desse método, pois os resultados disponíveis nos poucos estudos realizados são díspares (Horowitz e Bixler, 1976; Muhler et al., 1970; Fleming et al., 1976; Murray e Naylor, 1996).

VERNIZES COM FLÚOR

Os vernizes fluoretados compreendem materiais aderentes aplicados pelo profissional à superfície dentária, na qual permanecem por algum tempo, permitindo uma lenta e gradativa liberação de flúor para o esmalte. Os vernizes possibilitam a adição de elevadas concentrações de fluoreto com uma limitada quantidade de material (Burt e Eklund, 1997). Atualmente, vernizes com flúor com a concentração de 5% são considerados os produtos tópicos mais efetivos (Newbrun, 2001; ADA, 2006).

Inicialmente empregados na Alemanha e, com regularidade, nos programas de atenção a escolares em toda a Escandinávia (Koch et al., 1982), os vernizes tiveram crescente aceitação internacional, sendo hoje muito utilizados tanto na clínica particular quanto em saúde pública (WHO, 1994).

Entre os vários tipos disponíveis, apenas o Duraphat apresenta um número consistente de estudos científicos *in vivo*, conforme se vê na Tabela 13.15. Além de existirem restrições quanto ao desenho e ao desenvolvimento de alguns dos estudos realizados, principalmente nas décadas de 1970 e 1980 (Clark, 1982; Primosch, 1985; Burt e Eklund, 1997), é inegável o poder preventivo do método.

A redução esperada da prevalência da cárie é de cerca de 40% com duas aplicações anuais (Schmidt, 1981; de Bruin e Arends, 1987; Helfenstein e Steiner, 1994). Em princípio, a redução na dentição temporária é menor que a obtida na dentição permanente (Holm, 1982).

O Duraphat comercializado a partir das análises iniciais de Heuser e Schmidt (1968), na Universidade de Marburg, Alemanha, consiste em uma suspensão de fluoreto de sódio em solução alcoólica de resinas inertes; 1 mℓ de verniz contém 50 mg de fluoreto de sódio, o que corresponde a 22,6 mg de flúor ou 2,26%. O produto "flúor-protetor" contém 0,7% de flúor.

Em geral, o verniz fluoretado é tolerante à água, o que lhe permite aderir ao dente e exercer seus efeitos quando houver saliva. O verniz age pela liberação de etanol na saliva e pela incorporação simultânea de água, fazendo a resina insolúvel formar uma película sobre o tecido dentário sob a qual o flúor é liberado pouco a pouco.

A limpeza prévia dos dentes é considerada necessária, podendo ser feita de forma satisfatória pelos próprios pacientes pela escovação. A profilaxia profissional não tem possibilitado melhores resultados nos estudos referidos (Tabela 13.15).

Como o produto já vem pronto para uso, o segundo passo consiste na secagem dos dentes, feita de preferência com seringa de ar, ou com flanela, ou algodão, os quais possibilitam a execução do método fora do ambiente clínico odontológico. Para proteção dos tecidos moles, deve-se utilizar rolos de algodão.

A aplicação é imediata, quase sempre com cotonetes, seringas, escovas pequenas ou pincéis (WHO, 1994), colocando-se a solução apenas nas áreas que devem ser protegidas. Em seguida, o paciente pode fechar a boca e ir para casa. Embora o movimento de língua, bochecha e lábios possa remover, nesse primeiro momento, o verniz, que está acessível, isso só ocorre nas superfícies lisas e menos sujeitas à cárie. Nos sulcos e fissuras, há uma firme fixação do verniz durante algumas horas. O produto vai se tornando quebradiço à medida que o conteúdo de flúor se esgota, podendo, então, ser eliminado com facilidade por meio da escovação comum (Hoch e Peterson, 1975; Schmidt, 1981). Além do poder preventivo, o verniz fluoretado é usado como agente remineralizante nos processos iniciais de cárie e no tratamento de sensibilidade de colo tanto em jovens quanto em adultos. Após a aplicação, não se deve enxaguar a boca, ingerir nenhum alimento ou bebida por 30 min. Deve-se também evitar o consumo de líquidos muito quentes, bem como fazer a escovação no dia da aplicação, para evitar o desprendimento da película. Quando utilizados vernizes que exigem um ambiente bucal seco até que se complete a solidificação do material (p. ex., o "flúor protetor"), há um aumento significativo do tempo total de aplicação, diminuindo as vantagens relativas do produto em relação a outros métodos de aplicação tópica de flúor (Schmidt, 1981).

Um estudo realizado por Peterson et al. (1991) demonstrou que a aplicação – três vezes em 1 semana, uma só vez ao ano –, proporciona melhores resultados preventivos que o regime tradicional de duas vezes ao ano. Por sua vez, o emprego do verniz com flúor quatro vezes ao ano não é superior à frequência semestral (Seppa e Tolonen, 1990). A OMS sugere aplicações a intervalos entre 3 e 6 meses (WHO, 1994). Cada programa deve optar pela frequência de aplicação mais conveniente à sua clientela e ao padrão vigente de ocorrência de cárie, valendo uma vez mais observar que, em termos de saúde pública, deve ser dada preferência ao maior intervalo de tempo possível, desde que sejam obtidos efeitos preventivos aceitáveis. A Figura 13.7 mostra a aplicação tópica de verniz com flúor em programa de saúde pública no Distrito Federal (DF).

Quando se seleciona o número de aplicações do verniz fluoretado de acordo com o risco de cárie de uma população (Sköld et al., 2005), os resultados podem ser positivos. Ao tratar uma população com baixo risco de cárie com três aplicações de verniz no espaço de 1 semana, repetidas anualmente por 3 anos, houve uma redução de 68% na incidência de lesões interproximais, em comparação a um grupo-controle não tratado. O resultado não melhorou quando do aumento da frequência de aplicações. Um grupo de alto risco de cárie que recebeu um tratamento mensal com verniz fluoretado durante 8 meses, em um total de 24 tratamentos/três anos, teve 76% menos lesões interproximais que o grupo-controle de alto risco que não recebeu tratamento. Dessa forma, a melhor relação e o número de aplicações/incidência dependem do risco de cárie dos pacientes. Já o tradicional esquema de duas aplicações anuais produziu uma redução de 20% no grupo de baixo risco e de 69% no de alto risco, resultado que fez os autores concluírem que a aplicação do verniz, duas vezes ao ano, compreende uma excelente forma de reduzir a incidência de lesões interproximais em pessoas com médio e alto risco de cárie.

Em síntese, pode-se dizer que os vernizes fluoretados apresentam as seguintes vantagens (Sköld et al., 2005):

- Longo contato com os dentes
- Aumento da remineralização em virtude da elevação de flúor no meio ambiente
- São bem tolerados e seguros, especialmente em crianças pequenas
- Técnica de aplicação rápida
- Não necessitam do dentista para aplicação.

A seguir, é apresentada uma técnica de aplicação (Hawkin et al., 2003):

- Fazer o isolamento relativo dos dentes
- Remover a saliva dos dentes com cotonete, algodão ou jato de ar
- Agitar o verniz ou misturar quando o produto vem em dose única, pois pode haver uma ligeira separação dos componentes, e dispensar 0,5 a 1 mℓ de verniz em um pote *dappen* de plástico

Tabela 13.15 Redução da prevalência de cárie dentária com a aplicação do verniz fluoretado Duraphat, segundo as principais características de estudo.

Autor e data	País[a]	Número de pacientes	Idade no início do estudo	Limpeza dental prévia	Método de aplicação	Número de aplicações anuais	Duração do estudo (meses)	Redução de cárie (%)	Tempo de aplicação (min)	Índice utilizado
Heuser e Schmidt, 1968	RFA[a]	244	13 a 14	Escovação	Cotonete	1	15	CPO-D	30	2
Maimwald e Gelger, 1973	RDA[a]	97	11	Escovação	Cotonete	3	23	CPO-D	46[b]	1 a 2
Heltzer e Irmish, 1973	RDA	139	9 a 10	Escovação	Cotonete	2	36	CPO-S	18 a 43	2
Winter, 1975	RFA[a]	165	6	Escovação	Cotonete	1	24	CPO-D	37	5
Koch e Peterson, 1975	Suécia	60	15	Profissional	Cotonete	2	12	CPO-S	75	5
Murray et al., 1977	RU	302	5 a 6	Profissional	Técnica por arcada	2	24	CPO-S	37	7½[c]
Lieser e Schmidt, 1977	RFA	366	10 a 12	Escovação	Cotonete	2	36	CPO-S	58	2
Maimwald, Miyares, Baños, 1978	RDA/Cuba	350	6 a 12	Escovação	Cotonete	2	54	CPO-D	39	–
Holm, 1979	Suécia	225	3	Escovação	Escovas pequenas	2	24	ceo-s	44	–
Treide et al., 1980	RFA	110	Pré-escolar	Escovação	Cotonete	4	21	co-d	26	2
Koch et al., 1979	Suécia	100	14	Profissional	Escovas pequenas	2	24	CPO-S	30[d]	10 a 15[c]

[a] República Federal da Alemanha (RFA), República Democrática da Alemanha (RDA), Reino Unido (RU).
[b] Com uma aplicação ao ano, nenhuma redução foi obtida.
[c] O tempo inclui exame e limpeza profissional.
[d] Redução de 30% comparada com 35 bochechos semanais com NaF.

Fonte: Schmidt (1981).

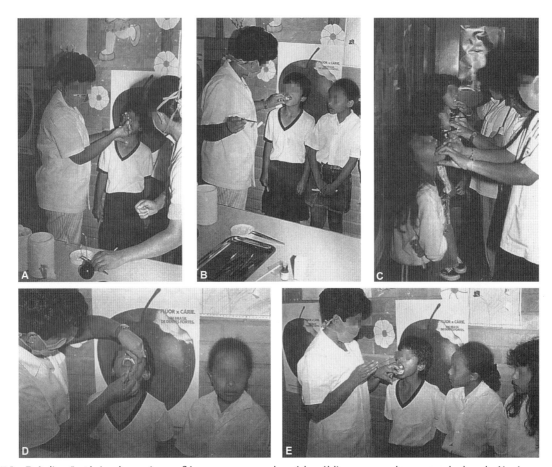

Figura 13.7 A a E. Aplicação tópica de verniz com flúor em programa de saúde pública para escolares, em sala de aula. Nas imagens, programa realizado no Distrito Federal.

- Aplicar uma fina camada de verniz com um pincel ou uma bola de algodão
- Todas as superfícies devem ser cobertas com o verniz. Evitar colocar camadas espessas
- Evitar cobrir a gengiva e atingir a bochecha e a língua, pois há o risco de alergia de contato
- Não esperar que seque, pois o verniz seca em poucos segundos
- O paciente pode fechar a boca imediatamente
- O paciente deve ingerir apenas alimentos pastosos e líquidos nas próximas 4 h. Os alimentos duros devem ser evitados
- Os pacientes não devem escovar os dentes durante o resto do dia. Isso aumenta a absorção de flúor pela estrutura dental
- Deve-se evitar aplicar o verniz em pacientes asmáticos ou com história de alergia.

Por fim, um painel de especialistas reunidos pelo Conselho de Assuntos Científicos da ADA (2006) produziu as recomendações apresentadas na Tabela 13.16 com relação às aplicações tópicas de flúor por profissionais.

A Tabela 13.17 mostra um resumo das principais recomendações para utilização clínica das aplicações tópicas de flúor em crianças, adolescentes e adultos.

Deve-se salientar que as recomendações da Tabela 13.16 nem sempre se basearam em evidências derivadas de revisões sistemáticas de experimentos clínicos, comumente chamadas evidências do tipo I. Muitas vezes, como no caso das recomendações para tratamento de adultos, derivam de evidências do tipo IV, ou seja, a partir de documentos produzidos por comitês de especialistas ou de opiniões provindas da experiência clínica de autoridades respeitadas, relevantes, porém débeis do ponto de vista científico (ADA, 2006).

DENTIFRÍCIOS COM FLÚOR

Uma vez que os dentifrícios tradicionais, com finalidade cosmética, não apresentam nenhum efeito preventivo em relação à cárie dentária ou aos problemas periodontais, diversas substâncias passaram a ser adicionadas a eles com essa finalidade: amônia, antibióticos, clorofila e, especialmente, fluoretos. Apenas com esses últimos se obtiveram resultados positivos e em tal grau que, após superarem notórias dificuldades iniciais quando se viam desativados por outros componentes da fórmula, transformaram-se em uma das principais fontes do processo de controle da cárie, tanto nos países industrializados quanto nos países em desenvolvimento (Koch, 1970; Peterson, 1979; von der Fehr e Moller, 1978; Dowell e Joyston-Bechal, 1981; Triol et al., 1980; Chesters et al., 1992; Burt e Eklund, 1997; Silva, 1997).

A redução nos níveis de ataque de cárie dentária pelos dentifrícios fluoretados, obtida em experimentos controlados, tem variado entre 20 e 35% – com uma média em torno de 25% (WHO, 1994) – em um período de cerca de 3 anos, ocorrendo inclusive em áreas com fluoretação da água de consumo público. A Tabela 13.18 resume os resultados de estudos que servem como referência básica nesse campo, desenvolvidos

Tabela 13.16 Critérios para o risco de cárie.

Risco	Idade (anos)	
	< 6	> 6
Baixo	Sem lesões incipientes, cavitações, lesões secundárias nos últimos 3 anos e sem fatores que possam aumentar o risco de cárie*	Sem lesões incipientes, cavitações, lesões secundárias nos últimos 3 anos e sem fatores que possam aumentar o risco de cárie*
Moderado	Sem lesões incipientes, cavitações, lesões secundárias nos últimos 3 anos, mas com pelo menos um fator que possa aumentar o risco de cárie*	Qualquer um destes itens: a. uma ou duas lesões incipientes, cavidades ou lesões secundárias nos últimos 3 anos b. sem lesões incipientes, cavitações, lesões secundárias nos últimos 3 anos, mas com pelo menos um fator que possa aumentar o risco de cárie*
Alto	Qualquer um destes itens: a. incipiente lesão, cavitação ou lesão secundária nos últimos 3 anos b. múltiplos fatores que possam aumentar o risco de cárie* c. baixo nível socioeconômico** d. exposição subótima ao flúor e. xerostomia***	Qualquer um destes itens: a. três ou mais lesões incipientes, cavitação ou lesão secundária nos últimos 3 anos b. múltiplos fatores que possam aumentar o risco de cárie* c. baixo nível socioeconômico** d. exposição subótima ao flúor e. xerostomia***

* Os fatores que aumentam o risco de cárie podem também incluir, mas não estão limitados, a um dos itens seguintes: alto número de bactérias cariogênicas; higiene bucal deficiente; amamentação ou mamadeira por longos períodos; saúde bucal familiar ruim; defeitos no esmalte adquiridos ou de desenvolvimento; dentes com anomalias genéticas; múltiplas restaurações envolvendo múltiplas superfícies; quimioterapia ou radioterapia; transtornos na alimentação, abusos de drogas e/ou álcool; cuidados odontológicos irregulares; dieta cariogênica; tratamento ortodôntico; raízes expostas; excessos ou margens abertas nas restaurações; deficiências físicas ou mentais com impossibilidade ou dificuldade de realizar procedimentos de higiene bucal adequados.
** Estudos populacionais têm demonstrado que grupos de baixo nível socioeconômico têm um risco aumentado de cárie. Para avaliar o risco com base na história de cárie de crianças muito pequenas, o nível socioeconômico baixo deve ser considerado um fator de risco.
*** Xerostomia motivada por medicação, radiação ou doenças.
Fonte: American Dental Association (2006).

Tabela 13.17 Recomendações para aplicação tópica de flúor em crianças e em adultos segundo o risco de cárie.

Risco	Recomendações		
	Idade (anos)		
	< 6	6 a 18	> 18
Baixo	Pode não ocorrer benefício adicional com as aplicações tópicas de flúor realizadas por profissionais	Pode não ocorrer benefício adicional com as aplicações tópicas de flúor realizadas por profissionais	Pode não ocorrer benefício adicional com as aplicações tópicas de flúor realizadas
Moderado (médio)	Verniz fluoretado a cada 6 meses	Verniz fluoretado a cada 6 meses ou Flúor gel a cada 6 meses	Verniz fluoretado a cada 6 meses ou Flúor gel a cada 6 meses por profissionais
Alto	Verniz fluoretado a cada 6 meses ou Verniz fluoretado a cada 3 meses	Verniz fluoretado a cada 6 meses ou Verniz fluoretado a cada 3 meses ou Flúor gel a cada 6 meses ou Flúor gel a cada 3 meses	Verniz fluoretado a cada 6 meses ou Verniz fluoretado a cada 3 meses ou Flúor gel a cada 6 meses ou Flúor gel a cada 3 meses

Adaptada de American Dental Association (2006).

até a década de 1980, especificando o sal e o tipo de abrasivo utilizado, assim como a faixa etária do grupo-teste (Stallard, 1982). As evidências hoje disponíveis indicam que os efeitos preventivos alcançados por parte de populações com longo tempo de uso de dentifrícios com flúor são bem maiores que os informados em estudos com apenas 2 ou 3 anos de duração (WHO, 1994).

Uma série de investigações mais recentes corrobora os achados iniciais, além de proporcionar esclarecimentos a respeito de alguns pontos antes obscuros. Em relação ao conteúdo de flúor na fórmula, na área compreendida pelo Mercado Comum Europeu, e também no Brasil, mantém-se o limite máximo de 1.500 ppm (Comunidade Econômica Europeia, 1982; Brasil, 1989a), mas as conclusões obtidas por Lu et al. (1987) indicaram que podem ser alcançados benefícios adicionais com concentrações superiores que chegam até 2.800 ppm. O grupo de especialistas reunido pela OMS sugeriu que a partir de 1.000 ppm (o conteúdo-padrão da maioria dos cremes dentais fluoretados no mundo todo, incluindo o Brasil) pode-se alcançar uma redução adicional de 6% a cada 500 ppm a mais de flúor colocado no produto a ser consumido livremente pela população; no outro extremo, formulações com menos de 500 ppm de flúor não são comprovadamente efetivas (WHO, 1994; Murray e Naylor, 1996; Stephen et al., 1988).

Crianças de baixa idade costumam engolir parte do dentifrício – entre 0,12 mg e 0,38 mg a cada escovação de acordo com Beltran e Burt (1988) –, por isso se recomendam produtos com menor concentração, para reduzir o risco de fluorose. Dentifrícios com cerca de 550 ppm de flúor mostraram-se eficazes, conforme experimentações levadas a efeito por Winter et al. (1989) e por Triol et al. (1987).

Tabela 13.18 Redução do percentual de cárie dentária com o uso de dentifrícios com flúor, segundo o tipo de agente preventivo e de abrasivos utilizados, em diversos grupos etários.

Agente preventivo	Agente abrasivo	Duração do estudo (em meses)	Faixa etária do grupo estudado (em anos)	% de redução (CPO-S)	Autor(es) do estudo
Fluoreto de sódio	Bicarbonato de sódio	24	10 a 11	18	Torrel e Ericsson, 1965
	Polímero de metacrilato	26	8 a 10	40	Koch, 1967; 1970
	Pirofosfato de cálcio	28	2ª a 6ª séries	32 a 39	Ennever et al., 1980
	Sílica	36	6 a 13	40	Zacherl, 1981
	Sílica	36	6 a 14	11 a 13	Beiswanger et al., 1981
	Pirofosfato de cálcio	24	10 a 11	23	Torrel e Ericsson, 1965
	Pirofosfato de cálcio	20	7 a 14	28	Zacherl, 1968
Fluoreto estanoso	Pirofosfato de cálcio	24	7 a 14	28**	Zacher, 1972
	Metafosfato insolúvel de sódio	24	8 a 15	16**	Mergele et al., 1964
	Metafosfato insolúvel de sódio	24	10 a 19	25	Brudevold e Chilton, 1966
	Sílica	36	5 a 13	15 a 25	Fogels et al., 1979
	Sílica	36	5 a 12	10 a 19	Abrams e Chambers, 1980
Monofluorfosfato de sódio	Pirofosfato de cálcio	12	18 a 78	33	Lu et al., 1980
	Fosfato de cálcio desidratado	12	3ª e 4ª séries	24	Takeuchi et al., 1968
	Carbonato de cálcio	20	4ª série	29	Torrel, 1969
	Carbonato de cálcio	31	8 a 12	23**	Peterson, 1979
	Sílica	36	14 a 15	26 a 36	Howatt et al., 1978
	Óxido de alumínio	36	11 a 12	24 a 39***	James et al., 1977

* A 1ª série do curso primário corresponde geralmente à idade de 7 anos.

** Estudos feitos em populações que consomem água de abastecimento público fluoretada.

*** Utilizado Na$_2$PO$_3$F a 2%; nos demais, a concentração foi de 0,76% (1 ppm).

O monofluorfosfato de sódio (Na$_2$PO$_3$F) e o fluoreto de sódio (NaF) são os agentes mais comumente agregados às pastas dentais, cuja eficácia comparativa vem sendo debatida por especialistas e pelas empresas produtoras ao longo dos últimos anos. O consenso predominante, até meados da década de 1980, foi de que havia superioridade para o monofluorfosfato (Stallard, 1982; Ennever, 1980; Triol et al., 1980; Zacherl, 1981), mas análises mais recentes fortaleceram a hipótese contrária (Stephen et al., 1994; Stookey et al., 1993), com destaque para o estudo de Johnson (1993), o qual, após uma revisão de cerca de 700 investigações, constatou um desempenho melhor para o NaF da ordem de 6,4%, com base em resultados obtidos após 2 a 3 anos de escovação continuada. Além disso, uma análise comparativa discutida em um simpósio internacional específico, realizado em Londres em 1993 e citado por Murray e Naylor (1996), concluiu que, em concentrações similares, não há diferença entre Na$_2$PO$_3$F e NaF em termos de proteção contra a cárie, o que consiste com as conclusões de autores como Ashley et al. (1977), Howatt et al. (1978) e Beiswanger et al. (1981). Tem-se experimentado a combinação de agentes distintos no mesmo creme dental, em geral, com sucesso (Murray e Naylor, 1996).

A ADA, ao estabelecer normas para a aceitação de dentifrícios fluoretados, fez questão de primeiro observar a complexidade da fórmula desses produtos, que inclui sais ativos de flúor, umectantes e sistemas abrasivos que precisam ser compatíveis entre si para não alterarem a composição final. Em consequência, passou a exigir dos fabricantes informações detalhadas em relação a cinco pontos: potencial anticariogênico testado em animais; disponibilidade e estabilidade do conteúdo de flúor em dentifrícios novos e velhos; nível de incorporação de flúor ao esmalte sadio e desmineralizado, equivalente aos resultados de testes laboratoriais; capacidade de o produto promover a remineralização; e diminuir a desmineralização do esmalte (ADA, 1985).

Segundo a norma brasileira original, a Portaria n. 22/1989 do Ministério da Saúde, o fabricante deveria comprovar que: a concentração inicial de flúor no produto é de, no mínimo, 1.000 ppm e, no máximo, de 1.500 ppm; o composto de flúor é reativo com o esmalte e/ou a dentina; uma concentração mínima de 600 ppm de flúor solúvel, iônico ou ionizável seja mantida até 1 ano após a data de fabricação, e de, no mínimo, 450 ppm no restante do prazo de validade. Os compostos permitidos eram o monofluorfosfato de sódio, o fluoreto de sódio, o fluoreto estanoso ou o fluoreto aminado. Além disso, o rótulo necessariamente deveria conter informações sobre a fórmula química do composto de flúor, sua concentração em ppm, suas indicações, modo de uso, data de fabricação e prazo de validade (Brasil, 1989a). Esse instrumento legal foi revogado, sendo aprovada em seu lugar a Portaria n. 71, de

29 de maio de 1996, pela qual ficou anulada a exigência de que o flúor deve estar disponível (solúvel). Além disso, compostos como o CaF$_2$ de baixa solubilidade (1,5%) passaram a ser tolerados. Especialmente por esse motivo, a qualidade dos dentifrícios brasileiros poderia ficar comprometida, calculando-se como possível uma perda da solubilidade do flúor em alguns dentifrícios fabricados no Brasil de até 40% no período de 1 ano, quando armazenados em temperatura ambiente. Essa perda da solubilidade de flúor aconteceu em dentifrícios cujo abrasivo era o carbonato de cálcio (Conde *et al.*, 2003). Embora realizados em zona extremamente quente e úmida (Manaus, AM), esses testes podem ser factíveis para outros locais em que as altas temperaturas são comuns, como nas regiões Nordeste e Centro-Oeste do Brasil.

A presença de flúor em mais de 95% dos dentifrícios vendidos nos países industrializados é tida como o principal fator responsável pela redução da incidência de cárie dentária (Pine, 1997; Burt e Eklund, 1997; Murray, 1996), fenômeno verificado também no caso brasileiro.

As seguintes conclusões fizeram parte do informe divulgado pelo grupo de especialistas reunido pela OMS (WHO, 1994):

- Todos os esforços devem ser feitos para possibilitar o uso generalizado de cremes dentais fluoretados nos países em desenvolvimento. Como se trata de uma medida de saúde pública, deveria ser do interesse dos países eximi-la de impostos e taxas em geral aplicados aos produtos de valor apenas cosmético
- Estudos mais aprofundados devem ser realizados em relação a produtos com baixa concentração de flúor, manufaturados de forma especial para uso por parte de crianças de baixa idade, além de analisar a real eficácia dos dentifrícios fluoretados, em geral, quanto a cáries radiculares
- Dentifrícios com flúor devem conter no rótulo avisos de que crianças com até 6 anos de idade precisam escovar os dentes sob supervisão e usando pequenas quantidades (menos que 5 mm) na escova. Para essa faixa etária, não se deve encorajar o uso de dentifrícios com sabores adocicados nem com conteúdos de flúor de 1.500 ppm ou mais
- Todas as pessoas precisam ser aconselhadas a fazer a escovação diária com um dentifrício que contenha no mínimo 1.000 ou 1.200 ppm de flúor
- Outros métodos, como os programas de escovação supervisionada para escolares, devem ter sua adoção encorajada nos casos em que forem considerados apropriados, recomendando-se estudos quanto à sua real efetividade.

Outras recomendações foram feitas pelo Scottish Intercolegiate Guidelines Network (2005):

- Pastas de dente contendo 1.000 ppm de F$^-$ podem ser usadas por pré-escolares
- Os pré-escolares devem usar uma camada fina ou no máximo uma pequena porção de dentifrício, equivalente a um grão de arroz
- As crianças devem ter seus dentes escovados ou serem assistidas por um adulto durante a escovação, pelo menos 2 vezes/dia
- O hábito de escovar os dentes deve ser iniciado tão logo os dentes decíduos erupcionem
- As crianças devem ser encorajadas a expelir (cuspir) o excesso de pasta dental e não lavar a boca após a escovação
- Os dentes da criança devem ser escovados como o último procedimento, à noite antes de ela dormir
- Deve-se evitar comer imediatamente depois da escovação para prevenir a remoção prematura do flúor
- Os dentes da criança podem ser escovados com escova manual ou elétrica como uma maneira efetiva de levar flúor aos dentes
- Para as crianças, a escova deve ter uma cabeça pequena.

Diamino fluoreto de prata

Trata-se de um agente tópico em uso em vários países para inativar lesões de cáries em dentes decíduos e em cárie radicular. A concentração dos produtos brasileiros varia entre 10 e 38%, mas um estudo recente indicou que há uma grande variabilidade entre a concentração do rótulo e a concentração real de flúor no produto (Tenuta e Cury, 2010). Nos EUA, somente em 2014 foi aprovado para tratar hipersensibilidade dentinária, mas é usado *off-label* para inativar lesões de cáries. Apenas um produto está disponível no mercado norte-americano: *advantage arrest* (*elevate oral care*), contendo 38% de diamino fluoreto de prata (DFP). Sua composição consiste em 24 a 28% de prata, 5 a 6% de flúor com um pH 10. A concentração de flúor é de 44.800 ppm. A prata age como agente antimicrobiano e o flúor como agente remineralizador (Rosenblatt *et al.*, 2009). As cavidades tratadas com fluoreto de diamina de prata tornam-se duras e escuras. Vários estudos demonstraram que o DFP é eficaz para inativar lesões de cáries em dentes decíduos (Contreras *et al.*, 2017). Apesar do efeito estético indesejável, por sua facilidade de aplicação, baixo custo e eficácia, compreende um método de bastante utilidade em pacientes de difícil manejo. Alguns estudos também demonstraram eficácia para paralisar cáries de raiz (Hendre *et al.*, 2017). Na dosagem de 38%, o DFP inibe MMP, cisteína e colagenase bacteriana na dentina cariada (Mei *et al.*, 2013). Na dosagem recomendada (no máximo 5 gotas por tratamento), o produto não é tóxico. Quando em contato com a mucosa, pode causar leves lesões reversíveis. Recomenda-se a aplicação 2 vezes ao ano, uma vez que o efeito anticariogênico diminui com o tempo (Yee *et al.*, 2009; Fung *et al.*, 2016).

Terapia múltipla à base de fluoretos

Considerando os distintos mecanismos de atuação dos fluoretos, a combinação de dois ou mesmo três tipos concomitantemente é válida e tem se mostrado mais eficaz que o uso de uma modalidade isolada (Striffler *et al.*, 1983; OMS, 1984; FDI/OMS, 1985; Kriger, 1977).

Esse conceito ganhou especial importância após a obtenção de elevados níveis de redução da prevalência da cárie dentária mediante o uso de terapia múltipla com fluoretos em países como EUA, Canadá, Nova Zelândia, Austrália, Singapura, Holanda, Suécia, Finlândia etc.

As duas combinações mais aceitas reúnem:

- Fluoretos concentrados, aplicados periodicamente, para aumentar a deposição de flúor no esmalte dental e impedir o crescimento de microrganismos, mais fluoretos diluídos aplicados continuamente, para provocar a remineralização do esmalte
- Uso sistêmico somado a uso tópico.

Ashley *et al.* (1977), ao utilizarem bochechos semanais com NaF$_2$ a 0,2% e dentifrício com monofluorfosfato a 0,76%, diariamente, durante 24 meses, em escolares de 12 anos de idade conseguiram 17% de redução com o primeiro método; 21% com o segundo de forma isolada; e 26% com a combinação de ambos. Resultados favoráveis com essa mesma terapia foram relatados por Triol et al. (1980). Benefícios adicionais ocorreram com bochechos (Radike et al., 1973, Heifetz et al., 1978), dentifrícios e aplicações tópicas (Wei, 1974), em áreas sob fluoretação ótima de água de abastecimento público. Fluoretos, que atuam predominantemente em superfícies lisas e selantes de fóssulas e fissuras, constituem outra associação correta.

O uso concomitante de fluoretos sistêmicos, por exemplo, água fluoretada e comprimidos diários, deve ser mutuamente ajustado, pois há risco de superdosagem e consequente fluorose. A indicação ideal para a terapia múltipla com fluoretos se dá em áreas sem fluoretação da água e em populações com alta incidência de cárie dentária. Para essas últimas, mesmo quando a água de consumo tem flúor, recomenda-se, por exemplo, o emprego de bochechos e/ou dentifrícios.

Em comunidades com baixa prevalência de cárie, a adição de distintas modalidades preventivas, embora não prejudicial, deixa de ser economicamente viável (Wei, 1974; CDC, 2011).

Evidentemente, torna-se necessário que, além das ações preventivas, sejam tomadas medidas de promoção de saúde, em especial na tentativa de mudar comportamento e crenças relacionadas com a saúde. Algumas das medidas recomendadas pela Scottish Intercollegiate Guidelines Network (2005) para pré-escolares de alto risco incluem:

- Educação para saúde dental ou dietética não deve ser utilizada isoladamente em programas comunitários de prevenção
- A saúde bucal de crianças jovens precisa ser realizada por meio de intervenções múltiplas e em várias sessões de promoção de saúde para os pais
- Os programas de promoção em saúde com o objetivo de reduzir o risco de cáries prematuras na infância devem ser disponibilizados para os pais durante a gravidez e continuar no pós-natal
- Os programas de promoção de saúde bucal para crianças devem ser iniciados antes dos 3 anos
- Os programas de promoção de saúde bucal devem incorporar mudanças nas políticas ambientais, públicas e sociais a fim de apoiar modificações no comportamento
- Os profissionais precisam se assegurar de que as mensagens sobre saúde bucal são relevantes e aplicáveis de acordo com o estilo de vida das comunidades
- Professores e outros membros da comunidade podem ajudar a realizar intervenções de promoção da saúde, e seu papel deve ser considerado no desenvolvimento desses programas
- O material para os que não são profissionais de saúde deve ser preparado após treinamento educacional adequado antes de sua participação em programas de promoção de saúde bucal

- Nas intervenções de promoção de saúde na comunidade ou nas casas, deve-se utilizar agentes contendo flúor e pastas dentais com flúor.

A motivação das mães de crianças com alto risco de cárie mostrou que 35% dos filhos destas apresentaram novas lesões. Esse número foi de 52% nos filhos das mães do grupo-controle ($x^2 = 5,67$; $p < 0,02$; Weinstein et al., 2006).

Selantes

Em um mundo cada vez mais caracterizado por baixos índices de ataque de cárie em crianças e adolescentes, os selantes ganharam o *status* de principal método preventivo para aplicação profissional em fóssulas e fissuras dentais, aliando-os à fluoretação da água de abastecimento público e ao uso de dentifrícios fluoretados, um conjunto de estratégias destinadas a consolidar e melhorar o quadro epidemiológico favorável, especialmente nos países ocidentais, onde o consumo de açúcar permanece elevado.

A seguir, apresenta-se uma análise detalhada a respeito do uso de selantes, reservando o tópico "Consolidação dos selantes como método de saúde pública" para sintetizar os conceitos e diretrizes mais atuais envolvendo o tema.

Ataque de cárie por superfície

A queda da prevalência de cárie em crianças em idade escolar, nos EUA, mostra não só uma redução no número de superfícies atacadas, mas também uma mudança na distribuição relativa de diferentes superfícies dentais (Brown e Selwitz, 1995), como se observa na Tabela 13.19, na qual se nota que, em 1987, 88% das superfícies cariadas se encontravam nas áreas de sulcos e fissuras oclusais ou bucolinguais. As superfícies oclusais de molares em erupção são altamente suscetíveis à cárie dentária (Motsei et al., 2001; Taifour et al., 2003), estendendo-se por um período de 1 a 1 ano e meio (Carvalho et al., 1992).

Levantamentos realizados em Maceió (AL), em escolares de alta e baixa renda, mostraram tendências similares (Figura 13.8). É fácil verificar que cerca de 70% das lesões ocorrem nas áreas oclusais e palatinolinguais dos escolares de alta renda. Nos de baixa renda, a proporção é maior que 50% para essas superfícies (Silva et al., 1996).

Embora a distribuição de cáries não seja igual para toda a população, 25% dos escolares de ambos os grupos de renda foram responsáveis por mais de 80% de todas as necessidades (Silva et al., 1996).

Existe, na verdade, um motivo muito forte para prevenção de cárie nas superfícies oclusais e vestibulolinguais dos molares.

Revisões sistemáticas têm evidenciado que os selantes são eficazes na prevenção do desenvolvimento da cárie em fóssulas e fissuras em crianças e adolescentes (Ahovuo-Saloranta

Tabela 13.19 Distribuição da cárie dentária por tipo de superfície atacada em escolares norte-americanos com idades entre 5 e 17 anos.

Superfície	a) 1971-1974 Média CPO-S	%	b) 1979-1980 Média CPO-S	%	c) 1986-1987 Média CPO-S	%	Diferença c – b %
Oclusal	3,50	49	2,60	54	1,77	58	32
Bucolingual	1,90	27	1,35	29	0,93	30	32
Proximais	1,70	24	0,81	17	0,37	12	54
Todas	7,10	–	4,77	–	3,07	–	36

Fonte: Brown e Selwig (1995).

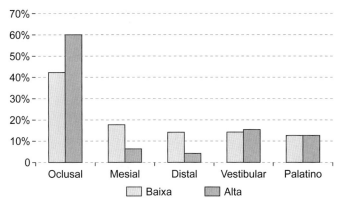

Figura 13.8 Cáries por superfície em grupos de alta e baixa renda (Maceió, AL).

et al., 2008; Mejàre et al., 2003; Gooch et al., 2009), além de reduzirem os níveis de bactérias em lesões de cárie cavitadas em crianças, adolescentes e adultos jovens (Oong et al., 2008). Deve-se destacar também que, mesmo em dentes que tiveram parte ou todo o selante perdido, o risco de cárie será similar ao dos dentes não selados (Gooch et al., 2009).

Abordagem para prevenção de cárie em superfícies oclusais

Odontotomia profilática

A grande prevalência de cáries nas superfícies oclusais levou Hyatt (1923) a propor a odontotomia profilática, que consistia na remoção cirúrgica dos "defeitos" de formação do esmalte (sulcos e fissuras), principalmente nas superfícies oclusais de molares e pré-molares, criando, assim, zonas de autolimpeza nos dentes. Esse procedimento foi amplamente utilizado até que, com o advento dos selantes, em meados da década de 1960, foi sendo abandonado.

Selantes oclusais

O primeiro selante introduzido comercialmente foi à base de poliuretano, no entanto com a desvantagem de apresentar instabilidade química e toxicidade. A seu favor, contavam a dureza, a resiliência e a resistência à abrasão (Lee et al., 1971). Como as taxas de retenção em experimentos clínicos eram muito baixas, ele foi descontinuado.

Os cianoacrilatos foram testados a seguir, mas não mantidos no mercado em razão de sua biodegradabilidade, da dificuldade de polimerização quando aplicados em camadas finas e da baixa resistência à abrasão (Gwinnett e Smith, 1982).

Com o aparecimento dos chamados compostos à base de bisfenol A e glicedilmetacrilato (BIS-GMA), os selantes se tornaram mais populares, especialmente em virtude da possibilidade de introdução de carga, o que melhorou sua resistência à abrasão.

A partir de agora, o termo "selante" se refere aos compostos nessa última forma química.

Efetividade clínica

Selantes versus restaurações

Como os selantes necessitam, pelo menos em teoria, de revisão anual, desde logo colocou-se a alternativa de realizar uma restauração diretamente quando surgir a lesão. Stamm (1983) apontou apropriadamente essa questão ao analisar os dados publicados por Smales (1982) com relação a resultados clínicos de restaurações de amálgama comparadas com selantes (Tabela 13.20).

Nesse estudo, 170 dentes não cariados foram selados com *concise enamel bond resin*, e 203 dentes que já tinham cárie foram preparados e restaurados com amálgama. Esses dois grupos de dentes foram acompanhados durante 5 anos. Chama a atenção o fato de que 20 dos dentes selados originalmente não apresentavam selantes, não estavam cariados e também não foram restaurados, ou seja, estavam sadios. Além disso, outros 13 dentes tiveram os selantes renovados, mas também estavam livres de cárie. Assim, essas duas categorias podem ser colocadas em uma linha designada como dentes sadios, não retratados (intactos). A Tabela 13.21 mostra os dados reorganizados dessa maneira (Stamm, 1983). O pesquisador observou corretamente que ter havido 8 dentes cariados no grupo dos selantes contra apenas 2 no grupo dos amálgamas tem pouco valor: "o que de fato vale é que 82,3% dos dentes tratados com selantes permaneceram completamente intactos ao final de 5 anos".

As evidências em relação à eficácia dos selantes em dentes posteriores ressaltam que devem fazer parte de programas de controle de cárie em fóssulas e fissuras. Ainda assim, a indicação de selantes oclusais parece estar mudando de prevenção primária para uma decisão terapêutica no controle de lesões de cárie em esmalte (Splieth et al., 2009). Ferreira Zandoná e Swift, em uma revisão, concluíram que não há evidência de que uma lesão de cáries avançará mais rapidamente sob um selante que em uma superfície não selada. Portanto, a aplicação de um selante, no mínimo, estagnará a progressão da lesão e, na pior das hipóteses, adiará o ciclo restaurador do dente (Ferreira Zandoná e Swift, 2015).

Tabela 13.20 Situação observada em selantes e restaurações de amálgama após 5 anos.

Situação encontrada	Selantes (n = 170)	Amálgama (n = 203)
Cárie oclusal	8	2
Restauração perdida	20	0
Substituição por amálgama	22	4
Substituição por selante	13	0
Dente sadio não retratado	13	0
Restaurado, não retratado	–	197

Fonte: Stamm (1983), com base em dados de Smales (1982).

Tabela 13.21 Situação encontrada em selantes e restaurações de amálgama após 5 anos: uma visão alternativa dos dados de Smales.

Situação encontrada	Selantes (n = 170)	Amálgama (n = 203)
Cáries oclusais	8	2
Amálgama classe I	22	201
Dentes intactos	140	0

Fonte: Stamm (1983) com base em Smales (1982).

Redução de cárie

Simonsen (1987) apresentou a avaliação de 280 superfícies que haviam recebido uma única aplicação de selantes 10 anos antes (Tabela 13.22).

A Tabela 13.22 mostra que 84,3% das superfícies dentais permaneceram sadias e que apenas 15,6% se tornou cariada ou restaurada depois de 10 anos. O autor ainda calculou que o risco de um dente não selado tornar-se cariado é nove vezes maior que em um dente selado, concluindo que o custo de uma restauração em um dente cariado é 1,3 vez maior que selar e resselar dentes sadios.

Em outro trabalho, Simonsen (1991) mostrou resultados depois de uma única aplicação feita 15 anos antes: 27,6% dos selantes permaneciam com retenção completa e 35,4%, com retenção parcial nos primeiros molares permanentes. No grupo-controle, havia 82,8% de superfícies cariadas ou restauradas, enquanto no grupo de selantes, 31,3%. Isso significa evitar cárie em 4,1 superfícies por criança durante um período de 15 anos.

Bravo et al. (1997) compararam o efeito da utilização de selantes e de um verniz de flúor (*Duraphat*) com um grupo-controle. Os resultados mostraram que os primeiros foram mais efetivos que o segundo e ambos os grupos apresentaram um incremento de cárie significativamente menor que o grupo-controle (Tabela 13.23).

Existem também selantes com flúor, materiais que liberam flúor por curtos períodos; contudo, não há informação suficiente nem consenso a respeito de sua possível eficiência em termos de inibição de cárie (Ripa, 1993b; Gordon e Nunn, 1996).

Cimento de ionômero de vidro como selante

Mais recentemente, alguns autores publicaram resultados da utilização do cimento de ionômero de vidro (CIV) como selante. Vários estudos têm indicado uma taxa de retenção muito baixa para esse tipo de material, contudo o nível de prevenção de cárie se assemelha ao dos selantes à base de BIS-GMA (Shimokobe et al., 1986). As incidências de cárie para o CIV e o Delton foram 61,1% e 43,2% após 3 anos, respectivamente. A despeito da perda do selante em 6 meses, o efeito anticárie permaneceu por um período mais longo.

Komatsu et al. (1994) utilizaram um CIV tipo 3 (*GC Corporation*) e obtiveram uma redução de cárie de 66,5% em relação a grupos-controle não tratados após 3 anos. O CIV foi reaplicado a cada 6 meses, situação requerida em 57,9% dos molares superiores e em 40% dos molares inferiores. Em outros estudos, a taxa de retenção variou de 23 a 84% em 1 ano (McLean e Wilson, 1974; Mills e Ball, 1993; McKenna e Grundy, 1987). O efeito anticárie desse tipo de cimento parece estar ligado a restos desse produto que permanecem no interior das fissuras, mesmo que não possam ser detectados na superfície (Torppa-Saarinen e Seppa, 1990). Em outro estudo (Winkler et al., 1996), não foram detectadas diferenças no número de cáries entre molares selados com Fuji tipo II resinoso e molares selados com Concise após 1 ano.

Duas observações recentes são importantes. Primeiro, a recomendação da Academia Americana de Odontologia Pediátrica (2004), que indica o uso desses selantes apenas em caráter provisório. Segundo, uma revisão utilizando o método Cochrane para Odontologia Baseada em Evidências, no qual a seleção dos estudos se sustenta pela adequação científica da metodologia utilizada (Ahovuo-Saloranta et al., 2008). Com tais critérios, apenas um estudo utilizando o cimento de ionômero de vidro como selante foi incluído, no qual não houve uma diferença significativa em termos de CPO-S entre o grupo que recebeu o selante ionomérico e o grupo-controle sem tratamento. Em conclusão, ainda não se dispõe de evidências que recomendem a utilização do cimento de ionômero de vidro como selante de sulcos e fissuras.

Outro ponto que vem sendo discutido refere-se ao impacto da profundidade da fissura e aos protocolos de condicionamento do esmalte para a penetração, tanto do ionômero de vidro quanto do selante resinoso. Um estudo conduzido por Markovic et al. (2011) demonstrou que os dois tipos de materiais apresentam uma vedação semelhante na penetração da fissura, questão largamente influenciada pela profundidade desta. Em relação ao protocolo de condicionamento, os autores ressaltaram que o pré-tratamento com um ácido adequado é essencial para obter uma penetração adequada do material utilizado como selante (Markovic et al., 2011).

Custo-efetividade dos selantes

Como parte de uma avaliação econômica dos selantes, Rozier (1995) levantou três hipóteses:

Tabela 13.22 Efeito de uma única aplicação de selante em 280 superfícies dentárias.

Condição da superfície ou do selante	Resultado (em %)
Superfície completamente tratada	56,60
Selante parcialmente retido	20,80
Selante completamente ausente	6,90
Superfície cariada ou restaurada	15,60
Selante parcialmente retido e superfície com cárie	0,03

Fonte: Simonsen (1987).

Tabela 13.23 Valores iniciais e incremento de cárie nos primeiros molares permanentes em 24 meses.

CPO-S e incrementos	Selante – média (d. padrão)	Verniz – média (d. padrão)	Controle – média (d. padrão)	Comparação CPO-S F (esquerda)	p
CPO-S inicial	0,57 (1,29)	0,45 (0,99)	0,74 (1,43)	1,46	0,233
Fissuras	0,54 (1,14)	0,45 (0,99)	0,72 (1,36)	1,52	0,221
Sem fissuras	0,03 (0,30)	0,00 (0,00)	0,02 (0,19)	0,54	0,582
Incremento CPO-S: 24 meses					
Fissuras	0,69 (1,24)	1,33 (1,82)	2,13 (2,06)	18,19	< 0,001
Sem fissuras	0,06 (0,34)	0,15 (0,83)	0,45 (1,22)	5,67	0,004

- Se os selantes apresentam custo mais elevado, mas um resultado melhor que o do grupo-controle não selado, então os selantes são efetivos em termos de custo porque as pessoas estão sendo beneficiadas
- Se os selantes levam a uma redução no custo total e apresentam pelo menos o mesmo resultado ou um resultado melhor, então o uso de selantes leva a uma redução de custo
- Se o uso de selantes resulta em alto custo e os efeitos são os mesmos ou piores que os do grupo-controle, então os selantes representarão um péssimo investimento.

O autor examinou dois estudos principais, de Simonsen (1991) e de Weintraub et al. (1993). No primeiro, o valor poupado por criança que teve os quatro molares selados uma única vez, em 10 anos, foi de US$ 14,09 para cada superfície cariada e restaurada. Já Weintraub et al. (1993) conduziram um estudo retrospectivo em 275 pacientes de baixa renda na cidade com água fluoretada de Flint, Michigan. Todos os tratamentos foram realizados por 26 dentistas do centro de saúde, e cerca de 50% dos pacientes receberam selantes em um ou mais primeiros molares permanentes. O número de anos livres de restauração foi calculado com a ajuda de uma tábua de vida e comparado com os custos incorridos para os primeiros molares em três grupos de crianças: as que não receberam selantes, as que receberam um ou mais selantes e, por fim, as que receberam selantes nos quatro primeiros molares permanentes. Realizaram-se análises em relação a dentes selados e não selados em pacientes que tiveram o primeiro molar restaurado antes ou após a colocação dos selantes. As conclusões para 4 anos foram:

- Quando todas as crianças foram usadas na comparação, os selantes mostraram-se um investimento ruim, porque levaram a um custo acumulativo maior e tinham uma taxa de sobrevida menor em comparação com o grupo não selado. Essas estimativas para todas as crianças melhoraram com o tempo e, pelo 10º ano, os selantes passaram a ter um custo-benefício favorável
- Em 4 anos, os selantes tiveram um custo-benefício favorável nas crianças que receberam selantes nos quatro primeiros molares permanentes. O custo para conseguir um dente sadio por ano de sobrevida foi relativamente alto: US$ 28,86. Nos pacientes que tiveram todos os dentes selados, o custo/benefício foi de US$ 4,06 para cada dente sadio por ano
- Para as crianças com alguns molares selados e restaurações em outros, os selantes mostraram um custo/benefício favorável, dependendo se a restauração aconteceu antes ou depois do selante
- De modo geral, os resultados sugerem que, a curto prazo, pode ser alcançada uma redução de custo dentro de um período de 4 a 6 anos se pelo menos um primeiro molar estiver afetado pela cárie no momento da colocação do selante.

Seleção de dentes para uso dos selantes

Depende mais da atividade de cárie do paciente que das condições de um dente individualmente. O Quadro 13.1 foi produzido a partir de um *workshop* sobre as instruções para o uso de selantes ministrado em Albany, Nova York (Workshop, 1995).

Já a Academia Americana de Odontopediatria (AAPD, 2004) faz as seguintes recomendações para a utilização de selantes:

Quadro 13.1 Guias para uso de selantes em pacientes individuais.

Determinação do risco do paciente
Experiência de cárie
Padrão de uso dos serviços odontológicos
Uso de serviços preventivos
História médica (p. ex., xerostomia)

Determinação do risco de dentes individuais
Sele de acordo com:
• A morfologia do sulco e da fissura
• O nível da atividade de cárie
• O padrão de cárie
Não sele se:
• O dente não puder ser isolado
• A restauração proximal envolver sulcos e fissuras
• A expectativa de vida de um dente decíduo for curta

- Aplicação de selantes resinosos por pessoal bem treinado compreende um procedimento seguro e efetivo, mas subutilizado na prevenção de cáries de sulcos e fissuras. A sua efetividade aumenta com uma boa técnica de aplicação, preservação e reaplicação, quando necessário
- Os benefícios proporcionados pelos selantes aumentam quando colocados em superfícies consideradas de alto risco de cárie ou que já exibem lesões incipientes de cárie. A colocação de selantes em lesões de cárie de esmalte pequenas tem se mostrado um procedimento muito efetivo na inibição do progresso da lesão. Como em todos os tratamentos odontológicos, deve-se monitorar adequadamente o paciente
- Atualmente, a melhor avaliação de risco é a realizada por um clínico experiente por meio dos seguintes indicadores: morfologia dental, diagnóstico clínico, história passada de cárie, uso do flúor e estado atual da higiene bucal
- O risco de cárie e, portanto, o benefício potencial do selante podem existir em qualquer dente com um sulco ou uma fissura, em qualquer idade, incluindo dentes decíduos e permanentes de adultos e crianças
- Os métodos de colocação do selante devem incluir a limpeza cuidadosa dos sulcos e das fissuras com a mínima remoção do esmalte. Em algumas situações, pode-se indicar a utilização de uma técnica para uma ameloplastia mínima
- Uma camada de adesivo hidrofílico de baixa viscosidade abaixo do selante tem aumentado a durabilidade e a efetividade dos selantes
- Os cimentos de ionômeros de vidro não têm se mostrado uma alternativa efetiva como selantes de sulcos e fissuras, mas podem ser utilizados como selantes transitórios ou provisórios.

Técnica de aplicação

A técnica de aplicação de selantes é simples e direta, contudo esse material é extremamente sensível à manipulação e à contaminação salivar. A literatura relata que uma perda de adesão de até 100% pode ocorrer com uma contaminação salivar de apenas 60 s (Feigal et al., 1993). Assim, sempre que possível, deve-se utilizar um isolamento absoluto. No entanto, especialmente em programas de saúde pública, nem sempre esse procedimento é aplicável em virtude do custo dos materiais e equipamentos envolvidos.

Profilaxia

Por tradição, advoga-se que a limpeza dos dentes a selar deve ser realizada com taça de borracha ou escova de Robinson, utilizando pedra-pomes como agente abrasivo, o qual auxiliaria na remoção da placa e dos restos alimentares. Parece que isso não se justifica, também não existe suporte para a afirmação de que o peróxido de hidrogênio a 3% é melhor que a pedra-pomes. Além disso, os estudos não confirmam que a utilização de pastas abrasivas com flúor reduz a adesão dos selantes. Uma escovação vigorosa ou a remoção de restos grosseiros de placa com um explorador e um jato forte de água parecem ser suficientes (Schuermer *et al.*, 1990; Garcia-Godoy *et al.*, 1991; Bogert e Garcia-Godoy, 1992; Donnan e Ball, 1988; Houpt e Shey, 1983). A utilização de jatos de bicarbonato – *Prophy-Jet* – proporciona maior resistência à tração e à adesão (Brokman *et al.*, 1989, 1990). Evidentemente, do ponto de vista empírico e como indica a boa prática clínica, não é aceitável a realização de procedimentos preventivos ou restauradores em dentes com placa. Caso haja possibilidade, a utilização de jato de bicarbonato parece ser o procedimento de escolha.

Isolamento

Passo crucial na utilização dos selantes, um bom isolamento deve ser obtido para assegurar o sucesso do procedimento. Indica-se a utilização de isolamento absoluto, no entanto alguns tipos de isolamento relativo também podem ser utilizados. Caso haja suspeita de contaminação com saliva, todo o procedimento deve ser refeito. Waggoner e Siegal (1996) desenvolveram um procedimento alternativo ao isolamento absoluto, descrito a seguir.

Dentes inferiores. No quadrante desejado, colocar rolos de algodão utilizando um retentor ou mantê-los no local com os dedos. Em seguida, tomar um isolador triangular e dobrá-lo em ângulo reto a cerca de 10 cm da sua parte inferior. Em seguida, colocar o isolador triangular de modo que este cubra a língua e pressionar o rolo de algodão lingual contra a margem gengival lingual. Essa cobertura lingual pode, então, ser mantida no local suavemente com os dedos. O isolador triangular possibilita um excelente isolamento e evita que a língua empurre a saliva sobre o dente. Não é necessário trocar os rolos de algodão, pois isso aumenta o risco de contaminação com a saliva. É recomendável, contudo, utilizar sugador, preferencialmente de alta potência, sobre os rolos de algodão. Alguns clínicos gostam de colocar rolos de algodão seco sobre os molhados, no entanto a experiência indica que isso não é necessário.

Dentes superiores. Para esses dentes, é necessário apenas colocar o isolador triangular sobre o ducto de Stensen, com o ápice do triângulo apontando para distal. Colocar, então, um rolo de algodão na área vestibular superior, a fim de ajudar a manter a bochecha afastada do dente. Com o paciente completamente deitado – a cabeça estendida para trás e a ponta do mento apontando para o teto –, há uma melhora de visibilidade e controle de umidade. Se possível, utilizar um espelho durante todo o procedimento. Colocá-lo na porção distal do dente a ser selado, obtendo uma posição descansada para o dedo e deixando o espelho nessa posição até que o selante seja polimerizado. Além de proporcionar uma boa visão indireta, o espelho ajuda a manter a língua afastada do dente e evita que o paciente feche a boca.

Ataque ácido

O ácido mais utilizado para esse fim é o ortofosfórico a 37% – disponível nas formas de gel e líquido. Ambos os tipos são adequados, contudo os dentistas quase sempre preferem o gel por ser visível, em virtude de sua cor e por proporcionar maior controle. Deve-se aplicar o ácido sobre todas as superfícies suscetíveis e estendê-lo em inclinações das cúspides por pelo menos 2 mm. O ácido deve ficar em contato com os dentes de 15 a 20 s nas duas dentições (Waggoner e Siegal, 1996).

Remoção do ácido

Embora muitos profissionais recomendem a lavagem dos dentes por tempos longos como 1 min, os estudos não demonstram a necessidade de tempo prolongado. Um segundo foi tão efetivo quanto 20 s no que diz respeito à força de adesão e à microinfiltração. A lavagem deve ser longa o suficiente para permitir a remoção de todo o ácido.

Depois de lavado, o esmalte precisa ser completamente seco e mostrar, em toda a extensão do ataque ácido, uma aparência opaca. Se depois de diversos segundos de secagem o esmalte não apresentar essa coloração, o problema está demonstrado, como a existência de óleo no sistema da seringa tríplice, necessitando ser corrigido. Se houver contaminação salivar, em qualquer momento do procedimento, o ataque ácido deve ser refeito antes de prosseguir.

Aplicação do selante

O selante deve ser aplicado em toda a superfície atacada. De preferência com um pincel, embora não existam recomendações científicas a respeito. Feigal *et al.* (1993) mostraram que, com a aplicação de adesivo – Scotchbond Dual Cure –, a retenção do selante foi igual em dentes contaminados e não contaminados com saliva. O material deve ser polimerizado o mais rápido possível. Outra abordagem referiu-se à de Chosak e Eidelman (1988), que demonstraram maior penetração do selante nos microporos do esmalte e maiores *tags* de resina, quando se deixou que o selante demorasse sobre a superfície dental. A polimerização do selante deve ser feita pelo tempo recomendado pelo fabricante.

Após a polimerização, é preciso verificar o selante com um explorador para detectar degraus e bolhas. Finalmente, o dique de borracha deve ser removido e a oclusão, verificada. As Figuras 13.9 a 13.18 mostram o passo a passo de uma aplicação de selante.

Avaliação periódica

Os selantes devem ser avaliados regularmente, em especial porque sua taxa de reaplicação é maior nos primeiros 6 meses e porque os sulcos vestibular e lingual apresentam maior taxa de perda. O normal é recomendar a verificação semestral dos selantes, especialmente quando aplicados em dentes em erupção (Denisson *et al.*, 1990).

Na Tabela 13.24 constam os selantes com selo de aprovação da ADA em abril de 1998.

Consolidação dos selantes como método de saúde pública

Beber água com teores adequados de fluoretos a partir do nascimento, escovar os dentes com dentifrícios fluoretados desde os 2 anos de idade e receber aplicações de selantes nas fóssulas e fissuras dos dentes posteriores tão logo surjam os molares

Capítulo 13 • Prevenção da Cárie Dentária 309

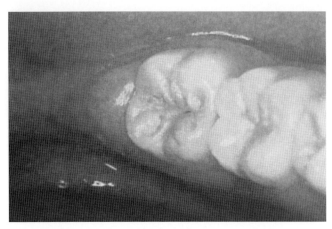

Figura 13.9 Segundo molar a ser selado. Notar a aparência da lesão cariosa nas fissuras. *Ver Encarte.*

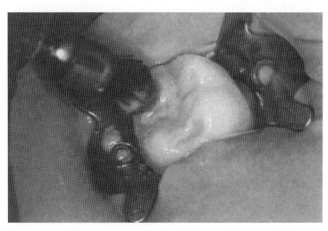

Figura 13.10 Pode-se fazer a profilaxia com pedra-pomes e água. No entanto, a escovação dentária sob supervisão direta ou orientação prévia profissional é suficiente para a limpeza dos dentes. *Ver Encarte.*

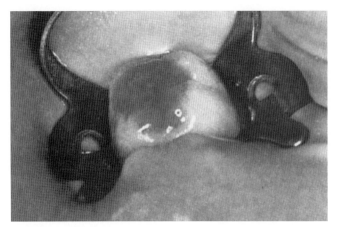

Figura 13.11 Após a secagem, o ácido ortofosfórico a 37% foi aplicado por 30 s. *Ver Encarte.*

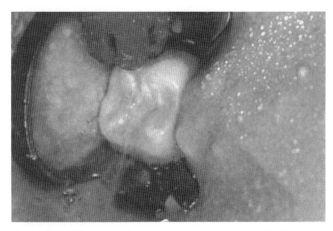

Figura 13.12 Observar a lavagem para completa remoção do ácido. *Ver Encarte.*

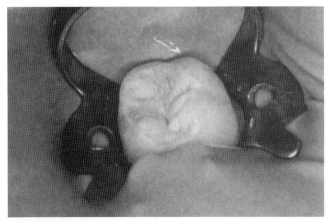

Figura 13.13 Aspecto esbranquiçado do ataque ácido. As fissuras não apresentam cáries. *Ver Encarte.*

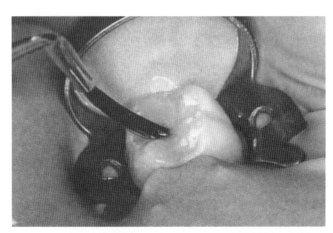

Figura 13.14 Aplicação do selante. *Ver Encarte.*

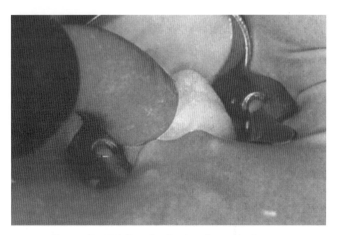

Figura 13.15 Polimerização do selante. *Ver Encarte.*

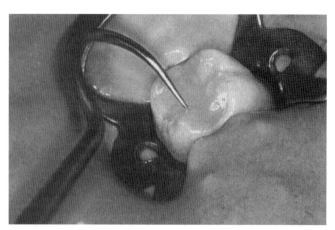

Figura 13.16 O explorador serve para detectar degraus e conferir se o selante suporta pressões sem soltar. *Ver Encarte.*

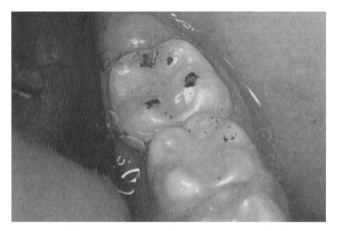

Figura 13.17 Observar a oclusão. Os pontos de interferência devem ser removidos. *Ver Encarte.*

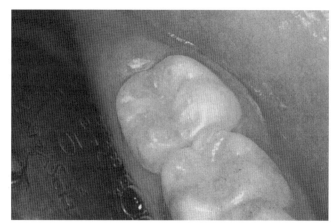

Figura 13.18 Selante aplicado. *Ver Encarte.*

Tabela 13.24 Selantes com selo de aprovação concedido pela American Dental Association, em abril de 1998.

Empresa	Produto
3 M Dental Products Division	Concise™ Light Cure White Sealant
3 M Dental Products Division	Concise™ White Sealant
Alphadental Products Co.	Alpha-Dent Chemical Cure Pit and Fissure
Alphadental Products Co.	Alpha-Dent Light Cure Pit and Fissure
Confi-Dental Products Co.	Baritone L3, Type II
Dentsply L.D. Caulk Division	Prisma-Shield, Type II
Dentsply L.D. Caulk Division	Prisma-Shield® Compules® Tips VLC Tinted Pit Fissure Sealant
Dentsply L.D. Caulk Division	Prisma-Shield® VLC Filled Pit & Fissure Sealant
Ivoclar North America, Inc.	Helioseal® F, Type II
Ivoclar North America, Inc.	Helioseal®, Type II
Pulpdent Corporation	Seal-Rite Low Viscosity, Type II
Pulpdent Corporation	Seal-Rite, Type II

permanentes integram uma estratégia plenamente satisfatória para reduzir a prevalência da cárie dentária e mantê-la em níveis satisfatórios ao longo do tempo.

A universalização na aplicação de selantes foi contemplada com recursos financeiros suficientes na Reforma da Saúde implantada nos EUA, como um dos três pilares (os outros dois consistem na fluoretação de água e na pesquisa de estratégias e métodos preventivos em saúde bucal) de um programa nacional de prevenção de 5 anos, de 2010 em diante (Children's, 2011; Edelstein *et al.*, 2010; ADA, 2011). Anteriormente, o programa Healthy People colocara como meta para 2010 que 50% das crianças cursando o 3º ano do 1º grau – com 8 ou 9 anos de idade, dependendo da data de aniversário – deveriam estar com seus molares selados, mas isso ocorreu apenas em 6 dos 50 estados, com a média geral cerca de oito pontos abaixo do previsto.

A ADA (2008) se pronunciou dizendo que os selantes estavam subutilizados, particularmente entre as pessoas com maior risco de apresentar cáries, ou seja, crianças pertencentes a famílias de mais baixa renda e a grupos étnicos e raciais desfavorecidos, entre os quais os filhos de imigrantes ilegais, muitos deles hispânicos (Tomar e Reeves, 2009; Edelstein et al., 2010; Dental Quest Institute, 2011).

Diante do crescente acúmulo de evidências positivas, um grupo de pesquisadores, sob a liderança de Barbara Gooch, da Divisão de Saúde Bucal do Centro Nacional para Prevenção de Doenças Crônicas e Promoção da Saúde do CDC em Atlanta, Geórgia, realizou um estudo destinado a atualizar as recomendações para prevenção da cárie dentária por meio de programas escolares de aplicação de selantes (Gooch et al., 2009). Os seguintes resultados principais foram alcançados em relação a crianças e adolescentes:

- Os selantes são efetivos na prevenção do desenvolvimento de cáries em fóssulas e fissuras sadias. Uma metanálise de vários estudos encontrou uma redução de 87% em 12 meses e de 60% entre 48 e 54 meses (Ahovuo-Saloranta et al., 2008)
- Os selantes são capazes de reduzir o percentual de lesões cariosas não cavitadas que de outra forma progrediriam para cavidades reais. A redução foi da ordem de 71% (Griffin et al., 2008)
- Os selantes são efetivos em diminuir a ocorrência de bactérias em lesões cavitadas de cáries. Além de não ter sido constatado nenhum aumento significativo na quantidade de bactérias sob selantes, observou-se uma pronunciada queda da ordem de 50% na presença de bactérias viáveis nas lesões, entre elas a diminuição de pelo menos 100 vezes da quantidade de Streptococcus mutans (Oong et al., 2008)
- Em relação à limpeza prévia dos dentes a serem selados, a escovação dentária supervisionada (ou bem executada) resulta em níveis similares de retenção dos selantes em relação à profilaxia executada por um profissional. Verificações conduzidas pela ADA não encontraram diferenças na retenção dos selantes após 48 meses mesmo quando comparada ao brunimento das superfícies (Beauchamp et al., 2008)
- O risco de cárie em dentes selados que perderam todo ou parte do selante aplicado não é superior ao dos dentes que permaneceram selados, significando que a possibilidade de perda não afeta o sucesso do programa escolar. Elevados padrões de redução foram encontrados em escolares não submetidos a reaplicações (Griffin et al., 2009; Llodra et al., 1993)
- O exame para diagnóstico deve ser visual, sem a necessidade de radiografias; empregar o explorador com mínima pressão, enquanto, para a secagem prévia dos dentes, é suficiente o uso de algodão, gaze ou, quando disponível, seringa de ar.

Em 2016, a AAPD e a ADA publicaram um guia para o uso de selantes, concluindo que estes são efetivos para prevenir e estagnar cáries em superfícies oclusais em dentes permanentes e decíduos em crianças e adolescentes quando comparados a superfícies não seladas ou tratadas com verniz de flúor. Além disso, verificou-se que os selantes podem minimizar o avanço de lesões não cavitadas nas superfícies oclusais (AAPD, 2006).

As recomendações concentraram-se em quatro pontos relevantes:

- Devem ser seladas fóssulas e fissuras de dentes posteriores não cavitados, priorizando os primeiros e segundos molares
- É possível colocar selantes em pequenas cavidades de esmalte sem sinais de alcance da dentina
- Para a limpeza das superfícies, a escovação dentária é aceitável

- Deve-se selar os dentes de crianças, mesmo que sessões de acompanhamento e reaplicação não sejam viáveis
- Aconselha-se o prazo de 1 ano para a avaliação da retenção dos selantes.

INFILTRAÇÃO

Uma técnica que recentemente começou a ser preconizada é a infiltração, quando se utiliza uma resina de baixíssima viscosidade para infiltrar lesões brancas em superfícies lisas. Estudos in situ demonstraram que esses infiltrantes são capazes de prevenir a progressão da desmineralização sob condições cariogênicas. As resinas infiltrantes são usadas em superfícies livres (vestibular e lingual) e interproximais. Assim como o selante, esse material requer atenção durante o uso. Uma revisão recente demonstrou que a técnica de infiltração teve melhor eficácia para prevenir a progressão de lesões que instruções de higiene, uso de fio dental e flúor (Dorri et al., 2015).

PRODUTOS NÃO FLUORETADOS

Têm sido sugeridos para o controle de cáries. Alguns agentes químicos podem ser úteis para controlar o biofilme (placa bacteriana). Apesar de esses agentes diminuírem a contagem de Streptococcus mutans, não há evidência de que ajudem a diminuir a incidência de cáries (Swarn et al., 2010). Vários agentes antimicrobianos estão disponíveis. A abordagem tradicional consiste no uso de enxaguatórios bucais ou verniz com clorexidina (CHX). Embora o CHX diminua a contagem de Streptococcus mutans, não há evidências de que diminua a incidência de cárie na ausência de flúor (Barkvoll et al., 1989). O CHX foi o primeiro disponibilizado nos EUA como um enxaguatório, usado pela primeira vez para terapia periodontal. Foi prescrito com concentração de 0,12% em pacientes de alto risco para uso a curto prazo. Também está disponível como um verniz. A solução de gliconato de clorexidina (0,12%) é eficaz na sua capacidade de quelar cátions e, como resultado, interromper a adesão celular, a função da membrana e a capacidade do Streptococcus mutans para absorver a glicose, resultando em uma diminuição da contagem de Streptococcus mutans. Em virtude da pouca evidência de correlação do uso de CHX com redução de cárie, não se recomenda seu emprego com esse propósito (Slot et al., 2011; Ashley, 2010).

O xilitol é um açúcar natural, não fermentável pelo Streptococcus mutans; portanto, não gera ácido. Com uso prolongado, reduz o número de Streptococcus mutans no biofilme. Normalmente, recomenda-se que os pacientes mastiguem dois pedaços de goma de xilitol contendo um total de 1 g de xilitol 3 a 6 min após comer lanches. Mastigar qualquer goma sem açúcar após as refeições reduz a acidogenicidade do biofilme porque a mastigação estimula o fluxo salivar, diminuindo o impacto da queda de pH que ocorre após a ingestão de carboidratos fermentáveis (Edgar et al., 1990). Embora exista alguma evidência de que o xilitol pode diminuir a incidência de cárie (Deshpande e Jadad, 2008), ajudar a remineralização (Tanzer, 1995) e paralisar cáries dentinárias (Hayes, 2001), estudos em adultos não conseguiram confirmar seu papel no controle de cáries (Bader et al., 2013), exceto para cáries radiculares (Ritter et al., 2013). São poucas as evidências que sustentam o uso dos produtos com xilitol com o objetivo de reduzir incidência de cárie em adultos e crianças (Riley et al., 2015).

Uma variedade de agentes químicos foi sugerida para matar seletivamente bactérias Gram-positivas, como propólis, fenóis nutracêuticos da raiz de alcaçuz, arginina e produtos bactericidas – por exemplo, hipoclorito de sódio 0,2% na forma de um enxaguatório oral (Bueno-Silva *et al.* 2013; Astvaldsdottir *et al.* 2016; Bader *et al.*, 2001). No entanto, apesar do efeito dessas estratégias na diminuição da contagem de bactérias cariogênicas, não há evidências de que diminuam a incidência de cárie na ausência de flúor. A cárie é uma doença causada por biofilme bacteriano, mas modulada por dieta; portanto, mudanças no biofilme terão um impacto a curto prazo no processo de cáries. Na ausência de outras mudanças, por exemplo, uma redução significativa na ingestão de carboidratos fermentáveis, o microbioma no biofilme continuará a se adaptar ao ambiente acidogênico e acidúrico causado por uma dieta altamente cariogênica; e essas estratégias antimicrobianas terão pouco impacto nos resultados na incidência de cárie.

Os produtos amorfos de fosfato de cálcio (ACP) tornaram-se comercialmente disponíveis e têm potencial para remineralizar a estrutura dos dentes (Tung e Eichmiller, 2004). O ACP é um composto de fosfato de cálcio reativo e solúvel que libera íons de cálcio e fosfato para converter em apatita e remineralizar o esmalte quando entra contato com a saliva. Ainda, fornece um reservatório de íons de cálcio e fosfato na saliva (Chow *et al.*, 1998). O fosfopeptídeo de caseína (CPP), uma proteína derivada do leite que se liga ao biofilme do dente, é usada para estabilizar o ACP. Recentemente, passaram a estar disponíveis no mercado produtos de remineralização que utilizam CPP como veículo para ACP e para manterem um estado de superssaturação de ACP na superfície perto da superfície do dente. Alguns deles contêm outros agentes preventivos de cáries, como fluoreto e xilitol (p. ex., MI Paste Plus, GC America, Alsip, IL). As soluções de goma, pastilhas e soluções aplicadas topicamente contendo CPP-ACP também foram usadas para remineralizar manchas brancas. Há alguma evidência indicando que os complexos CPP-ACP, quando usados regularmente, são eficazes na remineralização do esmalte (Reynolds, 1997; Reynolds *et al.*, 2003; Yengopal e Mickenautsch, 2009; Llena *et al.*, 2009), porém a maioria desses estudos não analisou seu efeito independente do flúor. Os produtos CPP-ACP não devem ser prescritos para pacientes com alergias a proteínas lácteas (leite).

Uma abordagem inovadora para reduzir a incidência de cárie surgida nos últimos anos é a dos probióticos. O conceito fundamental consiste em inocular a cavidade oral com bactérias que competirão com bactérias cariogênicas e, eventualmente, substituí-las. Obviamente, a bactéria probiótica não deve produzir efeitos adversos significativos. Vários produtos comerciais estão disponíveis e demonstraram não ter efeitos colaterais a curto prazo. No entanto, seu nível relativo de eficácia continua desconhecido. Especulou-se que, para que os microrganismos probióticos ganhem domínio, os agentes patogênicos existentes devem primeiro ser eliminados. O conceito de probióticos é promissor, mas são necessárias novas pesquisas para confirmar seu efeito.

REMOÇÃO PROFISSIONAL DA PLACA

Apesar de a placa bacteriana dentária desempenhar um papel decisivo na etiologia da cárie dental ao abrigar os microrganismos que lhe dão origem, sua remoção por meio da escovação ou da ação profissional não é aceita como método preventivo dessa doença pela falta de evidência científica positiva comprobatória (Ripa, 1985; Sutcliffe, 1996).

Em uma criteriosa revisão a esse respeito, Andlaw e Rock (1978) demonstraram resultados desapontadores das tentativas feitas no sentido de relacionar uma boa higiene bucal com menores índices de cárie dentária.

A escovação dental é considerada apenas uma medida preventiva específica em relação à doença periodontal.

Contudo, pesquisadores suecos obtiveram resultados espetaculares junto a estudantes jovens na cidade de Karlstad, por meio de limpezas profissionais intensas e frequentes, eliminando praticamente a cárie dentária. No período de 24 meses do chamado "estudo de Karlstad", alunos da 7ª série – entre 13 e 14 anos de idade – apresentaram diminuição de 98% na incidência de cárie dentária ao se constatar 0,2 novo problema no grupo-teste *versus* 8,15 no grupo-controle (Axelsson e Lindhe, 1975, 1978; Axelsson *et al.*, 1976; Lindhe *et al.*, 1975). Os seguintes procedimentos foram adotados no grupo-teste:

- Prévias instruções educativas em saúde bucal, extensivas aos familiares, com ênfase nos fatores etiológicos da doença e nos objetivos do estudo
- Demonstração da técnica correta de escovação para remoção da placa, com auxílio de pastilhas reveladoras, repetidas ao longo da pesquisa, sempre que necessário
- Profilaxia com polimento das superfícies lisas e limpeza meticulosa das fissuras oclusais com peça de mão equipada com escova apropriada, utilizando-se pasta profilática contendo flúor
- Remoção da placa interdental por "auxiliares de profilaxia dental" especialmente treinados, que usaram fio dental e escova montada em peça de mão, de maneira a conduzir a pasta profilática com flúor também para essas áreas.

As limpezas profissionais foram repetidas a cada 15 dias ao longo de 2 anos. Nesse período, os pacientes, altamente motivados, colaboraram escovando seus dentes de modo correto em casa. Depois, durante mais 2 anos, os benefícios mantiveram-se quando as limpezas foram espaçadas para intervalos de 8 semanas.

Os autores apontaram três motivos para as elevadas reduções de cárie dentária alcançadas:

- Remoção da placa bacteriana dental
- Uso intensivo de flúor tópico
- Educação para a saúde bucal e práticas caseiras adequadas de higiene bucal.

Mesmo assim, em um subgrupo, testou-se o uso de pasta profilática sem flúor e os resultados, após 1 ano, foram similares aos das crianças submetidas à profilaxia com flúor, sugerindo que, nesse caso, apenas as medidas clínicas de higiene bucal teriam sido responsáveis pelo controle da cárie. Estudos posteriores indicaram a manutenção dos benefícios originalmente conseguidos (Thylstrup e Fejerskov, 1995).

Nenhum outro estudo até hoje conseguiu resultados sequer parecidos com os de Karlstad, mesmo fazendo uso intensivo de algum tipo de fluoreto (Sutcliffe, 1996). Em um estudo independente, que utilizou uma metodologia similar, Badersten *et al.* (1975) observaram uma redução CPO-S de 24% no grupo de 10 a 12 anos em Malmö, Suécia, com um intervalo de 30 dias entre as profilaxias e acrescentando bochecho de fluoreto de sódio a 0,2%. Agerback (1978) e Hamp *et al.* (1978) obtiveram reduções respectivas de 51% após 36 meses em crianças de 10 a 11 anos e de 33% após 24 meses em crianças de 7 anos.

Ao trabalhar com alunos de primeiro grau canadenses, na faixa média de 6 anos de idade, Wright *et al.* (1979) reduziram pela metade a incidência de cárie naquelas submetidas a limpeza diária com fio dental feita em dias de aula por pessoal auxiliar treinado, mas a duração do experimento – apenas 20 meses – foi considerada muito curta (Sutcliffe, 1996).

Ashley e Sainsbury (1981) realizaram cuidadosas profilaxias profissionais seguidas de escovação, evidenciação de placa e instruções de higiene bucal em estudantes de primeiro grau de escolas inglesas, a cada 2 semanas durante 3 anos, sem utilizar qualquer produto à base de flúor (os participantes, no entanto, foram encorajados a usar dentifrícios fluoretados em casa); ao final de 3 anos, os resultados foram desapontadores, sem diferença significativa entre o grupo-teste e o grupo-controle. Bellini *et al.* (1981) concluíram que limpezas profissionais constituem um eficiente mecanismo preventivo em relação à cárie dentária.

Ao que tudo indica, prevalecem, ainda, as conclusões de Ripa e de Sutcliffe, que recentemente revisaram os estudos disponíveis na literatura científica. De acordo com o primeiro, em geral os estudos que não empregaram pastas profiláticas fluoretadas ou nos quais as crianças não utilizaram flúor por outros meios, falharam na tentativa de demonstrar efeitos preventivos reais para as profilaxias profissionais em relação à cárie dentária (Ripa, 1985). Para o segundo, não há evidência clara e inequívoca de que uma boa higiene bucal de fato reduza a experiência de cárie, mas, em compensação, também não há evidência suficiente para condenar seu valor como um instrumento para a prevenção da cárie (Sutcliffe, 1996). Contudo, já foi demonstrado em crianças de baixa renda que o índice de higiene bucal está diretamente correlacionado com o índice de cárie, como mostrou um estudo levado a efeito na zona rural do estado da Paraíba (Sampaio *et al.*, 2000).

Nos dias de hoje, com a multiplicidade de produtos contendo flúor à disposição da população – principalmente os dentifrícios fluoretados –, a possibilidade de controle da incidência de cáries está cada vez mais acessível à sociedade. A verdadeira prevenção em termos populacionais deve ser feita por meio de medidas de baixo custo, principalmente aquelas passíveis de uso com segurança pelas pessoas, sem necessidade de ajuda direta do profissional. Profilaxias realizadas frequentemente em consultório tendem a criar uma dependência desnecessária paciente/profissional e representam um custo adicional que, em geral, as comunidades não podem sustentar.

BIBLIOGRAFIA

AAPD. Fluoride use in caries prevention in the primary care setting. American Association of Pediatric Dentistry. Pediatrics. 2014;134(3).

ADA. Council of Dental Therapeutics, guidelines for the acceptance of fluoride-containing dentifrices. J Am Dent Ass. 1985;110:545-7.

ADA. Health Care Reform Implementation Matrix: Affordable Care Act P.L. 111-148. American Dental Association. Washington, D.C.; March, 2011. Disponível em: http://www.ada.org/sectional/HCR_Matrix_-_March_31_2011_(revised).doc. Acesso em: 7 out. 2017.

ADA. Professionally applied topical fluoride: evidence-based clinical recommendations. J Am Dent Assoc. 2006;137:1151-9.

ADA. Report of the American Dental Association's special committee on the future of dentistry: issue papers on dental research, manpower, education, practice and public and professional concerns. Chicago; 1983.

Agerback N, De Paola, Brudevold F. Effect of professional toothcleaning every third week on gingivitis and dental caries in children. Commun Dent Oral Epidemiol. 1978;6:40.

Ahovuo-Saloranta A, Hiiri A, Nordblad A, Mäkelä M, Worthington HV. Pit and fissure sealants for preventing dental decay in the permanent teeth of children and adolescents. Cochrane Database Syst Rev. 2008;(4)CD001830.

Allukian Jr M, Horowitz A. Effective Community Prevention Programs for Oral Diseases. In: Gluck GM, Morganstein WM. Community dental health. 4. ed. Saint Louis: Mosby; 1998. p. 144-76.

American Academy of Pediatric Dentistry. Guideline on Pediatric Restorative Dentistry – Clinical affairs committee – Restorative dentistry subcommittee. 2004.

American Academy of Pediatric Dentistry. Policy on the use of fluoride. Council on Clinical affairs, 2014.

American Academy of Pediatric Dentistry. American Dental Association. Evidence-based Clinical Practice Guideline for the Use of Pit-and-Fissure Sealants. 2016.

American Academy of Pediatric Dentistry. Oral health risk assessment timing of the dental home. Pediatrics. 2003;111:1113-6.

Andlaw RJ, Rock WP. A manual of pedodontics. 2. ed. Edinburgh: Churchill Livingstone; 1978.

Aoba T, Fejerskov O. Dental fluorosis: chemistry and biology. Crit Rev Oral Biol Med. 2002;13(2):155-70.

Ashley FP, Mainwaring PJ, Emslie RD, Naylor MN. Clinical testing of a mouthrinse and a dentifrice containing fluoride, a two-year supervised study in schoolchildren. Brit Dent J. 1977;143:333-8.

Ashley FP, Sainsbury RH. Post study effects of a school based plaque control programme. Br Dent J. 1981;153:337-8.

Ashley P. Effectiveness of chlorhexidine varnish for preventing caries uncertain. Evid Based Dent. 2010;11(4):108.

Astvaldsdottir A. Arginine and caries prevention: a systematic review. Caries Res. 2016;50:383-93.

Atwood D, Blinkhorn AS. Dental health of schoolchildren 5 years after water fluoridation ceased in Southwest Scotland. Int Dent J. 1991;41:43-8.

Axelsson P, Lindhe J. Effect of controlled oral hygiene procedures on caries and periodontal disease in adults. J Clin Periodont, 5:133-51, May, 1978.

Axelsson P, Lindhe J. Effect of fluoride on gingivitis and dental caries in a preventive program based on plaque control. Community Dent Oral Epidemiology. 1975;3:159-60.

Axelsson P, Lindhe J, Waseby J. The effect of various plaque control measures on gingivitis and caries in schoolchildren. Commun Dent Oral Epidemiol. 1976;4:232-9.

Bader JD, Shugars DA, Bonito AJ. A systematic review of selected caries prevention and management methods. Community Dent Oral Epidemiol. 2001;29(6):399-411.

Bader JD, Vollmer WM, Shugars DA, Gilbert GH, Amaechi BT, Brown JP et al. Results from the Xylitol for Adult Caries Trial (X-ACT). J Am Dent Assoc. 2013;144(1):21-30.

Badersten A, Egelberg J, Koch G. Effect of monthly prophylaxis on caries and gingivitis in schoolchildren. Commun Dent Oral Epidemiol. 1975;3: 1-4.

Barkvoll P, Rolla G, Svendsen K. Interaction between chlorhexidine digluconate and sodium lauryl sulfate in vivo. J Clin Periodontol. 1989;16(9):593-5.

Barmes DE, Infirri JS. Global aspects of caries prevention. In: FDI/WHO/Kellogg Foundation. Joint Conference on Fluorides, Vienna, Oct., 1982. Washington: PAHO/WHO (ORH/F. Conf./8203); 1984.

Bawden JW (ed.). Changing patterns of fluoride intake. J Dent Res. 1992;71:1214.

Beauchamp J, Caufield PW, Crall JJ, Donly K, Feigal R, Gooch B et al. Evidence-based clinical recommendations for the use of pit-and-fissure sealants: a report of the American Dental Association Council on Scientific Affairs. JADA. 2008;139(3):257-68.

Beiswanger BB, Gish CW, Mallatt ME. Effect of a sodium fluoride-silica abrasive dentifrice upon caries. Pharm Therap Dent. 1981;4:9-16.

Bellini HT, Arneberg P, von der Fehr FR. Oral hygiene and caries, a review. Acta Odont Scand. 1991;39:257-65.

Beltran ED, Burt BA. The pre and posteruptive effects of fluoride in the caries decline. J Publ Health Dent. 1988;48:233-40.

Bogert TR, Garcia-Godoy F. Effect of prophylaxis agents on the shear bond strength of a fissure sealant. Pediatr Dent. 1992;14:50-1.

Brasil. Ministério da Saúde. Portaria SNVS n. 22/1989, regulamenta o uso de enxaguatórios bucais com flúor para uso diário e de dentifrícios com flúor. Diário Oficial da República Federativa do Brasil; 22 dezembro 1989a.

Brasil. Ministério da Saúde, Secretária Nacional de Vigilância Sanitária – Portaria n. 71, de 29 de maio de 1996.

Brasil. Ministério da Saúde. Divisão Nacional de Saúde Bucal. Aplicação tópica com gel fluoretado; normas técnicas. Brasília; 1989b.

Brasil. Ministério da Saúde. Divisão Nacional de Saúde Bucal – Levantamento epidemiológico em saúde bucal; Brasil, zona urbana 1986. Brasília; 1988.

Bratthall D, Barmes D. Adding fluoride to sugar, a new avenue to reduce dental caries or a "dead end"? Advances in Dental Research. 1995;9(I).

Bravo M, Baca P, Llodra JC, Osorio E. A 24-month study comparing sealant and fluoride varnish in caries reduction on different permanent first molar surfaces. J Public Health Dent. 1997;57:184-6.

Brian ET, Williams JE. The cariostatic effectiveness of a phosphate-fluoride gel administrated annually to schoolchildren: final results. J Public Health Dent. 1970;49(Special Issue):259-71.

Brokman SL, Scott RL, Eick JD. A scanning electron microscopic study of the effect of air polishing on the enamel-sealant surface. Quintessence Int. 1990;21:201-6.

Brokman SL, Scott RL, Eick JD. The effect of an air-polishing device on tensile bond strength of a dental sealant. Quintessence Int. 1989;20:211-7.

Browns LJ, Selwitz RH. The impact of recent changes in the epidemiology of dental caries on guidelines for the use of sealants. J Public Health Dent. 1995;55(Special Issue):274-91.

Brudevold F, Naujoks R. Caries-preventive fluoride treatment for the individual. Caries Res. 1978;12(Suppl. 1):52-64.

Bruin H, Arends J. Fluoride varnishes-a review. Journal de Biologie Buccale. 1987;15:71-82.

Brunelle JA. The prevalence of dental fluorosis in US Children. J Dent Res. 1989;68(Special Issue):995.

Buendia OC. Fluoretação de águas: manual de orientação prática. São Paulo; 1995. 120 p.

Buendia OC. Prevenção da cárie dentária através de bochechos fluorados. Trabalho apresentado no Congresso de Odontologia do Rio Grande do Norte, 3. Natal: Mímeo; 1980.

Bueno-Silva B, Koo H, Falsetta ML, Alencar SM, Ikegaki M, Rosalen PL.Effects of neovestitol containing Brazilian red propolis on accumulation of biofilm in vitro and development of dental caries in vivo. Biofouling. 2013;29(10):1233-42.

Burt B. Cost-effectiveness of caries prevention in dental public health. J Public Health Dent. 1989;49(Special Issue):250-344.

Burt BA. The use of sorbitol- and xilitol-sweetened chewing gum in caries control. J Am Dent Assoc. 2006;137(2):190-6.

Burt BA, Eklund SA. Community-based strategies for preventing dental caries. In: Pine CM. Community oral health. Oxford: Wright; 1997. p. 112-25.

Burt BA, Eklund SA. Dentistry, dental practice and the community. Saint Louis; Elsevier-Saunders; 2005. p. 364-65.

Cagetti MG, Campus G, Milia E, Lingström P. A systematic review on fluoridated food in caries prevention. Acta Odontol Scand. 2013;71(3-4):381-7.

Canadá. Department of National Health and Welfare – Preventive dental services. 2. ed. Minister of Supply and Services. Ottawa; 1988.

Cangussu MCT, Castellanos Fernandez R, Djehizian V. A fluorose dentária no Brasil. Uma revisão crítica. Cad Saúde Pública. 2002;18(1):7-15.

Cartwright HW, Lindahl RL, Bawden JW. Clinical findings on the effectiveness of stannous fluoride and acid phosphate fluoride as caries reducing agent in children. J Dent Child. 1968;35:36-40.

Carvalho JC, Thylstrup A, Ekstrand KR. Results after 3 years of non-operative occlusal caries treatment of erupting permanent first molars. Community Dent Oral Epidemiol. 1992;20:187-92.

CDC. 2008 water fluoridation statistics. US Centers for Disease Control and Prevention, US Department of Health and Human Services. Atlanta, 2008. Disponível em: http://www.cdc.gov/fluoridation/statistics/2008 stats.htm. Acesso em: 7 out. 2017.

CDC. Community water fluoridation: questions and answers. Atlanta; 2011. Disponível em: http://www.cdc.gov/fluoridation/fact_sheets/cwf_qa.htm. Acesso em: 7 out. 2017.

CDC. Fluoridation status. US Centers for Disease Control and Prevention. Disponível em: http://apps.nccd.cdc.gov/nohss/FluoridationV. asp. Acesso em: 7 out. 2017.

CDC. Healthy People 2020. US Centers for Disease Control and Prevention. 2015. Disponível em: www.cdc.gov/nchs/healthy_people/hp2020.htm. Acesso em: 7 out. 2017.

Chesters RK, Huntington E, Burchell CK, Stephen KW. Effects of oral care habits on caries in adolescence. Caries Res. 1992;26:299-304.

Children's Dental Health Project. Moving on the oral health provisions in Health Reform: a roading map for implementation. California; 2011. Disponível em: http://www.chdp.org/system/files/ACA%2ºOral%20 Health%20White paper_o.pdf. Acesso em: 7 out. 2017.

Chosak A, Eidelman E. Effect of time from application until exposure to light on the tag lengths of a visible light-polimerization sealant. Dent Mater. 1988;4:302-6.

Chow LC, Takagi S, Carey CM, Sieck BA. Remineralization effects of a two-solution fluoride mouthrinse: an in situ study. Journal of Dental Research. 1998;79(April):991-5.

Clark DC. A review on fluoride varnishes: alternative topical fluoride treatment. Community Dent. Oral Epidemiology. 1982;10(3):117-23.

Comunidade Econômica Europeia. Directive du Conseil, 82/368/CEE, du 17 Mai 1982, portant deuxiéme modification de la directive 76/768/CEE, concernant de rapprochement des législations des États membres relatives aux produits cosmétiques. J. Officiel des Communautés Européennes, 2.25: 1.32, 15 Juin, 1982.

Conchie JM, McCombie F, Hole LW. Three years of supervised toothbrushing with a fluoride-phosphate solution. J Pub Health Dent. 1969;19:11.

Conde NCO, Rebelo MAB, Cury JA. Evaluation of the fluoride stability of dentifrices sold in Manaus, AM, Brazil. Pesq Odontol Bras. 2003;17(3):247-53.

Cons NC, Janerich DT, Senning RS. Albany topical fluoride study. J Am Dent Assoc. 1970;80:777-81.

Contreras V, Toro MJ, Elías-Boneta AR, Encarnación-Burgos A. Effectiveness of silver diamine fluoride in caries prevention and arrest: a systematic literature review. Gen Dent. 2017;65(3):22-9.

Cunha LF, Tomita NE. Dental fluorosis in Brazil: a systematic review from 1993 to 2004. Cad Saúde Pública. 2006;22:1809-16.

Cury JA. Flúor natural no Brasil. Comunicação Pessoal; 1994.

Cutress TW, Sissons CH, Pearce EI, Wong L, Anderssén K, Angmar-Mansson B. Effects of fluoride-supplemented sucrose on experimental dental caries and dental plack pH. Advances in Dental Research. 1995;9(I).

Denisson JB, Sraffon LH, More FG. Evaluating tooth eruption on sealant efficacy. JADA. 1990;121:610-4.

Dental Quest Institute. Dental sealant initiative. Westborough, MA; 2011. Disponível em: http://www.dentalquestinstitute.org/improvement-initiatives/dental-sealant-initiative. Acesso em: 7 out. 2017.

Deshpande A, Jadad AR. The impact of polyol-containing chewing gums on dental caries: A systematic review of original randomized controlled trials and observational studies. J Am Dent Assoc. 2008;139(12):1602-14.

DHHS. Oral health in the United States. Department of Health and Human Services, Public Health Service, USA; 1991.

Donnan MF, Ball IA. A double-blind clinical trial to determine the importance of pumice prophylaxis of fissure sealant retention. Br Dent J. 1988;165:283-6.

Dorri M, Dunne SM, Walsh T, Schwendicke F. Micro-invasive interventions for managing proximal dental decay in primary and permanent teeth. Cochrane Database Syst Rev. 2015(11):CD010431.

Dowell TB, Joyston-Bechal S. Fluoride supplements: age related dosages. Br Dent J. 1981;150:273-5.

Driscoll WS, Swango PA, Horowitz AM, Kingman A. Caries-preventive effects of daily and weekly fluoride mouthrinsing in a fluoridated community: findings after 18 months. In: Stallard RE. International Association for Dental Research. Preprinted Abstract. 1982;647:471 .

Edgar WM. Saliva and dental health. Clinical implications of saliva: Report of a consensus meeting. Br Dent J. 1990;169(3-4):96-8.

Edelstein B, Samad F, Mullin L, Booth M. Oral health provisions in U.S. Health Care Reform. J Am Dent Assoc. 2010;141:1471-9.

Ekstrand J. A micromethod for the determination of fluoride in blood plasma and saliva. Calcif Tissue Res. 1977;23:225-8.

Ennever J, Peterson JK, Hester WR, Segreto VA, Radike AW. Influence of alkaline pH on sodium fluoride dentifrices. J Dent Res. 1980;50:658-61.

Ericsson Y. The state of fluorine in milk and its absorption and retention when administered in milk. Investigations with radioactive fluorine. Acta Odont Scand. 1958;16:51.

Evans AW, Darvell BW. Refining the estimate of the critical period for susceptibility to enamel fluorosis in human maxillary and central incisors. J Public Health Dent. 1995;55:238-49.

Fabruccini A, Alves LS, Alvarez L, Alvarez R, Susin C, Maltz M. Comparative effectiveness of water and salt community-based fluoridation methods in preventing dental caries among schoolchildren. Community Dent Oral Epidemiol. 2016;44(6):577-85. [Epub 2016 Jul 28.]

FDI. Basic fact sheets. London: International Dental Federation; 1981.

FDI. The prevention of dental caries and periodontal disease: final report. London; 1982.

Feigal RJ, Hitt J, Splietz C. Retaining sealant on salivary contaminated enamel. JADA. 1993;124:88-97.

Ferreira Zandoná AG, Swift E. Evidence for sealing versus restoration of early caries lesions. Journal of Esthetic and Restorative Dentistry. 2015;27(1):55-8.

Fleming WJ, Burgess RC, Lewis DW. Effects on caries of self-application of a zirconium silicate paste containing 9% stanous fluoride. Community Dent Oral Epidemiology. 1976;4:142-8.

Fomon SJ, Ekstrand J, Ziegler EE. Fluoride intake and prevalence of dental fluorosis: trends in fluoride intake with special attention to infants. J Public Health Dent. 2000;60(3):131-9.

Fundação Sesp. Efeitos da fluoretação da água na cidade de Baixo Guandu, Espírito Santo. Rio de Janeiro: Mímeo; 1986.

Fung MHT, Duangthip D, Wong MCM, Lo ECM, Chu CH. Randomized Clinical trial of 12% and 38% silver diamine fluoride treatment. J Dent Res. 2018 Feb;97(2):171-8. Epub 2017 Aug 28.

Garcia-Godoy F, Perez R, Hubbart G. Effect of prophylaxis pastes on shear bond strength. J Clin Orthod. 1991;25:571-3.

Gish CW, Mercer VH, Stookey GK, Dahl LO. Self-application of fluoride as a community preventive measure: rationale, procedures, and three-year results. J Am Dent Ass. 1975;90:388-97.

González-Cabezas C, Fernández CE. Recent advances in remineralization therapies for caries lesions. Adv Dent Res. 2018;29(1):55-9.

Gooch BF, Griffin SO, Gray SK, Kohn WG, Rozier RG, Siegal M et al. Preventing dental caries through school-based sealant programs: updated recommendations and reviews of evidence. JADA. 2009;140(11):1356-65.

Gordon PH, Nunn JH. Fissure sealants. In: MURRAY JJ (ed.). Prevention of oral disease. Oxford: Oxford University Press; 1996. p. 78-94.

Gray SK, Griffin SO, Malvitz DM, Gooch BF. A comparison of the effects of toothbrushing and handpiece prophylaxis on retention of sealants. JADA. 2009;140(1):38-46.

Griffin SO, Gray SK, Malvitz DM, Gooch BF. Caries risk in formerly sealed teeth. JADA. 2009;140(4):415-23.

Griffin SO, Oong E, Kohn W, Vidakovic B, Gooch BF, Bader J et al. The effectiveness of sealants in managing caries lesions. J Dent Res. 2008;87(2):169-74.

Gummin DD, Mowry JB, Spyker DA, Brooks DE, Fraser MO, Banner W. 2016 Annual Report of the American Association of Poison Control Centers' National Poison Data System (NPDS): 34th Annual Report. Clinical Toxicology. 2017;55:10:1072-254.

Gwinnett AJ, Smith D. Fissure sealants. In: Smith D. Biocompatibility of dental materials. v. II. D.C.; 1982.

Hamp SE, Lindhe J, Fornell J, Johansson LA, Karlsson R. Effect of a field programme based on systematic plaque control on caries and gingivitis in schoolchildren after 3 years. Commun Dent Oral Epidemiol. 1978;6:17-23.

Haugejorden O, Birkeland JM. Evidence for reversal of the caries decline among Norwegian children. Int J Pediat Dent. 2002;12:306-15.

Hayes C. The effect of non-cariogenic sweeteners on the prevention of dental caries: A review of the evidence. J Dent Educ. 2001;65(10):1106-9.

Hawkins R, Locker D, Noble J. Prevention. Part 7: Professionally applied topical fluorides for caries prevention. In: KAY E (ed.). Series Prevention, Br Dent J. 2003;195:313-7.

Heifetz SB, Horowitz HS, Driscoll WS. Effect of school water fluoridation on dental caries: results in Seagrove, N.C. after eight years. J Am Dent Ass. 1978;97:193-6.

Helfenstein U, Steiner M. Fluoride varnishes (Duraphat): a meta-analysis. Community Dent. Oral Epidemiology. 1994;22:1-5.

Hendre AD, Taylor GW, Chávez EM, Hyde S. A systematic review of silver diamine fluoride: effectiveness and application in older adults. Gerodontology. 2017;34(4):411-9.

Heuser H, Schmidt HFM. Deep impregnation of dental enamel with a fluorine lacquer for prophylaxis of dental caries. Stoma, 21(2):91-100, 1968.

Hoch G, Peterson HG. Caries preventive effect of a fluoride containing varnish (Duraphat) after 1 year's study. Community Dent. Oral Epidemiology. 1975;3:262-6.

Holm AK. Evaluation of preventive programmes for preschool children. In: Frandsen A. Dental health care in Scandinavia: achievements and future strategies. Chicago: Quintessence; 1982. p. 55-72.

Hong L, Levy SM, Broffitt B, Warren JJ, Kanellis MJ, Wefel JS, Dawson DV. Timing of fluoride intake in relation to development of fluorosis on maxillary dentral incisors. Community Dent Oral Epidemiol. 2006;34:299-309.

Horowitz HS. Epidemiology of fluorides: range of effectiveness. Washington: PAHO/WHO (ORH/F.Conf./82.01); 1984.

Horowitz H. Appropriate uses of fluoride: considerations for the 90's: summary. Symposium on appropriate use of fluoride in the 1990 s. Journal of Public Health Dentistry. 1991;51(1):60-3.

Horowitz H. Epidemiology of fluorides: range of effectiveness. In: FDI/WHO/Kellogg Foundation. Joint Conference on Fluorides. Vienna, Oct. 1982. Washington: PAHO/WHO (ORH/F. Conf./8203); 1984.

Horowitz HS, Bixler D. The effect of self-applied SnF4-ZrSiO4 prophylatic paste on dental caries: Santa Clara County, California. J Am Dent Ass. 1976;92:369-73.

Horowitz HS, Doyle J. The effect on dental caries of topically applied acidulated phosphate fluoride: results after three years. J Am Dent Ass. 1971;82:359-65.

Horowitz HS, Heifetz SB, Law FE. Effect of school water fluoridation on dental caries: final results in Elk Lake, Pennsylvania, after 12 years. J Am Dent Ass. 1972;97:193.

Horowitz HS, Kau MC. Retained anti-caries protection from topically applied acidulated phosphate fluoride: 30-and 36-month post-treatment effects. J Prevent Dent. 1974;1:22-7.

Houpt M, Koenigsberg S, Shey Z. The effect of prior toothcleaning on the efficacy of topical fluoride treatment: two-year results. Clin Prevent Dent. 1983;5 (4):8-10.

Houpt M, Shey Z. The effectiveness of a fissure sealant after six years. Pediatr Dent. 1983;5:104-6.

Howatt AP, Holloway PJ, Davies TGH. Caries prevention by daily supervised use of a MFP gel dentifrice, report of a 3 year clinical trial. Brit Dent J. 1978;145:233-35.

Hyatt TP. Prophylatic odontotomy: the cutting into the tooth for the prevention of disease. Dent Cosmos. 1923;65:234-41.

Ijaz S. Low quality evidence for effectiveness of fluoridated milk. Evid Based Dent. 2015;16(4):99.

Iheozor-Ejiofor Z, Worthington HV, Walsh T, O'Malley, Clarkson JE, Macey R et al. Water fluoridation for the prevention of dental caries. Cochrane Database of Systematic Reviews. 2015;6(CD010856).

Jack B et al. Health effects of water fluoridation: technical report. Report to the National Health and Medical Research Council (NHMRC). Canberra: NHMRC, 2016. Disponível em: https://www.nhmrc.gov.au/health-topics/health-effects-water-fluoridation. Acesso em: 7 out. 2017.

Jensen ME, Kohout F. The effect of a fluoridated dentifrice on root and coronal caries in an older adult population. J Am Dent Ass. 1988;117: 829-32.

Jha SK, Mishra VK, Sharma DK, Damodaran T. Fluoride in the environment and its metabolism in humans. Rev Environ Contam Toxicol. 2011;211:121-42.

Johnson MF. Comparative efficacy of NaF and SMLP dentifrices in caries prevention: a meta-analysis overview. Caries Res. 1993;27:328-36.

Kalsbeek H, Kwant GW, Groenveld A, Backer Dirks O, van Eck AAMJ, Theuns HM.Caries experience of 15-year-old children in the Netherlands after the discontinuation of water fluoridation. Caries Res. 1993;27:201-5.

Katz RV, Meskin LH, Jensen ME, Keller D. Topical fluoride and prophylaxis: a 30 month clinical trial. J Dent Res Abstract. 1984;771(63 Special Issue):256.

Katz S, McDonald Jr JI, Stookey GK. Odontología preventiva en acción. Buenos Aires: Panamericana; 1975.

Kawall K, Lewis DW, Hargreaves JA. The effect of a fluoride mouthrinse in a fluoridated community: final two year results. Abstract n. 646, IADR, J. Dent Res. 1981;60:471.

Klaus J, Reinshagen M, Herdt K, Schröter C, Adler G, von Boyen GB, von Tirpitz C. Bones and Crohn's: no benefit of adding sodium fluoride or ibandronate to calcium and vitamin D. World J Gastroenterol. 2011 Jan 21;17(3):334-42.

Kleerekoper M. Osteoporosis prevention and therapy: preserving and building strength through bone quality. Osteoporos Int. 2006 Dec;17(12):1707-15. (Epub, Aug 15, 2006.)

Knutson JW, Armstrong WD. Effect of topically applied sodium fluoride on dental caries experience. Pub Health Rep. 1943;58:1710-15.

Koch G. Long-term study of effect of supervised tooth-brushing with a sodium fluoride dentifrice. Caries Res. 1970;4:149-57.

Koch G, Petersson LG, Kling E, Kling L. Effect of 250 and 1000 ppm fluoride dentifrice on caries. A three-year clinical study. Swedish Dental Journal. 1982;6:233-8.

Komatsu H, Shimokobe H, Kawakami S, Yoshimura M. Caries-preventive effect of glass ionomer sealant reapplication: study presents three-year results. JADA. 1994;125:543-9.

Kriger L. Efetividade de flúor tópico em áreas de água fluoretada. [Tese de Mestrado.] Porto Alegre: UFRGS/Curso de mestrado em Odontologia Social; 1977. 51 p.

Krishnamachari KA. Skeletal fluorosis in humans: a review of recent progress in the understanding of the disease. Prog Food Nutr Sci. 1986;10:279-314.

Kunzel W. Systemic use of fluoride: other methods. Caries Research. 1993;27 (Suppl. 1):16-22.

Larsen MJ, Kirkegård E, Fejerskov O, Poulsen S. Prevalence of dental fluorosis after fluoride-gel treatments in a low-fluoride area. J Dent Res. 1985;64:1076-79.

Lee J, Brearley Messer LJ. Contemporary fluid intake and dental caries in Australian children. Aust Dent J. 2011 Jun;56(2):122-31. (Epub, May 9, 2011.)

Lee HL et al. An adhesive dental restorative system. J Dent Res. 1971;50:125.

Llena C, Forner L, Baca P. Anticariogenicity of casein phosphopeptide-amorphous calcium phosphate: A review of the literature. J Contemp Dent Pract. 2009;10(3):1-9.

Leukhart CS. An update on water fluoridation: triumphs and challenges. Pediatr Dent. 1979;1:32.

Lindhe J, Axelsson P, Tollskog G. Effect of proper oral hygiene on gingivites and dental caries in Swedish schoolchildren. Commun Dent Oral Epidemiol. 1975;3:102-5.

Llodra JC, Bravo M, Delgado-Rodriguez M, Baca P, Galvez R. Factors influencing the effectiveness of sealants: a meta-analysis. Community Dent Oral Epidemiol. 1993;21(5):261-8.

Löesche W. The 50th Anniversary of water fluoridation in Grand Rapids, Michigan. J. Public Health Dent. 1996;56(5):233-4.

Lu KH, Ruhlman CD, Chung KL, Sturzenberger OP, Lehnhoff RW. A three-year clinical comparison of a sodium monofluoruphosphate dentifrice with sodium fluoride dentifrices on dental caries in children. J Dent Child. 1987:241-44.

Ladewig NM, Camargo LB, Tedesco TK, Floriano I, Gimenez T, Imparato JCP et al. Management of dental caries among children: a look at the cost-effectiveness. Expert Rev Pharmacoecon Outcomes Res. 2017;9:1-8. [Epub ahead of print]

Luoma H, Nyman A, Toivonen A, Söderholm S, Nuuja T, Hassinen ML et al. Effect on caries in mentally handicapped children of addition of fluoride and bicarbonate phosphate to dietary sugar products. Scand J Dent Res. 1979;87:197-207.

Machiulskiene V, Nyvad B, Baelum V. Caries preventive effect of sugar-substituted chewing gum. Community Dent Oral Epidemiol. 2001;29(4):278-88.

Maier F. Fluoruración del agua potable. Washington: OPS/OMS (Publicación Científica, 203); 1971.

Mariño RJ, Villa AE, Weitz A, Guerrero S. Caries prevalence in a rural Chilean community after cessation of a powdered milk fluoridation program. J Public Health Dent. 2004;64(2):101-5.

Marinho VC, Chong L, Worthington HV, Walsh T. Fluoride mouthrinses for preventing dental caries in children and adolescents. Cochrane Database Syst Rev. 2016 .

Markovic D, Petrovic B, Peric T, Miletic I, Andjelkovic S. The impact of fissure depth and enamel conditioning protocols on glass-ionomer and resin-based fissure sealant penetration. J Adhes Dent. 2011;13(2):171-8. Marthaler TM. Salt fluoridation and oral health. Acta Med Acad. 2013;42(2):140-55.

Marthaler TM. Increasing the public health effectiveness of fluoridated salt. Schweiz Monatsschr Zahnmed. 2005;115(9):785-92.

Marthaler TM. Water fluoridation results in Basel since 1962: health and political implications. J Public Health Dent. 1996;56(5 Special Issue):265-70.

Marthaler TM, Mejía R, Tóth K, Viñes JJ.Caries-preventive salt fluoridation. Caries Res. 1978;12(Suppl. 1):15-21.

Maupomé G, Clark DC, Levy SM, Berkowitz J. Patterns of dental caries following the cessation of water fluoridation. Community Dent Oral Epidemiol. 2001;29(1):37-47.

McDonagh MS, Whiting PF, Wilson PM, Sutton AJ, Chestnutt I, Cooper J et al. Systematic review of water fluoridation. Br Med J. 2000;321:855-9.

McKenna EF, Grundy GE. Glass ionomer cement fissure sealants applied by operative dental auxiliaries: retention rate after a year. Aust Dent J. 1987;32:200-3.

McLaren L, Singhal S. Does cessation of community water fluoridation lead to an increase in tooth decay? A systematic review of published studies. J Epidemiol Community Health. 2016;70:934-40.

McLean JW, Wilson AD. Fissure sealing and filling with an adhesive glass-ionomer cement. Br Dent J. 1974;132:133-5.

Medeiros FA. Aspectos gerais do bócio endêmico no Brasil. In: Seminário sobre prevenção do bócio endêmico no Brasil. Brasília, 1978. Relatório final. Ministério da Saúde/INAN. Brasília: Mímeo; 1978.

Medeiros FA. Bócio endêmico: levantamento de sua prevalência em todo o território brasileiro por microrregiões homogêneas. Rev Bras Malar. 1976;28:1-227.

Mei ML, Li Q, Chu C-H, Lo ECM, Samaranayake LP. Antibacterial effects of silver diamine fluoride on multi-species cariogenic biofilm on caries. Ann Clin Microbiol Antimicrob. 2013;26;12:4.

Mejàre I, Lingström P, Petersson LG, Holm AK, Twetman S, Källestål C et al. Caries-preventive effect of fissure sealants: a systematic review. Acta Odontol Scand. 2003;61(6):321-30.

Menezes LMB, Sousa M da LR de, Rodrugues LKA, Cury JA. Autopercepção da fluorose pela exposição ao flúor pela água e dentifrício. Rev Saúde Pública. 2002;36(6):752-4.

Michel-Crosato E, Biazevic MGH, Crosato E. Relationship between dental fluorosis and quality of life: a population based study. Braz Oral Res. 2005;19(2):150-5.

Mills RW, Ball IA. A clinical trial to evaluate the retention of a silver cermetionomer cement used as a fissure sealant. Oper Dent. 1993;18(4):148-54.

Moimaz SA, Saliba O, Marques LB, Garbin CA, Saliba NA. Dental fluorosis and its influence on children's life. Braz Oral Res. 2015;29:S1806-83242015000100214. Epub 2015 Jan 13.

Moreira BW, Tumang AJ. Prevenção da cárie dentária por meio de bochechos com soluções de fluoreto de sódio a 0,1%. Resultados após dois anos de estudos. Rev Bras Odont. 1972;173:37-42.

Motsei SM, Kroon J, Holtshousen WSJ. Evaluation of atraumatic restorative treatment restorations and sealants under field conditions. SADJ. 2001;56:309-15.

Moysés SJ, Moysés ST, Allegretti ACV, Argenta M, Werneck R. Fluorose dental: ficção epidemiológica. Rev Panam Salud Pública. 2002;12:339-46.

Muhler JC, Kelley GE, Stookey GK, Lindo FI, Harris NO. The clinical evaluation of patient-administered SnF2-ZrSiO4 prophylatic paste in children. I. Results after one year in the Virgin Islands. J Am Dent Ass. 1970;81:142-5.

Mulyani D, McIntyre J. Caries inhibitory effect of fluoridated sugar in a trial in Indonesia. Aust Dent J. 2002;47(4):314-20.

Murray JJ. O uso correto de fluoretos na saúde pública. São Paulo: Santos; 1992.

Murray JJ, Naylor MN. Fluorides and dental caries. In: Murray JJ (ed.). Prevention of oral disease. 3. ed. Oxford: Oxford University Press; 1996. p. 32-67.

Murray JJ, Rugg-Gunn AJ, Jenkins GN. Fluorides in caries prevention. 3. ed. Wright; 1991.

Nakagaki HKH, Koyama Y, Sakakibara Y, Weatherell JA, Robinson C. Distribution of fluoride across human dental enamel and cementum. Arch Oral Biol. 1987;32:651-4.

NHMRC. Information Paper – Water Fluoridation: Dental and Other Human Health Outcomes. National Health and Medical Research Council: Report prepared by the Clinical Trials Centre at University of Sydney. Canberra: NHMRC; 2017. Disponível em: https://www.nhmrc.gov.au/health-topics/health-effects-water-fluoridation. Acesso em: 7 out. 2017.

Newbrun E. Current regulations and recommendations concerning water fluoridation, fluoride supplements and topical fluoride agents. J Dent Res. 1992;71:1255-65.

Newbrun E. The fluoridation war: a scientific dispute or a religious argument. J Public Health Dent. 1996;56(5 Special Issue):246-52.

Newbrun E. Topical fluorides in caries prevention and management: A North American perspective. J Dent Educ. 2001;65:(10)78-83.

Olofsson M, Bratthall D. Fluorides and different vehicles to provide fluoride for prevention or control of dental caries. Lund University, Sweden; 1998. Disponível em: http://www.db.odont.lu.se/car/data/fluoride.html#Gels. Acesso em: 7 out. 2017.

Oong EM, Griffin SO, Kohn WG, Gooch BF, Caufield PW. The effect of dental sealants on bacteria levels in caries lesions: a review of the evidence. JADA. 2008;139(3):271-8.

Pak CY, Sakhaee K, Adams-Huet B, Piziak V, Peterson RD, Poindexter JR. Treatment of postmenopausal osteoporosis with slow-release sodium fluoride. Final report of a randomized controlled trial. Ann Intern Med. 1995;123:401-8.

Pan American Health Organization. Proposed 10-year regional plan on oral health. 138th Session of the Executive Committee. Washington, D.C.; 31 May, 2006

Park EY, Hwang SS, Kim JY, Cho SH. Effects of long-term fluoride in drinking water on risks of hip fracture of the elderly: an ecologic study based on database of hospitalization episodes. J Prev Med Public Health. 2008;41(3):147-52.

Patterson C, Ekstrand J. The states of fluoride in milk (Abstract 1043). J Dent Res. 1978;57(Special Issue A):336.

Pearce EI, Sissons CH, Coote GE. Supplementation of domestic sugar (sucrose) with fluoride; effect on experimental caries, plaque pH, and fluoride levels in plaque and enamel. New Zealand Dent J. 1992;88:84-8.

Peres KG, Latorre M do RD de O, Peres MA, Traebert J, Panizzi M. Impacto da cárie e da fluorose dentária na satisfação com a aparência e com a mastigação de crianças de 12 anos de idade. Cad Saúde Pública. 2003;19(1):323-30.

Petersen PE, Lennon MA. Effective use of fluorides for the prevention of dental caries in the 21st century: the WHO approach. Community Dent Oral Epidemiol. 2004;32:319-21.

Peterson JK. A supervised brushing trial of sodium monofluorophosphate dentifrice in a fluoridated area. Caries Res. 1979;13:68-72.

Pine CM. Community oral health. Oxford: Wright; 1997.

Pinto IL. Prevenção da cárie dentária com aplicações tópicas semestrais de flúor-fosfato acidulado. Rev Saúde Pública. 27(4):277-90, 1993.

Pinto VG. A odontologia brasileira às vésperas do ano 2000: diagnóstico e caminhos a seguir. São Paulo: Santos; 1993.

Pinto VG. Ação sistêmica do flúor. In: Pinto VG. Odontologia social e preventiva. 3. ed. São Paulo: Santos; 1993. p. 282.

Pinto VG. Prevenção da cárie dental: a questão da fluoretação do sal. Rev Saúde Públ. 1982;16:66-72.

Pinto VG. Saúde bucal no Brasil. Rev Saúde Pública. 1983;17:316-27.

Pinto VG. Saúde bucal, panorama internacional. Brasília: Ministério da Saúde/Divisão Nacional de Saúde Bucal; 1990. 257 p.

Primosch RE. A report on the efficacy of fluoridated varnishes in dental caries prevention. Clinical Preventive Dentistry. 1985;7:12-22.

Radike AW, Gish CW, Peterson JK, King JD, Segreto VA. Clinical evaluation on stannous fluoride as an anticaries mouth rinse. J Am Dent Assoc. 1973;86:404-8.

Ramires I, Pessan JP, Levy FM, Rodrigues MHC, de Almeida BS, Kato MT et al. Prevalence of dental fluorosis in Bauru, São Paulo, Brazil. J Appl Oral Sci. 2007;15(2):140-3.

Ramos PV, Pitoni LC. Análise do sistema incremental: atendimento odontológico nas escolas municipais. In: Encontro de Saúde Pública em Odontologia, 3. Anais. Porto Alegre; 1974. p. 137-51.

Reynolds EC. Remineralization of enamel subsurface lesions by casein phosphopeptide-stabilized calcium phosphate solutions. J Dent Res. 1997;76(9):1587-95.

Reynolds EC, Cai F, Walker GD. Retention in plaque and remineralization of enamel lesions by various forms of calcium in a mouth rinse or sugar-free chewing gum. J Dent Res. 2003;82(3):206-11.

Riggs BL, Hodgson SF, O'Fallon WM, Chao EY, Wahner HW, Muhs JM et al. Effect of fluoride treatment on the fracture rate in postmenopausal women with osteoporosis. N Engl J Med. 1990;322:802-9.

Riley P, Moore D, Ahmed F, Sharif MO, Worthington HV. Xylitol-containing products for preventing dental caries in children and adults. Cochrane Database Syst Rev. 2015;26(3).

Ripa LW. A critique of topical fluoride methods (dentifrices, mouthrinses, operator, and self-applied gels) in an era of decreased caries and increased fluorosis prevalence. Symposium on appropriate use of fluoride in the 1990 s. Journal of Public. Health Dentistry. 1991;51(1):23-41.

Ripa LW. A half-century of community water fluoridation in the United States: review and commentary. J Public Health Dent. 1993a;53:17-62.

Ripa LW. Clinical studies of high-potency fluoride dentifrices: a review. Journal of the American Dental Association. 1989;118:85-91.

Ripa LW. Need for prior toothcleaning when performing a professional topical fluoride application: review and recommendation for change. J Am Dent Assoc. 1984;109:281-5.

Ripa LW. Sealants revisited: an update of the effectiveness of pit-and-fissure sealants. Caries Res. 1993b;27(Suppl. 1):77-82.

Ripa LW. The roles of prophylaxes and dental profhylaxis pastes in caries prevention. In: Wey SHY. Clinical uses of fluorides. Philadelphia, Lea and Febiger; 1985.

Ripa LW, Levinson A, Leske G. Supervised weekly rinsing with a 0,2% neutral NaF solution: results from a demonstration program after three school years. J Am Dent Assoc. 1980;100:544-6.

Ritter AV, Bader JD, Leo MC, Preisser JS, Shugars DA, Vollmer WM et al. Tooth-surface-specific effects of xylitol: randomized trial results. J Dent Res. 2013;92(6):512-7.

Rosenblatt A, Stamford TC, Niederman R. Silver diamine fluoride: a caries "silver-fluoride bullet". J Dent Res. 2009;88(2):116-25.

Rozier RG. The impact of recent changes in the epidemiology of dental caries on guidelines for the use of dental sealants: epidemiologic perspectives. J. Public. Health Dent., 55 (5):292-301, 1995.

Rubin CD, Pak CY, Adams-Huet B, Genant HK, Li J, Rao DS. Sustained-release sodium fluoride in the treatment of the elderly with established osteoporosis. Arch Intern Med. 1001;161:2325-33.

Rugg-Gunn AJ. Diet and dental caries. In: Murray JJ (ed.). Prevention of oral disease. Oxford University Press; 1996. p. 3-31.

Rugg-Gunn AJ. Nutrition and dental health. Oxford: Oxford University Press; 1993.

Rusoff LL, Konikoff BS, Frye JB, Johnston JE, Frye WW. Fluoride addition to milk and its effect on dental caries in school children. J Clin Nutr. 1962;11:94.

Sampaio FC, Hossain AN, von der Fehr FR, Arneberg P. Dental caries and sugar intake of children from rural areas with different fluoride levels in Paraíba, Brazil. Community Dent. Oral Epidemiol. 2000;28(4):307-13.

Scheie A. Quimioprofilaxia da cárie dentária. In: Thylstrup A, Fejerskov O. Cariologia clínica. 2. ed. São Paulo: Santos; 1995. p. 311-26.

Schmidt HFM. Evaluation of duraphat fluoride varnish as caries prophilatic based upon clinical results available in 1981. Karces Prophylaxe. 1981;3:117-23.

Schuermer ES, Burgess JO, Matis BE. Strength of bond of composite resin to enamel cleaned with paste containing fluoride. Gen Dent. 1990;38:381-3.

Scott DB. The dawn of a new era. J Public Health Dent. 1996;56(5):235-8.

Scottish Intercolegiate Guidelines NetworK. Prevention and management of dental decay in the pre-school child. A national clinical guideline. (Guideline n. 83). NHS, Edinburgh, Scotland; 2005.

Seppa L, Tolonen T. Caries preventive effect of fluoride varnish applications performed two or four times a year. Scandinavian Journal of Dental Research. 1990;98:102-5.

Shimokobe H, Komatsu S, Hirota K. Clinical evaluation of glass ionomer cement used for sealant. J Dent Res. 1986;65:812(Abstract 780).

Shulman JD, Wells LM. Acute fluoride toxicity from ingesting home-use dental products in children, birth to 6 years of age. J Public Health Dent. 1997;57(3):150-8.

Silva MF de A. Distribuição do ataque de cárie dental em escolares de Alagoas. Dados não publicados. Laboratório de Odontologia Preventiva da Universidade Federal de Alagoas. Maceió; 1992.

Silva MF de A. Flúor sistêmico – aspectos básicos, toxicológicos e clínicos. In: Kriger L (coord.). Promoção de saúde bucal. São Paulo: Aboprev/Artes Médicas; 1997. p. 141-66.

Silva MF de A. O problema da fluoretação do sal no Brasil. RGO. 1991;39:306-8.

Simonsen RJ. Retention and effectiveness of a single application of white sealant after 10 years. JADA. 1987;115:31-6.

Simonsen RJ. Retention and effectiveness of dental sealant after 15 years. JADA. 1991;34-42.

Sköld UM, Petersson LG, Lith A, Birkhed D. Effect of school based fluoride varnish programmes on approximal caries in adolescents from different caries risk areas. Caries Res. 2005;39:273-9.

Slot DE, Vaandrager NC, van Loveren C, van Palenstein Helderman WH, van der Weijden GA. The effect of chlorhexidine varnish on root caries: A systematic review. Caries Res. 2011;45(2):162-73.

Smales RJ. Fissure sealants versus amalgams: clinical results over 5 years. J Dent. 1982;10:95-102.

Speechley M, Johnston DW. Some evidence from Ontario, Canada, of a reversal in the dental caries decline. Caries Res. 1996;30:423-7.

Splieth CH, Ekstrand KR, Alkilzy M, Clarkson J, Meyer-Lueckel H, Martingnon S et al. Sealants in dentistry: outcomes of the ORCA Saturday Afternoon Symposium 2007. Caries Res. 2010;44(1):3-13. Epub. Dec, 2009.

Stallard RE. A textbook of preventive dentistry. 2. ed. Philadelphia: Saunders; 1982.

Stamm JW. The use of fissure sealants in public health programs: a reactor's comment. J Public Health Dent. 1983;43(3):243-6.

Stephen KW, Creanor SL, Russell JI, Burchell CK, Huntington E, Downie CF. A 3-year oral health dose-response study of sodium monofluorophosphate dentifrices with and without zinc citrate: anti-caries results. Commun. Dent Oral Epidemiol. 1988;16:321-5.

Stephen KW, Campbell D. A four-year, doublebind caries study with fluoridated school milk. ORCA Congress Abstr. 17, 1980.

Stephen KW, Boyle IT, Campbell D, McNee S, Boyle P. Five year doublebind fluoridated milk study in Scotland. Community Dent Oral Epidemiol. 1984;12:223-9.

Stephen KW et al. The effect of NaF and NaMFP toothpastes on 3 year caries increments in adolescent. Int Dent J. 1994;44:287-95.

Stephen KW, McCall DR, Tullis JI. Caries prevalence in Nothern Scotland before and 5 years after water defluoridation. Br Dent J. 1987;163:324-6.

Stookey GK, DePaola PF, Featherstone JD, Fejerskov O, Möller IJ, Rotberg S. A critical review of the relative anticaries efficacy of sodium fluoride and sodium monofluorophosphate dentifrices. Caries Res. 1993;27:337-60.

Striffler DF, Young WO, Burt BA. Dentistry, dental practice & the community. 3. ed. Philadelphia: Saunders; 1983.

Subcommittee on Health Effects of Ingested Fluoride. Health effects of ingested fluoride. Committee on Toxicology, Board on Environmental Studies and Toxicology, Commission on Life Sciences, National Research Council. Washington, D.C.: National Academies Press; 1993.

Sutcliffe P. Oral cleanliness and dental caries. In: Murray JJ (ed.). Prevention of oral disease. Oxford: Oxford University Press; 1996. p. 68-77.

Swarn A, Ritter AV, Donovan T et al. Caries risk evaluation: Correlation between chair-side, laboratory and clinical tests. J Dent Res. 2010;89(Special Issue B, USB of abstracts #4272).

Taifour D, Frencken JE, van't Hof MA, Beiruti N, Truin GJ. Effects of glass ionomer sealants in newly erupted first molars after 5 years: a pilot study. Community Dent Oral Epidemiol. 2003;31:314-9.

Takahashi R, Ota E, Hoshi K, Naito T, Toyoshima Y, Yuasa H et al. Fluoride supplementation (with tablets, drops, lozenges or chewing gum) in pregnant women for preventing dental caries in the primary teeth of their children. Cochrane Database of Systematic Reviews. 2017;10:CD011850.

Tala H. Practical considerations concerning alternative uses of fluorides. Washington: PAHO/WHO (ORH/F. Conf./82.18); 1984.

Tanzer JM. Xylitol chewing gum and dental caries. Int Dent J. 1995;45(1 Suppl 1):65-76.

Teixeira A, Santos VFV. Relatório sobre o preparo de solução de fluoreto de sódio e sua conservação. PMPA/DMAE, 3 p., Porto Alegre: Mímeo; 1973.

Tenuta LM, Cury J. Fluoride its role in dentistry. Braz Oral Res. 2010;24(Suppl. 1):9-17.

Thorild I, Lindau B, Twetman S. Salivary mutans streptococci and dental caries in three-year-old children after maternal exposure to chewing gums containing combinations of xilitol, sorbitol, chlorhexidine, and fluoride. Acta Odontol Scand. 2004;62(5):245-50.

Thylstrup A, Fejerskov O. Cariologia clínica. 2. ed. São Paulo: Santos; 1995.

Tomar SL, Reeves AF. Changes in the oral health of UD children and adolescents and dental public health infrastructure since the release of the Healthy People 2010 Objectives. Academic Pediatrics. 2009;9:388-95.

Torell P, Ericsson Y. Two-year clinical tests with different methods of local caries-preventive fluorine application in Swedish schoolchildren. Part I. The Goteborg study. Acta Odontol Scand. 1965;23:287-312.

Torppa-Saarinen E, Seppa L. Short-term retention of glass-ionomer fissure sealants. Proc Finn Dent Soc. 1990;86:83-8.

Toth K. 10 years of domestic salt fluoridation in Hungary. Caries Res. 1979;13:101(Abstr.).

Toth K. A study of 8 year's domestic salt fluoridation for prevention of caries. Community Dent. Oral Epidemiology. 1976;4:106-10.

Toth K. Remarks on salt fluoridation experiences in Europe. In: FDI/WHO/Kellogg Foundation. Joint Conference on Fluorides. Vienna, Oct., 1982. Washington: PAHO/WHO (ORH/F. Conf./8203); 1984.

Triol CW et al. Anticaries effect of 1450 and 2000 ppm F dentifrices. J Dent Res. 1987;66(Spec. Issue):216(Abstract 879).

Triol CW, Kranz SM, Volpe AR, Frankl SN, Alman JE, Allard RL. Anticaries effects of a sodium fluoride rinse and na MFP dentifrice in a nonfluoridated water area: a thirty-month study. J. Clin. Prev. Dent., 2: 13-5, 1980.

Truin GJ, König KG, Bronkhorst EM, Frankenmolen F, Mulder J, van't Hof MA. Time trends in caries experience of 6- and 12-year-old children of different socioeconomic status in The Hague. Caries Res. 1998;32:1-4.

Tubert-Jeannin S, Auclair C, Amsallem E, Tramini P, Gerbaud L, Ruffleux C et al. Fluoride supplements (tablets, drops, lozenges or chewing gums) for preventing dental caries in children. Cochrane Database Syst Rev. 2011 Dec 7;(12):CD007592.

Tung MS, Eichmiller FC. Amorphous calcium phosphates for tooth remineralization. Compendium Contin Educ Dent. 2004;25(Suppl. 1):14-24.

US Department of Health and Human Services. Oral Health in America: a Report of the Surgeon General. Rockville (MD). HHS, National Institutes of Health, National Institute of Dental and Craniofacial Research; 2000.

US Department of Health and Human Services. Human Services Federal Panel on Community Water F. U.S. Public Health Service Recommendation for Fluoride Concentration in Drinking Water for the Prevention of Dental Caries. Public Health Rep. 2015;130(4):318-31.

US Department of Health and Human Services. Surgeon General Statement on community water fluoridation. 2004. Disponível em: www.nidcr.nih.gov/NR/rdonlyres/86388FBC-56F2-433E-AD39-1402E1DD04CF/3442/SGstatement.pdf. Acesso em: 7 out. 2017.

van Wyk PJ, Kroon J, Holshousen WS. Cost Evaluation for the implementation of water fluoridation in Gauteng. SADJ. 2001;56(2):71-6.

Viegas AR. Fase preventiva. São Paulo: Mímeo; 1980.

Viegas AR. Odontologia sanitária, aspectos preventivos da cárie dentária. São Paulo: Faculdade de Saúde Pública da USP; 1961.

Viegas AR. Prevenção da cárie dental. 2º Encontro de Saúde Pública em Odontologia. Porto Alegre: PMPA; 1971.

Viegas Y, Viegas AR. Análise dos dados de prevalência de cárie dental na cidade de Barretos, SP, Brasil, depois de dez anos de fluoretação da água de abastecimento público. Rev Saúde Públ. 1985;19(4):287-99.

von der Fehr FR, Moller IJ. Caries preventive fluoride dentifrices. Caries Res. 1978;12(Suppl. 1):31-7.

Waggoner WF, Siegal M. Pit and Fissure sealant application: updating the technique. JADA. 1996;127:356-61.

Weinstein P, Harrison R, Benton T. Motivating mothers to prevent caries. Confirming the beneficial effect of counseling. JADA. 2006;137:789-93.

Weintraub JA, Stearns SC, Burt BA, Beltran E, Eklund SA. A retrospective analysis of the cost-effectiveness of dental sealant in a children's health centre. Soc Sci Med. 1993;36:1483-93.

Whitford GM. The physiological and toxicological characteristics of fluoride. J Dent Res. 1990;69:539-57.

WHO. Fluorides and oral health. Report of a World Health Organization Expert Committee on Oral Health Status and Fluoride Use. WHO Technical Report Series, 846. Geneva; 1994.

WHO. Prevention methods and programmes for oral diseases. WHO Technical Report Series, 713. Geneva; 1984.

Winkler MM, Deschepper EJ, Dean JA, Moore BK, Cochran MA, Ewoldsen N. Using a resin-modified glass ionomer as an occlusal sealant: a one-year clinical study. JADA. 1996;127:1508-14.

Winter GB, Holt RD, Williams BF. Clinical trial of a low-fluoride toothpaste for young children. Int Dent J. 1989;39:227-35.

Workshop on Guidelines for SealanT Use: Recommendations. J Public Health Dent. 1995;55:263-73.

Wright GZ, Banting DW, Feasby WH. The Dorchester dental flossing study: final report. Clin Prevent Dent. 1979;1:23-6.

Yee R, Holmgren C, Mulder J, Lama D, Walker D, van Palenstein Helderman W. Efficacy of silver diamine fluoride for Arresting Caries Treatment. J Dent Res. 2009;88(7):644-7.

Yengopal V, Mickenautsch S. Caries preventive effect of casein phosphopeptide-amorphous calcium phosphate (CPP-ACP): A meta-analysis. Acta Odontol Scand. 2009;67(6):1-12.

Yeung CA, Chong LY, Glenny AM. Fluoridated milk for preventing dental caries. Cochrane Database Syst Rev. 2015 Sep 3;(9):CD003876.

Zacherl WA. Clinical evaluation of a sodium fluoride-silica abrasive dentifrice. Pharm Therap Dent. 1981;6:1-7.

14 Açúcares | Relações Epidemiológicas e Econômicas com a Cárie Dentária

Vitor Gomes Pinto

AÇÚCARES NA ETIOLOGIA DA CÁRIE DENTÁRIA

Desde a mais remota Antiguidade, a cárie dentária tem sido diretamente ligada à ingestão de açúcares. Com a redução de preços e a produção em massa de guloseimas de todos os tipos a partir da Era Industrial, a popularização do consumo de açúcares cariogênicos fez a cárie dentária se transformar em uma das mais representativas endemias do mundo moderno. Somente há pouco tempo o axioma "quanto mais açúcar, mais cárie" começou a ser superado, com a ativa redução da prevalência em crianças alcançada primeiro nos países economicamente mais desenvolvidos e agora também no Brasil e em outras nações em desenvolvimento, sem que houvesse uma diminuição no consumo de açúcar e graças à introdução de métodos preventivos eficazes com base no uso cada vez mais generalizado de fluoretos. Esse tema, já abordado com propriedade no Capítulo 11, é aqui referido com a intenção de permitir a introdução de aspectos sociais e econômicos ligados aos padrões e costumes de consumo de açúcar pelo homem.

O estudo clássico de Moore e Corbett (1971, 1973, 1975, 1976), relativo à situação dental de ingleses no período entre os séculos 5 e 9, mostra que a cárie – após cerca de 2 mil anos de potencial inatividade – só passou a ter importância a partir do século 17, coincidindo com a implantação da primeira usina britânica de produção de açúcar nas Índias Ocidentais. A redução nos preços de comercialização fez o consumo de açúcar entre os ingleses aumentar de 9 kg/ano *per capita* em 1830 para 27 kg em 1880 (Towner, 1993; Hardwick, 1960). No Brasil, a queda das exportações de açúcar e diversas crises associadas, a partir de meados do século 18, resultaram em um gradativo aumento do consumo, fazendo-o chegar a 20 kg/ano *per capita* em 1920 (padrão correspondente à divisão da disponibilidade total de açúcar no país pela população e, em princípio, ainda compatível com níveis aceitáveis de prevalência de cárie dentária), crescendo, desde então, até chegar à média de 50 kg observada em 1996. Embora menos comprovado que no caso inglês, tem-se como certo que a explosão do fenômeno cárie dentária no Brasil também coincidiu com o aumento no consumo popular de açúcar.

De acordo com a teoria acidogênica, os carboidratos, ao serem ingeridos, sofrem uma ruptura causada pelo ataque de microrganismos – em especial os *Streptococcus mutans* –, daí resultando na produção de ácidos que, com o tempo, podem causar desmineralização do esmalte dentário. Um menor consumo de açúcares resulta na diminuição do número de microrganismos acidogênicos, com o consequente decréscimo da atividade de cárie (Jay, 1947; Jay *et al.*, 1983; Snyder, 1954; Viegas, 1961).

Saúde bucal, nutrição e dieta relacionam-se em múltiplos aspectos, não somente no que se refere à cárie dentária. Problemas do periodonto, erosão dental e o processo de maturação do esmalte e dos demais tecidos dentários, assim como o aparecimento e desenvolvimento de problemas da mucosa, incluindo manifestações ligadas a câncer e HIV/AIDS, sofrem forte influência de fatores nutricionais (WHO, 2003; Moynihan, 2005).

A relação açúcar/cárie ficou bem demonstrada pelos estudos de Gustafsson *et al.* (1954), Toverud (1975); Takeuchi (1961), Harris (1963), Fischer (1968), Newbrun *et al.* (1980) e Doty (1980). Comparando o número de ingestões diárias de açúcar com o índice CPO-D em crianças de 10 a 12 anos de idade na cidade de Piracicaba, São Paulo, Viegas (1966) encontrou os seguintes resultados: CPO-D de 1,0; 1,85; 5,28; 10,83 e 12,00 corresponderam, respectivamente, a nenhuma, uma, cinco, dez e 12 ingestões. Nesse estudo, ficou demonstrado, a exemplo de diversos outros (Gustafsson *et al.*, 1954; Anon, 1990; Rugg-Gunn, 1993), que a ingestão de açúcares entre as refeições é bem mais prejudicial do que o consumo durante as refeições. De fato, a cárie não é causada pela simples ingestão de carboidratos, mas sim pelo repetido consumo, a curtos intervalos, de alimentos açucarados com tendência a aderir aos dentes e que provocam uma rápida baixa no pH bucal atingindo valores inferiores a 5,5, considerado ponto crítico em relação à quebra da resistência do esmalte diante do ataque ácido (Nizel, 1972; WHO, 1990; Bezerra e Toledo, 1997).

Carboidratos são polímeros compostos por carbono, hidrogênio e oxigênio. As unidades básicas desses polímeros são os monossacarídeos – glicose, frutose e galactose –, os quais, com os dissacarídeos (sacarose, lactose e maltose), compreendem os chamados carboidratos simples ou açúcares simples, também conhecidos como açúcares livres.* Oligossacarídeos são cadeias curtas compostas por combinações dos três monossacarídeos básicos. Finalmente, têm-se os polissacarídeos – longas moléculas compostas por um grande número de monossacarídeos –, conhecidos também como carboidratos complexos e que incluem o amido (constituído por múltiplas unidades de glicose) e os polissacarídeos não amiláceos, os quais representam a maior parte das fibras presentes na dieta humana. Além de proporcionarem energia, os carboidratos da dieta constituem um importante regulador dos níveis de insulina e glicose no sangue, ajudam a controlar o metabolismo ácido dos lipídios e da bílis, e são essenciais para assegurar o bom funcionamento do intestino, por sua boa digestibilidade e ágil absorção pelos tecidos (World, 1997).

Nem todos os carboidratos são igualmente cariogênicos: os di e os monossacarídeos de baixo peso molecular são os mais prejudiciais, incluindo-se principalmente a sacarose, mas também maltose, lactose, glicose e frutose.

A sacarose – um dissacarídeo de fórmula bruta $C_{12}H_{22}O_{11}$ –, ao ser ingerida, rompe-se à altura do intestino em seus dois componentes básicos, glicose e frutose, possibilitando que esses açúcares simples sejam rapidamente absorvidos pela corrente sanguínea. A maioria da frutose é convertida em glicose no fígado. Por fim, a sacarose é utilizada pelo organismo, na forma de glicose, para produzir energia vital. É o carboidrato que promove os mais altos níveis de atividade de cárie por seu elevado grau de difusão e de solubilidade e por ter uma alta energia livre de hidrólise – cerca de 7.000 kcal –, que lhe permite atuar como o principal substrato para a síntese de polissacarídeos extracelulares pelos estreptococos e por outros microrganismos da placa. Essa síntese também pode ser feita a partir da maltose ou da lactose, por exemplo, mas, como estas têm um menor grau de energia livre – cerca de 3.000 kcal –, o processo se dá de forma mais lenta que com a sacarose (Bramstedt, 1975; Rugg-Gunn, 1993).

A lactose é considerada a menos cariogênica entre os açúcares simples. Paradoxalmente, o leite humano pode ser considerado cariogênico em potencial, em razão de seu alto teor de lactose e baixos teores de cálcio e fosfato, embora o surgimento de cáries em bebês só possa ser associado à amamentação no peito quando esta é muito prolongada ou feita sempre que solicitada. O leite de vaca é tido como seguro quanto à cárie dentária, sendo inclusive recomendado como um eventual substituto da saliva (Rugg-Gunn, 1997).

No polo oposto, está o amido, metabolizado com tal vagar pelos microrganismos acidogênicos que pode ser considerado praticamente inativo quanto à cárie dentária (Jay et al., 1983; Anon, 1990), embora possa se tornar bastante cariogênico quando misturado, na dieta, a mono e dissacarídeos. Essa última assertiva é válida para os diversos tipos de carboidratos referidos, os quais podem potencializar seus efeitos cariogênicos dependendo do tempo de duração do contato com os dentes, da combinação com que se fazem presentes nos alimentos mais consumidos por parte de cada indivíduo, além da presença de fatores estimulantes de maior adesão da placa aos dentes, como restaurações e próteses defeituosas, cavidades não restauradas e redução do fluxo salivar. Alguns alimentos, como o queijo, assim como proteínas, gorduras e a caseína, têm sido considerados fatores de proteção em relação à cárie dentária, mas esses achados não têm sido de maior valor prático, mormente nas dietas com alimentos processados, típicas do mundo ocidental (Rugg-Gunn, 1997).

Os limites da relação entre carboidratos e cárie, entretanto, extrapolam em muito o nível biológico. No campo industrial, no jogo do mercado internacional do açúcar, é que se podem encontrar alguns dos verdadeiros condicionantes dos padrões de consumo na maioria dos países. Nos títulos que se seguem, após uma análise sobre o papel desempenhado pelos carboidratos e por parte de cada um dos alimentos provedores de energia na dieta de homens e mulheres, desenvolve-se um estudo sobre a presença dos açúcares primeiro em nível mundial e, em seguida, no Brasil, no qual teve destacada influência social e econômica desde os tempos do descobrimento.

PADRÕES DIETÉTICOS E CARBOIDRATOS

Mede-se a energia necessária para o organismo humano em calorias.** A utilização de energia por parte de cada indivíduo depende de sua altura e peso, idade e atividade física, seguindo padrões que, ao serem desobedecidos, podem causar perda ou ganho de peso, além de enfermidades associadas. A transformação da densidade energética dos alimentos, como a produzida pela introdução de sacarose ou de alimentos ricos em gordura em substituição a carboidratos complexos e ricos em fibras, pode provocar efeitos prejudiciais no organismo humano a curto ou médio prazos (WHO, 1990).

A energia proveniente dos alimentos é derivada originalmente do sol e de seus efeitos sobre as plantas. A energia solar atua sobre a clorofila existente nos vegetais, produzindo carboidratos a partir do dióxido de carbono presente na atmosfera e na água. Esse processo, denominado fotossíntese, origina os carboidratos – açúcares, amido e outras categorias menos representativas –, os quais se constituem em fonte energética essencial para o homem com as gorduras e as proteínas.

Em torno de 10 a 15% da energia total deve ser obtida por intermédio de proteínas. O volume restante, de 85% a 90%, provém de carboidratos, gorduras e álcool, mas há um consenso ativo entre os especialistas de que o álcool não deve ser empregado como fonte de energia, e que a ingestão de gorduras deve limitar-se às necessidades orgânicas quanto ao aporte de ácidos graxos essenciais e à manutenção de uma adequada densidade energética (Rugg-Gunn, 1997; Anon, 1990; UK Department of Health, 1989, 1994; WHO, 1990, 2003).

---

* O termo "açúcar livre", de acordo com o informe sobre dieta, nutrição e prevenção de doenças crônicas da OMS, corresponde a mono e dissacarídeos adicionados aos alimentos pelos fabricantes, cozinheiros ou consumidores, mais os açúcares naturalmente presentes no mel, no suco de frutas e nos xaropes (WHO, 2003).

** Caloria é a unidade de medida da energia produzida por um alimento quando oxidado no corpo. Estima-se que o efeito cumulativo de uma discrepância contínua de 2% entre a ingestão de calorias e o gasto energético pode provocar em um adulto uma modificação de peso equivalente a 5 kg no período de 1 ano (WHO, 1990).

A Figura 14.1 procura resumir as principais fontes de matéria-prima dos vários tipos de carboidratos. Na prática, o amido é encontrado principalmente em cereais e, ainda, em legumes, raízes, tubérculos e plantas; os oligossacarídeos provêm da cebola, do alho-poró e feijão; polissacarídeos não amiláceos são o principal constituinte de casca de cereais, vegetais e frutas. Os açúcares podem ser intrínsecos – quando contidos no interior das células, em particular das frutas – ou extrínsecos, como sacarose, frutose e outros, obtidos a partir da cana-de-açúcar, beterraba, milho ou de outras fontes, destinando-se ao uso à mesa, em alimentos manufaturados e como componentes de alimentos preparados em cozinha. A lactose é o açúcar proveniente do leite. Em geral, os açúcares são consumidos em forma refinada.

Em áreas de mais baixa renda da África e da Ásia, os carboidratos complexos (amido a partir de cereais, raízes e tubérculos, a maioria *in natura*) chegam a representar até 80% da energia total, enquanto na Europa Ocidental essa mesma fonte não ultrapassa os 25% e, no Brasil, situa-se por volta de 40 a 45%. A presença de açúcares intrínsecos na dieta reflete o padrão de consumo de frutas, ficando entre 1% e o máximo de 3% do total da energia obtida por residentes de países industrializados. Já a ingestão de açúcares extrínsecos, principalmente sacarose, cresceu de forma extraordinária desde o início da Era Industrial (Towner, 1993; Moore e Corbett, 1971, 1973, 1975, 1976) e, hoje, chega a representar em torno de 17% do aporte energético ou mais – cerca de 20% em crianças e adolescentes – em países com alto nível de desenvolvimento econômico. De maneira geral, dietas contendo mais de 80% ou menos de 40% de carboidratos devem ser consideradas prejudiciais à saúde humana (World, 1997).

Do ponto de vista nutricional, uma população saudável é a que apresenta uma baixa prevalência de doenças relacionadas com a dieta, princípio que se aplica com perfeição à saúde bucal e, em especial, à cárie dentária.

A Tabela 14.1 indica a contribuição percentual mínima e máxima aconselhada de cada fonte de energia – proteínas, gorduras, carboidratos (especificando os limites para complexos e simples) – em uma dieta normal, enquanto a Tabela 14.2 fornece as quantidades médias diárias de calorias que cada indivíduo requer, segundo idade e sexo. Vale notar que para cada indivíduo a soma das três partes deve sempre totalizar 100%.

Para contar com um completo arsenal de informações que subsidiem o profissional no trabalho de aconselhamento dietético em sua clínica, sugere-se a utilização da listagem de alimentos com os respectivos teores de carboidratos e de calorias, que compõe o Anexo deste livro (Anção, 1997; Keys *et al.*, 1972; Grant, 1980), conforme as técnicas e os métodos descritos no Capítulo 5, dedicado à medição do consumo de açúcar e análise de dieta.

O limite de 30% da energia em forma de gorduras saturadas ou não se deve ao fato de que uma ingestão maior pode causar obesidade e suas complicações, como diabetes e hipertensão, além de estar associada a um aumento no número de pessoas com câncer. Um consumo de proteínas superior ao padrão de 10% a 15% das calorias totais não produz benefícios ao organismo humano, e pode ser responsável por problemas como perda gradativa de cálcio e aceleração da diminuição das funções renais com a idade. Embora a ingestão de baixas quantidades de álcool não seja considerada prejudicial, a possibilidade de seu consumo abusivo, com todas as consequências danosas daí advindas, faz os especialistas em nutrição se absterem de recomendar qualquer participação em termos energéticos. Além disso, em jovens e adultos, cerca de 4% da energia total é hoje obtida a partir do álcool, constituindo o alcoolismo um verdadeiro problema de saúde pública em muitos grupos sociais (WHO, 1990).

Os carboidratos complexos, além de seus efeitos na redução de cardiopatias, diabetes e diversos tipos de câncer, constituem importante fonte de aporte de micronutrientes essenciais, a maioria das plantas e vegetais é rica em vitaminas, cálcio, zinco e ferro, contribuindo de modo decisivo para a manutenção de níveis adequados de saúde.

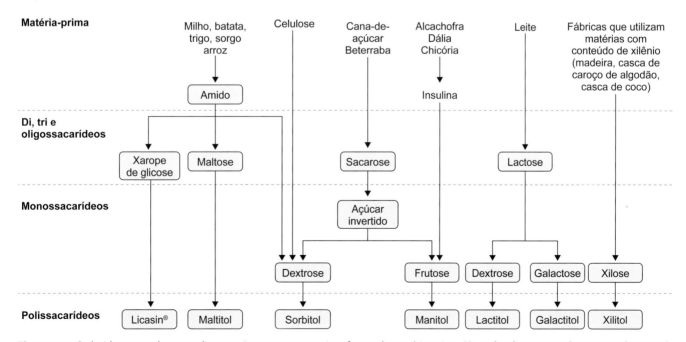

Figura 14.1 Carboidratos usados para alimentação com as respectivas fontes de matéria-prima. (Os carboidratos inseridos nos quadros são de produção industrial com fins alimentares.)

Tabela 14.1 — Limites inferior e superior de ingestão de gorduras, carboidratos e proteínas em relação à energia necessária para o organismo humano.*

Alimento	Limite inferior (%)	Limite superior (%)
Gordura	15	30
Carboidrato – total	55	75
Carboidratos complexos	50	70
Carboidratos simples e livres	0	10
Proteína	10	15

* A energia é medida em calorias de acordo com a idade, o sexo e o peso corporal, como se especifica na Tabela 14.2.
Fonte: WHO (1990).

Tabela 14.2 — Ingestão de energia, em calorias, recomendada para homens e mulheres, segundo a idade e o peso corporal.

Grupo etário	Homens peso (em kg)	Calorias	Mulheres peso (em kg)	Calorias
0 a 2 meses	5	520	5,0	520
3 a 5 meses	7	662	7,0	662
6 a 8 meses	8,5	784	8,5	784
9 a 11 meses	9,5	949	9,5	949
12 a 23 meses	12	1.170	12	1.170
3 e 4 anos	16,5	1.570	16,5	1.570
5 e 6 anos	20,5	1.845	20,5	1.845
7 a 9 anos	27	2.100	27	2.100
10 e 11 anos	34,5	2.200	36	1.950
12 e 13 anos	44,0	2.400	46,5	2.100
14 e 15 anos	55,5	2.650	52	2.150
16 e 17 anos	64	2.850	54	2.150
18 e 19 anos	50	2.300	40	1.700
	55	2.400	45	1.850
	60	2.550	50	1.950
	65	2.700	55	2.100
	70	2.800	60	2.200
	75	2.900	65	2.300
	80	3.050	70	2.450
30 a 59 anos	50	2.350	40	1.900
	55	2.450	45	1.960
	60	2.500	50	2.050
	65	2.600	55	2.100
	70	2.700	60	2.200
	75	2.800	65	2.250
	80	2.900	70	2.300
> 60 anos	50	1.850	40	1.650
	55	1.950	45	1.700
	60	2.100	50	1.800
	65	2.200	55	1.900
	70	2.300	60	1.950
	75	2.400	65	2.050
	80	2.500	70	2.150

Fonte: WHO (1990); Gugliani e Victora (1997).

Padrões para ingestão de açúcares e relação com a cárie

Carboidratos simples ou livres – sacarose, glicose, frutose etc. – na dieta em uma proporção máxima em torno de 10% das calorias exigidas por homens e mulheres correspondem a uma ingestão média de cerca de 40 a 55 g de açúcares por dia, ou 15 a 20 kg *per capita*/ano, padrões reiterados pela OMS em suas mais recentes revisões sobre a questão (WHO, 2003).

Recomendação similar foi feita pelo Comitê de Aspectos Médicos da Política de Nutrição do Reino Unido, indicando que a ingestão de mono e dissacarídeos não deveria exceder a 60 g por dia ou 10% da ingestão de energia, cabendo ao amido com os açúcares intrínsecos e os provenientes do leite a responsabilidade maior, ou seja, os demais 90% (UK Department of Health, 1989, 1994; Anon, 1990). Diversas resoluções e recomendações de organismos especializados da área de nutrição e alimentação do Reino Unido corroboram esses padrões (UK Department of Health, 1991; Rugg-Gunn, 1993, 1997), embora o consumo real na população exceda-os largamente.*

Ao comentar essa questão, a OMS refere que "poucas cáries são encontradas em crianças quando o consumo médio nacional *per capita* está abaixo de aproximadamente 30 g/dia, mas um pronunciado aumento ocorre a partir de 40 g/dia" (WHO, 1990), além de que "as melhores evidências indicam que o nível de cárie dentária é baixo em países nos quais o consumo de açúcares livres está abaixo de 15 a 20 kg por pessoa/ano, o que equivale a uma ingestão de 40 a 55 g por pessoa a valores entre 6 e 10% do aporte energético" (WHO, 2003).

Com base em dados mundiais disponíveis em 2006 sobre a prevalência de cárie em crianças de 12 anos, observa-se que, para um total de 100 países da Ásia, da África e da Oceania, onde o índice CPO-D médio é de 1,33 (a população total é de 4,9 bilhões de pessoas), o consumo *per capita*/dia de açúcar é de 43,9 g ou cerca de 16 kg/ano (WHO, 2006), o que corrobora as estimativas exibidas e os cálculos anteriores (Pinto, 1996; Sreebny, 1982).** Contudo, a mesma associação não ocorre nos países industrializados europeus, onde para uma população de 730 milhões de pessoas o CPO-D médio é de 2,57 e a ingestão de açúcar por pessoa de 117 g/dia (ISO, 2006; WHO, 2006; Bratthal, 2005; USDA, 2006; Ruxton et al., 1999).

Pode-se concluir que um baixo consumo de açúcar seja um forte e direto condicionante de níveis igualmente baixos de cárie dentária em crianças e adolescentes, mas o mesmo raciocínio não se aplica a populações que adotam um padrão de elevada ingestão de mono e dissacarídeos e que, apesar disso, obtêm índices reduzidos de cárie em razão do emprego adequado de medidas preventivas à base de flúor (Enwonwu et al., 2002; Moynihan e Petersen, 2004; Moynihan, 2005). A uma conclusão similar chegaram os estudos e análises de Rugg-Gunn (1997), Anon (1990), WHO (1990), Burt e Pai (2001), Moynihan et al. (2001) e Rodrigues (1997). A constatação de diminuição na prevalência de cárie em crianças brasileiras de algumas cidades nas quais a ingestão de açúcares potencialmente cariogênicos permanece elevada mostra que essas duas situações não são de fato incompatíveis.

Quanto à relação entre saúde periodontal e nutrição, à exceção do escorbuto (deficiência de ácido ascórbico), não há evidências sólidas de que insuficiências nutricionais afetem os tecidos periodontais no caso de humanos. Efeitos negativos, no entanto, têm sido observados em estudos experimentais com animais de laboratório. Uma nutrição adequada é naturalmente benéfica ao periodonto, mas uma suplementação de nutrientes acima dos níveis considerados normais não parece ter resultados adicionais positivos, de acordo com as revisões sobre o tema feitas por Rugg-Gunn (1997, 1993). Em uma revisão atual sobre o tema, Moynihan (2005) lembra que as doenças periodontais progridem mais rapidamente em populações subnutridas, mas à parte de graves deficiências de vitamina C, no entanto, não se dispõem de evidências fortes para demonstrar uma associação entre doença periodontal e dieta. A Tabela 14.3 fornece um resumo das evidências científicas atuais concernentes à ligação entre saúde bucal e dieta, abordando especificamente quatro problemas: cárie dentária; erosão; defeitos de desenvolvimento do esmalte; e doenças periodontais.

MERCADO MUNDIAL DE AÇÚCAR

Os historiadores assinalam a região de Bengala, na Índia, como a origem primeira da cana-de-açúcar, uma gramínea do gênero *Saccharum* que, já no século 3 d.C., tornava-se conhecida no Oriente, expandindo-se primeiro para Tibet, Java, Ceilão e Egito. O termo "açúcar" origina-se do árabe *sukkar* que, antecedida do artigo *al*, é uma assimilação do sânscrito *sárkara* (IAA, 1972). Na Idade Média, ao longo de cerca de meio século, Síria, Egito e Chipre formaram a principal base de produção açucareira no mundo, quando esta tinha grande valor ao lado de outras raras especiarias, como pimenta, seda e cravo-da-índia. Já próximo à época dos descobrimentos, uma profunda transformação de caráter econômico e político alterou de maneira radical o mapa da produção e dos negócios em nível internacional. Seguindo-se à tomada de Constantinopla em 1453, no curto espaço de 20 anos, fecharam-se as rotas marítimas que conduziam à Ásia Central, à Índia e à China. Com o isolamento dos tradicionais portos asiáticos de exportação e com o fim do opulento mercado consumidor bizantino, o comércio do açúcar, após o forte baque sofrido, lançou-se a um ativo processo de reestruturação que terminou por levá-lo à condição de cultura dominante a partir de 1500 (von Lippmann, 1942).

Segundo von Lippmann (1942), houve uma mudança gradativa dos padrões de alimentação do ser humano, desde o início da Era Cristã, abandonando a dieta quase exclusivamente com base na carne em favor de produtos de origem vegetal, mais suave, o que tornou necessário um elemento sazonante, ou seja, que conferisse melhor sabor aos novos alimentos: o sal, por um lado, e o mel de abelha, por outro. O açúcar surgiu como um substituto do mel, cercado de todas as vantagens que lhe conferiam a possibilidade de produzir em massa a baixo custo, logo estimulado pelo crescente consumo de chá, café e chocolate, que exigiam sabor adocicado pelos padrões ocidentais. De acordo com Simonsen (1978), foi o café, cujo uso se espalhou desde 1650, um dos produtos que mais contribuíram para a expansão do açúcar, sabido que seu consumo passa a ser ao do açúcar. O processo artesanal e muito primitivo que caracterizava a produção asiática na Idade Média foi substituído com grande sucesso pelos primeiros engenhos movidos

---

*Um estudo realizado em jovens britânicos de 11 anos de idade constatou um consumo diário médio de 90 g *per capita*/dia de açúcares simples e de apenas 28 g para os complexos; sendo 30 g/dia ou 33% dos açúcares simples ou cariogênicos fornecidos por meio de doces de confeitaria e 24 g/dia ou 24% do total por refrigerantes, cabendo outros 11 g ou 11% ao açúcar de mesa e o restante a sobremesas, cereais adocicados, sucos etc. (Rugg-Gunn, 1997).

**Sreebny (1982) já referia uma compatibilidade entre países com ingestão inferior a 50 g/dia de açúcar e CPO-D não superior a 3.

Tabela 14.3 Evidências que associam dieta e problemas de saúde bucal.

Problema*	Tipo de evidência	Redução do risco	Sem relacionamento	Aumento do risco
Cárie dentária	Convincente	Exposição a fluoretos locais e sistêmicos	Ingestão de amidos	Quantidade e frequência de açúcares
	Provável	Queijo, goma de mascar sem açúcar	Suco de fruta integral	–
	Possível	Xilitol, leite, fibras na dieta	–	Desnutrição
	Insuficiente	Suco de fruta integral	–	Frutas secas
Erosão dental	Provável	–	–	Refrigerantes e sucos de frutas
	Possível	Queijo, fluoretos	–	–
	Insuficiente	–	–	Suco de fruta integral
Defeitos de desenvolvimento do esmalte	Convincente	Vitamina D	–	Excesso de fluoretos
	Provável	–	–	Hipocalcemia
Doença periodontal	Convincente	Boa higiene oral	–	Deficiência de vitamina C
	Possível	–	–	Subnutrição
	Insuficiente	Nutrientes antioxidantes	Suplemento de vitamina E	Sacarose

* Ver Capítulos 5, 11 e 15.
Fonte: WHO (2003); Moynihan e Petersen (2005).

à água e a animais de tração. Com isso, a cana-de-açúcar, que costumava ser levada nas grandes viagens marítimas para ser chupada pelos marinheiros como instrumento de prevenção contra o escorbuto, ganhou *status* de produto alimentício de primeira linha no difícil comércio internacional do período (IAA, 1972).

As ilhas Canárias, a Sicília e o arquipélago da Madeira aos poucos transformaram Espanha, Itália e Portugal, ao lado dos holandeses e, depois, dos ingleses, nos grandes fornecedores internacionais de açúcar, auferindo dessa situação imensos lucros, pois o produto, à época, passou a representar o que depois seriam, por exemplo, o ouro, o café e o petróleo para a riqueza dos povos. Na efervescente Veneza do século 16, conta-se que o "Conselho dos Dez", que elaborava as leis e comandava a cidade, ao receber Henrique III em sua viagem para assumir a coroa da França, ofereceu-lhe um magnífico banquete com uma mesa decorada por 300 figuras de açúcar e 1.200 bandejas de confeitos, além de os pratos, talheres, toalhas e o guardanapo do rei serem de açúcar, o "último quebrou-se nas próprias mãos do rei, para seu grande prazer" (von Lippmann, 1942).

Cristóvão Colombo, cuja esposa era da Ilha da Madeira (onde, em 1500, existiam nada menos que 150 engenhos trabalhados por escravos), em sua segunda viagem à América, em 1493, trouxe mudas de cana para iniciar o que depois seria uma próspera e vigorosa cultura em Hispaniola, hoje República Dominicana, de onde a cana foi levada já em 1511 a Cuba e à Jamaica (Magalhães, 1944).* Nas Américas, menos de um século foi suficiente para que o transplante das primeiras mudas de cana originasse um produto mundial, do mesmo modo como, mais tarde, aconteceu com o café, o algodão e o arroz.

Particularmente no período das guerras bonapartistas, que tanto afetaram a França e a Inglaterra, a desorganização do transporte e do comércio em geral com as Antilhas – onde se concentrava a maior parte das culturas de cana-de-açúcar – fez surgir na Europa a beterraba (a técnica de extração do açúcar a partir da beterraba foi descoberta em Berlim, na segunda metade do século 18) como uma nova fonte para a produção de açúcar. A história responsabiliza o Almirante Nelson e Napoleão Bonaparte: o primeiro por sua vitória em Trafalgar em 1805 seguida por um bloqueio que tornou o açúcar das colônias inacessível; o segundo por ter decidido apoiar, em 1811, o desenvolvimento da beterraba como a nova fonte de açúcar, fazendo-o desde então passar a concorrer com a cana no mercado internacional. Por volta de 1880, o açúcar proveniente dessas duas fontes se equivalia em termos quantitativos, mas no final do século 19 a beterraba avançara tanto que chegou a ser responsável por cerca de 65% do consumo mundial. Contudo, a Primeira Guerra Mundial teve efeitos catastróficos sobre as plantações europeias de beterraba, recuando-a para não mais de 25% da produção total na safra de 1919/1920 (Leme Jr., 1965). Hoje, conforme dados da safra 1996/1997, 69% do açúcar consumido no mundo provém da cana e 31% da beterraba. Na média das safras entre 1990 e 1997, a cana-de-açúcar significou 67% do total (The Czarnikow, 1997).

A produção mundial de açúcar de todos os tipos, que era de cerca de 5 milhões de toneladas no ano de 1880 e de 14 milhões de toneladas no começo do século 20, saltou para 52 milhões de toneladas em 1960 e para cerca de 147 milhões de toneladas em 2005 (ISO, 2006). Pela Figura 14.2, observa-se uma expansão na quantidade total de açúcar consumido no mundo da ordem de 360% no período de 1955 a 2005, graças, principalmente, ao crescimento verificado na Ásia – de modo particular na China onde, nesse intervalo de meio século, o consumo saltou de 800 mil toneladas/ano para 9.785 mil toneladas/ano, ou seja, um aumento específico de 1.223% – contrastando com a situação das demais regiões que apresentaram expansão de consumo bem menor ou, em alguns casos, caracterizaram-se por uma relativa estabilidade ou até mesmo por redução, no caso da Oceania, como se vê na Tabela 14.4.

---

* Em 1494, Cristóvão Colombo informava à realeza espanhola que "a pequena quantidade de cana que se plantou prospera grandemente". Ao tratar o açúcar como "o alimento melhor e mais saudável do mundo", pediu aos colonos que lhe mandassem, de Madeira, dez caixas de açúcar e 50 pipas de melaço.

De acordo com os dados referentes à safra de 2017/2018, a produção global de açúcar estabilizou-se em 179,6 milhões de toneladas, com um consumo de 172,3 milhões de toneladas, o que equivale a uma ingestão média *per capita* ao ano de 23 kg, ou seja, 63 g ao dia, o que mantém praticamente inalterados os dados de 2010 vistos na Tabela 14.4.

Uma análise conjunta feita pela FAO e pela OMS (FAO, 1980) possibilita constatar fundamentalmente que:

- O consumo de açúcar aumenta em todas as regiões do mundo seguindo os padrões de renda
- Nas regiões em desenvolvimento, exceto na América Latina, a elasticidade da demanda é alta, ou seja, o consumo pode ainda crescer bastante, mas as quantidades consumidas são baixas
- Nas áreas de alta renda, a elasticidade da demanda é baixa e o ponto de saturação parece estar em torno de 160 g por pessoa ao dia
- Nos países mais pobres, a demanda por alimentos está principalmente concentrada nos produtos básicos, notando-se que a maior parte das melhoras nutricionais costuma derivar da ingestão de alimentos ricos em amido
- O consumo de alimentos básicos e de amido diminui com o aumento de renda e, em níveis muito altos de renda, a escolha do alimento não mais relaciona com essa questão, fazendo o poder aquisitivo não ser a variável principal para explicar os padrões de consumo.

Uma das principais sequelas do crescimento contínuo da produção consiste na formação de grandes estoques em razão da incapacidade de absorção dos excedentes pelo mercado. Na safra de 2017/2018, a mais recente informação disponível quando da preparação desta 7ª edição, para uma produção mundial recorde de 180 milhões de toneladas de açúcar, o estoque acumulado ascendeu a 38 milhões de toneladas. Isso ocorre em virtude de dois fatores principais: o crescimento contínuo da produção, superior ao do consumo em razão do aumento cada vez mais contido da população; e a pressão exercida pela política internacional de preços sobre a estrutura produtora, estimulando as áreas utilizadoras de cana-de-açúcar como matéria-prima a plantar nos períodos de alta para, depois, remunerá-las abaixo dos custos de produção em razão da superoferta.

Os açúcares simples e, em especial, a sacarose permanecem como a alternativa mais razoável para o aporte de alimentos calóricos em países pouco desenvolvidos e nas populações de baixa renda, para os quais inexistem outros produtos com as mesmas características energéticas e que sejam acessíveis quanto ao preço. Nos países industrializados e nas comunidades mais ricas, o consumidor pode optar entre adquirir o açúcar por seu valor calórico ou pelo paladar. Em qualquer caso, a ingestão excessiva de açúcares simples e potencialmente cariogênicos não é prejudicial apenas para os dentes; na verdade, essas substâncias, ao proporcionarem energia sem nutrientes, ocupam o lugar de alimentos mais nobres, prejudicando o organismo humano em seu conjunto (WHO, 1990; World, 1997).

BRASIL, UM DOS MAIORES PRODUTORES MUNDIAIS DE AÇÚCAR

Além de enriquecer a coroa portuguesa do século 16 até o começo do século 19, o Brasil ganhou viabilidade econômica a partir do cultivo da cana-de-açúcar. Seu descobrimento ocorreu em uma época em que se considerava o açúcar o mais destacado artigo de escambo internacional, motivando, inclusive, a ocupação holandesa, quando se estimava uma produção

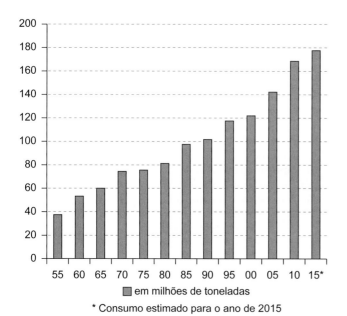

Figura 14.2 Consumo de açúcar no mundo de 1955 a 2015. Adaptada de ISO (2006); ISO (2010); Illovo (2006); Global Industry (2011).

Tabela 14.4 Consumo *per capita* de açúcar* no mundo, em g/dia por região, de 1980 a 2010.

Região	1980	1985	1990	1995	2000	2005	2010
Europa	113	111	112	99	111	112	102
América do Norte	113	86	88	91	132	135	97
América Central	116	126	128	120	121	120	119
América do Sul	126	107	110	120	120	127	137
Ásia	23	30	32	36	4	44	41
África	39	40	39	36	39	40	33
Oceania	128	115	120	120	114	107	111
Mundo	55	56	56	56	58	60	62

* Consumo *per capita* é igual ao consumo total de açúcar no país dividido pela população residente.
Fonte: ISO 1996; ISO 2010; Population Counter 2011; Illovo (2010); USDA (2011).

nacional de cerca de 2 milhões de arrobas. De fato, as cinco capitanias onde operou a Companhia das Índias Ocidentais entre 1630 e 1650 – Pernambuco, Itamaracá, Paraíba, Sergipe e Rio Grande do Norte – constituíam a região mais rica do país, exatamente por serem fortes produtoras de açúcar, o que explica a riqueza da corte de Nassau (Simonsen, 1978; Alvares, 1938).

Há notícias de que a introdução do açúcar no Brasil se deu já em 1502, constando recomendações expressas do rei D. Manuel I, em 1516, no sentido de "que procurassem e elegessem um homem prático e capaz de ir ao Brasil dar princípio a um engenho de açúcar" (Pereira, 1972). No entanto, tudo começou nas capitanias de São Vicente com Martim Afonso de Souza e de Pernambuco com Duarte Coelho entre 1531 e 1534, com mudas provenientes de São Tomé, onde faziam escala os navios de viagem para a Índia, talvez também de Madeira, propiciando a construção do primeiro engenho pelos irmãos Pero e Luís de Góis, em 1532, em São Vicente (von Lippmann, 1942; Magalhães, 1944; IAA, 1972).

Açúcar e trabalho escravo

A cultura do açúcar foi marcada, desde o início, pela utilização intensa do trabalho escravo. O português, assim como qualquer outro europeu, não vinha para os trópicos a fim de trabalhar duro, de sol a sol, no campo, exigindo, portanto, mão de obra escrava para viabilizar sua riqueza. O modelo rural típico de desenvolvimento brasileiro, que aos poucos se concretizou após o descobrimento, tinha três pilares de sustentação: a grande propriedade, a monocultura e o trabalho escravo (Prado Jr., 1988). Pero de Góis, em carta a seus sócios de empreendimento em Lisboa, escrevia, em 1536: "dentro de 1 ano espero mandar-lhes 2.000 mil arrobas de açúcar, mas queiram despachar mais colonos e, sobretudo, sessenta negros de Guiné" (von Lippmann, 1942).

Simonsen (1978) estima em 3.300.000 o total de escravos africanos que entraram no Brasil até o século 19, alcançando mais de 10 milhões o número de negros transferidos da África para toda a América. Para justificar seus cálculos iniciais, considerou que, "admitindo-se uma produção média de 50 arrobas por escravo, o que não é muito para terras novas, e um desgaste tal que limite a 7 anos a vida efetiva de um escravo, concluiremos que para uma produção total de 180 mil arrobas o século 17 absorveu, na produção açucareira, 520.000 escravos". E completa: "O africano era um elemento caro; seu valor médio oscilou sempre entre 20 e 30 libras esterlinas, representando o total de importação (dado seu preço, só seria admissível para uma produção efetiva) mais de 100 milhões de libras, importância considerável em relação aos valores produzidos pelo Brasil".

Escravos eram utilizados para os cortes nos canaviais e das lenhas, como carreiros nos carros que transportavam cana e lenha, na moenda, para colocar lenha nas fornalhas, na casa de caldeira onde se cozia o açúcar, na casa de purgar, no embarque dos sacos de açúcar, enfim, em inúmeras atividades a exigir o trabalho do homem – e o homem era o escravo (Diégues Jr., 1972). Primeiro, os portugueses tentaram a mão de obra disponível na terra, mas os índios, não acostumados com a escravidão, morriam como moscas quando não conseguiam fugir e voltar à sua mata. Repetia-se o acontecido na América espanhola: o colonizador encontrara ilhas densamente povoadas, como as de Cuba e do Haiti. Nesta última, chega-se a estimar a existência de 1 milhão de indígenas, em poucos anos reduzidos a alguns milhares pelas doenças introduzidas pelos brancos e pelo trabalho forçado nas indústrias de mineração e do açúcar. Citações baseadas em Taunay referem, por exemplo, o contrato obtido pela coroa portuguesa junto à Castela, comprometendo-se a introduzir nas Índias Espanholas, de 1693 a 1703, 10 mil toneladas de negros (Simonsen, 1978).

Os negros – bem mais resistentes e cordatos – vinham amontoados em embarcações sobrecarregadas, poucos resistindo à viagem. Os sobreviventes eram vendidos na chegada, em praça pública. Portugal sempre auferiu grandes vantagens com o tráfico negreiro, visto que, além dos ganhos pela exploração de matérias-primas, beneficiava-se com o transporte escravista: o imposto para negros batizados vindos de São Tomé para o Brasil era de 3$000, alcançando o dobro dessa quantia para os destinados a outros países (Pereira, 1972).

Não foram poucos os que procuraram justificar a escravidão no espírito reinante de uma pretensa superioridade racial. Cronistas da época, como Tollenare e Koster, citados por Diégues Jr. (1972), observavam "não haver maus-tratos com os escravos; muitos eram castigados, mas apenas em oportunidades verdadeiramente indispensáveis...". Vale lembrar as opiniões do sociólogo Gilberto Freyre (*apud* Simonsen, 1978) a respeito: "Deixemo-nos de lirismo em relação ao índio. De apô-lo ao português como igual contra igual. O índio, precisamente pela sua inferioridade de condições de cultura é que falhou no trabalho sedentário. O africano executou-o com decidida vantagem sobre o índio, principalmente por vir de condições de cultura superiores". O próprio Simonsen completa o raciocínio: "A escravidão já existia há muito tempo no próprio continente africano. O preto mostrava-se resistente e capaz de suportar as vicissitudes do labor a que era chamado. O índio, com mentalidade muito mais atrasada, não tinha seja a resistência física, seja a compreensão da necessidade do trabalho; daí a hecatombe humana que representava a sua escravidão".

Não sem razão, é possível afirmar que a chamada "guerra holandesa" foi, afinal, uma guerra do açúcar (Franco, 1938). Na prática, com o açúcar terminam os tempos de dificuldades para a realeza lusitana, a qual entra em um período de mais de 200 anos de bonança (IAA, 1972).

As Figuras 14.3 a 14.7 mostram que, por vezes, a atualidade não difere substancialmente do passado.

Mercado do açúcar desde o Descobrimento

Informações precisas ou confiáveis a respeito do comércio açucareiro nos primeiros tempos são muito escassas, mesmo porque eram proibidas quaisquer publicações relativas aos negócios e aos lucros de Portugal com suas colônias. Praticamente toda a produção destinava-se à exportação, a qual, de 180 mil arrobas na década entre 1560 e 1570, alcançou cerca de 2,5 milhões de arrobas em 1760 e 5,2 milhões de arrobas em 1831.

É certo que os negócios com o açúcar, esta "cousa tão preciosa e divina" (citação de correspondências venezianas, por von Lippmann, 1942), prosperaram com firmeza até pelo menos o princípio do século 18, período em que "o prestígio do senhor rural era absoluto; nenhum proprietário teve mais poder que o senhor de engenho" (Diégues Jr., 1972). As dificuldades começaram na passagem do século 17 para o 18, com o avanço da produção concorrente das Antilhas e as restrições à entrada do açúcar brasileiro nos mercados inglês e francês depois da expulsão dos holandeses do Brasil. As tentativas de modernização foram lentas e tardias, com a instalação das primeiras máquinas a vapor em Pernambuco, em 1815, e a chegada do

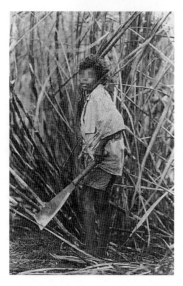

Figura 14.3 Menino com foice. O trabalho infantil é comum na região açucareira. Fonte: Lima (1997).

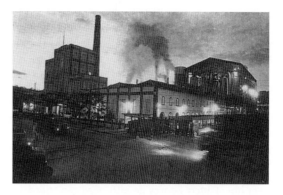

Figura 14.4 A usina, na zona da mata. Fonte: Lima (1997).

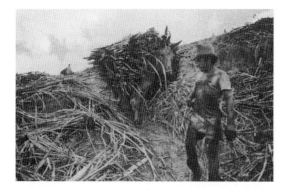

Figura 14.5 O transporte da cana, que depois gerará riqueza, mas não para quem a colheu. Fonte: Lima (1997).

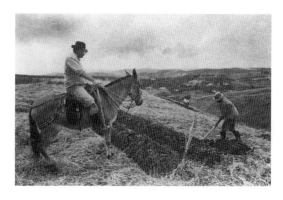

Figura 14.6 A vigilância torna mais duro o trabalho. Fonte: Lima (1997).

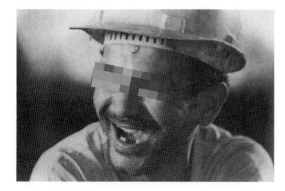

Figura 14.7 Mascando cana. Como conservar a dentição intacta? Fonte: Lima (1997).

ciclo do ouro aos engenhos de cana-de-açúcar despreparados e enfraquecidos (IAA, 1984, 1972). A descoberta das minas de ouro provocou uma intensa corrida na ânsia por uma riqueza fácil, promovendo ou acelerando uma grave crise para a produção açucareira. Entre 1700 e 1770, a produção brasileira equivaleu ao ouro produzido nos demais países das Américas.

Os escravos, que em desespero haviam fugido em massa para formar os quilombos, já por volta de 1640, agora eram transferidos para o trabalho de extração nas jazidas de ouro e logo nas de prata e esmeralda. A perda de mão de obra escrava nos engenhos foi tal que obrigou a edição de Cartas Régias proibindo a introdução nas minas de negros entregues ao serviço dos engenhos, mas na prática isso valorizou a mão de obra escrava e a migração continuou; os senhores de engenho em face da queda nos preços do açúcar no mercado internacional passaram a transferir capitais para a mineração, vendendo seus escravos (Diégues Jr., 1972).

Com o esgotamento das efêmeras jazidas auríferas e diamantíferas brasileiras, renasce a indústria açucareira, atingindo novo auge no final do século 18 graças ao aumento nos preços internacionais e à queda da produção antilhana que se sucedeu às guerras napoleônicas. A chegada da corte portuguesa ao porto do Rio de Janeiro, em 1808, ocorre em um período de expansão para as plantações de açúcar, que recebem novos incentivos. No entanto, em seguida se instala nova crise no setor, dessa vez pelo ciclo do café. Foi tão grande e rápido o prestígio alcançado pelo café que ganhou lugar na bandeira brasileira quando da proclamação da independência em 1822, antevendo os tempos de expansão desse produto a partir de então.

O açúcar, que nos anos entre 1821 e 1830 liderava as exportações brasileiras com 30% da receita total, desabou para 12% entre 1861 e 1870, para 0,3% em 1911 e 1913 e para 0,4% no período de 1924 e 1929. O café, nos mesmos períodos, aumentou sua representatividade de 18% para 45%, 62% e 72%, sendo acompanhado pelo avanço – embora em menor escala, até por volta de 1915 – das exportações de borracha (Santana, 1990). A recuperação das Antilhas – agora independentes –, o *boom* do açúcar obtido da beterraba na Europa e o fim da mão de obra escrava, após a abolição da escravatura em 1888, contribuíram ainda mais para a potencial retirada do açúcar da pauta exportadora nacional desde os primórdios do século 20 (Franco, 1938).

Apesar de tudo, a produção não feneceu. Na prática, voltou-se para o mercado interno, que passou a absorver não menos que nove de cada dez partes de todo o açúcar provindo dos engenhos. Cinco fatores de alto peso específico influenciaram decisivamente a manutenção da produção açucareira nacional:

- Aumento da população
- Aparecimento de uma incipiente faixa da população de mais elevado poder aquisitivo
- Modernização da produção com o Engenho Central e logo com a construção das primeiras usinas
- Crescente valorização do açúcar no mercado internacional
- Utilização de parte da cana cortada para a produção de álcool (Diégues Jr., 1972; Pereira, 1972; IAA, 1972).

A limitação de venda para a própria população brasileira significava, na prática, a cobrança de preços bem mais baixos que o desejado pelos senhores de engenho, agora transformados em usineiros, levando-os à busca de novas soluções. Na IV Conferência Açucareira Nacional, realizada em 1911, as duas alternativas apresentadas – reduzir a produção para ajustá-la à demanda e facilitar a exportação de excedentes – não tinham viabilidade, mas foi plantada a semente da intervenção oficial: o governo deveria comprar os excessos de produção, exportando-os por conta própria com prejuízo, que seria em parte coberto por uma "taxa de defesa" a ser paga pelos produtores. A tese não triunfou nessa ocasião, mas ganhou cada vez mais força até conseguir o decisivo apoio de Leonardo Truda, encarregado pelo governo para dirigir a ação estatal nessa área. Depois do fracassado "Plano Geral de Defesa do Açúcar, Aguardente e Álcool" de 1928 e sucedendo o *crash* econômico mundial de 1929, afinal o governo decide consolidar a atuação de suas agências para o setor, criando em 1º de junho de 1933 o Instituto do Açúcar e do Álcool (IAA), com a finalidade expressa de assegurar o equilíbrio interno entre as safras de cana e o consumo de açúcar mediante aplicação obrigatória de uma quantidade de matéria-prima para a fabricação de álcool (IAA, 1972).*

Profissionalizava-se, assim, a luta pela expansão da indústria açucareira e, consequentemente, pelo aumento do consumo do açúcar pela população. Já em 1931, Leonardo Truda argumentava, diante do que considerava um reduzido consumo *per capita* do brasileiro, que "bastaria um aumento para 30 kg anuais (ou 82 g/dia) para que o país tivesse de elevar em 30% a sua produção de açúcar" (IAA, 1972). Mais tarde, em 1963, o IAA lançou seu exitoso plano das 100 milhões de sacas para 1970 (a produção era de cerca de 55 milhões de sacas com 60 kg cada) ou das novas usinas (Loureiro, 1970). Em 1975, a criação do Pró-álcool provocou um novo aumento dos preços internacionais do açúcar, com base no fato de que o álcool é um resíduo natural da produção do açúcar, resultando do cozimento e da destilação da sobra que é o melaço pobre ou do caldo da cana moída (Ricci, 1994). O favorecimento aos usineiros foi uma constante na história do IAA, até seu fechamento no início da década de 1990, sob generalizadas acusações de compras superfaturadas e ineficiência administrativa e técnica.

Nas últimas décadas, a substituição da mão de obra escrava pela utilização em massa dos boias-frias mostra que, de fato, as condições de trabalho no campo pouco mudaram ao longo desse século. Tal situação está bem retratada em *Açúcar Bruto*, de Paula Simas, nos versos do poeta João Cabral de Melo Neto ou nas palavras de Josué de Castro: "o que se verifica no Nordeste açucareiro é que a fome de que sofrem suas populações é produto exclusivo do seu tipo de organização econômica, da exploração econômica de tipo colonial, estabelecida sob o signo do feudalismo agrário em torno da monocultura do açúcar" (Simas, 1997). A crescente mecanização das atividades de corte da cana, principalmente nas regiões Sudeste e Sul, tem restringido cada vez mais o contingente de empregos no setor.

Cabe ainda lembrar a gama de problemas ambientais ocasionados pela indústria sucroalcooleira – esgotamento da terra, queimadas intensivas, deterioração dos mananciais hídricos, prejuízos à flora, à fauna e à saúde humana consequentes do uso intensivo de agrotóxicos –, que a torna um dos mais ativos agentes poluidores no campo.

Na verdade, o açúcar representa um dos principais fundamentos da economia nacional desde 1532, com base nos primeiros engenhos instalados em Olinda (Pernambuco) e em São Vicente (São Paulo). A partir de 1939, a indústria açucareira, até então concentrada no Nordeste, expandiu-se para as terras paulistas.

No processo de produção, o primeiro passo é o preparo da cana, lavando-a, partindo-a e desfibrando-a para, então, levá-la às moendas para trituração e extração do caldo. Logo que peneirado para eliminar as impurezas, o caldo é encaminhado para a elaboração final do produto. No caso do açúcar cristal, por um processo de decantação é aquecido e separado para livrar-se das impurezas, dando origem a um caldo claro logo submetido aos processos de evaporação, cristalização e secagem, quando se formam os cristais de açúcar. Para elaborar o açúcar refinado, é necessário dissolver o açúcar cristal. A solução purificada origina uma calda que, após ser aquecida, vê-se transferida para batedeiras, transformando-se em uma massa quente e úmida que segue para os secadores. Por fim, é peneirado visando a separar os aglomerados, uniformizando os cristais. Da parte mais fina, extrai-se o açúcar de confeiteiro, destinando-se o restante para o produto mais nobre, o açúcar refinado.

Produção e consumo de açúcar no Brasil

Em um esforço de sistematização das informações que apenas a partir da segunda década do século 20 passaram a ser mais confiáveis, a Tabela 14.5 apresenta dados de consumo total e de consumo *per capita* de açúcar, entre 1920 e 2017, no Brasil.

---

* Truda baseava-se, em parte, no plano Chadbourne, que visava, no período pós-crise de 1929, a disciplinar a oferta de açúcar no mercado internacional, aconselhando a frontal participação dos governos para evitar prejuízos dos produtores. Previamente, em fevereiro de 1931, o governo havia baixado decreto tornando obrigatória, pela primeira vez no país, a aquisição, pelos importadores de gasolina, de álcool na proporção de 5% para misturar no produto final.

Tabela 14.5 — Produção, consumo total e consumo *per capita* de açúcar no Brasil, de 1920 a 2012.

Ano	Produção anual em mil toneladas	Consumo anual em mil toneladas	Consumo per capita em g/dia
1920	695	626	56
1921	702	632	56
1922	949	855	74
1923	824	742	63
1924	800	720	60
1925	816	735	61
1926	904	813	66
1927	850	765	61
1928	885	796	62
1929	1.007	906	70
1930	1.144	1.030	78
1931	1.050	945	71
1932	982	883	65
1933	1.026	924	67
1934	1.085	976	70
1935	1.155	1.039	74
1936	1.199	1.079	76
1937	940	846	58
1938	955	860	59
1939	1.123	1.010	68
1940	1.123	1.010	67
1941	1.215	1.093	71
1942	1.215	1.093	69
1943	1.246	1.121	69
1944	1.188	1.069	64
1945	920	828	49
1946	1.076	971	56
1947	1.225	1.055	60
1948	1.415	1.212	68
1949	1.268	1.318	73
1950	1.489	1.394	73
1951	1.596	1.556	79
1952	1.848	1.494	74
1953	2.002	1.725	84
1954	2.134	1.745	82
1955	2.072	1.950	90
1956	2.268	2.014	91
1957	2.714	1.905	84
1958	3.003	2.254	97
1959	3.108	2.223	99
1960	3.319	2.479	97
1961	3.354	2.655	99
1962	3.238	2.806	101
1963	3.037	2.736	97
1964	3.391	2.645	91

(*continua*)

Tabela 14.5 (Continuação) Produção, consumo total e consumo *per capita* de açúcar no Brasil, de 1920 a 2012.

Ano	Produção anual em mil toneladas	Consumo anual em mil toneladas	Consumo per capita em g/dia
1965	4.614	2.949	98
1966	3.842	2.735	89
1967	4.275	2.899	92
1968	4.381	3.547	110
1969	4.174	3.404	104
1970	5.019	3.495	104
1971	5.298	3.797	104
1972	6.151	4.125	105
1973	6.937	4.266	109
1974	6.931	4.577	113
1975	6.299	4.990	119
1976	7.236	5.091	128
1977	8.759	5.060	125
1978	7.913	5.289	127
1979	7.362	6.009	141
1980	8.270	6.264	144
1981	8.726	5.872	135
1982	8.941	6.097	140
1983	9.555	5.909	126
1984	9.259	6.201	129
1985	8.455	6.080	123
1986	7.999	6.589	130
1987	9.266	6.573	127
1988	7.874	6.241	118
1989	7.236	7.401	137
1990	8.007	6.615	125
1991	9.453	7.276	136
1992	9.925	7.349	135
1993	10.097	7.575	137
1994	12.270	7.874	140
1995	13.835	8.230	145
1996	14.717	8.490	147
1997	14.775	9.500	162
1998	15.700	8.800	145
1999	18.300	9.100	148
2000	20.100	9.100	146
2001	17.100	9.250	146
2002	20.400	9.450	147
2003	23.810	9.750	149
2004	26.400	10.400	157
2005	28.175	10.600	158
2006	28.700	10.800	158
2007	31.450	11.000	163
2008	31.600	11.500	168
2009	31.850	11.750	170

(continua)

Tabela 14.5	(*Continuação*) Produção, consumo total e consumo *per capita* de açúcar no Brasil, de 1920 a 2012.		
Ano	Produção anual em mil toneladas	Consumo anual em mil toneladas	Consumo per capita em g/dia
2010	36.400	11.800	164
2011	38.150	12.000	171
2012	38.600	11.200	158
2013	37.800	11.260	153
2014	35.950	11.400	154
2015	34.650	10.900	146
2016	39.150	10.900	145
2017	39.650	10.950	144

Fonte: IBGE (1940, 1994, 1996, 2006, 2009); ISO (1996, 1997a, 2006, 2010); Almeida (1975); OECD-FAO (2011); Tavares (1980); The Czarnikow (1997, 2017); USDA (2011, 2017).

Nesse período de 97 anos, a produção brasileira de açúcar foi multiplicada por 57, o consumo total por 17,5 e o consumo *per capita* por 2,57, enquanto a população cresceu 5,9 vezes (Economia BR, 2006; ISO, 1996, 1997a, 1997b, 2006; IBGE, 1940, 1994, 1996, 2003, 2009, 2017; Tavares, 1980; Almeida, 1975; The Czarnikow, 1997; USDA, 2011, 2017). A tendência reside no aumento da oferta, e os agricultores nacionais, que em 2006 se orgulharam ao bater um novo recorde histórico, atingindo o patamar de 28,7 milhões de toneladas, 38% das quais destinadas ao consumo interno (Estado de São Paulo, 2006), conseguiram produzir ainda mais a partir de então. Na safra 2011/2012, o país alcançou novos e inéditos padrões, com uma produção de 39,6 milhões de toneladas de açúcar, exportando nada menos que 27,3 milhões de toneladas e reservando 12,5 milhões de toneladas para o consumo no país.

A produção deu um primeiro salto significativo entre 1920 e 1929 (de 700 mil para 1 milhão de toneladas), mas demorou outros 29 anos para firmar-se no patamar de 3 milhões de toneladas anuais. A partir de então, expandiu-se sempre, com flutuações conforme as condições do mercado global, para alcançar novo *boom* a partir de 1990, quando saltou para 8 milhões de toneladas até atingir o patamar de 28,1 milhões em 2005. Depois de muitos anos, desde 1990, o açúcar voltou a ser exportado em grandes quantidades para aproveitar a alta dos preços internacionais.

A cana-de-açúcar ocupa cerca de 2,7% da área agricultável brasileira, com duas grandes safras anuais: uma colhida entre abril e novembro nas regiões Sudeste, Sul e Centro-Oeste, responsável por 85% da produção nacional, e outra no Nordeste, onde a coleta se dá entre setembro e março (principalmente no verão) com os 15% restantes.

O consumo *per capita* se manteve próximo aos limites tidos como relativamente seguros quanto à prevalência de cárie dentária na população – em torno de 60 g/dia com base na simples divisão da oferta pela população no ano – até por volta de 1947. Na verdade, a média nesses 29 anos foi de 65 g/dia, com variações entre um mínimo de 49 g e um máximo de 78 g. De 1948 a 1952, o consumo situou-se por volta de 70 g por pessoa, subindo então gradativamente para atingir o patamar dos 90 g, em 1955; 110 g, em 1968; 140 g, em 1982 e 1994, para chegar a 2017 com a marca de 147 g *per capita*.

O padrão de 162 g/dia, alcançado em 1997, significa que a população brasileira atingiu aquele que é considerado um ponto de saturação para o consumo de açúcar que, de acordo com a FAO (1980), é de 160 g/dia por pessoa. Isso aconteceu, à época, pelo aumento do poder aquisitivo da população no período de vigência do Real como nova moeda nacional, pela expansão da produção e oferta de açúcar no mercado interno e pela debilidade das políticas de contenção do consumo de carboidratos simples desenvolvidas pelas áreas médica, de nutrição e odontológica.*

Os dados aqui apresentados para o Brasil se referem a valores médios para toda a população. É importante, no entanto, lembrar dois fatos fundamentais: em primeiro lugar, a generalização do costume de uso de açúcares refinados ocorreu fundamentalmente nas cidades, provocando padrões de consumo bastante superiores nos lares brasileiros da zona urbana em relação à zona rural; em segundo lugar, a intensa urbanização populacional é fenômeno recente no país, visto que em 1940 cerca de 69% dos brasileiros residiam no campo, proporção esta que era de 64% no censo de 1959 e de 55% no censo de 1960, reduzindo-se para 24% em 1991. Isso significa que, na prática, o ataque de cárie já ocorria em padrões inaceitáveis entre os residentes da zona urbana possivelmente na década de 1940 ou mesmo um pouco antes, embora tenha havido uma notória exacerbação em razão do célebre aumento do consumo geral de açúcares na década de 1960 e daí até os dias de hoje.

Ainda que a disponibilidade de açúcares constitua um indicador genérico relevante e praticamente o único que permite a comparação global entre os países, é a ingestão pessoal (e, consequentemente, as médias reais de consumo para grupos populacionais) que deve ser observada para concluir se os padrões de consumo são aceitáveis ou não. Para o Brasil, em que a oferta total de açúcar, em 2005, foi de 33,9 milhões de toneladas (estoque vindo do ano anterior de 5,8 milhões mais a produção de 28,1 milhões), das quais 18,4 milhões foram exportadas e 4,6 milhões estocadas, o consumo resultante foi de 10,9 milhões de toneladas para uma população de 189 milhões de pessoas, correspondendo a um *per capita* de 158,7 g/dia, ou 58,3 kg/ano.

É preciso considerar que o açúcar internamente circulante tem destinações variadas, que incluem desde o uso industrial até seu consumo direto na alimentação. Sobre esta última, a Pesquisa de Orçamentos Familiares (IBGE, 2003), com metodologia baseada na coleta de informações nos domicílios,

---

* O IBGE realiza desde 1987 e a cada dez anos uma Pesquisa de Orçamentos Familiares (POF) para obter informações a respeito da cesta de consumo e das despesas das famílias brasileiras. No estudo mais recente, com dados para os anos de 2008 e 2009 (IBGE, 1990, 1997, 2010), uma aquisição per capita anual, em média no Brasil, de 6,27 kg de açúcar refinado e 12,56 kg de açúcar cristal.

constatou – conforme discriminado na Tabela 14.6 – que, em média, os brasileiros consomem 17,88 g de açúcares por dia, uma quantidade que pode elevar-se a pouco mais de 52 g/dia caso se considere adicionalmente a ingestão de refrigerantes, pães doces, bolos etc., que, em geral, os contêm em suas fórmulas ou misturas (na metodologia empregada pelo IBGE, são contabilizados como categoria à parte e não é possível estimar a quantidade de açúcar em cada produto), compreendendo fatores de risco adicionais em relação à cárie dentária.

A posição de grande destaque alcançada pelo Brasil no mercado açucareiro mundial é evidente pelo exame da Tabela 14.7, na qual estão listados os dez principais países em termos de produção, consumo geral, consumo *per capita* e exportação no ano de 1996, observando-se que cerca de 40% de toda a produção esteve concentrada no Mercado Comum Europeu, na Índia e no Brasil. Não se pode estranhar, nesse sentido, os altos índices de ataque pela cárie dentária ostentados pelo país e que só agora, pelas medidas preventivas mais adequadas, começam a ceder em diversas localidades.

A partir de 2007, começou uma extraordinária expansão na área plantada com cana-de-açúcar no Brasil, em razão da nova demanda norte-americana e mundial pelo etanol, combustível substituto do petróleo.

SUBSTITUTOS DA SACAROSE

As substâncias adoçantes podem também ser divididas em calóricas ou nutrientes e não calóricas ou intensivas – as primeiras proporcionam energia para o organismo e as últimas são composições químicas com mínimo ou nenhum valor energético. A Figura 14.1 retrata os carboidratos usados na alimentação humana, indicando desde a fonte de matéria-prima de cada um até sua forma final.

Adoçantes calóricos ou nutrientes

Entre os nutrientes, o principal é a sacarose, cuja substituição se dá por motivos de saúde ou financeiros. No primeiro caso, procura-se atender às necessidades de pessoas com problemas cardiovasculares, obesos ou com intolerância orgânica ao açúcar, além de visar à redução da ocorrência de cárie dentária. No segundo, os fabricantes de alimentos processados buscam uma redução nos custos de produção pelo emprego de matérias-primas de menor custo comparativo.

As principais dificuldades em encontrar um substituto adequado para a sacarose consistem no preenchimento de toda a gama de qualidades desse produto. Além de seu poder adoçante, a sacarose confere aos alimentos de que faz parte corpo, textura, brilho e aroma, além de promover a emulsificação das gorduras e atuar como um poderoso conservante. Sempre que essas características não puderem ser obtidas pela nova substância, há necessidade de acrescentar produtos químicos ao alimento, potencializando os riscos à saúde.

Além de glicose, frutose, maltose e lactose, os principais açúcares utilizados para dar corpo aos alimentos são os polióis ou alcoóis poli-hídricos, que incluem sorbitol, manitol, maltitol, isomaltose e xilitol. A Tabela 14.8 informa o poder adoçante de cada um em comparação com a sacarose.

Nas nações industrializadas, duas significativas mudanças na estrutura de consumo de adoçantes ocorreram nos últimos anos e ainda condicionam o mercado atual: um decréscimo de açúcar refinado utilizado à mesa, em benefício do aumento no uso industrial do produto, e cada vez maior emprego de sucedâneos, como o xarope de milho rico em glicose (*high fructose corn syrup* – HFCS).

O HFCS ou isoglicose é o mais importante substituto da sacarose em razão de sua ampla utilização pelas indústrias de alimentos processados e de bebidas nos países desenvolvidos. Sua produção mundial, que não chegava a 200 mil toneladas até 1972, alcançou 5,9 milhões de toneladas em 1972 e cerca de 11,6 milhões de toneladas em 1996, das quais 70% nos EUA. O Japão constitui outro importante produtor, mas recentemente México e Hungria instalaram fábricas próprias para exportação e para suprir o mercado local. A frutose ou levulose alcança preços inferiores a 50% em relação à sacarose, sendo ainda mais doce, apresentando mais solubilidade e exigindo menores quantidades como adoçante. As grandes indústrias norte-americanas de refrigerantes – entre elas

Tabela 14.6 Quantidade em gramas de açúcares, doces e produtos de confeitaria adquiridos no ano, por pessoa, no Brasil, em 2003.

Produto	Quantidade (g)	%
Açúcares, doces e produtos de confeitaria – Total	**17,88**	**100**
Açúcares	**15,58**	**87,14**
Açúcar cristal	9,26	51,79
Açúcar demerara	0,04	0,22
Açúcar não especificado e outros	1,63	9,12
Açúcar refinado	4,65	26,01
Doces, produtos de confeitaria e outros	**2,30**	**12,86**
Bombom	0,12	0,67
Chocolate em tablete	0,09	0,50
Doce à base de leite	0,14	0,78
Doce de fruta cristalizada	0,01	0,05
Doce de fruta em calda	0,05	0,28
Doce de fruta em pasta	0,23	1,29
Rapadura	0,12	0,67
Sorvete	0,40	2,24
Chocolate em pó	0,49	2,74
Gelatina	0,06	0,34
Mel de abelha	0,05	0,28
Polpa de fruta	0,07	0,39
Outros	0,47	2,63
Produtos que contêm ou podem conter açúcares*	**34,18**	—
Bebidas não alcoólicas	27,71	—
Bolos, biscoitos, roscas etc.	3,66	—
Pães doces*	2,81	—

* A metodologia usada pelo IBGE não possibilita quantificar a quantidade de açúcar contida em refrigerantes, bolos etc. apresentados na tabela de acordo com as quantidades totais adquiridas pela população, exceto no caso de pães doces, que equivalem a 25% do total de pães comercializados. A presença de açúcar é possível em uma grande variedade de outros produtos, referindo-se aqui apenas os mais significativos.
Fonte: IBGE (2003).

Tabela 14.7 — Maiores produtores, exportadores e consumidores de açúcar em 2017.

Produção (milhões de toneladas/ano)		Exportações (2016 em bilhões de dólares)	
Brasil	39,6	Brasil	10,4
Índia	25,8	Tailândia	2,30
União Europeia	18,6	Índia	1,40
Tailândia	11,2	França	1,20
China	10,5	México	0,72
EUA	7,9	Alemanha	0,61
México	6,6	Guatemala	0,60
Austrália	4,8	Cuba	0,41
Paquistão	6,0	Bélgica	0,39
Colômbia	2,4	Suazilândia	0,30

Consumo (milhões de toneladas/ano)		Consumo per capita (g/dia)*	
Índia	26,0	Malásia	152
União Europeia	18,6	Brasil	144
China	15,8	Cuba	142
Brasil	10,9	El Salvador	140
EUA	11,3	Suíça	138
Rússia	6,3	Cingapura	137
México	5,2	Barbados	135
Paquistão	5,0	Austrália	132
Indonésia	6,1	Costa Rica	131
Egito	3,0	Nova Zelândia	133

* Países de população muito reduzida e alto consumo *per capita* não foram considerados (São Cristóvão e Nevis, Antilhas Holandesas e Gibraltar).
Fonte: USDA Sugar Yearbook (2017); USDA (2016b); India Sugar (2017); ISO (2006); Illovo (2006); USDA (2006b).

Tabela 14.8 — Poder adoçante de substâncias calóricas comparadas à sacarose.

Substância	Poder adoçante (sacarose = 1,0)
Glicose	0,7
Frutose	0,7
Maltose	0,3
Sorbitol	0,6
Manitol	0,6
Lactitol	0,4
Maltitol	0,9
Isomaltose	0,5
Xilitol	1,0

Fonte: Irish Sugar (1997); ISO (1998).

Coca-Cola, Pepsi, Seven-Up –, que até 1983 empregavam uma mistura de HFCS e sacarose em partes iguais, eliminaram esta última pelo custo (ISO, 1984; 1998; Schorin, 2005).

A grande expansão do uso do HFCS no mercado norte-americano (Bratley, 2005; Wylie-Rosett *et al.*, 2004) – além de seu custo cerca de cinco vezes menor que o da sacarose – decorre das pesadas taxas de importação impostas sobre o açúcar de cana, cujo preço se tornou quase proibitivo para a indústria de alimentos, e promoveu um forte debate que acabou envolvendo nutricionistas, endocrinologistas, vários especialistas e também industriais, comerciantes e a própria população. O debate tem como ponto focal a questão da obesidade (Popkin, 2006; Mendez *et al.*, 2005; Brownell *et al.*, 2004; Wylie-Rosett *et al.*, 2004), considerando que seu avanço exponencial nos últimos anos coincidiu com a consolidação do emprego da isoglicose como aditivo alimentar. Em uma extensa revisão sobre o tema, Malik *et al.* (2006) consideram que o consumo de bebidas com açúcares e adoçantes combinados (*sugar-sweetened beverages* – SSB), particularmente refrigerantes carbonatados, podem ser um contribuinte-chave para a epidemia de sobrepeso e obesidade, em virtude de terem um elevado teor de açúcar, baixo nível de satisfação do apetite e incompleta capacidade de compensação da energia total necessária ao organismo. Os autores, mesmo referindo que "não está claro se existe uma relação (de causa e efeito) entre a ingestão de SSB e ganho de peso", concluem que já existem fortes evidências de que a ingestão de bebidas com adoçantes, em especial os refrigerantes, desempenham um papel específico e relevante na promoção de ganhos de peso e obesidade em crianças e adolescentes (Malik *et al.*, 2006).

Argumentando que o consumo de HFCS cresceu mais de 1.000% nos EUA nas três últimas décadas (Figura 14.8) do século 20, entre os anos 1970 e 1980, passando a representar quase a metade dos adoçantes calóricos adicionados a alimentos e bebidas, sendo o único no caso dos refrigerantes; Bray *et al.* (2004) afirmam que "o aumento de sua ingestão tem uma relação temporal com a epidemia da obesidade". Estudos do Centro para Políticas de Alimentos e Agricultura norte-americano, no entanto, lembram que o HFCS não é o único fator capaz de contribuir para a epidemia da obesidade, um fenômeno de elevada complexidade tanto nos EUA quanto em outros países – como o Brasil (Monteiro *et al.*, 2000, 2002; Coitinho *et al.*, 2002) –, nos quais o peso relativo desse produto (como aditivo alimentar) é pouco significativo, o que sugere a inexistência de evidência convincente para uma ligação direta entre HFCS e sobrepeso/obesidade (Hein *et al.*, 2005).

O debate se estende aos efeitos da sacarose e da isoglicose no organismo. A sacarose é um dissacarídeo, enquanto a glicose e a frutose são monossacarídeos. Cada molécula de sacarose compõe-se por uma unidade de frutose e uma de glicose que se separam no processo de digestão por meio da hidrólise. Schorin (2005) sugere que o HFCS é absorvido e metabolizado de maneira similar à da sacarose, mas não se trata de uma posição uniforme entre os pesquisadores (Elliott *et al.*, 2002; Riby *et al.*, 1993; Lytle *et al.*, 2000).

Embora não exista consenso quanto ao poder preventivo da troca da sacarose por um hidrato de carbono pouco menos complexo, nos estudos efetuados em Turku, Finlândia, demonstrou-se menor cariogenicidade da frutose da ordem de 47% em comparação à sacarose após 2 anos de substituição completa (Scheinin e Makinen, 1976). Rugg-Gunn (1997) refere que uma corrente de autoridades norte-americanas acredita que o declínio da cárie dentária no país se deve em parte à mudança da sacarose para a frutose como principal adoçante alimentar.

Quanto aos demais adoçantes hipocalóricos do grupo dos polióis, observa-se que, em excesso, podem ter repercussões indesejáveis sobre o aparelho digestivo, como flatulência e efeitos laxantes. O maltitol, obtido pela hidrólise da maltose, foi produzido inicialmente no Japão e vem sendo usado com o sorbitol pela indústria de doces. O sorbitol, produzido por hidrólise a partir da glicose, compreende um bom estabilizador e é resistente a altas temperaturas de produção de alimentos, empregado principalmente em cremes dentais, gomas de mascar e como matéria-prima para a produção de vitamina A, sendo o mais importante dos polióis. O maltitol, proveniente da hidrólise da frutose, tem baixa solubilidade e é pouco higroscópico, mas apresenta resistência ao calor e sabor doce agradável, o que tem favorecido seu uso pela indústria de gomas de mascar. O lactitol, derivado da lactose, é resistente tanto a altas temperaturas quanto a um baixo pH, com utilização por parte de produtores de chocolate, pães e derivados, geleias e sorvetes. A isomaltose provém da sacarose, resiste ao calor e é estável em meio ácido ou alcalino, tendo a capacidade de disfarçar o gosto metálico de alguns adoçantes intensivos. Finalmente, o xilitol, originário do xilênio (ver Figura 14.1), vem sendo empregado predominantemente como componente de gomas de mascar por sua baixa solubilidade e efeito refrescante quando na boca.

Todos os polióis são considerados não cariogênicos. Maltitol e lactitol são ainda tidos como produtos relativamente novos, e necessitam ser mais bem testados quanto às suas consequências sobre o organismo humano.

O xilitol, em princípio consumido por diabéticos, vem sendo cada vez mais utilizado por seu potencial preventivo em relação à cárie dentária, diante dos estudos de Turku, cidade na qual grupo que consumiu xilitol em forma líquida ou em gomas de mascar praticamente não desenvolveu novas cáries, uma vez que essa substância não chegou a ser metabolizada pelos microrganismos da placa, a qual não teve seu pH reduzido. Os atributos não cariogênicos do xilitol o caracterizam como uma melhor alternativa à sacarose que os demais polióis (Scheinin e Makinen, 1976; Larmas *et al.*, 1976).

Adoçantes não calóricos

No terreno dos adoçantes químicos intensivos, a *sacarina* – um derivado da indústria petrolífera pela síntese orgânica do tolueno desenvolvido desde 1879 – é a mais usada no mundo atual, em cubos e líquidos à mesa, em alimentos e bebidas. Tem um pronunciado gosto metálico final, pode ser manufaturado com facilidade, tem preço muito competitivo e um poder adoçante 300 vezes maior que a sacarose. É largamente preferido nos países asiáticos, em especial na China, não apenas por seu baixo preço, como também por ser o adoçante de escolha para conferir o típico sabor de muitos picles e massas alimentícias tradicionais na região.

A comercialização do ciclamato foi proibida em diversos países, mas manteve sua fatia no mercado após a não comprovação de relações causais com cânceres. O aspartame ou APM foi desenvolvido em 1965 por J. Schlatter, um pesquisador norte-americano que mesclava aminoácidos na tentativa de obter um novo medicamento para combater úlceras, quando sem querer molhou seu dedo na mistura e sentiu um ativo sabor doce. Refrigerantes, gomas de mascar, cereais de milho, chocolate em pó, adoçantes de mesa e pudins estão entre os produtos que mais têm empregado APM, geralmente em conjunto com a sacarose. Entretanto, empresas como a Coca-Cola© e a Pepsi© já passaram a utilizar 100% de aspartame em suas linhas de refrigerantes "dietéticos". Persistem as controvérsias quanto a possíveis efeitos colaterais do aspartame a alguns de seus usuários (dor de cabeça, depressão, fadiga etc.), o que não tem impedido a expansão de sua produção, favorecida pelo fato de não apresentar gosto metálico posterior.

Sucralose, um novo adoçante não calórico cerca de 600 vezes mais doce que o açúcar, foi desenvolvida no Reino Unido e aprovada pela norte-americana Food and Drug Administration (FDA), em 1998. É feita a partir do açúcar, pela substituição parcial da sua estrutura molecular por átomos de cloro.

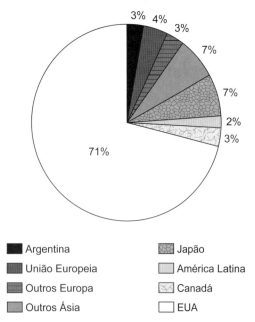

Figura 14.8 Produção mundial de HFCS em 2004, por país ou região.

Desde 1991, vem sendo usada em produtos com nenhuma ou baixas calorias, como refrigerantes, geleias, compotas e iogurte dietéticos. Trata-se de um competidor do aspartame, pois, ao contrário deste, não se rompe ao ser aquecido, podendo ser usado em alimentos processados, e, também, da sacarina, pois não tem um sabor metálico final. A aprovação da FDA significa que o produto foi considerado seguro para a saúde humana, uma vez que efeitos tóxicos relacionados com cânceres e danos neurológicos ou sobre a reprodução não foram encontrados (Fox, 1998). No mercado brasileiro, a sucralose tem sido vendida como "adoçante dietético" em uma fórmula combinada com lactose e que fornece cerca de 4 kcal por envelope com 1 g de conteúdo total.

No mercado global de açúcares não calóricos, estima-se que a sacarina tenha uma participação predominante de 67%, contra 23% do aspartame, 7% do ciclamato e 3% dos demais. Quanto ao xarope de milho rico em glicose, sua produção saltou de 10,6 milhões de toneladas em 1997 para 11,7 milhões em 2004, ano em que representou aproximadamente 8% do consumo internacional de açúcares. A Figura 14.8 mostra que os EUA detêm 70% da produção de HFCS no mundo (Bratley, 2005).

CONSIDERAÇÕES FINAIS

O açúcar se insere como componente fundamental da alimentação humana, fazendo parte do grupo dos carboidratos responsáveis por até 75% da energia fornecida por meio da dieta. Os açúcares ou carboidratos simples – monossacarídeos e dissacarídeos – devem participar do aporte de energia com uma fatia de não mais de 10% do total, reservando a maior contribuição para os carboidratos complexos, basicamente amidos.

A sacarose é o mais cariogênico entre todos os açúcares simples e a lactose, o menos cariogênico. O aumento do consumo de frutose, em países como os EUA, tem sido colocado como um dos responsáveis pela redução de cárie, mas tanto essa substância quanto a glicose e a lactose podem provocar elevados níveis de cárie dentária, mesmo quando combinados nos alimentos com a sacarose.

Substitutos calóricos (poliois) e não calóricos (adoçantes intensivos químicos) da sacarose são considerados não cariogênicos, do mesmo modo que o amido, e sempre que não mesclados com mono e dissacarídeos.

A incidência de cáries pode ser reduzida sem alterações em dietas que contenham níveis elevados de açúcares simples, em particular pelo uso adequado de fluoretos, mas essa estratégia oferece proteção incompleta e pode ter custos muito altos, inclusive para comunidades que já superaram situações de pobreza absoluta ou relativa. Recomenda-se um consumo não superior a 60 g/dia ou até 22 kg/ano por pessoa para manter baixos índices de ataque pela cárie dentária.

Como recomendações específicas, cabe enfatizar os seguintes pontos:

- Reduzir a ingestão de alimentos açucarados, sólidos e líquidos entre as refeições
- Concentrar o consumo de alimentos açucarados às refeições, em quantidades compatíveis com as necessidades energéticas de cada pessoa
- Não adicionar ou reduzir o uso de açúcares simples a mamadeiras e à alimentação infantil em geral, evitando principalmente um contato prolongado ou muito frequente com os dentes
- Participar (os profissionais e entidades da área odontológica) das discussões e das decisões sobre política e programas de nutrição e alimentação popular, buscando favorecer a expansão da oferta de alimentos básicos em quantidade suficiente e com um aporte de energia compatível com idade, sexo e condição física de cada um
- Promover mudanças de hábitos dietéticos, difundindo a utilização, nos lares e nas merendas consumidas nas escolas, de alimentos alternativos e não cariogênicos com qualidade pelo menos similar e custo inferior ao dos alimentos industrializados
- Agir para que tanto as autoridades governamentais quanto as empresas produtoras reduzam o emprego de açúcares potencialmente cariogênicos em medicamentos e em formulações farmacêuticas em geral
- Incrementar o ensino de nutrição como parte dos currículos de cursos de graduação e pós-graduação em Odontologia, assim como no preparo de pessoal não profissional
- Favorecer a difusão de conceitos de nutrição associados com a boa saúde bucal por meio de programas de educação e promoção da saúde para grupos, comunidades e para a população em geral.

No Reino Unido, na Suíça, na Itália e no Japão, inicialmente, difundiu-se a ideia de formação de "associações de açúcares amigos dos dentes", que, além das campanhas e ações regulares de educação em saúde bucal, trabalham no sentido de que empresas produtoras de doces, guloseimas, refrigerantes e alimentos relacionados, utilizem insumos não cariogênicos. Um logotipo – a figura de um dente sorrindo sob um guarda-chuva, denominado *Mr. Happy-tooth* – é afixado nos produtos aprovados em um teste de pH, garantindo sua segurança para a saúde dental (Rugg-Gunn, 1997). Opositores a essa ideia argumentam que os substitutos não calóricos produzem calorias vazias e são mais caros que os açúcares simples, além de que o consumo extensivo ou exagerado de poliois pode causar problemas intestinais, mas a ideia vem se expandindo e ganhando novos adeptos em razão de seu lado positivo: uma redução efetiva nos níveis, sem dúvida muito altos, de consumo de açúcares prejudiciais aos dentes.

Ao enfocar a sempre difícil mudança de hábitos alimentares, especialmente na adolescência, Watt (1997) analisou fatores de escolha alimentar e possibilidades de redução do consumo de açúcares e gorduras por jovens de 13 a 14 anos residentes em Londres. Entre os que estavam efetivamente engajados em reduzir seus padrões de consumo de açúcar – 32% do total –, a maioria justificou sua mudança de atitude com o desejo de melhorar a própria aparência ou por motivos de saúde, enquanto uma minoria alegou razões financeiras, dificuldades de mastigação ou outros motivos.

No caso brasileiro, considerando que o país é o maior produtor mundial de açúcar derivado da cana, há muita dificuldade em modificar os padrões alimentares adotados pela população, embora compreenda um movimento cada vez mais evidente diante da crescente epidemia de sobrepeso que assola o país. Aconselha-se adotar uma política de ação conjunta com outros profissionais das áreas médica e nutricional e com organizações representativas de cada comunidade, de modo a favorecer uma redução gradual na ingestão de açúcares prejudiciais à saúde geral e bucal (especialmente em relação ao consumo entre as refeições), com um ativo incremento no uso de adoçantes alternativos e não cariogênicos, ao lado da intensificação do combate aos problemas ambientais e humanos ocasionados pela indústria sucroalcooleira.

BIBLIOGRAFIA

Almeida IS. Informações sobre açúcar e álcool. Brasil Açucareiro. 1975;XLV(LXXXVIII):9-11.

Alvares V. O açúcar no Brasil colonial. Brasil Açucareiro. 1938;XI(3):238-41.

American Sugar Alliance – Retail and wholesale prices of sugar around the world in 2004. Arlington; 2005. Disponível em: www.sugaralliance.org/files/docs/LMCWorldSugarPrices_2004.pdf. Acesso em: 7 out. 2017.

Anção NS et al. Sistema de apoio à decisão em nutrição. Disciplina de nefrologia, clínica médica e nutrição da Escola Paulista de Medicina. São Paulo; 1997.

ANON. Dietary sugars and human disease; conclusions and recommendations. British Dental Journal. 1990;168:46.

Bezerra ACB, Toledo OA. Nutrição, dieta e cárie. In: Kriger L (coord.). Promoção de saúde bucal. São Paulo: Artes Médicas; 1997. p. 43-67.

Bramstedt F. Teeth and utrition. Biblthea Nutre-Dieta. 1975;2:1-16.

Bratley P. World HFCS Production. International Sweeteners Coloquium. Tucson; 2005. Disponível em: www.idfa.org/meetings/presentations/paul_bratley.presentation.ppt. Acesso em: 7 out. 2017.

Bratthall D. Estimation of global DMFT for 12-year-olds in 2004. Int Dent J. 2005;55:370-2.

Bray GA, Nielsen SJ, Popkin BM. Consumption of high-fructose corn syrup in beverages may paly a role in the epidemic obesity. Am J Clin Nutr. 2004;79:537-43.

Brownell K, Horgan K. Food fight: the inside story of the food industry, America's obesity crisis, and what we can do about it. New York: Contemporary Books; 2004.

Burt B, Pai S. Sugar consumption and caries risk: a systematic review. Journal of Dental Education. 2001;65:1017-23.

Coitinho D, Monteiro CA, Popkin BM. What Brazil is doing to promote healthy diets and active lifestyles. Public Health Nutr. 2002;5:263-7.

DIEESE. Pesquisa de orçamentos familiares (POF) 1994/95. São Paulo: Departamento Intersindical de Estatísticas e Estudos Socioeconômicos/Mímeo; 1996.

Diégues Jr M. O açúcar no período da independência. Brasil Açucareiro. 1972;19-28.

Disponível em: http://esa.un.org/unpp. Acesso em: 7 out. 2017.

Doty T. Fructose: the rationale for traditional and modern uses. In: Koivistoinen P, Hyvonen L (eds.). Carbohydrate sweeteners in foods and nutrition. London: Academic Press; 1980. p. 259-68.

Economia BR. Cana-de-açúcar: evolução da produção de cana 1994-2006. Economia do Brasil. São Paulo; 2006. Disponível em: www.economiabr.defesabr.com/Eco/Eco_exportacao_agro_produtos.htm. Acesso em: 7 out. 2017.

Elliott SS, Keim NL, Stern JS, Teff K, Havel PJ. Fructose, weight gain and the insulin resistance syndrome. Am J Clin Nutr. 2002;76:911-22.

Enwonwu CO, Phillips RS, Falkler WA. Nutrition and oral infectious diseases: state of the science. Compendium of Continuing Education in Dentistry. 2002;23:431-6.

Estado de São Paulo. Safra recorde na cana de açúcar. Jornal Estado de São Paulo, Caderno de Negócios, p. B17, 1 set. 2006.

FAO. Food Outlook, global market analysis: sugar. Roma; 2010. Disponível em: http://www.gao.org/docrep/012/ak349e/ak349e00.pdf. Food and Agriculture Organization. Acesso em: 7 out. 2017.

FAO. Food outlook: world sugar production forecast to increase in 2004/05. Rome; 2004. Disponível em: www.fao.org/docrep./007/j3877e12.htm. Acesso em: 7 out. 2017.

FAO. Roma. Carbohydrates in human nutrition. Rome. (Food and Nutrition paper, 15); 1980.

Fischer FJ. A field study of dental caries, periodontal disease and enamel deffects in Tristan da Cunha. Brit Dent J. 1968;125:447-53.

Fox M. FDA approves new sweetener made from sugar. Agência Reuters, Excite News; 1998.

Franco AAM. O ciclo do açúcar na história econômica do Brasil. Brasil Açucareiro. 1938;X(6):470-2.

Giugliani ERJ, Victora CJ. Normas alimentares para crianças brasileiras menores de dois anos (bases científicas). Brasília, OPAS/OMS, Representação do Brasil; 1997.

Grant JP. Handbook of total parenteral nutrition. Philadelphia: Saunders; 1980.

Gustafsson BE, Quensel CE, Lanke LS, Lundqvist C, Grahnen H, Bonow BE, Krasse B. The Vipeholm dental caries study. The effect of different levels of carbohydrate intake on caries activity in 436 individuals observed for five years. Acta Odont Scand. 1954;11:232-364.

Hardwick JL. The incidence and distribution of dental caries through the ages in relation to the Englishman's Diet. Brit Dent J. 1960;49:419-25.

Harris R. Biology of the children of Hopewood-House, Bowral, Australia. 4. Observations on dental caries experience extending over five years (1957-1961), J Dent Res. 1963;42:1387-99.

Hein GL, Storey ML, White JS, Lineback DR. Highs and lows of High Fructose Corn Syrup: a report from the Center of Food and Nutrition Policy and its Ceres Workshop. Nutrition Today. 2005;40(6):253-6.

IAA. Anuário Açucareiro 1967, Safras 1960/61-1965/66. Rio de Janeiro: Ministério da Indústria e do Comércio, Instituto do Açúcar e do Álcool; 1967.

IAA. Brasil/Açúcar. Rio de Janeiro. Ministério da Indústria e do Comércio, Instituto do Açúcar e do Álcool; Coleção Canavieira; 1972. 239 p.

IAA. O mercado internacional do açúcar; estudo de situação. Londres: Escritório de Representação do Instituto do Açúcar e do Álcool; 1984.

IBGE. Anuário Estatístico do Brasil, 1994. Rio de Janeiro; 1996.

IBGE. Anuário Estatístico do Brasil, 1996. Rio de Janeiro; 1997.

IBGE. Anuário Estatístico do Brasil. Rio de Janeiro. Ano V, 1939/1940. Rio de Janeiro; 1940.

IBGE. Pesquisa de orçamentos familiares 1987/88, consumo alimentar domiciliar "per capita". Rio de Janeiro: Instituto Brasileiro de Geografia e Estatística; 1991. 71 p.

IBGE. Pesquisa de Orçamentos Familiares 2002-2003: aquisição alimentar domiciliar per capita anual, por grandes regiões, segundo os produtos: tabela 1.1. Rio de Janeiro: Instituto Brasileiro de Geografia e Estatística; 2003.

IBGE. Pesquisa de orçamentos familiares 2008-2009: análise do consumo alimentar no Brasil. Rio de Janeiro; 2011. Disponível em: http://www.ibge.gov.br/home/estatistica/populacao/condicaodevida/pof/2008_2009.pdf. Acesso em: 7 out. 2017.

IBGE. Pesquisa de orçamentos familiares 2008-2009: análise do consumo alimentar no Brasil. Instituto Brasileiro de Geografia e Estatística. Rio de Janeiro, 2011. Disponível em: http://www.ibge.gov.br/home/estatistica/populacao/condicoesdevida/pof2009_2009.pdf. Acesso em: 7 out. 2017.

IBGE. Pesquisa de orçamentos familiares, POF 1995-1996, primeiros resultados. Rio de Janeiro: Instituto Brasileiro de Geografia e Estatística; 1997.

IBGE. Pesquisa de orçamentos familiares, POF 2008-2009: despesas, rendimentos e condições de saúde. Rio de Janeiro: Instituto Brasileiro de Geografia e Estatística; 2010.

Illovo. International sugar statistics. Disponível em: http://www.illososugar.co.za/World_of_sugar/sugar_satistics/international.aspx. Acesso em: 7 out. 2017. Durban; 2010.

Illovo. International sugar statistics. Durban, South Africa, 2010. Disponível em: http://www.illovosugar.co.za/word_of_sugar/Sugar_statistic/International.aspx. Acesso em: 7 out. 2017.

Illovo. World of sugar: international sugar statistics. Disponível em: www.illovo.co.za/worldofsugar/international/Sugarstats.htm. Acesso em: 7 out. 2017.

India Sugar. World per capita consumption of sugar. 2017. Disponível em: www.indiasugar.com/PDFS/World_per_Capita_Consumption_of_Sugar.pdf. Acesso em: 7 out. 2017.

Irish Sugar 1997. Sugar and health. Sugar education website, Dublin; 1997.

ISO. Alternative Sweeteners. International Sugar Organization. London; 1998.

ISO. ISO Sugar Yearbook 2010. Acessível em: www.isosugar.org. International Sugar Organization. London; 2010.

ISO. ISO Sugar Yearbook 2010. International Sugar Organization. London; 2010. Disponível em: http://www.isosugar.org. Acesso em: 7 out. 2017.

ISO. Statistical Bulletin. International Sugar Organization. London; 2006.

ISO. Sugar supply and distribution by countries 1996. Statistical Bulletin, 1997a;56(11):III-IV.

ISO. Sugar year book 1990. International Sugar Organization. London; 1990.

ISO. Sugar year book 1996. International Sugar Organization. London; 1996.

ISO. World sugar statistics 1955-1994. International Sugar Organization, London; 1997b.

Jay P, Beewkes AM, Husbanos J. Dietary program for the control of dental caries. Ann Arbor, Overbeck, 30 p. In: Striffler DF, Young WO, Burt BA. Dentistry, dental practice & the community. 3. ed. Philadelphia: Saunders; 1983.

Jay P. The reduction of oral lactobacillus acidophilus counts by the prior restriction of carbohydrate. A. J Orthodont Oral Surg. 1947;33:162-84.

Johanson I, Birkhed D. A dieta e o processo cariogênico. In: Thylstrup A, Fejerskov O. Cariologia clínica. 2. ed. São Paulo: Santos; 1995. p. 283-310.

Kayani J. Trends in global sugar consumption. Dawn Business. 2005. Disponível em: www.dawn.com/2005/10/31/ebr13.htm. Acesso em: 7 out. 2017.

Keys A, Fidanza F, Scarvonen MJ, Kimura N, Taylor HL. Indices of relative weight and obesity. J Chron Dis. 1972;25:329-43.

Larmas M, Makinen KK, Scheinin A. Turku sugar studies. VIII. Principal microbiological findings. Acta Odont Scand. 1976;34:285-328.

Leme Jr J, Borges JM. Açúcar de cana. Viçosa: Imprensa Universitária; Universidade Rural do Estado de Minas Gerais; 1965.

Lima JPR. O setor sucro-alcooleiro do Nordeste: evolução recente e a reestruturação possível. Ebrapa, CPATC: 9-32. Aracaju, 1997.

Loureiro O. Açúcar, notas e comentários. Maceió: Associação dos Produtores de Açúcar do estado de Alagoas; 1970. 394 p.

Lytle LA, Seifert S, Greenstein J, McGovern P. How do children's eating petterns and food choices change over time? Results from a cohort study. Am J Health Promot. 2000;14:222-8.

Magalhães B. O açúcar nos primórdios do Brasil colonial. Brasil Açucareiro. 1944;XXV(4):28-30.

Malik VS, Schulze MB, Hu FB. Intake of sugar-sweetened beverages and weight gain: a systematic review. Am J Clinical Nutrition. 2006;84(2):274-88.

Mendez MA, Monteiro CA, Popkin BM. Overweight exceeds underweight among women in most developing countries. Am J Clin Nutr. 2005;81:714-21.

Monteiro CA, Conde WL, Popkin BM. Is obesity replacing or adding to undernutrition? Evidence from different social classes in Brazil. Public Health Nutr. 2002;5:105-12.

Monteiro CA, D'A Benicio MH, Conde WL, Popkin BM. Shifting obesity trends in Brazil. Eur J Clin Nutr. 2000;54:342-6.

Moore WJ, Corbett ME. The distribution of dental caries in ancient British populations. I. Anglo-Saxon period. Caries Res. 1971;5:151-68.

Moore WJ, Corbett ME. The distribution of dental caries in ancient British populations. II. Iron Age, Romano-British and Medieval periods. Caries Res. 1973;7:139-53.

Moore WJ, Corbett ME. The distribution of dental caries in ancient British populations. III. The 17th century. Caries Res. 1975;9:163-75.

Moore WJ, Corbett ME. The distribution of dental caries in ancient British populations. IV. The 19th century. Caries Res. 10:401.

Moynihan PJ et al. Acidogenic potential of fructo-oligosaccharides: incubation studies and plaque pH studies. Caries Research. 2001;88:201-9.

Moynihan PJ, Petersen PE. Diet, nutrition and the prevention of dental diseases. Public Health Nutrition. 2004;7:201-26.

Moynihan PJ. The role of diet and nutrition in the etiology and prevention of oral diseases. Bulletin of the World Health Organization. 2005;83(9):694-9.

Newbrun E, Hoover C, Mettraux G, Graf H. Comparison of dietary habits and dental health on subjects with hereditary fructose intolerance and control subjects. J Am Dent Ass. 1980;101:619-26.

Nizel AE. Personalized Nutrition Counseling. J Dent Child. 1972:353-60.

OECD-FAD. Agricultural Outlook 2011-2020: chapter 6, Sugar. Rome; 2011. Disponível em: http://www.agri-outlook.org/dataoecd/2/37/48184295.pdf. Acesso em: 7 out. 2017.

Pereira KFA. Quatrocentos e setenta anos de açúcar no Brasil. Brasil Açucareiro. 1972;XL(LXXX):113-21.

Pinto VG. A odontologia brasileira às vésperas do ano 2000: diagnóstico e caminhos a seguir. São Paulo: Santos; 1993. p. 132.

Pinto VG. Índice de cárie no Brasil e no mundo. RGO. 1996;44(1):8-12.

Popkin BM. Global nutrition dynamics: the world is shifting rapidly toward a diet linked with noncommunicable diseases. American Journal of Clinical Nutrition. 2006;84(2):289-98.

Population Counter. Population clock index. 2011. Disponível em: http://rumkin.com/tools/population/. Acesso em: 7 out. 2017.

Prado Jr C. Evolução política do Brasil: colônia e império. Sao Paulo: Brasiliense; 1988.

Riby JE, Fujisawa T, Kretchmer N. Fructose absorption. Am J Clin Nutr. 1993;58(Suppl.):748S-53S.

Ricci R (coord.). Mercado de trabalho do setor sucroalcooleiro no Brasil. Brasília, IPEA: Estudos de Política Econômica 15; 1994. 176 p.

Rodrigues CS. Dietary guidelines, sugar intake and caries increment: a study in Brazilian nursery school children [Thesis]. London: University of London; 1997.

Rugg-Gunn A. Nutrition and dental health. Oxford: Oxford University Press; 1993.

Rugg-Gunn A. Nutrition, dietary guidelines and food policy in oral health. In: Pine CM (ed.). Community oral health. Oxford: Wright; 1997. p. 206-20.

Ruxton CH, Garceau FJ, Cottrell RC. Guidelines for sugar consumption in Europe: is a quantitative approach justified? European Journal of Clinical Nutrition. 1999;53:503-13.

Santana MMFCM. Nordeste, açúcar e poder; um estudo da oligarquia açucareira na Paraíba 1920-1962. João Pessoa: CNPq/UFPb; 1990. 342 p.

Scheinin A, Makinen KK. Turku sugar studies: an overview. Acta Odont Scand. 1976;34:405-8.

Schorin MD. High fructose corn syrups, Part I: composition, consumption and metabolism. Nutrition Today. 2005;40(6):248-52.

Simas P. Açúcar bruto, fotografias. Brasília: Universidade de Brasília; 1997. 92 p.

Simonsen RC. História econômica do Brasil, 1500/1820. 8. ed. São Paulo: Nacional; 1978.

Snyder ML. Diet and caries control. Oregon D J. 1954;24:2-6.

Sreebny LM. Sugar availability, sugar consumption and dental caries. Comm Dent Oral Epidemiol. 1982;10:1-7.

Takeuchi M. Epidemiological studies on dental caries in Japanese children before, during and after World War II. Int Dent J. 1961;11:443-57.

Tavares P. A situação açucareira do Brasil. Brasil Açucareiro. 1980;XCV(6):65-71.

The Czarnikow Sugar Review. World production estimates 1990/91-1997/98. London; 1997.

The Czarnikow. Czarnikow increases 2001/12 sugar surplus to 6.1 Mtrv. London; 2011. Disponível em: http://www.czarnikow.com/resource_library/resource_library/documents/en2027. Acesso em: 7 out. 2017.

The Czarnikow. World production estimates. London; 2017.

Toverud G. The influence of war and post-war conditions on the teeth of Norwegian schoolchildren. II. Caries in the permanent teeth of children aged 7-8 and 112-13 years. Milbank Mem Fund Quart. 1975;35:127-96.

Towner EML. The history of dental health education: a case study of Britain. In: Schou L, Blinkhorn AS. Oral health promotion. Oxford: Oxford University Press, 277; 1993. p. 1-23.

UK Department of Health. An Oral Health Strategy for England. London: HMSO; 1994.

UK Department of Health. Dietary Sugars and Human Disease. Report on Health and Social Subjects 37. London: HMSO; 1989.

UN. World population prospects: the 2004 revision population database. United Nations: Population Division of the Dep. of Economic and Social Affairs. Revision 2007. Geneva; 2007.

USD. Sugar: word markets and trade. Sugar 2011/12 forecast. United States Department of Agriculture Washington; 2011. http://www.fas.usda.gov/htp/sugar/2011/SugarMav2011.pdf. Acesso em: 7 out. 2017.

USDA. Sugar and sweeteners Yearbook Tables. United States Department of Agriculture. 2017.

USDA. Sugar and sweeteners: data tables. United States Department of Agriculture, Economic Research Service. Washington; 2006a.

USDA. Sugar: worldmarkets and trade. Sugar: 2011/2012 forecast. United States Department of Agriculture. Washington; 2011.

USDA. World sugar situation – December. United States Department of Agriculture, Economic Research Service. Washington; 2006b. Disponível em: www.fas.usda.gov/htp/sugar/sugar.html. Acesso em: 7 out. 2017.

Viegas AR. Odontologia sanitária. Aspectos preventivos da cárie dentária. São Paulo; 1961.

Viegas AR. Relação entre o número de ingestões de alimentos açucarados e a cárie dentária. Arquivos da Faculdade de Higiene e Saúde Pública da Universidade de São Paulo. 1966;20(2):155-66.

von Lippmann EO. História do açúcar: desde a época mais remota até o começo da fabricação do açúcar de beterraba. Rio de Janeiro, Ed. Instituto do Açúcar e do Álcool, Tomo II; 1942. 440 p.

Watt RG. Stages of change for sugar and fat reduction in an adolescent sample. Community Dental Health. 1997;14:102-7.

WHO. Caries for 12-year-olds by country/area. WHO Collaborating Centre, Malmö University, Sweden. Geneva; 2006. Disponível em: http://www.whocollab.od.mah.se/countriesalphab.html. Acesso em: 7 out. 2017.

WHO. Diet, nutrition and the prevention of chronic diseases. World Health Organization. WHO Technical Report Series, 916; 2003.

WHO. Dieta, nutrición y prevención de enfermedades crónicas. Genebra, World Health Organization; Serie de Informes Técnicos, 797; 1990. 228 p.

WHO. Global sugar consumption 1991-2002. World Health Organization, WHO Collaborating Centre, Malmö University, Sweden. Geneva; 2006. Disponível em: http://www.whocollab.od.mah.se/expl/globalsugar.html. Acesso em: 7 out. 2017.

World Cancer Research Fund & American Institute for Cancer Research. Carbohydrate. In: Food nutrition and the prevention of cancer: a global perspective. Washington: Banta; 1997. p. 376-83.

Wylie-Rosett J, Segal-Isaacson C, Segal-Isacsson A. Carbohydrates and increases in obesity: does the type of carbohydrate make a difference? Obesity. 2004;12(Suppl. 2):1245-95.

15 Etiologia e Prevenção das Doenças Periodontais

Geraldo Augusto Chiapinotto • Carlos Heitor Cunha Moreira • Ticiane de Góes Mário

ETIOLOGIA

As doenças periodontais têm alta prevalência tanto nos países desenvolvidos quanto nos em desenvolvimento (Eke *et al.*, 2015; Opperman *et al.*, 2015). Trata-se uma das principais causas de perdas dentais, podendo, desse modo, comprometer a função mastigatória (Kassebaum *et al.*, 2014a). Podem também ter impacto na qualidade de vida e ser fator de risco para outros problemas de saúde, como doenças respiratórias e cardiovasculares (Linden *et al.*, 2013; Schenkein e Loss, 2013). Além disso, a doença periodontal está entre as duas doenças bucais que mais contribuem para a carga global de doenças crônicas (Petersen e Ogawa, 2012).

Ao longo do tempo, diferentes causas foram atribuídas às doenças periodontais. Desde associações com desnutrição, avitaminoses, atrofia e degeneração por desuso, defeitos constitucionais, trauma de oclusão até chegar às teorias aceitas na atualidade, de que compreendem doenças causadas por biofilmes microbianos, os quais, por sua vez, induzem uma resposta imunoinflamatória do hospedeiro, que pode ser modificada por condições sociais, comportamentais, sistêmicas e genéticas (Page e Kornman, 1997).

O conceito de biofilme não é exclusivo da cavidade bucal. "Biofilme" foi o termo empregado inicialmente por Costerton *et al.* (1999) ao se referirem a comunidades bacterianas encontradas em muitos meios líquidos e/ou úmidos, como tubulações de água e esgoto, rios, lagoas etc. Um biofilme é composto por diferentes populações bacterianas envoltas por matriz, vivendo como uma comunidade ecológica bem estabelecida. A forma bem organizada, estrutural e funcionalmente, possibilita a sobrevivência dessa comunidade como um todo e de maneira harmônica, revelando interações bacterianas específicas e não específicas, e dos microrganismos com o meio, à semelhança de um verdadeiro ecossistema (Darveau *et al.*, 1997). No que diz respeito à cavidade bucal, pode-se inferir o biofilme dental como uma comunidade ecológica bacteriana especialmente organizada, presente em uma matriz de material extracelular, derivado tanto da espécie que o compõe quanto do meio ambiente, estando fortemente aderido a uma superfície sólida, como esmalte, cemento radicular, dentina, restaurações, aparelhos protéticos, implantes etc.

De acordo com Marsh (2003) e Socransky e Haffajee (1994, 2002), mecanismos muito eficientes de adesão à superfície dentária propiciam uma condição adequada para uma colonização harmoniosa e muito bem organizada dos vários tipos de vida microbiana, com o intuito de aumentar a resistência bacteriana aos fatores de resistência e defesa do hospedeiro. Os biofilmes protegem os microrganismos à medida que alteram fatores ambientais potencialmente prejudiciais às formas planctônicas. Dessa maneira, componentes do sistema de defesa do hospedeiro e outras substâncias potencialmente tóxicas às bactérias, como os antimicrobianos, têm acesso dificultado ou impedido no interior dos biofilmes (Weidlich, 2013). Ao mesmo tempo, a organização e as várias formas de interação microbiana, relativas ao biofilme, promovem ambiente com abundantes fontes de reserva nutritiva, o que lhes permitem contínua proliferação. Segundo o que se concebe atualmente, a presença do biofilme bacteriano supragengival determina alterações inflamatórias na gengiva marginal e, consequentemente, o estabelecimento de condições ecológicas, possibilitando o desenvolvimento de uma microbiota subgengival (Ramberg *et al.*, 1995; Weidlich *et al.*, 2001). Assim, as doenças periodontais são causadas por microrganismos endógenos que formam biofilmes supragengivais e subgengivais, que dão origem às gengivites e periodontites, respectivamente. Compreender a natureza endógena (oportunista) dessas doenças é importante por sua relação com aspectos determinantes para sua prevenção e seu tratamento. Além disso, o entendimento do papel microbiano na etiologia das doenças periodontais, bem como a maneira como os biofilmes colonizam diferentes estruturas dentárias, materiais restauradores e implantes dentais, melhorou as diversas abordagens de controle desses biofilmes e elucidou as limitações para o uso sistemático de agentes antimicrobianos.

O papel do biofilme supragengival no estabelecimento da gengivite está bem consolidado na literatura. O trabalho pioneiro de Löe, Theilade e Jensen, em 1965, demonstrou que, a partir de uma condição de saúde gengival, a ausência de medidas de remoção do biofilme resultou em gengivite em todos os participantes do estudo durante um período que variou entre 10 e 21 dias. A partir da existência de gengivite, estabeleceram-se medidas de remoção do biofilme e observou-se saúde gengival após 7 dias. Esse modelo experimental vem sendo replicado em diferentes situações com a confirmação dos achados iniciais. Em modelo de periodontite experimental, em cães beagle, Lindhe et al. (1973) demonstraram que, a partir da colonização de biofilme subgengival, estabeleceu-se periodontite, embora alguns cães tenham tido somente inflamação marginal. Estes e outros estudos claramente demonstraram que a natureza microbiana facilita uma resposta inflamatória do hospedeiro e leva ao estabelecimento de gengivite e periodontite. Fatores de risco, como diabetes melito e tabagismo, podem modificar o curso clínico das periodontites, aumentando sua extensão e sua gravidade (Genco e Borgnakke, 2013). Essa compreensão é fundamental para o planejamento de estratégias preventivas e de tratamento de gengivites e periodontites e, posteriormente, evitar/minimizar as necessidades de retratamento, pela implementação de programas de manutenção periódica preventiva.

Somente a ocorrência de biofilmes bacterianos não é suficiente para causar as doenças periodontais, pois estas têm uma natureza multifatorial. Socransky e Haffajee (1992) propuseram a necessidade de pelo menos três fatores para o início e a progressão das doenças periodontais: patógenos periodontais virulentos, ambiente local e hospedeiro suscetível. Esse entendimento de que os biofilmes são componentes causais necessários, mas não suficientes para o estabelecimento das periodontites, têm levado à formulação de diferentes teorias para explicar a causalidade das diversas categorias de doença periodontal. Diferentes hipóteses foram propostas para explicar a relação causal entre a presença de microrganismos e o desenvolvimento das doenças periodontais (Rosier et al., 2014). A teoria da placa não específica (Theilade, 1986) propõe que o conjunto global dos componentes microbianos é responsável pelos mecanismos associados à indução de destruição tecidual. A hipótese da placa específica (Loesche, 1976) propõe que somente algumas bactérias específicas seriam responsáveis por esses mecanismos. Mais recentemente, a hipótese da placa ecológica (Marsh, 1994) propõe que existe uma associação entre a agressão microbiana e os fatores responsáveis pela resposta imunoinflamatória, na qual alterações no meio ambiente possibilitam a colonização por microrganismos que quebram a relação simbiótica observada em quadros de saúde periodontal. Propriedades biológicas e físicas modularão a presença microbiana nesses ambientes. É importante levar em consideração que os mecanismos que ativam a destruição dos tecidos periodontais são, em sua maioria, mediados pela resposta imunoinflamatória do hospedeiro. Então, reduzir os níveis de inflamação torna-se fundamental para alcançar a estabilidade nos níveis de inserção periodontal.

Como já mencionado, existe uma associação bem estabelecida entre a presença de biofilme e a presença de gengivite, entretanto os indivíduos apresentam uma maior variabilidade com relação à suscetibilidade às periodontites. No estudo da história natural das doenças periodontais realizado no Sri Lanka (Löe et al., 1986), após um intervalo de 15 anos, todos os indivíduos da amostra, os quais não executavam procedimentos de higiene bucal convencionais, apresentavam altos níveis de biofilme, cálculo e gengivite. Entretanto, padrões distintos de progressão de destruição periodontal foram observados: 11% não exibiram progressão de doença além de gengivite; 81% apresentaram um padrão moderado de perda de inserção (PI); e 8% uma grave destruição dos tecidos periodontais. Dos 480 indivíduos examinados em 1970, 79 foram reexaminados em 2010. Fatores associados com a progressão e PI e a perdas dentais relacionadas com a periodontite foram avaliados nesse período de 40 anos entre os exames. Fumo e cálculo estiveram associados com o início da doença, e cálculo, biofilme e gengivite com PI e a progressão de doença. Indivíduos com média de PI < 1,81 mm, aos 30 anos de idade, tinham maior probabilidade de ter, ao menos, 20 dentes aos 60 anos (Ramseier et al., 2017). Tais achados reforçam a importância de medidas para cessação do tabagismo, remoção de cálculo e aquelas direcionadas a um eficiente controle do biofilme desde idades precoces. Os indivíduos de 30 a 45 anos com periodontite grave começaram a apresentar PI entre 22 e 28 anos. O dado salienta a importância da instauração de estratégias de adequado controle de biofilme em idades precoces, visando a manter a estabilidade dos níveis de inserção periodontal e, consequentemente, a evitar perdas dentais decorrentes da progressão do problema.

Fica claro que as doenças periodontais têm natureza multicausal, sendo a presença de microrganismos necessária, mas não suficiente para seu estabelecimento, pois exigem-se outros componentes, como um hospedeiro suscetível. Diferentes modelos podem ser utilizados para avaliar as relações de causalidade entre exposição e ocorrência da doença (desfecho). O modelo das causas componentes/suficientes, proposto por Rothman e Greenland (2005), serve para exemplificar como os componentes causais explicam a ocorrência de uma doença. No caso da periodontite, cada causa componente (desafio microbiano, diabetes melito e fumo), quando em determinado indivíduo suscetível, pode compor uma causa suficiente para a ocorrência da doença. O componente causal que aparece em todas as causas suficientes é denominado causa necessária.

Nas doenças periodontais, a presença de biofilme, de acordo com esse modelo, é considerada uma causa necessária porque, sem ela, a doença não ocorre. Diferentes combinações de componentes podem originar causas suficientes, e a remoção de uma causa componente impede seu início e/ou sua recidiva. Essa concepção abre outras possibilidades quanto ao tratamento e à prevenção de recidiva das periodontites além do controle do biofilme. Abordagens centradas em fatores de risco comuns a outras condições crônicas de saúde (como programas de cessação do fumo) podem ser efetivas na sua prevenção e tratamento (Heaton e Dietrich, 2012). Nas Figuras 15.1 a 15.5, é possível observar aspectos clínicos e radiográficos de gengivites e periodontites, com sequências a partir do tecido sadio até observá-las em estágio de comprometimento e após recuperação.

PREVALÊNCIA

Dados epidemiológicos são fundamentais para uma correta compreensão da distribuição das doenças nas populações, bem como dos fatores que a influenciam ou determinam (Gordis, 2010). Para estimar o quanto determinada doença afeta uma população, é necessário conhecer o número de indivíduos diagnosticados com a condição patológica. Prevalência consiste na fração (proporção ou percentual) de um grupo de pessoas

Capítulo 15 • Etiologia e Prevenção das Doenças Periodontais 343

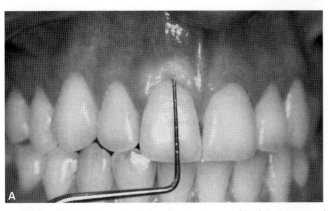
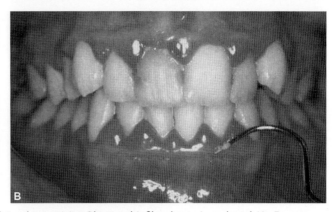

Figura 15.1 A. Aspecto clínico da gengiva saudável. **B.** Aspecto clínico de gengivite. Observar biofilme bacteriano dental. *Ver Encarte.*

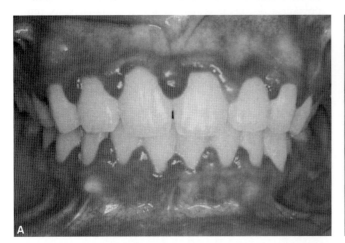
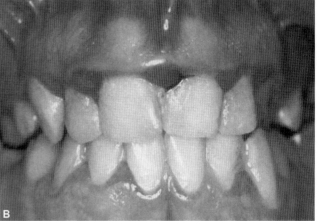

Figura 15.2 A e B. Gengivite: aspecto clínico. Observar presença de biofilme e fatores de retenção. *Ver Encarte.*

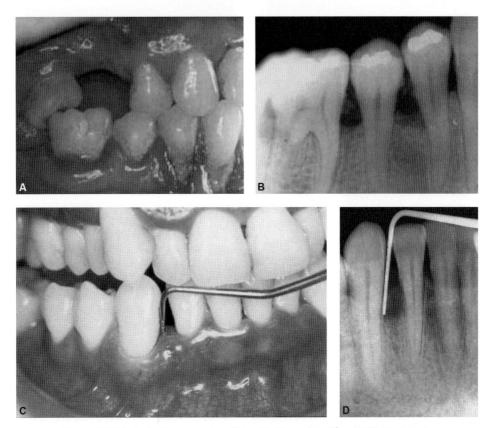

Figura 15.3 Periodontite: aspectos clínico (**A**, **C**) e radiográfico (**B**, **D**). *Ver Encarte.*

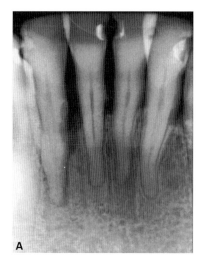 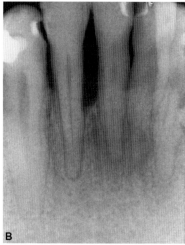

Figura 15.4 Periodontite, aspecto radiográfico antes (A) e 1 ano após o tratamento (B).

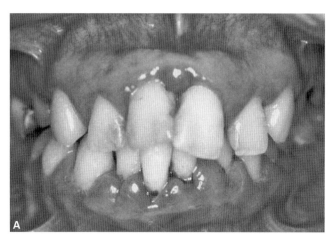 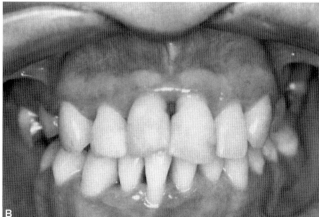

Figura 15.5 Periodontite, aspecto radiográfico antes (A) e 6 meses após o tratamento (B).

com uma condição ou desfecho clínico em um dado ponto no tempo (Fletcher et al., 2014).

Na metade do século 20, começaram a ser desenvolvidos índices para estimar as diferentes condições periodontais em indivíduos e populações, sendo o primeiro o Índice PMA, de Schour e Massler em 1947. Posteriormente, diferentes índices foram propostos para estimar e quantificar doença periodontal, bem como para avaliar presença de biofilme, gengivite e cálculo (Löe, 1967). Em 1982, foi desenvolvido o Índice Comunitário de Necessidade de Tratamento Periodontal – CPITN (Ainamo et al., 1982), preconizado pela Organização Mundial da Saúde (OMS) para utilização em levantamentos epidemiológicos com a finalidade de estimar a prevalência e as necessidades de tratamento periodontal em diferentes populações. Naquele momento, compreendia-se que as periodontites apresentavam progressão contínua, eram igualmente distribuídas entre os indivíduos e que, na presença de biofilme, com o aumento da idade, todos teriam progressão de gengivite para periodontite. Mais recentemente, o CPITN foi modificado para Índice Periodontal Comunitário (IPC), o qual ainda apresenta limitações capazes de distorcer as estimativas periodontais de saúde/doença. Para estimar de modo acurado as condições periodontais, exames periodontais completos com sondagem de seis locais por dente são necessários, em virtude de sua natureza local-específica.

Para caracterizar a prevalência de qualquer doença, torna-se fundamental uma definição clara e amplamente aceita do que caracteriza a condição patológica. Ao longo do tempo, diferentes critérios têm sido utilizados para definir periodontite, o que dificulta comparações entre os diferentes estudos e pode sub ou superestimar a verdadeira estimativa dos danos (Savage et al., 2009). Em relação às gengivites, a falta de uma definição amplamente aceita para definir um caso (p. ex., número de locais/dentes com sangramento gengival) causa os mesmos problemas associados às definições das periodontites. Além das questões relacionadas com a definição de caso, a metodologia utilizada nos diferentes estudos que procuram estimar prevalências e buscar associações com indicadores/fatores de risco pode apresentar vieses capazes de distorcer os resultados. Entre alguns cuidados metodológicos, destacam-se a representatividade da amostra, o treinamento e a calibragem dos examinadores, o número de locais/dentes examinados e a taxa dos indivíduos elegíveis examinados.

Considerando os aspectos mencionados, diferentes estimativas de doenças periodontais vêm sendo relatadas em nível mundial. König et al., em 2010, revisaram estudos epidemiológicos realizados na Europa e encontraram uma prevalência de PI ≥ 4 mm entre 20 e 84% para indivíduos de 35 a 44 anos. Recentemente, dois estudos utilizaram os critérios para definição de doença periodontal propostos pelo Centers for Disease Control and Prevention/American Academy of Periodontology. Na Itália, Aimetti *et al.* (2015) observaram prevalências de 41% e 35% de periodontite moderada e grave, respectivamente. Na Noruega, Holde *et al.* (2017) relataram que aproximadamente metade dos indivíduos tinham periodontite, 9% grave. Nos EUA, Eke *et al.* (2012) relataram 8,7%, 30% e 8,5% de prevalência para as formas leve, moderada e grave, respectivamente, sendo que em 2015 a doença acometeu aproximadamente 46% da população adulta do país (Eke *et al.*, 2015).

As Tabelas 15.1 e 15.2 apresentam dados de estudos epidemiológicos nos grupos etários de 35 a 44 anos e de 15 a 19 anos em diversos países do mundo, com o percentual de indivíduos sadios, com sangramento, cálculo e bolsas segundo o IPC. Há uma significativa defasagem temporal nas informações coletadas pela OMS, com mínimo esforço de atualização por parte tanto do nível central quanto da Universidade de Niiagata (WHO, 1998, 2007), no Japão, onde se situa há anos o banco de dados específico (WHO, 2017).

No Brasil, destacam-se dois estudos pioneiros de abrangência nacional para a zona urbana. O primeiro, de 1986, promovido pela Divisão Nacional de Saúde Bucal do Ministério da Saúde, dividiu o país em cinco regiões, analisando – pelo Índice Comunitário de Necessidade de Tratamento Periodontal – a situação prevalente em três grupos etários equacionados segundo a renda familiar, que mostrou a situação mais crítica sempre naqueles de menores ingressos. A proporção de pessoas sadias (sem doença periodontal) no país diminuía de 28,8% entre 15 e 19 anos para 5,4% entre 35 e 44 anos e para apenas 1,3% entre 59 e 59 anos. No grupo de adultos entre 35 e 44 anos de idade, 21% tinham bolsas superficiais, enquanto 6,5% bolsas profundas (Brasil, 1988). Projeções para toda a população de 15 a 79 anos mostraram uma elevada concentração dos problemas do periodonto em adultos jovens (Pinto, 1993). Ao abordar a epidemiologia da doença periodontal na área da indústria, Pinto e Lima (2006) apresentaram dados obtidos a partir do IPC em uma população de 4,4 milhões de trabalhadores brasileiros, indicando prevalência de 65,2% de indivíduos entre 20 e 54 anos de idade com doença periodontal (57,1% na faixa etária de 20 a 24 anos; 63,1% na de 25 a 34

Tabela 15.1 Condições de saúde periodontal em países selecionados, segundo o Índice Periodontal Comunitário no grupo de 35 a 44 anos – dados em %, disponíveis em 2007.

País	Sadios (0)	Sangramento no exame (1)	Cálculo (2)	Bolsa superficial (3)	Bolsa profunda (4)
Benin	37	1	61	1	1
Gana	4	9	49	32	5
Lesoto	8	3	55	28	6
Tanzânia	6	3	81	9	1
Zaire	1	1	93	4	1
Brasil	12	13	48	22	6
Uruguai	6	4	29	38	23
EUA	4	10	27	38	20
França	9	6	63	13	10
Alemanha	0	7	20	51	22
Grécia	6	29	59	20	6
Itália	3	4	45	36	12
Holanda	4	6	34	48	7
Portugal	3	0	47	38	8
Turquia	3	24	38	29	6
Reino Unido	4	1	20	62	13
Índia	2	2	37	40	19
Indonésia	1	0	56	36	6
Tailândia	1	0	53	35	11
Egito	0	8	36	40	16
Paquistão	9	8	53	24	6
China	0	0	64	32	4
Japão	3	3	38	48	8
Austrália	0	0	16	50	28
Hong Kong	0	0	26	57	17
Nova Zelândia	11	3	38	44	4

Fonte: WHO (1998a; 2007).

| Tabela 15.2 | Condições de saúde periodontal em países selecionados, segundo o Índice Periodontal Comunitário no grupo de 15 a 19 anos de idade – dados em %, disponíveis em 2007. |

País	Sadios (0)	Sangrento no exame (1)	Cálculo (2)	Bolsa superficial (3)	Bolsa profunda (4)
Benin	46	1	53	10	0
Gana*	9	16	72	2	1
Lesoto*	15	30	49	6	0
Malawi	41	2	56	1	0
Tanzânia	18	19	62	1	0
Brasil	38	28	34	–	–
Canadá	17	36	42	5	0
Chile	5	10	47	35	3
Uruguai	1	8	26	55	10
EUA	17	13	33	32	5
França	45	3	51	1	0
Alemanha	7	11	11	62	9
Grécia	30	30	33	7	0
Itália	39	10	48	3	0
Holanda	6	47	29	16	1
Portugal*	21	16	63	0	0
Turquia	26	51	21	2	0
Reino Unido	12	36	49	3	0
Índia	6	11	79	5	0
Indonésia*	0	3	54	41	2
Tailândia*	3	3	87	7	0
Egito*	0	36	47	16	1
Paquistão	26	20	52	2	0
China	3	1	90	6	0
Japão	11	4	76	9	0

* 15 anos, sendo Tailândia 15 a 18 anos e Egito 17 anos.
Fonte: WHO (1998a; 2007).

anos; 70% na de 35 a 44 anos; e 77,7% na de 45 a 54 anos). Não foram encontradas diferenças significativas entre as três faixas de renda analisadas, considerando industriários ganhando até 3, de 3 a 10 e mais de 10 salários mínimos.

Dados mais recentes, de um levantamento epidemiológico na região metropolitana de Porto Alegre, no qual foram implementados princípios metodológicos visando a diminuir a ocorrência de vieses, observaram uma alta prevalência e extensão de PI em indivíduos com mais de 30 anos de idade, sendo a presença de ao menos um local com PI de 5 e 7 mm de 79,2% e 51,9%, respectivamente. Considerando a extensão, 35,7% e 15,9% dos dentes apresentaram PI de 5 e 7 mm. Fumantes, gênero masculino, baixo/médio nível socioeconômico e histórico de visitas irregulares ao dentista foram associados com um maior risco de perda de inserção clínica (Susin et al., 2004). O último levantamento nacional de saúde bucal (SB Brasil 2010) encontrou alta prevalência de sangramento (45,8%) nos adultos, de 35 a 44 anos, e aproximadamente metade deles (51,3%) tinha até 3 mm de PI; ainda, 18,2% apresentavam PI ≥ 4 mm (Brasil, 2011). A análise mais minuciosa de dados provenientes desse levantamento apontou 15,3% de prevalência de periodontite moderada a grave (presença de pelo menos um sextante com PI ≥ 4 mm e pelo menos um sextante com PI ≥ 4 mm; Vettore et al., 2013). Recentemente, Kassebaum et al. (2014), em uma revisão sistemática baseada em metarregressão, apontaram 18,5% de prevalência de periodontite crônica grave no Brasil (Kassebaum et al., 2014b).

O hábito de fumar e diabetes melito com pobre controle metabólico estão bem consolidados na literatura como fatores de risco para as periodontites (Genco e Borgnakke, 2013). Presença de determinadas espécies bacterianas, gênero masculino, baixo nível socioeconômico, consumo de álcool, obesidade e síndrome metabólica, osteoporose, estresse e genética vêm sendo associados com maior risco às periodontites em determinadas populações. Mais estudos são necessários para consistentemente demonstrar, em diferentes populações, as verdadeiras estimativas de doença e os fatores/indicadores de risco associados.

Portanto, de maneira geral, pode-se inferir que uma parcela considerável de indivíduos apresenta periodontites, e que entre 10 e 20% dos casos são formas graves e podem estar associadas com consideráveis morbidades e mortalidade dental.

MEDIDAS DE PREVENÇÃO E TRATAMENTO

Considerando os aspectos etiopatogênicos associados com as doenças periodontais, fica claro que precisa haver diversos componentes causais para o estabelecimento do processo de doença. Pode-se direcionar as ações para esses componentes, reduzindo e/ou eliminando seu papel, como objetivo para alcançar e manter a saúde periodontal ao longo da vida dos indivíduos. Os métodos de tratamento tradicionais, que não tinham como objetivo primário interferir no processo etiopatogênico, não conseguiam modificar o curso clínico da cárie e das doenças periodontais. Em consequência disso, novas lesões de cárie e progressão das periodontites eram comumente observadas, mesmo em pacientes recebendo cuidados odontológicos.

Os estudos realizados em Karlstad, na Suécia, por Axelsson et al., em 1978, 1981, 1991 e 2004, descrevem de maneira clara os diferentes resultados obtidos quando se compara a abordagem de tratamento odontológico tradicional, que não se preocupa com mudanças de hábitos, a instruções individualizadas e motivacionais para o adequado controle do biofilme associadas com controle profissional periódico. Em 6 anos de acompanhamento (Axelsson e Lindhe, 1981), os indivíduos que receberam tratamento odontológico convencional (grupo-controle) tiveram novas lesões cariosas, cáries recorrentes, gengivite e progressão na PI. Diferentemente, o grupo-teste, ao qual foi oferecido tratamento baseado em detalhada apresentação do caso, ensinamentos e motivação para um adequado controle do biofilme e consultas profissionais periódicas (a cada 2 a 3 meses), praticamente não apresentou novas e recorrentes lesões de cárie, melhorando o controle de biofilme, compatível com baixos escores de gengivite. Não se observou progressão de PI nesse grupo. Após esses 6 anos, o grupo-controle passou a receber os mesmos procedimentos odontológicos do grupo-teste. Na avaliação de 15 anos (Axelsson et al., 1991), 9 anos após o exame anterior, os mesmos resultados prévios do grupo-teste foram observados, embora, a partir do 6º ano, 65% dos indivíduos tenham passado apenas por uma consulta profissional ao ano, 30% duas e somente 5% deles, considerados "de risco", 3 a 6 vezes por ano. Após 30 anos (Axelsson et al., 2004), novamente observaram-se os mesmos resultados, poucos dentes foram perdidos, e a principal razão de perda foram as fraturas radiculares. Quase 100% dos indivíduos tinham 20 ou mais dentes na boca. Embora esses estudos relatem cuidados odontológicos realizados em uma clínica privada, seus conceitos e filosofia de tratamento podem ser implementados em diferentes serviços de odontologia sem a necessidade de maiores recursos financeiros e tecnológicos.

Em uma estratégia de tratamento que visa a recuperar a saúde bucal e conservá-la ao longo da vida, possibilitando a manutenção dos dentes em função na cavidade bucal, a higiene bucal pessoal assume papel fundamental no controle do biofilme supragengival e no estabelecimento dos biofilmes no ambiente subgengival. A maioria dos indivíduos relata que limpa seus dentes 2 a 3 vezes/dia. Essa frequência, supondo que os procedimentos de higiene bucal pessoal fossem executados de maneira efetiva, não é compatível com os níveis de placa e gengivite relatados na literatura em nível populacional. Presume-se, então, que a higiene bucal caseira não está sendo realizada adequadamente. Para um controle de biofilme efetivo, é necessário compreender o motivo e o modo como esses procedimentos devem ser realizados, e, então, mudar hábitos.

A mudança de comportamento passa pela compreensão da necessidade de modificar a maneira como os procedimentos de higiene bucal são realizados diariamente. Desse modo, a apresentação do caso ao paciente, abordando os aspectos envolvidos com as diferentes condições de doença, em linguagem clara e adequada, que possibilite a compreensão, é fundamental para o estabelecimento de uma relação de confiança paciente-profissional e, consequentemente, para a melhoria dos parâmetros relacionados com a higiene bucal. A partir de históricos médico e odontológico prévios, dados comportamentais, exames clínicos e complementares, formulam-se o diagnóstico e as necessidades de tratamento do paciente. Nesse momento, questionar o paciente se ele sabe a motivação da(s) doença(s) específica(s) que requer(em) tratamento(s) permite ao profissional adequar as informações que devem ser abordadas.

Para um efetivo controle de biofilme, é fundamental a compreensão de que sua formação é normal e contínua nas superfícies dentais. Torna-se necessário ensinar a maneira correta do posicionamento da escova multicerdas, do uso do fio dental, da escova interdental ou de outros dispositivos de higiene bucal necessários de acordo com o caso de cada paciente. Além de ensinar a maneira adequada de usar esses instrumentos, é imprescindível esclarecer a frequência de uso e que o objetivo primário desses procedimentos é desorganizar os biofilmes. Todos os profissionais vinculados à Odontologia têm a função de enfatizar a importância dessas etapas para a obtenção de saúde bucal.

Na abordagem de risco compartilhada, a informação sobre o papel de outros fatores, como tabagismo, dieta e controle de diabetes, deve fazer parte da apresentação do caso e dos fatores responsáveis pela atual condição de doença na cavidade bucal, bem como a exposição de que eles podem afetar os resultados terapêuticos esperados e o prognóstico do caso. É preciso demonstrar as alterações bucais decorrentes das doenças na própria boca do paciente, fazendo-o visualizar em um espelho as associações entre biofilme e gengiva inflamada (vermelhidão, edema e sangramento à sondagem); penetração da sonda no sulco gengival e presença de exsudatos inflamatórios; dentes com recessão gengival em decorrência da progressão da PI; biofilme/gengivite/manchas brancas de cárie ativas; motivos de perdas dentais prévias etc. Nesse momento, deve-se deixar claro a importância das mudanças de hábitos que o paciente precisa implementar para alcançar e, posteriormente, manter sua saúde.

Muitas vezes, as expectativas de tratamento dos pacientes não são as reais necessidades detectadas quando examinados. Doenças como cárie, periodontais e câncer, as mais prevalentes na boca, comumente têm um curso clínico lento e sem sintomatologia em seus estágios precoces, os quais estão relacionados com os melhores resultados terapêuticos. Portanto, assim que o diagnóstico for realizado, apresentar o caso ao paciente com suas causas e soluções representa um dos primeiros passos para que o(s) tratamento(s) proposto(s) tenha(m) sucesso e possa(m) ser duradouro(s). Após interagir com o paciente, deixando claras as causas dos problemas bucais diagnosticados e quais serão os papéis dele e do profissional para um retorno da saúde e sua posterior manutenção, iniciam-se os tratamentos das gengivites e das periodontites.

O tratamento das doenças periodontais em duas fases (controle supra e subgengival) apresenta vantagens: possibilita que o paciente tenha um tempo para receber treinamentos específicos relativos às mudanças de higiene bucal necessárias, bem como para o profissional avaliar o efeito dessas mudanças e, quando necessário, reorientar e usar outras abordagens para que o paciente compreenda e torne hábito aqueles procedimentos de higiene bucal compatíveis com a saúde periodontal e dentária. Além disso, o controle supragengival prévio torna possível diferenciar a origem do sangramento (gengival ou associado à base/fundo da bolsa) e promove redução nas profundidades de bolsa, facilitando, posteriormente, o controle subgengival.

Em saúde pública, todos os procedimentos de controle supragengival e subgengival de menor complexidade devem ser executados nas unidades básicas de saúde (UBS). Os casos de maior complexidade, após execução dos procedimentos básicos nas UBS, devem ser encaminhados para os Centros de Especialidades Odontológicas (CEO), para a conclusão dos procedimentos e a finalização do tratamento (Brasil, 2008).

Planeja-se o controle supragengival de acordo com as necessidades específicas de cada paciente, com base inicialmente na presença e extensão de biofilme – Índice de Placa Visível, inflamação gengival pelo Índice de Sangramento Gengival (Ainamo e Bay, 1975) e Fatores Retentivos de Biofilme (FRB), como cálculo, cavidades de cárie, restaurações mal-adaptadas, raízes residuais e aumento de volume gengival. A partir desses parâmetros, o tratamento supragengival pode ser planejado por sextantes, quadrantes ou arcadas, conforme a quantidade de intervenções necessárias em cada caso. A remoção dos FRB possibilita que o paciente execute os procedimentos de controle do biofilme de maneira efetiva. Em cada sessão de controle supragengival, após a execução desses procedimentos nas áreas previamente planejadas, o paciente recebe orientação e treinamento para a execução das técnicas de higiene bucal, que devem ser enfatizadas para as mesmas áreas debridadas/condicionadas pelo profissional. Nesse contexto, o cálculo pode ser removido tanto por instrumentos manuais (p. ex., curetas) quanto por ultrassônicos. Os dispositivos de higiene bucal (escova multicerdas ou unitufo, fio dental, escovas interdentais e, eventualmente, controle químico de placa) são indicados de acordo com as necessidades individuais (Figura 15.6).

Não existe técnica de escovação ou formato de escova superior – o importante é que o paciente consiga desorganizar biofilme em níveis compatíveis com a saúde periodontal e dental. Em determinadas condições, como reduzida coordenação motora, pode-se indicar o uso de escovas elétricas. É fundamental deixar claro a necessidade de realizar os procedimentos de higiene bucal diariamente, com o objetivo de desorganizar o biofilme, disponibilizar flúor, presente nos dentifrícios, e, quando necessários, agentes que reduzam a sensibilidade dentinária.

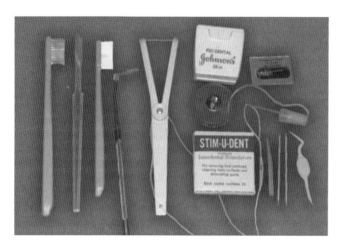

Figura 15.6 Dispositivos de higiene bucal.

A frequência de higiene bucal pessoal, realizada de maneira efetiva, necessária para manter saúde gengival é de 1 vez/dia (Pinto *et al.*, 2013; de Freitas *et al.*, 2016). Essas evidências contrastam com os relatos da maioria dos indivíduos que escovam os dentes de 2 a 3 vezes/dia. Então, claramente, a solução para pacientes com gengivite não é escovar mais, mas sim escovar melhor. Em geral, os indivíduos limpam bem sempre determinadas áreas, porém deixam de limpar outras. O objetivo do profissional de Odontologia é fazer o indivíduo conseguir efetivamente desorganizar o biofilme de todas as superfícies dentais em algum momento do dia. Entretanto, para que se alcance o máximo benefício da presença de flúor nos dentifrícios, é necessário que o paciente os utilize entre 2 e 3 vezes/dia (Cury e Tenuta, 2014; Rothen *et al.*, 2014). Assim, deve-se orientar o paciente a executar medidas de higiene bucal pessoal 2 a 3 vezes/dia, com uma desorganização do biofilme meticulosa em uma delas.

Os objetivos associados ao controle supragengival consistem em obter baixos escores de biofilme e de inflamação gengival. Tendo obtido esses resultados, no exame periodontal intermediário serão avaliadas as necessidades de intervenção no ambiente subgengival, vinculadas com a ocorrência de sinais inflamatórios, como sangramento e/ou supuração à sondagem. As dificuldades relacionadas com raspagem e alisamento subgengival (RAsub) estão associadas com a profundidade de bolsa e a características anatômicas, como lesões de furca. Os procedimentos de RAsub utilizam comumente anestesia, para não causarem desconforto ao paciente. A RAsub pode ser realizada com instrumentos manuais, como curetas e limas, ou com ultrassonografia. Em virtude das particularidades anatômicas da região subgengival, instrumentos com menores diâmetro e largura das lâminas (curetas Gracey minifive, limas Hirshfield) possibilitam um acesso mais adequado às bases das bolsas.

Do ponto de vista técnico, a RAsub é um procedimento difícil de executar, exigindo um rigoroso treinamento para alcançar os resultados adequados. O controle subgengival objetiva controlar a inflamação subgengival, possibilitando a manutenção dos níveis de inserção periodontal. Após 30 a 90 dias do término do controle subgengival, os pacientes são remarcados para reavaliação dos resultados da terapia. Na reavaliação, todos os exames para analisar os ambientes supra e subgengivais são novamente realizados. Se baixos escores de biofilme e inflamação gengival foram mantidos, redução nas profundidades de sondagem e no sangramento à sondagem, e ganhos nos níveis de inserção encontrados na reavaliação, considera-se o paciente saudável, devendo-se encaminhá-lo para manutenção periódica preventiva (MPP). Caso na reavaliação forem diagnosticados locais com sinais persistentes de inflamação (sangramento à sondagem), nos quais não houve alterações na profundidade de sondagem e nos níveis de inserção, deve-se avaliar a necessidade de retratamento, que pode ser realizado por meio de uma nova RAsub, ou acesso cirúrgico, com ou sem o uso de antibióticos. Determinar o motivo pelo qual o(s) local(is) não cicatrizou(aram) é fundamental para elaborar uma estratégia efetiva de retratamento. Após o retratamento, o paciente é novamente reavaliado; se o objetivo foi alcançado e a saúde periodontal restabelecida, o paciente é encaminhado para a MPP (Gomes e Angst, 2013). A frequência na qual os pacientes necessitam voltar para as visitas de MPP é individualizada. Nesse contexto, as frequências de novas chamadas de MPP devem considerar variáveis, como fatores de risco e dificuldades para executar a higiene bucal pessoal. A frequência de retorno não é fixa – a periodicidade aumenta ou diminui de acordo com a condição clínica. De acordo com o Manual de Especialidades Odontológicas (Brasil, 2008), quando o tratamento das periodontites é concluído nos CEO, o paciente retorna para as UBS, nas quais se realiza a MPP.

As doenças periodontais têm cura. Quando os objetivos terapêuticos de controle dos biofilmes e, por consequência, a resolução da inflamação são alcançados, os tecidos periodontais retornam a uma condição saudável e a progressão da PI é paralisada (Greenstein, 2002).

CONTROLE QUÍMICO DOS BIOFILMES

Em virtude das dificuldades para um efetivo controle dos biofilmes por meios mecânicos, alternativas relacionadas com seu controle químico vêm sendo pesquisadas e propostas. Pode haver substâncias químicas em dentifrícios, colutórios, géis, sprays e vernizes. Para uma escolha adequada de quando, por que e qual produto prescrever, é fundamental compreender os diferentes produtos disponíveis, seus mecanismos de ação e resultados adicionais antibiofilme/gengivite que proporcionem uma boa relação custo/benefício. Sempre existe a necessidade da prescrição do controle químico nas condições em que não está indicado o controle mecânico dos biofilmes, como depois de cirurgias bucais. Entre elas, as cirurgias periodontais, nas quais, durante o pós-operatório, não se indica o controle mecânico na área operada até a reepitelização da ferida cirúrgica, momento que permite o retorno do controle mecânico sem trauma aos tecidos e desconforto para o paciente; esse período é, em geral, de 2 semanas. Outras condições são quadros de doença periodontal necrosante, quando o desconforto associado à necrose tecidual limita um adequado controle mecânico. Situações similares podem ser observadas em abscessos gengivais/periodontais. Nesses casos, a primeira escolha de controle químico consiste na prescrição de digliconato de clorexidina (van der Weijden et al., 2015), considerada a substância padrão-ouro para o controle químico dos biofilmes (Addy e Moran, 1997; Berchier et al., 2010).

A clorexidina é um antisséptico com amplo espectro antimicrobiano (bactérias Gram-positivas, Gram-negativas, anaeróbicos, fungos, vírus), cujo mecanismo de ação depende da concentração. Em baixas concentrações, aumenta a permeabilidade da membrana plasmática, tendo efeito bacteriostático. Já em altas concentrações, precipita os componentes do citoplasma, tendo efeito bactericida (Herrera e Serrano, 2015). Como uso adjunto à escovação, a clorexidina demonstrou redução percentual média de placa de 40,4% e de 28,5% na inflamação gengival (van der Weijden et al., 2015), pois tem potencial como agente antimicrobiano no controle dos biofilmes favorecido pela própria substância, a qual mantém níveis capazes de agir nos biofilmes por até 12 h. Por isso, devem ser prescritos bochechos com 10 mℓ a 0,2% ou 15 mℓ a 0,12% por 30 s, 2 vezes/dia (12/12 h). Essas concentrações alcançam a dose ideal de 18 a 20 mg/aplicação. Também pode ser prescrita em gel a 1% para uso em locais específicos, como no tratamento em molares. Atualmente, existem colutórios sem álcool, com eficácia semelhante às fórmulas que apresentam álcool em suas composições (Berchier et al., 2010). Seu principal efeito colateral consiste em produzir manchas extrínsecas dos dentes, principalmente quando utilizado por longos períodos. Essas manchas são facilmente removidas com taça de borracha associada a uma pasta para polimento ou aplicando jato de bicarbonato de sódio. Outros efeitos adversos são alteração no paladar e maior formação de cálculo dental.

Consideram-se os óleos essenciais a segunda opção para controle químico de biofilme (van der Weijden et al., 2015) com resultados semelhantes aos da clorexidina na redução de gengivite. Porém, maiores reduções de biofilme foram observadas, em estudos longitudinais, no grupo que usava clorexidina como coadjuvante ao controle mecânico (van Leeuwen et al., 2011). O mecanismo de ação antimicrobiano desses óleos está associado à ruptura da parede celular e à precipitação de proteínas celulares (altas concentrações), enquanto, em baixas concentrações, eles promovem a inativação de enzimas. Apresentam também mecanismos anti-inflamatórios com base em atividades antioxidantes (van der Weijden et al., 2015).

Além da clorexidina e dos óleos essenciais, outras substâncias podem ser utilizadas para o controle químico dos biofilmes, como triclosana, fluoreto estanhoso, agentes oxidantes, delmopinol e cloreto de cetilapiridínio etc. O triclosana, associado ao citrato de zinco e seu copolímero, está disponível em colutórios e dentifrícios, com amplo espectro antimicrobiano e efeitos anti-inflamatórios. Observou-se algum efeito no acúmulo de biofilme e na inflamação gengival quando usado adjunto à escovação (Serrano et al., 2015). O fluoreto estanhoso tem sido empregado em dentifrícios desde os anos 1940 por sua ação anticárie. Mais recentemente, vem sendo formulado em enxaguatórios bucais em razão de seu efeito antimicrobiano. Apesar de sua utilização nesses produtos de higiene bucal, tem pouca estabilidade em solução aquosa e demonstrou limitada prevenção no acúmulo de biofilme e gengivite (Paraskevas e Van der Weijden, 2006; Serrano et al., 2015). Os agentes oxidantes, como o peróxido de hidrogênio (água oxigenada), são usados a curto prazo como desinfetantes e exercem efeitos antimicrobianos pela liberação de oxigênio. Monoterapia adjunta à escovação não preveniu consistentemente o acúmulo de biofilme, porém, com o uso prolongado, colutórios com esses agentes podem reduzir vermelhidão gengival (Hossainian et al., 2011). Delmopinol é um agente antibiofilme de terceira geração que tem propriedades de superfície ativas e cria um ambiente que não permite a aderência de bactérias/biofilme. Todavia, os estudos demonstram pouco efeito nos índices de biofilme e indisponibilidade de dados ou nenhum efeito sobre a gengivite (Addy et al., 2007; Serrano et al., 2015). O cloreto de cetilapiridínio tem amplo espectro antimicrobiano e propriedades de superfície ativas, que possibilitam a inibição de crescimento e a morte celular. Algumas reduções de biofilme e de gengivite têm sido demonstradas com seu uso adjunto à escovação (Gunsolley, 2010; Serrano et al., 2015). Ressalta-se que o uso dessas substâncias apresenta menor eficiência em comparação à clorexidina e aos óleos essenciais, tanto no controle de biofilme quanto na gengivite.

A literatura relata benefícios na redução de biofilme e gengivite quando compostos contendo clorexidina e óleos essenciais são usados como coadjuvantes do controle mecânico dos biofilmes, entretanto o significado clínico desses benefícios ainda não está corretamente compreendido. Como já mencionado, em situações específicas nas quais o controle mecânico não pode ser executado, existe uma indicação precisa do controle químico de biofilme, sendo a clorexidina a primeira escolha. Para a prescrição de uso diário, como coadjuvante aos meios mecânicos de controle de biofilme, resultados que demonstrem um real benefício do uso de agentes químicos ainda não foram claramente demonstrados.

ESTRATÉGIAS DE COMBATE ÀS DOENÇAS PERIODONTAIS

Alguns dos pontos de vista mais comuns relacionados com as doenças periodontais precisaram ser modificados ou atualizados a partir dos conhecimentos epidemiológicos e clínicos recentemente acumulados pela ciência. Hoje, pode-se dizer, por exemplo, que:

- A gengivite é um problema comum, mas não necessariamente evolui para periodontite, havendo ampla evidência de indivíduos e grupos populacionais que permanecem longo tempo com aquela sem transição para esta (Sheiham, 1991; Löe et al., 1986; WHO, 1992)
- A prevalência de doença periodontal destrutiva é alta, segundo relato de diferentes trabalhos ao redor do mundo como o de König et al. (2010) na Europa, Aimetti et al. (2015) na Itália, Holde et al. (2017) na Noruega, Eke et al. (2012) nos EUA, Susin et al. (2004) no Brasil
- O biofilme bacteriano dental compreende, em essência, o fator decisivo na prevenção e no tratamento da maioria das doenças periodontais
- Muitas pessoas com grau aceitável de gengivite conseguem manter uma dentição funcional ao longo da vida
- Doenças periodontais não são a causa principal de perdas dentais nem de edentulismo, mesmo no grupo entre 50 e 60 anos (Pilot, 1997)
- O atual grau de conhecimento científico não permite ainda a identificação de indivíduos de alto risco quanto à futura destruição periodontal, embora seja evidente que a história pregressa de doença compreenda um indicador concreto do que poderá acontecer no futuro. Na prática, graves problemas na juventude costumam anunciar mais problemas na maturidade e na velhice.

Não há motivo para que um serviço odontológico de âmbito local, estadual ou nacional estabeleça como meta eliminar a prevalência de biofilme dental e de inflamação gengival em uma comunidade ou população, mesmo porque isso seria impossível. Mais razoável seria perseguir o objetivo de controlar o acúmulo de biofilme e a gengivite de modo a impedir sua progressão para o patamar de uma doença periodontal destrutiva.

Em uma tentativa de formular padrões aceitáveis de saúde periodontal, a OMS (WHO, 1982) propôs as seguintes condições direcionadas para a avaliação de grupos populacionais:

- Nenhum dente com perda de inserção (PI) maior que 3 mm aos 12, 15 e 18 anos de idade
- Menos de 7 dentes com PI inferior a 4,5 mm em pessoas com 35 a 44 anos de idade
- Vinte dentes funcionais na faixa de 65 a 74 anos de idade.

Wennström et al. (1990) sugeriram que um objetivo aceitável em termos de cuidados periodontais em uma sociedade seria a conservação de tecido ósseo de suporte pelo menos cobrindo um terço da raiz aos 75 anos de idade (supondo uma dentição saudável aos 25 anos, é possível traçar uma curva medindo o padrão aceitável de perda de suporte ao longo da vida). Isso significa que alguma quantidade de biofilme bacteriano, cálculo, gengivite e mesmo perda óssea, podem ser aceitáveis desde que não provoquem o decrépito da dentição (Pilot, 1997).

Há três estratégias possíveis para alcançar o controle das doenças periodontais – de atenção precoce, de alto risco e de base populacional (Sheiham, 1991) –, todas importantes, mas a última é a que produz os efeitos dominantes.

Estratégia de atenção precoce

Visa a propiciar tratamento a todas ou à maioria das pessoas que apresentam sinais iniciais de doença, como gengivite ou PI inicial, reduzindo futuras perdas dentárias e evitando a instalação da fase destrutiva grave. Nesse caso, a terapêutica se concentra na remoção de biofilme, de cálculos supra e subgengival e polimento coronário e radicular. No atual nível de conhecimentos, considera-se preferível antecipar mais a intervenção preventiva.

Apesar de o atendimento de pacientes com enfermidade estabelecida se constituir em um óbvio dever da profissão, não há evidência de que um programa de atenção precoce por si só consiga ter sucesso na redução e no controle das doenças periodontais. A esse respeito, cabe lembrar a necessidade de explicar ao paciente que o tratamento não conduz à cura permanente (uma expectativa frustrada de cura pode ter um efeito educativo contrário ao esperado), exceto quando os fatores causais são eliminados ou controlados e quando se adota uma higiene bucal efetiva de maneira regular pelo próprio indivíduo.

Estratégia de alto risco

Em uma comunidade ou em qualquer conjunto de cidadãos, sempre há um grupo ou uma pequena parcela que, mesmo tomando as medidas preventivas normais ou seguindo os conselhos dos profissionais, desenvolve mais a doença ou pelo menos apresenta um padrão pior que os demais. A estratégia de alto risco procura enfrentar ativamente os problemas desse grupo reduzindo seus níveis de doença para, dessa forma, diminuir a média geral de ocorrência na população.

Esse modo de pensar conduziu, em particular no Brasil, primeiro aos programas de prestação de cuidados intensivos a pessoas sob risco e, depois, aos regimes de limpezas profissionais e aplicação de medidas preventivas com alta frequência nos consultórios. Os resultados não justificam a adoção da estratégia de alto risco como uma solução durável para os problemas periodontais em nível populacional. Uma vez que não há tecnologia disponível para identificar com razoável segurança quais pessoas com altos índices de placa desenvolverão problemas periodontais graves (periodontite, leve, moderada ou grave), corre-se o risco inverso de prestar cuidados intensivos a um número grande de pessoas ou às pessoas erradas, em ambos os casos, desperdiçando recursos (Cohen e Rose, 1998).

Um grupo que, em princípio, se encaixa claramente como o de maior risco é constituído por trabalhadores de baixa renda que fumam e com evidentes dificuldades em modificar seus hábitos, exigindo mais tempo, orientações e cuidados da equipe profissional que os necessários em um programa de remoção regular de placa. Outro é o de pessoas com AIDS, diabetes ou com deficiências psicomotoras, casos nos quais a atenção periodontal deve ser acompanhada por cuidados médicos gerais, psicológicos e por medidas sociais adequadas para ter possibilidades de êxito.

A estratégia de atenção ao alto risco representa um componente importante de um bom programa periodontal, mas não é suficiente e não deve ser implementada como a única ou mesmo como a linha prioritária de trabalho para não criar na população, a exemplo da atenção precoce, a ilusão de cura.

Estratégia de base populacional

Nesse caso, o objetivo consiste na redução dos níveis de biofilme e, por conseguinte, de doença periodontal, no conjunto da população – esse é o caminho mais correto inclusive para diminuir o número de pessoas de risco elevado. Matematicamente, é possível provar que, assim, um número maior de dentes é salvo, de um lado porque, embora no grupo de alto risco haja um volume maior de extrações por causas periodontais, em uma sociedade há muito mais pessoas de baixo risco que poderiam acumular problemas graves (realimentando o grupo de risco), caso não recebam atenção oportuna a suas lesões em fase inicial de desenvolvimento. De outro, uma redução pequena, mas permanente, do índice de placa no conjunto da população, com certeza, conduz a uma melhora nos padrões gerais de saúde periodontal, conduzindo a um número menor de extrações do que se conseguiria concentrando o dinheiro disponível no pequeno grupo de alto risco.

Programas de base populacional são recomendados com ênfase pela OMS, pelo menos desde o início da década de 1980 (WHO, 1982, 1998), constituindo-se em um dos principais fundamentos que sustentam o avanço dos modelos de promoção da saúde hoje amplamente aceitos, tanto nos países industrializados quanto no mundo em desenvolvimento.

A estratégia de base populacional inclui, em essência, os seguintes conceitos ou medidas:

- Ações para e com a comunidade, dando prioridade para o desenvolvimento de medidas em nível local, de modo a viabilizar a participação dos indivíduos
- Educação em saúde, principalmente de grupos e em massa para aumentar conhecimentos e práticas saudáveis em relação à saúde geral e à saúde bucal e periodontal
- Maior disponibilidade de instrumentos e substâncias destinadas a melhorar a higiene bucal, inclusive pela adoção de práticas industriais e comerciais que favoreçam a oferta de produtos com melhor qualidade e a preços acessíveis
- Participação nos movimentos para melhoria das condições de vida da sociedade e para a modificação das condições do meio ambiente (melhores condições gerais de higiene, principalmente nos ambientes de trabalho e nas escolas, comercialização de alimentos saudáveis etc.)
- Construção de programas públicos de saúde bucal e educação dos profissionais (cirurgiões-dentistas, pessoal técnico e auxiliar, agentes de saúde) para que proporcionem ensinamentos e cuidados para seus clientes e para a comunidade em quantidade e com um padrão compatíveis com uma boa saúde periodontal.

BIBLIOGRAFIA

Addy M, Moran J, Newcombe RG. Meta-analyses of studies of 0.2% delmopinol mouth rinse as an adjunct to gingival health and plaque control measures. Journal of Clinical Periodontology, United States. 2007;34(1):58-65.

Addy M, Moran JM. Clinical indications for the use of chemical adjuncts to plaque control: chlorhexidine formulations. Periodontology 2000, Denmark. 1997;15:52-4.

Aimetti M, Perotto S, Castiglione A, Mariani GM, Ferrarotti F, Romano F. Prevalence of periodontitis in an adult population from an urban area in North Italy: Findings from a cross-sectional population-based epidemiological survey. Journal of Clinical Periodontology. 2015;42(7):622-31.

Ainamo J, Barmes D, Beagrie G, Cutress T, Martin J, Sardo-Infirri J. Development of the World Health Organization (WHO) community periodontal index of treatment needs (CPITN). International Dental Journal. 1982;32(3):281-91.

Ainamo J, Bay I. Problems and proposals for recording gingivitis and plaque. International Dental Journal. 1975;25(4):229-35. Disponível em: http://www.ncbi.nlm.nih.gov/pubmed/1058834. Acesso em: 7 out. 2018.

Axelsson P, Lindhe J, Nyström B. On the prevention of caries and periodontal disease: Results of a 15-year longitudinal study in adults. Journal of Clinical Periodontology. 1991;18(3):182-9.

Axelsson P, Lindhe J. Effect of controlled oral hygiene procedures on caries and periodontal disease in adults. Journal of Clinical Periodontology. 1978;5(2):133-51.

Axelsson P, Lindhe J. Effect of controlled oral hygiene procedures on caries and periodontal disease in adults: results after 6 years. Journal of Clinical Periodontology. 1981;8(3):239-48.

Axelsson P, Nyström B, Lindhe J. The long-term effect of a plaque control program on tooth mortality, caries and periodontal disease in adults: Results after 30 years of maintenance. Journal of Clinical Periodontology. 2004;31(9):749-57.

Berchier CE, Slot DE, van der Weijden GA. The efficacy of 0.12% chlorhexidine mouthrinse compared with 0.2% on plaque accumulation and periodontal parameters: a systematic review. Journal of Clinical Periodontology. 2010;37(9):829-39.

Brasil. Ministério da Saúde. Coordenação Geral de Saúde Bucal – Projeto SB Brasil 2010. Condições de saúde bucal na população brasileira. Resultados principais. Brasília/DF; 2011.

Brasil. Ministério da Saúde. Divisão Nacional de Saúde Bucal – Levantamento epidemiológico em saúde bucal: Brasil, zona urbana, 1986. Ministério da Saúde, Série C – Estudos e Projetos, 4. Brasília; 1988. 137 p.

Brasil. Ministério da Saúde. Secretaria de Atenção à Saúde. Departamento de Atenção Básica – Manual de Especialidades em Saúde Bucal. Série A. Normas e Manuais Técnicos. Brasília/DF; 2008. Disponível em: http://189.28.128.100/dab/docs/portaldab/publicacoes/manual_especialidades_bucal.pdf. Acesso em: 7 out. 2017.

Cohen DW, Rose LF. Relação de risco médico-periodontal. In: Aspectos periodontais e saúde sistêmica – I Simpósio Internacional de Medicina Periodontal. Colgate-Palmolive Co.; 1998. p. 10-28.

Costerton JW, et al. Bacterial biofilms: a common cause of persistent infection. Science. 1999;284:1318-22.

Cury JA, Tenuta LMA. Evidence-based recommendation on toothpaste use. Brazilian Oral Research. 2014;28(n. spe):1-7. Disponível em: http://www.scielo.br/scielo.php?script=sci_arttext&pid=S1806-83242014000200001&lng=en&tlng=en. Acesso em: 8 out. 2017.

Darveau RP, Tanner A, Page RC. The microbial challenge in periodontitis. Periodontology 2000. 1997;14:12-32.

de Freitas GC, Pinto TM, Grellmann AP, Dutra DA, Susin C, Kantorski KZ, Moreira CH. Effect of self-performed mechanical plaque control frequency on gingival inflammation revisited: A randomized clinical trial. Journal of Clinical Periodontology. 2016;43(4):354-8.

Eke PI, Dye BA, Wei L, Slade GD, Thornton-Evans GO, Borgnake WS, Taylor GW et al. Update on prevalence of periodontitis in adults in the United States: NHANES 2009 to 2012. Journal of Periodontology [s. l.]. 2015;86(5):611-22. Disponível em: http://www.joponline.org/doi/10.1902/jop. 2015.140520. Acesso em: 9 out. 2017.

Eke PI, Dye BA, Wei L, Thronton-Evans GO, Genco RJ et al. Prevalence of periodontitis in adults in the United States: 2009 and 2010. Journal of Dental Research [s. l.]. 2012;91(10):914–20. Disponível em: http://www.ncbi.nlm.nih.gov/pubmed/22935673. Acesso em: 9 out. 2017.

Fletcher RH, Fletcher SW, Fletcher GS. Epidemiologia clínica – Elementos essenciais. 5. ed. Artmed; 2014. 296 p.

Genco RJ, Borgnakke WS. Risk factors for periodontal disease. Periodontology 2000. 2013;62(1):59-94.

Gomes SC, Angst PDM. Tratamento das doenças periodontais. In: Opperman NRV, Rosing CK. (eds.). Periodontia laboratorial e clínica. Série ABENO: Odontologia Essencial: Parte Clínica. São Paulo: Artes Médicas; 2013. p. 34–47.

Gordis L. Epidemiologia. 4. ed. [s.l:] Saunders; 2010.

Greenstein G. Periodontal diseases are curable. Journal of Periodontology. 2002;73(8):950-3.

Gunsolley JC. Clinical efficacy of antimicrobial mouthrinses. Journal of Dentistry. 2010;38(Suppl. 1):S6-10.

Heaton B, Dietrich T. Causal theory and the etiology of periodontal diseases. Periodontology 2000. 2012;58(1):26-36.

Herrera D, Serrano J. Chemical oral and dental biofilm control. In: Lang NP, Lindhe J (eds.). Clinical periodontology and implant dentistry. 6. ed. West Sussex, UK: John Willey & Sons; 2015. p. 717-48.

Holde GE, Oscarson N, Trovik TA, Tilberg A, Jönsson B. Periodontitis prevalence and severity in adults: a cross-sectional study in Norwegian circumpolar communities. Journal of Periodontology. 2017;88(10):1012-22, 2017. Disponível em: http://www.joponline.org/doi/10.1902/jop. 2017.170164. Acesso em: 7 out. 2017.

Hossainian N, Slot DE, Afennich F, van der Weijden GA. The effects of hydrogen peroxide mouthwashes on the prevention of plaque and gingival inflammation: a systematic review. International Journal of Dental Hygiene. 2011;9(3):171-81.

Kassebaum NJ, Bernabé E, Dahiya M, Bhandari B, Murray CJ, Marcenes W. Global burden of severe tooth loss: A systematic review and meta-analysis. Journal of Dental Research. 2014a;93(7 Suppl.):20S-28S.

Kassebaum NJ, Bernabé E, Dahiya M, Bhandari B, Murray CJ, Marcenes W. Global burden of severe periodontitis in 1990-2010: A systematic review and meta-regression. Journal of Dental Research. 2014b;93(11):1045-53.

König J, Holtfreter B, Kocher T. Periodontal health in Europe: future trends based on treatment needs and the provision of periodontal services--position paper 1. European Journal of Dental Education. 2010;14(Suppl. 1):4-24. Disponível em: http://www.ncbi.nlm.nih.gov/pubmed/20415972. Acesso em: 17 out. 2017.

Linden GJ, Lyons A, Scannapieco FA. Periodontal systemic associations: review of the evidence. Journal of Clinical Periodontology, United States. 2013;40(Suppl. 14):S8-19.

Lindhe J, Hamp S, Löe H. Experimental periodontitis in the beagle dog. Journal of Periodontal Research, United States. 1973;8(1):1-10.

Löe H, Anerud A, Boysen H, Morrison E. Natural history of periodontal disease in man: Rapid, moderate and no loss of attachment in Sri Lankan laborers 14 to 46 years of age. Journal of Clinical Periodontology. 1986;13(5):431-40.

Löe H, Theilade E, Jensen SB. Experimental gingivitis in man. Journal of Periodontology. 1965;36(3):177-87. Disponível em: http://www.joponline.org/doi/10.1902/jop. 1965.36.3.177. Acesso em: 7 out. 2017.

Löe H. The Gingival Index, the Plaque Index and the Retention Index Systems. Journal of Periodontology. 1967;38(6 Suppl.):610-6.

Loesche WJ. Chemotherapy of dental plaque infections. Oral Sciences Reviews, Denmark. 1976;9:65-107.

Marsh PD. Are dental diseases examples of ecological catastrophes? Microbiology. 2003;149(2):279-94.

Marsh PD. Microbial ecology of dental plaque and its significance in health and disease. Advances in Dental Research, United States. 1994;8(2):263-71.

Oppermann RV, Haas AN, Rösing CK, Susin C. Epidemiology of periodontal diseases in adults from Latin America. Periodontology [s. l.]. 2000;67(1):13-33.

Page RC, Kornman KS. The pathogenesis of human periodontitis: an introduction. Periodontology 2000. 1997;14:9-11.

Paraskevas S, van der Weijden GA. A review of the effects of stannous fluoride on gingivitis. Journal of Clinical Periodontology. 2006;33(1):1-13.

Petersen PE, Ogawa H. The global burden of periodontal disease: Towards integration with chronic disease prevention and control. Periodontology 2000. 2012;60(1):15-39.

Pilot T. Periodontal diseases. In: Pine CM. Community oral health. Oxford: Wright; 1997. p. 82-8.

Pinto TM, de Freitas GC, Dutra DA, Kantorski KZ, Moreira CH. Frequency of mechanical removal of plaque as it relates to gingival inflammation: A randomized clinical trial. Journal of Clinical Periodontology. 2013;40(10):948-54.

Pinto VG, Lima MOP. Estudo epidemiológico de saúde bucal em trabalhadores da indústria: Brasil, 2002-2003. Brasília: SESI/Departamento Nacional; Organização Pan-Americana da Saúde; Ministério da Saúde. Brasília; 2009.

Pinto VG. A odontologia brasileira às vésperas do ano 2000, diagnóstico e caminhos a seguir. São Paulo: Santos; 1993.

Ramberg P, Axelsson P, Lindhe J. Plaque formation at healthy and inflamed gingival sites in young individuals. Journal of Clinical Periodontology. 1995;22(1):85-8.

Ramseier CA, Anerud A, Dulac M, Lulic M, Cullinan MP, Seymour GJ et al. Natural history of periodontitis: Disease progression and tooth loss over 40 years. Journal of Clinical Periodontology. 2017;44(12):1182-91.

Rosier BT, De Jager M, Zaura E, Krom BP. Historical and contemporary hypotheses on the development of oral diseases: are we there yet? Frontiers in Cellular and Infection Microbiology. 2014;4(92):1-11. Disponível em: http://journal.frontiersin.org/article/10.3389/fcimb.2014.00092/abstract. Acesso em: 7 out. 2017.

Rothen M, Cunha-Cruz J, Zhou L, Mancl L, Jones JS, Berg J; Northwest PRECEDENT network. Oral hygiene behaviors and caries experience in Northwest PRECEDENT patients. Community Dentistry and Oral Epidemiology. 2014;42(6):526-35.

Rothman KJ, Greenland S. Causation and causal inference in epidemiology. American Journal of Public Health. 2005;95(Suppl. 1):S144-50.

Savage A, Eaton KA, Moles DR, Needleman I. A systematic review of definitions of periodontitis and methods that have been used to identify this disease. Journal of Clinical Periodontology. 2009;36(6):458-67.

Schenkein HA, Loos BG. Inflammatory mechanisms linking periodontal diseases to cardiovascular diseases. Journal of Clinical Periodontology, United States. 2013;40(Suppl. 14):S51-69.

Schour I, Massler M. Dental caries experience in postwar Italy (1945) prevalence in various age groups. Journal of the American Dental Association (1939). 1947;35(1): 1-6.

Serrano J, Escribano M, Roldán S, Martín C, Herrera D. Efficacy of adjunctive anti-plaque chemical agents in managing gingivitis: a systematic review and meta-analysis. Journal of Clinical Periodontology. 2015;42(Suppl. 1): S106-38.

Sheiham A. Public health aspects of periodontal diseases in Europe. J Clin Periodontol. 1991;18:362-9.

Socransky SS, Haffajee AD. Evidence of bacterial etiology: a historical perspective. Periodontology 2000. 1994;5(1):7-25.

Socransky SS, Haffajee AD. The bacterial etiology of destructive periodontal disease: current concepts. Journal of Periodontology, United States. 1992;63(4 Suppl.):322-31.

Socransky SS, Haffajee, AD. Dental biofilms: difficult therapeutic targets. Periodontology 2000. 2002;28(1):12-55.

Susin C, Dalla Vecchia CF, Oppermann RV, Haugejorden O, Albandar JM. Periodontal attachment loss in an urban population of Brazilian adults: effect of demographic, behavioral, and environmental risk indicators. The Journal of Periodontology. 2004;75(7):1033-41.

Theilade E. The non-specific theory in microbial etiology of inflammatory periodontal diseases. Journal of Clinical Periodontology, United States. 1986;13(10):905-11.

van der Weijden FA, van der Slujis E, Ciancio SG, Slot DE. Can chemical mouthwash agents achieve plaque/gingivitis control? Dental Clinics of North America, United States. 2015;59(4):799-29.

van Leeuwen M, Slot DE, van der Weijden GA. Essential oils compared to chlorhexidine with respect to plaque and parameters of gingival inflammation: a systematic review. Journal of Periodontology. 2011;82(2): 174-94.

Vettore MV, Marques RA de A, Peres MA. Social inequalities and periodontal disease: Multilevel approach in SB Brasil 2010 survey. Revista de Saúde Pública. 2013;47(Suppl. 3): 29-39.

Weidlich P, Lopes de Souza MA, Oppermann RV. Evaluation of the dentogingival area during early plaque formation. Journal of Periodontology. 2001;72(7): 901-10. Disponível em: http://www.ncbi.nlm.nih.gov/pubmed/11495139. Acesso em: 17 out. 2017.

Weidlich P. Doenças periodontais como doenças infecciosas. In: Opperman RV, Rösing CK (eds.). Periodontia laboratorial e clínica. Série ABENO: Odontologia Essencial: Parte Clínica. São Paulo: Artes Médicas; 2013. p. 9-19.

Wennström JL, Papanou PN, Gröndahl K. A model for decision making regarding periodontal treatment needs. J Clin Periodontology. 1990;17:217-22.

WHO. A review of current recommendations for the organization and administration of community oral health services in Northern and Western Europe Report of a WHO Workshop. Copenhagen: WHO Regional Office for Europe; 1982.

WHO. Main oral diseases and global goals: dental caries, periodontal diseases, diseases of the diseases of the soft tissues of the mouth. Geneva; 1998.

WHO. Oral health country profile: periodontal country profiles. Geneva, 2017. Disponível em: www.dent.niiagata-u.ac.jp/prevent/perio/contents.html. Acesso em: set. 2017.

16 Câncer Bucal

Fanny Jitomirski • Vitor Gomes Pinto

INTRODUÇÃO

Por sua elevada letalidade e pelas possibilidades de identificação precoce por parte da rede básica de atendimento odontológico, o câncer bucal constitui um problema de saúde pública prioritário, apesar da não disponibilidade de meios adequados para sua prevenção efetiva.

Do ponto de vista anatômico, o câncer bucal inclui qualquer alteração maligna codificada como C00 a C10 no Código Internacional de Doenças, 10ª Revisão (WHO, 1992; OMS, 1996), com localização no lábio, na língua, nas glândulas salivares, na gengiva, no assoalho da boca, na mucosa da bochecha, no vestíbulo da boca, no palato e na úvula.

Infelizmente, tem crescido o número de pacientes que chegam aos serviços de saúde com a doença já em fase adiantada. Dados do Registro Hospitalar de Câncer do Instituto Nacional do Câncer (Brasil, 2015, 2002) mostram que cerca de 60% dos pacientes admitidos chegam com câncer de boca em estágios avançados e sem chances de um tratamento curativo eficaz. É grave o fato de que esse quadro praticamente não tem sofrido alterações nos últimos 20 anos, o que demonstra tanto a falta de acesso aos serviços de saúde por parte das pessoas quanto o preparo ainda limitado dos profissionais em detectá-lo em seus estágios iniciais. Os esforços do sistema de saúde em relação ao câncer se concentram essencialmente na educação da população e dos trabalhadores de saúde – cirurgiões-dentistas, técnicos e atendentes ou auxiliares, médicos com especialidades relacionadas principalmente com cabeça e pescoço – que tenham contato frequente com a cavidade bucal em sua atividade profissional.

Cabem a essa equipe examinar, reconhecer, diagnosticar e orientar o paciente com precisão e rapidez, não perdendo a oportunidade que se apresenta quando um indivíduo, por qualquer motivo, tem acesso a um serviço de saúde. Todos os elementos da equipe, e não apenas o cirurgião-dentista, representam aquela que pode ser a primeira ou a única chance que uma pessoa de risco tem de prevenção ou de diagnóstico precoce do câncer de boca.*

PREVALÊNCIA E CAUSAS

Estimativas da Organização Mundial da Saúde (OMS), em seu mais recente Informe sobre o Câncer no Mundo, apontam para a alarmante perspectiva de aumento de 10 milhões de novos casos de câncer bucal no ano 2000 para cerca de 15 milhões em 2020 (Stewart e Kleihues, 2003; WHO, 2006; Mignogna et al., 2004). Por volta de 6 em cada 100 casos de câncer ocorrem na boca, o sexto tipo de câncer mais comum em todo o mundo (Parkin et al., 1988; Mignogna et al., 2004; ASHA, 2006). Em áreas de prevalência muito elevada, como em algumas regiões da Índia e do Paquistão, o câncer bucal chega a representar 40 de cada 100 casos diagnosticados, mas essa proporção se situa entre 3 e 5% nos países industrializados (Gupta et al., 1992, 1986; Pindborg, 1977). O caso da Índia é o mais crítico, com uma previsão de 500% de aumento dos casos de câncer bucal até 2025, quase a metade pelo uso do tabaco.

De acordo com o Ministério da Saúde/Inca, em 2016, no Brasil, para um total de 596 mil novos casos de câncer (eram 472 mil 10 anos antes), 3,8% ocorrem na cavidade bucal, sendo a sétima localização preferencial (excetuando-se casos de tumores de pele não diagnosticados como melanoma), logo depois de mama feminina, próstata, cólon e reto, traqueia, brônquios e pulmões, estômago e útero, como observado na Tabela 16.1. Dos 15.790 casos de câncer bucal, 11.440 ou 72,4% acometem os homens, em uma relação de gênero de 3:1. No caso brasileiro, trata-se da quinta principal localização entre os homens (Brasil, 2006a, 2006b, 2015).

Em termos anatômicos, o tumor de língua (CID 141) é responsável por cerca de 40% do total de casos diagnosticados no país (Brasil, 1996a, 2006b). Em um estudo detalhado sobre a mortalidade por câncer de boca e orofaringe verificada de 1980 a 2002 no município de São Paulo (SP), Biazevic et al. constataram uma tendência crescente, de 0,72% ao ano no período, responsabilizando o câncer de língua por cerca de um terço dos óbitos, como se vê na Tabela 16.2. Os maiores incrementos foram verificados na orofaringe e em áreas não especificadas da boca, enquanto lábio, gengiva e área retromolar mostraram tendências decrescentes (Biazevic et al., 2006).

---

* O capítulo escrito por Fanny Jitomirski para a 4ª edição mantém-se como base para o texto atual, revisado e atualizado pelo autor Vitor Gomes Pinto.

Analisando dados de hospitais brasileiros com Registros Hospitalares de Câncer (RHC), observa-se que o câncer de boca está entre os dez tumores mais frequentes. No Hospital Aristides Maltez, da Bahia, compreende o tumor de maior incidência, respondendo por 16,5% do total de diagnósticos de câncer feitos em 1990; na Fundação Pio XII, de São Paulo, corresponde a 12,8% dos registros relativos ao período de 1989 a 1993, tendo sido o segundo tumor mais registrado. Em outros RHC do país, o câncer de boca foi o terceiro tumor mais frequente no mesmo período (Brasil, 1993).

No sexo feminino, o câncer de boca é o quarto tumor mais registrado no Hospital de Câncer do Rio de Janeiro e na Fundação Pio XII de São Paulo, ocupando a quinta posição no Aristides Maltez da Bahia, sétima no Instituto Ofir Loyola do Pará, oitava no Araújo Jorge em Goiás e nona no Erasto Guertner de Curitiba (Brasil, 1993, 1995, 1996).

Os fatores externos mais associados à gênese do câncer de boca são tabagismo, alcoolismo, exposição à radiação solar, fatores ocupacionais, má higiene bucal, irritação mecânica crônica. A conjugação dos fatores próprios ao hospedeiro com os de ordem externa, somada ao tempo de exposição a estes, constitui – a exemplo do que ocorre nas demais regiões anatômicas – condições básicas e característica para explicar a origem dos tumores malignos que acometem a boca (WHO, 2006; Brasil, 2006b; ASHA, 2006; Sciubba, 2001; Wünsch Filho, 2002).

Globalmente, o número de novos casos de câncer deverá aumentar em volta de 70% nas próximas duas décadas, apesar de, em 2015, já terem ocorrido 8,8 milhões de óbitos por essa causa. Um em cada seis óbitos no mundo todo se devem a diagnósticos de câncer e 70% dos casos acontecem em países de baixo ou médio desenvolvimento (WHO, 2017; WHO/IARC, 2014).

Tabagismo

As evidências em relação aos efeitos carcinogênicos do fumo são suficientemente claras para afirmar que:

- Os tabagistas apresentam probabilidade entre 4 e 15 vezes maior de desenvolver câncer de boca em relação aos não tabagistas
- O risco relativo de desenvolvimento do câncer de boca entre os fumantes de cigarros industrializados, cachimbo e cigarros feitos à mão é de, respectivamente, 6,3 a 13,9 e 7 vezes maior em comparação ao risco dos que não fumam
- Consumidores de tabaco sem fumaça (rapé e tabaco para mascar) apresentam um risco quatro vezes maior de desenvolver o câncer na cavidade bucal, podendo ser de 50 vezes quando de um consumo de longa duração.

O hábito de fumar cigarros chega a ser o responsável direto em cerca de um terço dos casos de câncer bucal em diversos países desenvolvidos, enquanto a mastigação de fumo combinada com cigarros e similares é a causa principal da doença de modo especial no Sul e no Sudeste Asiático.

No tabaco e na fumaça que dele se desprende, podem ser identificadas cerca de 4.700 substâncias tóxicas, pelo menos 60 das quais com ação carcinogênica conhecida. Até mesmo resíduos de agrotóxicos utilizados na lavoura do tabaco, como o DDT, podem ser detectados no tabaco e na sua fumaça. Além da ação das substâncias cancerígenas, a exposição contínua ou costumeira ao calor desprendido pela combustão do fumo potencializa as agressões sobre a mucosa da cavidade bucal, valendo observar que a temperatura na ponta do cigarro aceso varia de 835 a 884°C. Sem dúvidas, é muito importante examinar com toda a atenção a boca do fumante e, de modo especial, o palato e as áreas circunvizinhas.

Tabela 16.1 Estimativa de novos casos de câncer, segundo a localização primária e o gênero, no Brasil em 2016.

Localização primária de neoplasias malignas	Masculino	Feminino	Total
Mama feminina	–	57.960	57.960
Próstata	61.200	–	61.200
Cólon e reto	16.660	17.620	34.280
Traqueia, brônquio e pulmão	17.330	10.890	28.220
Estômago	12.920	7.600	20.520
Útero – colo e corpo	–	23.290	23.290
Cavidade bucal	10.060	3.410	13.470
Esôfago	7.950	2.860	10.810
Sistema nervoso central	5.440	4.830	10.270
Leucemias	5.540	4.530	10.070
Pele – Melanoma	3.000	2.670	5.670
Outras	72.830	69.660	142.530
Subtotal	214.350	205.960	420.310
Pele não melanoma	80.850	94.910	175.760
Todas as neoplasias	**295.200**	**300.870**	**596.070**

Fonte: Brasil, Ministério da Saúde, Inca (2015).

Tabela 16.2 Número e percentual de óbitos por câncer da boca e da orofaringe*, segundo localização no município de São Paulo, Brasil, de 1880 a 2002.

Localização	Nº de óbitos	%
Língua	2.193	35,85
Orofaringe	1.202	19,65
Área não definida	784	12,81
Tonsila	504	8,24
Glândulas salivares maiores	384	6,28
Assoalho da boca	360	5,89
Palato	358	5,85
Área retromolar	112	1,83
Gengiva	105	1,72
Lábios	82	1,34
Mucosa bucal	29	0,47
Vestíbulo da boca	4	0,07
Total	**6.117**	**100**

*Categoria abrangente de localização de neoplasias com diferentes etiologias e perfis etiológicos que, na maior parte dos casos, refere-se ao carcinoma epidermoide.
Fonte: Biazevic et al. (2006).

Alcoolismo

Os tumores do assoalho bucal e da língua são muito relacionados com o consumo de álcool.

O consumo regular de álcool etílico, principalmente na forma de cachaça, representa um fator externo significativo de risco para o câncer bucal, embora o vinho de má qualidade possa ser ainda mais maléfico quanto ao câncer de língua em particular. Para os consumidores crônicos, componentes das faixas mais elevadas de consumo e que associam vários tipos de bebida, o risco relativo de câncer de boca atinge patamares entre 8,5 e 9,2 vezes, maiores que os observados no grupo não consumidor. Quando o tabagismo e o alcoolismo se associam, o risco relativo é potencializado drasticamente, tornando-se até 141,6 vezes maior quando o consumo dessas duas substâncias é alto e prolongado.

Exposição à radiação solar/fatores ocupacionais

Pessoas que se expõem continuadamente à luz solar apresentam risco de aparecimento de uma das neoplasias malignas mais comuns na boca: o câncer do lábio inferior. Pessoas de cor clara, com pouca pigmentação melânica, são as que apresentam o maior risco de desenvolver essa lesão. A exposição repetida e excessiva aos raios solares (raios ultravioletas) por períodos superiores a 15 anos pode provocar alterações dos lábios capazes de evoluir para o carcinoma.

Observando agricultores de pele clara, descendentes de europeus, que trabalham em suas propriedades no interior do Paraná, Jitomirski e Brunning (1997) constataram uma alta prevalência de lesões de lábio e de pele associadas com a falta de proteção contra o sol. O mesmo não ocorria com trabalhadores "boias-frias", em geral de pele mais escura e que costumavam usar roupas e chapéus que os resguardavam melhor quando na lavoura.

Cabe ao cirurgião-dentista orientar seus pacientes que trabalham expostos ao sol para que se protejam adequadamente por meio do uso de chapéus de aba larga e uso de cremes protetores no lábio, além de evitar demasiada exposição geral da pele de modo a prevenir a ocorrência de problemas dermatológicos graves. Deve-se explicar aos pacientes que radiações solares, ventos e geadas ressecam os lábios e a pele, causando-lhes alterações hiperceratóticas que podem evoluir para neoplasias malignas. Esse é o motivo pelo qual trabalhadores como carteiros, pescadores, catadores de papel, marinheiros e agricultores de pele clara são mais afetados que outros pelo câncer de lábio.

Má higiene bucal

Uma higiene bucal deficiente representa um risco adicional quanto ao aparecimento do câncer de boca. Não se sabe ao certo qual é a relação entre a sepses bucal e o câncer, mas está comprovado que a má higiene bucal apresenta maiores possibilidades.

Irritação mecânica crônica

Próteses dentárias mal ajustadas, câmaras de sucção destinadas a obter maior fixação de prótese dentais, dentes fraturados e restos dentários não removidos constituem, ao longo dos anos, causas de lesões em virtude da irritação constante e prolongada da mucosa bucal (Figura 16.1).

A hiperplasia fibrosa inflamatória ou traumática é uma lesão benigna causada, sobretudo, por próteses com ajuste deficiente, mais encontrada nos sulcos gengivolabial e bucal. Lesões pequenas podem regredir quando a prótese é ajustada, mas lesões maiores podem exigir, além do ajustamento da prótese, ações mais drásticas, como a ressecção cirúrgica aliada ao exame histopatológico. Contudo, raramente essas hiperplasias evoluem para uma forma tumoral, o que traz certo alívio, considerando-se a existência de milhares de usuários de próteses mal-adaptadas, notadamente nas faixas de mais baixa renda.

É importante ressaltar que todo paciente com prótese móvel deve submeter-se a controle odontológico periódico. Carcinomas de língua associados a dentes fraturados (em especial os pré-molares inferiores) são comuns, quando as pontas quebradas ulceram e traumatizam as bordas da língua e, eventualmente, outros tecidos bucais (Figura 16.2). Cabe ao cirurgião-dentista eliminar todo e qualquer agente irritante capaz de causar traumatismo presente ou futuro, observado durante o exame ou ao longo do trabalho clínico.

GRUPO DE RISCO PARA O CÂNCER BUCAL

As seguintes pessoas devem ser consideradas de risco (White e Spitz, 1993; Brasil, 1996b):

- Com idade superior a 40 anos
- Do sexo masculino
- Tabagistas crônicos (Figura 16.3)
- Etilistas crônicos
- Com má higiene bucal
- Desnutridos e imunodeprimidos
- Portadores de próteses mal-ajustadas ou que sofram de outra irritação crônica da mucosa bucal
- Consumidores em excesso e prolongado de chimarrão (Figura 16.3)
- Expostos costumeiramente ao sol, sem proteção adequada.

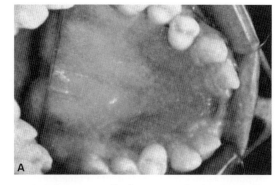 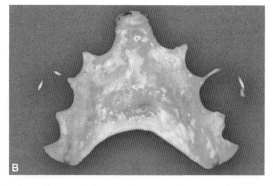

Figura 16.1 A e B. Palato avermelhado em virtude de irritação por depósito de restos de comida e bactérias causada por prótese parcial provisória que nunca foi higienizada. Imagens cedidas por Fanny Jitomirski e Narciso José Grein. *Ver Encarte.*

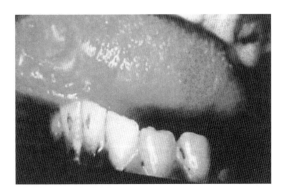

Figura 16.2 Úlcera na língua causada por pré-molar fraturado. Lesão com alto potencial cancerizável pelo fato de o paciente ser fumante e alcoolista. Imagem cedida por Fanny Jitomirski e Narciso José Grein. *Ver Encarte.*

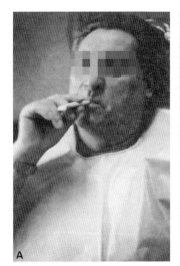 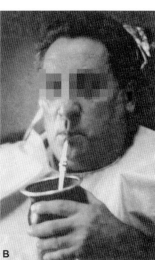

Figura 16.3 A e B. Paciente que faz uso de cigarro de palha e chimarrão é de risco para aparecimento de câncer bucal. Deve-se realizar exame bucal com atenção. Imagens cedidas por Fanny Jitomirski e Narciso José Grein.

LESÕES CANCERIZÁVEIS

Referem-se a uma alteração que, em sua história natural, pode evoluir para câncer. As principais são as leucoplasias e as eritroplasias.

Leucoplasia

Compreende placas esbranquiçadas, compostas principalmente de queratina, com desenvolvimento autônomo e independente de sua causa. Há fatores que colaboram para seu aparecimento, apesar de serem necessários fatores locais persistentes e de grande intensidade, como o hábito do fumo, para que a lesão surja (Figura 16.4).

A remoção cirúrgica das leucoplasias é considerada fundamental, pois a probabilidade de que evoluam para câncer é da ordem de 6 a 10%. A interrupção dos hábitos nocivos é igualmente essencial.

Um estudo realizado na Colômbia mostrou uma prevalência de leucoplasias em 4,9% dos homens e em 2,7% das mulheres acima dos 15 anos de idade. Em países industrializados, podem estar presentes em cerca de 5% das pessoas com mais de 40 anos.

Eritroplasia

Apesar de a eritroplasia ser classificada, em geral, como lesão cancerizável, na verdade já é um carcinoma *in situ*, necessitando, portanto, de remoção cirúrgica. Apresenta-se sob a forma de lesão vermelha, com forma homogênea ou associada a áreas leucoplásicas. É mais rara que a leucoplasia.

LESÕES MALIGNAS

O carcinoma epidermoide é o tipo de câncer mais prevalente na boca. Entre os cânceres na cavidade oral, 90 a 95% se referem a essa lesão, também conhecida como carcinoma espinocelular ou de células escamosas. Sua principal característica histológica consiste no rompimento do epitélio, com formação de uma úlcera de consistência e base endurecidas. Exibe normalmente um fundo granuloso e grosseiro, com as bordas elevadas circundando a lesão (Figuras 16.5 a 16.8).

Para efeito diagnóstico, recomenda-se palpar com cuidado as áreas em torno da úlcera, procurando observar áreas endurecidas. Isso pode significar invasão de estruturas subjacentes, ou seja, a propagação do tumor.

DETECÇÃO PRÉVIA

O diagnóstico precoce do câncer de boca costuma ser bastante dificultado por dois motivos: em primeiro lugar, o fato de que na fase inicial as lesões são assintomáticas e pouco valorizadas pelos portadores; em segundo lugar, porque são raramente identificadas pelos profissionais que examinam a boca e ouvem as primeiras queixas de seus pacientes.

Métodos diagnósticos

Exame clínico

O exame clínico destinado à visualização de sinais e sintomas ligados ao câncer de boca representa um procedimento dos mais simples, devendo ser realizado em todos os indivíduos e, sobretudo, naqueles considerados de risco. O objetivo é a descoberta de lesões precursoras do câncer ou de lesões malignas em fase inicial de desenvolvimento.

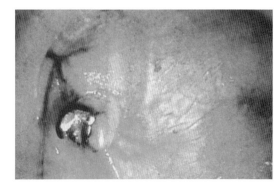

Figura 16.4 Palato de fumante apresentando uma leucoplasia com um ponto vermelho correspondente a uma eritroplasia (carcinoma *in situ*). Imagem cedida por Fanny Jitomirski e Narciso José Grein. *Ver Encarte.*

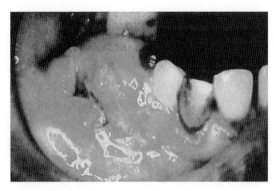

Figura 16.5 Carcinoma espinocelular diagnosticado em estágio avançado. Imagem cedida por Fanny Jitomirski e Narciso José Grein. *Ver Encarte.*

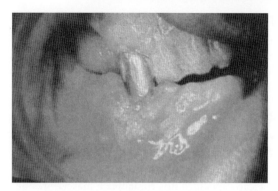

Figura 16.6 Carcinoma espinocelular avançado. Observar iatrogenia causada pelo dentista ao instalar prótese dentária de ouro sobre-estendida. Imagem cedida por Fanny Jitomirski e Narciso José Grein. *Ver Encarte.*

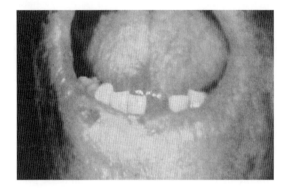

Figura 16.7 Carcinoma basocelular no lábio de agricultor, com excelente prognóstico, detectado por cirurgião-dentista ao realizar exodontia de emergência. Imagem cedida por Fanny Jitomirski e Narciso José Grein. *Ver Encarte.*

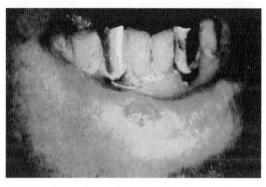

Figura 16.8 Carcinoma basocelular em lábio de agricultor detectado por cirurgião-dentista, no momento do exame inicial. Imagem cedida por Fanny Jitomirski e Narciso José Grein. *Ver Encarte.*

É conveniente seguir uma sequência preestabelecida e metódica para evitar falhas ou esquecer alguma região.

Citologia

A citologia esfoliativa é um exame microscópico do material raspado com uma espátula da superfície da lesão da mucosa bucal. A esfoliação tem uma boa eficácia em displasias, lesões ulceradas e eritroplasias, não sendo indicada nas leucoplasias. É preciso raspar a lesão com uma espátula, aplicando-se o material obtido sobre uma lâmina com um só movimento e em um único sentido. O material é fixado imediatamente em álcool absoluto ou *spray* fixador. A lâmina deve ser acondicionada em embalagem adequada e encaminhada ao centro de anatomia patológica mais próximo.

Em torno de 20% de seus resultados são falso-negativos. Para quem trabalha em unidades de saúde locais, sugere-se um relacionamento mais direto com as equipes de ginecologia e obstetrícia, pois se trata de profissionais que realizam exames com muita frequência para o diagnóstico do câncer cervicouterino, dispondo de todos os materiais necessários, como lâmina, fixador etc.

Teste do azul-de-toluidina

Como as células cancerosas têm aumento do material do núcleo, o azul-de-toluidina constitui-se em teste auxiliar valioso pelo fato de os ácidos nucleicos presentes poderem ser fixados por esse corante.

É utilizado para orientar a área a ser biopsiada, consistindo na limpeza prévia da superfície da lesão com gaze ou cotonete embebido em solução de ácido acético a 1%, seguida da aplicação de azul-de-toluidina a 1% durante 1 min. Instrui-se a pessoa a fazer um bochecho com água, a fim de remover o excesso de corante, limpando-se, a seguir, novamente a superfície da lesão com solução de ácido acético a 1%. O local que permanecer mais impregnado pelo corante compreende aquele que deve ser biopsiado.

Ressalta-se que a realização desse teste não tem finalidade diagnóstica, limitando-se a orientar a biopsia de lesões detectadas no exame físico.

Biopsia

A comprovação definitiva da presença ou ausência de alterações malignas é dada pelo exame histopatológico do material obtido da lesão. Com esse fim, utilizam-se instrumentos cortantes bem afiados, como pinça, *punch* ou bisturi, que removerão parte (biopsia incisional) ou toda a lesão (biopsia excisional).

O espécime deve ser acondicionado em um frasco contendo formol a 10% e encaminhado para o centro de anatomia patológica, acompanhado de todas as informações clínicas do caso e da identificação do paciente. Qualquer consultório de Odontologia em que se realiza uma exodontia simples está apto a realizar uma biopsia de mucosa bucal. Nesse sentido, é necessário cada vez mais desmistificar esse ato cirúrgico diagnóstico, diante de sua notória simplicidade e evidente utilidade.

CONTROLE DO CÂNCER DE BOCA

A ciência ainda não conseguiu instrumentos e técnicas capazes de propiciar a prevenção primária do câncer, fazendo o seu combate enfatizar o enfrentamento das condições gerais que ocasionam tal condição.

Ações de restrição ao fumo

Em relação ao câncer bucal e ao fumo, por ordem de prioridade, aconselha-se tomar as seguintes medidas preventivas:

- Educação de crianças em idade escolar contra o fumo
- Educação específica dos fumantes e mascadores de fumo, incluindo instruções sobre técnicas de autoexame bucal e de exame de uma pessoa pela outra, com o objetivo de induzir esse grupo de alto risco a suspender ou reduzir o uso do tabaco
- Implementação de uma legislação antitabagista, com as seguintes possibilidades principais: proibição da venda de produtos à base de fumo para mastigação a menores ou uso de cigarros e similares; obrigatoriedade de inclusão de advertências quanto às consequências danosas à saúde do uso do fumo em carteiras de cigarros, charutos, cigarrilhas, pacotes de fumo em rolo para mascar etc.; proibição de propaganda em veículos de comunicação de massa dos produtos à base do fumo; restrição do fumo em locais públicos fechados, como hospitais, cinemas, postos de trabalho, ônibus, trens e outros; redução dos agentes mais claramente carcinogênicos na composição dos produtos destinados ao fumo, como a nicotina e o alcatrão.

A maioria dessas medidas já faz parte da legislação e do dia a dia dos brasileiros, mostrando-se capazes de reduzir apenas a explosão do consumo de tabaco no país, o qual vem aumentando de maneira mais lenta que no passado.

Responsabilidades da rede básica

Considerando-se as condições de trabalho e os recursos disponíveis na rede de serviços básicos de saúde bucal no país, os níveis primário e secundário de atendimento à população podem desenvolver um programa voltado para o controle do câncer de boca com as seguintes atividades:

- Inclusão do tema "câncer bucal" nas ações de promoção da saúde que enfatizam o combate à cárie dentária e às doenças periodontais
- Educação em saúde, com orientação sobre mudanças de hábitos de vida que expõem os indivíduos a fatores de risco, dando prioridade para o combate específico ao uso do fumo
- Remoção de lesões precursoras do câncer e de fatores irritativos, como próteses desajustadas ou fraturadas
- Prática de uma boa Odontologia restauradora e eliminação de bordas cortantes de dentes ou restaurações irregulares
- Exame sistemático da cavidade bucal e detecção de lesões suspeitas, adotando formulários apropriados pelos quais seja possível informar de maneira ágil e clara, em nível de decisão, a respeito dessas condições
- Difusão ampla das técnicas de autoexame da boca e da face
- Estruturação ou identificação de unidades laboratoriais e de centros de tratamento aos quais os serviços básicos e a comunidade possam ter acesso
- Realização costumeira de biopsias sempre que indicado
- Tratamento de lesões benignas simples
- Encaminhamento dos casos de suspeita e de câncer confirmados para a rede de atendimento em nível terciário.

Atuação do pessoal auxiliar

Burzynski (1971) alertou para a possibilidade de higienistas – em nível equivalente aos técnicos de higiene dental (THD) no Brasil – detectarem anormalidades na boca de pacientes durante a realização de profilaxias. Grabau e Kaufmann (1980) treinaram higienistas para realizar o exame bucal, buscando condições patológicas suspeitas. Esse pessoal foi também capacitado a ensinar a população a fazer o autoexame bucal. Tal modelo foi seguido por White e Faulkenberry (1985), treinando paramédicos quanto à realização de exame bucal em grupos de risco para câncer de boca. O controle do tabagismo realizado por higienistas (ou THD) constituiu um estudo desenvolvido por Fried e Rubinstein (1989), pioneiros na introdução desse tópico no currículo de formação do pessoal técnico.

Sem dúvida, o projeto de maior repercussão nessa área foi o de Warnakulasurya (1984), realizado no Sri Lanka, no qual 24 agentes de saúde examinaram a boca de 82.277 habitantes, detectando 29.295 adultos com lesões bucais. Esse trabalho desmistificou a técnica de exame bucal, comprovando que a detecção de anormalidades na boca não requer conhecimentos de alta complexidade típicos dos profissionais de nível superior. A complexidade não está em reconhecer uma anormalidade, mas sim em obter o diagnóstico confirmatório da lesão cancerígena. No Brasil, a prática de exames por THD ou ACD frente à prevenção do câncer bucal ainda não é reconhecido pelo Conselho de classe. Jitomirski (1992) apresentou um estudo sobre o papel do THD para a prevenção do câncer bucal no estado do Paraná, considerando ser essencial para um combate eficaz da doença o envolvimento de toda a equipe de saúde bucal nesse processo.

Autoexame da boca

Trata-se de um método suficientemente simples e acessível a qualquer pessoa, bastando para sua realização um ambiente bem iluminado e um espelho. Sua finalidade é identificar anormalidades existentes na face e na mucosa bucal, alertando o indivíduo e estimulando-o a procurar cuidados na rede de saúde (Figura 16.9). Esta é uma das mais importantes estratégias disponíveis para a obtenção na comunidade de diagnósticos de câncer bucal ou outra lesão em fase inicial.

A técnica preconizada pelo Inca consiste em:

- Lavar bem a boca e remover as próteses dentárias (se necessário)
- De frente para o espelho, observar a pele do rosto e do pescoço. Ver se encontra algo diferente não notado anteriormente. Tocar de modo suave, com a ponta dos dedos, todo o rosto
- Puxar com os dedos o lábio inferior para baixo, expondo a sua parte interna (mucosa). Em seguida, apalpá-lo integralmente. Puxar o lábio superior para cima e repetir a palpação
- Com a ponta do dedo indicador, afastar a bochecha para examinar a parte interna da mesma, fazendo-o dos dois lados
- Introduzir o dedo indicador por baixo da língua e o polegar da mesma mão por baixo do queixo e procurar palpar todo o assoalho da boca
- Inclinar a cabeça para trás, abrindo a boca o máximo possível. Em seguida, dizer "ÁÁÁ" e observar o fundo da garganta. Depois, palpar com um dedo indicador todo o céu da boca
- Colocar a língua para fora e observar a sua parte superior, repetindo a observação para a parte de baixo com a língua levantada até o céu da boca. Em seguida, puxando a língua para a esquerda, observar o seu lado direito. Repetir o

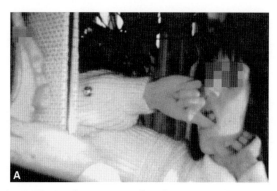 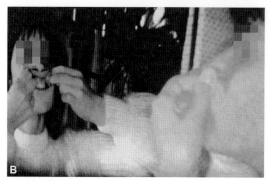

Figura 16.9 A e B. Técnica de autoexame bucal para a autodetecção de lesões ou feridas. Imagens cedidas por Fanny Jitomirski e Narciso José Grein.

procedimento para o lado esquerdo, puxando a língua para a direita
- Esticar a língua para fora, segurando-a com um pedaço de gaze ou pano e apalpar em toda a sua extensão com os dedos indicador e polegar da outra mão
- Examinar o pescoço. Comparar os lados direito e esquerdo e verificar se há diferença entre eles. Depois, apalpar o lado esquerdo do pescoço com a mão direita, repetindo o procedimento para o lado direito, dessa vez palpando-o com a mão esquerda (Figura 16.10)
- Finalmente, introduzir um dos polegares por debaixo do queixo e apalpar suavemente todo seu contorno inferior. Procurar um cirurgião-dentista ou um médico caso seja encontrada alguma alteração preocupante.

QUIMIOPROFILAXIA E TRATAMENTO

A carcinogênese é um processo composto por uma série encadeada de eventos, com um desenvolvimento passo a passo que, ao final, conduz à neoplasia. Quando as linhas de prevenção básica não conseguem impedir a doença, procura-se intervir com a máxima eficácia possível nas etapas iniciais de seu desenvolvimento.

Os pacientes com câncer têm sido tratados pelo emprego de radioterapia e cirurgia, mas para os tumores de cabeça e pescoço a recorrência vem sendo da ordem de 60% com metástases em até 30% dos pacientes. A quimioterapia, tradicionalmente empregada como paliativo em doença recorrente e metastática, vem sendo cada vez mais estudada como parte do tratamento curativo primário desses tumores diante dos resultados precários obtidos com a terapêutica atual (Capra *et al.*, 1997; Day, 2003; Sciubba, 2001).

As vantagens da quimioterapia consistem na possibilidade de impedir ou eliminar micrometástases, potencializar o efeito da radioterapia, melhorar o controle local da doença e propiciar a realização de cirurgias menos deformantes (Schantz *et al.*, 1993).

Hoje, tem-se direcionado os estudos na área da quimioprevenção para a reversão de lesões pré-malignas, com ênfase nas leucoplasias. O emprego de retinoides naturais (betacaroteno, vitamina A isolada ou em combinação, selênio) e retinoides sintéticos (isotretinoína – o ácido 13-cis-retinoico; etretinato) tem alcançado taxas de respostas favoráveis entre 0 e 71% no primeiro caso e entre 55 e 100% no segundo (Lippman, 1993; Stich *et al.*, 1988). Mesmo para a isotretinoína, o medicamento mais usado, a maioria das lesões que cedem diante do tratamento volta a progredir cerca de 3 meses depois, observando-se efeitos colaterais adversos durante o tratamento, indicando a necessidade de mais pesquisas no sentido de encontrar medicações menos tóxicas, aumentar o período de tratamento ou redimensionar, de maneira eficaz, a dose do medicamento.

Mesmo considerando a permanência de dúvidas quanto se a quimioterapia de fato produz benefícios a longo prazo em pacientes com carcinoma de cabeça e pescoço, há um aumento na sobrevida livre da doença, o que representa um ganho concreto para uma doença que, na maioria dos casos, somente chega ao conhecimento do seu portador e dos profissionais da área nos estádios III e IV (Capra *et al.*, 1997). Não obstante todos os avanços da ciência no campo da terapêutica tumoral, é indiscutível que o melhor caminho a seguir reside no reforço do combate aos fatores de risco, com grande ênfase na redução e no controle do tabagismo e do alcoolismo principalmente quando combinados.

As Figuras 16.11 a 16.15 mostram as etapas para retirada de nódulo na região da mucosa labial.

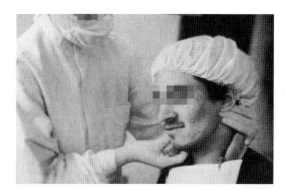

Figura 16.10 Dentista realizando palpação de linfonodos submandibulares durante o exame clínico. Imagem cedida por Fanny Jitomirski e Narciso José Grein.

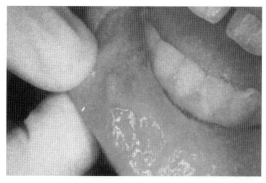

Figura 16.11 Nódulo na região da mucosa labial com aspecto clínico de mucocele. Imagem cedida por Fanny Jitomirski e Narciso José Grein. *Ver Encarte.*

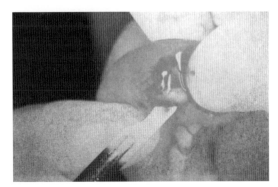

Figura 16.12 Anestesia-se em volta da lesão e faz-se uma incisão em cunha para remover a lesão. Imagem cedida por Fanny Jitomirski e Narciso José Grein. *Ver Encarte.*

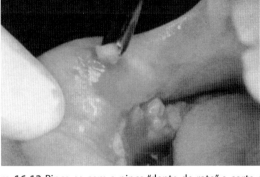

Figura 16.13 Pinça-se com a pinça "dente de rato" e corta-se a base da lesão com tesoura bisturi. Imagem cedida por Fanny Jitomirski e Narciso José Grein. *Ver Encarte.*

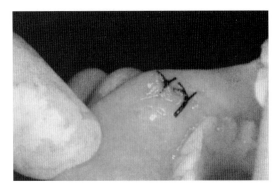

Figura 16.14 Sutura-se a lesão. Imagem cedida por Fanny Jitomirski e Narciso José Grein. *Ver Encarte.*

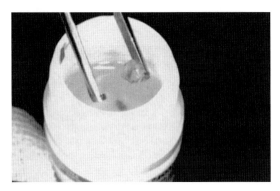

Figura 16.15 Coloca-se a peça em recipiente com formol a 10% e encaminha-se a peça para Laboratório de Anatomia Patológica, com os respectivos dados. Imagem cedida por Fanny Jitomirski e Narciso José Grein.

BIBLIOGRAFIA

ASHA. Facts about oral cancer. American Speech-Language-Hearing Association. 2006. Disponível em: http://www.asha.org/public/speech/disorders/Facts-about-Oral-Cancer.htm?print=1. Acesso em: 7 out. 2017.

Biazevic MGH, Catellanos RA, Antunes JLF, Michel-Crosato E. Tendências de mortalidade por câncer de boca e orofaringe no município de São Paulo, Brasil, 1980/2002. Cad Saúde Pública. 2006;22:10.

Brasil. Ministério da Saúde. Inca – Atlas de mortalidade por câncer no Brasil 1979-1999. Rio de Janeiro: Instituto Nacional do Câncer; 2002.

Brasil. Ministério da Saúde. Inca – Câncer de boca, manual de detecção de lesões suspeitas. Rio de Janeiro, Instituto Nacional do Câncer/Pro-Onco. 3. ed. Curitiba, CRO/PR-Conselho Regional de Odontologia do Paraná; 1996a.

Brasil. Ministério da Saúde. Inca – Câncer no Brasil, dados de registros de base hospitalar. Rio de Janeiro: Instituto Nacional do Câncer/Pro-Onco; 1993.

Brasil. Ministério da Saúde. Inca – Dados de registros de base populacional. v. II. Rio de Janeiro: Instituto Nacional de Câncer/Pro-Onco; 1995. 1995.

Brasil. Ministério da Saúde. Inca – Estimativa 2006: incidência de câncer no Brasil. Rio de Janeiro: Instituto Nacional do Câncer; 2006a.

Brasil. Ministério da Saúde. Inca – Estimativa 2016: incidência de câncer no Brasil. Rio de Janeiro: Instituto Nacional do Câncer; 2015.

Brasil. Ministério da Saúde. Inca – Estimativas da incidência e mortalidade por câncer no Brasil 1996. Rio de Janeiro: Instituto Nacional do Câncer/Pro-Onco; 1996b.

Brasil. Ministério da Saúde. Inca – Incidência de câncer no Brasil: síntese de resultados e comentários. Instituto Nacional do Câncer. Rio de Janeiro; 2006b. Disponível em: http://www.inca.gov.br/estimativa/2006/conteudo_view.asp?ID=5. Acesso em: 7 out. 2017.

Burzynski N. The dental hygienist in oral cancer detection. The Journal of the American Dental Hygienist. 1971:302-4.

Caplan DJ. The oral health burden in the United States: a summary of recent epidemiological studies. Journal of Dental Education. 1993;57(12):853-62.

Capra ME, Lima GB, Schwartsmann G. Avanços no tratamento sistêmico dos tumores de cabeça e pescoço. Trabalho realizado na Faculdade de Medicina da UFRGS. Porto Alegre: Mímeo; 1997.

Day TA, Davis BK, Gillespie MB, Joe JK, Kibbey M, Martin-Harris B et al. Oral cancer treatment. Current Treatment Options in Oncology. 2003;4(1):27-41.

Fried JL, Rubinstein L. Dental hygienist and anti-tobacco role: education perspectives. Journal of Dental Education. 1989;53(2):712-7.

Grabau JC, Kaufman S. Oral soft tissue examination by dental hygienists. NYS Dental Journal. 1980:23-5.

Gupta PC, Mehta FS, Pindborg JJ, Aghi MB, Bhonsle RB, Daftary DK et al. Intervention study for primary prevention of oral cancer among 36,000 Indian tobacco users. The Lancet. 1986;1235-8.

Gupta PC, Mehta FS, Pindborg JJ, Bhonsle RB, Murti PR, Daftary D, Aghi MB. Primary intervention trial on oral cancer in India: a 10-year follow-up study. Journal of Oral Pathological Medicine. 1992;21:433-9.

Jitomirski F, Brunning M. Estudo sobre risco de câncer em trabalhadores agrícolas expostos ao sol no distrito de Graciosa, município de Paranavaí, Paraná. Curitiba: Mímeo; 1997.

Jitomirski F. Experiências em operacionalização do Programa de Prevenção de Câncer de Boca no estado do Paraná. São Paulo: Anais do 8º Enatespo; 1992.

Lippman SM, Batsakis JG, Toth BB, Weber RS, Lee JJ, Martin JW et al. Comparison of a low-dose isotretinoin with beta-carotene to prevent oral carcinogenesis. N Engl J Med. 1993;328:15-20.

Mignogna MD, Fedele S, Lo Russo L. The World Cancer Report and the burden of oral cancer. Eur J Cancer Prev. 2004;13(2):139-42.

OMS. Classificação internacional de doenças em odontologia e estomatologia. Organização Mundial da Saúde. 3. ed. São Paulo: Santos; 1996.

Paraná. Secretaria de Estado da Saúde. Programa de saúde bucal, apoio técnico nas áreas flúor e câncer bucal. Curitiba: Mímeo; 1997.

Parkin DM, Laura E, Muir CS. Estimates of the worldwide frequency of sixteen major cancers in 1980. International Journal of Cancer. 1988;41:184-97.

Pindborg JJ. Epidemiology and public health aspects of diseases of the oral mucosa. Journal of Dental Research. 1977;56:14-9.

Schantz S, Harrison L, Hong W. Cancer of the head and neck. In: Cancer, principles and practice of oncology. 4. ed. Philadelphia: J.B. Lippincott; 1993. p. 579-629.

Sciubba JJ. Oral cancer: the importance of early diagnosis and treatment. American Journal of Clinical Dermatology. 2001;2(4):239-52.

Stewart BW, Kleihues P (eds.). World Cancer Report. Lyon: IARC Press; 2003.

Stich HF, Homby AP, Mathew B, Sankaranarayanan R, Nair MK. Response of oral leukoplakias to the administration of vitamin A. Cancer Lett. 1988;40:93-101.

USA. Department of Health & Human Services. Deadly to ignore... oral cancer. National Center for Prevention Services, Division of Oral Health. Washington, Folder; 1994.

Warnakulasurya KA, Ekanayake AN, Sivayoham S, Stjernswärd J, Pindborg JJ, Sobin LH, Perera KS. Utilization of primary health care workers for early detection of oral cancer and pre-cancer cases in Sri-Lanka. Bulletin of the World Health Organization. 1984;62(6):243-50.

White LN, Faulkenberry JE. A croning by nurse clinicians in cancer prevention. Current Problems Cancer. 1985;40-2.

White LN, Spitz MR. Cancer risk and early detection assessment. Seminars in Oncology Nursing. 1993;9(3):188-97.

WHO. Application of the international classification of diseases to dentistry and stomatology. 3. ed. Geneva: World Health Organization; 1995.

WHO. Cancer control: knowledge into action. Geneva: World Health Organization; 2006.

WHO. Cancer fact sheet. February, 2017. Disponível em: www.who.int/mediacentre/factsheets/fs297/en/. Acesso em: 7 out. 2017.

WHO. IARC. World Cancer Report 2014. International Agency for Research on Cancer; 2014.

WHO. International statistical classification of diseases and related health problems: 10th revision. v.1. Geneva: World Health Organization; 1992.

Wünsch Filho V. The epidemiology of oral and pharynx cancer in Brasil. Oral Oncol. 2002;38:737-46.

17 AIDS e Saúde Bucal

Fanny Jitomirski

INTRODUÇÃO

A AIDS (síndrome de imunodeficiência adquirida) é uma doença causada pelo vírus HIV-1 ou HIV-2. Já conceituada como doença letal, hoje não é mais encarada dessa forma, pois pode e deve ser controlada dentro de algumas limitações. Tanto os coquetéis de medicamentos utilizados na inibição da replicação do HIV quanto diagnóstico e tratamento precoces de infecções oportunistas em indivíduos com AIDS vêm derrubar o estigma de que a AIDS é uma doença letal. A sobrevida, que antes apresentava uma média de 4 anos, tem aumentado, não sendo raro observar sobrevidas maiores que 20 anos. Atualmente, é importante enfatizar o controle dessa doença. É justamente aí que reside a importância do cirurgião-dentista, profissional capaz de identificar e diagnosticar precocemente diversas doenças, aumentando a sobrevida desses pacientes. Ele precisa estar apto a diagnosticar e tratar as doenças bucais mais comuns decorrentes do estado imunológico de portadores do HIV, pois, em virtude do enorme contingente de pessoas com AIDS, esta será uma necessidade constante do clínico geral. As questões relativas à biossegurança adotadas universalmente em todos os pacientes e o atendimento odontológico de portadores do HIV compreendem os assuntos deste capítulo.

A PANDEMIA DA AIDS

Aparece sob a forma de várias epidemias separadamente. Cada epidemia tem sua própria origem, quanto à geografia e à população afetada, e o risco depende basicamente de ter relações sexuais com múltiplos parceiros ou compartilhar seringas com pessoas que usam drogas injetáveis.

No começo dos anos 1980, o vírus afetava homossexuais, bissexuais e usuários de drogas nas Américas, na Austrália, na Ásia e na Europa. No caso do Caribe e da África Central, os casos de mulheres e homens com múltiplos parceiros sexuais predominavam largamente. Hoje, o vírus é transmitido em todos os continentes, havendo mais de 36 milhões de pessoas infectadas pelo HIV (WHO, 1993; CDC, 1992, Onusida, 2005).

São reconhecidos dois tipos do HIV – o HIV-1 e o HIV-2 – ambos causadores AIDS e transmitidos da mesma maneira. O vírus que predomina no mundo inteiro é o HIV-1. E o HIV-2 é mais frequente na África, em princípio de mais difícil irradiação, além de ter um período mais longo entre a infecção e a doença (Jitomirski, 1998; Greenspan *et al.*, 1993).

Está estabelecido por amplos estudos laboratoriais e investigações epidemiológicas que o HIV é transmitido de três formas: relação sexual, sangue e de mãe para filho (WHO, 1990). No início, a transmissão se dava basicamente por relações homossexuais e ocorria quase apenas entre os homens. Ao longo do tempo, o perfil em parte modificou-se em vista do avanço dos casos envolvendo relações heterossexuais e, depois, aproveitando-se do período da gestação e de nascimento.

A via sexual é responsável por 75% das infecções pelo HIV no mundo. Em outras palavras, a AIDS é uma doença sexualmente transmissível. A maioria das infecções ocorre por relação heterossexual, constatação que cada vez mais recebe a atenção por parte dos pesquisadores (Gayle e Selik, 1990; WHO, 1993).

Assim como outras DST, a infecção pelo HIV pode ser transmitida pelo sangue, como na transfusão de sangue contaminado ou por produtos hemorrelacionados. Um dos maiores problemas é o resultante de seringas e agulhas compartilhadas por usuários de drogas injetáveis (UDI). Estudos laboratoriais e epidemiológicos comprovam que o HIV não é transmitido por beijos, abraços, alimentos, mosquitos ou outros insetos.

Pelo crescente emprego de terapias eficazes e práticas preventivas, houve um declínio de cerca de 70% no número de crianças atingidas entre 2000 e 2016, período em que a incidência nesse estrato populacional passou de 490 mil para 150 mil. Ainda, estima-se a existência de 2,1 milhões de crianças de 0 a 14 anos infectadas pelas mães, um grupo que desenvolve AIDS rapidamente, com grandes chances de morrer antes dos 5 anos de idade (Onusida, 2005).

A Tabela 17.1 resume a situação da epidemia com base em informações disponíveis até dezembro de 2016. A África (subsaariana, regiões sul, central, ocidental) concentra cerca de 70% dos casos de HIV/AIDS no mundo. A África do Sul, com 3,4 milhões de casos, é o país com maior prevalência da doença em todo o planeta, em boa parte pelas mensagens confusas transmitidas à população por seu presidente; contudo, os casos mais críticos são os de Suazilândia, Botsuana, Lesotho e Zimbabwe, países nos quais a epidemia mata mais que as guerras e os desastres naturais, com uma prevalência de HIV/AIDS em pessoas de 15 a 49 anos superior a 25%. Há em torno de 15 milhões de órfãos no planeta que perderam pelo menos um dos pais em decorrência AIDS, a maioria necessitando de ajuda humanitária (UNAIDS, 2016; Onusida, 2004; Beckerman, 2002; Unicef, 2003, 2004).

Um total de 36.630.000 pessoas vivia no mundo com HIV/AIDS em 2016, ano em que mais 1,8 milhão de pessoas foi acrescentado a essa estatística, superando com folga o número de 1.014.000 de óbitos por causas relacionadas com a síndrome.

Do HIV à AIDS e interações com outras doenças

O intervalo entre a infecção pelo HIV e o aparecimento de sintomas clínicos é longo e bastante variável. Cerca de 50% dos indivíduos infectados tornam-se doentes em 10 anos após a infecção inicial (CDC, 1991).

Muitos fatores influenciam na progressão da infecção pelo HIV até a AIDS. Algumas cepas do HIV parecem ser mais patógenas que outras. Fatores do hospedeiro relativos à constituição genética e às condições individuais de resistência são importantes no desenvolvimento da doença. Outros fatores, como infecções concomitantes, também são importantes. Há clara evidência de que crianças e adultos acima de 40 anos têm uma progressão da doença mais rápida que adultos jovens (Brahim et al., 1998; Gaines et al., 1988; Greenspan et al., 1988).

A transmissão de outras doenças sexualmente transmissíveis, como gonorreia e sífilis, associa-se aos mesmos comportamentos que expõem as pessoas a uma infecção pelo HIV. Os dados epidemiológicos sugerem que as DST que causam lesões ulcerativas (p. ex., a sífilis) facilitam a transmissão do HIV.

Os dados da OMS sugerem que 30 a 50% dos adultos em países em desenvolvimento apresentam infecção latente de tuberculose, ou seja, foram infectados pelo *Mycobacterium tuberculosis* em algum ponto de suas vidas, mas não desenvolveram a tuberculose ativa.

A tuberculose é uma causa de morte frequente em muitos países subdesenvolvidos, levando a óbito cerca de 2 milhões de pessoas por ano no mundo (AVERT, 2006). Um alarmante aumento dos casos de tuberculose ocorre em paralelo com a epidemia de AIDS. A infecção pelo HIV é o maior risco conhecido para que se desenvolva uma tuberculose ativa. As pessoas que apresentam uma infecção latente por tuberculose desenvolvem a doença mais rápido se seu sistema imunológico tiver sido danificado pelo HIV. Calcula-se que 8% das pessoas duplamente infectadas pelo HIV e pelo *Mycobacterium tuberculosis* desenvolvem a tuberculose ativa a cada ano.

O risco da tuberculose não aumenta apenas com pessoas infectadas pelo HIV, entretanto 50% das pessoas duplamente infectadas desenvolverão a forma transmissível da doença (AVERT, 2006; CDC, 1989). A ONU criou um fundo específico para combater os três problemas de saúde que considera prioritários: AIDS, tuberculose e malária (UnAIDS, 2002).

AIDS NO BRASIL

Nos últimos anos, o Brasil vem apresentando importantes mudanças no quadro epidemiológico da AIDS, tanto em sua forma de transmissão quanto no perfil dos portadores do vírus HIV. De 1980 a 2005, foram diagnosticados 371.827 casos de AIDS no Brasil, e pelo menos 830 mil pessoas viviam com HIV/AIDS (Tabela 17.1). Já a incidência não tem diminuído: foram 43 mil casos novos em 2010, 44 mil em 2015 e 48 mil em 2016. Diante de tais números, é possível afirmar que pacientes portadores do HIV têm sido atendidos em consultórios odontológicos de todo o Brasil, com ou sem o conhecimento do profissional (Onusida, 2017; KFF, 2017; Brasil, 2006; Onusida, 2004).

Com relação às mudanças no perfil epidemiológico, observa-se que, de início, atingia principalmente homens que fazem sexo com outros homens (HSH), usuários de drogas injetáveis e indivíduos que recebiam transfusão de sangue e hemoderivados, como plasma e hemácias. Ultimamente, aumentaram os casos de transmissão heterossexual, sobretudo entre mulheres. Outra evidência importante reside na variação observada na distribuição dos casos segundo o sexo. Se, no começo da epidemia, para cada 16 pacientes homens, encontrava-se uma mulher com AIDS, hoje essa razão é de 1,5 para 1. A mortalidade por AIDS, que chegou a alcançar a taxa de 9,7 óbitos por 100 mil habitantes em 1995, mostra a partir de então um padrão de redução gradativa, embora com variações que indicam ultimamente um novo patamar de crescimento, pois a relativa estabilização na marca de 6,3/100 mil a partir do ano 2000 já em 2016 chegou a 6,8/100 mil habitantes (UnAIDS, 2017; Brasil, 2006; Resposta +, 2005; AIDS no Brasil, 2005).

Tabela 17.1 Ocorrência de HIV e AIDS no mundo, de acordo com a região, em 2016.

Região	Número de adultos e crianças vivendo com HIV	Incidência (novos casos) no ano	Prevalência do HIV (%) 15 a 49 anos	Óbitos no ano
África Leste e Sul	19.400.000	790.000	7,0	420.000
África Ocidental e Central	6.100.000	370.000	2,0	310.000
Ásia e Pacífico	5.100.000	270.000	0,2	170.000
Europa Ocidental e América do Norte	2.100.000	73.000	0,3	18.000
América Latina e Caribe (exceto Brasil)	1.270.000	67.000	0,6	31.000
Brasil	830.000	48.000	0,5	14.000
Oriente Médio e África do Norte	230.000	18.000	< 0,1	11.000
Europa Oriental e Ásia Central	1.600.000	190.000	0,9	40.000
Mundo	36.630.000	1.826.000	0,8	1.014.000

Nota: os dados são estimativas e admitem variações tão maiores quanto maior for a imprecisão dos dados de uma região ou país. No mundo, o limite inferior para a população que vive com HIV e AIDS é de 30,8 milhões de casos e o superior de 42,9 milhões de casos.
Fonte: Onusida (2017, 2004); KFF (2017); UnAIDS/Brasil (2017); amFAR (2017); AVERT (2017).

Avaliando-se o modo de transmissão, não há dúvidas de que a via sexual é a grande responsável pela disseminação do HIV no Brasil, mas surpreende o fato de que em cerca de 44% dos casos de AIDS em homens e 34% em mulheres a via de contaminação tenha sido o uso de droga injetável, incluindo-se os que adquirem o HIV por compartilhamento de seringas e agulhas contaminadas.

Dados referentes às drogas mais utilizadas apontam um predomínio indiscutível da cocaína injetável, variando de 94% em Santos a 100% em Itajaí, além de um crescimento considerável do *crack* fumado, indo de 36% em Salvador a 61% em Santos. A maior descoberta foi o surgimento da heroína injetável no país, variando de 6% em Santos a 17% no Rio de Janeiro. Essas informações reforçam ainda mais a importância de o cirurgião-dentista incluir em sua anamnese de rotina a pergunta ao paciente se é usuário de drogas, explicando a respeito da confidencialidade dessa informação (Brasil, 1998).

ATENDIMENTO ODONTOLÓGICO ESPECIALIZADO OU UNIVERSAL?

Considerando-se a estimativa da existência no Brasil de mais de 5 milhões de portadores do HIV, todos os cirurgiões-dentistas estão prestando atendimento a pacientes portadores do vírus, sabendo ou não. Por isso, as medidas de biossegurança devem ser adotadas universalmente para todos os pacientes. Nem sempre o cirurgião-dentista conhece o estado sorológico do paciente, sabendo se é portador de algum tipo de hepatite ou mesmo do HIV. Isso pode ocorrer por falhas do profissional na execução da anamnese, porque o paciente pode desconhecer o fato de ser portador de agente infeccioso ou, ainda, ocultá-lo intencionalmente com medo da recusa do atendimento odontológico. Esses pacientes, após tentativas frustradas para obter atendimento por relatarem a verdade, optaram pela sonegação da informação.

Com base na realidade estatística, é possível perceber que não há necessidade de centros especiais de atendimento, excetuando-se os casos em que o paciente apresente a doença em fase avançada, com dificuldades de locomoção ou de acesso ao consultório odontológico. Nesses casos, justificam-se profissionais especializados ou Centros de Referência (Jitomirski, 1997, 1989, 1985a; WHO, 1993; Robinson *et al.*, 1992, 1987; CDC, 1992, 1985).

AVALIAÇÃO ODONTOLÓGICA DO PACIENTE COM HIV

A avaliação feita para o paciente soropositivo é a mesma para todos os pacientes quanto ao tratamento odontológico:

- Determinar a queixa principal
- Conhecer o estado geral do paciente pela ficha médica
- Realizar exame extrabucal, avaliando cabeça e pescoço. Pacientes soropositivos podem desenvolver linfadenopatia cervical e lesões de pele
- Examinar toda a mucosa bucal, diagnosticando lesões com base em clínica, citologia esfoliativa, biopsia, cultura ou outros testes. O aparecimento de lesões bucais pode ser sinal de início ou progressão de infecção pelo HIV
- Examinar detalhadamente o periodonto, buscando gengivite ou periodontite
- Examinar dentes, restaurações e próteses. Os pacientes com AIDS podem ser de alto risco para a cárie dentária, em virtude dos medicamentos que contêm glicose para melhorar o sabor e da xerostomia
- Realizar radiografias complementares ao exame clínico
- Planejar e discutir com o paciente um plano de tratamento preventivo e reabilitador. O plano de tratamento deve variar de acordo com o estágio da infecção pelo HIV

Um formulário específico para coletar informações em estudos epidemiológicos ou em ações previstas para equacionar problemas junto a comunidades foi desenvolvido pela Organização Mundial da Saúde (OMS).

Em seguida, obtêm-se informações a respeito do peso (em kg), da altura (em cm), da febre (presente ou ausente), de candidíase (presente ou ausente) em uma das seguintes localizações: língua, gengiva, lábios/mucosa bucal, palato e faringe. Além disso, assinala presença ou ausência das seguintes manifestações: queilite angular; leucoplasia bucal felpuda; gengivite ulcerativa necrosante; periodontite ulcerativa necrosante; estomatite necrosante; estomatite herpética; herpes-zóster; *Molluscus contagiosum*; citomegalovírus; lesões verrugosas/papilomavírus humano; sarcoma de Kaposi; úlceras aftosas; outras ulcerações; boca seca em virtude da diminuição do fluxo salivário; inchaço unilateral ou bilateral das principais glândulas salivares; e outras constatações (especificar).

Textos a respeito do tema estão também disponíveis em sites de organizações como a American Dental Association (ADA, 2017) e o National Institute of Dental and Craniofacial Research (NIDCR, 2014), entre outras.

Plano de tratamento odontológico

- Modificações no tratamento odontológico para pacientes com HIV baseiam-se na situação clínica, e não no estado sorológico. Complicações decorrentes do tratamento odontológico em portadores do HIV e doentes de AIDS são muito raras
- Profilaxia antibiótica é indicada nos casos de pacientes com válvula cardíaca, história de febre reumática ou outra alteração cardíaca. A profilaxia antibiótica visa a evitar a endocardite bacteriana, devendo ser feita independentemente de o paciente portar o HIV
- Não há necessidade de usar cobertura antibiótica de rotina para prevenir infecção pós-procedimento. O emprego de antibióticos precisa ser analisado a cada caso
- Trombocitopenia ocorre em alguns pacientes com HIV, o que pode causar algum sangramento após procedimentos cirúrgicos, exodontias, curetagem periodontal ou biopsia. É interessante solicitar contagem de plaquetas e tempo de sangramento antes de realizar esses procedimentos
- Doenças oportunistas das vias biliares podem alterar o tempo de coagulação, por falhas no metabolismo da protrombina e tromboplastina. Se o paciente relatar sangramento anormal, solicitar o teste de tempo de protrombina/tromboplastina parcial ativada (TP/TTP)
- Medicações podem interferir no tratamento dentário e causar reações adversas, como xerostomia, anemia, trombocitopenia, neutropenia e alterações no metabolismo do fígado. Interações medicamentosas podem ocorrer.

Diferenças no tratamento de pessoas com AIDS

Existem duas categorias de pacientes: os soropositivos assintomáticos e os pacientes com sinais clínicos em razão da baixa resistência do sistema imunológico, que podem ou não manifestar a AIDS. Os cuidados clínicos com a saúde bucal dos HIV-positivos são similares aos tomados com os pacientes normais.

Todos os procedimentos clínicos de rotina poderão ser realizados, entretanto o cirurgião-dentista deve estar atento ao aparecimento de lesões de mucosa e doença periodontal (Figura 17.1). Essas duas alterações requerem constante atenção por parte do cirurgião-dentista que executa clínica geral, levando-o a diagnosticar e tratar tais alterações por sua grande frequência.

Antigamente, quando era feito um plano de tratamento para um portador do HIV, não se planejava realizar trabalhos mais onerosos, como prótese e implantes, imaginando-se que uma sobrevida curta. Hoje, esse conceito mudou e se faz o que for necessário, de acordo com o estágio em que se apresenta a infecção pelo HIV. Todos os procedimentos nas áreas de dentística, prótese, cirurgia e endodontia poderão ser executados normalmente, com exceção da periodontia, tendo em vista que portadores do HIV e AIDS apresentam risco em relação ao aparecimento de doença periodontal de rápida evolução, que nem sempre responde bem ao tratamento. A prevenção da doença periodontal e da cárie dentária deve ser enfatizada. Pode haver maior risco para o aparecimento da cárie dentária em virtude da diminuição do fluxo salivar e da ingestão de medicamentos contendo glicose. Isso ocorre principalmente em crianças com HIV, que se transformam em alvo frequente de cáries dentárias (Schiodt, 1992; Fox, 1991; Atkinson, 1990).

TRANSMISSÃO OCUPACIONAL DO HIV DURANTE O ATENDIMENTO

Por se tratar de um assunto que causa bastante ansiedade nos cirurgiões-dentistas, justifica-se sua abordagem com certa profundidade.

São claras as formas de transmissão do HIV – podem ocorrer por intermédio do sangue, derivados do sangue e secreções genitais. Esses contatos ocorrem durante relações sexuais, compartilhamento de agulhas e seringas contaminadas por UDI, transplante de órgãos ou tecidos, da mãe para o recém-nato e por exposição ocupacional.

Há um consenso entre os pesquisadores de que é quase nula a possibilidade de contaminar-se com o HIV durante um procedimento odontológico. A possibilidade de adquirir ou transmitir o HIV em procedimentos é de 0,00038, ou seja, 38 casos em 100 mil acidentes, o que é praticamente igual a zero.

Somente 50 profissionais de saúde foram infectados ocupacionalmente pelo HIV em 14 anos de epidemia. Sabendo-se que a contaminação profissional ocorre por algum tipo de acidente, Siew *et al.* entrevistaram 14.797 dentistas para avaliar o tipo de acidente que sofrem esses profissionais durante o trabalho. A média de acidentes por ano de cada cirurgião-dentista é de 3,21. Comparando os profissionais que fazem clínica geral com os especialistas, observou-se que os últimos sofrem mais acidentes, com uma média de 3,43 contra 3,16 dos primeiros. Os cirurgiões bucomaxilofaciais apresentam uma média anual de 4,62 acidentes/ano, enquanto nos odontopediatras a média é de 4,13. Com relação aos instrumentos que causam acidentes, observaram-se os seguintes resultados: brocas 38%, lima endodôntica 37%, agulha descartável 30%, materiais ortodônticos 6%, agulha de sutura 3%, lâmina de bisturi 1%; e outros 2%. Após um acidente, deve-se tirar as luvas, lavar o local com água e sabão efusivamente e aplicar tintura de iodo como antisséptico de primeira escolha (Jitomirski, 1993, 1992; Scully *et al.*, 1992; Greenspan *et al.*, 1992b, 1992c; Gerberding *et al.*, 1990).

HIV no sangue

Pesquisas que procuram avaliar o número de partículas vivas do HIV no sangue mostram que 1 mℓ de plasma pode conter 10 a 100 vírus em pacientes assintomáticos. Em pacientes que apresentam a infeção primária aguda pelo HIV e pessoas com AIDS, o número de partículas virais vivas varia entre 300 e 10.000 por mℓ de sangue (Epstein e Silverman, 1992).

Calcula-se que um acidente com uma seringa possa injetar 1,4 μℓ de sangue potencialmente infectante por episódio. Como visto, um indivíduo assintomático apresenta em geral 100 partículas vivas de HIV por mℓ, então um acidente poderá injetar apenas uma partícula viral do HIV. Esse mesmo acidente, no caso de o sangue ser infectado pelo HBV, poderia injetar um milhão de partículas do HBV. Fica claro que, em casos de acidentes, a possibilidade de contaminação pelo vírus da hepatite B é 1 milhão de vezes maior que com o HIV (CDC, 1990b). A Tabela 17.2 apresenta informações comparativas para casos de AIDS e hepatite B (Hepatitis B Foundation, 2017; WHO, 2017; CDC, 1989), considerando o fato de que 2 bilhões de pessoas estejam infectadas em todo o planeta por essa doença que, entre outras consequências, oferece grave risco para trabalhadores de saúde.

É fundamental que todos os profissionais de Odontologia sejam vacinados com três doses da vacina DNA recombinante contra o vírus da hepatite B – Engerix B. Espera-se que a imunidade atinja 97% dos indivíduos vacinados. Recentemente, tem-se surgido que as taxas de imunidade são menores que o esperado no Brasil, aguardando-se novos dados sobre o assunto.

O CIRURGIÃO-DENTISTA E O MERCADO DA AIDS

É imprescindível que o cirurgião-dentista disponha de conhecimentos básicos sobre a AIDS relacionada com a estomatologia, tendo em vista a grande proporção de pacientes soropositivos atendidos na rotina dos consultórios particulares ou serviços públicos.

Greenspan estimou, para o ano de 2001, que 20 a 30 milhões de pessoas infectadas pelo HIV viveriam no mundo, mas suas previsões infelizmente se viram superadas por uma realidade na qual os dados relativos a 2016 indicaram quase 37 milhões de pessoas atingidas (Greenspan *et al.*, 1986, 1992; UnAIDS, 2016).

Uma pessoa infectada pelo HIV necessita de pelo menos 4 h por ano de cuidados estomatológicos em relação à mucosa bucal e a lesões periodontais. A 4 h/ano/paciente, considerando-se um regime de trabalho de 40 h por semana e 2.000 h por ano, cerca de 500 pacientes preencheriam inteiramente o tempo disponível de um estomatologista especialista em Medicina Bucal.

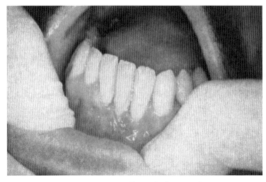

Figura 17.1 Doença periodontal de rápida progressão. *Ver Encarte.*

Tabela 17.2 Comparação entre AIDS e hepatite B.

Aspectos	AIDS/HIV	Hepatite B/HBV
Número de pessoas infectadas no mundo (OMS)	37 milhões	2.000 milhões
Número de casos novos de AIDS no ano	1,8 milhão	–
Número de portadores do HBV	–	257 milhões
Volume mínimo de sangue para transmitir a infecção	0,1 mℓ	0,00004 mℓ
Risco de infecção seguinte ao ferimento com uma agulha de paciente positivo	0,5%	7,3%
Vacina para prevenção	Inexistente	Vacina existe desde 1986

HBV: vírus da hepatite B.
Fonte: Hepatitis B Foundation (2017); WHO (2017); CDC (1989).

MANIFESTAÇÕES BUCAIS DA AIDS | DIAGNÓSTICO

Lesões bucais podem ser marcadores da infecção pelo HIV e oferecer uma ideia do prognóstico. O diagnóstico de doenças bucais feito pelo cirurgião-dentista em uma pessoa infectada pelo HIV é importante, porque a identificação precoce desse tipo de infecção pode aumentar a sobrevida e melhorar a qualidade de vida do doente. Nessa situação, medidas profiláticas e terapêuticas podem ser tomadas precocemente. No caso de o cirurgião-dentista examinar o paciente e verificar alguma lesão compatível com a presença do HIV, torna-se fundamental incluir na anamnese algumas perguntas relacionados com sinais e sintomas típicos dessa infecção: emagrecimento não compatível com atividade física ou dieta, sudorese noturna, fadiga crônica, diarreia, linfadenopatia generalizada, febre persistente por volta de 37,5 a 38°C, tosse, embranquecimento ou perda precoce de cabelo e xerodermia (Scully et al., 1992; CDC, 1989a; Jitomirski et al., 1985).

Após a infecção pelo HIV, a pessoa demora de 45 a 60 dias para formar anticorpos contra o vírus, os quais não são capazes de desativar o HIV, por isso não conferem imunidade.

Tais anticorpos são dirigidos às proteínas do envelope (gp 120) e proteínas de "core" (p 24) do HIV, em geral detectados 4 a 6 semanas após a infecção, período em que a pessoa não tem anticorpos, denominado *janela imunológica*. No caso de a pessoa infectada estar nessa fase e doar sangue, poderão ocorrer casos de AIDS transfusional, pois as amostras de sangue testadas serão negativas ao teste Elisa, que detecta os anticorpos.

A produção desses anticorpos permanece estável por anos. Se houver uma deterioração do estado clínico do paciente, eles podem parar de ser produzidos. Nesse caso, é mais fácil detectar o próprio HIV (antígeno) no sangue do paciente por meio do teste PCR (reação em cadeia da polimerase). Um teste confirmatório amplamente utilizado é o *Western blot*, que dá um indicativo da infecção viral.

É um enigma, até o momento, o fato de algumas pessoas infectadas pelo HIV permanecerem assintomáticas por até 20 anos, enquanto outras progridem para AIDS rapidamente. A promiscuidade sexual e o modo de vida parecem influenciar na progressão da doença.

Há evidências clínicas no sentido de que fatores exógenos facilitam a progressão da infecção. Ao que se sabe, o vírus Epstein-Barr, o herpes simples e o citomegalovírus poderiam ativar o HIV (Eversole, 1992; Epstein e Scully, 1991; Green e Eversole, 1989).

Segundo o Centro Colaborador da OMS para Manifestações Bucais da AIDS, há alguns critérios que possibilitam que as manifestações bucais da AIDS se baseiem primeiro na evidência clínica. Procedimentos complementares ao diagnóstico, como biopsia, citologia esfoliativa, cultura e outros exames, poderão ser solicitados visando a obter maiores detalhes (WHO, 1993, 1990).

Ao analisar a urgência de melhorar o padrão de diagnóstico de manifestações iniciais de AIDS na cavidade bucal, a OMS sugeriu aos serviços de atenção odontológica que concentrem suas iniciativas em torno dos seguintes pontos: (a) identificação dos mais significativos sinais e sintomas de HIV/AIDS na boca e nos tecidos correlatos; (b) envolvimento do pessoal odontológico na documentação de casos de HIV/AIDS para assegurar uma avaliação médica mais apropriada, assim como a tomada de medidas adequadas de prevenção e tratamento; (c) capacitação de outros recursos humanos da área da saúde sobre como identificar lesões da cavidade bucal relacionadas com o HIV/AIDS; (d) disseminação de informações sobre a doença e sua prevenção (WHO, 2007).

No Brasil, o Ministério da Saúde utiliza um conjunto de critérios para definição de casos de AIDS em pessoas com 13 anos ou mais, com base nos princípios adotados pelo CDC norte-americano, na convenção Rio de Janeiro/Caracas, além de estabelecer normas específicas para a identificação de causas de óbito, como visto na Tabela 17.3. A candidíase bucal resistente ao tratamento, persistente por mais de 2 meses já a partir dos 6 meses de idade, e a gengivoestomatite herpética recorrente com mais de dois episódios em 1 ano são indicativas de AIDS, embora com caráter moderado. É comum que estejam associadas a anemia persistente por mais de 30 dias, a diarreia crônica ou recorrente e a febre persistente com duração superior a 30 dias.

De maneira geral, considera-se AIDS o caso de um indivíduo que tenha evidência laboratorial de infecção pelo HIV – dois testes de triagem para detecção de anticorpos anti-HIV ou um confirmatório reagente – com diagnóstico de imunodeficiência, ou seja, pelo menos uma doença indicativa de AIDS ou contagem de linfócitos T CD4+ abaixo de 350 células por mm^3, independentemente da presença de outras causas de imunodeficiência (Brasil, 2003).

Doenças fúngicas

Candidíase pseudomembranosa

Trata-se de uma infecção fúngica resultante da proliferação da *Candida albicans*. Pode ser associada com imunossupressão

Tabela 17.3 Critérios para definição de casos de AIDS.

Grupo etário	Critério CDC adaptado	Critério Rio de Janeiro/ Caracas	Critério excepcional: óbito
Menores de 13 anos	Evidência laboratorial de infecção pelo HIV em crianças + Evidência de imunodeficiência com diagnóstico de pelo menos duas doenças indicativas de AIDS de caráter leve e/ou Diagnóstico de pelo menos uma doença indicativa de AIDS de caráter moderado ou grave e/ou Contagem de linfócitos T CD4+ menor do que o esperado para a idade atual	– – – –	Menção à AIDS em algum dos campos da Declaração de Óbito (DO) + Investigação epidemiológica inconclusiva ou Menção da infecção pelo HIV em algum dos campos da DO, além de doenças associadas à infecção pelo HIV + Investigação epidemiológica inconclusiva
Pessoas com 13 anos ou mais	Existência de dois testes de triagem reagentes ou um confirmatório para detecção de anticorpos anti-HIV + Evidência de imunodeficiência com diagnóstico de pelo menos uma doença indicativa de AIDS e/ou Contagem de linfócitos T CD4+ < 350 céls./mm³	Existência de dois testes de triagem reagentes ou um confirmatório para detecção de anticorpos anti-HIV + Somatório de pelo menos 10 pontos, de acordo com uma escala de sinais, sintomas ou doenças*	Menção à AIDS em algum dos campos da DO + Investigação epidemiológica inconclusiva ou Menção da infecção pelo HIV em algum dos campos da DO, além de doença(s) associada(s) à infecção pelo HIV + Investigação epidemiológica inconclusiva

* A escala de sinais, sintomas ou doenças considera: 1. anemia e/ou linfopenia e/ou trombocitopenia; 2. astenia; 3. caquexia; 4. dermatite persistente; 4. diarreia; 5. febre; 6. linfadenopatia; 7. tosse; 8. candidose bucal ou leucoplasia pilosa; 9. disfunção do sistema nervoso central; 10. herpes-zóster em indivíduo com até 60 anos de idade; 11. tuberculose pulmonar, pleural ou de linfodonos localizados em uma única região; 12. outras formas de tuberculose; 13. sarcoma de Kaposi.
Fonte: Brasil, Ministério da Saúde (2003).

relativa à AIDS, bem como a outros fatores predisponentes, como diabetes, antibioticoterapia, diminuição do fluxo salivar e radioterapia.

Aparece sob a forma de placas esbranquiçadas, localizadas em qualquer parte da boca (Figuras 17.2 a 17.5). Para o diagnóstico, deve-se raspar a lesão e, se aparecer um fundo vermelho, com ou sem sangramento, e, se o paciente relatar ardência e desconforto, deve-se instituir o tratamento com antifúngicos. Se a candidíase atingir o esôfago, trata-se de um indicativo de que o número de linfócitos CD4 está muito baixo.

Candidíase eritematosa ou atrófica

É vista sob a forma de manchas ou erosões avermelhadas. Se aparecer no dorso da língua, região normalmente com papilas, a zona aparece sem papilas. O palato é quase sempre afetado nos portadores de prótese total.

Queilite angular

Refere-se a fissuras que aparecem nas comissuras labiais, podendo ocorrer em diferentes estágios, desde o inflamatório (queilite) até o degenerativo (queilose).

Tratamento

Para as três formas citadas, pode-se utilizar medicação tópica representada pelo miconazol, nas formas de gel ou pastilhas. Também pode-se indicar o clotrimazol, na forma de pastilhas, além da suspensão de nistatina ou micostatin. Todas as formas tópicas, para darem resultado, devem ser utilizadas com persistência, de 5 a 6 vezes/dia. Quanto à medicação sistêmica

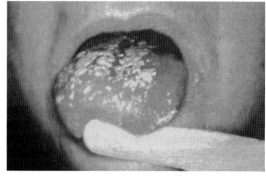

Figura 17.2 A língua apresenta candidíase pseudomembranosa aguda, com aspecto típico de leite coalhado. *Ver Encarte.*

VO, pode-se usar o cetoconazol, na dosagem de 200 a 400 mg/dia, ou o itraconazol 200 mg/dia, por 10 a 14 dias. Tomar cuidado com uma possível hepatotoxicidade (Carthy, 1992; Barkvol, 1989).

Doenças bacterianas

Gengivite associada a HIV (HIV-G) ou eritema linear marginal gengival

Compreende uma linha vermelha que aparece na margem gengival, em geral com 1 mm de largura que se estende por diversos dentes. Esse eritema não é associado ao acúmulo de placa e não responde ao tratamento convencional (RAP). Aparece em 10 a 50% dos pacientes com HIV.

Gengivite ulcerativa necrosante (GUN)

Antes conhecida por GUNA, refere-se à destruição e à necrose dos tecidos gengivais, iniciando-se sempre pela papila. O paciente relata sensação de cunha entre os dentes, gosto metálico, dor, linfadenopatia e mau hálito. Ocorre formação de pseudomembrana (Figura 17.6).

Periodontite ulcerativa necrosante ou periodontite associada ao HIV (HIV-P)

Manifesta-se por uma destruição rápida do periodonto com perda da gengiva e do osso alveolar, acompanhada de dor. Fragmentos necróticos de osso ficam visíveis. O diagnóstico definitivo inclui rápida perda óssea, em cerca de 4 semanas, exigindo a realização sistemática de radiografias.

Em virtude da natureza necrótica desse processo, o periodonto fica com um formato irregular depois do término da fase ativa da necrose. A prevalência nos pacientes com AIDS é de 5%.

Em geral, a terapêutica periodontal dessas lesões é feita por:

- Desbridamento das lesões com eliminação de tecido necrótico e sequestros ósseos
- Antimicriobianos como o metronidazol (200 a 400 mg/3 vezes/dia). Em geral, durante o desbridamento, faz-se irrigação com clorexidina a 0,12% ou povidine
- Manutenção de higiene bucal adequada. Os pacientes que conseguiram estabilizar seu quadro gengival devem ser examinados no mínimo a cada 3 meses, visando a detectar alterações precoces
- Iniciar terapia periodontal com raspagem/alisamento e polimento dos quatro quadrantes, 10 dias após o desbridamento inicial.

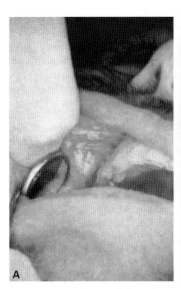
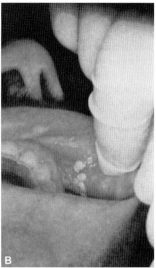

Figura 17.3 A e B. Candidíase disseminada comprometendo a mucosa jugal direita e esquerda (o paciente havia sido referenciado por seu médico com queixa de "dor de dente"). *Ver Encarte.*

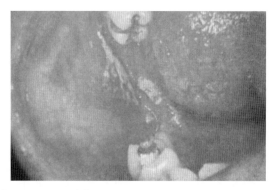

Figura 17.4 Candidíase em região retromolar e mucosa jugal. *Ver Encarte.*

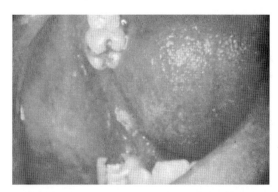

Figura 17.5 Passou-se espátula para remover pseudomembrana e observou-se fundo vermelho sangrante – diagnóstico clínico da candidíase. *Ver Encarte.*

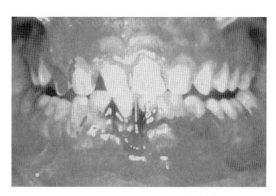

Figura 17.6 Gengiva ulcerativa necrosante (GUN) como primeiro sinal da infecção pelo HIV. *Ver Encarte.*

Recomenda-se aos pacientes que apresentam problemas periodontais que realizem bochecho com clorexidina a 0,12%, 2 vezes/dia.

Metronidazol pode ser utilizado nos casos de GUN ou pericoronarite, na dose de 250 mg 4 vezes/dia. É preciso tomar precauções especiais nos pacientes com alterações hepáticas ou história de hepatite.

Outros antibióticos, como penicilina, tetraciclina e eritromicina, podem predispor o paciente portador do HIV a um quadro de candidose.

Alguns dados sugerem que a clorexidina e a nistanina não devem ser administradas simultaneamente (Brahim et al., 1998; Winkler e Robertson, 1992; Swango et al., 1991; Friedman et al., 1991; Jitomirski, 1989).

Infecção pelo herpes simples

Herpes labial recorrente

Lesões causadas pelo HSV-1 e HSV-2 aparecem sob a forma de vesículas que se rompem e dão lugar a uma crosta. As lesões labiais são encontradas em 10 a 15% dos soropositivos. O ciclo demora em média 1 mês, ao contrário dos pacientes normais, em que o ciclo dura no máximo 7 dias.

A prevalência de infecção por HSV é bastante similar em pessoas portadoras do HIV e na população em geral (a prevalência de herpes labial recorrente em adultos e adolescentes varia de 10 a 15%). Embora a prevalência do herpes recorrente seja basicamente a mesma em pessoas portadoras do HIV e na população em geral, a evolução clínica é muito diferente.

Nos portadores do HIV, as lesões herpéticas são maiores, espalhadas, com padrões de distribuição atípicos, podendo persistir por semanas ou até 1 mês. Os adultos podem apresentar, ao mesmo tempo, lesões bucais ou perianais, e ambas as lesões, apesar de localizações diferentes, podem ser causadas pelo HSV-2 (principalmente entre homossexuais).

As lesões labiais podem aumentar rapidamente de tamanho e formar úlceras crostosas na face. Quando não há resposta à terapia com antivirais tópicos, usam-se sistêmicos; nesse caso, indica-se aciclovir comprimidos 200 a 800 mg VO durante 14 dias. Não é incomum ocorrer resistência ao tratamento com aciclovir. Para tratar uma forma persistente de herpes orofacial, pode-se utilizar o aciclovir, 5 mg/kg, a cada 8 h, durante 7 a 10 dias. Quando não houver uma boa resposta, e se as culturas confirmarem cepas resistentes ao aciclovir, indica-se o foscart, 50 mg/kg a cada 8 h, por um período razoável (CDC, 1990b, 1989a).

Primoinfecção herpética

Ocorre em uma de cada 100 crianças menores de 5 anos ao primeiro contato com o HSV. Aparecem vesículas e bolhas em toda a boca, as quais se rompem dando lugar a erosões. A criança não consegue alimentar-se bem por causa da dor. Para evitar complicações, é importante orientar a mãe ou o responsável para fazer uso de dieta gelada (efeito anestésico) e sem condimentos.

Estomatite herpética

Aparece sob a forma de pequenas vesículas em mucosa queratinizada do palato duro, gengiva inserida e dorso da língua.

Infecção pelo vírus Epstein-Barr

Leucoplasia pilosa

Aparece sob a forma de placas brancas enrugadas nas bordas laterais da língua ou da superfície ventral. Não são removíveis por raspagem. Foi descrita primeiro em pessoas com o HIV ou periodontite associada ao HIV (HIV-P), mas aparece também em imunodeprimidos por outras razões. Como não há sintomatologia dolorosa em geral, não é feito tratamento. Em alguns casos, aplicar topicamente podofilina a 25%, por 10 s, com muito cuidado para evitar necrose. Realizar abundante lavagem local com água após aplicação (Greenspan e Greenspan, 1992, 1989a, 1989b; Greenspan et al., 1992d, 1989, 1987, 1984; Friedman-Kien, 1986).

Condições idiopáticas

- Ulceração aftosa recorrente (afta), caracterizada por uma ou múltiplas ulcerações arredondadas, cobertas por uma pseudomembrana esbranquiçada envolta por um halo avermelhado, aparecendo apenas em mucosa não queratinizada
- Ulcerações atípicas que podem aparecer em qualquer localização da mucosa bucal, sendo geralmente profundas, crateriformes e cobertas por fibrina.

Neoplasias

Sarcoma de Kaposi

Trata-se de um tumor maligno proveniente do crescimento de células das paredes dos vasos sanguíneos; por essa razão, aparece sob a forma de máculas, placas, pápulas ou nódulos avermelhados, azulados ou violáceos, com ou sem ulcerações (Figuras 17.7 e 17.8). Surgem predominantemente no palato e na gengiva (Green, 1984; Gelmann et al., 1985; Lozada et al., 1983).

A biopsia é o único método para diagnosticar essa doença. Aparece em 15 a 20% dos pacientes com AIDS, principalmente em homossexuais. Afirma-se hoje que é causado pelo vírus humano do herpes tipo 8 (HHV-8). O tratamento pode ser cirúrgico, radioterápico ou quimioterápico. Pode ser letal se atingir órgãos internos vitais.

Uma classificação em dois grupos das lesões bucais associadas com o HIV está no Quadro 17.1. Recentemente, Hirata (2015), do Departamento de Otorrinolaringologia da Universidade Federal de São Paulo (Unifesp), fez uma revisão sobre as manifestações orais em pacientes com AIDS, na qual, após referir infecções fúngicas, virais e profundas, especifica um total de 14 possibilidades relacionadas, desde herpes e vírus Epstein-Barr até consequências de tuberculose, sífilis e ulcerações induzidas por medicação.

CONTROLE DA INFECÇÃO NO CONSULTÓRIO ODONTOLÓGICO

É extremamente importante adotar medidas de controle de infecção universalmente nos consultórios odontológicos, para que usuários e profissionais façam uso de instrumentais, equipamentos e superfícies isentos de contaminação. Isso se consegue por meio de adequada esterilização e desinfecção. É notório o fato de que, para realizar o controle de infecção adequado nos consultórios odontológicos, não é suficiente usar apenas material esterilizado, tornando-se necessário conscientizar os profissionais com relação ao uso de técnicas assépticas e ao seguimento de normas de conduta e procedimentos que garantam trabalhar sem riscos de contaminação.

Quadro 17.1 Classificação das lesões bucais associadas com a infecção pelo HIV.

Grupo 1: lesões fortemente associadas
Candidíase: – Eritematosa – Pseudomembranosa Queilite angular Leucoplasia pilosa HIV-G (gengivite) GUN PUN/HIV-P (periodontite) Sarcoma de Kaposi Linfoma não Hodgkin
Grupo 2: lesões menos frequentemente associadas
Doença de glândulas salivares Xerostomia Aumento de volume da glândula salivar maior Ulceração atípica Púrpura trombocitopênica Infecções virais (exceto aquelas do EBV) Citomegalovírus, herpes simples, papilomavírus

Fonte: WHO (1993).

Medidas de precaução universal

Compreendem medidas de controle de infecção que devem ser adotadas universalmente, em que todos os pacientes precisam ser tratados como portadores potenciais de todos os microrganismos.

Algumas dessas medidas consistem em:

- Lavar as mãos e fazer trocas de luvas a cada atendimento, devendo-se utilizar um par de luvas exclusivo para cada paciente, descartando-o após o uso
- Usar máscara, gorro e protetores oculares. Essas são barreiras efetivas contra gotículas de saliva, aerossol e sangue contaminado que podem ser lançados da boca do paciente para o profissional
- Vestir sempre o avental. Não devem ser usadas roupas comuns durante o atendimento, pois elas ficarão contaminadas. É importante retirar o avental todas as vezes em que sair do consultório.

Alguns procedimentos básicos são:

- Antes de atender cada paciente, desinfetar as peças de mão com glutaraldeído a 2% e o equipamento (cadeira, cuspideira, sugador, refletor) com compressas embebidas em solução desinfetante com hipoclorito de sódio a 1% e álcool 77%
- No caso do sugador, aspirar solução desinfetante ou água com detergente para a limpeza das mangueiras dos sugadores, após seu uso em cada paciente
- Fazer a higienização prévia da boca do paciente com soluções antissépticas
- Nos procedimentos cirúrgicos de maior complexidade, fazer antissepsia da face do paciente e utilizar campo esterilizado
- Proceder à desinfecção das embalagens dos filmes periapicais, pré e pós-tomada radiográfica
- Com relação a gotículas de sangue que apareçam em superfícies ou piso, usar água com detergente seguida de hipoclorito de sódio a 1%
- Colocar os materiais perfurocortantes, como agulhas descartáveis, lâminas de bisturi, agulhas de sutura em recipientes resistentes e fechados (p. ex., latas)
- Não lavar o instrumental sujo na sala de atendimento. O ideal é ter uma pequena sala para tais procedimentos
- Acondicionar o lixo do atendimento odontológico em sacos plásticos com o rótulo de "contaminado".

Meios de esterilização

Os meios de esterilização físicos mais utilizados são a autoclave e a estufa.

Estufa | Esterilização pelo calor seco

Há uma tendência em abandonar o uso da estufa e trocá-la pela autoclave em razão dos seguintes problemas relacionados com a esterilização pela estufa:

- Constante variação de temperatura interna, o que não garante uma esterilização por igual em todo o material acondicionado
- Exigência de elevadas temperaturas e período longo de exposição (170°C por 2 h), o que prejudica a têmpera do aço
- Falta de garantia quanto à inativação dos microrganismos na forma vegetativa na temperatura de 170°C (isso ocorre com determinados microrganismos vegetativos apenas na temperatura de 185 a 190°C, após 2 h de exposição).

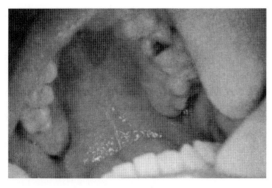

Figura 17.7 Observar sarcoma de Kaposi no palato duro, o qual se manifesta sob a forma de manchas avermelhadas. *Ver Encarte.*

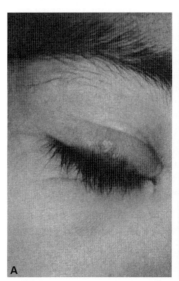
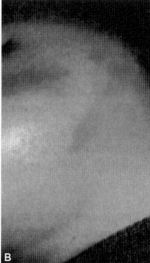

Figura 17.8 A e B. Na mesma paciente, o sarcoma de Kaposi compromete a pálpebra e a região submentual. *Ver Encarte.*

Autoclave | Esterilização pelo vapor saturado sob pressão

A autoclave é o aparelho que garante a eficiência do processo de esterilização. Há no mercado dois tipos de autoclave – convencional e por alto vácuo –, cuja diferença é que a de alto vácuo faz o processo em menos tempo. A esterilização pelo vapor sob pressão ocorre em 30 min, a uma temperatura de 121°C. As autoclaves verticais estão ultrapassadas em razão da dificuldade de armazenagem adequada do material.

Outro aparelho de esterilização utilizado em consultórios odontológicos é a panela de pressão adaptada com manômetro, manocavômetro, válvula de segurança, trava de segurança e termômetro para controle de temperatura.

Não há dúvidas de que a autoclave será o único aparelho utilizado para esterilização por parte dos dentistas em muito curto prazo.

A indústria tem dado muita atenção à pesquisa sobre equipamentos e instrumentais que aprimorem e facilitem o uso de técnicas de biossegurança. É necessário que o cirurgião-dentista esteja atento ao mercado para acompanhar as inovações nessa área, em especial no que diz respeito aos materiais e instrumentos descartáveis.

BIBLIOGRAFIA

ADA. HIV/AIDS and Dental Health. American Dental Association, 2017. Disponível em: www.mouthhealthy.org/az-topics/h/hiw-aids-and-dental-health. Acesso em: 7 out. 2017.

Aids no Brasil. Aids no Brasil 2005: queda entre crianças, adultos jovens e usuários de drogas. 2006. Disponível em: http://boasaude.uol.com.br/lib/emailorprint.cfm?type=news&id=6091. Acesso em: 7 out. 2017.

AmFAR. Worldwide AIDS statistika. Foundation for AIDS research, 2017. Disponível em: www.amfar.org/nor/worldwide-aids-stats/. Acesso em: 7 out. 2017.

Atkinson JC. Elevation of salivary antimicrobials proteins following HIV-1 infection. J Aids. 1990;3:41-8.

AVERT. Aids, HIV & Tuberculosis (Tb). 2006. Disponível em: www.avert.org/tuberc.htm. Acesso em: 7 out. 2017.

AVERT. Global HIV and AIDS: statistics, 2017. Disponível em: www.avert.org/global-hiv-and-aids-satistics. Acesso em: 7 out. 2017.

Barkvol PA. Effect of nystatin and chlorhexidine diclugonate on candida albicans. Oral Surgery Oral Medicine Oral Pathology. 1989;67:279-81.

Beckerman K. Mothers, orphans and prevention of paediatric Aids. Lancet. 2002;359:1168-9.

Brahim JS, Katz RW, Roberts MW. Non Hodgkin's Lynphoma of the hard palate mucosa and buccal gingiva associated with Aids. J Oral Maxillofacial Surgery. 1998;46:328-30.

Brasil. Ministério da Saúde. Boletim epidemiológico Aids. Ano XI, n.2 – Semana Epidemiológica. 1998;45:9.

Brasil. Ministério da Saúde. Critérios de definição de casos de Aids em adultos e crianças. Secretaria de Vigilância em Saúde, Progama Nacional de DST e Aids, III: IV. Brasília; 2003.

Brasil. Ministério da Saúde. Dados e pesquisas em DST e Aids. Secretaria de Vigilância em Saúde, Programa Nacional de DST e Aids. Brasília; 2006. Disponível em: www.aids.gov.br/dados/aids.ht. Acesso em: 5 out. 2017.

Carthy G. Host factors associated with HIV-related oral candidiasis. Oral Surgery Oral Medicine Oral Pathology. 1992;73:181-6.

Centers for Disease Control and Prevention. Guidelines for prevention of transmission of human immunodeficiency virus and hepatitis B virus to health care workers and public-safety workers. United States, MMWR. 1989;38(S6):7-33.

Centers for Disease Control and Prevention. Possible transmission of human immunodeficiency virus to a patient during an invasive dental procedure. United States, MMWR. 1990;39:489-93.

Centers for Disease Control and Prevention. Public Health Service statement on management of occupational exposure to human immunodeficiency virus, including considerations to Zidovudine postexposure use. United States, MMWR. 1990;39(rr-1):1-14.

Centers for Disease Control and Prevention. Revision of the case definition of acquired immunodeficiency syndrome for national reporting. United States, MMWR. 1985;34:471-5.

Centers for Disease Control and Prevention. Update on Acquired Immunodeficiency syndrome. United States, MMWR. 1989;39:81-6.

Centers for Disease Control and Prevention. Update: Acquired Immunodeficiency Syndrome. United States, MMWR. 1992;41:461-8.

Centers for Disease Control and Prevention. Update: transmission of HIV infection during an invasive dental procedure. United States, MMWR. 1991;40:21-33.

Disponível em: http://80.80.227.97/enlfiles/library/studies/IE1_full.pdf. Acesso em: 7 out. 2017.

Epstein JB, Scully C. HIV infection: Clinical features and treatment of thirty three homosexual men with Kaposi's Sarcoma. Oral Surgery Oral Medicine Oral Pathology. 1991;71:381-4.

Epstein JB, Silverman S. Head and neck malignancies associated with HIV infection. Oral Surgery Oral Medicine Oral Pathology. 1992;73:193-200.

Eversole LR. Viral infections of the head and neck among HIV seropositive patients. Oral Medicine Oral Surgery Oral Pathology. 1992;73:155-63.

Fox PC. Saliva and salivary glands alterations in HIV infection. Journal of the American Dental Association. 1991;122:46-8.

Friedman RB, Gunsolley J, Gentry A, Dinius A, Kaplowitz L, Settle J. A periodontal status of HIV seropositive and Aids patients. J. Periodontology. 1991;62:623-7.

Friedman-Kien AE. Viral origin of hairy leukoplakia. Lancet. 1986;2:694-5.

Gaines H, von Sydow M, Pehrson PO, Lundbegh P. Clinical picture of primary HIV infection presenting as a glandular fever illness. Britanic Med Journal. 1988;287:1363-8.

Gayle JA, Selik RM. Surveillance for Aids and HIV infection among black and hispanic children and women of childbearing age. United States, MMWR CDC Surveillance Sumaries. 1990;39:23.

Gelmann EP, Preble OT, Steis R, Lane HC, Rook AH, Wesley M et al. Human lymphoblastoid sarcoma in the acquired immune deficiency syndrome. American Journal Medical. 1985;78:737-41.

Gerberding JL, Littell C, Tarkington A, Brown A, Schecter WP. Risk of exposure of surgical personnel to patients' blood during surgery at San Francisco General Hospital. N England Journal of Medicine. 1990;322:1788-93.

Green TL, Beckstead JH, Lozada-Nur F, Silverman S Jr, Hansen LS. Histopatologic spectrum of oral Kaposi's sarcoma. Oral Surgery Oral Medicine Oral Pathology. 1984;58:306-14.

Green TL, Eversole IR. Oral lymphomas in HIV infected patients: association with Epstein Barr virus DNA. Oral Surgery Oral Medicine Oral Pathology. 1989;67:437-42.

Greenspan D, Greenspan JS, de Souza Y, Ungar AM. Oral hairy leukoplakia in an HIV negative renal transplant patient. Journal Oral Pathology. 1989;18:32-4.

Greenspan D, Greenspan JS, Hearst NG, Pan LZ, Conant MA, Abrams DI et al. Relation of oral hairy leukoplakia to infection with the HIV and the risk of developing Aids. J Infectious Diseases. 1987;155:475.

Greenspan D, Greenspan JS. Oral hairy leukoplakia: HIV states and risk of development of Aids. J Infectious Diseases. 1989b;155:475-81.

Greenspan D, Greenspan JS. Significance of oral hairy leukoplakia. Oral Surgery Oral Medicine Oral Pathology. 1992;73:151-4.

Greenspan D, Greenspan JS. Significance of oral hairy leukoplakia. Oral Surgery oral Medicine Oral Pathology. 1992d;73:151-4.

Greenspan D, Schiodt M, Greenspan JS, Pindborg JJ. Aids and the mouth. Copenhagen: Munksgaard; 1993.

Greenspan D, Viliers EM de, Greenspan JS, de Souza YG, Hausen H. Unusual HPV types in oral warts in association with HIV infection. J Pathology. 1988;17:482-7.

Greenspan D. Oral manifestations of HIV infection. Oral Surg Oral Medicine Oral Pathology. 1992b;73:142-4, 192b.

Greenspan JS, Greenspan D. Aids and the dental team. Copenhagen: Munksgard; 1986.

Greenspan JS, Greenspan D. Oral hairy leukoplakia: diagnosis and management. Oral Surgery Oral Medicine Oral Pathology. 1989a;67:396-403.

Greenspan JS, Greenspan D. Oral manifestation of HIV infection: definitions, diagnosis, criteria and principles of therapy. Oral Surgery Oral Medicine Oral Pathology. 1992c;73:142-4.

Greenspan JS, Greenspan JS, Conant M, Petersen V, Silverman S Jr, de Souza Y. Oral hairy leukoplakia in male homosexuals: evidence of association with both papilomavirus and a herpes group virus. Lancet. 1984;2:831-4.

Greenspan JS. Initiatives in oral acquired immunodeficiency syndrome research. Oral Surgery Oral Medicine Oral Pathology. 1992a;73(2):244-7.

Hepatitis B Foundation. Facts and Figures; 2017.

Hirata CHW. Oral manifestations in AIDS. Brazilian Journal of Otorhinolaryngology. Braz J Otorhinolaringol. 2015;81(2).

Jitomirski F, Jacomel J. Você atende pacientes com Aids em seu consultório? Revista do Conselho Regional de Odontologia do Paraná. 1997;8:8-9.

Jitomirski F, Lins V. Riscos de transmissão do HIV durante o atendimento odontológico. Boletim Informativo da Biblioteca de Ciências da Saúde 1992;22(8):1-5.

Jitomirski F, Tommasi AF, Grein N. Programa de controle da Aids no Paraná. Aspectos odontológicos. Odontólogo Moderno. 1985;12(7):46-9.

Jitomirski F. Aids. In: Tommasi AF. Diagnóstico em patologia bucal. 2. ed. São Paulo: Pancast; 1989. p. 215-28.

Jitomirski F. Aids. Riscos e transmissão durante o atendimento odontológico. Anais do II Congresso Internacional de Odontologia do Paraná. 1994. p. 68-9.

Jitomirski F. Importância do diagnóstico em estágio inicial da Aids. Informativo da Sociedade Brasileira de Estomatologia, Belo Horizonte. 1985;1(4).

Jitomirski F. Manual Aids & Odontologia. Secretaria de Estado da Saúde do Paraná/Coordenação Estadual DST e Aids; 1998. 20 p.

KFF. The global HIV/AIDS Epidemic. Kaiser Family Foundation.org/global-health-policy/fact-sheet; 2017.

Lozada F, Silverman S, Migliorati CA. Oral manifestations of tumor and opportunistic infections in Aids: findings in 53 homosexual men with Kaposi's sarcoma. Oral Surgery Oral Medicine Oral Pathology. 1983;56:491-4.

Lumerman H, Freedman PD, Kerpel SM, Phelan JA. Oral Kaposi's sarcoma: a clinicopathologic study of 23 homosexual and bisexual men from the New York Metropolitan area. Oral Surgery Oral Medicine Oral Pathology. 1988;65:711-6.

NIDCR. NIH – HIV/AIDS and Oral Health. National Institute of Dental and Craniuofacial Research, 2014. Disponível em: www.nidcr.nih.gov/oralhealth/topics/HIV/. Acesso em: 7 out. 2017.

Onusida. Informe sobre la epidemia mundial de SIDA 2004. Ginebra; 2004. 227 p.

Onusida. Situación de la epidemia de SIDA. Organización Mundial de la Salud, Ginebra; 2005. 96 p.

Resposta +. Experiências do programa brasileiro de Aids. Ministério da Saúde. Brasília; 2006.

Robinson G et al. Surgery in patient with Aids. Arch Surg. 1987;122:170-5.

Robinson G, Cooper H, Hatt J. Healing after dental extractions in men with HIV infection. Oral Surgery Oral Medicine Oral Pathology. 1992;4:426-30.

Schiodt M. HIV associated salivary gkaand disease: a review. Oral Surgery Oral Medicine Oral Pathology. 1992;73:164-7.

Scully C, McCarthy G. Management of oral health in persons with HIV infection. Oral Surgery Oral Medicine Oral Pathology. 1992;73:215-25.

Swango PA, Kleinman DV, Konzelman JL.HIV and periodontal health. A study of military personnel with HIV. Journal of the American Dental Association. 1991;122:49-52.

UnAIDS Brasil – Resumo global da epidemia de Aids, 2016. Disponível em: www.unids.org.br/estatisticas/. Acesso em: 7 out. 2017.

UnAIDs. Epidemiological Fact Sheets on HIV/Aids and Sexually Transmitted Infections: Brazil. Brasília; 2006.

UnAIDS. Global AIDS update 2016.

UnAIDS. UnAIDS support for countries accessing the Global Fund to Fight Aids, Tuberculosis and Malaria. New York; August, 2002.

Unicef. Las generaciones futuras de África. Nova York; 2003. Disponível em: www.unicef.org/spanish/publications/index_1627.html. Acesso em: 7 out. 2017.

WHO. A guide for epidemiological studies of oral manifestations of HIV infection. Genebra; 1993. 27 p.

WHO. Areas. Disponível em: www.who.int/oral_health/events/july04/en/print.html. Acesso em: 7 out. 2017. Phutel, Thailand; 2004.

WHO. Guide to epidemiology and diagnosis of oral mucosal diseases and conditions. Community Dental and Oral Epidemiology. 1990;8:1-26.

WHO. Hepatitis B: fact sheets. World Health Organization, 2017. Disponível em: www.who.int/mediacentre/factsheets/fs204/en/. Acesso em: 7 out. 2017.

WHO. Oral health and communicable diseases. World Health Organization. Geneva; 2007. Disponível em: www.who.int/oral_health/action/communicable/en/print.html. Acesso em: 7 out. 2017.

WHO. Oral health in HIV/Aids update: Task Force Group on Oral Health in HIV/Aids. World Health Organization: Oral Health Priority Action

WHO. Oral health surveys, basic methods. 5. ed. Geneva: World Health Organization; 2013.

Winkler JR, Robertson PB. Periodontal disease associated with HIV infection. Oral Surgery Oral Medicine Oral Pathology. 1992;73:145-50.

Winkler JR. Periodontal disease associated with HIV infection. Oral Surgery Oral Medicine Oral Pathology. 1992;73:145-50.

18 Controle e Prevenção da Maloclusão

Dante Bresolin

INTRODUÇÃO

Nas últimas décadas, o uso de medidas preventivas em Odontologia conseguiu, em diferentes países e em graus variados, mudar substancialmente o estado de saúde bucal de muitas populações. Altamente dependentes dos meios de comunicação, do progresso tecnológico e das políticas de saúde pública, os meios preventivos tiveram impacto positivo nos países mais desenvolvidos e com melhor distribuição de renda. Mesmo em nações com má distribuição de renda, como o Brasil (IBGE, 1997), o redirecionamento para a prevenção da cárie dentária de recursos financeiros tradicionalmente alocados para atendimentos restauradores mostrou, em poucos anos, o acerto da decisão. É evidente ainda haver um esforço imenso a desenvolver, mas parece que já se aprendeu o caminho.

Ao analisar o comportamento global dos problemas de saúde bucal, o grupo de coordenadores das unidades regionais da Organização Mundial da Saúde (OMS) considerou que maloclusão não é propriamente uma doença, e sim um conjunto de desvios da posição dentária, incluindo casos que têm direta ou indireta influência sobre a qualidade de vida (Petersen *et al.*, 2003).

Na escala de prioridades quanto aos problemas de saúde bucal, a maloclusão figura em geral na terceira posição, superada apenas pela cárie dentária e pelas doenças periodontais (WHO, 1989). Sabe-se que com a redução da incidência da cárie previne-se também – em escala muito representativa – a necessidade de tratamentos restaurador, endodôntico, cirúrgico e protético, tanto na infância quanto na vida adulta. Em decorrência, reduz-se também a prevalência de doenças que exigem cuidados periodontais. De maneira mais distante, algumas maloclusões podem ser prevenidas ou ter sua gravidade diminuída com o controle dos problemas ligados à cárie.

Para entender o que é maloclusão, deve-se definir primeiro o que é oclusão dentária normal. Para alguns autores, oclusão normal refere-se àquela em que há um relacionamento aceitável dos dentes em cada arcada e entre as duas arcadas. A American Association of Orthodontists (AAO) a define como "o encontro ótimo entre os dentes superiores e inferiores durante a função sem nenhuma maloclusão presente". Já Angle (1907) descreveu-a como a "relação normal dos planos inclinados das cúspides dos dentes quando os maxilares estão em contato".

Os limites que separam uma oclusão normal de uma maloclusão nem sempre são nítidos e fáceis de serem identificados. Angle (1907) afirma que "a maloclusão dos dentes é a perversão das suas relações normais", enquanto a AAO adota o seguinte conceito: "maloclusão é um desvio da oclusão normal nas relações intramaxilares ou intermaxilares dos dentes".

É muito importante conhecer os tipos de maloclusão mais prevalentes em uma comunidade. Essa identificação, feita preliminarmente, possibilitará o direcionamento das atitudes preventivas ou curativas dos agentes de saúde. E a melhor maneira de identificar as maloclusões é categorizá-las, por meio de uma das inúmeras classificações disponíveis.

Uma classificação consiste na expressão condensada de muitos detalhes, tendo como objetivo principal possibilitar a fácil comunicação entre as partes envolvidas. Não se trata de um plano de tratamento, pois não implica que um tratamento ortodôntico seja de fato necessário e com certeza também não sugere ou define, por si mesma, a terapia a aplicar ao caso. Tendo em vista ser um diagnóstico parcial e sintomatológico (não etiológico), a classificação abrange, em essência, a natureza, e não o grau ou gravidade do desvio. Para atender a propósitos clínicos, é importante avaliar a gravidade de cada caso, o que se consegue com os índices de maloclusão já discutidos (ver Capítulo 5). Essa avaliação, mais que a natureza da maloclusão, ditará a real necessidade de intervenção.

A elevada prevalência de "anormalidades", consequente ao emprego de classificações e índices ainda apenas em parte satisfatórios, encontrada em muitos estudos recentes tem levado alguns autores a relativizar o próprio conceito de maloclusão (Melo Pinto *et al.*, 2008). É inegável, no entanto, que as intervenções ortodônticas em crianças e adolescentes – em boa parte estimuladas pela forte redução na prevalência da cárie dentária na maioria dos países – ganham cada vez mais espaço e maior prioridade no âmbito da saúde pública.

CLASSIFICAÇÃO DAS MALOCLUSÕES

A mais conhecida e utilizada classificação das maloclusões foi preconizada pelo ortodontista norte-americano Edward Hartley Angle, no final do século 19, e está prestes a ingressar no século 21 com ampla aceitação, tal sua objetividade e praticidade.

A partir de então, diversas classificações têm sido experimentadas, em geral atendendo a aspectos específicos do problema. São clássicas as teorias de Lisher (1912; 1921) e Simon (1926). Lischer descreve as más posições dentárias individuais, denominando-as simplesmente pelo acréscimo da terminação "versão" a cada uma: mesioversão, distoversão, linguoversão, palatoversão, vestibuloversão, infraversão, supraversão, axioversão, giroversão, transposição e perversão. Para Simon, cuja formulação modernamente ganhou ainda mais adeptos depois do advento da radiologia cefalométrica, os arcos dentários relacionam-se com três planos antropológicos, com base em referenciais craniométricos: plano sagital, sagital médio e de Frankfurt. Mais tarde, entre várias propostas, surgiram as de Andrews, baseada na especificação de seis chaves de oclusão, e o sistema britânico de relacionamentos entre os dentes incisivos (Andrews, 1972; Maltagliati et al., 2006; Singh, 2007; Abdul Azim, 2010).

Segundo Angle (1889, 1913), as maloclusões podem ser classificadas em três categorias:

Classe I
Classe II
   Divisão 1
      Subdivisão
   Divisão 2
      Subdivisão
Classe III
   Subdivisão

Nas palavras de Angle (1907):

> Todos os casos de maloclusões caem de modo natural em alguns poucos e facilmente reconhecíveis grupos, ou três grandes classes com suas divisões e subdivisões. Quando são assim classificadas, a extensão das variações do normal em cada caso é compreendida e os requisitos para o tratamento se manifestam. Essas classes são baseadas nas relações mesiodistais dos dentes, dos arcos dentários e maxilares, que dependem primeiro das posições mesiodistalmente assumidas pelos primeiros molares permanentes nas suas erupções e relações. Ao diagnosticar casos de maloclusões, devemos considerar, primeiro, as relações mesiodistais dos maxilares e dos arcos dentários, tomando em consideração as relações dos primeiros molares inferiores com os primeiros molares superiores – as chaves de oclusão; e, em segundo lugar, as posições dos dentes isoladamente, anotando de maneira criteriosa as suas relações com o plano oclusal.

A chave de oclusão normal (*key to occlusion*) é representada pelo modo de oclusão da cúspide mesiovestibular do primeiro molar superior no sulco mesiovestibular do primeiro molar inferior.

As maloclusões de Classe I apresentam a oclusão dos primeiros molares permanentes obedecendo à chave de oclusão normal, isto é, mantendo uma boa relação anteroposterior entre as arcadas, ainda que uma ou outra possam estar posicionadas para os lados vestibular ou lingual, e problemas de qualquer ordem entre os dentes anteriores de uma ou de ambas as arcadas. Pode-se dizer que os indivíduos portadores de maloclusões de Classe I têm um esqueleto facial, bom e harmônico pelo menos no sentido anteroposterior, mas suas arcadas dentárias podem apresentar espaçamentos, apinhamentos, cruzamentos, giroversões, ausências dentárias, dentes supranumerários e uma infinidade de combinações.

As maloclusões de Classe II apresentam em comum o fato de que os primeiros molares inferiores ocluem distalmente em relação a seus correspondentes superiores. Assim, é a cúspide distal do dente 16 ou 26 que oclui no sulco mesiovestibular do 36 ou 46. Isso porque a arcada inferior é menor ou retruída em relação à superior; ou seja, as pessoas classificadas nessa categoria apresentam um problema esquelético constituído basicamente por uma mandíbula retrognática. As divisões 1 e 2 se caracterizam pela conformação dos dentes anteriores.

Portadores de maloclusões de Classe II, Divisão 1, em geral são respiradores bucais, apresentam lábios abertos, protrusão dentoalveolar superior alinhada, espaçada ou apinhada e arcada inferior comumente bem alinhada, mas podendo apresentar apinhamento. O trespasse incisal horizontal (*overjet*) e o trespasse incisal vertical (*overbite*) costumam ser acentuados, mas podem ocorrer situações de mordida aberta. Trata-se da maloclusão mais prevalente nessa Classe.

Na Classe II, Divisão 2, incluem-se os respiradores nasais, com lábios predominantemente fechados. É uma maloclusão compressiva e a ação do lábio superior sobre a bateria incisal superior provoca um quadro típico de linguoversão dos incisivos centrais e de vestibuloversão dos incisivos laterais. Além disso, ocorre sempre uma sobremordida profunda na área incisal e os dentes posteriores costumam ser pouco irrompidos, com coroas clínicas curtas. Em decorrência dessas distorções, as arcadas dentárias são levemente quadradas. Compreende uma maloclusão pouco frequente.

Tanto as maloclusões de Classe II, Divisão 1, quanto as de Divisão 2 podem apresentar situações de assimetria no modo de oclusão dos primeiros molares. Angle classificou como subdivisões os casos em que a oclusão de Classe II ocorre em um dos lados e no lado oposto à oclusão dos molares superior e inferior é normal. Entretanto, a nomenclatura da maloclusão nunca especifica se a subdivisão é no lado direito ou no esquerdo.

Por fim, os portadores de maloclusões de Classe III apresentam protrusão mandibular. Em consequência, os primeiros molares inferiores e os demais dentes inferiores encontram-se ocluídos por mesial em relação aos elementos da arcada oposta. São maloclusões essencialmente esqueléticas e costumam apresentar cruzamento generalizado, com ou sem apinhamento, dos dentes anteriores. Também podem existir casos de subdivisões.

FATORES ETIOLÓGICOS

O conhecimento das causas das maloclusões tem extrema importância no momento em que se pretende implementar medidas preventivas ou interceptativas nos indivíduos de qualquer agrupamento social. Nenhum programa preventivo surtirá efeito se não houver adequado domínio e entendimento de como são originados os problemas nessa área. Desde logo, deve-se reconhecer que é extremamente difícil, e, em muitos casos, impossível, prevenir as maloclusões, tendo em vista se tratar de entidades clínicas das mais complexas, por vezes fora das possibilidades de controle humano.

Quanto à sua origem, os fatores etiológicos podem ser genéticos ou congênitos se pertencerem à própria carga genética do indivíduo, e epigenéticos ou adquiridos se originados pelo meio ambiente (Dockrell, 1952; King, 1980). Em relação à época de ocorrência, podem ser pré-natais ou intrauterinos e pós-natais ou extrauterinos. Segundo o modo de ocorrência, separando-os em predisponentes ou indiretos e determinantes ou diretos. Graber (1984) classificou os fatores etiológicos em gerais ou extrínsecos e locais ou intrínsecos, enquanto Moyers (1993) preferiu enfocar os locais em que as causas atuam, identificando-os segundo quatro possibilidades: ossos, dentes, sistema neuromuscular e tecidos moles (excluídos os músculos).

Há sete causas principais de maloclusão (Moyers, 1993):

- Hereditariedade, que define entre outros pontos os padrões de crescimento facial e de desenvolvimento dentário
- Defeitos de desenvolvimento de origem desconhecida, que podem provocar defeitos embrionários raros
- Traumatismos pré e pós-natais
- Agentes físicos, como a extração prematura de dentes decíduos, a natureza fibrosa dos alimentos etc.
- Hábitos bucais, como:
  - Sucção do polegar ou de outros dedos
  - Projeção da língua durante a fala ou a deglutição
  - Sucção e mordida do lábio
  - Posturas incorretas (desde as corporais até as cefálicas, labiais e linguais)
  - Onicofagia (hábito de roer as unhas)
  - Fala defeituosa ou sibilada
  - Outros hábitos do tipo morder canetas, agulhas, uso de instrumentos de sopro
- Enfermidades, entre as quais merecem citação:
  - Enfermidades sistêmicas, que têm um efeito mais qualitativo que quantitativo sobre o desenvolvimento da dentição
  - Distúrbios endócrinos pré e pós-natais que podem provocar hipoplasia – aceleração ou retardo da velocidade do crescimento facial e da maturação das suturas
  - Enfermidades locais:
    - Nasofaríngeas e função respiratória perturbada (obstrução nasal)
    - Gengivais e periodontais, como perdas ósseas e migrações
    - Tumores, podendo causar deslocamentos dentários
    - Cáries e suas consequências sobre as dentições decídua e permanente
    - Má nutrição, que tem efeitos quantitativo e qualitativo sobre o crescimento corporal e facial.

Dockrell (1952) enunciou sua equação ortodôntica (Quadro 18.1), estabelecendo, de modo claro, que as causas atuam em certas épocas, condicionando certos tecidos e provocando diferentes resultados.

Em vez de apresentarem causas específicas, como algumas enfermidades, as maloclusões são, em geral, alterações clinicamente significativas do campo normal do crescimento e morfologia. Fatores etiológicos contribuem para a desarmonia com mais frequência que a causam (Dockrell, 1952). Pode-se dizer que maloclusão não é uma doença, mas um conjunto de variáveis dentárias com influência limitada na saúde bucal (Shaw, 1997; Richmond et al., 1993).

ORTODONTIA PREVENTIVA

Mais do que se pensa, prevenir o advento de uma maloclusão constitui uma tarefa de difícil concretização. Sem a necessária experiência prática, alguns ortodontistas se envolvem por certo tempo de sua vida profissional com a aplicação de infinitos "aparelhos e técnicas preventivas", que, em geral, se limitam a tratar precocemente maloclusões já instaladas nas profundezas da cadeia genética.

Para melhor compreender o assunto, vale recorrer à AAO, que definiu a Ortodontia e as responsabilidades profissionais de seus associados, dizendo que: "Ortodontia é a área da Odontologia que se preocupa com a supervisão, orientação e correção das estruturas dentofaciais em crescimento ou amadurecidas, incluindo aquelas condições que requerem o movimento de dentes ou a correção das más relações e malformações de suas estruturas próximas e o ajuste das relações entre os próprios dentes e os ossos faciais pela aplicação de forças e/ou a estimulação e o redirecionamento das forças funcionais no complexo craniofacial. As maiores responsabilidades da prática ortodôntica incluem: diagnóstico, prevenção, interceptação e tratamento de todas as formas de maloclusão dos dentes e as alterações associadas das estruturas adjacentes; planejamento, aplicação e controle de aparelhos funcionais e corretivos; e a orientação da dentição e suas estruturas de suporte para atingir e manter relações oclusais ótimas em harmonia fisiológica e estética entre as estruturas faciais e cranianas" (AAO, 1993).

Essa definição inclui os termos prevenção e interceptação. Existe um limite muito tênue entre eles, mas é importante distingui-los, visto que isso implicará na definição de responsabilidades profissionais.

Alguns autores utilizam inadequadamente a expressão "Ortodontia Preventiva" (Ackerman, 1980; Hitchcock, 1972) como se fosse uma especialidade ou uma técnica de trabalho. A prevenção, um fato em cariologia, costuma compreender uma falácia a respeito das maloclusões. Na verdade, cabe à

Quadro 18.1 Equação ortodôntica (de Dockrell).

CAUSAS	atuam em certas →	ÉPOCAS	sobre determinados →	TECIDOS	produzindo →	RESULTADOS
Algumas predisponentes Algumas excitantes		Pré-natal Pós-natal		Alguns primários Alguns secundários		Podem ser os seguintes ou uma combinação de
1. Hereditariedade 2. De desenvolvimento de origem desconhecida 3. Traumatismos 4. Agentes físicos 5. Hábitos 6. Enfermidades 7. Má nutrição		1. Contínua ou intermitente 2. Podem atuar em diferentes níveis de idade		1. Tecido neuromuscular 2. Dente 3. Osso e cartilagem 4. Tecidos moles (excluindo músculos)		1. Má função 2. Maloclusão 3. Displasia óssea

comunidade em geral, incluindo os cirurgiões-dentistas generalistas, a adoção de condutas para prevenir o desenvolvimento de uma maloclusão, mantendo a integridade da dentição normal (Salzmann, 1969; Galvão, 1984; Landry e Shannon, 1973; Richmond et al., 1993).

As condutas mais comuns que possibilitam prevenir maloclusões são:

- Aconselhamento e acompanhamento de gestantes e puérperas, principalmente no sentido de evitar o consumo de medicações teratogênicas, assumir os cuidados pertinentes durante o parto e favorecer a amamentação do bebê no peito
- Identificação de respiradores bucais tendo em vista a alta incidência de maloclusões entre essas pessoas
- Prevenção das cáries dentárias, tidas como o principal fator etiológico primário dos distúrbios oclusais
- Extração dos dentes temporários que permanecem na boca após ter passado suas épocas normais de substituição
- Correção de hábitos inadequados, como a manutenção de objetos rígidos entre os dentes (p. ex., uso incorreto de cachimbo e de instrumentos de sopro)
- Uso de protetores bucais pelos participantes de esportes em que exista perigo de fraturas dentárias
- Uso de mantenedores de espaço em casos de extração muito precoces de dentes temporários
- Exame dental criterioso da criança, obedecendo a uma sequência sistemática, de acordo com o esquema a seguir:
  - Contagem dos dentes de cada hemiarcada à procura de extranumerários, ausências por motivos congênitas, por esfoliação normal ou por extrações
  - Identificação dos dentes temporários e permanentes, tentando comparar a idade dental da criança com a idade cronológica e anotando, entre outras, erupções prematuras, apinhamentos, diâmetro maior ou menor dos dentes, simetria dos arcos, coincidência da rafe mediana do palato com o plano sagital mediano, situação do freio labial etc.
  - Análise dos maxilares e dentes em oclusão, em três planos distintos, no plano transversal para diagnóstico de mordida cruzada, no plano anteroposterior para verificar a relação dos primeiros molares, caninos e incisivos, e no plano vertical para observar a ocorrência ou não de mordida aberta ou profunda.

Observa-se que em nenhum momento foi citada a colocação de "aparelhos preventivos". Na verdade, qualquer necessidade de tratamento ortodôntico prematuro, isto é, da movimentação de dentes nas dentições decídua e mista, já se constitui em uma forma de correção precoce, o que, em Ortodontia, é conhecido como tratamento interceptativo (Ackerman, 1980; Dewel, 1972; Hitchcock, 1972). Trata-se de uma extensão dos procedimentos preventivos e pode incluir, em uma dentição quase normal, movimentos dentários localizados; redirecionamento de dentes que estejam irrompendo ectopicamente; correção de mordidas cruzadas dentárias isoladas ou recuperação de pequenas perdas de espaço em dentições nas quais o restante dos espaços é adequado.

A chave para o sucesso da interceptação consiste na intervenção nos estágios incipientes de um problema, para minimizar a gravidade da maloclusão e eliminar suas causas. O tratamento de fatores complicadores, como desarmonias esqueléticas, deficiência geral de espaço ou outras condições que requeiram tratamento corretivo convencional presente ou futuro, está além dos objetivos da terapia interceptativa. Por isso, os procedimentos interceptativos representam uma antecipação de algumas medidas corretivas (Moskowitz, 1972; Ponitz, 1959; Fechtner e Mallin, 1972; Shaw, 1997).

Como se vê, qualquer movimentação dentária já não constitui uma conduta preventiva *strictu sensu*, e sim uma ação de interceptação ortodôntica.

O poder limitado das medidas profiláticas em relação à efetiva prevenção das maloclusões tem sido motivo de inúmeras manifestações na literatura. Recentemente, Frazier e Horowitz (1995) afirmaram que o potencial para prevenir maloclusões é limitado, e que o flúor e os selantes podem prevenir a perda precoce dos dentes decíduos. Na mesma linha de raciocínio, Jennings (1971) discorreu sobre as limitações da Ortodontia Preventiva. Burstone (1975) afirma que grande parte das maloclusões é geneticamente determinada e não se pode prevenir no sentido usual da palavra, mas, em algumas ocasiões, o uso de procedimentos interceptativos pode minimizar o grau de deformidade dentária. Contudo, as maloclusões primariamente produzidas por fatores ambientais, como traumatismo dos maxilares, hábitos deletérios, perda prematura de dentes primários e procedimentos restauradores impróprios, podem ser prevenidas. Procedimentos ortodônticos precoces ou interceptativos não podem ser recomendados para todos os problemas ortodônticos, pois em muitas situações o tratamento precoce pode complicar ou dificultar o tratamento em uma idade mais tardia (Burstone, 1975).

Em um dos mais esclarecidos editoriais sobre as possibilidades de prevenção, Dewell (1972) afirmou que os cirurgiões-dentistas experientes costumam desencorajar os preconizadores da Ortodontia Interceptativa de colocarem seus objetivos em uma posição por demais elevada. A prevenção, obviamente, é um objetivo comum a todas as ciências da saúde, mas as maloclusões não respondem tão rápido a essas iniciativas, como ocorre em outras áreas da Odontologia ou da Medicina.

BIBLIOGRAFIA

AAO. Glossary of dentofacial orthopedic terms. American Association of Orthodontists, Orthodontic Glossary; 1993.

Abdul Azim K. Classification of malocclusion, 2010. Disponível em: http://www.pua.edu.eg/PUASite/upluads/file/Dentistry/fal/2010/OR411/12-12-2010/classification_of_malocclusion.pdf. Acesso em: 7 out. 2017.

Ackerman JL, Profitt WR. Preventive and interceptive orthodontics: a strong theory proves weak in practice. Angle Orthod, Appleton. 1980;50(2):75-86.

Andrews LF. The six Keys to normal occlusion. Am J Orthod Dentofacial Orthop. 1972;62(3):296-309.

Angle EH. Treatment of malocclusion of the teeth: Angle's System. 7. ed. Philadelphia: The S. S. White Dental Manifacturing; 1907.

Burstone CJ. Preventive orthodontics. In: Bernier JL, Muhler JC. Improving dental practice through preventive measures. 3. ed. St. Louis: Mosby; 1975. p. 204.

Dewel BF. Interceptive orthodontics: indications and limitations. Am J Orthod, St. Louis. 1972;62(5):530-32.

Dockrell R. Classifying etiology of malocclusion. Dent Rec. 1952;72:25.

Fechtner JL, Mallin RJ. 15 years of preventive dentistry in private practice. Journal of the American Dental Association. 1972;84(4):817-22.

Frazier PJ, Horowitz AM. Prevention: a public health perspective. In: Cohen LK, Gift H. (eds.). Disease prebention and Pral Health Promotion. Copenhagen: Monksgaard; 1995. p. 109-19,.

Galvão CAAN. Ortodontia: noções fundamentais. São Paulo: Santos; 1984.

Hitchcock HP. Preventive orthodontics. The Dental Clinics of North America. 1972;16(4):779-96.

IBGE. Anuário estatístico do Brasil, 1997. Rio de Janeiro: Instituto Brasileiro de Geografia e Estatística. 1997;57:1-4, 8-32.

Jennings RE. The limitations od preventive orthodontics. The Dental Clinics of North America, 15(4):889-903, Oct., 1971.

King EW. Discussion. Angle Orthod Appleton. 1980;50 (2):86-7.

Landry DF, Shannon IL. A home-care program of chemical preventive dentistry for orthodontic patients. Am J Orthod. 1973;63(1):12-7.

Lisher BE. Principles and methods of orthodontics. Philadelphia: Lea and Febiger; 1912.

Lisher BE. The diagnosis of malocclusion. Dent Cosmos. 1921;53:412-22.

Maltagliati LA, Montes LA do P, Basta FMM, Bommarito S. Avaliação da prevalência das seis chaves de oclusão de Andrews em jovens brasileiros com oclusão normal natural. R Dental Perss Ortodon Ortop Facial. 2006;11(1):99-106.

Melo Pinto E de, Gondim PP da C, Lima NS de. Análise crítica dos diversos métodos de avaliação e registro das más oclusões. Rev Dent Press Ortodo Ortop Facial. 2008;13(1).

Moskowitz H. Limitations of interceptive orthodontic treatment. Am J Orthod. 1972;62(5):200.

Moyers RE. Ortodontia. 4. ed. Rio de Janeiro: Guanabara Koogan; 1993. 4

Petersen PE, Bourgeois D, Ogawa H, Estupinan-Day S, Ndiaye C. The global burden of oral diseases and risks to oral health. Bulletin of the World Health Organization. 2003;83:69.

Ponitz PV. Limitations of interceptive orthodontic treatment. The Dental Clinics of North America. 1959;435-47.

Richmond S, Shaw WC, Stephens CD, Webb WG, Roberts CT, Andrews M. Orthodontic in the general dental service of England and Wales: a critical assessment of standards. British Dental Journal. 1993;174:315-29.

Salzmann JA. Supervision and guidance of the orthodontic patient by the general dentist. New York State Dental Journal. 1969;35(1):24-8.

Shaw, W. Dentofacial irregularities. In: Pine CM. Community oral health. Oxford: Wright; 1997. p. 104-11.

Simon P. Grundzge einer systematichen diagnostic der Gebiss-anomalies. Menser. Berlin; 1922.

Singh G. Textbook of Orthodontics. 2. ed. Jaypee, Nova Delhi; 2007.

WHO. Health through oral health: guidelines for planning and monitoring for oral health care. World Health Organization and Fédération Dentaire Internationale. London: Quintessence; 1989.

19 Fissuras Labiopalatais | Diagnóstico e Filosofia Interdisciplinar de Tratamento

Omar Gabriel da Silva Filho • José Alberto de Souza Freitas • Terumi Okada Ozawa

CONSIDERAÇÕES GERAIS

Desde o início do século 20, os estudiosos vêm sustentando a tese de que a falta de fusão entre os processos faciais embrionários e os processos palatinos, ainda no 1º trimestre de vida intrauterina, resulta em um dos defeitos congênitos mais comuns no ser humano, as fissuras labiopalatais. Sua prevalência mundial oscila entre 1 e 2 indivíduos afetados a cada 1.000 nascimentos, sujeita à influência da região geográfica, dos grupos étnico e socioeconômico, da idade materna e da história familiar. Os dados estatísticos da região de Bauru (estado de São Paulo) desvelam que cerca de 1 criança em cada 650 nascimentos é atingida por essa deformidade (Capelozza Filho e Silva Filho, 1992). O Apêndice no final do livro revela a incidência de fissuras labiopalatais no cenário internacional, apresentando dados epidemiológicos dispostos em tabelas que respeitam a procedência geográfica da população estudada.

A denominação "fissura labiopalatal" inclui os defeitos anatômicos congênitos resultantes da falta de fusão entre os processos faciais e/ou os processos palatinos. Com base na premissa de que as malformações aparecem no período em que as estruturas em questão estão se formando (Sekhon et al., 2011; IPDTOC Working Group, 2011), as fissuras de lábio e de palato estabelecem-se no decorrer do 1º trimestre de vida intrauterina, mais especificamente no final do período embrionário e início do período fetal, respectivamente. Apesar da incidência elevada e do extenso fluxo de informações recentes, a etiologia das fissuras labiopalatais não sindrômicas não está esclarecida, muito embora se acredite cada vez mais na complexa interação gene-ambiente, ou seja, na etiologia multifatorial (Wyszynski et al., 1996), que denota uma predisposição genética e a participação de fatores exógenos, como deficiência de vitaminas (Itikala et al., 2001; Krapels et al., 2004), fumo (Lammer et al., 2005; Little et al., 2004; Wyszynski et al., 1997), álcool (Shaw et al., 1996; Shaw e Lammer, 1999) e exposição a fatores teratogênicos conhecidos durante a gestação (Chevrier et al., 2006). Acrescente-se, ainda, a participação de doenças maternas crônicas, que aumentam o risco de nascimento de crianças com fissuras, como diabetes (Spilson et al., 2001) e epilepsia (Métneki et al., 2005), além das doenças ocasionais no início da gestação, como gripe, herpes, gastrenterite (Métneki et al., 2005). Em virtude da complexidade da patogenia das fissuras labiopalatais, não se tem uma prevenção concreta e específica, apesar das ideias atuais acerca da influência positiva do ácido fólico combinado com suplemento vitamínico na prevenção das fissuras labiopalatais, quando administrados no período periconcepcional (Loffredo et al., 2001; Shaw et al., 1995; Tolarova et al., 1995). O fundamento biológico para uma relação etiopatológica entre fatores nutricionais e fissuras labiopalatais baseia-se no fato de que a proliferação e a migração das células das cristas neurais são ácido fólico-dependentes.

Do ponto de vista clínico, reconhece-se a fissura por sua grande diversidade, que se reflete em consequências múltiplas e de gravidades diferentes e, de certo modo, em protocolos distintos de tratamento. De maneira geral, seu tratamento muito especializado inicia-se precocemente, na primeira infância, e envolve inúmeras especialidades médicas, odontológicas e afins.

Fundado em 1967, o Hospital de Reabilitação das Anomalias Craniofaciais (HRAC), sediado no *campus* da Universidade de São Paulo, em Bauru, tem se empenhado em defender uma filosofia ambiciosa, porém consciente, de tratamento interdisciplinar, abordando o paciente fissurado, e não apenas a fissura, ganhando projeção internacional (Centrinho, 2011).

O completo entendimento do protocolo de tratamento necessário para a reabilitação total do paciente fissurado exige o conhecimento da extensão anatômica que caracteriza os diferentes tipos de fissura. Uma das maneiras mais práticas de conhecer a extensão da fissura é enquadrá-la em um sistema de classificação. O modelo de Spina (Spina *et al.*, 1972), modificado (Silva Filho *et al.*, 1992) e adotado pelo HRAC, prioriza por sua objetividade (Figura 19.1 e Tabela 19.1). A nomenclatura é autoexplicativa: define as fissuras pela extensão em três principais grupos, tendo como referência anatômica o forame incisivo, ao mesmo tempo que resgata a origem embriológica da fissura.

As fissuras, de extensão e amplitude distintas, localizadas à frente do forame incisivo recebem o nome de pré-forame incisivo e têm origem embriológica no palato primário. As fissuras localizadas atrás do forame incisivo, também de gravidades diferentes, compreendem as fissuras pós-forame incisivo, originárias embriologicamente do palato secundário. As fissuras que envolvem totalmente a maxila, abrangendo desde o lábio até a úvula, representam as fissuras transforame incisivo e têm origem embriológica vinculada simultaneamente ao palato primário e ao palato secundário.

Todas as fissuras necessitam de cirurgias plásticas reparadoras como o início de uma série de terapias que constituem o meticuloso exercício de sua reabilitação. As cirurgias plásticas iniciais envolvidas no protocolo geral de reabilitação são chamadas de cirurgias primárias e envolvem a reconstrução do lábio (queiloplastia); para as fissuras pré-forame incisivo, a reconstrução do palato (palatoplastia); para as fissuras pós-forame incisivo, e a reconstrução do lábio e palato, nessa ordem e em tempos distintos, para as fissuras transforame incisivo. Na Tabela 19.2, é apresentada a sequência de procedimentos cirúrgicos estabelecida para as fissuras labiopalatais. As cirurgias primárias, realizadas preferencialmente na primeira infância, têm valor inestimável ao restabelecerem a integridade anatômica inacabada na vida pré-natal.

Tabela 19.1 Classificação de Spina, modificada, adotada pelo HRAC.

Grupos	Classificação
Grupo I Pré-forame incisivo	Unilateral: • Incompleta • Completa Bilateral: • Incompleta • Completa Mediana: • Incompleta • Completa
Grupo II Transforame incisivo	Unilateral Bilateral Mediana
Grupo III Pós-forame incisivo	Incompleta Completa
Grupo IV Fissuras raras da face	Fissuras desvinculadas do palato primário e secundário

Fonte: Spina *et al.* (1972); Silva Filho *et al.* (1992).

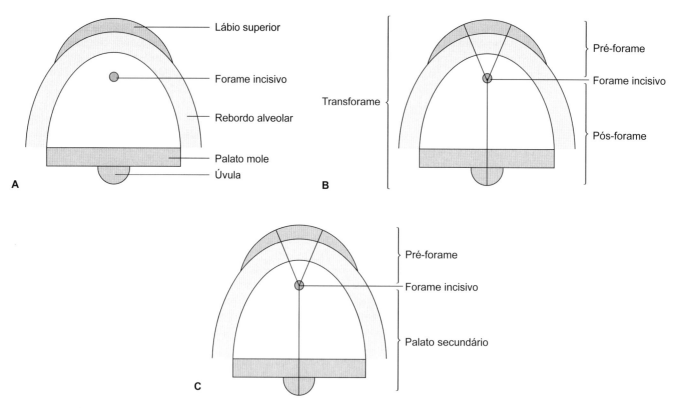

Figura 19.1 A figura representativa do lábio superior, do rebordo alveolar e do palato (**A**) ilustra o princípio da classificação de Spina, adotado pelo HRAC. O particular dessa classificação refere-se ao fato de que sua referência anatômica, o forame incisivo, nomeia os três principais grupos de fissura (pré-forame incisivo, transforame incisivo e pós-forame incisivo), sem perder o vínculo com a origem embriológica da fissura (**B**). As fissuras à frente do forame incisivo (pré-forame incisivo) originam-se do palato primário, enquanto as fissuras do palato (pós-forame incisivo) derivam do palato secundário (**C**).

Tabela 19.2 Protocolo de intenções cirúrgicas para a reconstrução da fissura.

Fissura Cirurgia	Pré-forame unilateral	Pré-forame bilateral	Transforame unilateral	Transforame bilateral	Pós-forame
Queiloplastia	3 meses	3 meses (tempo único) 3 meses e 6 meses (2 tempos cirúrgicos)	3 meses	3 meses (tempo único) 3 meses e 6 meses (2 tempos cirúrgicos)	–
Palatoplastia	–	–	12 meses	12 meses	12 meses
Queiloplastia definitiva + Columela	–	6 anos	–	6 anos	–

As chamadas cirurgias secundárias incluem retoques de cirurgias já realizadas com finalidade estética ou funcional, fechamento de fístulas e faringoplastias. Essas cirurgias são executadas quando necessárias e convenientes ao processo terapêutico. O enxerto ósseo secundário, quando indicado para a reconstrução do defeito ósseo no rebordo alveolar, é realizado entre 9 e 12 anos de idade (Abyholm et al., 1981, Bergland et al., 1986; Boyne e Sands, 1972; Semb, 1988; Silva Filho et al., 1995).

O International Perinatal Database of Typical Orofacial Clefts (IPDTOC), estabelecido desde 2003 pela Organização Mundial da Saúde (OMS), vem coletando de maneira sistemática informações sobre defeitos labiais ocorridos ao nascimento com ou sem fissura palatal, utilizando, entre outros, registros do European Surveillance Systems of Congenital Anomalies (Eurocat), da National Birth Defects Prevention Network dos EUA (NBDPN). O IPCTOC apresentou dados provenientes de 30 países para o período de 2000 a 2005. A prevalência global de lesões de lábio com ou sem fissura palatina foi de 3,28 por 10 mil nascimentos, sendo 76,8% casos isolados; 15,9%, com malformações em outros sistemas; e 7,3% como parte de síndromes gerais reconhecidas. Estudos epidemiológicos recentes de larga abrangência vêm fornecendo informações relevantes tanto para a identificação precoce quanto para a resolução oportuna dos casos de fissuras labiopalatais (Russel, 2011; Daskalogiannakis et al., 2011; Sekhon et al., 2011).

FISSURAS PRÉ-FORAME INCISIVO

Nesse grupo, incluem-se as fissuras que envolvem lábio ou lábio e rebordo alveolar. As fissuras pré-forame agravam-se a partir do lábio em direção ao forame incisivo, mas não ultrapassam o mencionado forame. Isso significa que nesse grupo encontram-se apenas as fissuras derivadas do palato primário.

Sua diversidade morfológica é grande, variando de acordo com a localização e a profundidade (Capelozza Filho e Silva Filho, 1992). Conforme a localização, as fissuras pré-forame podem ser unilaterais, bilaterais e medianas (Alvares, 2009). De acordo com a profundidade, as completas envolvem toda a extensão do lábio e rompem o alvéolo, alcançando obrigatoriamente o assoalho narinário e o forame incisivo; já as incompletas, de extensão variável, não alcançam o assoalho narinário.

As características anatômicas da fissura préforame unilateral completa mostram o lábio superior e o rebordo alveolar segmentados até a base nasal (Figura 19.2). O segmento alveolar não fissurado se flexiona em direção vestibular e superior, em virtude da falta de contorno labial, aumentando o trespasse horizontal entre os incisivos e jogando a extremidade anterior do alvéolo para fora da boca. O segmento do lado fissurado tende a girar medialmente, mantendo os caninos em uma relação de topo ou em mordida cruzada. O nariz assimétrico, característica facial inerente às fissuras unilaterais, exibe um achatamento da cartilagem alar do lado fissurado e desvio do septo nasal para o lado não fissurado (Figura 19.2 A e B).

A única cirurgia primária indicada, a queiloplastia, a partir de 3 meses de idade (ver Tabela 19.2), tem importância estética. A cinta muscular pós-cirúrgica flexiona a extremidade anterior do segmento maior em direção palatina, propiciando ao arco alveolar sua conformação adequada. Portanto, a queiloplastia primária tem efeito positivo, a longo prazo, nas fissuras pré-forame incisivo (Silva Filho et al., 1989).

As fissuras bilaterais envolvem os dois lados do lábio e exibem características faciais e oclusais distintas das fissuras unilaterais (Figura 19.3). A pré-maxila, separada e distanciada da maxila propriamente dita, encontra-se projetada com o pró-lábio em direção ao ápice nasal, provocando um encurtamento ou uma ausência da columela nasal. A queiloplastia primária costuma ser realizada em dois tempos cirúrgicos, iniciando-se aos 3 meses de idade pelo lado mais afastado da maxila, mas pode ser levada a cabo em um único tempo cirúrgico. A columela é reconstruída em idade mais avançada, ainda na idade pré-escolar (ver Tabela 19.2).

As fissuras pré-forame incisivo medianas, compreendendo 0,3% das fissuras (Tabela 19.3), rompem o filtro labial, podendo alcançar a pré-maxila. As completas exibem ausência de pré-maxila e refletem agenesia dos processos nasais mediais. As incompletas refletem variados graus de falta de deficiência de fusão entre os processos nasais mediais (Figura 19.4). As fissuras medianas, quando completas, compõem uma síndrome e, de acordo com as características faciais, podem apresentar hipertelorismo ou hipotelorismo (Capelozza Filho e Silva Filho, 1992).

FISSURAS TRANSFORAME INCISIVO

Nesse grupo, encontram-se as fissuras que comprometem a maxila em toda sua extensão, refletindo o envolvimento dos palatos primário e secundário, e podendo se manifestar unilateral, bilateralmente ou na linha média. Sua complexidade, que traz consequências estéticas e funcionais, justifica o maior número de cirurgias primárias e secundárias para a total reparação, bem como a participação obrigatória da ortodontia para resolver problemas morfológicos inerentes à segmentação da maxila e agravados pelas cirurgias plásticas primárias (Capelozza Filho e Silva Filho, 1992; Capelozza Filho et al., 1994, 1980; Chapman, 1975; Ross, 1987; Silva Filho et al., 1997; Vargervik, 1981, 1983; Yamazaki, 2010).

As fissuras transforame unilaterais são as mais frequentes (Capelozza Filho e Silva Filho, 1992), sendo 19,5% para o lado esquerdo e 10% para o lado direito (Tabela 19.3, Figuras 19.5 e 19.6), além de extremamente vulneráveis aos efeitos deletérios,

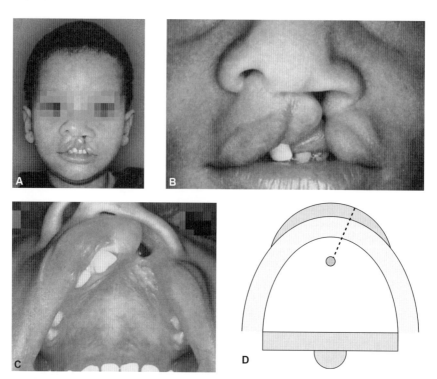

Figura 19.2 A a D. Fissura pré-forame incisivo unilateral completa, do lado esquerdo. A fissura estende-se desde o lábio superior até o forame incisivo, unilateralmente, como esquematizado em **D**, sem ultrapassar o limite do forame incisivo (**C**). *Ver Encarte.*

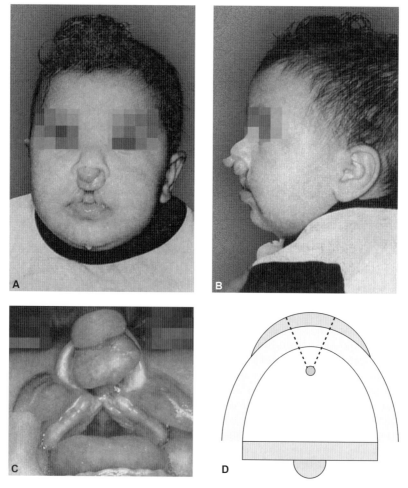

Figura 19.3 A a D. Fissura pré-forame incisivo bilateral completa. A fissura estende-se desde o lábio até o forame incisivo, bilateralmente, como esquematizado em **D**, sem ultrapassar o limite do forame incisivo. *Ver Encarte.*

Capítulo 19 • Fissuras Labiopalatais | Diagnóstico e Filosofia Interdisciplinar de Tratamento   385

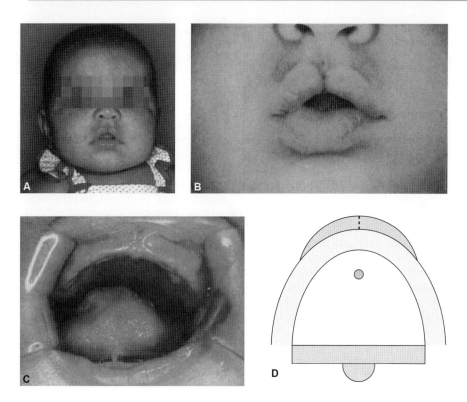

Figura 19.4 A a D. Fissura pré-forame incisivo mediana incompleta. A fissura envolve apenas o lábio, sem alcançar o osso alveolar. Em **D**, esquematiza-se a situação clínica de **A** a **C.** *Ver Encarte.*

Tabela 19.3 Distribuição das fissuras diagnosticadas em 28.745 pacientes cadastrados no Hospital de Reabilitação das Anomalias Craniofaciais (HRAC), da Universidade de São Paulo (USP), enumeradas pela ordem decrescente de ocorrência.

Fissura diagnosticada	Quantidade	Frequência
Transforame unilateral esquerda	5.613	19,53%
Pós-forame incompleta	5.264	18,31%
Transforame bilateral	3.998	13,90%
Transforame unilateral direita	2.912	10,13%
Pré-forame unilateral incompleta esquerda	2.282	7,94%
Pós-forame completa	1.278	4,44%
Pré-forame unilateral incompleta direita	1.178	4,10%
Pré-forame unilateral completa esquerda	1.081	3,76%
Pré-forame unilateral completa direita	584	2,03%
Pré-forame bilateral incompleta	516	1,79%
Pré-forame unilateral incompleta esquerda + pós-forame incompleta	460	1,60%
Pré-forame unilateral incompleta direita + transforame esquerda	404	1,40%
Pré-forame unilateral incompleta esquerda + transforame direita	340	1,18%
Pré-forame unilateral incompleta direita + pós-forame incompleta	271	0,94%
Pré-forame bilateral incompleta + pós-forame incompleta	179	0,62%
Pré-forame unilateral completa esquerda + pós-forame incompleta	146	0,51%
Pré-forame unilateral completa direita + pós-forame incompleta	109	0,38%
Fissuras raras	92	0,32%
Pré-forame mediana	87	0,30%
Pré-forame unilateral incompleta esquerda + pós-forame completa	87	0,30%
Pré-forame bilateral incompleta + pós-forame completa	79	0,27%
Pré-forame unilateral incompleta direita + pós-forame completa	74	0,26%

(continua)

Tabela 19.3	(Continuação) Distribuição das fissuras diagnosticadas em 28.745 pacientes cadastrados no Hospital de Reabilitação das Anomalias Craniofaciais (HRAC), da Universidade de São Paulo (USP), enumeradas pela ordem decrescente de ocorrência.		
Fissura diagnosticada		Quantidade	Frequência
Pré-forame bilateral completa + pós-forame incompleta		27	0,09%
Pré-forame unilateral completa direita + transforame esquerda		10	0,03%
Pré-forame unilateral completa esquerda + transforame direita		6	0,02%
Transforame mediana		3	0,01%

a longo prazo, das cirurgias primárias. Elas têm características faciais semelhantes às do grupo de fissura pré-forame unilateral completa: da segmentação do lábio até a base do nariz e assimetria nasal. A diferença consiste no aspecto intrabucal, com o envolvimento completo do palato. A maxila divide-se em dois segmentos distintos e afastados entre si: o segmento maior ou não fissurado e o segmento menor ou fissurado (Silva Filho *et al.*, 1992). Essas características anatômicas são preservadas ao longo do crescimento, quando o paciente não é submetido às cirurgias reparadoras (Figura 19.6).

A comparação entre pacientes adultos fissurados não operados e pacientes não fissurados evidencia a influência da fissura sobre o arco dentário superior e sobre a face ao longo do crescimento (Bishara *et al.*, 1976, 1978; Capelozza Filho *et al.*, 1993; McCance *et al.*, 1990; Silva Filho *et al.*, 1992).

Com relação ao arco dentário, a fissura preserva a projeção anterior do segmento maior e é responsável pela atresia do arco dentário superior, crescente em direção anterior (Figura 19.6). Tal atresia explica-se pela forte tendência de aproximação dos segmentos palatinos separados pela fissura (McCance *et al.*, 1990; Silva Filho *et al.*, 1997, 1991, 1992).

No tocante à face, surpreendentemente a fissura por si não impede a manifestação do crescimento maxilar, fazendo parte de uma face longa com rotação horária da mandíbula e prognatismo maxilar (Bishara *et al.*, 1976; Capelozza Filho *et al.*, 1993), o que confere à oclusão uma relação interarcos de classe II (Figura 19.6). Em regra, os pacientes não crescem sob influência da fissura não reparada. A reabilitação da fissura transforame incisivo unilateral, tal qual a bilateral, é regida pelo tripé: cirurgia plástica, ortodontia (Figura 19.7) e fonoaudiologia.

Em 20% dos casos, as fissuras transforame incisivo unilateral podem apresentar (Silva Filho *et al.*, 1994) uma variação morfológica denominada bandeleta de Simonart, que consiste em uma ponte de tecido mole situada na base nasal. Essa variação morfológica pode manifestar-se em todas as fissuras envolvendo o palato primário, como os casos das Figuras 19.12 B e 19.21 A e B. A literatura não lhe atribui nenhuma influência sobre o crescimento facial nas fissuras transforame unilateral (Semb e Shaw, 1991).

A fissura transforame bilateral, representando 14% dos pacientes cadastrados no HRAC (Capelozza Filho e Silva Filho,

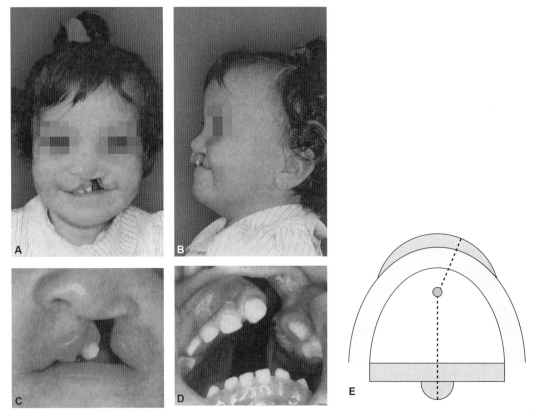

Figura 19.5 A a E. Fissura transforame incisivo unilateral. A fissura estende-se desde o lábio até a úvula, unilateralmente, como esquematizado em **E**. *Ver Encarte.*

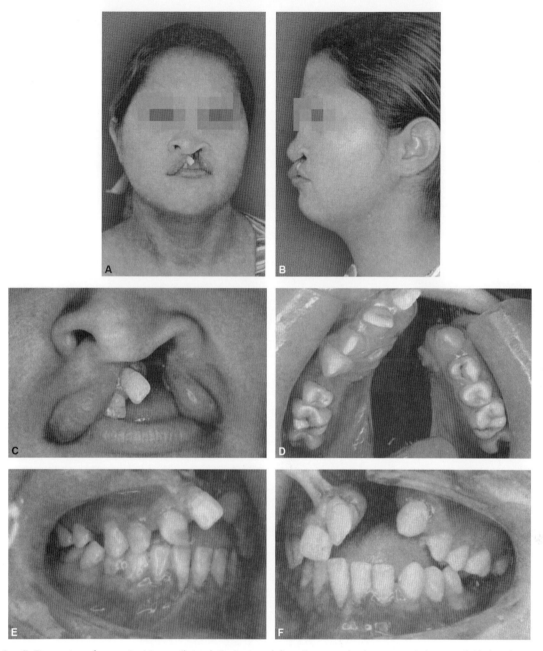

Figura 19.6 A a F. Fissura transforame incisivo unilateral. Paciente adulta não operada. As características morfológicas inerentes à fissura, identificadas no neonato, são preservadas ao longo do crescimento. *Ver Encarte.*

1992), retrata a mais grave dos três grupos principais de fissuras labiopalatais e a de maior impacto estético (Figura 19.8). Ela exibe uma característica facial semelhante à do grupo de fissura pré-forame completa: segmentação bilateral do lábio; projeção da pré-maxila; e do pró-lábio e redução na columela nasal. A diferença está na maxila, que se encontra dividida em três segmentos distintos. A pré-maxila, de tamanho e morfologia variados (Vargervik, 1983), projetada anteriormente desde a vida intrauterina, está totalmente separada dos dois processos palatinos, dispostos de modo lateral e simétrico. Por mais avançada que esteja, a projeção da pré-maxila não impossibilita a realização da queiloplastia na época oportuna, como pode ser confirmado nas Figuras 19.9 a 19.11. O regime terapêutico do HRAC contraindica veementemente a ressecção da pré-maxila, bem como a aplicação de forças extrabucais para retroposicioná-la previamente à queiloplastia. O reposicionamento ortopédico precoce da pré-maxila constitui um grande equívoco, uma vez que as forças oriundas da reconstrução muscular são suficientes para reposicioná-la em direção posterior (Figuras 19.9 a 19.11).

Da mesma forma que o grupo unilateral, a fissura transforame bilateral não restringe o potencial de crescimento maxilar. A face cresce preservando as características morfológicas do recém-nascido (Figura 19.12). A característica facial marcante que acompanha essa fissura desde o nascimento até a maturidade esquelética é a projeção da pré-maxila, resultando em uma convexidade exagerada da face média e em uma redução significativa da columela nasal, com o abaixamento do ápice nasal (Silva Filho *et al.*, 1998). A projeção pré-maxilar causa um trespasse horizontal que varia de 10 a 16 mm. No aspecto

388 Saúde Bucal Coletiva

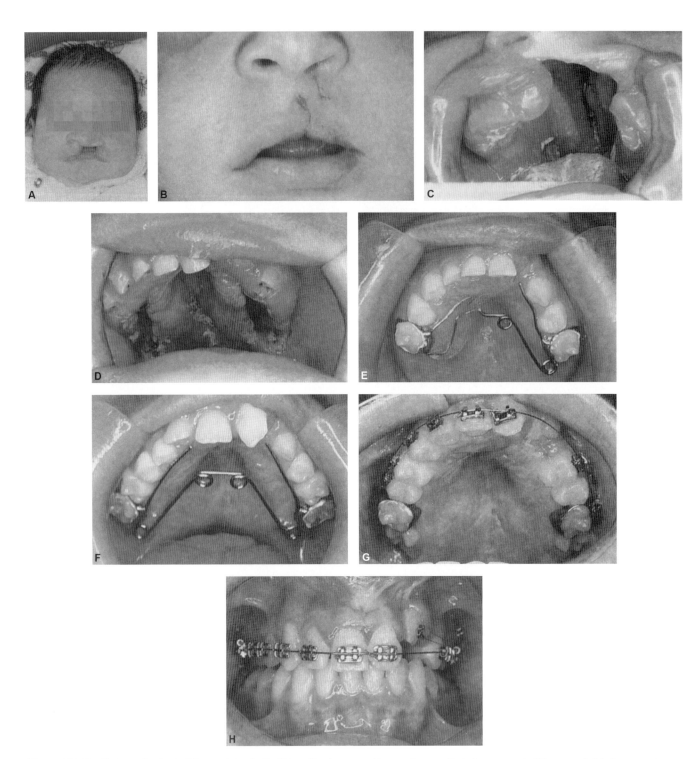

Figura 19.7 A a H. A queiloplastia (**B**) e a palatoplastia (**D**), realizadas respectivamente a partir de 3 meses e de 12 meses de idade, reconstroem o defeito anatômico. O acompanhamento ortodôntico pós-cirúrgico (**E, F, G, H**) objetiva atenuar os efeitos restritivos das cirurgias plásticas primárias (queiloplastia e palatoplastia). *Ver Encarte.*

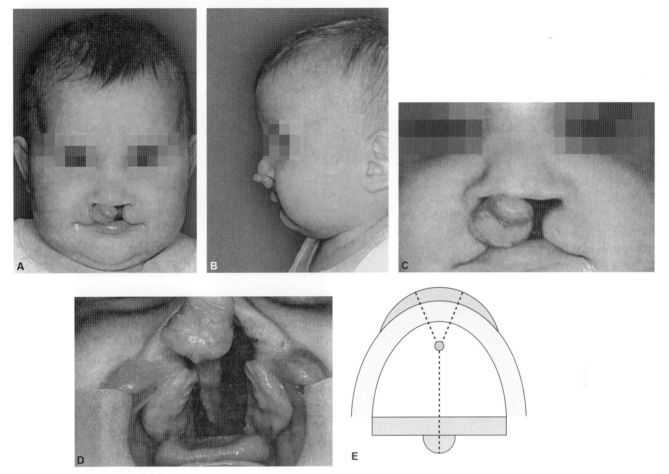

Figura 19.8 A a E. Fissura transforame incisivo bilateral. A fissura estende-se desde o lábio até a úvula, bilateralmente, como esquematizado em E. *Ver Encarte.*

intrabucal, a pré-maxila mantém-se projetada e os segmentos palatinos mostram a mesma tendência de rotação medial observada nas fissuras unilaterais (Figura 19.13). A projeção pré-maxilar é revertida quando as cirurgias primárias são realizadas em épocas oportunas, nos primeiros meses e anos de vida (Figura 19.9).

A fissura transforame mediana, com uma ocorrência baixíssima da ordem de 0,01% (ver Tabela 19.3), situa-se na linha média, desde o lábio até a úvula (ver Figura 19.14). O prognóstico de vida está comprometido nos casos de fissura mediana com hipotelorismo. Nos casos com hipertelorismo, as cirurgias primárias de lábio e palato quase sempre são acompanhadas de cirurgias craniofaciais maiores para a reconstrução facial.

FISSURAS PÓS-FORAME INCISIVO

Nesse grupo, inserem-se as fissuras isoladas de palato (Figura 19.15), derivadas do palato secundário. Sua gravidade anatômica evolui da úvula em direção ao forame incisivo. Se elas não acarretam implicações estéticas, visto que a musculatura peribucal permanece íntegra, o mesmo não pode ser dito com relação ao aspecto funcional. Os distúrbios auditivos e fonoarticulatórios são problemas comuns a esse tipo de fissura, exigindo uma atuação frequente da otorrinolaringologia e da fonoaudiologia para diagnóstico e intervenção terapêutica oportuna.

A palatoplastia primária, realizada a partir dos 12 meses de idade, tem papel morfológico, ao delimitar as cavidades nasal e bucal, e funcional, por possibilitar a melhora das condições fonoarticulatórias e da função da trompa auditiva.

CONSIDERAÇÕES TERAPÊUTICAS PRELIMINARES

O tratamento do paciente com fissura labiopalatal inicia-se com as cirurgias plásticas reparadoras, mas não se restringe a elas. Ao restituírem a anatomia, as cirurgias, definidas com base no tipo de fissura (ver Tabela 19.2), constituem a primeira de uma série de terapias do tripé terapêutico fundamental: cirurgia plástica, fonoaudiologia e ortodontia; iniciado preferencialmente nos primeiros meses após o nascimento, com atuação que normalmente se dá nessa ordem. Passada a euforia pelas cirurgias de lábio e/ou palato, em que os pais procuram a reabilitação da fissura, é preciso desenvolver a percepção realista da necessidade de cumprir o tratamento extracirúrgico, muitas vezes longo, posto em prática com a finalidade de conseguir o ideal das reabilitações morfológica, funcional e psicossocial. Além de todos os problemas inerentes à fissura, o ortodontista deve estar atento ao crescimento facial por um motivo muito sério: as cirurgias primárias, principalmente a queiloplastia (Capelozza Filho *et al.*, 1996; Silva Filho *et al.*,

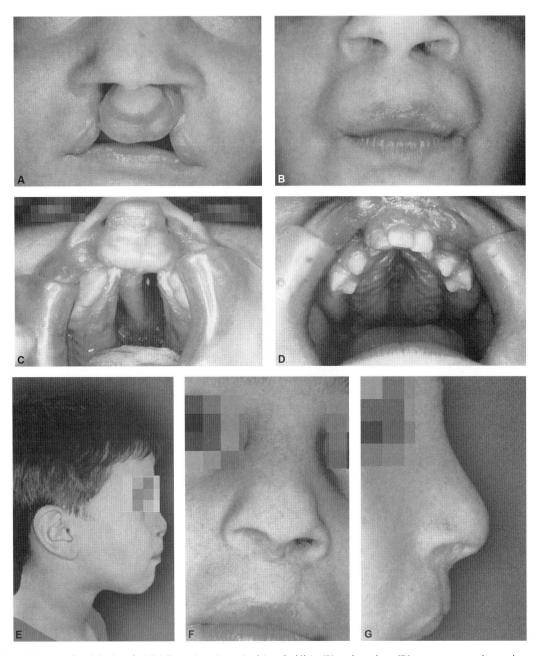

Figura 19.9 A a G. Protocolo cirúrgico do HRAC: as cirurgias primárias de lábio (**B**) e de palato (**D**) reconstroem de modo precoce a lesão anatômica criada pela fissura transforame bilateral (**A, C**). A columela foi alongada cirurgicamente aos 5 anos de idade (**E**). As figuras faciais longitudinais revelam o efeito tardio benéfico das cirurgias primárias, em especial a queiloplastia, sobre a projeção anterior inicial da pré-maxila. A maior pressão do lábio reconstruído incide na pré-maxila. *Ver Encarte.*

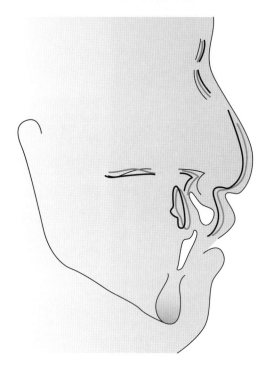

Figura 19.10 A sobreposição cefalométrica revela a influência da queiloplastia e da palatoplastia sobre a face média. Da observação da Figura 19.17, decorrem três conclusões: 1 – a fissura, sem cirurgias (em preto, mais fino), aproxima os segmentos palatinos; 2 – a queiloplastia (em cinza) exerce grande influência sobre o posicionamento dos processos palatinos e sobre o posicionamento sagital da face média; 3 – a sobreposição cefalométrica também evidencia a menor participação da palatoplastia (em preto, mais grosso) na deficiência maxilar. O efeito restritivo da palatoplastia atinge mais a largura do arco dentário.

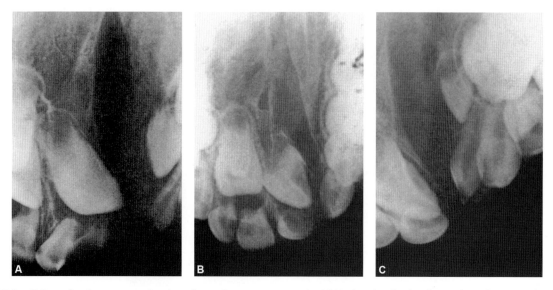

Figura 19.11 A a C. Quando atinge o osso alveolar, a fissura interrompe a continuidade do rebordo alveolar na altura do incisivo lateral superior. Essas três radiografias caracterizam o defeito ósseo delimitado entre a superfície distal do incisivo central e a superfície mesial do canino adjacentes à fissura. Esse defeito ósseo residual impede o deslocamento dentário nessa área.

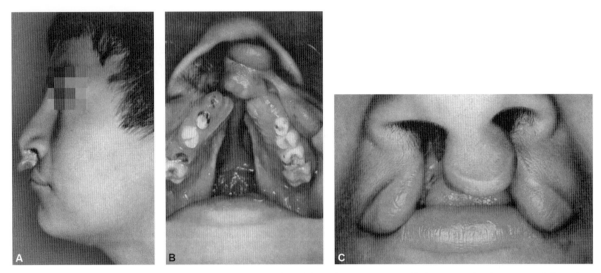

Figura 19.12 A a C. Fissura transforame incisivo bilateral com bandeleta de Simonart no lado esquerdo. Paciente adulto não operado. Características morfológicas preservadas ao longo do crescimento. *Ver Encarte*.

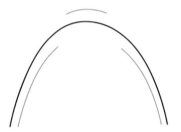

Figura 19.13 Esse esquema compara a morfologia do arco dentário superior com a fissura transforame incisivo bilateral (em cinza) com o arco dentário superior normal (em preto).

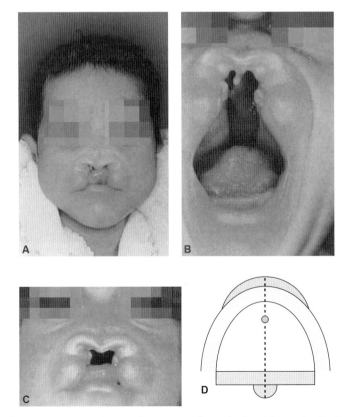

Figura 19.14 A a D. Fissura transforame incisivo mediana. A fissura estende-se desde o lábio até a úvula, com ausência da pré-maxila, como esquematizado em **D**. *Ver Encarte*.

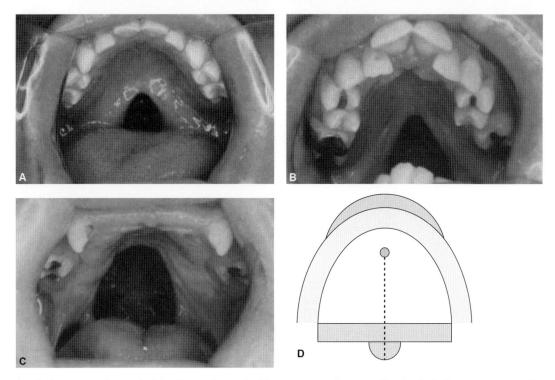

Figura 19.15 A a C. Fissuras pós-forame incisivo incompletas, de diferentes extensões e amplitudes. **D.** O diagrama esquemático representa a fissura pós-forame incisivo completa, quando se estende da úvula até o forame incisivo. *Ver Encarte.*

1990, 1991b, 1991c), podem reduzir o potencial de crescimento da maxila, com efeito drástico nas fissuras transforame incisivo unilaterais (Capelozza Filho e Silva Filho, 1992, Capelozza Filho et al., 1987, 1981; Miyahara e Capelozza, 1985; Normando et al., 1992; Semb, 1991b; ver Figuras 19.5 a 19.17). O processo terapêutico inicial é passível de mudanças com o tempo, mas só alcançará sucesso absoluto se nenhuma etapa terapêutica indicada no contexto individual for subestimada ou eliminada.

O ponto de partida para uma reabilitação completa está no seio da família. Antes que a criança se enquadre no protocolo básico de tratamento, a família atingida necessita de orientação imediata para acalmar suas inquietações, devolver a estabilidade emocional perdida – sentimentos comuns advindos do impacto com o nascimento do filho fissurado – e, do ponto de vista prático, enfrentar a situação que se inicia com os cuidados básicos do recém-nascido. Prioridade absoluta deve ser dada à amamentação, de preferência no peito. A grande tarefa de facilitar o aleitamento natural deve ser exercida pelos profissionais da área de saúde: enfermagem, fonoaudiologia, pediatria e psicologia.

O recém-nascido fissurado, embora cercado de uma injusta aura de incompetência funcional, tem plena capacidade muscular para exercer a amamentação. Mesmo antes da restauração da fissura, a criança apresenta desenvoltura suficiente para a execução da sucção e deglutição, independentemente do tipo. A amamentação no peito é tão importante do ponto de vista nutricional, anti-infeccioso, psicológico e para o desenvolvimento da musculatura peribucal e intrabucal que a mãe deve ser encorajada ao aleitamento natural. Daí o empenho constante dos profissionais da área de saúde em oferecer condições para que se dispa do medo de amamentar a criança fissurada (Thomé, 1990). Na impossibilidade do aleitamento no peito, a utilização da mamadeira com bico ortodôntico compreende uma alternativa.

É importante sublinhar a experiência do HRAC com recém-nascidos nesses 40 anos de existência. Essa experiência tem demonstrado que é possível alimentar a criança com fissura envolvendo o palato sem o uso de placas palatinas, as chamadas placas obturadoras do palato, motivo de muitas controvérsias. As dificuldades atribuídas à fissura do palato resumem-se em:

- Não se estabelecer uma pressão intrabucal negativa
- A ingestão de muito ar durante o processo de amamentação
- O regurgitamento frequente do leite para a cavidade nasal.

Todos esses inconvenientes podem ser diminuídos com a postura correta da criança durante a amamentação, seja no peito, seja na mamadeira (Figura 19.18). Essa postura consiste em manter a criança confortavelmente sentada, com a cabeça em um nível bem mais elevado em relação ao resto do corpo.

A alimentação correta e suficiente também é importante para que a criança ganhe peso para a submissão às cirurgias plásticas reparadoras. Estas são iniciadas precocemente, a partir do 3º mês de vida, desde que a criança tenha atingido 5 kg. Dentro dos parâmetros laboratoriais mínimos exigidos pelo Serviço de Pediatria do HRAC, para condução dos pacientes para as cirurgias eletivas, destacam-se peso mínimo de 4,5 kg; taxa de hemoglobina acima de 9,5 g/dℓ, para a queiloplastia primária e superior, a 10 g/dℓ, para a palatoplastia e outras cirurgias; série branca valorizada pela pediatria, quando alterada e acompanhada de manifestações clínicas; tempos de protrombina e de tromboplastina parcial ativada; e dosagem do fibrinogênio dentro dos valores de referência.

É importante realizar higiene buconasal com o uso de cotonete ou gaze embebidos em água ou em soro fisiológico, antes de cada mamada, para eliminar acúmulos de secreção, e após cada mamada, para eliminar restos de leite que se acumulam nas proximidades da fissura (Figura 19.19).

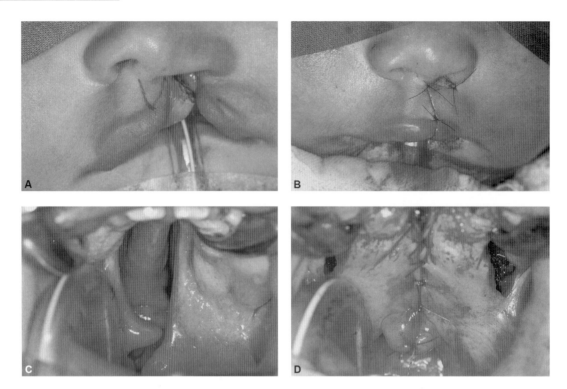

Figura 19.16 As cirurgias plásticas primárias têm uma reputação ambiciosa por refazer a anatomia defeituosa logo no início do processo reabilitador. De certo modo, as demais abordagens terapêuticas estão subordinadas às cirurgias primárias. **A** e **B.** Queiloplastia primária, realizada aos 3 meses de idade. **C** e **D.** Reconstrução do palato, por volta dos 12 meses de idade, mediante a palatoplastia primária. *Ver Encarte*.

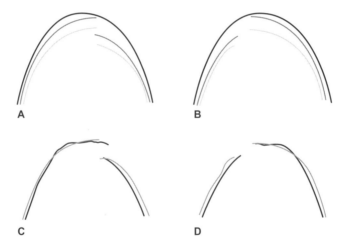

Figura 19.17 Os esquemas dos arcos dentários superiores resumem a influência que a fissura em si e as cirurgias plásticas primárias – queiloplastia e palatoplastia – exercem sobre a morfologia do arco dentário superior. **A** e **B.** Preto, o arco normal; cinza escuro, o arco fissurado não operado; cinza claro, o arco fissurado operado do lábio. **C** e **D.** Preto, o arco fissurado operado do lábio e palato; cinza, o arco fissurado operado somente de lábio.

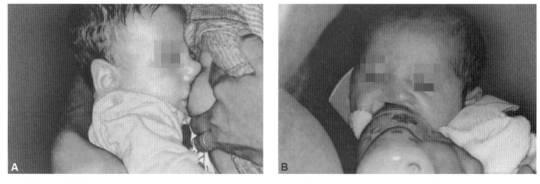

Figura 19.18 A e **B.** A preocupação urgente consiste em viabilizar a amamentação, de preferência a natural.

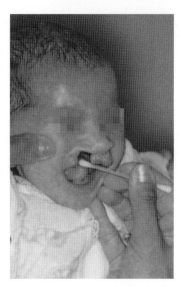

Figura 19.19 Higienização da área da fissura com cotonete umedecido antes e depois de cada mamada.

CIRURGIAS PLÁSTICAS PRIMÁRIAS

Ao reconstruírem o defeito congênito, as cirurgias plásticas primárias (ver Figura 19.16) buscam devolver a partir da primeira infância a anatomia, proporcionando estética e condições funcionais para uma fala inteligível e uma boa acuidade auditiva. É fácil entender as surpreendentes virtudes imediatas das cirurgias plásticas primárias. A queiloplastia tem implicação estética e a palatoplastia é essencialmente funcional.

A longo prazo, o que muda com as cirurgias? A verdade é que a prática e a literatura têm advertido que as cirurgias plásticas primárias, paradoxalmente, podem disseminar forças incontroláveis que exercem efeito negativo sobre a maxila e o arco dentário superior, remodelando-os ao longo do crescimento. Esse efeito negativo é seletivo – não ocorre em todos os grupos de fissura, mas nas fissuras transforame incisivo (que segmentam por completo a maxila), sobretudo nas unilaterais, mas também nas bilaterais, que, em suas manifestações extremas, chegam a ser devastadoras para a estética facial, como mostrado na Figura 19.20 (Capelozza Filho e Silva Filho, 1992; Capelozza Filho et al., 1987, 1981; Cavassan et al., 1982; Miyahara e Capelozza, 1985; Semb, 1991b).

Esse efeito colateral tardio das cirurgias primárias traz à tona a fragilidade da maxila quando totalmente rompida. A queiloplastia e a palatoplastia não acarretam essas alterações morfológicas indesejáveis quando realizadas, respectivamente, nas fissuras pré-forame incisivo e pós-forame incisivo. Pelo contrário, as alterações morfológicas faciais e alveolares induzidas pela queiloplastia no grupo pré-forame incisivo são sempre positivas (Silva Filho et al., 1989B). Já a palatoplastia parece ser inócua ao crescimento facial nas fissuras pós-forame incisivo (Silva Filho et al., 1989a), Provavelmente porque nas fissuras pré-forame e pós-forame a maxila não se comporta como segmentos ósseos distintos. A estrutura basal da maxila é normal. Nas fissuras transforame incisivo unilateral, a maxila se comporta como dois segmentos ósseos independentes, enquanto nas fissuras transforame bilateral a maxila se comporta como três segmentos ósseos independentes. Por motivos didáticos, as alterações morfológicas pós-cirurgias primárias serão comentadas separadamente para as fissuras transforame incisivo unilateral e bilateral.

FISSURA TRANSFORAME INCISIVO UNILATERAL

Com efeito, as cirurgias primárias passam a preocupar, como reabilitadores, no tratamento das fissuras transforame incisivo, e faz lembrar a incompatibilidade estabelecida entre cirurgias plásticas precoces e a plenitude do crescimento facial. Os sinais clínicos visíveis dessa questão, como as clássicas mordidas

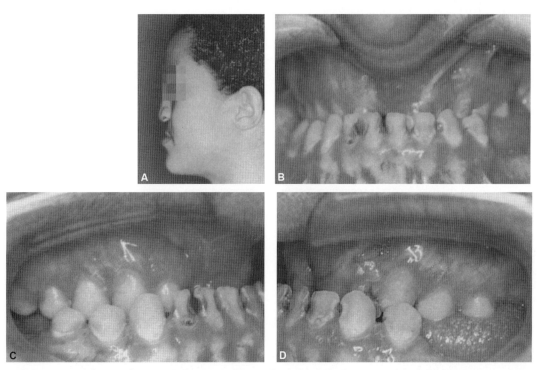

Figura 19.20 A a D. Paciente adulta com fissura transforame incisivo unilateral do lado direito, operada de lábio e palato na infância. A deficiência maxilar, comportamento reiteradamente afirmado neste capítulo como resultante das cirurgias primárias, atinge aqui dimensões que ultrapassam os limites do tratamento ortodôntico compensatório. *Ver Encarte.*

cruzadas de diferentes magnitudes (Athanasiou et al., 1988; Chapman, 1975; Mazaheri et al., 1993, 1971; Pruzansky, 1964, 1964; Pruzanski e Aduss, 1967), são realmente compreendidos quando se tem a oportunidade de acompanhar o paciente desde a infância até a maturidade esquelética, ou quando se comparam pacientes adultos não operados com pacientes adultos operados de lábio e palato em idade convencional (comparar as Figuras 19.6 e 19.20 e interpretar os diagramas esquemáticos da Figura 19.17 e a sobreposição cefalométrica da Figura 19.10).

A vasta literatura sobre o tema é unânime em afirmar que a maxila é altamente vulnerável às cirurgias plásticas primárias (Capelozza Filho et al., 1996; Normando et al., 1992), diferentemente da mandíbula, cuja morfologia se mantém imune à terapia e fiel ao tipo de fissura (Silva Filho et al., 1993, 1992a). As cirurgias primárias interferem no crescimento maxilar, aumentando a atresia maxilar transversal presente no paciente não operado e criando uma deficiência sagital inexistente no paciente não operado. Portanto, a queiloplastia e a palatoplastia reduzem consideravelmente a largura e o comprimento do arco dentário superior (Athanasiou et al., 1988; Chapman, 1975; Mazaheri et al., 1993, 1971; Pruzanski, 1964; Pruzanski e Aduss, 1964, 1967; Silva Filho et al., 1997, 1991c; Wada e Muazaki, 1975). No paciente operado em época convencional, o arco dentário superior mostra um déficit progressivo e de dimensão imprevisível nos dois sentidos do espaço, sagital e transversal.

Tais impactos transformaram-se em motivação para refletir sobre o modo e a época em que as alterações morfológicas pós-cirúrgicas se manifestam. Qual das cirurgias primárias, a queiloplastia ou a palatoplastia, desempenha maior força para as mudanças na morfologia facial e no arco dentário superior?

Embora represente um procedimento de impacto emocional positivo imediato, já que alivia rapidamente o drama dos pais, e aparentemente simples, do ponto de vista cirúrgico, a queiloplastia está longe de ser inofensiva a longo prazo, no caso das fissuras completas unilaterais de lábio e palato (fissura transforame incisivo unilateral). A cinta muscular criada com a queiloplastia exerce força suficiente (Bardach e Eisbach, 1977; Bardach e Kelly, 1988, Bardach e Mooney, 1984; Bardach et al., 1983, 1984a, 1984b) para explicar a deficiência sagital da maxila, contribuindo para a atresia transversal do arco dentário superior.

No médio e longo prazos, a cinta muscular flexiona a extremidade anterior do segmento maior em direção palatina, podendo criar três situações anatômicas distintas entre os segmentos palatinos separados pela fissura:

- Aproximação e contato dos segmentos palatinos, provocando uma forma simétrica de arco dentário
- Colapso dos segmentos palatinos, com o segmento menor dentro do segmento maior
- Aproximação dos segmentos palatinos sem contato (Pruzanski e Aduss, 1967).

Mas a influência da queiloplastia persiste durante as fases de crescimento facial, restringindo paulatinamente o deslocamento anterior da maxila. Pacientes adultos operados na infância somente de lábio, com o palato aberto, exibiram retrusão maxilar semelhante àqueles operados na infância de lábio e palato. Quantificando cefalometricamente, o ângulo SNA em pacientes adultos não operados de 83,13° reduz para 77,2° quando da submissão à queiloplastia. Tal redução média de 5° no ângulo SNA compromete a aparência facial, sendo responsável pela concavidade da face média, que confere ao paciente um padrão facial de classe III (ver Figura 19.20). Quando os pacientes submeteram-se às duas cirurgias primárias, queiloplastia e palatoplastia, o ângulo SNA caiu para 76°. Os dados cefalométricos sugerem que a influência maior sobre o posicionamento maxilar é desempenhada pela queiloplastia (ver Figuras 19.10 e 19.17).

Em resumo, a palatoplastia exerce influência morfológica, a longo prazo, de menor impacto que a queiloplastia. Sua repercussão restringe-se à redução da largura das regiões média e posterior do arco dentário superior. Com base na cefalometria, pode-se dizer que a palatoplastia pós-queiloplastia exerce uma influência sutil no posicionamento sagital da maxila. Essa informação deve alertar os cirurgiões plásticos para respeitar as estruturas labiais ao máximo em uma queiloplastia o mais conservadora possível. Além das cirurgias conservadoras e em menor número, durante o processo terapêutico cabe ao ortodontista tentar preservar o equilíbrio do arco dentário superior e da maxila na face ao longo do desenvolvimento da oclusão e do crescimento facial. A partir do final da dentição decídua ou início da dentição mista, a ortodontia inicia seu processo de diagnóstico para estabelecer um protocolo individual de tratamento da maloclusão que, em geral, abrange a mecânica ortopédica maxilar com forças pesadas contrárias àquelas liberadas pelas cirurgias primárias, ou seja, com forças que afastam os segmentos palatinos e promovem um deslocamento anterior dos incisivos e/ou da maxila (Figura 19.21). A atuação da ortodontia visa a restabelecer uma oclusão aceitável em uma face agradável, de preferência, sem cirurgia ortognática. Contudo, não se trata de tarefa fácil, visto que cerca de 25% dos pacientes com fissura transforame incisivo unilateral desenvolvem uma maloclusão cuja gravidade do problema sagital exige um tratamento conduzido com cirurgia ortognática (ver Figura 19.20). Nesses pacientes, a intenção da ortodontia consiste em movimentar os dentes dentro de seus respectivos segmentos ósseos, preparando os arcos dentários para o reposicionamento cirúrgico das bases ósseas.

O planejamento ortodôntico, bem como a definição do prognóstico de tratamento a longo prazo, depende do grau de deficiência que as cirurgias primárias imprimem na relação entre os arcos dentários. Isso significa que a maloclusão estabelecida a partir do final da dentição decídua ou na dentição mista constitui o parâmetro utilizado pelo ortodontista para a definição das abordagens terapêuticas subsequentes (Mars et al., 1990, Ozawa, 2001). A relação interarcos estabelecida na oclusão constitui o fundamento do índice Goslon Yardstick, usado para qualificar e quantificar o problema oclusal e indiretamente facial. O índice Goslon classifica a relação interarcos em cinco categorias enumeradas de 1 a 5. Os índices 1 e 2 representam uma oclusão excelente e boa, com prognóstico favorável para o tratamento sem cirurgia ortognática. Os índices 4 e 5 mostram uma oclusão deteriorada, principalmente no sentido sagital, cujo restabelecimento oclusal e facial deve ser conduzido com cirurgia ortognática depois da maturidade esquelética. O índice 3 revela um problema sagital cuja correção pode ser tentada com o objetivo de eliminar a cirurgia ortognática. A partir do final da dentição decídua, e com base na relação interarcos, o ortodontista individualiza a atuação ortodôntica no processo reabilitador.

FISSURA TRANSFORAME INCISIVO BILATERAL

Nesse tipo de fissura, as cirurgias plásticas primárias aproximam os três segmentos maxilares inicialmente distanciados e completamente independentes: os dois processos palatinos e a pré-maxila (Figuras 19.22 e 19.23). Isso interfere em

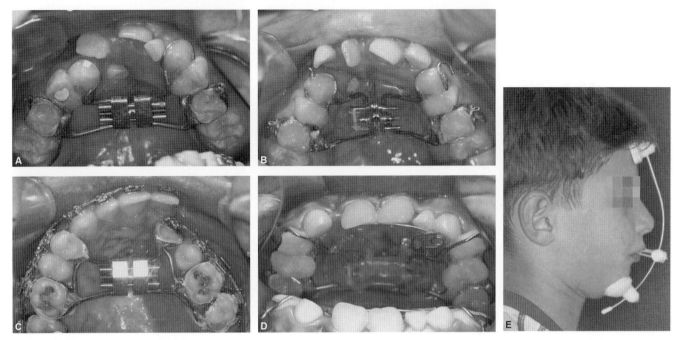

Figura 19.21 A a E. O propósito da ortodontia é de se contrapor à ação das cirurgias plásticas primárias. Os aparelhos ortodônticos empenham-se em liberar forças transversais (**A, B e C**) e/ou sagitais (**D e E**) para neutralizar a ação das cirurgias sobre a maxila. Com intenção predominantemente ortopédica, os aparelhos ortodônticos ampliam a maxila, tanto no sentido transversal quanto sagital, a partir do final da dentição decídua ou a partir da dentição mista. *Ver Encarte.*

magnitude imprevisível nas dimensões transversais e sagitais do arco dentário superior (Silva Filho *et al.*, 2003), comprometendo a relação interarcos e a face. A redução sagital progressiva no comprimento do arco dentário superior reflete-se no efeito positivo de reposicionamento da pré-maxila e constitui a singularidade das fissuras bilaterais. A pré-maxila aproxima-se dos segmentos laterais, mostrando retrusão esquelética ao longo dos anos (Huddart, 1970; Semb, 1991a; Vargervik, 1983; Heidbuchel, 1994; Hotz, 1987; Semb, 1991; Trotman, 1993; Murat *et al.*, 2011; Figura 19.22). Nos casos extremos, a retrusão da pré-maxila pode comprometer a oclusão, criando uma mordida cruzada anterior, como na Figura 19.23. Do ponto de vista facial, essa retrusão lenta e constante da pré-maxila até a adolescência influencia favoravelmente o ângulo nasolabial e reduz a convexidade facial. No entanto, a partir da adolescência, a retrusão pré-maxilar pode ganhar proporção desmesurada. A retrusão da pré-maxila também ocorre na ausência da palatoplastia, o que reafirma a competência da cinta muscular reconstruída pela queiloplastia (Silva Filho *et al.*, 2003).

Dos pacientes com fissura transforame bilateral, 100% necessitam de ortodontia em algum estágio do processo reabilitador (Figura 19.24). Assim como nos pacientes com fissura transforame incisivo unilateral, ao final da dentição decídua ou no início da dentição mista, a oclusão merece uma avaliação criteriosa e padronizada dos resultados induzidos pelas cirurgias plásticas primárias e secundárias, incluindo a queiloplastia secundária e o aumento de columela, realizadas no início da idade escolar. Realiza-se o diagnóstico da oclusão por índices oclusais enumerados de 1 a 5 de acordo com a gravidade da maloclusão, bem como a dificuldade na sua correção: índice 1 = excelente; índice 2 = bom; índice 3 = regular; índice 4 = pobre, e índice 5 = muito pobre. O índice usado nas fissuras transforame incisivo bilateral recebe a designação de índice Bauru, por ter sido desenvolvido no HRAC (Ozawa *et al.*, 2006). Ele qualifica e quantifica a maloclusão instalada e prognostica o tratamento ortodôntico. Nos índices 1, 2 e 3, o prognóstico de tratamento da maloclusão e da face viabiliza o tratamento ortopédico visando à finalização do tratamento ortodôntico sem cirurgia ortognática. Nos índices 4 e 5, o tratamento ortodôntico deve ser conduzido pensando-se na cirurgia ortognática futura, eliminando abordagens ortopédicas intermediárias que não trariam impacto significativo a longo prazo.

ORTOPEDIA MAXILAR PRECOCE | PONDERAÇÃO

É difícil eleger um único fator responsável pela deficiência maxilar das fissuras transforame incisivo. Mas não há dúvida de que a cirurgia representa o mais importante. Diante da indignação provocada pelos efeitos pós-operatórios, a ortopedia maxilar precoce pré e pós-cirurgias primárias foi cultuada e imposta no protocolo de tratamento das fissuras de lábio e palato em alguns lugares do mundo, nos anos 1960, como recurso defensivo na luta contra os efeitos tardios das cirurgias reconstrutoras precoces. É preciso julgar a ortopedia maxilar precoce não por suas intenções, mas segundo seus resultados. E, mediante uma boa avaliação no longo prazo da relação custo-benefício, esse procedimento não se justifica (Gnoinski, 1982; Pruzansky, 1964).

Convicto de sua falência e impraticabilidade em nível de saúde pública, o HRAC não adota a ortopedia precoce em seu protocolo de tratamento. A reabilitação inicia-se com as cirurgias plásticas primárias, sem ortopedia maxilar. O controle da deficiência maxilar resultante, desafio constante da ortodontia, fica por conta dos dispositivos ortopédicos mecânicos (ver Figura 19.21), aplicados preferencialmente a partir da dentição mista, encarregados de reposicionar os segmentos palatinos deslocados medialmente e retropostos em relação à base do crânio. Obtém-se o reposicionamento transversal com os aparelhos expansores intrabucais que liberam força contra os dentes e o osso alveolar (Capelozza Filho *et al.*, 1994; Capelozza Filho, 1980; Nicholson e Plint, 1989; Silva Filho *et al.*,

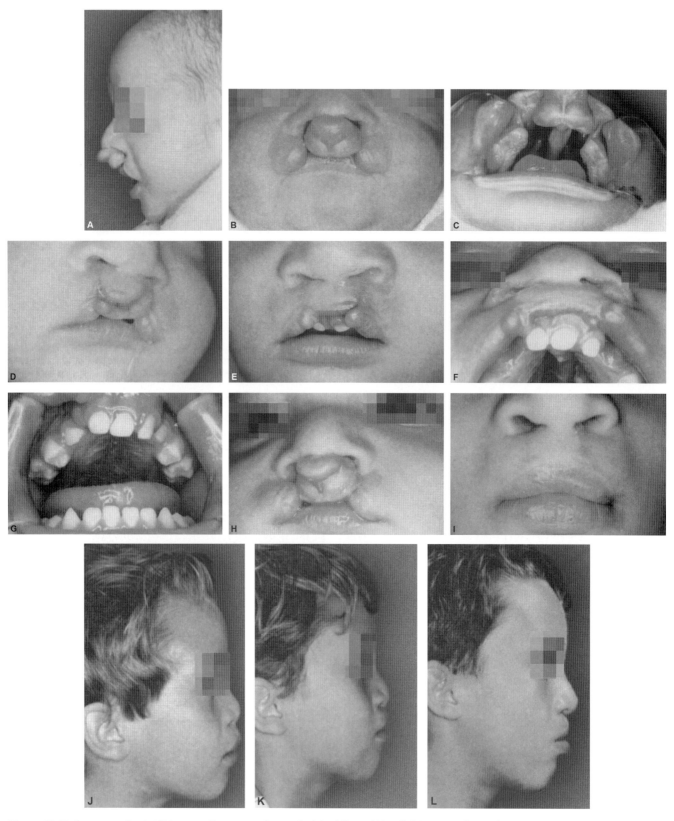

Figura 19.22 A restauração do lábio nessa fissura transforame incisivo bilateral (**A** a **C**) foi executada em dois tempos cirúrgicos iniciais (**D**, **E** e **F**), obedecendo à técnica de Spina; e um tempo definitivo ainda na fase pré-escolar (**H** e **I**). A reconstrução do lábio, do palato (**G**) e da columela nasal, nessa ordem, identifica o protocolo cirúrgico instituído pelo HRAC e evidencia a importância morfológica das cirurgias precoces na projeção pré-maxilar (**J** a **L**), sem ortopedia maxilar precoce. *Ver Encarte.*

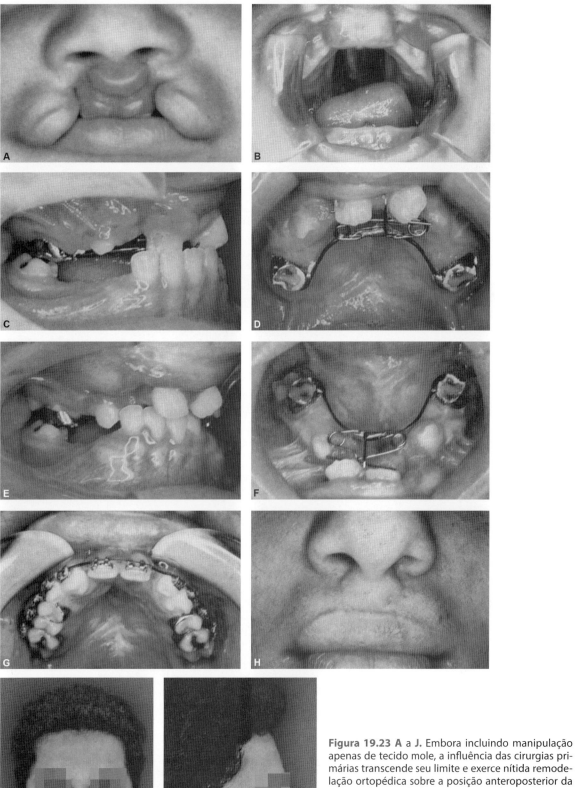

Figura 19.23 A a J. Embora incluindo manipulação apenas de tecido mole, a influência das cirurgias primárias transcende seu limite e exerce nítida remodelação ortopédica sobre a posição anteroposterior da pré-maxila, percebida na face e na oclusão. A magnitude imprevisível desse efeito pode levar a uma situação que impressiona ainda mais – a mordida cruzada anterior, despertando a ação contrária da ortodontia. Esse comportamento da pré-maxila, no longo prazo, justifica a negação de qualquer tipo de ortopedia extrabucal que vise ao retroposicionamento precoce da pré-maxila. A cirurgia plástica e a ortodontia atuaram na reabilitação dessa fissura transforame bilateral com bandeleta de Simonart em ambos os lados. *Ver Encarte.*

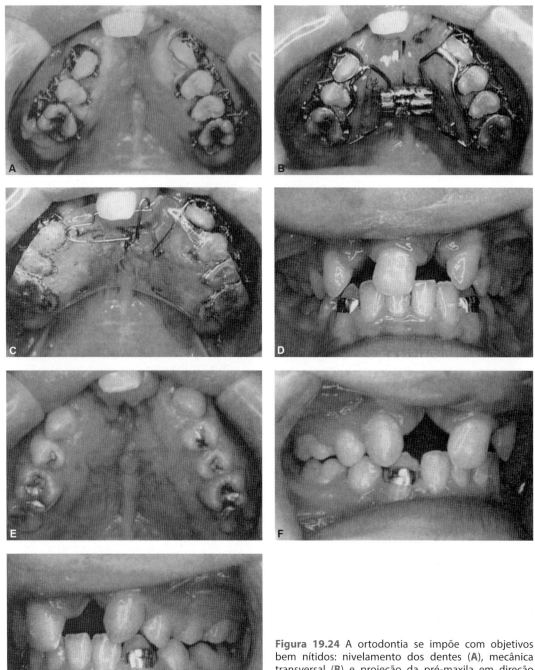

Figura 19.24 A ortodontia se impõe com objetivos bem nítidos: nivelamento dos dentes (**A**), mecânica transversal (**B**) e projeção da pré-maxila em direção anterior (**C**). As forças liberadas pela ortodontia, nesse paciente, foram eficientes e suficientes para devolver características de normalidade à oclusão (**D** a **G**). *Ver Encarte.*

1997; ver Figuras 19.7, 19.21, 19.24 e 19.25). O avanço maxilar é conseguido com a tração reversa da maxila. Independentemente do tipo do aparelho extrabucal empregado, a tração reversa da maxila tem alcance limitado e não basta para reverter todos os casos de retrusão maxilar. Os avanços significativos da face média apenas são possíveis com o auxílio da cirurgia ortognática. Por isso, a ortopedia sagital deve ser aplicada no máximo até o índice Goslon ou até o índice Bauru 3.

A reabilitação do paciente fissurado, portanto, envolve, necessariamente, mais que cirurgias plásticas reparadoras bem conduzidas. Em última análise, parece aflorar a consciência de que a reconstrução anatômica precoce determina, de certo modo, o prognóstico futuro da reabilitação das fissuras totais de lábio e palato. Quanto mais traumáticas as cirurgias plásticas primárias, maior será a discrepância esquelética da face média e maiores serão os obstáculos para uma reabilitação morfológica sem cirurgia ortognática. Torna-se claro que a preocupação legítima e dominante da ortodontia, um dos pilares fundamentais na reabilitação, consiste em manter a face média e a largura do arco dentário superior dentro dos limites anatômicos aceitáveis do ponto de vista estético e funcional.

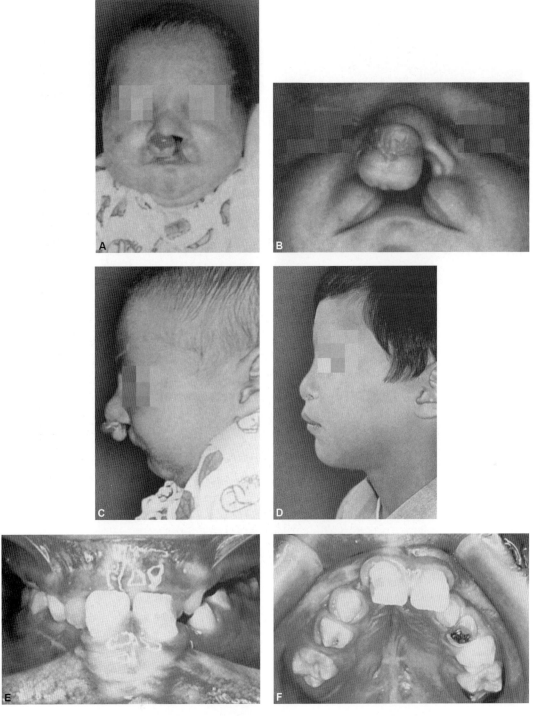

Figura 19.25 A a C. Fissura transforame incisivo bilateral. O paciente submeteu-se ao protocolo convencional defendido pelo HRAC: cirurgias primárias sem ortopedia precoce. **D.** A figura facial aos 7 anos de idade reflete a força da queiloplastia, que foi benéfica ao retroposicionar a pré-maxila inicialmente projetada. **E a J.** Diversos aparelhos expansores integram a estratégia terapêutica como uma ação contrária, necessária e inevitável, às forças constritoras das cicatrizes cirúrgicas, no afã de solucionar o colapso dos segmentos palatinos e preparar o arco dentário superior para o enxerto ósseo secundário bilateral. **K a R.** A opção pelo enxerto ósseo secundário subverte velhos preceitos de reabilitação do fissurado e aposta em uma melhor finalização ortodôntica. As imagens clínicas do arco dentário superior (**K**) e o acompanhamento radiográfico pós-enxerto ósseo secundário (**M a R**) apontam para o sucesso do tratamento. Os caninos ocuparam o lugar dos laterais em um arco alveolar sem resíduo de fissura. **S e T.** Unicamente influenciada pela queiloplastia, a pré-maxila retroposicionada confere ao ângulo nasolabial um contorno agradável, compatível com o ângulo nasolabial do paciente "não fissurado". **U e V.** Os caninos passaram por uma plastia para transformá-los em incisivo lateral. (*Continua*)

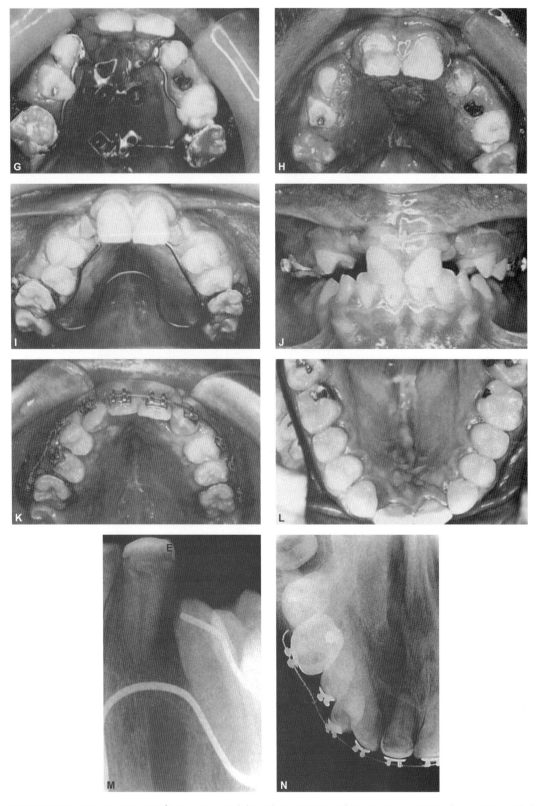

Figura 19.25 (*Continuação*) **A** a **C.** Fissura transforame incisivo bilateral. O paciente submeteu-se ao protocolo convencional defendido pelo HRAC: cirurgias primárias sem ortopedia precoce. **D.** A figura facial aos 7 anos de idade reflete a força da queiloplastia, que foi benéfica ao retroposicionar a pré-maxila inicialmente projetada. **E** a **J.** Diversos aparelhos expansores integram a estratégia terapêutica como uma ação contrária, necessária e inevitável, às forças constritoras das cicatrizes cirúrgicas, no afã de solucionar o colapso dos segmentos palatinos e preparar o arco dentário superior para o enxerto ósseo secundário bilateral. **K** a **R.** A opção pelo enxerto ósseo secundário subverte velhos preceitos de reabilitação do fissurado e aposta em uma melhor finalização ortodôntica. As imagens clínicas do arco dentário superior (**K**) e o acompanhamento radiográfico pós-enxerto ósseo secundário (**M** a **R**) apontam para o sucesso do tratamento. Os caninos ocuparam o lugar dos laterais em um arco alveolar sem resíduo de fissura. **S** e **T.** Unicamente influenciada pela queiloplastia, a pré-maxila retroposicionada confere ao ângulo nasolabial um contorno agradável, compatível com o ângulo nasolabial do paciente "não fissurado". **U** e **V.** Os caninos passaram por uma plastia para transformá-los em incisivo lateral. (*Continua*)

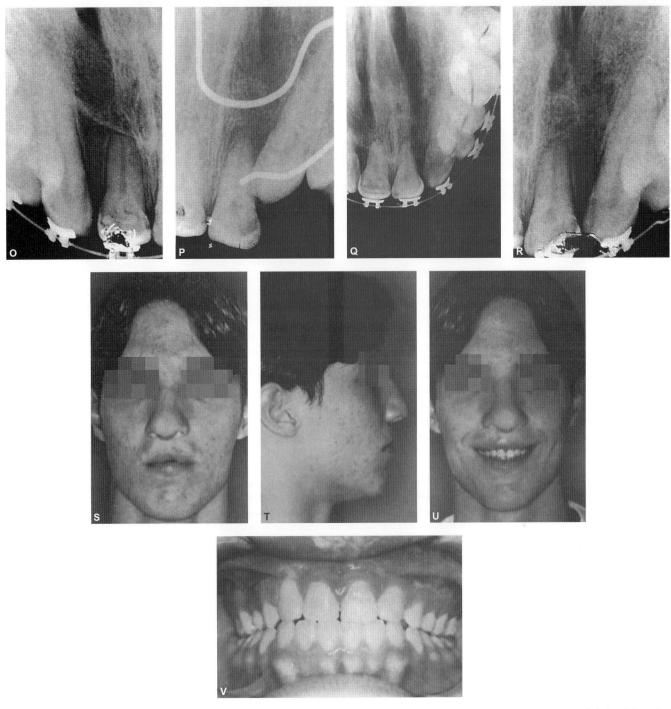

Figura 19.25 (*Continuação*) **A** a **C**. Fissura transforame incisivo bilateral. O paciente submeteu-se ao protocolo convencional defendido pelo HRAC: cirurgias primárias sem ortopedia precoce. **D**. A figura facial aos 7 anos de idade reflete a força da queiloplastia, que foi benéfica ao retroposicionar a pré-maxila inicialmente projetada. **E a J**. Diversos aparelhos expansores integram a estratégia terapêutica como uma ação contrária, necessária e inevitável, às forças constritoras das cicatrizes cirúrgicas, no afã de solucionar o colapso dos segmentos palatinos e preparar o arco dentário superior para o enxerto ósseo secundário bilateral. **K a R**. A opção pelo enxerto ósseo secundário subverte velhos preceitos de reabilitação do fissurado e aposta em uma melhor finalização ortodôntica. As imagens clínicas do arco dentário superior (**K**) e o acompanhamento radiográfico pós-enxerto ósseo secundário (**M a R**) apontam para o sucesso do tratamento. Os caninos ocuparam o lugar dos laterais em um arco alveolar sem resíduo de fissura. **S e T**. Unicamente influenciada pela queiloplastia, a pré-maxila retroposicionada confere ao ângulo nasolabial um contorno agradável, compatível com o ângulo nasolabial do paciente "não fissurado". **U e V**. Os caninos passaram por uma plastia para transformá-los em incisivo lateral. *Ver Encarte*.

ENXERTO ÓSSEO SECUNDÁRIO

No processo reabilitador, as cirurgias plásticas primárias, queiloplastia e palatoplastia, manipulam exclusivamente tecido mole, lábio e mucosa palatina, respectivamente. Logo, a ruptura do osso alveolar, exatamente na altura do incisivo lateral superior, perdura depois das cirurgias primárias, mantendo a descontinuidade dos arcos alveolar e dentário superior.

Com o escopo de normalizar o defeito ósseo alveolar persistente após as cirurgias plásticas primárias (ver Figura 19.11), o HRAC adotou em seu protocolo de tratamento das fissuras que assolam o rebordo alveolar o "enxerto ósseo secundário" (Figuras 19.25 e 19.26). Respaldado por uma literatura ampla e respeitada, o referido enxerto, convém definir, corresponde ao preenchimento da fissura alveolar residual com osso autógeno retirado da crista ilíaca (Abyholm et al., 1981; Bergland et al., 1986; Boyne, 1974; Boyne e Sands, 1976, 1972; El Deeb et al., 1982; Enemark et al., 1897; Semb, 1988; Silva Filho et al., 1995). Está indicado, portanto, para as fissuras pré-forame com envolvimento do rebordo alveolar e para as fissuras transforame incisivo, unilaterais ou bilaterais. O termo "secundário" remete à época planejada para a execução do mesmo, durante a dentição mista. Em poucos centros de reabilitação de pacientes fissurados, o enxerto ósseo alveolar é realizado na mesma época das cirurgias plásticas primárias. Nesse caso, ele recebe a designação de "enxerto ósseo primário". O HRAC não incluiu o enxerto ósseo primário em seu protocolo de tratamento.

O enxerto ósseo secundário está indicado na dentição mista, antes da irrupção do canino permanente, entre 9 e 12 anos de idade, sendo o prognóstico mais favorável quando o canino permanente tem pelo menos a metade de sua raiz formada (El Deeb et al., 1982; Trindade et al., 2005). A contribuição do enxerto ósseo secundário para a finalização ortodôntica tem sido valiosa por possibilitar a irrupção espontânea de dentes adjacentes à área da fissura, no caso, o canino permanente (Silva Filho et al., 2000), bem como a movimentação ortodôntica por meio desse osso enxertado, que passa a funcionar como osso alveolar. O osso enxertado transforma-se em alvéolo e, na sequência, configura o periodonto de sustentação para os dentes movimentados através dele. O ortodontista conta, ainda, com a possibilidade de tracionamento do canino em caso de impacção ou falta de força irruptiva pelo osso neoformado.

O procedimento de enxerto ósseo secundário realizado no HRAC segue o protocolo instituído por Boyne e Sands (Boyne, 1974; Boyne e Sands, 1976), seguido pelo Centro de Reabilitação de Oslo. Ele consiste em osso medular esponjoso retirado da crista ilíaca e levado à região anterior da maxila, preenchendo por completo a falha óssea entre os segmentos palatinos e dando suporte à base nasal (Figura 19.26). Em pouco tempo, cerca de 3 meses, o osso enxertado reintegra-se totalmente à área, tornando-se difícil a distinção radiográfica entre os limites da fissura e o novo osso.

O objetivo principal do enxerto ósseo secundário consiste em providenciar osso no local da fissura alveolar. Nesse contexto, os indicadores radiográficos usados para avaliar a presença de tecido ósseo na fissura desvendaram ótimos resultados no longo prazo, em condições ótimas de realização do enxerto ósseo secundário, ou seja, na dentição mista, antes da irrupção do canino permanente (Trindade et al., 2005); isso garante previsibilidade para o procedimento mencionado. Esse dado, com base em pacientes do protocolo HRAC, está de acordo com os resultados de outros centros reabilitadores (Bergland et al., 1986; Nightingale et al., 2003; Witherow et al., 2002), justificando o emprego ostensivo do enxerto ósseo secundário nos protocolos de tratamento da fissura com envolvimento alveolar.

Uma das virtudes do enxerto ósseo secundário consiste na possibilidade de finalização ortodôntica sem prótese. No entanto, mesmo que os dentes não se posicionem no local do enxerto ósseo, este cria melhores condições periodontais para os dentes adjacentes à fissura, o incisivo central do segmento maior e o canino do segmento menor. Nos casos em que se preserva o espaço da fissura, há a possibilidade de implante com finalidade protética.

Diferentemente do enxerto ósseo primário, aquele realizado na infância, a supremacia do enxerto ósseo secundário está em criar osso perene sem interferir negativamente no potencial de crescimento maxilar (Semb, 1988). A precocidade do enxerto ósseo primário carrega de negativo duas condições explícitas: a primeira é a dificuldade para manter intacto o osso enxertado pela ausência de estímulo odontogênico; e a segunda, a potencialização do déficit de crescimento da face média nas fissuras transforame incisivo. Por esses motivos, o enxerto ósseo primário nunca fez parte do protocolo de reabilitação desenvolvido no HRAC e tem sido preterido em alguns dos centros que o praticavam. O debate entusiasmado a favor da universalização do enxerto ósseo secundário é posto à prova na Figura 19.25, na qual se conciliam crescimento maxilar e eficiência ortodôntica.

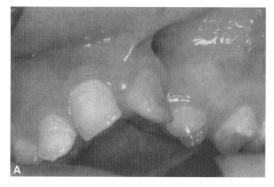 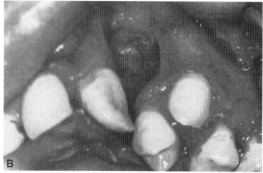

Figura 19.26 Síntese cirúrgica do procedimento de enxerto ósseo secundário: exposição da área receptora (**A, B**); remoção do osso autógeno da área doadora (**C, D**); e preenchimento do defeito ósseo com osso autógeno (**E, F**). (*Continua*)

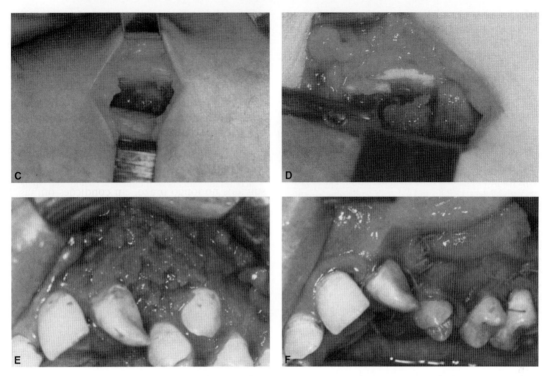

Figura 19.26 (*Continuação*) Síntese cirúrgica do procedimento de enxerto ósseo secundário: exposição da área receptora (**A, B**); remoção do osso autógeno da área doadora (**C, D**); e preenchimento do defeito ósseo com osso autógeno (**E, F**). *Ver Encarte.*

BIBLIOGRAFIA

Abyholm FE, Bergland O, Semb G. Secondary bone grafting of alveolar clefts: a surgical/orthodontic treatment enabling a non-prosthodontic rehabilitation in cleft lip and palate patients. Scand J Plast Reconstr Surg. 1981;15(2):127-40.

Alvares CW. Anomalias pre-forame incisivo unilateral e fissura pré-forame incisivo associadas: estudo genético-clínico. Hospital de Reabilitação de Anomalias Craniofaciais, dissertação de mestrado. Bauru; 2010.

Athanasiou AE, Mazaheri M, Zarrinnia K. Dental arch dimensions in patients with unilateral cleft lip and palate. Cleft Palate J. 1988;25(2):139-45.

Bardach J, Bakowska J, McDermott-Murray J, Mooney MP, Dusdieker LB. Lip pressure changes following lip repair in infants with unilateral clefts of the lip and palate. Plast Reconstr Surg. 1984;74(4):476-81.

Bardach J, Eisbach KJ. The influence of primary unilateral cleft lip repair on facial growth. Part 1. Lip pressure. Cleft Palate J. 1977;14(1):88-97.

Bardach J, Kelly K. The influence of lip repair with and without soft-tissue undermining on facial growth in beagles. Plast Reconstr Surg. 1988;82(5):747-55.

Bardach J, Mooney MP, Bakowska J. The influence of lip repair on facial growth: a comparattive study in rabbits, beagles, and humans. In: Williams HB, ed. Transactions of Seventh International Congress on Plastic Reconstructive Surgery. Canada: RBT Printing; 1983.

Bardach J, Mooney MP. The relationship between lip pressure following lip repair and craniofacial growth: an experimental study in beagles. Plast Reconstr Surg. 1984;73(4):544-55.

Bardach J, Morris HL, Olin WH. Late results of primary veloplasty: the Marburg project. Plast Reconst Surg. 1984;73(2):207-15.

Bergland O, Semb G, Abyholm FE. Elimination of the residual alveolar cleft by secondary bone grafting and subsequent orthodontic treatment. Cleft Palate J. 1986;23(3):175-205.

Bishara SE, Krause CJ, Olin WH, Weston D, Ness JV, Felling C. Facial and dental relationships of individuals with unoperated clefts of the lip and/or palate. Cleft Palate J. 1976;13:238-52.

Bishara SE, Olin WH, Krause CJ. Cephalometric findings in two cases with unrepaired bilateral cleft lip and palate. Cleft Palate J. 1978;15(3):233-8.

Boyne PJ, Sands NR. Combined orthodontic surgical management of residual palatoalveolar cleft defects. Amer J Orthodont. 1976;70(1):20-37.

Boyne PJ, Sands NR. Secondary bone grafting of residual alveolar and palatal clefts. J Oral Surg. 1972;30(2):87-92.

Boyne PJ. Use of marrow-cancellous bone grafts in maxillary alveolar and palatal clefts. J Dent Res. 1974;53(4):821-4.

Capelozza Filho L, Almeida AM, Ursi WJ. Rapid maxillary expansion in cleft lip and palate patients. J Clin Orthod. 1994;28(1):34-9.

Capelozza Filho L, Cavassan AO, Silva Filho OG. Avaliação do crescimento craniofacial em portadores de fissuras transforame incisivo unilateral: estudo transversal. Rev Bras Cirurg. 1987;77(2):97-106.

Capelozza Filho L, Mazottini R, Abdo RCC. Expansão rápida da maxila em fissurados adultos. Ars Curandi Odont. 1980;7(5):209-24.

Capelozza Filho L, Normando ADC, Silva Filho OG. Isolated influences of lip and palate surgery on facial growth: comparisons of operated and unoperated male adults with UCLP. Cleft Palate Craniofac J. 1996;33(1):51-6.

Capelozza Filho L, Silva Filho OG. Fissuras labiopalatais. In: Petrelli E. Ortodontia para Fonoaudiologia. Curitiba: Lovise; 1992. p. 195-239.

Capelozza Filho L, Souza Freitas JA, Silva Filho OG. Avaliação do crescimento mandibular em fissurados transforame incisivo unilateral. Ortodontia. 1981;14(3):199-210.

Capelozza Filho L, Taniguchi SM, Silva Filho OG. Craniofacial morphology of adult unoperated complete unilateral cleft lip and palate patients. Cleft Palate Craniofacial J. 1993;30(4):376-81.

Cavassan AO, Capelozza Filho L, Silva Filho OG. Avaliação cefalométrica do crescimento vertical da face em portadores de fissura transforame incisivo unilateral (4 a 12 anos): estudo transversal II. Ortodontia. 1982;15(2):121-25.

Centrinho. Anomalias craniofaciais, fissuras labiopalatais. Disponível em: <www.centrinho.usp.be/hospital/diversos/dest_fissuras.html>. Acesso em: 7 out. 2017.

Chapman JH. Orthodontic treatment of children with clefts of the lip and palate. Aust Orthodont J. 1975;4(1):17-22.

Chevrier C, Dananché B, Bahuau M, Nelva A, Herman C, Robert-Gnansia E, Cordier S. Occupational exposure to organic solvent mixtures during pregnancy and the risk of non-syndromic oral clefts. Occup Environ Med. 2006;63(9):617-23.

Daskalogiannakis J, Mercado A, Russell K, Hathaway R, Dugas G, Long RE Jr et al. The American Study: an inter-center study of treatment outcomes for patients with unilateral cleft lip and palate. Part 3. Analysis of craniofacial form. Cleft Craciofac J. 2011;48(3):252-8.

El Deeb M, Messer LB, Lehnert MW, Hebda TW, Waite DE. Canine eruption into grafted bone in maxillary alveolar cleft defects. Cleft Palate J. 1982;19(1):9-16.

Enemark H, Sindet-Pedersen S, Bundgaard M. Long-term results after secondary bone grafting of alveolar clefts. J Oral Maxillofac Surg. 1987;45(11):913-9.

Gnoinski WM. Early maxillary orthopaedics as a supplement to conventional primary surgery in complete cleft lip and palate cases: long term results. J Maxillofac Surg. 1982;10(3):165-72.

Heidbuchel KLWM, Kuijpers-Jagtman AM, Freihofer HPM. Facial growth in patients with bilateral cleft lip and palate: a cephalometric study. Cleft Palate Craniofacial J. 1994;31(3):210-6.

Hotz M, Perko M, Gnoinsky W. Early orthopedic stabilization of the pre-maxilla in complete bilateral cleft lip and palate in combination with the celesnik lip repair. Scand J Plast Reconstr Surg Hand Surg. 1987;21(1):45-51.

Huddart AG. Maxillary arch dimensions in bilateral cleft lip and palate subjects. Cleft Palate J. 1970;7:139-55.

Itikala PR, Watkins ML, Mulinare J, Moore CA, Liu Y. Maternal multivitamin use and orofacial clefts in offspring. Teratology. 2001;63:79-86.

Krapels IP, van Rooij IA, Ocké MC, van Cleef BA, Kuijpers-Jagtman AM, Steegers-Theunissen RP. Maternal dietary B vitamin intake, other than folate, and the association with orofacial cleft in the offspring. Eur J Nutr. 2004;43(1):7-14.

Lammer EJ, Shaw GM, Iovannisci DM, Finnell RH. Maternal smoking, genetic variation of glutathione s-transferases, and risk for orofacial clefts. Epidemiology. 2005;16(5):698-701.

Little J, Cardy A, Munger RG. Tobacco smoking and oral clefts: a meta-analysis. Bull World Health Organ. 2004;82(3):213-8.

Loffredo LCM, Souza JMP, Freitas JAS, Mossey PA. Oral clefts and vitamin supplementation. Cleft Palate-Craniofacial Journal. 2001;38(1):76-83.

Mars M, Plint DA, Houston WJB, Bergland O, Sem G. The Goslon Yardstick: a new system of assessing dental arch relationships in children with cleft lip and palate. Cleft Palate Craniofac J. 1990;24:314-22.

Mazaheri M, Athanasiou AE, Long Jr RE, Kolokitha OG. Evaluation of maxillary dental arch form in unilateral clefts of lip, alveolus, and palate from one month to four years. Cleft Palate Craniofac J. 1993;30(1):90-3.

Mazaheri M, Harding RL, Cooper JA, Meier JA, Jones TS. Changes in arch form and dimensions of cleft patients. Amer J Orthodont. 1971;60(1):19-32.

McCance AM, Roberts-Harry D, Sherriff M, Mars M, Houston WJB. A study model analysis of adult unoperated Sri Lankans with unilateral cleft lip and palate. Cleft Palate J. 1990;27(2):146-54.

Métneki J, Puhó E, Czeizel AE. Maternal diseases and isolated orofacial clefts in Hungry. Birth Defects Research. 2005;73:617-23.

Miyahara M, Capelozza Filho L. Características cefalométricas da face no fissurado unilateral adulto. Ortodontia. 1985;18(2):5-16.

Murat S, Gurbuz A, Genc F. Prosthetic rehabilitation of a patient with bilateral cleft-lip and palate using osseointegrated implants and intracoronal resilient attachments: a case report. Cleft Craniofac J. 2011;48(3):342-7.

Nicholson PT, Plint DA. A long-term study of rapid maxillary expansion and bone grafting in cleft lip and palate patients. Europ J Orthodont. 1989;11(2):186-92.

Nightingale C, Witherow H, Reid FD, Edler R. Comparative reproducibility of three methods of radiographic assessment of alveolar bone grafting. Eur J Orthod. 2003;25(1):35-41.

Normando ADC, Silva Filho OG, Capelozza Filho L. Influence of surgery on maxillary growth in cleft lip and/or palate patients. J Cranio Maxillofac Surg. 1992;20(3):111-8.

Ozawa TO, Silva Filho OG, Santos ACS, Semb G. Índice Bauru: sistematização para avaliação da condição oclusal (interarcos) em crianças e adolescentes com fissura bilateral completa de lábio e palato (fissura transforame incisivo bilateral). Ortodontia. 2006;39(3):253-63.

Ozawa TO. Avaliação dos efeitos da queiloplastia e palatoplastia primária sobre o crescimento dos arcos dentários de crianças com fissura transforame incisivo unilateral aos 5 a 6 anos de idade. [Tese de Doutorado.] Faculdade de Odontologia de Araraquara, Unesp; 2001.

Pruzansky S, Aduss H. Arch form and the deciduous occlusion in complete unilateral clefts. Cleft Palate J. 1964;(30):411-18.

Pruzansky S, Aduss H. Prevalence of arch collapse and malocclusion in complete unilateral cleft lip and palate. Rep Cong Eur Orthodont Soc Trans. 1967;43:365-82.

Pruzansky S. Pre-surgical orthopedics and bone grafting for infants with cleft lip and palate: a dissent. Cleft Palate J. 1964;1(2):164-87.

Ross RB. Treatment variables affecting facial growth in complete unilateral cleft lip and palate. Cleft Palate J. 1987;24(1):5-77.

Russel K, Long RE Jr, Hathaway R, Daskalogiannakis J, Mercado A, Cohen M et al. The American Study: an inter-center study of treatment outcomes for patients with unilateral cleft lip and palate. Part 5. General discussion and conclusions. Cleft Craciofac J. 2011;48(3):265-70.

Sekhon PS, Ethunandan M, Markus AF, Krishnan G, Rao CB. Congenital anomalies associated with cleft lip and palate – an analysis of 1623 consecutive patients. Cleft Craniofac J. 2011;48(4):378-90.

Semb G, Shaw WC. Simonart's band facial growth in unilateral clefts of the lip and palate. Cleft Palate Craniofacial J. 1991c;28(1):40-6.

Semb G. A study of facial growth in patients with bilateral cleft lip and palate treated by the Oslo CLP Team. Cleft Palate J. 1991a;28(1):22-39.

Semb G. A study of facial growth in patients with unilateral cleft lip and palate treated by the Oslo CLP Team. Cleft Palate Craniofacial J. 1991b;28(1):1-21.

Semb G. Effect of alveolar bone grafting on maxillary growth in unilateral cleft lip and palate patients. Cleft Palate J. 1988;25(3):288-95.

Shaw GM, Lammer EJ, Wasserman CR, O'Malley CD, Tolarova MM. Risks of orofacial clefts in children born to women using multivitamins containing folic acid periconceptionally. Lancet. 1995;346(8972):393-6.

Shaw GM, Lammer EJ. Maternal periconceptional alcohol consumption and risk for orofacial clefts. J Pediatr. 1999;134(3):298-303.

Shaw GM, Wasserman CR, Lammer EJ, O'Malley CD, Murray JC, Basart AM, Tolarova MM. Orofacial clefts, parental cigarette smoking, and transforming growth factor-alpha gene variants. Am J Hum Genet. 1996;58(3):551-61.

Silva Filho OG, Capelozza Filho L, Ramos AL. Influence of palatoplasty on the upper dental arch shape and dimensions of unilateral complete cleft lip and palate patients. Brazilian J Dysmorphology and Spech – hearing disorders. 1997;1:41-54.

Silva Filho OG, Capelozza Filho L, Werneck V, Freitas JA de. Abordagem ortodôntica ao paciente com fissura unilateral completa de lábio e palato. Ortodontia. 1998;31(3):32-44.

Silva Filho OG, Cavassan AD, Normando ADC. Influência da palatoplastia no padrão facial de pacientes portadores de fissura pós-forame incisivo. Rev Bras Cirurg., 79:315-323, 1989.

Silva Filho OG, Cristovão RM, Semb G. Prevalence of a soft tissue bridge in a sample of 2014 patients with complete unilateral clefts of lip and palate. Cleft Palate Craniofacial J. 1994;31(2):122-4.

Silva Filho OG, Ferrari Júnior FM, Capelozza Filho L, Albuquerque MVP de. Enxerto ósseo alveolar em pacientes fissurados: realidade e perspectivas. Ortodontia. 1995;28(1):34-45.

Silva Filho OG, Ferrari Júnior FM, Rocha DL, Freitas JAS. Classificação das fissuras labiopalatais: breve histórico, considerações clínicas e sugestão de modificação. Rev Bras Cirurg. 1992;82(2):59-65.

Silva Filho OG, Lauris RCMC, Capelozza Filho L, Semb G. Craniofacial morphology in adult patients with unoperated complete bilateral cleft lip and palate patients. Cleft Palate Craniofacial J. 1998;35(2):111-9.

Silva Filho OG, Lauris RCMC, Cavassan AO. Pacientes fissurados de lábio e palato: efeitos suscitados pela queiloplastia. Ortodontia. 1990;23(3):25-34.

Silva Filho OG, Normando ADC, Capelozza Filho L. Mandibular growth in patients with cleft lip and/or cleft palate – the influence of the cleft type. Amer J Orthodont Dentofac Orthop. 1993;104 (3):269-75.

Silva Filho OG, Normando ADC, Capelozza Filho L. Mandibular morphology and spatial position in patients with clefts: intrinsic or iatrogenic? Cleft Palate Craniofacial J, 29(4):369-75, July., 1992.

Silva Filho OG, Ramos AL, Abdo RCC. Morfologia dos arcos dentários em pacientes portadores de fissura de lábio e palato, não operados. Ortodontia. 1991;24(1):9-17.

Silva Filho OG, Ramos AL, Abdo RCC. The influence of unilateral cleft lip and palate on maxillary dental arch morphology. Angle Orthodont. 1992;62(4):283-90.

Silva Filho OG, Ramos AL, Capelozza Filho L. Influência da queiloplastia nas dimensões e forma do arco dentário superior em adultos fissurados de lábio e palato. Rev Soc Bras Ortod. 1991;1(9):269-75.

Silva Filho OG, Ramos AL, Capelozza Filho L. La influencia de la queiloplastia y la palatoplastia en la determinación de la forma del arco dentario superior en fisurados de labio y paladar. Revista Espanhola Ortodoncia. 1991;21(3):237-49.

Silva Filho OG, Rocha R, Capelozza Filho L. Padrão facial do paciente portador de fissura pré-forame incisivo unilateral completa. Revista Brasileira de Cirurgia. 1989;79(4):197-205.

Silva Filho OG, Santos ACS, Costa GC, Ozawa TO. Fissura bilateral completa de lábio e palato: comportamento dos arcos dentários frente a cirurgias primárias (queiloplastia e palatoplastia). Avaliação na Dentadura Mista. Ortodontia. 2003;36(3):28-48.

Silva Filho OG, Teles SG, Ozawa TO, Ozawa TO, Filho LC. Secondary bone graft and eruption of the permanent canine in patients with alveolar clefts: literature review and case report. Angle Orthod. 2000;70(2):174-8.

Silva Filho OG, Valladares Neto J, Capelozza Filho L, de Souza Freitas JA. Influence of lip repair on craniofacial morphology of complete bilateral cleft lip and palate patients. Cleft Palate Craniofacial J. 2003;40(2):144-53.

Spilson SV, Kim HJ, Chung KC. Association between maternal diabetes mellitus and newborn oral cleft. Ann Plast Surg. 2001;47(5):477-81.

Spina V, Psillakis JM, Lapa FS, Ferreira MC. Classificação das fissuras labiopalatinas: sugestão de modificação. Rev Hosp Clin Fac Med São Paulo. 1972;27(1):5-6.

Thomé S. Estudo da prática do aleitamento materno em crianças portadoras de malformação congênita de lábio e/ou de palato. Ribeirão Preto, 1990. 245 p. [Dissertação de Mestrado em enfermagem.] Escola de Enfermagem de Ribeirão Preto, Universidade de São Paulo; 1990.

Tolarova M, Harris J. Reduced recurrence of orofacial clefts after periconceptional supplementation with high dose folic acid and multivitamins. Teratology. 1995;51(2):71-8.

Trindade IK, Mazzottini R, Silva Filho O, Trindade IE, Deboni MC. Long-term radiographic assessment of secondary alveolar bone grafting outcomes in patients with alveolar clefts. Oral Surg Oral Med Oral Pathol Oral Radiol Endod. 2005;100(3):271-7.

Trotman CA, Ross RB. Craniofacial growth in bilateral cleft lip and palate: ages six to adulthood. Cleft Palate Craniofacial J. 1993;30(3):261-73.

Vargervik K. Growth characteristics of the premaxilla and orthodontic treatment principles in bilateral cleft lip and palate. Cleft Palate J. 1983;20(4):289-302.

Vargervik K. Orthodontic management of unilateral cleft lip and palate. Cleft Palate J. 1981;18(4):256-70.

Wada T, Myazaki T. Growth and changes in maxillary arch form in complete unilateral cleft lip and cleft palate children. Cleft Palate J. 1975;12:115-30.

Witherow H, Cox S, Jones E, Carr R, Waterhouse N. A new scale to assess radiographic success of secondary bone grafts. Cleft Palate Craniofacial J. 2002;39(3):255-60.

Wyszynski DF, Beaty TH, Maestri NE. Genetics of nonsyndromic oral clefts revisited. Cleft Palate Craniofac J. 1996;33(5):406-17.

Wyszynski DF, Duffy DL, Beaty TH. Maternal cigarette smoking and oral clefts: a meta-analysis. Cleft Palate Craniofacial J. 1997;34(3):206-10.

Yamazaki YK. Anomalias craniofaciais: fissuras labiopalatinas. Disponível em: www.pt.scribd.com/doc/31438403/AnomaliasCraniofaciais2. Acesso em: 7 out. 2017.

Apêndice

Tabela 1 — Incidência de fissuras labiopalatais na América Anglo-saxônica.

Ano	Autor	Local	Período de avaliação	Incidências
1994	Amidei et al.	EUA: Colorado	1982-1988	1:1.234
1994	Baird et al.	Canadá: Br. Columbia – Vancouver	1966-1981	1:1.220
1969	Bardanouve	EUA: Montana	1955-1965	1:483
1970	Burton e Blanc	EUA: Am. Navajo Indians	1961-1967	1:467
1974	Ching e Chung	EUA: Havaí	1948-1966	1:650
1987	Chung et al.	EUA: Havaí		1:685
1968	Chung e Myrianthopoulos	EUA	1967	1:750 (brancos)
				1:2.400 (negros)
1940	Conway	EUA: Nova York		1:700
1966	Coway e Wagner	EUA: Nova York	1952-1962	1:1.020
1995	Das et al.	EUA: Mississipi		1:735 (brancos)
				1:1.852 (não brancos)
1924	Davis	EUA: Baltimore		1:1.170
1996	Derijcke et al.	EUA: Califórnia		1:893
1965	Donahue	EUA		1:929
1965	Donahue	EUA: Colorado		1:929
1965	Donahue	EUA: Indiana		1:789
1965	Donahue	EUA: Iowa		1:756
1965	Donahue	EUA: Michigan		1:834
1965	Donahue	EUA: Missouri		1:704
1965	Donahue	EUA: Montana		1:624
1965	Donahue	EUA: Nebraska		1:992
1965	Donahue	EUA: Novo México		1:1.239
1965	Donahue	EUA: Dakota do Norte		1:657
1965	Donahue	EUA: Oregon		1:1.112
1965	Donahue	EUA: Pensilvânia		1:854
1965	Donahue	EUA: Carolina do Sul		1:1.681
1965	Donahue	EUA: Dakota do Sul		1:989
1965	Donahue	EUA: Tennessee		1:1.558
1965	Donahue	EUA: Vermont		1:817
1965	Donahue	EUA: Washington		1:770
1965	Donahue	EUA: Wisconsin		1:876
1967	Donahue	EUA		1:962
1958	Douglas	EUA: Tennessee	1950-1954	1:1.694
1973	Emanuel et al.	EUA: Washington	1956-1965	1:543
1966	Gilmore e Hofman	EUA: Wisconsin	1943-1962	1:812,4
1943	Grace	EUA: Pensilvânia	1942	1:800
1964	Greene et al.	EUA: Califórnia, Havaí, Pensilvânia, Wisconsin	1956-1960	1:804

(continua)

Tabela 1 *(Continuação)* Incidência de fissuras labiopalatais na América Anglo-saxônica.

Ano	Autor	Local	Período de avaliação	Incidências
1964	Greene et al.	EUA: Califórnia	1956-1960	1:808
1964	Greene et al.	EUA: Havaí	1956-1960	1:665
1964	Greene et al.	EUA: Pensilvânia	1956-1960	1:859
1964	Greene et al.	EUA: Wisconsin	1956-1960	1:701
1971	Hay	EUA: Iowa	1963	1:460
1967	Hay	EUA	1962-1964	1:700
1940	Henderson	EUA: Havaí	1938-1939	1:550
1951	Hixon	Canadá: Ontario	1943-1949	1:943
2004	Forrester e Merz	EUA: Havaí	1986-2000	1:800
1962	Ivy	EUA: Filadélfia	1961	1:1.050
1962	Ivy	EUA: Pensilvânia	1956-1960	1:890
1962	Ivy	EUA: Filadélfia	1956-1960	1:1.211
2000	Kirschner e LaRossa	EUA: Filadélfia		1:1.000
1955	Lending, M. et al.	EUA: Nova York	1955	1:1.342
1965	Longenecker et al.	EUA: Nova Orleans	1944-1963	1:1.221
1961	Loretz	EUA: Califórnia	1955	1:851
1977	Lowry e Trimble	Canadá: British Columbia	1952-1971	1:510
1963	Milham Jr	EUA: Nova York		1:556
1946	Mueller	EUA: Wisconsin	1935-1944	1:770
1963	Olin	EUA: Iowa		1:2.000 (1941) 1:1.736 (1951) 1:697 (1961)
1947	Phair	EUA: Wisconsin	1935-1944	1:770
1961	Sesgin e Stark	EUA: Nova York	1949-1958	1:1.289
1991	Shaw et al.	EUA: Califórnia	1983-1986	1:865
1992	Slavkin	EUA: Califórnia	1992	1:700
1998	Tolarova e Cervenka	EUA: Califórnia		1:1.298
1998	Croen et al.	EUA: Califórnia	1983-1992	1:1.000
1963	Trestven	EUA: Montana – Índias	1955-1961	1:282
1963	Trestven	EUA: Montana – Não Índias	1955-1961	1:483
1956	Wallace et al.	EUA: Nova York	1951	1:1.265
1956	Wallace et al.	EUA: Nova York	1953	1:1.202
1982	Welsh e Hunter	Canadá: Manitoba	1964-1977	1:500
1963	Woolf	EUA: Utah	1951-1961	1:670

Tabela 2 Incidência de fissuras labiopalatais na América Latina.

Ano	Autor	Local	Período de avaliação	Incidências
1995	Nazer et al.	América Latina	1982-1990	1:953
1996	Derijcke et al.[30]	América do Sul		1:1.000
1991	Menegotto e Salzano	América do Sul	1967-1981	1:1.149
1991	Menegotto e Salzano	Argentina	1967-1981	1:1.163
1968	Arce et al.	Brasil: Sul de Minas, Paraná, Santa Catarina	1959-1963	1:1.220 brancos 1:1.450 negros e mulatos
1978	Candido	Brasil: Porto Alegre, Rio Grande do Sul		1:1.136
1971	Fonseca e Rezende	Brasil: São Paulo	1965-1970	1:673
1986	Giugliani et al.	Brasil: Porto Alegre, Rio Grande do Sul	1982-1984	1:860
1991	Menegotto e Salzano	Brasil	1972-1981	1:1.176
1968	Nagem Filho et al.	Brasil: Bauru, São Paulo	1966-1967	1:650
1995	Nazer et al.	Brasil	1982-1990	1:988
1954	Oliveira	Brasil: Rio Grande do Sul		1:865
1987	Souza et al.	Brasil: São Paulo, Rio de Janeiro, Santa Catarina		1:2.128
1977	Souza Freitas et al.	Brasil: Bauru, São Paulo	1976	1:664
1991	Menegotto e Salzano	Bolívia	1981	1:479
1995	Nazer et al.	Bolívia	1982-1990	1:422
1991	Menegotto e Salzano	Chile	1969-1981	1:960
1995	Nazer et al.	Chile	1982-1990	1:810
1981	Nazer et al.	Chile: Santiago		1:641
1997	Palomino et al.	Chile	1985-1944	1:667
1991	Menegotto e Salzano	Equador	1973-1980	1:734
1995	Nazer et al.	Equador	1982-1990	1:668
1965	Millard e Mcneill	Jamaica – Pele negra	1960-1963	1:1.887
1993	Perez-Molina et al.	México: Guadalajara, Jalisco		1:757
1975	Delgadillo	Paraguai: Assunção		1:1.718
1979	Insfran	Paraguai		1:641
1995	Nazer et al.	Paraguai	1982-1990	1:752
1991	Menegotto e Salzano	Peru	1973-1981	1:1.150
1995	Nazer et al.	Peru	1982-1990	1:1.144
1970	Garcia-Godoy	República Dominicana: Santo Domingo		1:1.300
1991	Menegotto e Salzano	Uruguai	1968-1980	1:1.415
1995	Nazer et al.	Uruguai	1982-1990	1:1.067
1993	Ballew et al.	Venezuela (Indígenas da Região Oeste)	1990	1:100
1991	Menegotto e Salzano	Venezuela	1973-1981	1:1.660
1995	Nazer et al.	Venezuela	1982-1990	1:1.263

Tabela 3 Incidência de fissuras labiopalatais na Europa.

Ano	Autor	Local	Período de avaliação	Incidências
1931	Günther	Alemanha: Leipzig		1:1.000
1933	Schröder	Alemanha: Munster		1:1.214
1996	Derijcke et al.	Bélgica e Holanda		1:680
1996	Derijcke et al.	Dinamarca		1:592
1967	Fogh-Andersen	Dinamarca: Copenhagen	1938-1957	1:665
1988	Jensen et al.	Dinamarca: Copenhagen	1976-1981	1:530
1994	Fitzpatrick et al.	Escócia	1980-1984	1:654
1996	Kozelj	Eslovênia	1973-1993	1:610
1996	Derijcke et al.	Europa		1:453
1996	Derijcke et al.	Finlândia		1:575
1982	Rintala e Stegars	Finlândia	1948-1975	1:575
1974	Saxen e Lathi	Finlândia	1967-1971	1:590
1975	Saxen	Finlândia	1972-1973	1:620
1996	Derijcke et al.	França		1:572
1992	Long et al.	França/Suíça: Rhone-Alpes, Auvergne, Jura		1:1.493
1929	Péron	França: Paris		1:942
1991	Stoll	França: Alsace		1:572
1962	Knox e Braithwaite	Grã-Bretanha: Northumberland, Durham	1949-1958	1:705
1992	Cornell et al.	Holanda (Nordeste)	1981-1988	1:617
1986	Felix-Schollaart et al.	Holanda		1:725
1933	Sanders	Holanda: Leyden, Rotterdam, Groningen		1:954
1986	Czeizel e Tusnadi	Hungria	1962-1967	1:770
1969	Leck	Inglaterra		1:526
1952	MacMahon e McKeown	Inglaterra: Birmingham	1940-1950	1:767
1985	Owens et al.	Inglaterra	1960-1982	1:720
1910	Rischbieth	Inglaterra: Londres	1908	1:1.742
2000	Hewson et al.	Irlanda	1980-1996	1:871
1965	Moller	Islândia	1956-1962	1:515
1988	Calzolari et al.	Itália	1978-1986	1:750
1996	Derijcke et al.	Itália		1:752
1994	Falzoni	Itália		1:665
1994	Milan et al.	Itália (Nordeste)		1:1.250
1994	Milan et al.	Itália: Emilia Romagna, Veneto e Friuli		1:1.220
1934	San Venero[109]	Itália		1:1.000
1978	Abyholm	Noruega	1967-1974	1:500
1997	Antoszewski e Krukjeromin	Polônia: Lodz	1951-1965	1:588
			1982-1991	1:500
1964	Rocha	Portugal: Cidade do Porto		1:336
1865	Fröbelius	Rússia: S. Petersburgo	1833-1864	1:525
1939	Edberg	Suécia: Göteborg	1928-1937	1:964
1996	Derijcke et al.	Tchecoslováquia		1:552
1987	Tolarova	Tchecoslováquia	1964-1982	1:828

Tabela 4 Incidência de fissuras labiopalatais na Ásia e Oceania.

Ano	Autor	Local	Período de avaliação	Incidências
1993	Borkar et al.	Arábia Saudita: Al-Gassim	1989-1992	1:460
1991	Kumar et al.	Arábia Saudita: Riyadh	1982-1988	1:3.333
1974	Brogan e Wooding	Austrália	1963-1972	1:580
1970	Chi e Godfrey	Austrália: South Wales	1964-1966	1:830
1960	Rank e Thompson	Austrália: Tasmânia	1945-1957	1:602
1975	Spry e Nugent	Austrália	1949-1968	1:711
2004	Vallino-Napoli et al.	Austrália: Victória	1983-2000	1:1.282
2000	Cooper et al.	China: Shangai	1980-1989	1:833
1989	Xiao	China		1:550
1995	Wu et al.	China	1988-1991	1:606
1983	Fong et al.	Cingapura		1:500
1988	Tan	Cingapura	1985-1987	1:574
1997	Murray et al.	Filipinas	1989-1996	1:515
1992	Taher	Irã: Tehran	1983-1988	1:268
2000	Rajabian e Sherkat	Irã	1976-1991	1:1.000
1974	Tal et al.	Israel	1961-1971	1:1.200
1953	Hikita	Japão: Nagasaki		1:403
1965	Kaminura et al.	Japão: Niigata		1:515
1958	Kobayasi	Japão: Tóquio		1:481
1963	Kurozumi et al.	Japão: Okayama		1:611
1954	Mitani	Japão: Tóquio	1953	1:529
1963	Moriyama	Japão		1:1.176
1986	Natsume e Kawai	Japão	1983	1:611
1987	Natsume et al.	Japão	1982	1:485
1988	Natsume et al.	Japão	1985	1:685
1989	Natsume et al.	Japão: Gifu	1986-1987	1:590,5
1989	Natsume, N. et al.[91]	Japão: Aichi	1982-1987	1:650
1958	Neel	Japão: Hiroshima, Nagasaki		1:373
1966	Sato	Japão		1:608
2000	Natsume et al.	Japão	1994-1995	1:695
1990	Boo e Arshad	Malásia		1:806
1996	Garaev e Rasulov	República do Arzebaijão: Lenkoran-Astzara		1:1.626
1989	Amaratunga e Chandrasekera	Sri Lanka		1:1.205
2005	Suleiman et al.	Sudão	1997-2000	1:1.000

Tabela 5 Incidência de fissuras labiopalatais na África.

Ano	Autor	Local	Período de avaliação	Incidências
1964	Adrianjotovo-Rarisda	Madagascar: Tananarive		1:1.429
1982	Iregbulem	Nigéria: Enugu	1976-1980	1:2.703

BIBLIOGRAFIA

Abyholm FE. Cleft lip and palate in Norway. I. Registration, incidence and early mortality of infants with CLP. Scand J Plast Reconstr Surg. 1978;12(1):29-34.

Adrianjotovo-Rarisda. Statistical studies on harelips in Madagascar. Rev Stomatol. 1964;65(10/11):679-85.

Amaratunga AN, Chandrasekera A. Incidence of cleft lip and palate in Sri Lanka. J. Oral Maxillofac Surg. 1989;47(6):559-61.

Amidei RL, Hamman RF, Kassebaum DK, Marshall JA. Birth prevalence of cleft lip and palate in Colorado by sex distribution, seasonality race/ethnicity, and geographic variation. Spec Care Dentist. 1994;14(6):233-40.

Antoszewski B, Kruk-Jeromin J. The incidence of cleft lip and (or) palate in children of Lodz in years. 1982-1991. Pol. Merkuriusz Lek. 1997;3(13):10-2.

Arce B et al. Frequência e riscos de recorrência de fissuras lábio-palatinas. Rev Paul Med. 1968;72(5):239-46.

Azaz B, Koyoumdjisky-Kaye E. Incidence of cleft in Israel. Cleft Palate Journal. 1967;4:227-33.

Baird PA, Sadovnick AD, Yee IML. Maternal age and oral cleft malformations: data from a population-based series of 576.815 consecutive live-births. Teratology. 1994;49 (6):448-51.

Ballew C, Beckerman SJ, Llzarralde R. High prevalence of cleft lip among the Barí Indians of Western Venezuela. Cleft Palate Craniofac J. 1993;30(4):411-3,.

Bardanouve VT. Cleft palate in Montana: a 10-year report. Cleft Palate J. 1969;6:213-20.

Boo NY, Arshad AR. A study of cleft lip and palate in neonates born in a large Malaysian maternity hospital over a 2-year period. Singapore Med J. 1990;31(1):59-62.

Borkar AS, Mathur AK, Mahaluxmivala S. Epidemiology of facial clefts in the central province of Saudi Arabia. Br J Plast Surg. 1993;46(8):673-5.

Brogan WF, Woodings JL. A decline in the incidence of cleft lip and palate In Western Australia, 1963 to 1972. Med J Aust. 1974;2(1):8-11.

Burton FJ, Blanc GB. Cleft palate, cleft lip. and cleft uvula in Navajo Indians. Incidence and otorhinolaryngologic problems. The Cleft Palate Journal. 1970;7:300-5.

Calzolari E, Milan M, Cavazzuti GB, Cocchi G, Gandini E, Magnani C et al. Epidemiological and genetic study of 200 cases of oral cleft in Emilia Romagna region Nothern Italy. Teratology, 1988;38 (6):559-64.

Cândido IT. Epidemiologia das fendas de lábio e/ou palato. Estudo de recém-nascidos em dois hospitais de Porto Alegre no período de 1970 a 1974. Dissertação apresentada ao Centro de Pesquisa em Odontologia Social, Faculdade de Odontologia da Universidade Federal do Rio Grande do Sul, para obtenção do título de mestre em Odontologia; 1978.

Chi S, Godfrey K. Cleft lip and palate in Nova South ales. Med J Aust. 1970;2(25):1172-6.

Ching GHS, Chung CS. A genetic study of cleft lip and palate in Hawai. I – Interracial crosses. Amer J Human Genet. 1974;26(2):162-76.

Chung CS, Beechert AM. Genetic epidemiology of cleft lip with or without cleft palate in the population of Hawai. Genetic Epidemiol. 1987;4(6):415-23.

Chung CS, Myrianthopoulus NC. Racial and prenatal factors in major congenital malformations. Amer. J. Human Genet. 1968;20(1):44-60.

Conway H. Care of the cleft palate. S Clin North Amer. 1940;20:593.

Conway H, Wagner KJ. Incidence of clefts in Nova York City. Cleft Palate J. 1966;3:284-90.

Cooper ME, Stone RA, Liu Y, Hu DN, Melnick M, Marazita ML. Descriptive epidemiology of nonsyndromic cleft lip with or without cleft palate in Shanghai, China, from 1980 to 1989. Cleft Palate Craniofac J. 2000;37(3):274-80.

Cornel MC, Spreen JA, Meijer I, Spauwen PH, Dhar BK, ten Kate LP. Some epidemiological data on oral clefts in the nothern Netherlands, 1981-1988 [published erratum appears in J. Craniomaxillofac. Surg., 20(8):363, 1992] J Craniomaxillofac Surg. 1992;20(4):147-52.

Croen LA, Shaw GM, Wasserman CR, Tolarová MM. Racial and ethnic variations in the prevalence of orofacial clefts in California, 1983-1992. Am J Med Genet. 1998;79(1):42-7.

Czeizel A, Tusnadi G. An epidemiological study of cleft lip with or without cleft palate in Hungary. Hum Hered. 1971;21(1):17-38.

Das SK, Runnels JR RS, Smith JC, Cohly HH. Epidemiology of cleft lip and cleft palate in Mississipi. South Med J. 1995;88(4):437-42.

Davis JS. The incidence of congenital clefts of lip and palate. Annals Surg. 1924;80:363-74.

Delgadilho JL et al. Mallormaciones congénitas en recién nascidos (a propósito de 24 observaciones). Revista Paraguaya de Ginecologia y Obstetricia XVIII. 1975;(3):9-24, 1975.

Derijcke A, Carels C. The incidence of oral clefts: a review. Br J Oral Maxillofac Surg. 1996;34(6):488-94.

Donahue RF. Birth variables and the incidence of cleft palate. Part I. The Cleft Palate Journal. 1965;2(36):282-90.

Donahue RF. Birth variables and the incidence of cleft palate. Part II. The Cleft Palate Journal. 1967;4:234-9.

Douglas B. The role of environmental factors in the etiology of "so-called" congenital malformation. Plastic Reconstr Surg. 1958;Part I: 22(2):94-108; Part II: 22(3):214-28.

Edberg E. Erfarenheter Fran Varden av Läpp-och gommissbildade. Barn Nord Med. 1939;1:89.

Emanuel I, Culver BH, Erickson D, Guthrie B, Schuldberg D. The further epidemiological differentiation of cleft lip and palate: a population study of clefts in King Country, Washington, 1956-1965. Teratology. 1973;7(3):271-81.

Falzoni R. Fissuras labiopalatinas. Pediatr Moderna. 1994; (7):1095-102.

Fellx-Schollaart B, Prahl-Andersen B, Puyenbrock JI, Boomsma DI. Incidence of cheilognathopalatoschisis in the Netherlands. Tydschr Kíndergeneeskd (Netherlands). 1986;54 (3):90-5.

Fitz-Patrick DR, Raine PA, Boorman JG. Facial clefts in the west of Scotland in the period 1980-1984: epidemiology and genetic diagnoses. J Med Genet. 1994;31(2):126-9.

Fogh-Andersen P. Genetic and nongenetic factors in the etiology of facial clefts. Scand J Plast Reconstr Surg. 1967;1:22-9.

Fong PH, Yeap CL, Lee ST. Congenital cleft lip and palate in Singapore. Ann Acad Med Singapore. 1983;12(2 Suppl.):363-5.

Fonseca EP, Rezende JRV. Incidência das malformações do lábio e do palato. Revista da Faculdade de Odontologia de São Paulo, São Paulo. 1971;9(1):45-58.

Forrester MB, Merz RD. Descriptive epidemiology of oral clefts in a multiethnic population, Havaí, 1986-2000. Cleft Palate Craniofac J. 2004;41(6):622-8.

Fröbellus. St Petersburg Medizinische Zeitschrift. 1965;9:173.

Garaev ZI, Razulov EM. The prevalence and genetic heterogeneity of cleft lip and palate in the lenkoran Astara area of the Azerbaijan Republic. Tsitol Genet (Ukraine). 1996;30(5):86-90.

Garcia-Godoy F et al. Prevalence of congenital malformations of lip and palate in 5165 children of Santo Domingo. Rev Esp Estomatol. 1970;18(3):197-204.

Gilmore SI, Hoffman MS. Clefts in Wisconsin: incidence and related factors. The Cleft Palate Journal. 1966;3(3):186-99.

Giugliani R, Schüler L, Costa ACP et al. Monitorização de defeitos congênitos no Hospital de clínicas de Porto Alegre. Rev Amrigs. 1986;30:7-14.

Grace GL. Frequency of ocurrence of cleft palates and harelips. J Dent Res. 1943;22(6):495.

Greene JC, Vermilllon JR, Hay S, Gibbens SF, Kerschbaum S. Epidemiological study of cleft lip and cleft palate in four states. J Amer Dent Assoc. 1964;68(3):386-404.

Gregg T, Boyd D, Richardson A. The Incidence of cleft lip and palate in Northern Ireland from 1980-1990. Br J Orthod. 1994;21(4):387-92.

Günter WO. Über die Haufigkeit der Fötalen Fesichtsspalten. Inaugural-dissertation, University of Leipzig; 1931.

Hay S. Incidence of selected congenita malformations in Iowa. Amer J Epidem. 1971;94(6):572-84.

Hay SB. Incidence of clefts and parental age. The Cleft Palate Journal. 1967;4:205-13.

Henderson FM. Incidence of cleft palate in Hawai. J Speech & Hearing Disorders. 1940;5:285.

Hewson AR, McNamara CM. Cleft lip and/or palate in the west of Ireland,1980-1996. Spec Care Dentist. 2000;20(4):143-6.

Hikita Y. Incidence of harelip and cleft palate in Nagasaki. Nagasaki Med. 1953;28:1371-5.

Hixon EH. A study of the incidence of cleft lip and cleft palate in Ontario. Can J Public Health. 1951;42(12):508.

Insfran AK. El problema de labio leporini y/o paladar hendido en el paraguay, Revisión de 202 casos 1969-1979. Editorial Universo S. R. L.; 1979.

Iregbulem LM. The incidence of cleft lip and palate in Nigeria. Cleft Palate J. 1982;19(3):201-5.

Ivy RH. The influence of race on the incidence of certain congenital anomalies, notably cleft lip and cleft palate. Plast Reconstr Surg. 1962;30(5):81-5.

Jensen BL, Kreigborg S, Dahl E, Fogh-Andersen P. Cleft lip and palate in Denmark, 1976-1981: epidemiology, variability, and early somatic development. Cleft Palate J. 1988;25(3):258-69.

Kirschner RE, Larossa D. Cleft lip and palate. Otolaryngol Clin North Am. 2000;33(6):1191-215.

Knox G, Braithwaite F. Cleft lips and palates in Northumberland and Durham. Arch Dis Child. 1963;38:66-70.

Kobayashi K. A genetic study on harelip and cleft palate. J Hum Genet. 1958;3:73-103.

Kozelj V. Epidemiology of orofacial clefts in Slovenia, 1973-1993: comparison of the incidence in six European countries. J Craniomaxillofac Surg. 1996;24(6):378-82.

Kumar P, Hussain MT, Cardoso E, Hawary MB, Hassanain J. Facial clefts in Saudi Arabia: an epidemiologic analyses in 179 patients. Plast Reconstr Surg. 1991;88(6):955-8.

Kurozumi S, Okazaki H, Kosaka N et al. A genetic study of harelip and cleft palate. Jinrui Idengaku Zasshi. 1963;187:120-7.

Leck I. Ethnic differences in the incidence of malformations following migration. Brit J Prev Soc Med. 1969;23(3):166-73.

Lending M et al. A follow-up study of children born with a cleft lip and/or cleft palate. In: Sesgin MS, Stark RB, Long S, Robert E, Laumon B, Pradat E. Epidemiologie des fentes labiales et palatines dans la region Rhone-Alpes/Auvergne/Jura. Pediatrie. 1992;47(2):133-40.

Longenecker CG, Ryan RF, Vincent RW. Cleft lip and Cleft palate: Incidence at a large charity hospital. Plast Reconstr Surg. 1965;35(5)548-51.

Loretz W, Westmoreland WW, Richards LF. A study of cleft lip and cleft palate births in California, 1955. Amer J Public Health. 1961;51(6):873-7.

Lowry RB, Trimble BK. Incidence rates for cleft lip and palate in British Columbia 1952-71 for North American Indian, Japanese, Chinese and total populations: secular trends over twenty years. Teratology. 1977;16(3):277-83.

Lutz KR, Moor FB. A study of factors in the occurrence of cleft palate. J Speech Hear Dis. 1955;20(3):271.

MAcMahon B, McKeown T. The incidence of harelip and cleft palate related to birth rank and maternal age. Amer J Human Gen. 1952;5(2):176.

Marazita ML, Hu DN, Spence MA, Liu YE, Melnick M. Cleft lip with or without cleft palate in Shangai, China: evidence for an autossomal major locus. Am J Hum Genet. 1992;51(3):648-53.

Menegotto BG, Salzano FM. Epidemiology of oral clefts in a large South American sample. Cleft Palate Craniofac J. 1991;28(4):373-6.

Milan M, Astolfi G, Volpato S, Clementi M, Tenconi R, Boni S, Calzolari E. 766 cases of oral cleft in Italy. Data from Emilia Romagna (IMER) and northeast Italy (NEI) registers. Eur J Epidemiol. 1994;10(3):317-24.

Milhan JR S. Underreporting of cleft lip and palate. Amer J Dis Child. 1963;106:185-8.

Millard DR, McNeill KA. The incidence of cleft lip and palate in Jamaica. The Cleft Palate J. 1965;384-8.

Mitani S. Malformations of the Novaborn infants. J Jpn Obstet Gynecol Soc. 1954;19(3):301-15.

Moller P. Cleft lip and cleft palate in Iceland. Arch Oral Biol. 1965;10(3):407-20.

Moriyama Y. Congenital malformations in Japan. Sogo Rinsho. 1963;12:2263-9.

Muller G. Incidence of cleft palate in Wisconsin. M.S. Thesis, University of Wisconsin, 1946.

Murray JC, Daack-Hirsch S, Buetow KH, Munger R, Espina L, Paglinawan N et al. Clinical and epidemiologic studies of cleft lip and palate in the Philippines. Cleft Palate Craniofac J. 1997;34(1):7-10.

Nagem Filho H, Morais N, da Rocha RGF. Contribuição para o estudo da prevalência das malformações congênitas labiopalatais na população escolar de Bauru. Rev Fac Odont Univ. 1968;6(2):111-28.

Natsume N, Kawai T. Incidence of cleft lip and cleft palate in 39.696 Japanese babies born during 1983. Int J Oral Maxillofac Surg. 1986;15(5):565-8.

Natsume N, Suzuki T, Kawai T. The prevalence of cleft lip and palate in the Japanese. Br. J. Oral Maxillofac Surg. 1988;26(3):232-6.

Natsume N, Suzuki T, Kawai T. The prevalence of cleft lip and palate in the japanese: their birth prevalence in 40.304 infants born during 1982. Oral Surg Oral Med Oral Pathol. 1987;63(4):421-3.

Natsume N, Suzuki T, Masuda H, Miura S, Sugimoto S, Kanou Y et al. Epidemiological investigation of cleft lip and/or palate. II. Incidence of cleft lip and palate among Japanese babies in Gifu prefecture 1986 to 1987. Aichi Gakuin Daigaku Sigakkai Shi. 1989;27(3):687-92.

Natsume N, Suzuki T, Koie M, Mutou A, Masuda H, Honda M et al. Incidence of cleft lip and palate in Aichi prefecture: comparison of the incidence in Aichi Prefecture (1982-1987) with those data of other districts in Japan. Aichi Gakuin Dent Sci. 1989;2:67-73.

Natsume N, Kawai T, Kohama G, Teshima T, Kochi S, Ohashi Y et al. Incidence of cleft li por palate in 303738 Japaneses babies born between 1994 and 1995. Br J Oral Maxillofac Surg. 2000;38(6):605-7.

Nazer HJ, Vicent JJV, van der Baars M, Cifuentes L. Incidencia de labio leporino y paladar hendido en latinoamerica: período 1982-90. Pediatria. 1995;37(2):13-9.

Nazer HJ et al. Malformaciones congénitas labio leporino y/o paladar hendido. Rev de Pediatria (Santiago-Chile). 1981;23(1):11-7.

Neel IV. A study of major congenital defects in Japanese infants. Am J Human Genet. 1958;10(4):398.

Olin WH. Incidence of cleft lips and palates in Iowa, 1941-1961. Cleft Palate Bull. 1963;13(1):10.

Oliveira EK. Epidemiologia de fissuras congênitas; contribuição para o estudo dos fonemas do idioma nacional e da prótese nos fissurados congênitos. [Pelotas, ed.1954] Tese (Cátedra) Pelotas, Faculdade de Odontologia, Universidade do Rio Grande do Sul; 1954.

Owens JR, Jones JW, Harris F. Epidemiology of facial clefting. Arch Dis Child. 1985;60 (6):521-4.

Palomino H, Cerda-Flores RM, Blanco R, Palomino HM, Barton SA, de Andrade M, Chakraborty R. Complex segregation analysis of facial clefting in Chile. J Craniofac Genet Dev Biol. 1997;17(2):57-64.

Perez-Molina JJ, Alfaro-Alfaro N, Angulo-Castellanos E, Nario-Castellanos JG. Prevalencia y factores de riesgo de labio y paladar hendido en dos hospitales, en la ciudad de Guadalajara, Jalisco, México. Bol Med Hosp Infant Mex. 1993;50(2):110-3.

Péron R. Fréquence des fissures congenitales de la levre et du Palais. Paris Thesis. 1929;36.

Phair GM. The Wisconsin cleft palate program. J Speech Dis. 1947;12:410-4.

Rajabian MH, Sherkat M. An epidemiologic study of oral clefts in Iran: analysis of 1669 cases. Cleft Palate Craniofac J. 2000;37(2):191-6.

Rank BK, Thompson JA. Cleft lip and palate in Tasmania. Med J Aust. 1960;47(2):681-9.

Rintala A, Stegars I. Increasing incidence of clefts in Finland: reability of hospital records and central register of congenital malformations. Scand J Plast Reconst Surg. 1982;16(1):35-40.

Rischbieth MA. Harelip and cleft palate. In: Treasury of Human Inheritance. Part IV: 79-123, University of London; 1910.

Rocha CD. Fendas congênitas do palato secundário somente (fendas velopalatinas) – estudo de 300 casos. Porto ed. 1965. In: Congresso Nacional de Estomatologia e de Cirurgia Maxilofacial, 2, Portugal; 1964.

Sanders J. Inheritance of harelip and cleft palate. Genetica. 1933;15:433.

San Venero RG. Divisione palatina sua cura chirurgica. G. San Venero Roselli (Ed), Divisione Palatina. Roma: Luigi Pozzi; 1934.

Sato M. Statistics on congenital abnormalities in Japan. Nippon Sanka Fujinka Gakkai Zasshi. 1966;18(2):74-82.

Saxen I. Epidemiology of cleft lip and palate; an attempt to rule out chance correlations. Brit J Prev Soc Med. 1975;29(2):103-10.

Saxen I, Lahti A. Cleft lip and palate in Finland: incidence, secular, seasonal, and geographical variations. Teratology. 1974;9 (2):217-23.

Schröder CH. Die Vererbung der Hasenscharte und Gaumenspalte. Arch Rassen U. esellsch Biol. 1931;25:369.

Sesgin MZ, Stark RB. The incidence of congenital defects. Plast Reconstr Surg. 1961;27(3):261-7.

Shaw GM, Croen LA, Curry CJ. Isol ated oral cleft malformations: associations with maternal and infant characteristics in a California population. Teratology. 1991;43(3):225-8.

Shi MN. Genetic epidemiological investigation of cleft lip and cleft palate. Chin J Epidemiol. 1989;10(3):154-57.

Slavkin HC. Incidence of cleft lips, palates rising. J Am Dent Assoc. 1992;123(11):61-5.

Souza Freitas JA et. al. Pesquisa epidemiológica sobre lesões labiopalatais e tratamento destas anomalias congênitas. Ciência & Cult. 1977;29(Supl.):141.

Souza JMP, Buchalla CM, Laurenti R. Estudo da morbidade e da mortalidade perinatal em maternidade. III – Anomalias congênitas em nascidos vivos. Rev Saúde Pública. 1987;21(1).

Spry CC, Nugent MAC. Some epidemiological aspects of clefts of the primary and secondary palate in South Australia, 1949-1968. Aust Dent J. 1975;20(4):250-6.

Stoll C, Alembik Y, Dott B, Roth MP. Epidemiological and genetic study in 207 cases of oral clefts in Alsace, North-Eastern France. J Med Genet. 1991;28(5):325-9.

Suleiman AM, Hamzah ST, Abusalab MA, Samaan KT.Prevalence of cleft lip and palate in a hospital-based population in the Sudan. Int J Paediatr Dent. 2005;15(3):185-9.

Taher AAV. Cleft lip and palate in Tehran. Cleft Palate Craniofac J. 1992;29(1):15-6.

Tal Y, Dar H, Winter ST, Bar-Joseph G. Frequency of cleft lip and palate in Northern Israel. Israel J Med Sci. 1974;10(5):515-8.

Tan KL. Incidence and epidemiology of cleft lip/palate in Singapore. Ann Acad Med Singapore. 1988;17(3):311-4.

Tanaka T. A clinical, genetic and epidemiologic study on cleft lip and-o--cleft palate. Jinrui Idengaku Zasshi. 1972;16(4):278-308.

Tolarova M. Orofacial clelts in Czechoslovakia. Incidence, genetics, and prevention of cleft lip and palate over a 19 year period. Scand J Plast Reconstr Surg. 1987;21(1):19-25.

Tolarova MM, Cervenka J. Classification and birth prevalence of orofacial clefts. Am J Med Genet. 1998;75(2):126-37.

Tretsven VE. Incidence of cleft lip and palate in Montana Indians. J. Speech and Hearing Disorders. 1963;28(1):52-7.

Vallino-Napoli LD, Riley MM, Halliday J. An epidemiologic study of isolated cleft lip, palate, or both in Victoria, Australia from 1983 to 2000. Cleft Palate Craniofac J. 2004;41(2)185-94.

Vanderas AP. Incidence of cleft lip, cleft palate, and cleft lip and palate among races: a review. Cleft Palate J. 1987;24(3):216-25.

Xiao KZ. Epidemiology of cleft lip and cleft palate in China. Zhongua Yi Xue Za Zhi. 1989;69(4):1924.

Wallace HM, Hoenig L, Rich H. Novaborn infants with congenital malformations or birth injuries. AMA Amer J Dis Child. 1956;91:529.

Welsh J, Hunter AGW. An epidemiological study of facial clefting in Manitoba. J. Med. Genet. 1982;17(2):127-32.

Woolf CM, Woolf RM, Broadbent TR. A genetic study of cleft lip and palate in Utah. Amer J Human Gen. 1963;15:209-15.

Wu Y, Zeng M, Xu C, Liang J, Wang Y, Miao L, Xiao K. Analysis of the prevalences for neural tube defects and cleft lips and palate in China from 1988 to 1991. Hua Xi Yi Ke Da Xue Xue Bao. 1995;26 (2):215-9.

Anexo

Tabela 1 Alimentos em geral consumidos no Brasil, com o conteúdo em calorias, proteínas, carboidratos e lipídios, segundo o grupo alimentar.

Alimento (100 g)	Caloria (kcal)	Proteína (g)	Carboidrato (g)	Lipídio	Grupo alimentar
Abacate	98	2,22	17,94	2,02	FRU
Abacaxi	49	0,39	12,39	0,43	FRU
Abacaxi em calda	32	0,43	8,30	0,09	FRU*
Abóbora cozida	20	0,72	4,89	0,07	VEG
Acém magro	214	30,00	0,00	9,50	CAR
Açúcar mascavo	373	0,00	91,40	0,00	AÇÚ
Açúcar refinado	385	0,00	99,50	0,00	AÇÚ
Agrião cru	11	2,30	1,29	0,10	VEG
Água mineral	0,00	0,00	0,00	0,00	BEB
Alcatra magra assada/grelhada	208	29,10	0,00	9,30	CAR
Alcatra gorda assada/grelhada	347	23,60	0,00	27,30	CAR
Alface crua	18	1,30	3,50	0,30	VEG
Amendoim salgado	580	26,78	18,48	40,19	GOR
Amido de milho	362	0,30	87,60	0,00	CER
Arroz branco cozido com sal	109	2,00	24,20	0,10	CER
Arroz integral cozido	119	2,50	25,50	0,60	CER
Atum enlatado	197	28,80	0,00	8,20	PEI
Azeitona madura enlatada	184	1,20	3,20	20,10	GOR
Azeitona verde enlatada	94	0,00	0,00	12,50	GOR
Bacalhau assado	170	28,50	0,00	5,30	PEI
Bacon frito	576	30,45	0,59	49,24	POR
Bala de caramelo/chocolate	396	2,20	82,70	8,20	AÇÚ
Banana	92	1,03	23,43	0,48	FRU
Batata assada sem casca com sal	93	1,96	21,56	0,10	TUB
Batata *chips* – pacote	523	6,42	51,86	35,38	TUB
Batata doce	103	1,72	24,27	0,11	TUB
Beterraba cozida	31	1,06	6,69	0,05	VEG
Bife contrafilé	388	23,52	0,00	31,77	CAR
Bife fígado frito	229	26,40	5,30	10,60	CAR
Bife filé-mignon	196	28,40	5,30	10,60	CAR
Big Mac do McDonald's	276	12,74	20,10	16,18	CAR
Bolacha *cream cracker*	433	9,00	71,50	12,00	CER
Bolacha água/sal	455	9,09	72,73	9,09	CER
Bolacha para aperitivo	456	8,42	66,84	19,63	CER
Bolo comum com glacê	356	3,30	62,20	11,90	CER
Bolo comum sem glacê	349	4,60	53,10	14,40	CER
Bolo chocolate sem glacê	349	4,90	50,50	16,00	AÇÚ

(continua)

Tabela 1 (*Continuação*) Alimentos em geral consumidos no Brasil, com o conteúdo em calorias, proteínas, carboidratos e lipídios, segundo o grupo alimentar.

Alimento (100 g)	Caloria (kcal)	Proteína (g)	Carboidrato (g)	Lipídio	Grupo alimentar
Brócolis com sal	29	2,97	5,57	0,28	VEG
Broto de feijão	33	4,83	4,72	0,58	VEG
Cachorro-quente	318	13,54	20,24	20,37	CAR
Café – infusão	2	0,10	0,40	0,00	BEB
Café solúvel	129	0,00	35,00	0,00	BEB
Caldo de cana	263	0,00	68,00	0,00	AÇU
Caldo de galinha/cubos	267	16,66	18,01	13,88	AVE
Caldo de carne/cubos	238	15,97	23,65	8,89	CAR
Camarão frito	225	20,30	10,00	10,80	PEI
Canja de galinha	50	1,60	7,20	1,70	AVE
Caqui	70	0,58	18,59	0,19	FRU
Cará/inhame cozido/assado	116	1,49	27,60	0,16	TUB
Caramelos	399	4,00	76,60	10,20	AÇU
Carne de porco assada	350	21,87	0,00	28,45	POR
Carne de porco cozida	371	26,40	0,00	28,67	POR
Carne de porco grelhada	321	21,77	0,00	25,28	POR
Carne de porco magra cozida	294	31,16	0,00	17,59	POR
Carne vaca magra refogada/assada	194	30,56	0,00	6,94	CAR
Carne seca cozida	372	22,90	0,00	30,40	CAR
Castanha de caju torrada/salgada	574	15,31	32,69	46,35	GOR
Castanha-do-pará	656	14,34	12,80	66,22	GOR
Catchup de tomate	106	2,00	25,40	0,40	VEG
Cebola cozida	28	0,90	6,28	0,16	TUB
Cenoura crua	43	1,03	10,14	0,19	VEG
Cereja maraschino	116	0,20	29,40	0,20	AÇU
Cerveja 4,5% álcool	42	0,30	3,80	0,00	BEB
Cerveja *light*	28	0,11	1,67	0,00	BEB
Chá instantâneo com açúcar	33	0,00	8,37	0,03	BEB
Chá sem açúcar	2	0,00	0,40	0,00	BEB
Champagne	70	0,17	2,50	0,00	BEB
Chantili	257	3,20	12,49	22,22	LAT
Cheeseburger do McDonald's	267	13,04	26,09	12,17	CAR
Chiclete	317	0,00	95,20	0,00	AÇU
Chiclete Adams	294	0,00	94,12	0,00	AÇU
Chocolate amargo	477	7,90	46,80	39,70	AÇU
Chocolate ao leite	520	7,70	56,90	32,30	AÇU
Chocolate doce	528	4,40	57,90	35,10	AÇU
Chocolate quente caseiro	87	3,64	10,32	2,62	BEB
Chop Suey	120	10,40	5,10	6,80	CAR
Chouriço	378	14,61	1,28	34,48	CAR
Chuchu cozido	24	0,62	5,09	0,48	VEG
Chucrute	19	0,91	4,28	0,14	VEG
Churrasco de carne de vaca/porco	173	15,84	6,40	8,90	CAR
Coca-Cola	39	0,00	10,00	0,00	BEB

(*continua*)

Tabela 1 *(Continuação)* Alimentos em geral consumidos no Brasil, com o conteúdo em calorias, proteínas, carboidratos e lipídios, segundo o grupo alimentar.

Alimento (100 g)	Caloria (kcal)	Proteína (g)	Carboidrato (g)	Lipídio	Grupo alimentar
Água de coco	19	0,72	3,71	0,20	BEB
Coco ralado fresco	354	3,33	15,23	33,49	FRU
Coco ralado seco	660	6,88	24,41	64,53	FRU
Cogumelo cozido	27	2,17	5,14	0,47	VEG
Contra filé grelhado	387	23,00	0,00	32,00	CAR
Contra filé magro	207	32,00	0,00	7,70	CAR
Costela de vitela	269	27,00	0,00	16,90	CAR
Couve cozida	32	1,90	5,63	0,40	VEG
Couve-flor cozida	24	1,87	4,62	0,17	VEG
Coxão magro	189	31,30	0,00	6,10	CAR
Coxão mole/duro	261	28,60	0,00	15,40	CAR
Creme de aspargos	65	2,55	6,61	3,30	LAT
Creme de leite	195	2,70	3,66	19,29	GOR
Daiquiri	122	0,10	5,20	0,00	BEB
Drops comum	357	0,00	89,29	0,00	AÇU
Erva-doce/funcho	28	2,80	5,10	0,40	VEG
Ervilha verde cozida com sal	84	5,36	15,64	0,22	LEG
Ervilha enlatada	69	4,42	12,58	0,35	LEG
Espaguete à bolonhesa	63	2,50	10,10	1,30	CER
Espaguete ao sugo e queijo	1 a 4	3,60	14,80	3,60	CER
Espinafre	23	2,97	3,75	0,26	VEG
Farinha de rosca	392	12,60	73,40	4,60	CER
Farinha de trigo	364	10,50	76,10	1,00	CER
Feijão branco/preto cozido	118	7,80	21,20	0,60	LGN
Figo	74	0,75	19,18	0,30	FRU
Figo cristalizado	299	3,50	73,70	0,20	FRU*
Figo em calda	88	0,38	22,90	0,10	FRU*
Filé de peixe do McDonald's	311	10,07	26,62	17,99	PEI
Filé-mignon grelhado	465	19,70	0,00	42,20	CAR
Filé magro	224	32,20	0,00	10,50	CAR
Flocos de milho	389	8,10	86,10	0,30	CER
Frango com macarrão	51	1,90	7,50	1,40	AVE
Frango assado	197	29,80	0,00	7,78	AVE
Frango cozido	209	25,31	0,00	11,19	AVE
Frango frito	195	28,62	0,00	8,08	AVE
Fubá	364	7,90	78,40	8,08	CER
Gelatina Jell-O sem açúcar	7	0,83	0,00	0,00	FOR
Gelatina pronta com água	59	1,50	14,10	0,00	AÇU
Geleia comum	272	0,60	70,00	0,10	AÇU
Goiaba	51	0,82	11,88	0,20	FRU
Goiaba em calda	36	0,32	9,48	0,14	FRU*
Granola	445	10,20	66,80	17,40	CER
Haddock defumado	103	23,20	0,00	0,40	PEI
Hambúrguer de *bacon*/queijo	206	11,03	12,93	12,12	CAR

(continua)

| Tabela 1 | (Continuação) Alimentos em geral consumidos no Brasil, com o conteúdo em calorias, proteínas, carboidratos e lipídios, segundo o grupo alimentar. |

Alimento (100 g)	Caloria (kcal)	Proteína (g)	Carboidrato (g)	Lipídio	Grupo alimentar
Hambúrguer 10% gordura	219	27,40	0,00	11,30	CAR
Hambúrguer do McDonald's	250	11,77	29,41	9,80	CAR
Iogurte com frutas	105	4,86	18,60	1,41	LAT*
Iogurte integral	61	3,47	4,66	3,25	LAT
Jaca	94	1,47	24,01	0,30	FRU
Karo (glucose de milho)	293	0,00	72,68	0,00	AÇU
Kiwi	61	0,99	14,88	0,44	FRU
Lagosta cozida	95	18,70	0,30	1,50	PEI
Lagosta Novaburgh	194	18,50	5,10	10,60	PEI
Laranja	47	0,94	11,75	0,12	FRU
Leite 1%	42	3,29	4,78	1,06	LAT
Leite condensado	321	7,91	54,40	8,70	LAT*
Leite de búfala	97	3,75	5,18	6,89	LAT
Leite de cabra integral	69	3,56	4,45	4,14	LAT
Leite de soja	33	3,40	2,20	1,50	LAT
Leite desnatado	35	3,41	4,85	0,18	LAT
Leite em pó instantâneo	359	35,15	52,21	0,72	LAT
Leite em pó integral	496	26,32	38,42	26,71	LAT
Leite materno	70	1,03	6,89	4,38	LAT
Leite tipo B	61	3,29	4,66	3,34	LAT
Leite tipo C	50	3,33	4,80	1,92	LAT
Lentilha cozida	106	7,80	19,30	0,00	LGN
Licor de menta	335	0,00	30,00	0,00	BEB
Licor de damasco	320	0,00	30,00	0,00	BEB
Lima	30	0,70	10,54	0,20	FRU
Limão	29	1,10	9,32	0,30	FRU
Língua de boi cozida	244	21,50	0,40	16,70	CAR
Linguado assado na manteiga	202	30,00	0,00	8,20	PEI
Linguiça calabresa	497	20,97	2,84	43,97	CAR
Lombo de porco assado	319	23,44	0,00	24,29	POR
Lombo de porco magro	240	26,90	0,00	13,90	POR
Lombo de porco cozido	346	23,58	0,00	23,24	POR
Maçã com casca	59	0,19	15,25	0,36	FRU
Maçã cozida sem casca	53	0,26	13,64	0,36	FRU
Maçã sem casca	57	0,15	14,84	0,31	FRU
Macarrão caseiro com queijo	215	8,40	20,10	11,10	CER
Macarrão cozido	111	3,40	23	0,40	CER
Mamão papaia	39	0,61	9,81	0,14	FRU
Mandioca doce	120	3,10	26,92	0,39	TUB
Mandioquinha cozida	81	1,32	19,53	0,30	TUB
Manga	65	0,51	17,00	0,27	FRU
Manteiga com sal	717	0,85	0,06	81,11	GOR
Manteiga sem sal	720	0,80	0,00	81,20	GOR
Margarina cremosa com e sem sal	716	0,80	0,50	80,40	GOR

(continua)

Tabela 1 *(Continuação)* Alimentos em geral consumidos no Brasil, com o conteúdo em calorias, proteínas, carboidratos e lipídios, segundo o grupo alimentar.

Alimento (100 g)	Caloria (kcal)	Proteína (g)	Carboidrato (g)	Lipídio	Grupo alimentar
Marshmallow	319	0,20	80,40	0,00	AÇU
Martini	140	0,10	0,30	0,00	BEB
Mel de abelha	304	0,30	82,30	0,00	AÇU
Melancia	32	0,62	7,18	0,43	FRU
Melão	35	0,88	8,36	0,28	FRU
Milho cozido	108	3,32	25,11	1,28	CER
Milkshake de baunilha	112	3,87	17,76	3,03	LAT*
Milkshake de chocolate	119	3,05	21,17	2,70	LAT*
Molho caseiro óleo/vinagre	76	2,20	15,40	0,60	VEG
Molho para macarrão enlatado	76	2,20	15,40	0,60	VEG
Molho de tomate	30	1,33	7,18	0,17	VEG
Molho tártaro	531	1,40	4,20	57,80	GOR
Molho tipo maionese	435	1,00	14,40	42,30	GOR
Morango	30	0,61	7,02	0,37	FRU
Mostarda	'75	4,70	6,40	4,40	VEG
Músculo cozido	361	25,10	0,00	28,10	CAR
Músculo magro	184	30,70	0,00	5,90	CAR
Noz	607	24,35	12,10	56,58	GOR
Óleo de arroz/coco/babaçu/milho/oliva/soja	880	0,00	0,00	100,00	GOR
Omelete com manteiga/leite	148	9,32	2,14	11,06	OVO
Omelete de presunto/queijo	183	12,29	4,83	12,71	OVO
Orelha de porco ref	166	15,95	0,20	10,80	POR
Ostra crua	91	10,60	6,40	2,20	PEI
Ovo cozido/cru	158	12,14	1,20	11,15	OVO
Ovo de codorna	158	13,05	0,41	11,09	OVO
Ovo frito	18-	11,68	1,15	13,94	OVO
Ovo mexido	148	9,32	2,14	11,06	OVO
Ovo pochê	157	12,09	1,20	11,10	OVO
Ovomaltine	86	3,60	11,02	11,10	LAT
Panqueca caseira	231	7,10	34,10	7,00	CER
Pão de centeio	262	8,48	48,00	3,65	CER
Pão de forma torrado	314	10,20	58,70	3,70	CER
Pão de milho	240	4,91	34,67	8,76	CER
Pão doce recheado	275	7,50	42,50	10,00	CER
Pão doce sem recheio	237	7,91	45,89	1,95	CER
Pão francês	290	9,10	55,40	3,00	CER
Pão integral	266	9,00	46,40	6,44	CER
Pão italiano	276	9,10	56,40	0,80	CER
Patê de fígado de frango	201	13,45	6,55	13,10	AVE
Patê de fígado de ganso	462	11,40	4,67	43,84	AVE
Pato assado sem pele	201	23,48	0,00	11,20	AVE
Pé porco refogado	194	19,20	0,00	12,40	POR
Pera	59	0,39	15,11	0,40	FRU
Pera cristalizada	303	1,30	75,90	0,60	FRU*

(continua)

Tabela 1 (*Continuação*) Alimentos em geral consumidos no Brasil, com o conteúdo em calorias, proteínas, carboidratos e lipídios, segundo o grupo alimentar.

Alimento (100 g)	Caloria (kcal)	Proteína (g)	Carboidrato (g)	Lipídio	Grupo alimentar
Pera em calda	74	0,20	19,17	0,13	FRU*
Peru assado	170	29,32	0,00	4,97	AVE
Pescada grelhada	208	24,60	0,00	5,60	PEI
Pêssego	43	0,70	11,10	0,09	FRU
Pêssego em calda	74	0,45	19,94	0,10	FRU*
Pimentão verde/vermelho cozido com sal	18	0,62	3,89	0,33	VEG
Pipoca doce	383	6,10	85,40	3,50	CER*
Pipoca na manteiga com sal	456	9,80	59,10	21,80	CER
Pirulito	386	0,00	100,00	0,00	AÇU
Pizza de calabresa	212	9,00	25,50	8,00	CAR
Pizza de muçarela	236	12,00	28,30	8,30	LAT
Presunto magro defumado	147	22,32	0,05	5,71	POR
Pudim de baunilha	111	3,50	15,90	3,90	AÇU
Pudim de chocolate	148	3,10	25,70	4,70	AÇU
Purê de batata	106	1,88	16,71	4,22	TUB
Purê de tomate	41	1,67	10,02	0,12	VEG
Quarteirão do McDonald's	255	14,46	19,88	13,25	CAR
Queijo camembert	300	19,80	0,46	24,26	LAT
Queijo gorgonzola	353	21,40	2,34	28,74	LAT
Queijo muçarela	281	29,42	2,22	21,60	LAT
Queijo parmesão	415	37,86	3,41	27,34	LAT
Queijo prato	403	24,90	1,28	33,14	LAT
Queijo provolone	351	25,58	2,14	26,62	LAT
Queijo suíço	376	28,43	3,38	27,45	LAT
Refrigerante *diet*	0	0,00	0,12	0,00	BEB
Repolho cozido	21	1,05	4,64	0,20	VEG
Requeijão cremoso	349	7,55	2,66	34,87	LAT
Ricota	174	11,26	3,04	12,98	LAT
Sagu	352	0,60	86,40	0,20	TUB
Sal	0	0,00	0,00	0,00	FOR*
Salada de atum	170	14,60	3,50	10,50	PEI
Salada de batata	143	2,68	11,17	8,20	TUB
Salame cozido	250	13,92	2,25	20,11	CAR
Salgadinho de queijo	538	9,10	52,00	32,70	CER
Salpicão de frango	245	12,68	8,49	17,66	AVE
Salsicha tipo Viena	279	10,29	2,04	25,20	CAR
Salsichão	316	11,69	2,79	28,26	CAR
Sardinha em lata	203	24,00	0,00	11,10	CAR
Sidra	39	0,00	1,00	0,00	BEB
Sopa consomê	24	4,37	1,44	0,00	CAR
Sopa de aspargos/água	69	1,82	8,52	3,26	VEG
Sopa de ervilha	125	6,54	20,18	2,23	LGN
Sopa minestrone	68	3,48	9,17	2,05	VEG
Sopa vegetariana	59	1,72	9,78	1,58	VEG

(*continua*)

| Tabela 1 | (*Continuação*) Alimentos em geral consumidos no Brasil, com o conteúdo em calorias, proteínas, carboidratos e lipídios, segundo o grupo alimentar. |

Alimento (100 g)	Caloria (kcal)	Proteína (g)	Carboidrato (g)	Lipídio	Grupo alimentar
Sorvete de baunilha	202	3,61	23,84	10,75	AÇU
Sorvete *sunday* de morango	105	2,54	16,91	3,27	AÇU
Suflê de espinafre	161	8,08	2,08	13,50	OVO
Suflê de queijo	218	9,90	6,20	17,10	OVO
Suco de abacaxi enlatado	56	0,32	13,78	0,08	BEB
Suco de laranja enlatado	42	0,59	9,85	0,14	FRU
Suco de laranja fresca	45	0,70	10,40	0,20	FRU
Suco de limão fresco	25	0,38	8,63	0,00	FRU
Suco de maracujá	60	0,67	14,45	0,18	FRU
Suco de tomate em lata	17	0,76	4,23	0,06	VEG
Suco de uva enlatado	54	0,10	13,80	0,08	BEB
Suspiro	475	5,30	66,10	23,20	OVO
T-*bone* grelhado	473	19,50	0,00	43,20	CAR
T-*bone* magro	223	30,40	0,00	10,30	CAR
Tâmara seca	275	1,97	73,51	10,30	FRU
Tamarindo	239	2,80	62,50	0,45	FRU
Tangerina	44	0,63	11,19	0,60	FRU
Tomate maduro	19	0,89	4,34	0,19	VEG
Torta de banana	221	4,50	30,70	0,21	AÇU
Torta de frango caseira	235	10,10	18,30	9,30	AVE
Torta de maçã	256	2,20	38,10	13,50	AÇU
Torta de morango	198	1,90	30,90	11,10	AÇU
Uísque/gin/vodca/rum	275	0,00	0,00	0,00	BEB
Uva comum	63	0,63	17,15	7,90	FRU
Uva passa com semente	300	3,22	79,13	0,35	FRU
Uva Itália	71	0,66	17,77	0,46	FRU
Vagem cozida com sal	35	1,89	7,89	0,58	VEG
Vermute doce	167	0,00	12,00	0,28	BEB
Vermute seco	105	0,00	1,00	0,00	BEB
Vinagre	12	0,00	5,00	0,00	BEB
Vinho branco	78	0,15	3,33	0,00	BEB
Vinho do Porto	158	0,20	14,00	0,00	BEB
Vinho madeira	105	0,00	1,00	0,00	BEB
Vinho tinto Califórnia	83	0,21	2,47	0,00	BEB
Vinho tinto de mesa	74	0,21	2,47	0,00	BEB

Notas:

a) Os grupos alimentares assinalados com um asterisco (*) também podem ser considerados pertencentes ao grupo dos açúcares, sendo estes os mais potencialmente cariogênicos.

b) No caso de quantidades diferentes dos 100 g, basta fazer uma regra de três para obter o conteúdo da porção de fato consumida – por exemplo, 20 g de açúcar refinado contêm 77 kcal e 19,90 g de carboidratos.

c) Para analisar a adequação da dieta em termos de valor energético, tomar como base os parâmetros contidos nas Tabelas 14.1 e 14.2.

Grupos Alimentares: AÇU = açúcar; BEB = bebida; CAR = carne; CER = cereal; GOR = gordura; POR = porco; FRU = fruta; LAT = laticínio; LGN = leguminosa; PEI = peixe; VEG = vegetal; TUB = tubérculo.

Fonte: Anção (1997), que utilizou subsídios provenientes de WHO (1990); Keys *et al.* (1972); Grant (1980), conforme referido na Bibliografia do Capítulo 14.

Índice Alfabético

A

Abordagem
- dos fatores de risco, 243
- socio-odontológica, 208

Ação intersetorial, 244
Aceitabilidade, 114
Acompanhamento, 23
Action and Information on Sugars, 245
Açúcar(es)
- livre, 322
- mercado mundial de, 325
- na etiologia da cárie dentária, 321
- padrões dietéticos, 322
- produção e consumo, 330
- trabalho escravo e, 328

Adequação, 24, 25
Administradoras de serviços, 55
Adoçantes, 180
- calóricos ou nutrientes, 334
- não calóricos, 336

Adolescentes, 86
Agente comunitário de
   saúde bucal, 221, 222
AIDS, 363
- cirurgião-dentista e o mercado, 366
- diferenças no tratamento
   de pessoas com, 365
- interações com outras doenças, 364
- manifestações bucais, 367
- no Brasil, 364
- pandemia da, 363

Alcoóis poli-hídricos, 334
Alcoolismo, 355
Amelogênese, 161
Análise
- bioquímica, 178
- de confiabilidade, 147

Antibióticos, 273
Aspectos psicossociais, 205
Assalariamento, 45
Assimetria de informação, 33
Assistência odontológica na Europa, 55
Assistente em saúde bucal, 221
Ataque de cárie por superfície, 304
Atenção
- a crianças de baixa idade, 85
- a escolares e adolescentes, 86
- a idosos, 94
- à população rural, 94
- a trabalhadores urbanos, 92
- aos indígenas, 104
- básica, 3
- complexa, 5
- especializada, 5
- geral, 4
- ortodôntica, 135
- primária, 3, 4

Atendente em saúde bucal, 221
Autoclave, 372
Autoexame da boca, 358

Autogestão
- no setor privado, 51
- no setor público, 51

Auxiliar em saúde bucal, 221
Avaliação, 23
Avanço tecnológico, 231, 232

B

Biofilme, 259, 341
- supragengival, 342

Bochechos com flúor, 293
- fórmula e técnica de aplicação, 294

Bolsa de trabalho, 43
Bureau of Prisons, 68

C

Cálculo do índice CPO, 127
Calibração de examinadores, 119
Caloria, 322
Cana-de-açúcar, 333
Câncer bucal, 353
- causas, 353
- controle do, 357
- grupo de risco, 355
- prevalência, 353
- quimioprofilaxia, 359
- tratamento, 359

Candidíase
- eritematosa ou atrófica, 368
- pseudomembranosa, 368

Capacitação, 224
Capitação, 44
Carboidratos, 322
Cárie dentária, 126, 257
- associadas com restaurações, 143
- declínio da cárie, 271
-- condições socioeconômicas, 275
-- consequências do declínio da cárie, 276
-- possíveis motivações, 272
- fatores socioeconômicos, 265
- flúor e, 284
- no mundo, 128
- prevenção da, 281

Cartão de saúde bucal, 55, 89
Cartazes, 250
Ciclamato, 336
Cidades Saudáveis, 246
Cimento de ionômero de vidro
   como selante, 306
Cirurgião-dentista, 215
Cirurgias
- plásticas primárias, 395
- secundárias, 383

Classificação
- de cáries associadas com restaurações, 143
- de fóssulas e fissuras, 142
- de superfícies lisas, 142

Clínicas escolares, 75
Coast guard, 68

Cobertura, 24
- populacional, 18
- por serviços odontológicos, 74

Coeficientes *kappa*, 148, 149
Community Health Centers (CHC), 68
Complexidade do trabalho
   odontológico, 214
Comportamento dos preços, 33
Compreensão da realidade, 17
Concorrência
- monopolística, 32
- perfeita, 32

Condição periodontal, 129
Condução dos exames, 122
Confiabilidade, 114, 205
Conhecimento da comunidade, 19
Consumo
- baseado no orçamento familiar, 177
- *per capita* nacional, 178

Contratação comissionada, 43
Controle
- da infecção no consultório
   odontológico, 370
- químico dos biofilmes, 349

Cooperativas
- médicas, 51
- odontológicas, 54

Copagamento, 36
Credenciamento, 43
Crianças de baixa idade, 85
Critérios de diagnóstico
- coroa dentária, 127
- raiz, 127

Critérios SIDALC, 141
Cursos de reciclagem, 225
Custeio em regimes de previdência e
   seguro, 35
Custo-efetividade dos selantes, 306

D

Definição
- de instrumentos, 121
- de prioridades, 19

Demanda, 31, 32
Dental Impacts on Daily Living
   (DIDL), 191
Dental Preferred Plans (DRP), 69
Dental Provider Organizations (DPO), 69
Dentifrícios com flúor, 300
Dentistas-práticos, 222
Denturista, 220
Department of Defense (DoD), 68
*Department of Health and Human
   Services* (DHHS), 68
Department of Veteran Affairs, 69
Descentralização, 83
Desenho geral do estudo, 115
Desgaste dentário, 151
Destruição avançada com perda
   de função mastigatória, 168

Detecção prévia, 356
Determinação dos objetivos, 115
Diagnóstico
- de lesões dentárias, 131
- radiológico, 136
Diamino fluoreto de prata, 303
Diário de consumo alimentar, 175
Dieta, 260
Dimensionamento e expansão do mercado, 227
Direitos do consumidor, 205
Disponibilidade geral de alimentos, 178
Doença(s)
- bacterianas, 369
- bucais, prevenção das, 239, 240
- condições associadas ao flúor e, 283
- fúngicas, 368
- periodontais, 18, 341, 342
-- condições e gravidade da, 135
-- controle químico dos biofilmes, 349
-- estratégia(s)
--- de alto risco, 350
--- de atenção precoce, 350
--- de base populacional, 350
--- de combate às, 349
-- medidas de prevenção e tratamento, 347
-- prevalência, 342
Dramatizações, 250

E

Educação, 75
- em consultório, 252
- em grupos, 250
- em saúde bucal, 249, 252
- no centro de saúde, 251
- para saúde bucal, 274
Eficácia, 24
Eficiência, 24
Elaboração e execução da programação, 21
Empírico, 222
Empresas de odontologia de grupo, 54
Ensaios
- clínicos randomizados, 113
- comunitários, 113
- de campo, 113
Enxerto ósseo
- primário, 404
- secundário, 404
Epidemiologia, 111
Eritema linear marginal gengival, 369
Eritroplasia, 356
Erosão dentária, 130
Escolares, 86
Escolas saudáveis, 245
Escolha do mercado, 226
Esforço, 24
Estado geral de saúde, 207
Esterilização
- pelo calor seco, 371
- pelo vapor saturado sob pressão, 372
Estomatite herpética, 370
Estratégia(s)
- de alto risco, 242
- de programação em saúde bucal, 83
- para as Américas e para o Brasil, 7
- populacional, 240, 241
Estudos
- analíticos, 112
-- de caso-controle, 113
-- de coorte, 113
-- de prevalência, 112
-- ecológicos, 112
-- transversais, 112
- descritivo, 112
- internacionais sobre sistemas de assistência odontológica, 66
- observacionais, 112
Estufa, 371
Etapas da profissionalização, 214
Evolução profissional, 213
Exclusive Provider Organizations (EPO), 69
Exposição à radiação solar, 355

F

Falso-negativo (FN), 119
Falso-positivo (FP), 119
Fatores
- comportamentais, 207
- ocupacionais do câncer bucal, 355
Financiamento, 29
Fissuras labiopalatais, 142, 381
- transforame
-- bilateral, 387
-- incisivo, 383
--- bilateral, 396
--- unilateral, 395
- pré-forame incisivo, 383
Flúor
- biossegurança, 282, 283
- cárie dentária e, 284
- dentifrícios com, 300
- doenças e condições associadas ao, 283
- fisiologia, 283
- fluorose óssea e, 284
- fraturas e, 283
- gomas de mascar com, 293
- osteoporose e, 283
- osteossarcoma e, 284
- suplementos dietéticos com, 291
- toxicidade
-- aguda do, 282
-- crônica do, 283
- vernizes com, 298
Fluoretação da água
- de abastecimento público, 281
-- custo da, 286
-- descontinuação da, 288
-- público dosagem, 287
- do açúcar, 292
- do leite, 292
- do sal, 288
- nas escolas, 292
Fluoretos, 264
Fluorose dentária, 130, 135, 159
- características básicas, 159
- classificação, 164
- controle, 162
- endêmica, 158
- esquelética, 159
- etiologia, 159
- flúor e, 284
- hídrica esporádica, 159
- iatrogênica, 159
- industrial, 159
- precaução, 163
- prevenção, 162
- risco de, 288
- tendências da prevalência no Brasil, 164
- tratamento, 166
Fontes de custeio dos serviços de saúde, 33
Força de trabalho, 75
Formas de organização, 29
Fóssulas, 142
Fotografias, 250
Fraturas, flúor e, 283
Frutanos, 261
Frutose, 334

G

Gastos com saúde bucal, 40, 41
Géis profiláticas com flúor, 295
Gengivite, 168, 350
- associada a HIV, 369
- com formação de bolsa, 168
- leve, 168
- ulcerativa necrosante, 369
Gestão, 75
Glicanos, 261
Glicose, 334
Gomas de mascar com flúor, 293
Gravidade, 19

H

Health Maintenance Organizations (HMO), 69
Herpes labial recorrente, 370
Hierarquização dos problemas, 19
Higiene
- bucal, 273
- oral, 167
Higienista, 221
Hiperplasia fibrosa inflamatória ou traumática, 355
Hipocalcificação, 161
Hipoplasia, 161
História dietética, 175
HIV, 364
- avaliação odontológica, 365
- gengivite associada, 369
- no sangue, 366
- periodontite associado ao, 369
- transmissão ocupacional, 366

I

Identificação, 122
- de problemas, 111
Idosos, 94
Impostos
- diretos, 35
- indiretos, 35
Improvisação, 13
Imunidade adquirida, 273
Incorporação tecnológica, 231
Indian Health Service (IHS), 68
Indicadores de saúde, 18, 114
Índice(s), 114
- CPO, 137
- inovado, 138
- de capacidade mastigatória, 192
- de cárie dentária, 135, 150
- de dentes funcionais e de equivalência a dentes saudáveis, 150
- de desgaste dentário (IDD), 153

- de diagnóstico e registro periodontal, 169
- de equivalência a dentes saudáveis, 150
- de massa corporal, 175
- de necessidades de tratamento ortodôntico, 173
- de placa
-- de Löe e Silness, 169
-- de Turesky, 168
- de sangramento gengival (ISG), 168
- de saúde
-- bucal para uso geral e em geriatria, 192
-- dentária (ISD), 151
- Dice de concordância, 121
- gengival, 168
- *kappa* de concordância, 120
- para maloclusões, 171
- para problemas do periodonto, 166
- periodontal, 129, 168
Indígenas, 104
Individual Practice Association (IPA), 69
Infecção
- pelo herpes simples, 370
- pelo vírus Epstein-Barr, 370
Infiltração, 311
Ingestão
-aceitável de adoçantes, 180
-de açúcares e relação com a cárie, 325
Inquérito(s)
- populacional em saúde bucal, 183
- recordatórios de dieta, 175
Instituição pública, 14
Instrumentos educativos, 250
Integração institucional, 83
Integralidade, 232
International Caries Detection and Assessment System (ICDAS), 139
Interpretação dos resultados, 122
Irritação mecânica crônica, 355
Isoglicose, 334
Isomaltose, 334

K

Kappa (k), 120

L

Lactitol, 336
Lactobacilos, 259
Lactose, 322, 334
Lesões
- cancerizáveis, 356
- cariosas de superfície radicular, 143
- da cavidade bucal, 135
- da mucosa bucal, 130
- malignas, 356
Leucoplasia, 356
- pilosa, 370
Levantamentos epidemiológicos, 114
Linhas de investigação, 10
Livre concorrência, 33

M

Má higiene bucal, 355
Maloclusão(ões), 375
- classificação das, 376
- fatores etiológicos, 376
Maltitol, 334, 336
Maltose, 334

Manitol, 334
Mão de obra, 213
Medicaid, 69, 75, 76
Medição do consumo de açúcar e análise da dieta, 173
Medicare, 69
Medicina de grupo, 52
Medidas de precaução universal, 371
Meios
- audiovisuais, 250
- de esterilização, 371
Mercado, 31
- de trabalho odontológico, 225
- perfeito, 32
Metabolismo bacteriano dos carboidratos, 260
Método(s)
- apropriados para uso em saúde bucal, 178
- da Organização Mundial da Saúde, 122
- de análise da dieta, 175
- de codificação de dois dígitos, 141
- de educação, 251
- de registro de maloclusões, 172
- do inventário, 176
- europeu, 131
Microbioma cariogênico, 259
Microbiota, 258
Microplanejamento, 17
Migrant Health Centers (MHC), 68
Missão, 15
Modalidades
- assistenciais, 52
- de remuneração, 41
Modelo(s)
- alternativos de atenção, 53
- brasileiro de vigilância em saúde bucal, 190
- de assistência odontológica nos países europeus, 59
- de atenção, 234
- de concessão pública, 36
- de custeio, 52
- geral de concorrência administrada, 72
- inglês de seleção amostral, 117
- mínimo de seleção amostral, 118
- norte-americano de atenção à saúde bucal, 67
- para amostras de proporções e médias, 118
- previdenciário, 35
Monofluorfosfato de sódio, 302
Mudanças no consumo do açúcar, 272

N

Necessidades de saúde, 32, 203
- abordagem socio-odontológica, 206
- de cuidados imediatos ou de referência, 130
- estimativas clínicas, 207
- percepções subjetivas, 207
Neoplasias, 370
Níveis de atenção odontológica, 3, 4
Nutrição, 260

O

Obamacare, 75
Obesidade, 192, 193

- fatores de risco comuns e relacionados, 194
Objetividade, 205
Objetivos
- dos sistemas assistenciais em odontologia, 56
- gerais e específicos em saúde bucal para o ano 2020, 6
- metas globais para 2020, 5
Observação direta, 176
Oclusão dentária, 375
Odontólogo, 215
Odontotomia profilática, 305
Oferta, 31, 32
Oligopólio, 32
Oral Health Impact Profile (OHIP), 191
Oral Health Survey Methods, 122
Organização, 29
- do subsistema supletivo de saúde, 51
- dos sistemas, 56
- e financiamento do setor saúde no Brasil, 36
- pública, 14
-- estatal, 30
-- indireta, 30
Ortodontia preventiva, 377
Ortopedia maxilar precoce, 397
Osteoporose, flúor e, 283
Osteossarcoma, flúor e, 284

P

Pacto pela Saúde, 37
Pagamento
- de bônus, 47
- direto, 33
- por ato, 44
- por caso, 46
- por hora clínica, 46
Participação da população no custeio da saúde, 39
Pasta(s)
- de dente com flúor, 272
- profiláticas com flúor, 295
Perda de inserção, 129
Periodontite
- associada ao HIV, 369
- ulcerativa necrosante, 369
Pesagem dos alimentos, 176
Pesquisa, 75
- com abordagem socio-odontológica, 209
Piso
- ambulatorial básico (PAB), 45
- de atenção básica (PAB), 37
Planejamento, 13, 17
- e saúde para todos, 16
- econômico, 13
- estratégico, 13, 15, 22
- fases do, 17
- situacional, 15, 22
- social, 13
- tático, 16
- tradicional, 22
Plano(s), 15
- de controle do tabagismo na Austrália, 245
- privado de assistência à saúde, 36, 51
- de saúde suplementar em odontologia, 54
- e seguros de saúde no Brasil, 49

Point-of-Service Plans (POS), 69
Polímeros
- de frutose, 261
- de glicose, 261
Polióis, 334
População rural, 94
Prática
- constante, 225
- da avaliação, 24
- liberal pura, 29
- privada, 29
Prático, 222
Pré-requisitos de uma boa avaliação, 23
Predição, 15
Preferred Provider Organizations (PPO), 69
Preparação operacional do estudo, 121
Prevalência, 18, 19
- da cárie dentária, 18
- de desgaste dentário, 153
Prevenção, 239
- de cárie em superfícies oclusais, 305
- primária, 239
- secundária, 239
- terciária, 239
Previsão, 15
Primoinfecção herpética, 370
Privatização na saúde n, 30
Produtos não fluoretados, 311
Profundidade, 114
Programa, 16
- de assistência à saúde (PAS), 45
- de suplementação alimentar para mulheres, bebês e crianças nos EUA, 245
- nacional de prevenção, 75
Programação
- em saúde bucal, 83
- para clientelas específicas, 85
- saúde pública de idosos, 99
Projeção, 15
Projeto, 15
Promoção da saúde, 239, 240, 246
Prótese(s), 130
- removíveis, 135
Protesista, 220
Provisão direta, 30
Público não estatal, 30

Q

Qualidade, 24, 25
- de vida, 191, 205
Queilite angular, 368
Queiloplastia, 387
Questionário(s)
- autoadministrados, 178
- de frequência de consumo alimentar, 176
- para inquérito populacional, 183

R

Realização de pré-teste, 121
Recursos humanos, 213, 214

Reembolso direto, 47
Reforma do sistema de saúde, 73
Regime
- celetista, 43
- jurídico único (RJU), 43
Regional Health Alliances (RHA), 72
Regionalização, 83
Registros, 23
Remoção profissional da placa, 312
Remuneração
- por desempenho, 48
- por habilidade, 48
- por resultados, 46
Rendimento, 24
Reorganização do trabalho, 231
Restauração precoce de lesões de cárie, 246
Restrição ao fumo, 358

S

Sacarose, 322
Saliva, 264
Sarcoma de Kaposi, 370
Saúde bucal
- de caráter coletivo, 1
- de idosos, 98
- economia e, 31
- na reforma do sistema de saúde, 74
- para adultos, 90
- qualidade de vida e, 191
- suplementar, 49
Seguradoras odontológicas, 55
Seguro saúde, 36, 52
Selantes, 304
- como método de saúde pública, 308
- de fossas e fissuras, 246
- oclusais, 305
- *versus* restaurações, 305
Seleção, 224
- da amostra, 115
- de dentes para uso dos selantes, 307
- de recursos humanos, 121
Sensibilidade, 114
Serviços odontológicos, 273
Setor público, 36
Sistema(s)
- de atenção odontológica, 60
-- Hungria, 60
-- países da Europa Oriental, 60
-- Polônia, 60
-- República Tcheca, 60
-- Rússia, 66
- de financiamento público e provisão de tratamento principalmente particular, 58
- de remuneração por habilidade (SRH), 48
- estatais, 59
- incremental, 87, 88
- internacional de detecção e avaliação de lesões de cárie (SIDALC), 139
- privados, 57, 69
- profiláticas com flúor, 295

- público, 68
- único de saúde (SUS), 16, 84
Sorbitol, 334, 336
Subemprego, 226, 228
Substitutos da sacarose, 334
Sucralose, 336
Superfícies lisas, 142
Superpopulação, 226
Supervisão, 225
Suplementos dietéticos com flúor, 291
Suscetibilidade, 19

T

T-Health, 150
Tabagismo, 354
Técnico(s)
- de laboratório de prótese, 220
- de operatória dental, 217
- em saúde bucal, 221
Tecnologia, 231
- "dura", 234
- "leve", 235
- "leve-dura", 235
- saúde bucal e, 235
Tendência do processo cárie, 18
Teoria acidogênica, 321
Terapeuta dental, 217
Terapia múltipla à base de fluoretos, 303
Terceirização, 43
Teste(s)
- da profundidade das bolsas, 129
- de concordância, 119
- de sensibilidade e especificidade, 119
- do azul-de-toluidina, 357
Tomada de amostras de alimentos para análise, 178
Trabalhadores urbanos, 92
Trabalho dos cuidadores de idosos, 99
Tratamento
- preventivo, 274
- restaurador, 273
Trauma dentário, 130
Tributos, 34

U

Universalização, 83

V

Validez, 114
Verdadeiro-negativo (VN), 119
Verdadeiro-positivo (VP), 119
Vernizes com flúor, 298
Vigilância, 181, 182

X

Xilitol, 334, 336

Encarte

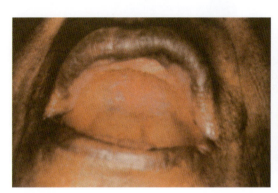
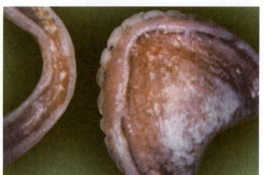

Figura 4.7 A e B. Candidíase no palato e em outras regiões da boca. A causa da candidíase é a falta de higiene das próteses totais, que apresentam depósitos de alimentos decompostos e fungos.

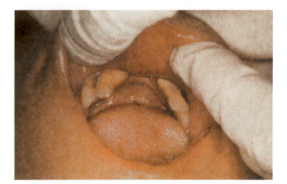

Figura 4.8 Acúmulo de cálculo nos caninos inferiores.

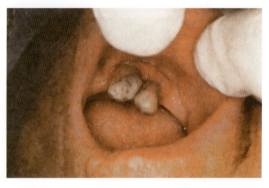

Figura 4.9 Acúmulo de cálculo de mais de 30 anos modificando a anatomia do dente e conferindo uma forma de "repolho".

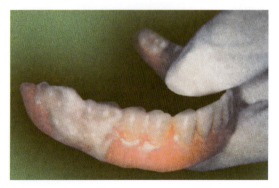

Figura 4.10 Indutos endurecidos sobre a prótese inferior evidenciando a falta de limpeza.

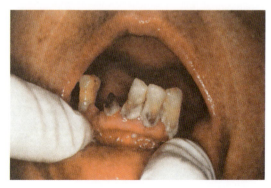

Figura 4.11 Doença periodontal avançada com os dentes apresentando extrema mobilidade, indutos e placa bacteriana abundante.

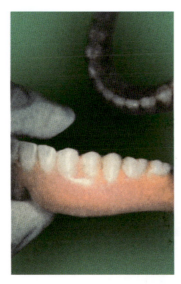

Figura 4.12 Excelente higiene das próteses em paciente de bom nível socioeconômico que havia sido abandonada no asilo pela família há 2 meses por apresentar ocasionais perdas de memória.

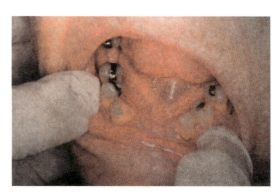

Figura 4.13 Excelente higiene bucal em paciente abandonada há 3 meses pela família após o diagnóstico de doença de Alzheimer.

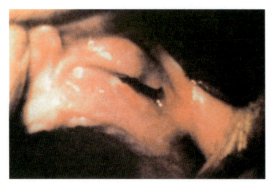

Figura 4.14 Hiperplasia causada por prótese confeccionada inadequadamente.

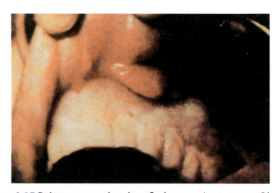

Figura 4.15 Prótese com rebordos afiados e muito extensa. Observar o "cálculo" sobre a prótese.

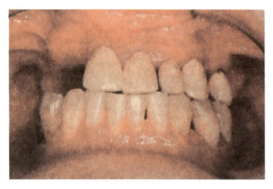

Figura 4.16 Idoso de classe média apresentando alguns dentes remanescentes, uma situação muito comum.

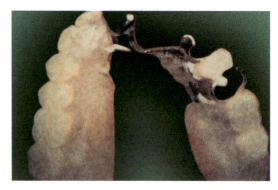

Figura 4.17 Substituição dos dentes perdidos por prótese parcial removível.

Encarte **431**

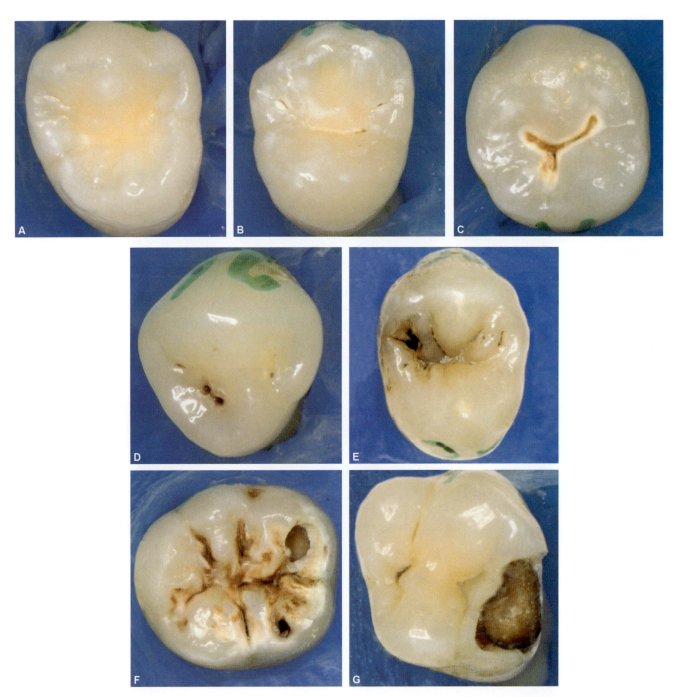

Figura 5.8 Códigos para fóssulas e fissuras utilizados no SIDALC. **A.** Código 0. **B.** Código 1. **C.** Código 2. **D.** Código 3. **E.** Código 4. **F.** Código 5. **G.** Código 6.

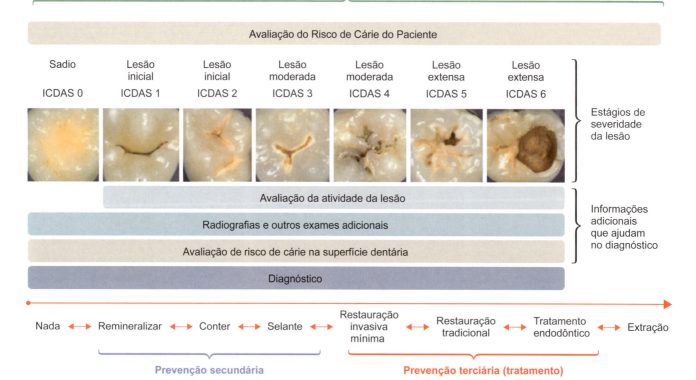

Figura 5.11 Prevenção primária.

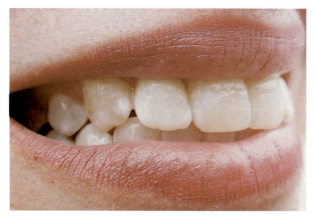

Figura 5.17 Caso de fluorose muito leve.

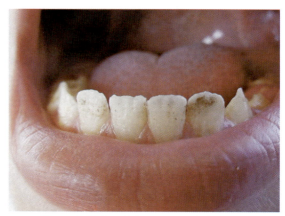

Figura 5.18 Caso falso-positivo de fluorose.

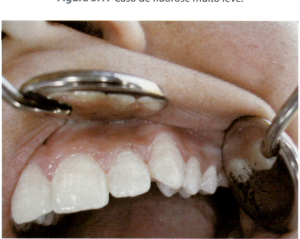

Figura 5.19 Caso de fluorose leve.

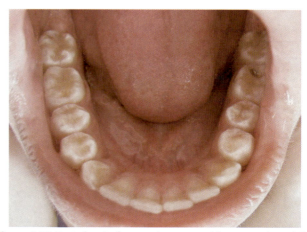

Figura 5.20 Portador de fluorose leve com cáries em molares inferiores.

Encarte **433**

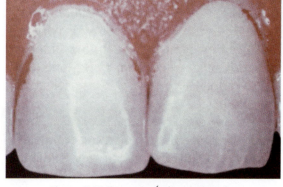
Figura 5.22 Escore 0 – Índice de Turesky.

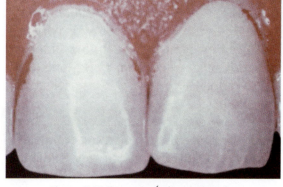
Figura 5.23 Escore 1 – Índice de Turesky.

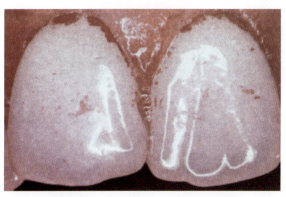
Figura 5.24 Escore 2 – Índice de Turesky.

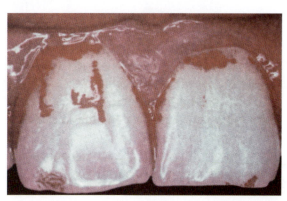
Figura 5.25 Escore 3 – Índice de Turesky.

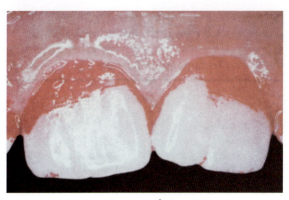
Figura 5.26 Escore 4 – Índice de Turesky.

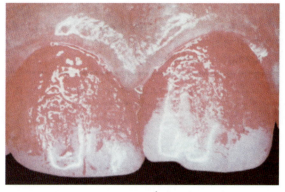
Figura 5.27 Escore 5 – Índice de Turesky.

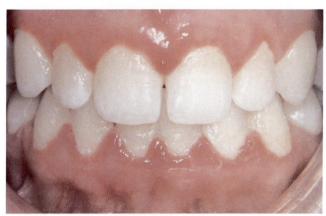
Figura 5.28 Placa visível.

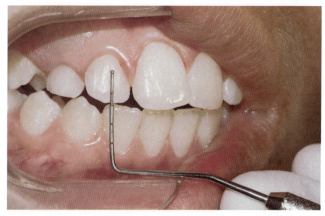
Figura 5.29 Demonstração da extremidade da sonda CPI a ser inserida durante o exame clínico.

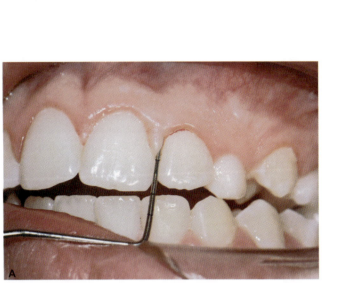
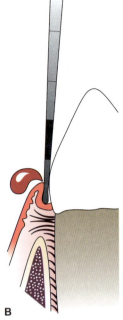

Figura 5.30 A e B. Presença de sangramento (ISG = 1).

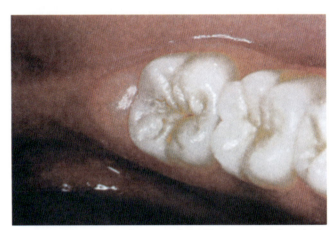

Figura 13.9 Segundo molar a ser selado. Notar a aparência da lesão cariosa nas fissuras.

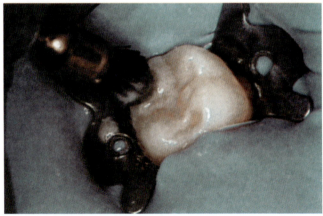

Figura 13.10 Pode-se fazer a profilaxia com pedra-pomes e água. No entanto, a escovação dentária sob supervisão direta ou orientação prévia profissional é suficiente para a limpeza dos dentes.

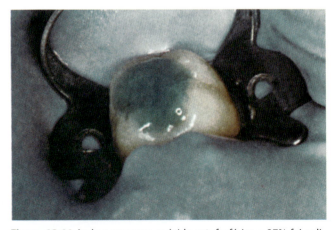

Figura 13.11 Após a secagem, o ácido ortofosfórico a 37% foi aplicado por 30 s.

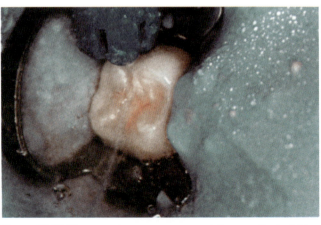

Figura 13.12 Observar a lavagem para completa remoção do ácido.

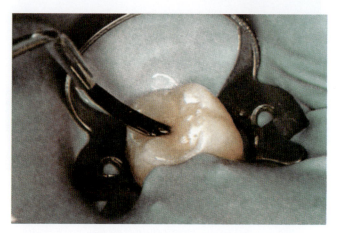

Figura 13.13 Aspecto esbranquiçado do ataque ácido. As fissuras não apresentam cáries.

Figura 13.14 Aplicação do selante.

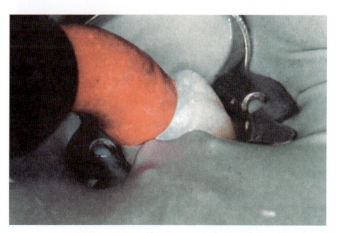

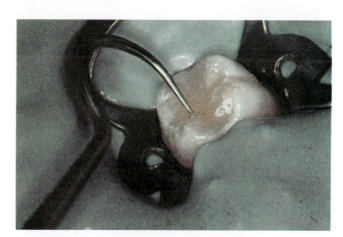

Figura 13.15 Polimerização do selante.

Figura 13.16 O explorador serve para detectar degraus e conferir se o selante suporta pressões sem soltar.

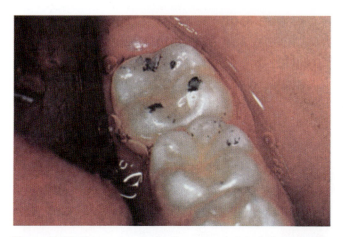

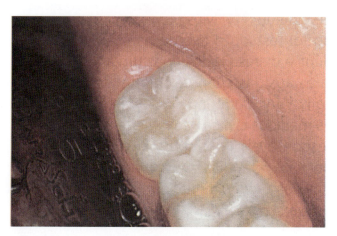

Figura 13.17 Observar a oclusão. Os pontos de interferência devem ser removidos.

Figura 13.18 Selante aplicado.

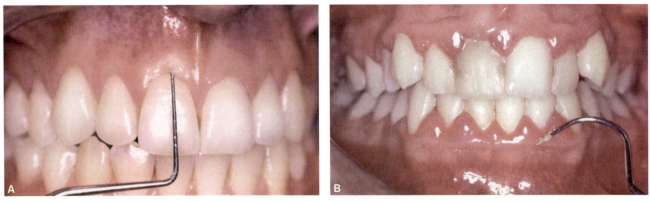

Figura 15.1 **A.** Aspecto clínico da gengiva saudável. **B.** Aspecto clínico de gengivite. Observar biofilme bacteriano dental.

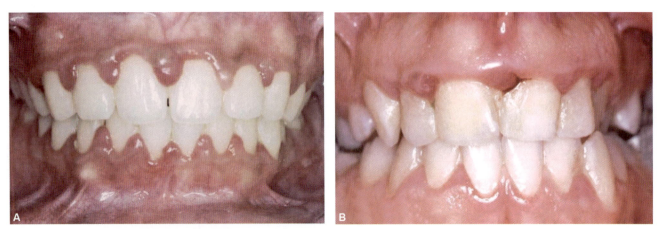

Figura 15.2 **A** e **B.** Gengivite: aspecto clínico. Observar presença de biofilme e fatores de retenção.

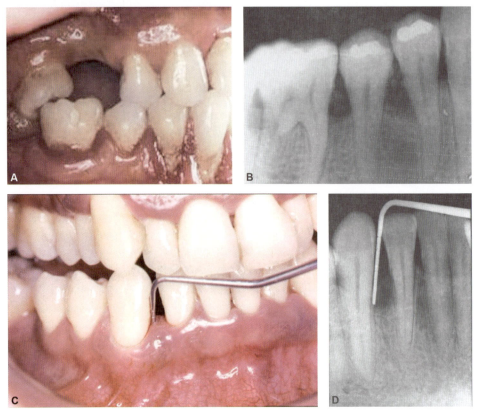

Figura 15.3 Periodontite: aspectos clínico (**A, C**) e radiográfico (**B, D**).

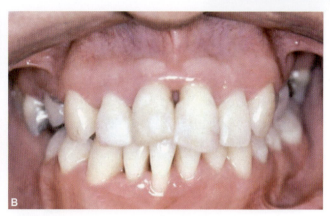

Figura 15.5 Periodontite, aspecto radiográfico antes (A) e 6 meses após o tratamento (B).

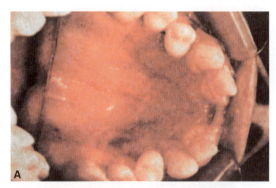
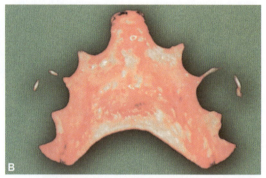

Figura 16.1 A e B. Palato avermelhado em virtude de irritação por depósito de restos de comida e bactérias causada por prótese parcial provisória que nunca foi higienizada. Imagens cedidas por Fanny Jitomirski e Narciso José Grein.

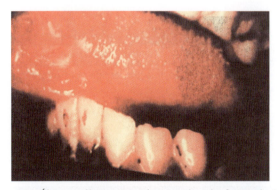
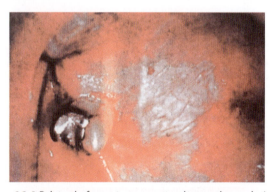

Figura 16.2 Úlcera na língua causada por pré-molar fraturado. Lesão com alto potencial cancerizável pelo fato de o paciente ser fumante e alcoolista. Imagem cedida por Fanny Jitomirski e Narciso José Grein.

Figura 16.4 Palato de fumante apresentando uma leucoplasia com um ponto vermelho correspondente a uma eritroplasia (carcinoma *in situ*). Imagem cedida por Fanny Jitomirski e Narciso José Grein.

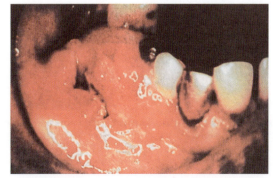
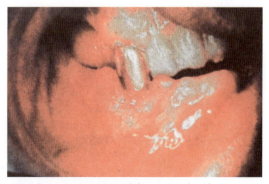

Figura 16.5 Carcinoma espinocelular diagnosticado em estágio avançado. Imagem cedida por Fanny Jitomirski e Narciso José Grein.

Figura 16.6 Carcinoma espinocelular avançado. Observar iatrogenia causada pelo dentista ao instalar prótese dentária de ouro sobre-estendida. Imagem cedida por Fanny Jitomirski e Narciso José Grein.

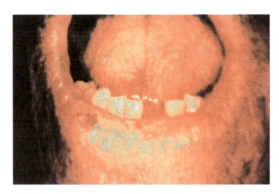

Figura 16.7 Carcinoma basocelular no lábio de agricultor, com excelente prognóstico, detectado por cirurgião-dentista ao realizar exodontia de emergência. Imagem cedida por Fanny Jitomirski e Narciso José Grein.

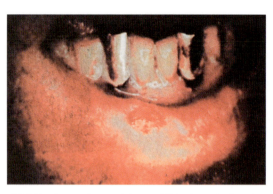

Figura 16.8 Carcinoma basocelular em lábio de agricultor detectado por cirurgião-dentista, no momento do exame inicial. Imagem cedida por Fanny Jitomirski e Narciso José Grein.

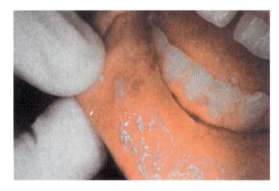

Figura 16.11 Nódulo na região da mucosa labial com aspecto clínico de mucocele. Imagem cedida por Fanny Jitomirski e Narciso José Grein.

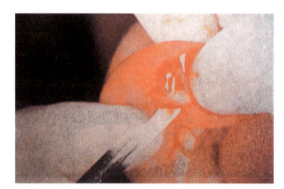

Figura 16.12 Anestesia-se em volta da lesão e faz-se uma incisão em cunha para remover a lesão. Imagem cedida por Fanny Jitomirski e Narciso José Grein.

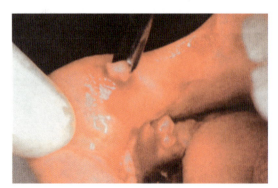

Figura 16.13 Pinça-se com a pinça "dente de rato" e corta-se a base da lesão com tesoura bisturi. Imagem cedida por Fanny Jitomirski e Narciso José Grein.

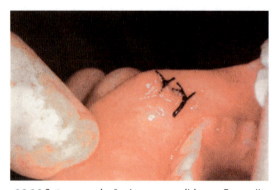

Figura 16.14 Sutura-se a lesão. Imagem cedida por Fanny Jitomirski e Narciso José Grein.

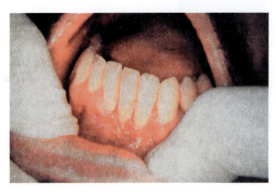

Figura 17.1 Doença periodontal de rápida progressão.

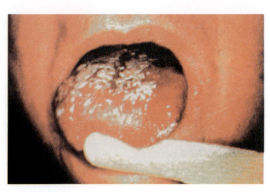

Figura 17.2 A língua apresenta candidíase pseudomembranosa aguda, com aspecto típico de leite coalhado.

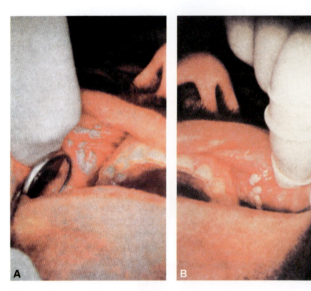

Figura 17.3 A e **B.** Candidíase disseminada comprometendo a mucosa jugal direita e esquerda (o paciente havia sido referenciado por seu médico com queixa de "dor de dente").

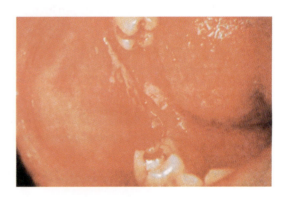

Figura 17.4 Candidíase em região retromolar e mucosa jugal.

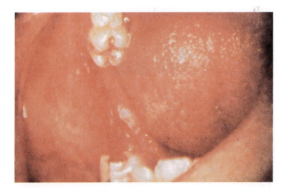

Figura 17.5 Passou-se espátula para remover pseudomembrana e observou-se fundo vermelho sangrante – diagnóstico clínico da candidíase.

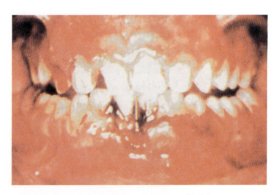

Figura 17.6 Gengiva ulcerativa necrosante (GUN) como primeiro sinal da infecção pelo HIV.

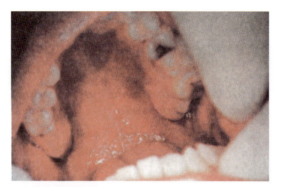

Figura 17.7 Observar sarcoma de Kaposi no palato duro, o qual se manifesta sob a forma de manchas avermelhadas.

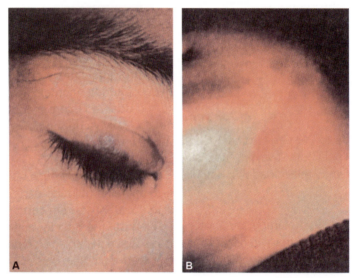

Figura 17.8 A e **B**. Na mesma paciente, o sarcoma de Kaposi compromete a pálpebra e a região submentual.

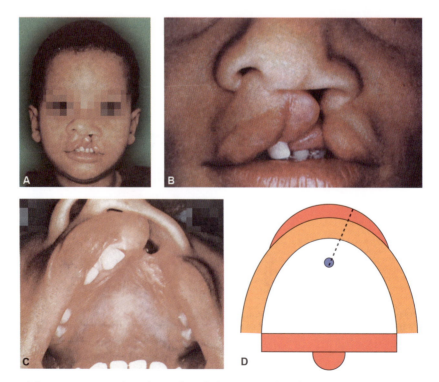

Figura 19.2 A a **D**. Fissura pré-forame incisivo unilateral completa, do lado esquerdo. A fissura estende-se desde o lábio superior até o forame incisivo, unilateralmente, como esquematizado em **D**, sem ultrapassar o limite do forame incisivo (**C**).

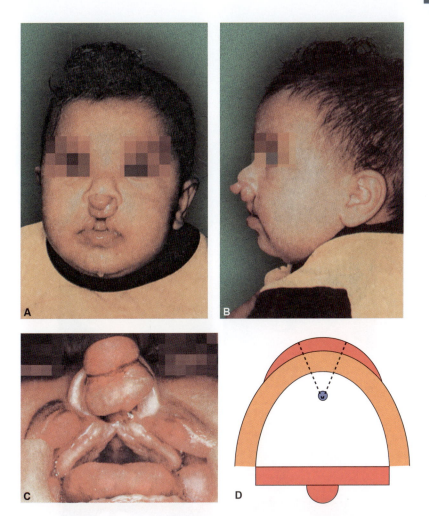

Figura 19.3 A a D. Fissura pré-forame incisivo bilateral completa. A fissura estende-se desde o lábio até o forame incisivo, bilateralmente, como esquematizado em **D**, sem ultrapassar o limite do forame incisivo.

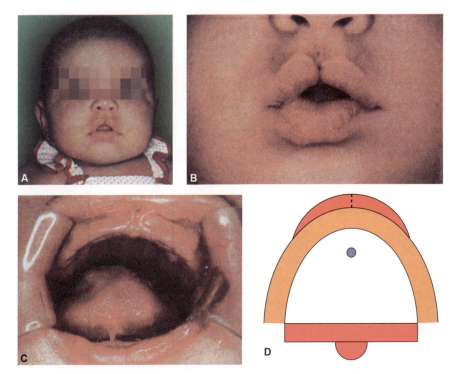

Figura 19.4 A a D. Fissura pré-forame incisivo mediana incompleta. A fissura envolve apenas o lábio, sem alcançar o osso alveolar. Em **D**, esquematiza-se a situação clínica de **A** a **C**.

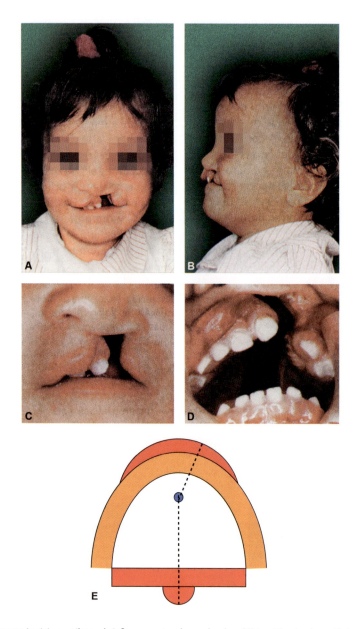

Figura 19.5 A a E. Fissura transforame incisivo unilateral. A fissura estende-se desde o lábio até a úvula, unilateralmente, como esquematizado em **E.**

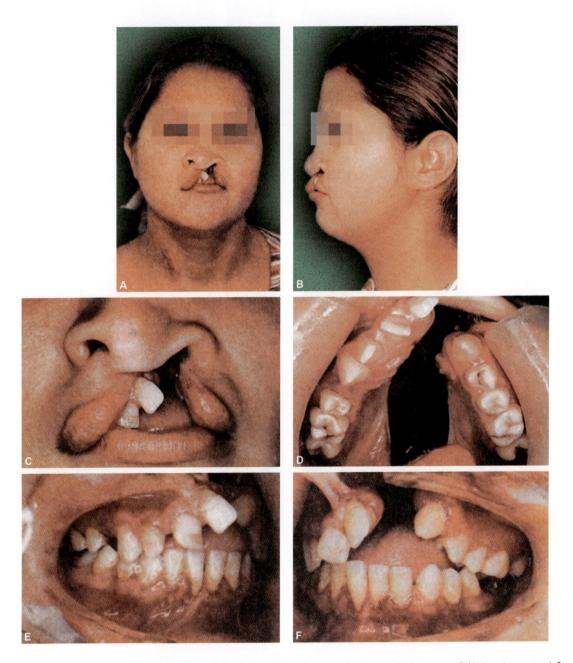

Figura 19.6 A a F. Fissura transforame incisivo unilateral. Paciente adulta não operada. As características morfológicas inerentes à fissura, identificadas no neonato, são preservadas ao longo do crescimento.

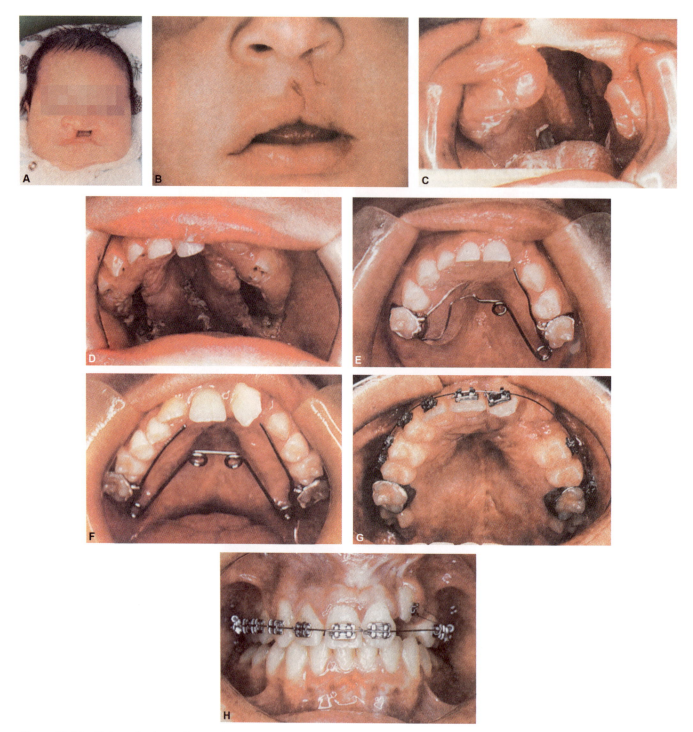

Figura 19.7 A a H. A queiloplastia (**B**) e a palatoplastia (**D**), realizadas respectivamente a partir de 3 meses e de 12 meses de idade, reconstroem o defeito anatômico. O acompanhamento ortodôntico pós-cirúrgico (**E, F, G, H**) objetiva atenuar os efeitos restritivos das cirurgias plásticas primárias (queiloplastia e palatoplastia).

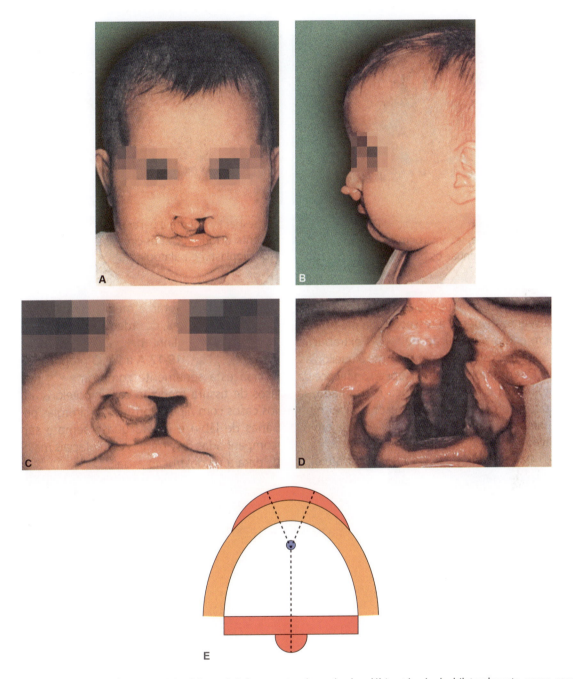

Figura 19.8 A a **E**. Fissura transforame incisivo bilateral. A fissura estende-se desde o lábio até a úvula, bilateralmente, como esquematizado em **E**.

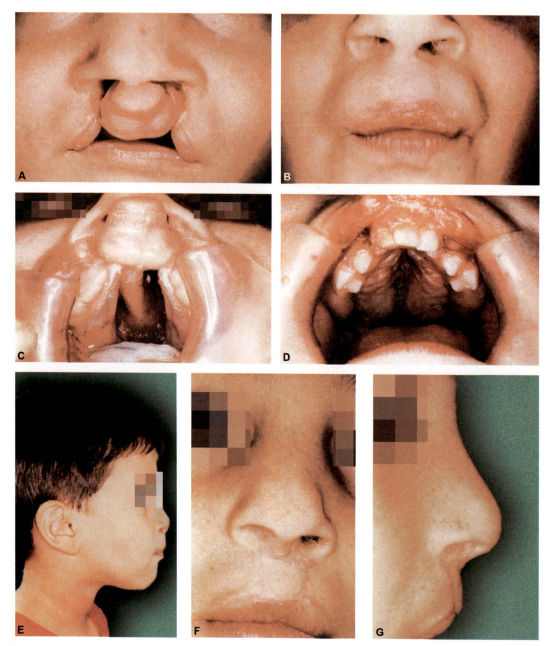

Figura 19.9 A a G. Protocolo cirúrgico do HRAC: as cirurgias primárias de lábio (**B**) e de palato (**D**) reconstroem de modo precoce a lesão anatômica criada pela fissura transforame bilateral (**A, C**). A columela foi alongada cirurgicamente aos 5 anos de idade (**E**). As figuras faciais longitudinais revelam o efeito tardio benéfico das cirurgias primárias, em especial a queiloplastia, sobre a projeção anterior inicial da pré-maxila. A maior pressão do lábio reconstruído incide na pré-maxila.

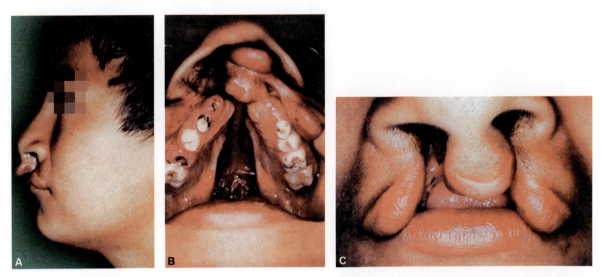

Figura 19.12 A a **C**. Fissura transforame incisivo bilateral com bandeleta de Simonart no lado esquerdo. Paciente adulto não operado. Características morfológicas preservadas ao longo do crescimento.

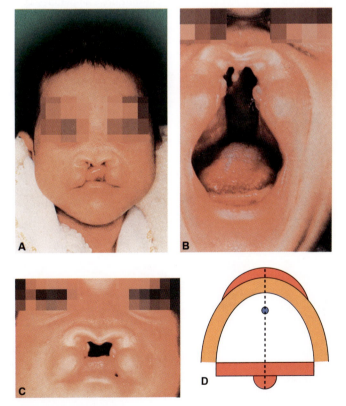

Figura 19.14 A a **D**. Fissura transforame incisivo mediana. A fissura estende-se desde o lábio até a úvula, com ausência da pré-maxila, como esquematizado em **D**.

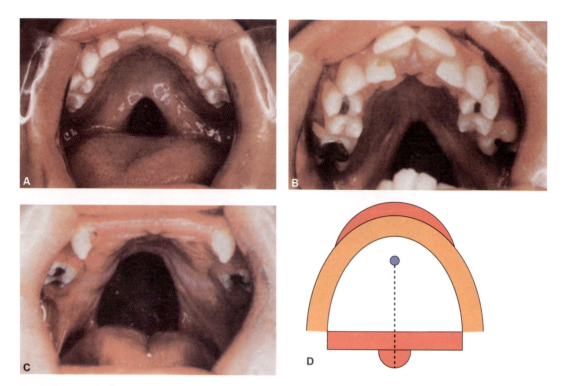

Figura 19.15 A a **C**. Fissuras pós-forame incisivo incompletas, de diferentes extensões e amplitudes. **D**. O diagrama esquemático representa a fissura pós-forame incisivo completa, quando se estende da úvula até o forame incisivo.

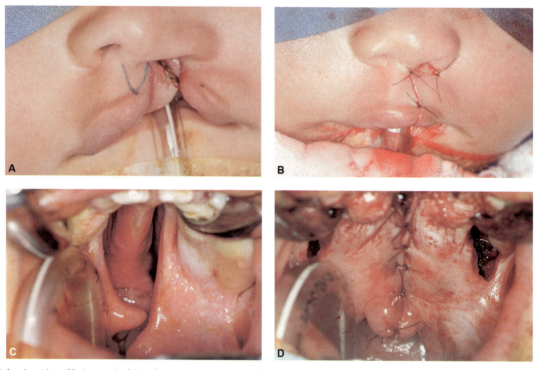

Figura 19.16 As cirurgias plásticas primárias têm uma reputação ambiciosa por refazer a anatomia defeituosa logo no início do processo reabilitador. De certo modo, as demais abordagens terapêuticas estão subordinadas às cirurgias primárias. **A** e **B**. Queiloplastia primária, realizada aos 3 meses de idade. **C** e **D**. Reconstrução do palato, por volta dos 12 meses de idade, mediante a palatoplastia primária.

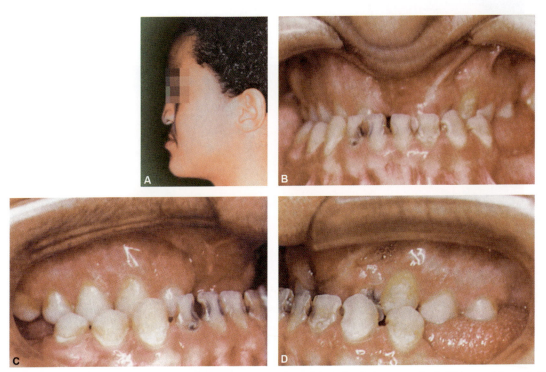

Figura 19.20 A a D. Paciente adulta com fissura transforame incisivo unilateral do lado direito, operada de lábio e palato na infância. A deficiência maxilar, comportamento reiteradamente afirmado neste capítulo como resultante das cirurgias primárias, atinge aqui dimensões que ultrapassam os limites do tratamento ortodôntico compensatório.

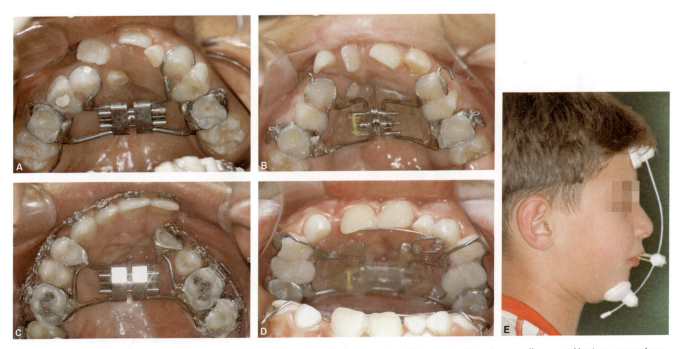

Figura 19.21 A a E. O propósito da ortodontia é de se contrapor à ação das cirurgias plásticas primárias. Os aparelhos ortodônticos empenham-se em liberar forças transversais (**A**, **B** e **C**) e/ou sagitais (**D** e **E**) para neutralizar a ação das cirurgias sobre a maxila. Com intenção predominantemente ortopédica, os aparelhos ortodônticos ampliam a maxila, tanto no sentido transversal quanto sagital, a partir do final da dentição decídua ou a partir da dentição mista.

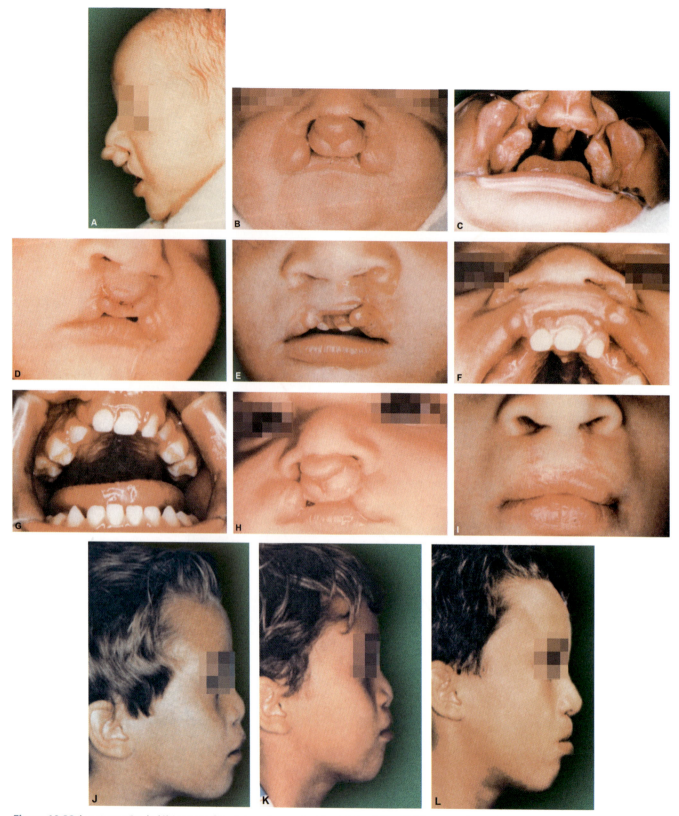

Figura 19.22 A restauração do lábio nessa fissura transforame incisivo bilateral (**A** a **C**) foi executada em dois tempos cirúrgicos iniciais (**D** a **F**), obedecendo à técnica de Spina; e um tempo definitivo ainda na fase pré-escolar (**H** e **I**). A reconstrução do lábio, do palato (**G**) e da columela nasal, nessa ordem, identifica o protocolo cirúrgico instituído pelo HRAC e evidencia a importância morfológica das cirurgias precoces na projeção pré-maxilar (**J** a **L**), sem ortopedia maxilar precoce.

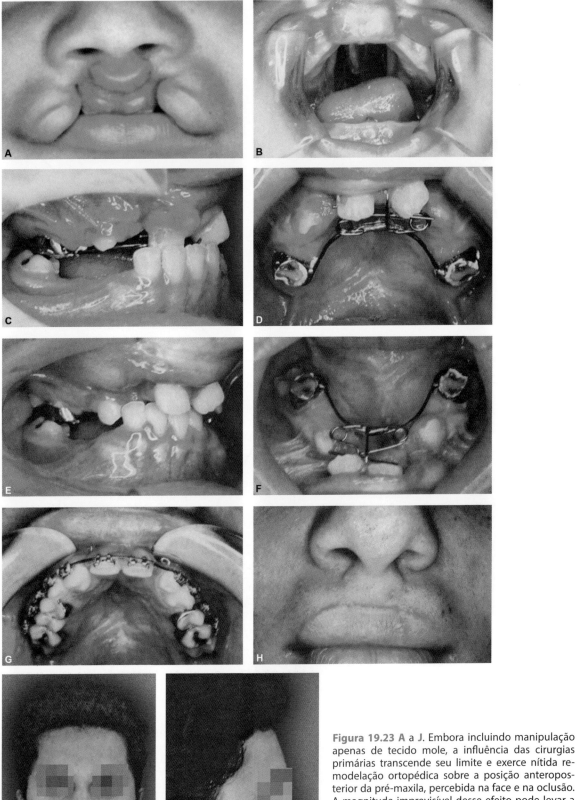

Figura 19.23 A a J. Embora incluindo manipulação apenas de tecido mole, a influência das cirurgias primárias transcende seu limite e exerce nítida remodelação ortopédica sobre a posição anteroposterior da pré-maxila, percebida na face e na oclusão. A magnitude imprevisível desse efeito pode levar a uma situação que impressiona ainda mais – a mordida cruzada anterior, despertando a ação contrária da ortodontia. Esse comportamento da pré-maxila, no longo prazo, justifica a negação de qualquer tipo de ortopedia extrabucal que vise ao retroposicionamento precoce da pré-maxila. A cirurgia plástica e a ortodontia atuaram na reabilitação dessa fissura transforame bilateral com bandeleta de Simonart em ambos os lados.

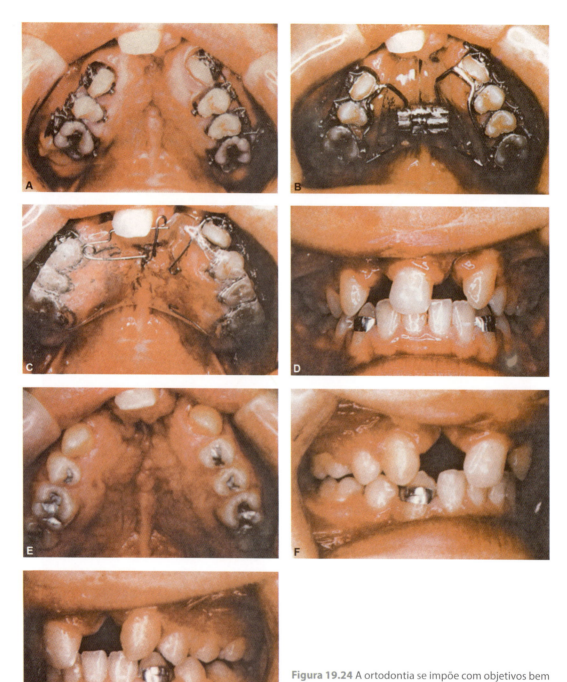

Figura 19.24 A ortodontia se impõe com objetivos bem nítidos: nivelamento dos dentes (**A**), mecânica transversal (**B**), e projeção da pré-maxila em direção anterior (**C**). As forças liberadas pela ortodontia, nesse paciente, foram eficientes e suficientes para devolver características de normalidade à oclusão (**D** a **G**).

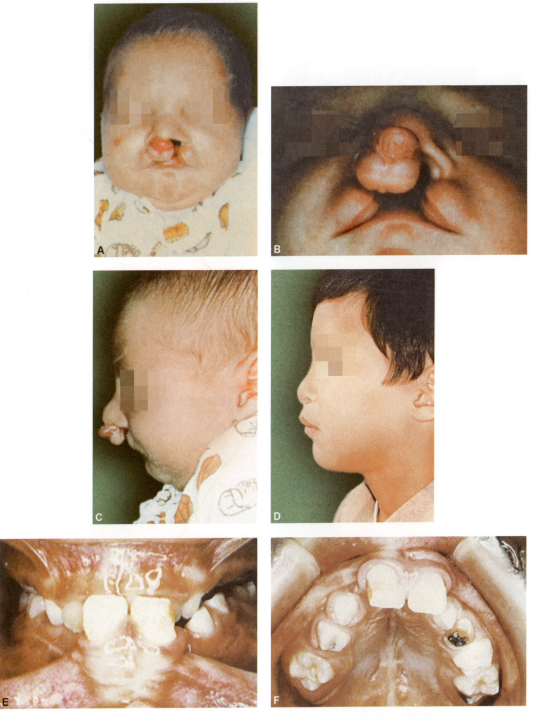

Figura 19.25 A a **C**. Fissura transforame incisivo bilateral. O paciente submeteu-se ao protocolo convencional defendido pelo HRAC: cirurgias primárias sem ortopedia precoce. **D**. A figura facial aos 7 anos de idade reflete a força da queiloplastia, que foi benéfica ao retroposicionar a pré-maxila inicialmente projetada. **E** a **J**. Diversos aparelhos expansores integram a estratégia terapêutica como uma ação contrária, necessária e inevitável, às forças constritoras das cicatrizes cirúrgicas, no afã de solucionar o colapso dos segmentos palatinos e preparar o arco dentário superior para o enxerto ósseo secundário bilateral. **K** a **R**. A opção pelo enxerto ósseo secundário subverte velhos preceitos de reabilitação do fissurado e aposta em uma melhor finalização ortodôntica. As imagens clínicas do arco dentário superior (**K**) e o acompanhamento radiográfico pós-enxerto ósseo secundário (**M** a **R**) apontam para o sucesso do tratamento. Os caninos ocuparam o lugar dos laterais em um arco alveolar sem resíduo de fissura. **S** e **T**. Unicamente influenciada pela queiloplastia, a pré-maxila retroposicionada confere ao ângulo nasolabial um contorno agradável, compatível com o ângulo nasolabial do paciente "não fissurado". **U** e **V**. Os caninos passaram por uma plastia para transformá-los em incisivo lateral. (*Continua*)

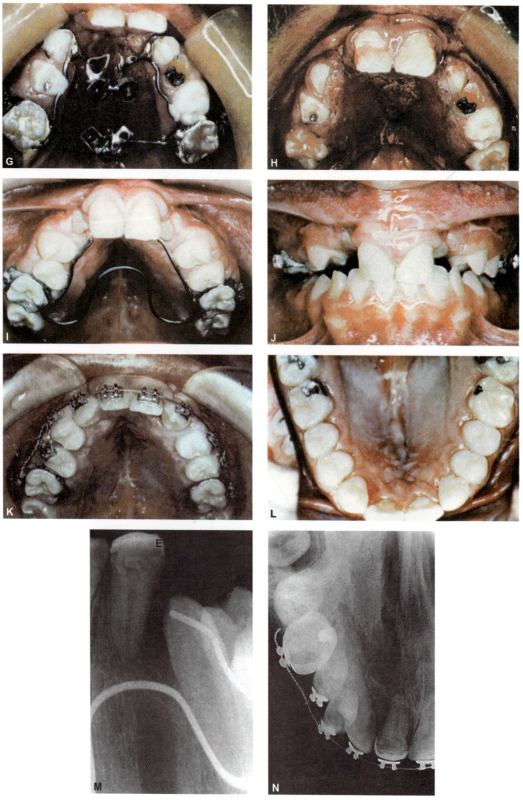

Figura 19.25 (*Continuação*) **A** a **C**. Fissura transforame incisivo bilateral. O paciente submeteu-se ao protocolo convencional defendido pelo HRAC: cirurgias primárias sem ortopedia precoce. **D.** A figura facial aos 7 anos de idade reflete a força da queiloplastia, que foi benéfica ao retroposicionar a pré-maxila inicialmente projetada. **E** a **J.** Diversos aparelhos expansores integram a estratégia terapêutica como uma ação contrária, necessária e inevitável, às forças constritoras das cicatrizes cirúrgicas, no afã de solucionar o colapso dos segmentos palatinos e preparar o arco dentário superior para o enxerto ósseo secundário bilateral. **K** a **R.** A opção pelo enxerto ósseo secundário subverte velhos preceitos de reabilitação do fissurado e aposta em uma melhor finalização ortodôntica. As imagens clínicas do arco dentário superior (**K**) e o acompanhamento radiográfico pós-enxerto ósseo secundário (**M** a **R**) apontam para o sucesso do tratamento. Os caninos ocuparam o lugar dos laterais em um arco alveolar sem resíduo de fissura. **S** e **T**. Unicamente influenciada pela queiloplastia, a pré-maxila retroposicionada confere ao ângulo nasolabial um contorno agradável, compatível com o ângulo nasolabial do paciente "não fissurado". **U** e **V**. Os caninos passaram por uma plastia para transformá-los em incisivo lateral. (*Continua*)

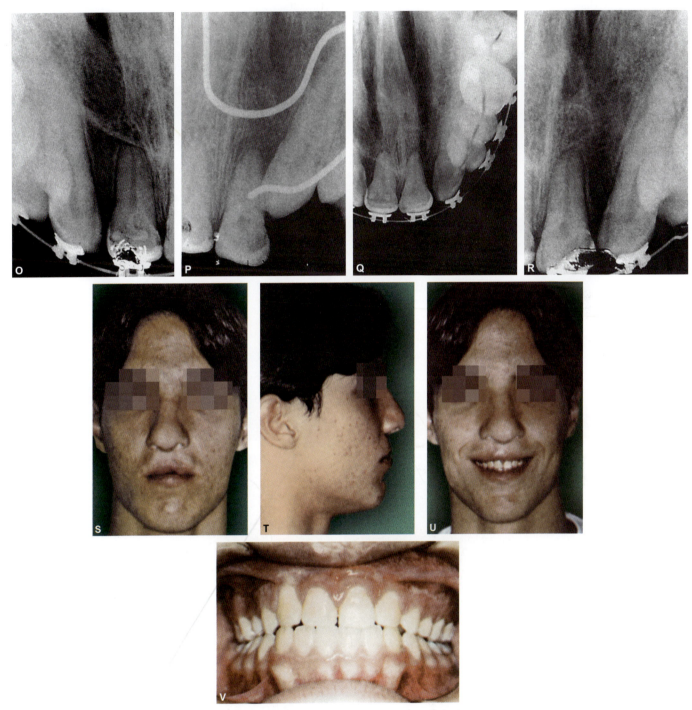

Figura 19.25 (*Continuação*) **A** a **C**. Fissura transforame incisivo bilateral. O paciente submeteu-se ao protocolo convencional defendido pelo HRAC: cirurgias primárias sem ortopedia precoce. **D**. A figura facial aos 7 anos de idade reflete a força da queiloplastia, que foi benéfica ao reposicionar a pré-maxila inicialmente projetada. **E** a **J**. Diversos aparelhos expansores integram a estratégia terapêutica como uma ação contrária, necessária e inevitável, às forças constritoras das cicatrizes cirúrgicas, no afã de solucionar o colapso dos segmentos palatinos e preparar o arco dentário superior para o enxerto ósseo secundário bilateral. **K** a **R**. A opção pelo enxerto ósseo secundário subverte velhos preceitos de reabilitação do fissurado e aposta em uma melhor finalização ortodôntica. As imagens clínicas do arco dentário superior (**K**) e o acompanhamento radiográfico pós-enxerto ósseo secundário (**M** a **R**) apontam para o sucesso do tratamento. Os caninos ocuparam o lugar dos laterais em um arco alveolar sem resíduo de fissura. **S** e **T**. Unicamente influenciada pela queiloplastia, a pré-maxila retroposicionada confere ao ângulo nasolabial um contorno agradável, compatível com o ângulo nasolabial do paciente "não fissurado". **U** e **V**. Os caninos passaram por uma plastia para transformá-los em incisivo lateral.

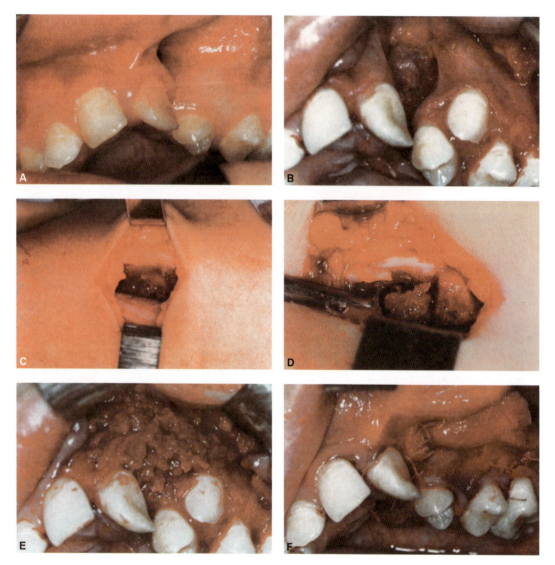

Figura 19.26 Síntese cirúrgica do procedimento de enxerto ósseo secundário: exposição da área receptora (**A, B**); remoção do osso autógeno da área doadora (**C, D**); e preenchimento do defeito ósseo com osso autógeno (**E, F**).